U0189362

中华医学百科全书

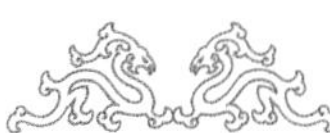

临床医学

肾脏病学

中国协和医科大学出版社

图书在版编目 (CIP) 数据

肾脏病学 / 章友康主编 . – 北京：中国协和医科大学出版社，2016. 12
（中华医学百科全书）
ISBN 978-7-5679-0538-2
Ⅰ . ①肾…　Ⅱ . ①章…　Ⅲ . ①肾疾病 – 防治　Ⅳ . ① R692
中国版本图书馆 CIP 数据核字 (2016) 第 283083 号

中华医学百科全书·肾脏病学

主　　编：章友康
编　　审：彭南燕　陈永生
责任编辑：沈冰冰　戴申倩

出版发行：中国协和医科大学出版社
（北京东单三条九号　邮编　100730　电话 6526 0378）
网　　址：www.pumcp.com
经　　销：新华书店总店北京发行所
印　　刷：北京雅昌艺术印刷有限公司

开　　本：889×1230　1/16 开
印　　张：25.5
字　　数：730 千字
版　　次：2016 年 12 月第 1 版
印　　次：2016 年 12 月第 1 次印刷
定　　价：295.00 元

ISBN 978-7-5679-0538-2

《中华医学百科全书》编纂委员会

许腊英　那彦群　阮长耿　阮时宝　孙　宁　孙　光　孙　皎
孙　锟　孙长颢　孙少宣　孙立忠　孙则禹　孙秀梅　孙建中
孙建方　孙贵范　孙海晨　孙景工　孙颖浩　孙慕义　严世芸
苏　川　苏　旭　苏荣扎布　杜元灏　杜文东　杜治政　杜惠兰
李　龙　李　飞　李　东　李　宁　李　刚　李　丽　李　波
李　勇　李　桦　李　鲁　李　磊　李　燕　李　冀　李大魁
李云庆　李太生　李曰庆　李玉珍　李世荣　李立明　李永哲
李志平　李连达　李灿东　李君文　李劲松　李其忠　李若瑜
李松林　李泽坚　李宝馨　李建勇　李映兰　李莹辉　李继承
李森恺　李曙光　杨　凯　杨　恬　杨　健　杨化新　杨文英
杨世民　杨世林　杨伟文　杨克敌　杨国山　杨宝峰　杨炳友
杨晓明　杨跃进　杨腊虎　杨瑞馥　杨慧霞　励建安　连建伟
肖　波　肖　南　肖永庆　肖海峰　肖培根　肖鲁伟　吴　东
吴　江　吴　明　吴　信　吴令英　吴立玲　吴欣娟　吴勉华
吴爱勤　吴群红　吴德沛　邱建华　邱贵兴　邱海波　邱蔚六
何　维　何　勤　何方方　何绍衡　何春涤　何裕民　余争平
余新忠　狄　文　冷希圣　汪　海　汪受传　沈　岩　沈　岳
沈　敏　沈　铿　沈卫峰　沈华浩　沈俊良　宋国维　张　泓
张　学　张　亮　张　强　张　霆　张　澍　张大庆　张为远
张世民　张志愿　张丽霞　张伯礼　张宏誉　张劲松　张奉春
张宝仁　张建中　张建宁　张承芬　张琴明　张富强　张新庆
张潍平　张德芹　张燕生　陆　华　陆付耳　陆伟跃　陆静波
阿不都热依木·卡地尔　陈　文　陈　杰　陈　实　陈　洪　陈　琪
陈　锋　陈　楠　陈士林　陈大为　陈文祥　陈代杰　陈红风
陈尧忠　陈志南　陈志强　陈规化　陈国良　陈佩仪　陈家旭
陈智轩　陈锦秀　陈誉华　邵　蓉　邵荣光　武志昂
其仁旺其格　范　明　范炳华　林三仁　林久祥　林子强　林江涛
林曙光　杭太俊　欧阳靖宇　尚　红　果德安　明根巴雅尔　易定华
易著文　罗　力　罗　毅　罗小平　罗长坤　罗永昌　罗颂平
帕尔哈提·克力木　帕塔尔·买合木提·吐尔根　图门巴雅尔　岳建民
金　玉　金　奇　金少鸿　金伯泉　金季玲　金征宇　金银龙
金惠铭　郁　琦　周　兵　周　林　周永学　周光炎　周灿全
周良辅　周纯武　周学东　周宗灿　周定标　周宜开　周建平
周建新　周荣斌　周福成　郑一宁　郑家伟　郑志忠　郑金福
郑法雷　郑建全　郑洪新　郎景和　房　敏　孟　群　孟庆跃
孟静岩　赵　平　赵　群　赵子琴　赵中振　赵文海　赵玉沛

赵正言	赵永强	赵志河	赵彤言	赵明杰	赵明辉	赵耐青
赵继宗	赵铱民	郝　模	郝小江	郝传明	郝晓柯	胡　志
胡大一	胡文东	胡向军	胡国华	胡昌勤	胡晓峰	胡盛寿
胡德瑜	柯　杨	查　干	柏树令	柳长华	钟翠平	钟赣生
香多·李先加		段　涛	段金廒	段俊国	侯一平	侯金林
侯春林	俞光岩	俞梦孙	俞景茂	饶克勤	姜小鹰	姜玉新
姜廷良	姜国华	姜柏生	姜德友	洪　两	洪　震	洪秀华
祝庆余	祝蔯晨	姚永杰	姚祝军	秦　川	袁文俊	袁永贵
都晓伟	栗占国	贾　波	贾建平	贾继东	夏照帆	夏慧敏
柴光军	柴家科	钱传云	钱忠直	钱家鸣	钱焕文	倪　鑫
倪　健	徐　军	徐　晨	徐永健	徐志云	徐志凯	徐克前
徐金华	徐建国	徐勇勇	徐桂华	凌文华	高　妍	高　晞
高志贤	高志强	高学敏	高健生	高树中	高思华	高润霖
郭　岩	郭小朝	郭长江	郭巧生	郭宝林	郭海英	唐　强
唐朝枢	唐德才	诸欣平	谈　勇	谈献和	陶·苏和	陶广正
陶永华	陶芳标	陶建生	黄　峻	黄　烽	黄人健	黄叶莉
黄宇光	黄国宁	黄国英	黄跃生	黄璐琦	萧树东	梅长林
曹　佳	曹广文	曹务春	曹建平	曹洪欣	曹济民	曹雪涛
曹德英	龚千锋	龚守良	龚非力	袭著革	常耀明	崔　蒙
崔丽英	庾石山	康　健	康廷国	康宏向	章友康	章锦才
章静波	梁铭会	梁繁荣	谌贻璞	屠鹏飞	隆　云	绳　宇
巢永烈	彭　成	彭　勇	彭明婷	彭晓忠	彭瑞云	彭毅志
斯拉甫·艾白		葛　坚	葛立宏	董方田	蒋力生	蒋建东
蒋澄宇	韩晶岩	韩德民	惠延年	粟晓黎	程　伟	程天民
程训佳	童培建	曾　苏	曾小峰	曾正陪	曾学思	曾益新
谢　宁	谢立信	蒲传强	赖西南	赖新生	詹启敏	詹思延
鲍春德	窦科峰	窦德强	赫　捷	蔡　威	裴国献	裴晓方
裴晓华	管柏林	廖品正	谭仁祥	翟所迪	熊大经	熊鸿燕
樊飞跃	樊巧玲	樊代明	樊立华	樊明文	黎源倩	颜　虹
潘国宗	潘柏申	潘桂娟	薛社普	薛博瑜	魏光辉	魏丽惠
藤光生						

《中华医学百科全书》学术委员会

章魁华　　梁文权　　梁德荣　　彭名炜　　董　怡　　温　海　　程元荣
程书钧　　程伯基　　傅民魁　　曾长青　　曾宪英　　裘雪友　　甄永苏
褚新奇　　蔡年生　　廖万清　　樊明文　　黎介寿　　薛　森　　戴行锷
戴宝珍　　戴尅戎

《中华医学百科全书》工作委员会

临床医学

总主编

高润霖　　中国医学科学院阜外医院

内科学

总主编

高润霖　　中国医学科学院阜外医院

本卷编委会

主　编

章友康　　北京大学第一医院

学术委员

王海燕　　北京大学第一医院

副主编（以姓氏笔画为序）

刘伏友　　中南大学附属湘雅二医院

陈　楠　　上海交通大学附属瑞金医院

郑法雷　　中国医学科学院北京协和医院

赵明辉　　北京大学第一医院

郝传明　　上海复旦大学附属华山医院

梅长林　　上海长征医院

谌贻璞　　首都医科大学附属北京安贞医院

编　委（以姓氏笔画为序）

左　力　　北京大学第一医院

刘　刚　　北京大学第一医院

刘伏友　　中南大学附属湘雅二医院

李　英　　河北医科大学第三医院

李　航　　中国医学科学院北京协和医院

李惊子　　北京大学第一医院
吴　华　　北京医院
邹万忠　　北京大学第一医院
张　宏　　北京大学第一医院
陈　楠　　上海交通大学附属瑞金医院
陈江华　　浙江大学医学院附属第一医院
陈育青　　北京大学第一医院
周福德　　北京大学第一医院
郑法雷　　中国医学科学院北京协和医院
赵明辉　　北京大学第一医院
郝传明　　上海复旦大学附属华山医院
梅长林　　上海长征医院
章友康　　北京大学第一医院
谌贻璞　　首都医科大学附属北京安贞医院
谢院生　　中国人民解放军总医院

学术秘书

陈育青　　北京大学第一医院

前　言

《中华医学百科全书》终于和读者朋友们见面了！

古往今来，凡政通人和、国泰民安之时代，国之重器皆为科技、文化领域的鸿篇巨制。唐代《艺文类聚》、宋代《太平御览》、明代《永乐大典》、清代《古今图书集成》等，无不彰显盛世之辉煌。新中国成立后，国家先后组织编纂了《中国大百科全书》第一版、第二版，成为我国科学文化事业繁荣发达的重要标志。医学的发展，从大医学、大卫生、大健康角度，集自然科学、人文社会科学和艺术之大成，是人类社会文明与进步的集中体现。随着经济社会快速发展，医药卫生领域科技日新月异，知识大幅更新。广大读者对医药卫生领域的知识文化需求日益增长，因此，编纂一部医药卫生领域的专业性百科全书，进一步规范医学基本概念，整理医学核心体系，传播精准医学知识，促进医学发展和人类健康的任务迫在眉睫。在党中央、国务院的亲切关怀以及国家各有关部门的大力支持下，《中华医学百科全书》应运而生。

作为当代中华民族“盛世修典”的重要工程之一，《中华医学百科全书》肩负着全面总结国内外医药卫生领域经典理论、先进知识，回顾展现我国卫生事业取得的辉煌成就，弘扬中华文明传统医药璀璨历史文化的使命。《中华医学百科全书》将成为我国科技文化发展水平的重要标志、医药卫生领域知识技术的最高“检阅”、服务千家万户的国家健康数据库和医药卫生各学科领域走向整合的平台。

肩此重任，《中华医学百科全书》的编纂力求做到两个符合：一是符合社会发展趋势。全面贯彻以人为本的科学发展观指导思想，通过普及医学知识，增强人民群众健康意识，提高人民群众健康水平，促进社会主义和谐社会构建；二是符合医学发展趋势。遵循先进的国际医学理念，以“战略前移、重心下移、模式转变、系统整合”的人口与健康科技发展战略为指导。同时，《中华医学百科全书》的编纂力求做到两个体现：一是体现科学思维模式的深刻变革，即学科交叉渗透/知识系统整合；二是体现继承发展与时俱进的精神，准确把握学科现有基础理论、基本知识、基本技能以及经典理论知识与科学思维精髓，深刻领悟学科当前面临的交叉渗透与整合转化，敏锐洞察学科未来的发展趋势与突破方向。

作为未来权威著作的“基准点”和“金标准”，《中华医学百科全书》编纂过程中，制定了严格的主编、编者遴选原则，聘请了一批在学界有相当威望、具有较高学术造诣和较强组织协调能力的专家教授（包括多位两院院士）担任大类主编和学科卷主编，确保全书的科学性与权威性。另外，还借鉴了已有百科全书的编写经验。鉴于《中华医学百科全书》的编纂过程本身带有科学研究性质，还聘请了若干科研院所的科研管理专家作为特约编审，站在科研管理的高度为全书的顺利编纂保驾护航。除了编者、编审队伍外，还制订了详尽的质量保证计划。编纂委员会和工作委员会秉持质量源于设计的理念，共同制订了一系列配套的质量控制规范性文件，建立了一套切实可行、行之有效、效率最优的编纂质量管理方案和各种情况下的处理原则及预案。

《中华医学百科全书》的编纂实行主编负责制，在统一思想下进行系统规划，保证良好的全程质量策划、质量控制、质量保证。在编写过程中，统筹协调学科内各编委、卷内条目以及学科间编委、卷间条目，努力做到科学布局、合理分工、层次分明、逻辑严谨、详略有方。在内容编排上，务求做到"全准精新"。形式"全"：学科"全"，册内条目"全"，全面展现学科面貌；内涵"全"：知识结构"全"，多方位进行条目阐释；联系整合"全"：多角度编制知识网。数据"准"：基于权威文献，引用准确数据，表述权威观点；把握"准"：审慎洞察知识内涵，准确把握取舍详略。内容"精"："一语天然万古新，豪华落尽见真淳。"内容丰富而精炼，文字简洁而规范；逻辑"精"："片言可以明百意，坐驰可以役万里。"严密说理，科学分析。知识"新"：以最新的知识积累体现时代气息；见解"新"：体现出学术水平，具有科学性、启发性和先进性。

《中华医学百科全书》之"中华"二字，意在中华之文明、中华之血脉、中华之视角，而不仅限于中华之地域。在文明交织的国际化浪潮下，中华医学汲取人类文明成果，正不断开拓视野，敞开胸怀，海纳百川般融入，润物无声状拓展。《中华医学百科全书》秉承了这样的胸襟怀抱，广泛吸收国内外华裔专家加入，力求以中华文明为纽带，牵系起所有华人专家的力量，展现出现今时代下中华医学文明之全貌。《中华医学百科全书》作为由中国政府主导，参与编纂学者多、分卷学科设置全、未来受益人口广的国家重点出版工程，得到了联合国教科文等组织的高度关注，对于中华医学的全球共享和人类的健康保健，都具有深远意义。

《中华医学百科全书》分基础医学、临床医学、中医药学、公共卫生学、军事与特种医学和药学六大类，共计 144 卷。由中国医学科学院/北京协和医学院牵头，联合军事医学科学院、中国中医科学院和中国疾病预防控制中心，带动全国知名院校、科研单位和医院，有多位院士和海内外数千位优秀专家参加。国内知名的医学和百科编审汇集中国协和医科大学出版社，并培养了一批热爱百科事业的中青年编辑。

回览编纂历程，犹然历历在目。几年来，《中华医学百科全书》编纂团队呕心沥血，孜孜矻矻。组织协调坚定有力，条目撰写字斟句酌，学术审查一丝不苟，手书长卷撼人心魂……在此，谨向全国医学各学科、各领域、各部门的专家、学者的积极参与以及国家各有关部门、医药卫生领域相关单位的大力支持致以崇高的敬意和衷心的感谢！

《中华医学百科全书》的编纂是一项泽被后世的创举，其牵涉医学科学众多学科及学科间交叉，有着一定的复杂性；需要体现在当前医学整合转型的新形式，有着相当的创新性；作为一项国家出版工程，有着毋庸置疑的严肃性。《中华医学百科全书》开创性和挑战性都非常强。由于编纂工作浩繁，难免存在差错与疏漏，敬请广大读者给予批评指正，以便在今后的编纂工作中不断改进和完善。

刘德培

凡　例

一、《中华医学百科全书》（以下简称《全书》）按基础医学类、临床医学类、中医药学类、公共卫生类、军事与特种医学类、药学类的不同学科分卷出版。一学科辑成一卷或数卷。

二、《全书》基本结构单元为条目，主要供读者查检，亦可系统阅读。条目标题有些是一个词，例如“炎症”；有些是词组，例如“弥散性血管内凝血”。

三、由于学科内容有交叉，会在不同卷设有少量同名条目。例如《肿瘤学》《病理生理学》都设有“肿瘤”条目。其释文会根据不同学科的视角不同各有侧重。

四、条目标题上方加注汉语拼音，条目标题后附相应的外文。例如：

dànbáiniào
蛋白尿（proteinuria）

五、本卷条目按学科知识体系顺序排列。为便于读者了解学科概貌，卷首条目分类目录中条目标题按阶梯式排列，例如：

六、各学科都有一篇介绍本学科的概观性条目，一般作为本学科卷的首条。介绍学科大类的概观性条目，列在本大类中基础性学科卷的学科概观性条目之前。

七、条目之中设立参见系统，体现相关条目内容的联系。一个条目的内容涉及其他条目，需要其他条目的释文作为补充的，设为“参见”。所参见的本卷条目的标题在本条目释文中出现的，用蓝色楷体字印刷；所参见的本卷条目的标题未在本条目释文中出现的，在括号内用蓝色楷体字印刷该标题，另加“见”字；参见其他卷条目的，注明参见条所属学科卷名，如“参见□□□卷”或“参见□□□卷□□□□”。

八、《全书》医学名词以全国科学技术名词审定委员会审定公布的为标准。同一概念或疾病在不同学科有不同命名的，以主科所定名词为准。字数较多，释文中拟用简称的名词，每个条目中第一次出现时使用全称，并括注简称，例如：甲型病毒性肝炎（简称甲肝）。个别众所周知的名词直接使用简称、缩写，例如：B 超。药物名称参照《中华人民共和国药典》2015 年版和《国家基本药物目录》2012 年版。

九、《全书》量和单位的使用以国家标准 GB 3100～3102—1993《量和单位》为准。援引古籍或外文时维持原有单位不变。必要时括注与法定计量单位的换算。

十、《全书》数字用法以国家标准 GB/T 15835—2011《出版物上数字用法》为准。

十一、正文之后设有内容索引和条目标题索引。内容索引供读者按照汉语拼音字母顺序查检条目和条目之中隐含的知识主题。条目标题索引分为条目标题汉字笔画索引和条目外文标题索引，条目标题汉字笔画索引供读者按照汉字笔画顺序查检条目，条目外文标题索引供读者按照外文字母顺序查检条目。

十二、部分学科卷根据需要设有附录，列载本学科有关的重要文献资料。

目 录

shènzàngbìngxué

肾脏病学（nephrology） 研究肾脏结构和生理功能，肾脏疾病的病因、发病机制、病理改变及防治的临床学科。肾与输尿管、膀胱、尿道及有关的血管、神经等组成泌尿系统，是人体主要的排泄器官，也是重要的内分泌器官，对维持机体内环境的稳定发挥极为重要的作用。

简史 肾脏病学的发展经历了早期的肾脏病学阶段和现代肾脏病学阶段。1827 年英国医师理查德·布莱特（Richard Bright）首次描述肾小球肾炎，认为患者主要表现为水肿和蛋白尿，指出为非化脓性肾脏病，并命名为布莱特病（Bright disease）。1912 年美国医师贝洛·希克（Béla Schick）注意到急性肾小球肾炎与溶血性链球菌感染的间隔时间，提出可能与感染后过敏相关。1933 年日本学者马杉（Masugi）采用免疫学方法成功制作了兔抗肾毒血清肾炎动物模型，首次为肾炎免疫学发病机制提供了重要实验依据。上述临床观察和初步研究成为肾脏病学最早的经典内容。

1960 年国际肾脏病学会在欧洲成立，标志着现代肾脏病学的发展有了新的基础。1977 年 10 月在北戴河“肾炎座谈会”初步拟定的“原发性肾小球疾病的临床分类、诊断和治疗”参考意见，推动了中国肾脏病的诊治工作，之后各地陆续成立肾脏病学专业组。1980 年中华医学会肾脏病学分会成立，极大推进了中国肾脏病学的发展。20 世纪中后期，肾脏病的诊断、治疗和发病机制等研究获得快速发展和提高，逐步形成了具有完整学术内容和框架的现代肾脏病学。其中，肾脏替代治疗、肾脏疾病的药物治疗、肾脏病理学诊断及肾小球疾病免疫学发病机制构成现代肾脏病学的四大基石。

肾脏替代治疗 1913 年美国学者约翰·埃布尔（John Abel）阐述了血液透析原理和初步设计，在此基础上，20 世纪 40 年代荷兰学者威廉·科尔夫（Willem Kolff）开发了转鼓式人工肾并用于急性肾衰竭治疗；1950 年美国学者霍华德·M. 奥德尔（Howard M. Odel）等首先将腹膜透析应用于临床，治疗肾衰竭获得成功，其后腹膜透析液、透析管路及透析技术一直在不断改进。与血液透析相比，腹膜透析有其独特优势，已成为终末期肾病患者肾脏替代治疗的方法之一。自 20 世纪 50 年代起，血液透析器（特别是透析膜）、透析机及透析技术也一直得到不断发展，血液净化治疗已形成了完整的体系，除常规的血液透析、腹膜透析外，还包括单纯超滤、血液滤过、血液灌流、血浆置换、免疫吸附及连续性肾脏替代治疗，其适应证也不再仅限于肾衰竭。20 世纪 80 年代中期，连续性肾脏替代治疗快速崛起，通过清除多种致病因子在许多危重疾病（包括肾脏病及非肾脏病）的治疗中发挥重要作用。1954 年戴维·休谟（David Hume）等首次成功实施肾移植以来，肾移植已成为多数终末期肾病患者的首选治疗。肾移植术已较成熟，能否处理好肾移植中内科问题是影响移植成功和长期存活率的关键，积极解决好供肾的短缺与大量等待接受肾移植患者间矛盾是肾脏病学者面临的巨大挑战。

肾脏疾病的药物治疗 包括免疫抑制治疗和对症治疗。许多肾小球疾病及肾小管间质疾病均为免疫介导性疾病，因此免疫抑制治疗常为主要治疗手段。20 世纪 40 年代末开始应用盐酸氮芥、氢化可的松治疗肾病综合征，开辟了免疫抑制剂治疗免疫介导性肾脏病的新纪元。此后，新的糖皮质激素制剂（泼尼松、泼尼松龙和甲泼尼龙等）和新的细胞毒药物不断涌现，提高了免疫抑制剂的疗效，减少了不良反应。20 世纪 80 年代初，环孢素及其后的吗替麦考酚酯和他克莫司等药物相继从器官移植抗免疫排斥治疗扩展到内科肾脏病治疗，使免疫抑制治疗的新药不断增加，新的强效免疫抑制剂不断呈现。

肾脏疾病患者常出现蛋白尿、血尿、高血压、水肿等症状，肾衰竭时还常出现肾性贫血、消化道症状、水电解质紊乱及酸碱平衡失调，以及矿物质和骨代谢异常等，引起了医务工作者的高度重视，并进行积极治疗。应该提及的是随着学科发展，许多新的治疗方法显著提高了疗效，减轻了患者的痛苦和延长患者的生存时间，如基因重组的人促红细胞生成素，纠正肾性贫血取得优异的疗效；如血管紧张素转换酶抑制剂和血管紧张素Ⅱ受体阻断剂治疗，可通过血压依赖性及非血压依赖性效应降低尿蛋白；含钙和非含钙的磷结合剂、活性维生素 D 及其类似物，在钙磷代谢异常及继发性甲状旁腺功能亢进症治疗中发挥积极作用。

肾脏病理学诊断 自古巴医师安东尼诺·佩雷斯-阿拉（Antonino Pérez-Ara）和丹麦医师保罗·艾弗森（Paul Iverson）等分别于 1951 年和 1952 年报道肾穿刺活检技术以来，肾活体组织病理检查技术在世界范围逐渐得到

推广，并从单纯的光学显微镜检查，发展到光学显微镜（包括组织特殊染色检查）、免疫荧光（或免疫组织化学）及电子显微镜相结合的检查，显著提高了肾脏病诊断水平。

肾小球疾病免疫学发病机制 20世纪50年代初，美国学者弗雷德里克·G. 格穆思（Frederick G. Germuth）和弗兰克·J. 狄克逊（Frank J. Dixon）对血清学肾炎进行了深入研究，提出循环免疫复合物发病机制学说。20世纪80年代初，美国医师威廉·G. 考泽（William G. Couser）等根据海曼（Heymann）肾炎的研究结果，提出了原位免疫复合物发病机制学说，补充和完善了肾小球肾炎免疫学发病机制。肾小球固有细胞（系膜细胞、肾小球上皮细胞等）和肾小管上皮细胞的体外培养，对肾脏固有细胞及各种炎症介质，如补体、生物活性肽、细胞黏附分子和活性氧等在肾小球肾炎发病机制中的作用，有了更深入的了解。

研究范围 包括肾小球疾病、肾小管疾病、肾间质疾病和肾血管疾病，以及泌尿系统感染、结石和梗阻性肾病，尚有肾、输尿管和膀胱的先天性或后天获得性畸形或发育不全等。特殊人群的肾脏疾病，如妊娠相关的肾脏疾病等也归入肾脏病学研究范围。肾肿瘤属于泌尿外科学范畴。

研究方法 循证医学已成为肾脏病学临床研究中经典的方法，高质量的前瞻性随机对照研究、荟萃分析或高质量的病例及队列研究，为肾脏疾病临床研究提供科学可信的证据。流行病学调查也已成为肾脏病学重要的研究内容和方法。应用实验动物肾脏疾病模型研究肾脏疾病的发病机制和治疗效果及机制是肾脏疾病研究中重要方法。利用肾小球固有细胞和肾小管上皮细胞的体外培养研究各种炎症介质的产生、不同炎症介质对肾脏细胞的损伤等，是肾脏疾病研究中重要组成部分。利用基础学科的研究方法和技术，如分子生物学技术、微穿刺术、基因芯片、蛋白质组学和基因组学等来深入研究肾脏发病机制、寻找肾脏疾病诊断的标志和探讨肾脏生理功能等，已成为深入开展肾脏疾病研究的重要手段。

同邻近学科的关系 肾脏病学的研究内容远远超出本学科的范围，在研究各种肾脏疾病的病因及发病机制时，必须应用微生物学、免疫学和遗传学等专业知识；研究肾脏功能改变时，必须借助实验诊断学和生理学等专业知识；在作出正确的肾脏病诊断时应尽可能做到病因诊断、病理诊断、功能诊断和并发症诊断，常需做尿液检测、血常规检查、肾功能检查、血液生化检查、血清免疫学检查、影像学检查、病理组织学检查（多取材于肾活体组织检查标本）等。肾脏病不仅侵犯肾脏本身，还会影响全身各个系统；同时，全身各个系统疾病也会累及肾脏。

应用 肾脏病学在肾脏疾病患者的诊断、合理治疗和预防上发挥着不可替代的重要作用。肾脏替代治疗使终末期肾病患者延续生命，可以减轻肾脏病患者的病痛，并延缓肾脏疾病发展的速度。肾活检病理学检查为许多不易明确诊断的系统性疾病如淀粉样变性、原发性小血管炎等，提供了确凿的病理学诊断依据。随着连续性肾脏替代治疗技术的日趋成熟，其临床应用已远超肾脏替代治疗领域，走出了局限的肾脏疾病范畴，扩展到临床上常见危重病例的急救，广泛应用于重症监护病房的重症患者，如治疗全身炎症反应综合征、急性呼吸窘迫综合征、挤压综合征和重症急性胰腺炎等重症疾病，并取得了独特的良好治疗效果。肾脏病学随着其学科发展和治疗技术的完善、提高，其临床应用的范围必将更为宽广。

（章友康）

shèndānwèi

肾单位（nephron） 肾脏结构和功能的基本单位。包括肾小体和肾小管（图）。人类的每个肾脏约有100万个肾单位。

肾小体作为肾单位的重要组

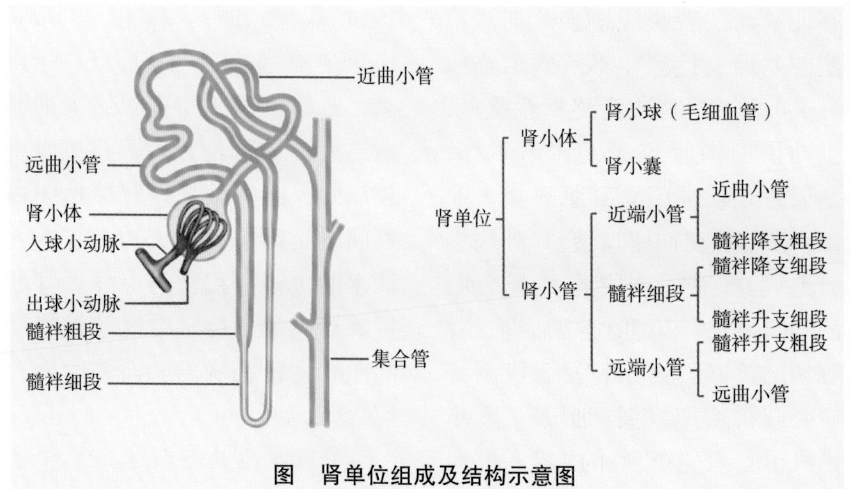

图 肾单位组成及结构示意图

成部分，是形成原尿的主要结构，由肾小球和肾小囊组成。肾小体有两个极，小动脉出入肾小体的区域称血管极，另一侧是与肾小管相连的尿极。肾小球是位于肾小囊内的一团盘曲的袢状毛细血管网，由入球小动脉从血管极处入肾小囊内，先分为 5～8 个主支，每主支又分发出数个分支后，最终再形成许多相互吻合的毛细血管袢，继而再汇合成出球小动脉，从血管极处离开肾小体。肾小球毛细血管袢这种特殊结构有利于毛细血管的滤过功能。流经肾小球的血液经滤过功能形成原尿，通过尿极排出到肾小管。肾小体除滤过功能外，其血管极处还有一个具有内分泌功能的特殊结构——肾小球旁器，具有维持管-球反馈系统及调节肾素合成和分泌的功能。

肾小管是肾单位的另一个重要组成部分，通常分为三段：第一段与肾小囊相连，称近端小管，依其走行的曲直，又有曲部和直部之分；第二段称为髓袢细段，管径细，管壁薄；第三段称远端小管，分直部和曲部，其曲部末端与集合管相连。肾小管的主要功能是重吸收功能，原尿经过肾小管与集合管的选择性重吸收，约 99%的水分及一些对机体有用的物质如钠、钾、葡萄糖、蛋白等重吸收到血液中，仅 1%的水分和多余的无机盐成为终尿而被排出体外。同时，肾小管与集合管还通过分泌、排泄活动，将体内产生的代谢废物由血液清除到终尿中。肾小管每一段的上皮细胞结构不同，决定其功能不尽相同。近端小管重吸收大部分肾小球滤过的水和溶质；髓袢细段与近端小管相似，具有很好的水通透性，并参与尿素循环，对尿浓缩功能具有重要作用；远端小管主要参与 Na^+ 和 Cl^- 重吸收，也参与 Ca^{2+} 重吸收。肾小管除重吸收功能外，还具有一定的内分泌功能。

总之，肾单位作为肾脏的基本结构，其主要功能是利用超滤作用，将血液中的水分和溶质通过原尿的形式滤出，再通过肾小管的重新吸收功能将有用的物质重吸收，并将剩余的部分以尿液的形式排泌出去。肾单位的功能除将体内的废物排出外，还调节血量和血压，维持机体水电解质和酸碱平衡，对保持人体内环境稳定具有重要作用；并具有某些重要的内分泌功能。肾单位部分功能也会受到一些激素的影响，如抗利尿激素、醛固酮和甲状旁腺激素等。

（张　宏）

shènxiǎoqiú jīmó

肾小球基膜（glomerular basement membrane，GBM）　肾小球毛细血管壁上皮细胞和内皮细胞之间的一层细胞外结构。主要由三类成分构成：①胶原：包括Ⅳ、Ⅴ和Ⅵ型胶原，相互连接形成网状结构。②糖蛋白：包括层粘连蛋白、纤连蛋白、巢蛋白。③蛋白聚糖：硫酸类肝素等。基膜可作为细胞附着的支架，维持细胞群正常的结构形态；同时，与邻近细胞相互作用，影响细胞的增殖、分化、黏附、迁移及分子滤过等。

结构　Ⅳ型胶原是形成 GBM 网状骨架的主要成分，属胶原蛋白家族。人的Ⅳ型胶原包括 6 种 α 链，即 α_1～α_6 链，分别由 COL4A1、COL4A2、COL4A3、COL4A4、COL4A5 和 COL4A6 基因编码。每一条 α（Ⅳ）链的分子量为 170～185kD，含 3 个不同的结构域，即含 14～23 个氨基酸的氨基端 7S 区、含大量甘氨酸 Gly-X-Y 重复结构的胶原区，以及含约 230 个氨基酸残基的羧基端非胶原区 1，称 NC1 区。3 条 α 链之间相互缠绕，形成三螺旋结构，有 3 种存在形式，即 $\alpha_1 \cdot \alpha_1 \cdot \alpha_2$（Ⅳ）、$\alpha_3 \cdot \alpha_4 \cdot \alpha_5$（Ⅳ）和 $\alpha_5 \cdot \alpha_5 \cdot \alpha_6$（Ⅳ）。2 条三螺旋结构的 NC1 区相互结合形成六聚体，4 个 7S 区则形成四聚体，相互连接构成基膜的网状结构骨架。$\alpha_1 \cdot \alpha_1 \cdot \alpha_2$（Ⅳ）存在于所有组织的基膜，$\alpha_3 \cdot \alpha_4 \cdot \alpha_5$（Ⅳ）仅分布于 GBM、肾小管基膜、肺、睾丸、耳蜗和眼，$\alpha_5 \cdot \alpha_5 \cdot \alpha_6$（Ⅳ）则分布于皮肤、平滑肌、食管和肾小囊。GBM 的Ⅳ型胶原包含 α_1～α_5（Ⅳ）链，缺乏 α_6 链。其中 $\alpha_1 \cdot \alpha_1 \cdot \alpha_2$（Ⅳ）由肾脏固有的内皮细胞、系膜细胞和足细胞分泌产生，在胚胎发育的初期即存在，主要构成未成熟的 GBM 结构；$\alpha_3 \cdot \alpha_4 \cdot \alpha_5$（Ⅳ）仅由足细胞分泌产生，在胚胎发育的后期出现，和 $\alpha_1 \cdot \alpha_1 \cdot \alpha_2$（Ⅳ）共同构成成熟的 GBM 结构。

意义　编码Ⅳ型胶原的基因突变会导致遗传性肾脏病，其中最典型的是奥尔波特综合征（Alport syndrome）。该病的基因突变发生在 COL4A3/COL4A4/COL4A5，少数累及 COL4A6。存在 3 种遗传方式，即 X 连锁显性遗传、常染色体隐性遗传和常染色体显性遗传，其中 X 连锁显性遗传最常见。上述基因发生突变后，其分别编码的 α_3（Ⅳ）、α_4（Ⅳ）和（或）α_5（Ⅳ）链胶原蛋白的合成出现异常或降解加速，均可导致 GBM 的发育停滞，持续处于以 $\alpha_1 \cdot \alpha_1 \cdot \alpha_2$（Ⅳ）为主的不成熟期，GBM 广泛增厚、变薄及致密层分裂，致临床上典型表现，如血尿、蛋白尿、进展性肾衰竭和感音神经性聋。部分患者还可出现圆锥形晶状体和视网膜病变。

识别GBM的自身抗体会引起自身免疫病，称为抗肾小球基膜病，该病由美国病理学家古德帕斯丘（Goodpasture）首先报道，因此又称古德帕斯丘综合征（Goodpasture syndrome）。抗GBM抗体识别的靶抗原又称古德帕斯丘抗原，主要位于α_3（Ⅳ）NC1区，该抗原在肾和肺的含量最为丰富，因此该病典型的临床表现为肺出血-肾炎综合征，其他组织受累则罕见。在正常情况下，该抗原隐蔽在基膜Ⅳ型胶原的非胶原区中，在环境因素或其他因素的作用下，决定簇一旦暴露，可诱发自身免疫反应。实验证明，GBM中Ⅳ型胶原的天然六聚体结构几乎无抗原性。但是，六聚体变性解离成单体和双体后，抗原活性可增加10~15倍。抗GBM抗体中90%识别α_3（Ⅳ）NC1，也有部分识别α_1、α_4和α_5链，但这部分抗体的致病力远比抗α_3（Ⅳ）NC1抗体低，且病变通常局限在肾脏。用嵌合蛋白重组技术，进一步确定古德帕斯丘抗原为α_3（Ⅳ）NC1氨基端的2个主要抗原决定簇，E_A（第17~31位氨基酸）和E_B（第127~141位氨基酸）。E_A和E_B在空间构象上紧密相连，通过其内的疏水性氨基酸分别与相邻的α_5 NC1和α_4 NC1相互作用，使抗原决定簇在六聚体中处于遮蔽位置。在炎症状态下，增多的活性氧能够破坏α_3·α_4·α_5（Ⅳ）六聚体的四级结构，使其中的抗原决定簇发生空间构象的改变，由遮蔽状态转为暴露状态，与抗GBM抗体结合，引起自身免疫和炎症反应。E_A，尤其是其中的第18位丙氨酸、第19位异亮氨酸、第27位缬氨酸和第28位脯氨酸，在抗原识别和发病机制中更为重要。识别E_A的抗体占患者血清抗体总量的60%~65%，且对抗原有很强的亲和力，抗体效价越高，患者预后越差。

（赵明辉　崔　昭）

shènxiǎoqiú xìmó xìbāo

肾小球系膜细胞（glomerular mesangial cell）　肾小球毛细血管小叶中央部位的固有细胞。

组织结构　系膜细胞与其周围的系膜基质共同组成了系膜区。在光学显微镜（简称光镜）下可见系膜细胞的核小而圆，染色极深，细胞质与系膜基质融合在一起不易区分。电子显微镜下呈星形，表面有多数长短不一的突起，较长的突起可伸到内皮下，甚至深入毛细血管腔。系膜细胞表面突起可与系膜基质及肾小球基膜相接，使系膜细胞能调节与控制毛细血管管径大小。正常情况下，肾小球系膜细胞的数量较少，在常规3μm厚的组织切片中，光镜下可见每个远离血管极的系膜区不应超过3个系膜细胞；在病理情况下，肾小球系膜细胞可发生增生，参与肾小球损伤。

生理功能　肾小球系膜细胞是肾小球内非常活跃的细胞，有多种生理功能。①合成细胞外基质：系膜细胞可产生系膜基质，为填充与系膜细胞之间的基膜样物质，包括Ⅳ型胶原、纤连蛋白、层粘连蛋白和蛋白多糖等。②对肾小球毛细血管袢有支持和保护作用。③调节肾小球循环及滤过率：系膜细胞含大量的肌动蛋白和肌球蛋白，许多血管活性物质可使其收缩或舒张。事实上，系膜细胞本身也可分泌许多血管活性分子，并具有包括血管紧张素Ⅱ、心房钠尿肽和前列腺素等血管活性分子受体。系膜细胞类似平滑肌的舒张和收缩功能，可改变肾小球毛细血管的滤过面积及压力通透性，在局部调节肾小球的血流动力学改变。④吞噬/清洁功能：系膜区与血浆间仅有一层含有窗孔的内皮细胞，因此系膜区会有大量的血浆残留物沉积，及时清除这些残留物对维持系膜区的结构和功能具有重要作用。⑤参与免疫反应：系膜细胞表面有免疫球蛋白Fc受体及C3b受体，可结合及摄取免疫复合物及补体；并可作为抗原提呈细胞将抗原提呈给T淋巴细胞。⑥对肾小球局部损伤的反应：系膜细胞可产生多种细胞因子，包括白介素-1、转化生长因子-α、血小板源性生长因子、肿瘤坏死因子、血小板活化因子、单核细胞趋化蛋白-1、细胞间黏附分子-1、血管细胞黏附分子-1、前列腺素及金属蛋白酶等，可通过自分泌或旁分泌的方式参与肾小球炎症反应。系膜细胞可产生和降解多种细胞外基质，参与系膜基质及肾小球基膜的修复和更新。⑦迁移功能：系膜细胞迁移对胚胎发育时肾小球毛细血管袢的形成及肾小球损伤后修复起重要作用。

（张　宏）

shènxiǎoqiú nèipí xìbāo

肾小球内皮细胞（glomerular endothelial cell，GEC）　间充质细胞分化发育而来、衬贴于肾小球血管腔的单层扁平上皮细胞。作为血管的内衬，形成光滑面，便于血液流动，长轴多与血液流动方向一致，细胞核居中，核所在部位略隆起，不含核部分很薄，细胞基底面附着于基板上。

组织结构　电子显微镜（简称电镜）观察，可见肾小球内皮细胞腔面有稀疏而大小不一的胞质突起，表面覆以厚30~60nm的细胞衣，是一层带负电荷的富含唾液酸的糖蛋白，对血液中的物质有选择性通透作用。相邻内皮细胞间有紧密连接和缝隙连接及10~20nm的间隙。肾小球毛细血管为有孔型毛细血管，内皮细胞有许多贯穿细胞的窗孔，孔径一般为50~100nm，有利于血液滤过。表面大都有基膜，但在面向系膜一侧的内皮细胞表面则无基膜，此处的内皮细胞与系膜直接接触。核淡染，以常染色质为主，核仁大而明显。胞质内有发达的高尔基复合体、粗面内质网和滑面内质网。内皮细胞超微结构的主要特点是胞质中有丰富的吞饮小泡，或称质膜小泡，直径60~70nm。这些小泡是由细胞游离面或基底面的细胞膜内凹形成，然后与细胞膜脱离，经细胞质移向对面，又与细胞膜融合，将小泡内所含物质放出，故小泡有向血管内外输送物质的作用。细胞质内还可见成束的微丝和一种外包单位膜的杆状细胞器，长约3μm，直径0.1~0.3μm，内有6~26条直径约15nm的平行细管，称怀布尔-帕拉德体（Weibel-Palade body，简称W-P小体）。W-P小体是内皮细胞特有的细胞器，是合成和储存与凝血有关的第Ⅷ因子相关抗原的结构。内皮细胞和基板构成通透性屏障，液体、气体和大分子物质可选择性地透过此屏障。微丝有收缩功能，5-羟色胺、组胺和缓激肽可刺激微丝收缩，改变细胞间隙的宽度和细胞连接的紧密程度，影响和调节血管的通透性。内皮窗孔、隔膜和多糖-蛋白复合物是肾小球内皮细胞的三个重要结构。

内皮窗孔 成血管细胞迁移的早期阶段无窗孔，毛细血管袢期内皮细胞增殖伸展形成窗孔。形成直接与其局部内环境及血管内皮生长因子（vascular endothelial growth factor，VEGF）、转化生长因子（transforming growth factor，TGF）和核纤层蛋白亚型作用有关。内皮细胞扁平和有窗孔的特性依赖于足细胞起源的VEGF和内皮联蛋白依赖的信号传递，VEGF是主要的血管生成因子，VEGF-A更像是调节内皮细胞发育成熟的关键亚型，另外VEGF-A和TGF-β对肾小球囊壁的形成还有重要作用。足细胞来源的VEGF-A、TGF-β、层粘连蛋白α_3和层粘连蛋白β_3的缺少，都会影响内皮细胞的窗孔形成。窗孔对肾小球囊壁高静水压传导性的维持非常重要，它的缺乏会导致肾小球滤过率（glomerular filtration rate，GFR）的减少。肾小球囊壁的高静水压传导性的维持需要内皮细胞窗孔适当的密度和大小，在子痫前期的患者中，肾小球内皮细胞窗孔的密度下降，且GFR下降。

多糖-蛋白复合物（细胞衣） 窗孔并非直接开放于循环系统，在电镜下可观察到网状内皮细胞表面覆盖了一层多糖-蛋白复合物，这层膜的厚度50~500nm，这与人类肾小球基膜厚度（325~375nm）相似。内皮细胞表面的多糖-蛋白质复合物和其相关的表层对物质的分子大小选择性和电荷选择性屏障非常重要。多糖-蛋白复合物组成成分在不同部位不完全一致，覆盖窗孔区的多糖-蛋白复合物-硫酸乙酰肝素和透明质酸酶/唾液蛋白比值较非窗孔区的高，是窗孔电荷选择性屏障的重要分子基础。多糖-蛋白复合物影响GFR，肾小球毛细血管壁50%的渗透压阻力都来自于这个复合物。疾病时，多糖-蛋白复合物的改变将使肾小球对白蛋白的渗透性增强，滤出增多。体外人肾小球内皮细胞培养也证实，复合物层对肾小球毛细血管功能的维持是非常重要的，若用酶法去除肾小球内皮细胞表面大部分的多糖-蛋白复合物，可看到白蛋白从细胞内流出增多，同时，细胞表面的电阻减小，而后者是小分子不被滤过的主要阻挡物。硫酸乙酰肝素被从复合物上去除后，仅有白蛋白被漏出。

隔膜 在肾小球S型期，内皮细胞是连续的无孔的，随着毛细血管袢和窗孔的形成，窗孔间的隔膜也随之出现，已经明确成熟大鼠的肾小球内皮细胞窗孔上含有隔膜，然而，足细胞的发育成熟促使内皮细胞的隔膜逐渐消失，其机制尚不清楚。

结构对功能的影响 足突的融合消失和裂孔隔膜的改变是蛋白尿产生的关键环节。然而，内皮窗孔、隔膜和多糖-蛋白复合物的改变在肾小球滤过功能上起了不可或缺的作用。糖蛋白类物质和内皮细胞表面层在内皮细胞对大分子物质的阻碍作用中发挥重要作用。窗孔和足突间构成的滤过屏障是肾小球毛细血管滤过水和小分子物质的基础，面对刺激时窗孔作出的迅速调整可以说明，内皮细胞可适应环境而做出生理或病理生理上的调整来影响肾小球的滤过功能。先兆子痫时内皮细胞增生，细胞窗孔直径变小或者消失，随着妊娠终止，这种病理改变也很快恢复到正常。肾小球内皮细胞具有复杂的酶系统，可合成与分泌多种生物活性物质，除上述第Ⅷ因子外，尚有组织纤维酶原活性物、前列环素、内皮素及内皮细胞舒血管因子。内皮细胞表面有血管紧张素转换酶，能使血浆中的血管紧张素Ⅰ变为血管紧张素Ⅱ，使血管收缩。内皮细胞还能降解5-羟色胺、组胺和去甲肾上腺素等。

内皮细胞与足细胞和系膜细胞之间的联系 内皮细胞与基膜另一侧的足细胞关系密切，足细胞产生的VEGF-A和血管生成素是内皮细胞得以维持活性和功能的重要因子。肾小球内皮细胞与足细胞、系膜细胞及循环中的炎症细胞相互作用，维持机体内环境稳态，血管内皮细胞在调节血管紧张度和GFR、氧化应激、平衡促凝和抗凝因子及抗纤维化中均起重要作用。

（李 航）

shènxiǎoqiú shàngpí xìbāo

肾小球上皮细胞（glomerular epithelial cell） 肾小球中不具再生能力、体积最大的终末分化细胞。分为脏层上皮细胞和壁层上皮细胞，通常意义上的肾小球上皮细胞指的是脏层上皮细胞，因其伸出大量的足突又称足细胞。肾小球上皮细胞均要经过胚胎时的囊泡期上皮细胞、S型期上皮细胞和毛细血管袢形成期上皮细胞，逐渐发展为成熟的上皮细胞。

组织结构 贴伏于肾小球基膜（glomerular basement membrane，GBM）外侧，由结构和功能不同的三部分组成：细胞体、主突和足突。细胞体和主突均悬浮于肾小囊中；足突是足细胞的标志性特征，通过$\alpha_3\beta_1$整合素复合体和αβ蛋白聚糖复合体连接于GBM上。足细胞表面被覆一层带负电荷的物质，厚20～60nm，主要由唾液酸蛋白组成。光学显微镜下足细胞的形态难以确认，但细胞核最大，着色较浅，并凸向肾小囊腔。电子显微镜（简称电镜）下可见具有发育完好的高尔基复合体和多数溶酶体，并有微管、微丝、中间丝及肌动蛋白丝。足细胞首先从细胞体伸出数个大的突起，再依次分出次级突起，有的还分出三级突起，扫描电镜观察，不同细胞间的足突可以相嵌交叉形成裂隙，裂隙之间形成的一层薄膜样结构称为裂孔隔膜。

裂孔隔膜 是由多种分子组成的复合体样结构，直径约40nm，是肾小球滤过膜的重要组成部分。有学者认为，裂孔隔膜并非为一层完整的膜，而是呈栅栏状或者铰链状，这些平行的丝状结构与两端的足突相连，裂孔隔膜中间有一条直径为12nm的实性加强区，丝状结构之间有效滤过区为4nm×28nm，这一精细的结构有利于肾小球毛细血管壁的选择性滤过功能。裂孔隔膜上有很多蛋白分子，与足细胞相关性疾病有紧密联系，已认识的裂孔隔膜分子有nephrin、podocin、CD2相关蛋白（CD2-associated protein，CD2AP）、脂肪酸转位酶、紧密连接蛋白ZO-1、胎盘钙黏素（P-cadherin）、nephrin同源蛋白neph1-3。nephrin、podocin、CD2AP与细胞骨架蛋白肌动蛋白发生作用，在裂孔隔膜上形成脂阀复合体，快速向细胞内传导信号。nephrin是180kD大小的跨膜蛋白，只表达在肾脏足细胞上，且主要集中在裂孔隔膜上，*nephrin*基因失活或者在动物体内注射抗nephrin抗体都可引起大量蛋白尿。podocin表达在足细胞的足突膜上，参与形成裂孔隔膜的脂阀结构，podocin的羧基端可特异结合nephrin形成低聚物，促进nephrin的信号传导。CD2AP作为连接跨膜蛋白和细胞骨架肌动蛋白的胞质蛋白可直接和该低聚物作用，锚定nephrin胞质区域到足细胞的细胞骨架。紧密连接蛋白ZO-1主要表达在足突上，通过PDV结构域将SD蛋白连接至肌动蛋白细胞骨架上，这对足突结构的稳定非常重要；与neph-1羧基端的最后3个氨基酸结合和相互作用，显著增加neph-1胞内功能区酪氨酸的磷酸化，改变neph-1的磷酸化状态及诱导其信号传导。因此，紧密连接蛋白ZO-1表达和特性的改变可导致蛋白尿的产生。另外，裂孔隔膜上还存在紧密连接蛋白JAM，可紧密连接足突和GBM，使其不易脱落。

足细胞骨架 支撑足细胞的细胞体、主突和足突，在维持足细胞正常形态和功能上起重要作用。骨架蛋白主要有肌动蛋白（actin）、synaptopodin、α-辅肌动蛋白（actinin）-1、α-actinin-2、α-actinin-3、α-actinin-4，神经上皮干细胞蛋白（nestin）、踝蛋白、黏着斑蛋白、肌球蛋白等。synaptopodin常被认为是足细胞特异的分化成熟标志物，是肌动蛋白结合蛋白，富含脯氨酸，有长型、短型和T型3个亚型，表达在细胞突触（足细胞足突、端脑树突棘）上，正向调节α-actinin的表达并且与其共同维持细胞骨架的稳定，在人类免疫缺陷病毒相关性肾病和塌陷型局灶性节段性肾小球硬化中，肾小球内出现异常增殖的足细胞，synaptopodin表达消失，表明足细胞的分化失调。synaptopodin在维持正常足细胞形态，使其抵抗外界因素损伤方面起重要作用，同时给野生型和synaptopodin缺陷型的小鼠体内注射硫酸鱼精蛋白制造足细胞足突融合的动物模型，然后再向这些小鼠体内注射肝素中和鱼精蛋白，发现野生型小鼠足突修复到正常，

而 synaptopodin 缺陷型小鼠足突未恢复到正常状态。actin、α-actinin-4 和 synaptopodin 之间在结构和功能上是相互支撑、相互影响的。F-actin 是有极性的结构，这种结构使主突迅速的分支、延伸和解体。α-actinin-4 是 actin 微丝交联蛋白，可将松散的肌动蛋白交联形成具有收缩能力的纤维束，对于锚定纤维束至胞质膜具有辅助作用。nestin 通常只表达于肾小球，免疫电镜证实 nestin 主要表达于足细胞胞质及初级足突，体外培养的足细胞中也可观察到 nestin 丝状分布于胞质，与另两种细胞骨架蛋白波形蛋白和丝联蛋白相互作用，并与足细胞中其他细胞骨架蛋白相互作用，共同维持其正常形态和功能。

生理功能 足细胞是肾小球滤过屏障的重要组成部分；合成 GBM 基质成分，细胞培养证明，上皮细胞可产生Ⅳ型胶原和氨基多糖，对基膜合成与修复有重要作用；合成内皮细胞需要的血管内皮细胞生长因子，是调节肾小球通透性的重要因子；上皮细胞尚可合成前列腺素及血栓素；上皮细胞有很强的吞饮功能，清除肾小囊腔的免疫复合物及其他大分子物质，严重蛋白尿患者，上皮细胞质可出现蛋白滴、次级溶酶体、包含物及空泡变性；上皮细胞表面具有 C3b 受体，但其功能尚不清楚。

（李　航）

shènjiànzhì chéngxiānwéi xìbāo

肾间质成纤维细胞（renal interstitial fibroblast） 主要位于肾小囊和肾小管基膜，与肾小管周围毛细血管间形成结构支架的肾间质中的主要细胞。

组织结构 该细胞呈星芒状外形，细长的胞质突起可伸入到邻近的肾小管及毛细血管基膜之间，其内有肌动蛋白纤维，胞核不规则，胞质内有发育良好的粗面和滑面内质网及游离核蛋白体，显示有活跃的蛋白合成功能，为细胞外基质（extracellular matrix，ECM）的产生部位，并受局部环境中的免疫细胞、上皮细胞和内皮细胞在各种刺激和病理状态下产生的细胞因子的调节。

生理功能 肾间质成纤维细胞是间质损伤及组织纤维化形成的重要细胞。正常情况下，成纤维细胞处于静息状态，是低代谢、非激活状态的细胞，可表达波形蛋白及成纤维细胞特异性蛋白-1，对维持肾间质结构的完整性和内环境的稳定具有重要作用。另外，肾间质成纤维细胞具有多种重要的生物学功能：①合成多种 ECM 成分。②释放胶原酶和其他蛋白水解酶，降解 ECM。两种功能共同作用的结果是完成间质 ECM 及其相邻肾小管基膜的重新构建。肾间质成纤维细胞还可产生多种生长因子或细胞因子，通过迁移和增殖在间质损伤中发挥作用。各种损伤因素作用后，如炎症细胞浸润、细胞因子刺激、直接的细胞-细胞之间相互作用、细胞外基质-整合素相互作用及缺氧、高血糖等微环境改变，间质固有的成纤维细胞从静息表型转化为激活增殖表型，并产生过度的 ECM，称为成纤维细胞的活化。活化的成纤维细胞发生功能和表型改变，转变为表达 α-平滑肌肌动蛋白（α-smooth muscle actin，α-SMA）的肌成纤维细胞，后者合成 ECM 的能力显著增强。首先肌成纤维细胞分泌纤连蛋白，为其他 ECM 成分的沉积和胶原纤维的形成提供支架，之后分泌胶原成分（主要为Ⅰ型、Ⅲ型和Ⅳ型胶原）、层粘连蛋白及蛋白聚糖（包括硫酸和非硫酸氨基葡聚糖）等。随着肌成纤维细胞分泌 ECM 的逐渐增多，合成的 ECM 在肾间质不断蓄积，引起肾间质损伤，最终导致肾小管间质纤维化。

多数学者认为，肌成纤维细胞是 ECM 的主要来源，其数量与肾小管间质纤维化程度密切相关，被认为是预测肾小管间质纤维化预后的重要指标。关于间质肌成纤维细胞的来源，研究认为存在几种可能：①在一些致病因子的作用下，间质固有成纤维细胞可转变为肌成纤维细胞。②骨髓源性干细胞。③血管平滑肌细胞。④上皮细胞-间质细胞转化（epithelial-mesenchymal transition，EMT）。

所谓小管 EMT，是指肾小管细胞失去其上皮细胞的表现型，获得间质细胞生物学特征的过程。分化成熟的肾小管上皮细胞具备可逆性细胞形态和生物学功能转变的特性。EMT 主要包括下列四个关键步骤：①上皮细胞失去细胞间连接的特性，如失去细胞间连接分子上皮钙黏素的表达。②新合成并表达 α-SMA 及细胞骨架蛋白肌动蛋白的重新构建。③肾小管基膜完整性的破坏。④细胞迁移和浸润能力增强。越来越多的证据表明，各种原因导致的肾组织损伤，均可发生小管 EMT。

在间质损伤愈合过程中，活化的成纤维细胞也可能通过细胞凋亡和（或）恢复到静息表型而被清除。因此深入理解肌成纤维细胞的生理清除，对于抑制小管间质纤维化的进展具有重要意义。

（郝传明　黄新忠）

shènxiǎoguǎn

肾小管（renal tubule） 肾单位的重要组成部分，由单层上皮细胞构成的细长管道。总长 30～38mm，上皮细胞外侧为基膜及少量结缔组织。占正常肾皮质体积的 80%～90%，与肾小体共同组成基本功能单位。肾小管的上皮细胞有强大的吸收功能，可重吸收约 99%的肾小球滤出的原尿，并具有分泌功能。肾小管通常分为 3 段，即近端小管、髓袢细段和远端小管。近端小管与肾小囊相连，远端小管经连接小管与集合管系统相通。

近端小管 重吸收大部分肾小球滤过的水和溶质，在肾小管的各段中最粗最长，外径 50～60μm，长约 14mm。根据走行分布和功能特点，通常分为曲部和直部。

近端小管曲部又称近曲小管，始于肾小体尿极，主要位于肾小体周围，构成皮质迷路的大部分。生理情况下原尿不断进入管腔内，故呈扩张状态。光学显微镜（简称光镜）下，近端小管上皮细胞呈立方形或低柱状，胞体较大，胞质嗜酸性，略呈颗粒状，细胞核较大，圆形，靠近细胞基底部，在细胞管腔面有紧密排列的刷状缘，基底面有垂直的基底纵纹。电子显微镜下，上皮细胞内可见多数与基膜垂直排列的线粒体、粗面和滑面内质网、游离核蛋白体、各级溶酶体及丰富的微管和微丝。其最大的特点是细胞的腔面、侧面及基底面均形成复杂的形态结构，使细胞表面积增加，以利于重吸收功能。细胞的腔面有大量密集的凸向管腔的指状细长突起，称为微绒毛，相当于光镜下的刷状缘。近端小管主要承担滤液的重吸收功能，滤过的葡萄糖、氨基酸 100%被重吸收，通过 Na^+-K^+-ATP 酶，Na^+在近端小管中主动重吸收，主要的阴离子 HCO_3^- 和 Cl^- 随 Na^+ 一同转运。HCO_3^-重吸收还继发于 H^+的分泌。

近端小管直部与近曲小管相连，走行于皮质髓放线和外髓外带内，因它位于髓袢降支的上段，管径粗于髓袢细段，故又称髓袢降支粗段。直部亦由单层立方上皮细胞组成，但微绒毛较短，细胞侧突和次级突起很少，基底褶不发达，线粒体较少，排列紊乱，顶浆大泡及溶酶体数量也减少。近端小管直部上皮细胞的液体转运速率和管周膜 Na^+-K^+-ATP 酶的活性较曲部明显降低，表明直部的重吸收功能减弱。此外，直部参与有机阴离子、阳离子的分泌，如对氨基马尿酸、普鲁卡因胺等。

髓袢细段 为连接近端小管直部和远端小管直部的发夹形细直薄壁管道，由扁平上皮细胞构成，分为降支细段和升支细段。髓袢降支细段表达高浓度水孔蛋白-1，该段细胞膜对水的通透性很高。同时髓袢降支细段存在大量 A 型尿素转运子，参与髓质的尿素循环。髓袢升支细段对 Na^+ 和 Cl^-非常容易透过而不透过水，而降支细段上皮对水易透过，对 Na^+和 Cl^-低透过。因此，髓袢在逆流倍增过程中起重要作用，维持髓质间质的高张及尿液的浓缩和稀释。

远端小管 包括远端小管直部和曲部。远端小管直部又称髓袢升支粗段，由单层立方上皮细胞组成，管径 30～35μm，较近端小管管腔大而规则。腔面有短小的微绒毛，基底部有基底褶，大量线粒体与基膜呈垂直规则排列，相邻细胞间有大量胞膜侧突呈指状交叉嵌合。远端小管直部有丰富的 Na^+-K^+-ATP 酶，经 Na^+-K^+-$2Cl^-$ 协同转运机制主动重吸收 NaCl，并可被袢利尿药抑制。另外，远端小管直部产生并分泌 T-H 蛋白，是构成管型的主要成分，在肾脏疾病中具有重要意义。

远端小管曲部又称远曲小管，起始于直部末端，在相应肾小体血管极形成致密斑后，由连接小管与集合系统相通，管径 35～45μm，与远端小管直部相似，也由单层立方上皮构成，该段上皮细胞胞膜有丰富的 Na^+-K^+-ATP 酶，其活性在各段肾小管中是最高的。另外，远曲小管有较高的 Ca^{2+}-Mg^{2+}-ATP 酶活性，参与 Ca^{2+} 的重吸收。远曲小管是离子交换的重要部位，并受醛固酮、抗利尿激素等的调节和影响，对维持机体内环境的稳定和酸碱平衡有一定作用。

（郝传明　黄新忠）

shènjiànzhì

肾间质（renal interstitium）

肾单位和集合管之间的间叶组织。由间质细胞、少量的网状纤维、胶原纤维及半流动状态的细胞外基质组成。

肾间质可分为：①皮质肾间质：间隙大小不一，可位于两个或多个相邻肾小管间的较大间隙，也可位于单个肾小管基膜和相邻管周毛细血管间的狭窄裂隙。存在两种类型间质细胞，一种类似于成纤维细胞（1 型皮质间质细胞），另一种是单核或淋巴样细胞（2 型皮质间质细胞）。前者位于邻近肾小管基膜和管周毛细血管间，呈星状、核不规则、含有丰富的粗面和滑面内质网；后者通常呈圆形，有稀疏的细胞质和少量细胞器。间质细胞间隙为细胞外基质和少量胶原纤维，含有Ⅰ型、Ⅲ型、Ⅴ型、Ⅵ型胶原及纤维连接蛋白。②髓质肾间质：含有 3 种细胞类型。1 型髓质间质细胞主要是含有脂质的间质细胞，类似于 1 型皮质间质细胞，呈不规则星状，排列于髓袢和直小血管间；2 型髓质间质细胞是淋巴样细胞，同 2 型皮质间质细胞，位于外髓及内髓外部，常和 1 型细胞一起，胞内不含脂滴但可见发达的溶酶体；3 型髓质间质细胞是周细胞，位于外髓及内髓外部，与降直小血管紧密相关。

肾间质除对支撑肾脏发挥重要作用外，尚有一些特殊功能。①皮质肾间质：成纤维样细胞是肾脏产生促红细胞生成素的部位，而淋巴样细胞则被认为是骨髓来源细胞。②髓质肾间质：1 型髓质间质细胞的功能尚未完全阐明，它垂直于小管及血管排列，如旋梯横档，推测其可能为髓质提供结构支撑；合成前列腺素（prostaglandin，PG）的主要部位，其主要产物是 PGE_2，PG 在髓质间质细胞的合成受环加氧酶-2 调节，参与肾脏水盐代谢及血压调节；还参与合成间质基质组成成分——糖胺聚糖，尤其是透明质酸。2 型及 3 型髓质间质细胞功能尚不清楚。

（郝传明　倪　丽）

shènxiǎoqiú pángqì

肾小球旁器（juxtaglomerular apparatus）　位于入球小动脉、出球小动脉及远端小管之间有内分泌功能的特殊结构。又称球旁复合体。是肾小管与肾小体血管极相接触部位。

组织结构　由球旁细胞、致密斑、球外系膜细胞和极周细胞组成。①球旁细胞：由入球小动脉壁上的平滑肌细胞衍化而成，兼具平滑肌细胞和内分泌上皮细胞特点，被称为肌上皮细胞；细胞核呈圆形或卵圆形，胞质含膜包绕的内分泌颗粒及发达的内质网和高尔基复合体。②致密斑：是远端小管接近于肾小球血管极一侧的窄而高的上皮细胞，排列紧密，形成椭圆形隆起；细胞核圆形，胞质内可见高尔基复合体、大量线粒体、内质网。③球外系膜细胞：位于肾小体血管极的入球小动脉、出球小动脉和致密斑之间的三角区内；细胞形态与血管系膜细胞相似，细胞核长圆形，细胞质清晰，细胞器较少，细胞间有基膜样物质包绕，并与致密斑的基膜相连。④极周细胞：位于肾小囊壁层细胞与脏层上皮细胞的移行处；细胞内富含膜包颗粒，有丰富的粗面内质网和发达的高尔基复合体。

生理功能　不同的细胞发挥的功能各有不同，相互之间却紧密联系，共同参与调节机体的血压、水电解质平衡。①球旁细胞：细胞胞质内的膜包绕的内分泌颗粒主要含有肾素，可通过胞吐方式释放到周围间质中。肾素为蛋白酶，可使血浆中血管紧张素原转化成血管紧张素Ⅰ，后者在血管紧张素转换酶作用下变成血管紧张素Ⅱ。后者可使血管平滑肌收缩而升高血压，增强滤过作用；促使肾上腺皮质分泌醛固酮，作用于远端小管曲部和集合管，促进 Na^+ 的重吸收和 K^+ 的排泄，同时伴水的进一步重吸收，致血容量增多、血压升高。肾素-血管紧张素-醛固酮系统对机体血压调节及水盐代谢发挥着至关重要的作用。②球外系膜细胞：有吞噬功能，通过细胞内的肌丝收缩调节肾小球的滤过面积；与球内系膜细胞及肾小球旁器其他细胞之间存在缝隙连接，参与管-球反馈；在一些刺激下，还可转化为具有肾素颗粒的细胞。③致密斑：是离子感受器，可感受远端小管内滤液中 NaCl 浓度，并将感受信息传递给致密斑，调节肾素分泌，进一步调节水钠代谢。致密斑及其附近细胞环加氧酶-2 介导的前列腺素对调节肾素的产生和分泌起重要作用。④极周细胞：可能分泌促进肾小管对 Na^+ 重吸收的物质，通过肾小囊进入肾小管。

（郝传明　倪　丽）

shèn xuèliúliàng

肾血流量（renal blood flow，RBF）　单位时间内流经双侧肾的血量。是肾功能的一个重要指标。

肾脏血液循环解剖特点　肾动脉由腹主动脉垂直分出，分别经肾门入左、右肾。左侧肾动脉起始部常高于右肾动脉。肾动脉进一步分支为叶间动脉，穿行于肾柱内，上行至皮质与髓质交界处，形成与肾表面平行的弓状动脉。由弓状动脉向皮质表面分出小叶间动脉。小叶间动脉向被膜发出毛细血管，并向周围的肾小体发出入球小动脉，进入肾小体后形成球形的毛细血管网，再汇集成出球小动脉，出肾小体。在肾小管周围再次形成毛细血管，称为球后毛细血管网，最后汇集为小叶间静脉。肾髓质的动脉部分由弓状动脉发出，部分由近髓质的出球小动脉或小叶间动脉分出，大部分与肾锥体的长轴平行，称直小动脉。直小动脉的分支形成毛细血管网，再汇合成直小静脉，汇入弓状静脉、叶间静脉，最后汇合成肾静脉经肾门出肾，注入下腔静脉。肾动脉既是肾的营养血管，又是肾的功能血管，与肾泌尿功能密切相关。肾血流量大，为 1000～1200ml/min，占心排出量的 20%～25%。

肾脏血液循环生理特点　包括下列几方面。

两级毛细血管网　一级毛细

血管网是介于入球和出球小动脉之间的肾小球毛细血管袢，其滤过面积约 1.5m^2，入球小动脉粗而短，出球小动脉细而长，肾小球毛细血管压力高，有利于血浆滤过形成原尿。另一级球后毛细血管网，肾小管周围毛细血管静水压低，胶体渗透压高，有利于肾小管腔内液体的重吸收。

肾内血流的分配　外层皮质血流量最大，其每 100g 组织约为 440ml/min，约占肾总血流量的 80%；内层皮质和外层髓质肾血流量明显减少，为 120ml/min，占肾总血流量的 15%；内层髓质和乳头部的血流量最少，只有 32ml/min，仅占总肾血流量的 5%，其中乳头部最少，只有 14ml/min，约占总肾血流量的 2%。皮质和髓质不仅血流量不同，血流速度亦不相同，皮质血流速度快，血液通过皮质只需 2.5 秒，通过髓质则需27.7 秒。

肾脏的氧消耗　依 100g 组织计算，肾脏是全身血流量最多的组织，但肾脏从血流中摄取的氧却很少，平均从每 100ml 血液中仅摄取 1.7ml 的氧，说明流经肾脏的血液，并非肾脏本身代谢所需要，而是为清除代谢产物以保持内环境的相对稳定。肾脏的氧消耗与肾血流量和钠的重吸收有关：肾血流量大，肾小球滤过多，钠的重吸收亦多，肾脏的耗氧量亦大。在一定范围内，钠的重吸收与氧消耗的比例维持恒定。

肾血流量的相对恒定　当肾灌注压波动在 80～200mmHg 时，肾血流量维持在相对恒定水平，肾小球毛细血管内的压力变化亦不大。只有当全身动脉血压低于 80mmHg 或高于 200mmHg 时，肾血流量才随着血压波动而波动。这一特点只存在于肾皮质区，肾髓质的血流常随着血压的变化而波动。肾皮质血流的相对恒定对于维持正常肾小球滤过率非常重要。

肾血流量调节　包括自身调节与神经体液调节。

自身调节　人工灌注的离体肾，完全排除神经支配和体液因素影响，其血流量在一定灌注压的范围内，仍能维持相对恒定，即为肾血流的自身调节。基本机制为肾内血流阻力随着动脉压的波动而发生平行的变化：动脉压升高时，肾内血流阻力亦增大，肾血流量保持不变；相反，动脉压降低时，肾内血流阻力随之降低，肾血流量可维持恒定。

神经体液调节　①神经调节：肾脏具有丰富的神经，主要来自腹腔神经丛，含肾上腺素能和胆碱能的两种纤维。交感神经的作用主要是缩血管。如人体由卧位转变为立位时，由于胸内血液减少，降低了心房或大静脉内牵张感受器的刺激，反射性引起交感神经兴奋，可使肾血流量减少；肾皮质有交感神经支配，但髓质血管交感神经较少，当出血性低血压时，通过颈动脉窦和主动脉弓压力感受器，反射性引起交感神经兴奋，可使皮质血流量减少，髓质血流量增加，改变肾血流分配，促进肾小管对钠重吸收，可出现少尿或无尿。②体液调节：肾血液受许多激素和体液因素的影响，如儿茶酚胺、乙酰胆碱、抗利尿激素、肾素-血管紧张素系统、激肽释放酶-激肽系统、花生四烯酸代谢产物、心房钠尿肽、内皮细胞舒血管因子、内皮素及血小板活化因子等。总之，神经和体液的调节对肾血流量及肾内血液分配有着不同的作用，综合作用复杂。外层皮质血流主要反映外层肾单位的血流，与钠的排泄和滤过密切有关；内层皮质和外层髓质血流反映近髓肾单位的血流，与髓质渗透梯度的形成和尿液的浓缩功能有关；内层髓质的血流反映直小血管的血流，此区血流增加，可带走高渗区的溶质，降低尿的浓缩功能。

（郝传明）

shènxiǎoqiú lǜguòlǜ

肾小球滤过率（glomerular filtration rate，GFR）

单位时间内（每分钟）血液从双肾滤过生成的超滤液量。常用于评价肾小球滤过功能，对判断慢性肾脏病的分期、评价肾功能进展速度、评价干预疗效、调整经肾脏排泄药物剂量及判断开始肾脏替代治疗时机等方面均有重要意义。正常成年人 GFR 平均值为 125ml/min。许多研究证明，40 岁以后每增长 10 岁 GFR 约降低 10ml/min，60 岁时 GFR 约降低 25%，80 岁时约降低 40%。GFR 水平在一日的不同时间亦有变化，下午最高、夜间最低；高蛋白质饮食、妊娠期及糖尿病患者 GFR 明显增高；给患者输注氨基酸或使细胞外液增加时 GFR 可轻度上升；患者体力活动后，如大量出汗等体液丢失 GFR 短暂降低。

GFR 不能直接测定，通常用某种标志物的肾脏或血浆清除率推测。测定 GFR 的标志物有两大类：①外源性标志物：多糖类，如菊粉；放射性核素标记物，水溶性标记螯合物如^{51}Cr-乙二胺四乙酸、^{99m}Tc-二乙基三胺五乙酸、^{125}I 或^{131}I 标记的造影剂如泛影酸盐和脑影酸盐；非放射性标记的造影剂如碘海醇。②内源性标志物：是指体内存在的物质，如肌酐、尿素、半胱氨酸蛋白酶抑制剂 C 等。

（郝传明　李海明）

shènxiǎoguǎn zhuǎnyùn gōngnéng

肾小管转运功能（transport function of renal tubule） 肾小管的重吸收与分泌功能。包括小管液中的成分经肾小管上皮细胞转运回到管周血液中的过程，与血液中的物质经肾小管上皮细胞转运至肾小管腔内的过程（图）。

重吸收 肾脏每天生成的原尿量达 180L，而由尿道排出体外的终尿量仅约 2L，说明原尿中 99%的水在流经肾小管和集合管时被重吸收。不同部位的肾小管对物质重吸收的能力及机制不同，大部分物质主要吸收部位在近端小管，有些物质如葡萄糖、氨基酸仅在近端小管被重吸收。原尿中 65%～70%的 Na^+、Cl^-、K^+和水在近端小管被重吸收，约 85%的 HCO_3^-被重吸收，葡萄糖、氨基酸全部被重吸收。根据物质转运的机制，重吸收可分为被动重吸收（渗透、扩散）和主动重吸收（离子泵、吞饮）。

近端小管重吸收的关键动力是基侧膜上的钠泵。Na^+、K^+为主动重吸收；HCO_3^-、Cl^-为被动重吸收；水在近端小管为渗透性重吸收，与体内是否缺水无关；葡萄糖、氨基酸等有机小分子为继发性主动重吸收（不通过离子泵，但与 Na^+同向转运有关）。近端小管对葡萄糖的重吸收有一定限度。血液中葡萄糖浓度超过 8.88～9.99mmol/L 范围时，部分肾小管对葡萄糖的吸收已达到极限，尿中开始出现葡萄糖，此时的血糖浓度称为肾糖阈，故血糖升高时会出现糖尿。进入小管液中的微量蛋白质经肾小管上皮细胞吞饮作用可被重吸收。

约 20%的 Na^+、Cl^-和水等物质在髓袢（又称亨利袢）被进一步重吸收。水的重吸收主要位于髓袢降支细段，为被动转运，髓袢升支粗段对水的通透性很低。升支粗段的 Na^+、Cl^-为主动转运，是逆电化学梯度被上皮细胞重吸收的，这种水和盐重吸收的分离，有利于尿液的浓缩和稀释。

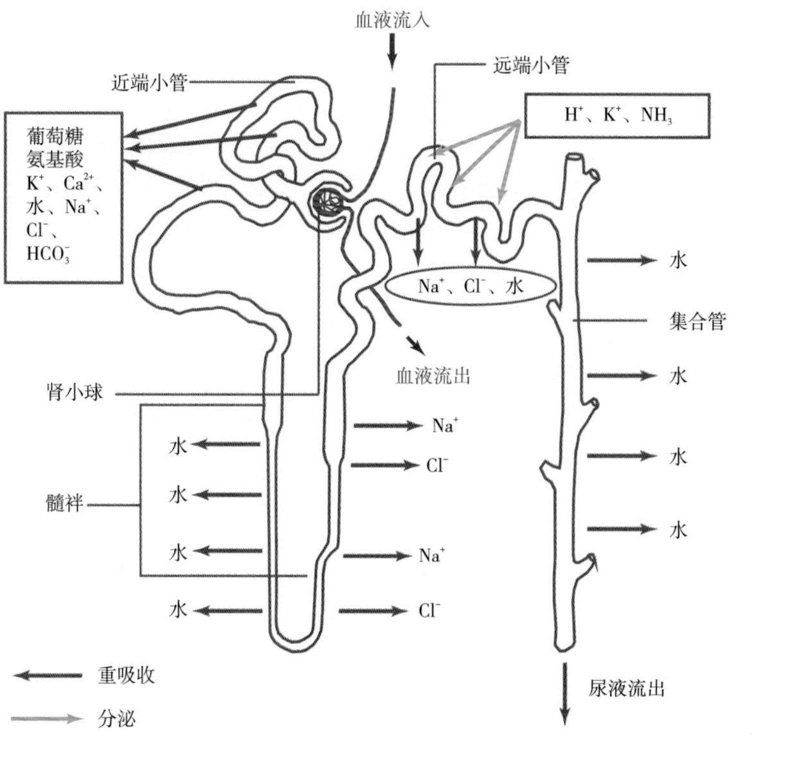

在远端小管和集合管，约 10%的 Na^+、Cl^-和不同量的水被重吸收。远端小管和集合管对水和盐的转运是可被调节的，与体内是否缺水有关，水的重吸收主要受抗利尿激素调节，而 Na^+和 K^+的转运主要受醛固酮调节。

血液流入
近端小管
远端小管
H^+、K^+、NH_3
葡萄糖
氨基酸
K^+、Ca^{2+}、
水、Na^+、
Cl^-、
HCO_3^-
Na^+、Cl^-、水
水
集合管
血液流出
肾小球
水
Na^+
Cl^-
髓袢
重吸收
分泌
尿液流出

图 各段肾小管转运功能示意图

分泌 肾小管分泌的物质主要为 H^+、K^+、NH_3。分泌的部位主要为远端小管和集合管，远端小管后段和集合管含有两类细胞，即主细胞和闰细胞。主细胞分泌 K^+，闰细胞则主要分泌 H^+。其次在近端小管通过 Na^+-H^+交换也可分泌部分 H^+，同时促进管腔中的 HCO_3^-重吸收入血。K^+主要由远端小管、集合管分泌，分泌方式为 Na^+-K^+交换。在远端小管和集合管存在 Na^+-H^+和 Na^+-K^+交换的竞争，因此机体酸中毒时会引起血钾升高，同样，高血钾也可引起血中酸度升高而导致酸中毒。NH_3的分泌主要位于远端小管、集合管，但酸中毒时近端小管也可分泌 NH_3。肾脏分泌的 NH_3主要是谷氨酰胺脱氨而来，其他氨基酸也可氧化脱氨生成 NH_3。泌 NH_3有利于 H^+分泌，同时促进 Na^+和 HCO_3^-的重吸收。

（郝传明 李 艳）

shènxiǎoguǎn nàzhuǎnyùn

肾小管钠转运（renal tubule sodium transport） 肾小管通过调节 Na^+的重吸收维持钠的平衡。Na^+是细胞外的主要阳离子，对维持细胞外液容量起关键作用。肾脏是调节钠排泄的重要脏器。每天有 25mol/L 的 Na^+从肾小球滤出，其中 99%以上都被肾小管和集合管重吸收。肾脏对钠代谢的调节除通过改变肾小球滤过率（glomerular filtration rate，GFR）外，最主要是通过肾小管精确地调节滤过液中 Na^+ 的重吸收以维持钠的平衡。

肾单位各段对钠的调节 各段均有不同。

近端小管对钠代谢的调节 哺乳动物的近端小管一般分为 S1 段（毗邻肾小囊的近曲小管前段）、S2 段（近曲小管后段，直小管初始段）和 S3 段（直小管剩余段，与髓袢相连）。近端小管是肾脏吸收 Na^+ 的主要部位：①近端小管通过重吸收经肾小球滤过的 60%～80% 的液体，从而保证细胞外液量的稳定。②近曲小管对 Na^+ 的重吸收偶联了其他过程，给碳酸氢盐、葡萄糖和氨基酸等其他可溶性物质的吸收提供了动力。该区域对水呈现高通透性，促进液体等渗性吸收，有效地保持小管内 Na^+ 浓度及小管液渗透压与血浆一致。大量的近端小管 Na^+ 吸收是属于被动运输。在 S2 和 S3 区域，管周 Cl^- 浓度梯度产生的腔内正向电势差驱动了 Na^+ 向小管外被动扩散。

髓袢对钠代谢的调节 哺乳动物的髓袢包含降支细段、升支细段、升支粗段。其对盐、水实施分离重吸收，占滤过钠负荷的 25%～40%，是肾脏浓缩稀释的功能区域。①髓袢降支细段和升支细段钠的重吸收：体外的微灌注研究表明降支对水有极高的通透性，但对许多溶质如氯化钠、尿素的通透性极低。尿液的稀释开始于升支细段，该段小管对氯化钠具有很高通透性，对水不通透。升支细段的盐转运，包括 Na^+ 主要以被动扩散为主。②髓袢升支粗段钠的重吸收：髓袢升支粗段对水无通透性，是其具备浓缩功能的必需条件，其中细胞顶膜是构成水跨细胞运输的主要屏障。同时旁路途径对水低通透性也是完成腔内液稀释的重要因素。此段对盐的吸收有 3 个特征：①盐吸收产生内正外负的跨膜电位差。②Cl^- 转运方向是逆电化学梯度的，涉及主动运输过程。③上述两种情况都依赖于该小管基底侧膜上的 Na^+-K^+-ATP 酶活性。因此，该段小管的 Na^+ 重吸收属于继发性主动运输。

远曲小管和连接小管对钠代谢的调节 人类远端小管分为肾脏远曲小管（distal convoluted tubule，DCT）和连接小管（connecting tube，CNT）。DCT 吸收约 10%的滤过钠负荷，进入 DCT 的液体钠浓度为 25～30mmol/L，但流经远曲小管最初 20%过程中盐浓度反而增加，平均 50mmol/L。此后钠浓度逐渐降低，最终接近 30mmol/L，该段 Na^+ 吸收属于主动运输。人类 DCT 有约 30%的细胞表达钠-氯共同转运蛋白，70%的 CNT 细胞表达上皮细胞钠通道（epithelial sodium channel，ENaC）蛋白。但 CNT 初始段缺乏抗利尿激素（antidiuretic hormone，ADH）敏感的水孔蛋白-2，DCT 则同时表达上述两种蛋白。

集合管对钠代谢的调节 集合管的钠转运过程是对尿液成分的最后调整。虽在此段小管 Na^+ 吸收的量较少，仅回收约 2%的滤过钠负荷，但确是盐皮质激素的重要作用部位，发挥调节钠、钾内环境稳态及酸碱平衡的作用。Na^+沿着本身的电化学梯度通过顶膜的 ENaC 进入主细胞，然后 Na^+ 被基底侧膜的 Na^+-K^+-ATP 酶泵出并交换 K^+。传导性的 Na^+转入使顶端细胞膜相对基底侧膜去极化，导致腔内跨上皮细胞负电压，依次为细胞旁路的 Cl^-吸收提供驱动力。同时胞内的 K^+ 超过平衡浓度，通过顶膜钾通道途径排入管腔。

影响近端小管钠重吸收的因素 ①球-管平衡（glomerulotubular balance，GTB）：近端小管随 GFR 的变化而成比例地重吸收水、盐，重吸收始终占 GFR 的 65%～70%，此即球-管平衡。GTB 能有效地保持重吸收液体量与 GFR 的稳定。体内 GTB 调节因素中最主要是有效循环血量。另外如肾小管周围的胶体渗透压升高，也促使水自肾小管细胞的基底侧膜进入间质液。近端肾单位末段 Na^+ 吸收与小管灌注密切相关，其被动重吸收依赖于管腔两侧 Cl^- 梯度。②茶酚胺类：肾脏去神经化可抑制近端小管对钠、水的重吸收，近端小管上有 α-肾上腺素能受体和 β-肾上腺素能受体，其受体激动剂可提升近端小管钠、水重吸收率。α-肾上腺素能受体激动剂通过刺激 Na^+-H^+交换增加顶部 Na^+的转入，也可经钙蛋白依赖的蛋白质磷酸酶增加基底侧膜 Na^+的外流。近端小管细胞产生的多巴胺（dopamine，DA）与 DA-1、DA-2 或 DA-5 等受体结合后，通过 DA 和环腺苷酸（cyclic adenosine monophosphate，cAMP）调节的磷蛋白调节 Na^+-K^+-ATP 酶的磷酸化状态并抑制其活性，也能减少 Na^+ 的重吸收。心房钠尿肽可诱导膜上 DA-1 受体的补充，增加小管对 DA 的敏感性，间接抑制 Na^+-H^+ 交换。③甲状旁腺激素：可减少近端小管 30%～50% 钠和磷的重吸收，激活腺苷酸环化酶，促进 cAMP 的形成，抑制哺乳动物近端小管顶膜的 Na^+-H^+ 交换，钠重吸收相应减少。④血管紧张素Ⅱ（angiotensin Ⅱ，Ang Ⅱ）：能改变肾血流量、醛固酮分泌、滤过分数及肾交感神经末梢儿茶酚胺的释放；对 Na^+-H^+ 交换有正向促进作用。由于近曲小管本身能合成及分泌 Ang Ⅱ，管腔内 Ang Ⅱ浓度是血循环系统的 100～1000 倍，高盐饮食可增加近端小管 Ang Ⅱ浓度，故局部对钠的重吸收产生影响。

影响皮质集合管钠重吸收的因素 醛固酮是皮质集合管最重要的钠转运调节因素，可增加其 Na^+吸收和 K^+分泌。盐皮质激素效应的主要靶点是皮质集合管的主细胞。在 ADH 刺激下，离体皮质集合管片段对 Na^+重吸收持续进行。ADH 和醛固酮都能增加顶膜钠电导，但两者机制不同。ADH 可增加主细胞顶膜的跨膜电位，使之去极化，提高肾小管电导率，经 cAMP 介导在顶膜插入更多的钠通道实现；醛固酮主要是激活静止的钠通道。

（郝传明　赖凌云）

shènxiǎoguǎn jiǎzhuǎnyùn

肾小管钾转运（renal tubule potassium transport） 肾小管通过调节 K^+的重吸收和分泌维持钾的平衡。K^+可以自由通过肾小球滤过膜进入肾小管，滤出的 K^+约 90%在经过近端小管和髓袢升支粗段时被重吸收，剩余的约 10%在远端肾单位被重吸收。远端肾单位具有分泌 K^+的功能，是肾脏调节钾平衡的主要机制。参与 K^+分泌的结构包括远曲小管（distal convoluted tubule，DCT）、连接小管（connecting tubule，CNT）和皮质集合管（cortical collecting tubule，CCD），DCT 和 CNT 是泌钾的主要部位。

近端肾单位 近端小管 K^+的重吸收依赖于水、Na^+的重吸收。近端小管后段的跨膜正电压可促使 K^+经细胞膜到细胞内，导致 K^+的重吸收。

髓袢升支粗段 在髓袢升支粗段 K^+的重吸收依靠位于小管上皮细胞管腔侧胞膜上的钠钾氯协同转运子（Na^+-K^+-$2Cl^-$-cotransporter，NKCC）。NKCC 转运至细胞内的 K^+，部分经位于管腔膜上的肾外髓质钾通道（renal outer medullary potassium channel，ROMK）又被转移至管腔中，这对维持 NKCC 的运转有重要意义（图 1）。此段存在两种细胞群：一种是表面光滑的细胞，该类细胞的基底侧对 K^+具有高电导，顶端膜对 K^+属低电导，主要位于髓袢的髓质部分，参与 K^+重吸收；另一种细胞表面粗糙，对 K^+的电导性与前一种细胞正相反，主要位于皮质，参与 K^+的分泌。

远端肾单位 CNT 和 CCD 的组成有两种细胞：主细胞和闰细胞。主细胞的功能是重吸收 Na^+，分泌 K^+（图 2）；闰细胞又分 A（α）型和 B（β）型，在调节酸碱平衡中起作用（图3）。

远端肾单位 K^+分泌 Na^+通过管腔侧的上皮细胞钠通道（epithelial sodium channel，ENaC），被转运至主细胞内，经位于基底侧膜的 Na^+-K^+-ATP 酶主动排到管周组织间隙，同时将 K^+转入胞内。远端肾单位主细胞参与泌钾的主要转运子是 ROMK 和大钾通道（maxi-K）。ROMK 是位于肾脏外髓的具有高开发频率、低电导内向整流钾通道，因属低电导，又称小钾通道（small-K）。maxi-K 属高导电通道（又称 big-K），为多聚复合物，由两个亚单位组成即成孔 α 亚单位和调节 β 亚单位；这两个亚单位以不同的方式连接，产生不同的异构体，表现为不同的 Ca^{2+}、电压、激素和蛋白的作用位点。这两种钾通道受到机体钾平衡的调节，在钾摄入极少的情况下，泌钾功能几乎停止；正常钾摄入情况下，ROMK 回到细胞膜，是泌钾的主要通道，而这时 maxi-K 仍然关闭；当有大量钾需被排出体外时，maxi-K 也同时开放参与泌钾；若 ROMK 分泌 K^+的作用受抑

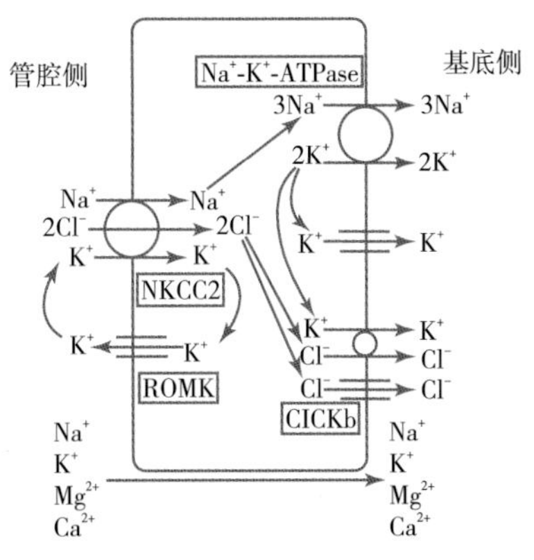

图 1　髓袢升支粗段调节（重吸收/分泌）K^+模式图

注：Na^+-K^+-ATPase：Na^+-K^+-ATP 酶；NKCC2：钠钾氯协同转运子-2；ROMK：肾外髓质钾通道；ClCKb：电压门控性氯离子通道 Kb

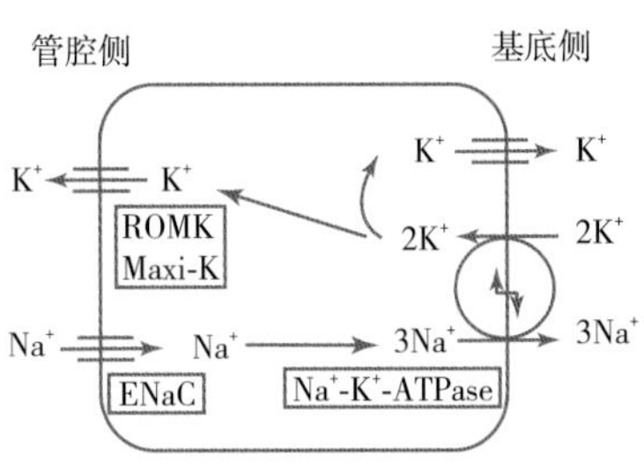

图 2　主细胞分泌 K^+模式图

注：ROMK Maxi-K：电压和钙依赖的钾通道；ENaC：上皮细胞钠通道；Na^+-K^+-ATPase：Na^+-K^+-ATP 酶

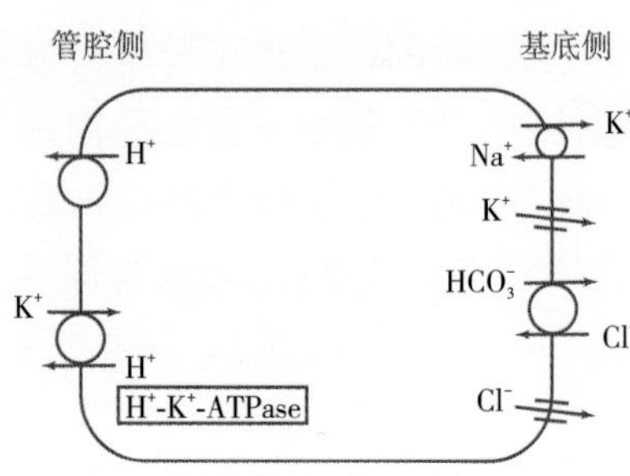

图3 A型闰细胞重吸收K^+模式图

注：H^+-K^+-ATPase：H^+-K^+ATP酶

制，maxi-K通道对K^+的调节则非常重要。

远端肾单位K^+重吸收 位于远端肾单位的A型闰细胞，通过其管腔膜上的H^+-K^+-ATP酶在泌氢的同时，重吸收K^+。远端肾单位K^+的净运输方向取决于主细胞、闰细胞对K^+的分泌和重吸收。醛固酮减少或血浆钾浓度降低，主细胞活性降低，而A型闰细胞活性增高，H^+-K^+-ATP酶活性升高，K^+重吸收增强。

影响因素 ①盐皮质激素：餐后血浆钾浓度升高足以刺激醛固酮释放。醛固酮通过增加远端小管Na^+的重吸收，促进K^+的分泌。醛固酮增加上皮细胞Na^+重吸收的机制：促进细胞内的ENaC转移到顶端膜，合成新的ENaC，激活现存的通道，刺激Na^+-K^+-ATP酶的活性。②Na^+的运输和重吸收：远端肾单位Na^+重吸收的同时也形成了促进K^+分泌到管腔的电化学梯度。到达远端肾单位Na^+的量和醛固酮水平是决定尿钾的两大重要因素。正常情况下，若有容量扩张，到达远端肾单位的Na^+增加，此时醛固酮系统受到抑制，不会有大量尿钾丢失；若有容量不足，醛固酮系统兴奋，但到达远端肾单位的Na^+减少，同样不会造成大量尿钾丢失。若有大量Na^+到达远端肾单位，伴高醛固酮血症，将导致大量尿钾丢失。③小管中尿液流速：流速增加，如细胞外容量增加和使用利尿药时，可刺激K^+在远端肾单位的分泌。④K^+的摄入：肾脏对K^+摄入的量反应迅速，增加K^+的摄入后6小时内，即可见上皮细胞顶端ROMK数量增加。慢性K^+摄入增多，则刺激maxi-K。K^+摄入减少，ROMK和maxi-K数量减少，尿液中K^+排出下降，并且刺激远端肾单位闰细胞H^+-K^+-ATP酶介导的K^+重吸收。⑤酸碱平衡：在急性代谢性酸中毒（主要是高氯性酸中毒），H^+从细胞外进入到细胞内，使K^+从细胞内运送到细胞外，导致高钾血症；酸血症引起尿液pH下降，抑制ROMK的活性，K^+分泌减少；慢性代谢性酸中毒对K^+排泄的影响取决于许多因素，包括滤液中Cl^-和HCO_3^-的浓度，小管尿液的流速和醛固酮的浓度。⑥抗利尿激素：除具有抗利尿作用外，还能增强钠通道的开放和在细胞膜的表达，提高管腔钾通道的密度和活性。

（郝传明）

shènxiǎoguǎn mìqīng gōngnéng

肾小管泌氢功能

（renal tubule hydrogen secretion） 肾小管通过泌氢作用参与机体酸碱平衡调节。肾有参与HCO_3^-重吸收、NH_4^+的排泄和可滴定酸排泄的功能。肾对酸碱平衡的调节主要有两方面的作用：重吸收肾小球滤过的HCO_3^-和重新生成新的HCO_3^-。此作用依赖于不同部位肾单位的泌氢作用。

HCO_3^-的重吸收 正常人每日经肾小球滤过的HCO_3^-为4000～4500mmol（依不同的肾小球滤过率和血浆HCO_3^-浓度而异），通过肾小管后约99.9%以上被重吸收。其中近端小管重吸收约80%，髓袢重吸收约10%，余下10%在远端小管被重吸收。

近端小管 HCO_3^-的重吸收与H^+的分泌相关联。近端小管上皮细胞内H^+通过管腔侧的Na^+-H^+交换子，将Na^+转运入细胞内，H^+排泌至管腔。转运的动力来自上皮细胞基侧膜上的Na^+-K^+-ATP酶，在消耗ATP的情况下，不断将细胞内的Na^+泵出胞外，形成管腔内与胞内的Na^+的电化学梯度差（管腔内和细胞内分别为140mmol/L和10～20mmol/L），使Na^+能顺利从小管腔沿浓度梯度进入细胞内。近端小管管腔膜上的H^+-ATP酶也参与小部分的泌H^+作用。分泌入管腔内的H^+在细胞膜上的Ⅳ型碳酸酐酶（carbonic anhydrase，CA）催化作用下，与HCO_3^-结合生成CO_2及H_2O。生成的H_2O几乎全部可以通过细胞膜上的水孔蛋白-1进入细胞。CO_2进入细胞后，在细胞内的Ⅱ型CA作用下与H_2O结合形成HCO_3^-和H^+。HCO_3^-通过基侧膜上的Na^+-HCO_3^-协同转运子转运至间质，随血循环至全身。在管腔膜上的Ⅳ型CA的作用下，管腔内的H^+始终低下，利于上皮细胞的不断泌H^+（图1）。

髓袢 HCO_3^-重吸收主要在髓袢升支粗段，该处也有CA，其吸收方式与在近端小管相似。主要由管腔侧的Na^+-H^+交换子分泌H^+，重吸收的HCO_3^-在基侧膜处也主要通过Na^+-HCO_3^-协同转运子进入组织间隙。

远端小管　对HCO_3^-的重吸收主要由皮质集合管、内髓集合管和外髓集合管细胞向管腔泌H^+作用而完成。由细胞内Ⅱ型CA催化CO_2及H_2O反应生成HCO_3^-和H^+。集合管细胞可分为主细胞、A型闰细胞和B型闰细胞。A型闰细胞为泌氢细胞，其泌氢作用依赖于管腔膜上的H^+-ATP酶（氢泵）和H^+-K^+-ATP酶。A型闰细胞经H^+-ATP酶泌氢是生电性的，需要ATP而不依赖于Na^+的过程（图2）。H^+-K^+-ATP酶也参与皮质和外髓集合管的泌氢过程，在泌氢的同时伴K^+的重吸收，因此其主要作用是在低钾血症时减少钾的丢失。由于管腔侧无CA存在，远端小管对HCO_3^-的重吸收仅10%。泌氢后产生HCO_3^-在基侧膜通过Cl^--HCO_3^-交换子被重吸收。由于细胞内Cl^-浓度低，Cl^-内流的浓度梯度是Cl^-/HCO_3^-交换的动力，而B型闰细胞管腔膜和基侧膜H^+和HCO_3^-转运子的分布和A型闰细胞相反，其作用是向管腔分泌HCO_3^-。

可滴定酸的排泄　可滴定酸指可以被NaOH中和的尿中的酸，主要是HPO_4^{2-}，尚有少量肌酐和尿酸。正常情况下尿液中的磷酸盐有HPO_4^{2-}和$H_2PO_4^-$两种形式，HPO_4^{2-}的pKa值（酸度系数）为6.8。根据Henderson-Hasselbalch公式，pH = 6.8 + log［HPO_4^{2-}］/［$H_2PO_4^-$］，尿pH为7.4时，［HPO_4^{2-}］/［$H_2PO_4^-$］两者比例为4∶1。H^+分泌增加时，$H_2PO_4^-$产生增加，尿液pH下降。若尿pH继续下降，更多的HPO_4^{2-}可转变为$H_2PO_4^-$。实际上当尿液pH为5.5时，几乎所有的HPO_4^{2-}都已转变为$H_2PO_4^-$。因此，可滴定酸的形成固然在缓冲过程中起的作用有限。但糖尿病酮症酸中毒时除外，此时尿中排出大量的β-羟丁酸（pKa=4.8），这些酮症阴离子也可参与尿液的缓冲作用，每天可增加尿可滴定酸排泄约50mmol。

NH_4^+的产生与排泄　NH_4^+是弱酸，pKa约9.0，生理pH下，绝大多数总氨（NH_4^+和NH_3）是以NH_4^+形式存在。若pH = 7，NH_4^+和NH_3的比值为100∶1。肾NH_4^+的排泄占肾脏净排酸的2/3，NH_4^+的排泄量可随生理情况改变而非常灵活的变动，在酸负荷时NH_4^+的排泄还可明显增加。另外，许多不可挥发性酸根也可通过与NH_4^+结合的方式而排泄。

近端小管NH_4^+的产生和排泄　NH_4^+的产生绝大部分在近端小管上皮细胞内，是由谷氨酰胺经下列代谢而生成：

谷氨酰胺→NH_4^++谷氨酸盐

谷氨酸盐→NH_4^++α-酮戊二酸盐

在上述反应中，谷氨酰胺在谷氨酰胺酶的作用下形成NH_4^+和谷氨酸盐。谷氨酸盐在谷氨酸盐脱氢酶的作用下进一步产生第二个NH_4^+及α-酮戊二酸盐。①所生成的NH_4^+通过Na^+-H^+交换子（NH_4^+代替Na^+-H^+交换中的H^+）而转运入管腔内。部分生成的NH_4^+还可在细胞内分解成NH_3和H^+，NH_3可直接弥散入管腔内。②生成的α-酮戊二酸盐可与2个H^+形成"半个"葡萄糖（2个α-酮戊二酸盐可与4个H^+形成1个葡萄糖）。产生与α-酮戊二酸盐作用的这2个H^+同时也产生了2个HCO_3^-，因此近端小管细胞每分泌1个NH_4^+，就新产生1个HCO_3^-进入管周。后者可经三羧酸

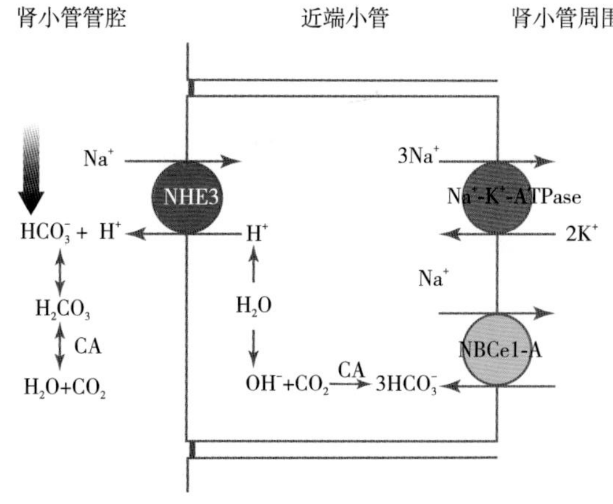

图1　近端小管的酸化作用

注：NHE3：Na^+-H^+交换子-3；Na^+-K^+-ATPase：Na^+-K^+-ATP酶；NBCe1-A：生电型Na^+-HCO_3^-协同转运子

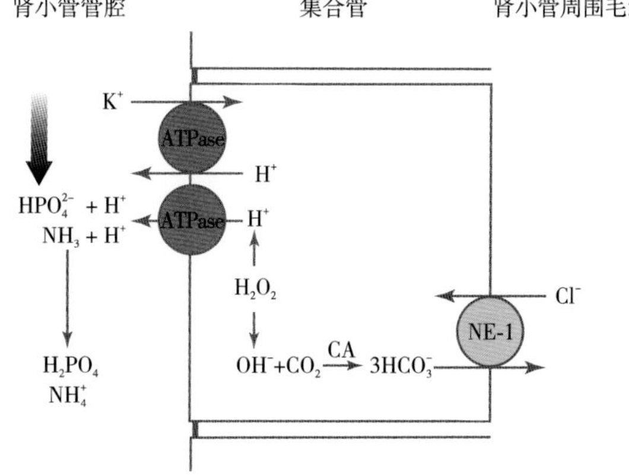

图2　远端小管的酸化作用

注：ATPase：ATP酶；NE-1：阴离子交换子-1

循环生成HCO_3^-，后经基侧膜Na^+-HCO_3^-协同转运子转运出细胞外，回收入血。

髓质NH_4^+循环 在髓袢升支粗段，NH_4^+可利用Na^+-K^+-$2Cl^-$转运系统，以Na^+-NH_4^+-$2Cl^-$形式吸收入细胞，还可利用管腔膜上的钾通道进入细胞。由于此处酸度较低，NH_4^+转变成NH_3和H^+，H^+经Na^+-H^+载体分泌入管腔。此段细胞管腔膜对NH_3不通透，细胞内NH_3经基侧膜弥散入肾髓间质，形成NH_4^+，维持肾髓间质的高NH_4^+浓度。肾髓间质的NH_4^+有三种去向：①部分可分解成NH_3和H^+，NH_3可弥散入近曲小管的S3段和髓袢降支细段的起始段，再形成NH_4^+，在髓袢升支粗段、近曲小管的S3段和髓袢降支细段的起始段之间进行再循环。②小部分NH_4^+进入循环血液中在肝脏进行最终的解毒过程。③部分进入皮质和髓质集合管。

NH_3在皮质和髓质部集合管的分泌 与髓袢细胞膜不同，集合管细胞膜对脂溶性NH_3有高度通透性。由于NH_4^+在髓袢被重吸收，集合管尿液中NH_3含量很低。因此肾髓间质的NH_4^+分解成NH_3后，大量NH_3顺浓度差自由弥散入管腔。还有部分间质的NH_4^+通过基侧膜的Na^+-K^+-ATP酶（NH_4^+代替Na^+-K^+-ATP酶中的K^+）进入髓质集合管细胞。进入细胞的NH_3与H^+-ATP酶分泌的H^+结合成NH_4^+随尿排出体外。

（郝传明　游怀舟）

shènxiǎoguǎn gài dàixiè tiáojié

肾小管钙代谢调节（calcium metabolism regulation of kidney tubule）

肾小管通过调节钙离子的重吸收短期维持钙的平衡。正常人体内含钙（Ca）量1~2g/kg，其中98%分布在骨骼，仅少数骨骼表面的钙盐（约0.5%）可与细胞外液相交换。成人正常血钙水平为2.25~2.65mmol/L。小肠和骨骼对维持中期或长期的钙平衡起主要作用，肾脏对钙的调节则为短期调节。

正常状态下，肾脏可以将血中非结合性钙从肾小球滤过，每日总量约108mg，此为被动转运，由毛细血管膜两侧的胶体渗透压和静水压所驱动。肾小球滤过的钙仅少部分从尿中排泄，绝大部分在肾小管重吸收，肾小管可根据机体的需求，精确地调整肾小球滤出的Ca^{2+}，肾小管各段对Ca^{2+}的吸收比例（图1）。肾小球对钙的滤过一直被认为是机体不可调节的部位，但有研究发现甲状旁腺激素（parathyroid hormone，PTH）可影响肾小球超滤系数从而改变局部钙的滤过。

近端小管 肾小球滤出的钙60%在近端小管以被动转运方式重吸收，与Na^+、水重吸收比例相似。无论是肾脏离体灌注还是体外对于近曲小管S2段的微灌注实验均证实，Ca^{2+}在近端小管的重吸收依赖电化学梯度的存在，是被动过程，可能通过溶剂牵拉或弥散机制。然而，有研究证实水在近曲小管的重吸收是水孔蛋白-1介导的跨细胞主动转运，这一过程需要钙逆梯度转运，故不支持在肾小管上皮细胞的基底外侧膜存在电化学梯度，且水孔蛋白-1对阳离子不通透，也不支持溶剂的牵拉作用。相反，弥散可能是近曲小管特别是S2段钙转运的主要机制，钙并非通过跨细胞转运，而是旁细胞转运，限速屏障为细胞间的紧密连接。研究证据显示密封蛋白可调节细胞间通透性，其中以密封蛋白-2最关键。在近直小管的S2段钙的转运也与近曲小管相同，但在S3段钙的重吸收可能为一主动过程，与钠无关，具体机制尚未阐明，研究提示其可能由钙通道介导。

髓袢 20%~30%滤过的钙可在髓袢粗段被重吸收（图2），髓袢细段对Ca^{2+}通透性差，缺乏钙的主动转运，故对于钙的重吸收基本无影响。在髓袢升支粗段，Na^+、Cl^-重吸收所造成的管腔正电性可促使Ca^{2+}进入细胞，随后经底侧部Ca^{2+}-Mg^{2+}-ATP酶的作用而转运出细胞。同时，管腔中的钙还可通过旁细胞途径被动转运重吸收，这有赖于细胞间紧密连接处密封蛋白-16的存在，密封蛋白-16突变可引起家族性低镁高钙尿症。髓袢粗段钙的转运受细胞外钙浓度及钙敏感受体的调节，

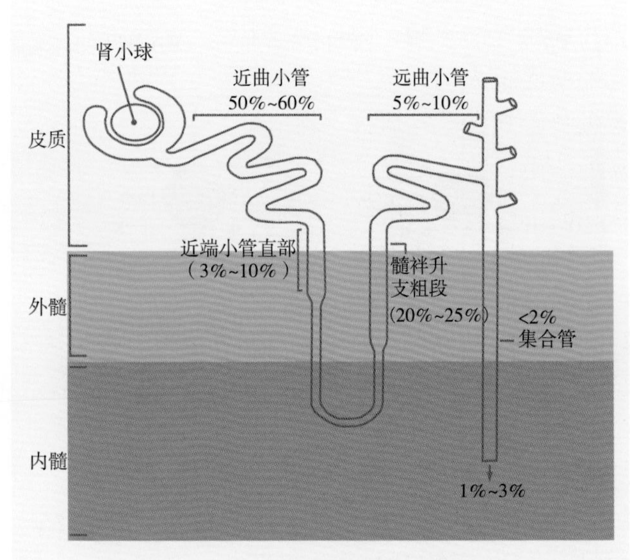

图1　肾小管各段对钙的重吸收

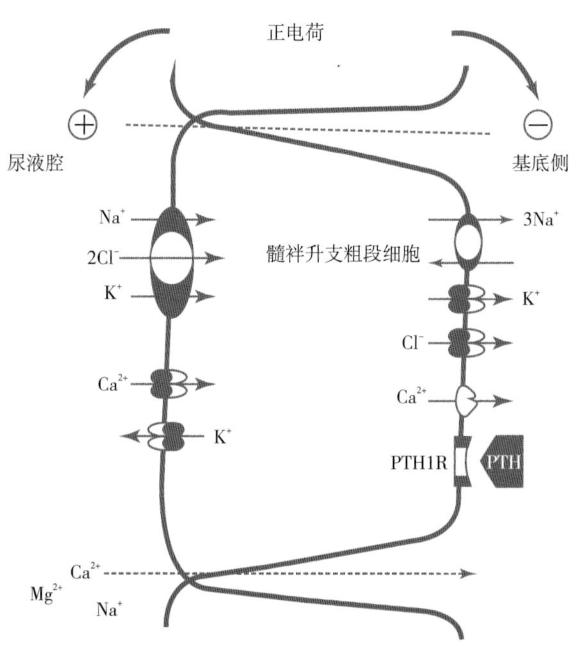

图 2 钙在髓袢升支粗段的重吸收过程

注：PTH1R：甲状旁腺激素-1 受体；PTH：甲状旁腺激素

袢利尿药可通过影响钠钾氯协同转运子而阻断该部位钙的重吸收。另有研究者发现该部位同时存在钙的主动转运，PTH 和降钙素可促进 Ca^{2+} 跨细胞途径的主动转运，此过程不伴钠转运的改变。

远端小管和集合管 只负责最后 15% 滤过钙的重吸收，但此处肾小管对 Ca^{2+} 的重吸收可以与 Na^{+}、水完全分开，同时受许多激素和利尿药的影响，因此对机体钙平衡起很大的调节作用，其转运机制较复杂。有研究显示，钙在远端小管的转运是通过跨细胞途径的主动转运，由新近命名的钙通道介导。该通道属瞬时受体电位（transient receptor potential，TRP）家族成员，又名 TRPV5，位于上皮细胞顶端侧。基膜上 Ca^{2+}-ATP 酶和 Na^{+}-Ca^{2+} 交换子及胞质钙结合蛋白-D28K 均参与钙的转运，该过程受 PTH 和 1,25-二羟胆钙化醇[1,25-$(OH)_2D_3$]调节。

（郝传明 陈 靖）

shènxiǎoguǎn lín dàixiè tiáojié

肾小管磷代谢调节

（phos-phor metabolism regulation of kidney tubule） 肾小管通过调节磷离子的重吸收维持磷的平衡。正常身体含磷总量为 10g/kg，其中绝大多数（85%）与钙结合在骨骼，14% 在细胞内，1% 在细胞外，极少量（约占总体重 0.03%）存在于血浆。血磷绝大部分以无机盐形式存在，浓度为 0.9～1.3mmol/L。其中 85% 以游离磷酸盐形式存在，仅 15% 的磷酸盐与蛋白相结合，故血浆蛋白水平对血磷影响不大。

肾脏对调节细胞外磷平衡具有非常重要的作用。正常情况下每日尿磷排泄量与肠道磷吸收量相同，通常占 5%～20% 的肾小球滤过磷酸盐。磷的重吸收可用肾小管磷酸盐重吸收（tubular reabsorption of phosphate，TRP）表示，与肾小球滤过率（glomerular filtration rate，GFR）相关。TRP 的计算公式为 TRP =（1-C_P/GFR）× 100。式中 C_P 为磷清除率。TRP 还可用另一公式计算，TRP = 1-（$U_P SCr/S_P UCr$）。式中 UCr、SCr、U_P 和 S_P 分别为尿和血中的肌酐及磷的浓度。

80%～90% 肾脏滤过的 PO_4^{3-} 在肾小管重吸收，其中 80% 在近端小管中进行，多为跨细胞途径转运。研究证实 S1 段的重吸收显著高于 S2 段和 S3 段，且不被甲状旁腺激素（parathyroid hormone，PTH）及环腺苷酸类似物所抑制，可能源于刷状缘囊泡中钠磷转运子密度不同。髓袢升支及降支对 PO_4^{3-} 重吸收很少。在远曲小管及连接小管处仍有相当一部分 PO_4^{3-} 重吸收，且能被 PTH 所抑制。在集合管系统 PO_4^{3-} 几乎不被重吸收。影响肾脏对磷排泄有多种因素（见下页表）。

（郝传明 王梦婧）

shènzàng nèifēnmì gōngnéng

肾脏内分泌功能

（endocrine function of kidney） 肾脏分泌或合成激素类活性物质，起到调节人体生理功能的作用。如肾素、缓激肽、前列腺素、促红细胞生成素，通过肾素-血管紧张素-醛固酮系统和激肽-缓激肽-前列腺素系统调节血压。

肾素 95% 来自肾小球旁器，它是肾素合成、贮存、释放的场所。肾素是蛋白酶，可水解血管紧张素原，形成血管紧张素Ⅰ，在血管紧张素转换酶作用下转换成血管紧张素Ⅱ，经氨基肽酶水解，继续转化为血管紧张素Ⅲ。血管紧张素Ⅱ主要调节循环血量、血压、水及电解质平衡。肾素分泌受交感神经、压力感受器和体内钠的调节。肾素受血管紧张素、醛固酮、抗利尿激素（antidiuretic hormone，ADH）水平反馈调节，高血钙、高血镁、高血钾亦刺激

表 影响肾脏对磷排泄的因素及其可能机制

因素	近端小管重吸收	对Ⅱa 型协同转运子的作用	可能机制
容量扩张	↓		
急性高钙血症	↑		激活钙敏感受体
慢性高钙血症	↓		
磷过度	↓	↓	细胞内吞/↓ mRNA
磷缺乏	↑	↑	细胞内吞/↑ mRNA
慢性代谢性酸中毒	↓	↓	细胞内吞/↓ mRNA
急性代谢性碱中毒	↓		? 抑制基膜磷转运子
慢性代谢性碱中毒	↑	↑	细胞内吞/↑ mRNA
呼吸性酸中毒	↓	? ↓	? ↓ mRNA
呼吸性碱中毒	↑	? ↑	↓滤过负荷/↑ mRNA
PTH	↓	↓	细胞内吞/↓ mRNA
急性维生素 D 升高	↑	↑	↑ mRNA
慢性维生素 D 升高	↓	↓	↓ mRNA
多巴胺	↓		?
胰岛素	↑		
成纤维细胞生长因子-23	↓	↓	↓ mRNA
利尿药			
乙酰唑胺	↓		
噻嗪类	↓		
甘露醇	↓		

注:? 表示不确定

肾素分泌。对肾素-血管紧张素系统的研究发现，肾、心、脑等多种组织或器官均有已知该系统的全部成分。

激肽释放酶-激肽系统 激肽是多肽类组织激素，由激肽释放酶作用于血浆 α-球蛋白而生成，激肽释放酶 90% 由远端小管细胞产生。激肽是起局部作用的激素，主要作用包括：①对抗交感神经及血管紧张素，使小动脉扩张。②抑制 ADH。③对远端小管作用，促进水、钠排出，使血压下降。激肽释放酶的产生、分泌，受细胞外液容量、体内钠量、醛固酮、肾血流量调节，醛固酮最重要，促进缓激肽分泌。低血钾抑制醛固酮分泌，减少缓激肽释放，高血钾时则相反。激肽灭活由激肽酶完成。

前列腺素 前列腺素（prostaglandin，PG）前体是花生四烯酸，在 PG 合成酶作用下生成，经肝、肺、肾皮质内 PG 分解酶灭活。PG 有很强的扩血管作用，对血压、体液起调节作用。可刺激环腺苷酸生成，对抗 ADH，利钠排水，使血压下降。

促红细胞生成素 是调节红细胞生成的多肽类激素，90% 由肾产生，10% 由肝、脾产生，肾远曲小管、肾皮质和外髓部分小管周围毛细血管内皮细胞、肾皮质和外髓部分小管周围的成纤维细胞产生促红细胞生成素；促使骨髓网织红细胞成熟、释放，进入血循环，刺激红细胞生成增加。

活性维生素 D_3 体内生成或摄入维生素 D_3，经肝内 25-羟化酶催化形成 25-羟胆钙化醇［25-(OH) D_3］。后者再经肾脏 1-羟化酶催化形成具有生物活性的 1,25-二羟胆钙化醇［1,25-$(OH)_2D_3$］，促进肠道对钙、磷吸收，促进骨中钙、磷吸收及骨盐沉积。

肾脏灭活作用 肾脏可灭活胰岛素、甲状旁腺激素、促胃液素。肾功能不全时这些激素半衰期明显延长，引起蓄积或代谢紊乱。

（刘 刚）

shènsù-xuèguǎn jǐnzhāngsù xìtǒng

肾素-血管紧张素系统（renin-angiotensin system，RAS）

通过肾素、血管紧张素的激活与抑制，维持水及电解质平衡，调节循环血压及各脏器血循环的内分泌系统。体内失血或血压下降时，RAS 被启动，用以协助调节体内的血压稳定、细胞外液量与体液平衡。除循环中的RAS外，在许多组织如心、血管、脑、肾等组织中也有肾素、血管紧张素（angiotensin，Ang）、血管紧张素转换酶（angiotensin-converting enzyme，ACE）的mRNA表达，提示尚存在局部组织的RAS。局部组织RAS产生的Ang Ⅱ可通过自分泌、旁分泌或胞内分泌等方式发挥作用；对组织的生理功能及其结构起重要调节作用。虽然局部组织RAS各组分既可从血浆中摄取，也可在局部产生，但生成及清除时，其酶学特征（底物浓度、动力学）与血浆中RAS不同。

肾素 是糖基化的单链酸性蛋白酶，主要作用是催化血管紧张素原转变为Ang Ⅰ。肾素mRNA在体内广泛分布，但以肾脏为主。血压降低时，球旁细胞合成和分泌的肾素。血浆中的肾素底物即血管紧张素原，在肾素的作用下水解产生十肽的Ang Ⅰ。Ang Ⅰ基本没有生物学活性，在血浆和组织中特别是在肺循环血管内皮表面存在的ACE作用下，其C末端两个氨基酸被剪切，产生八肽的Ang Ⅱ。肾素的基因表达受多种因素的控制，低钠及β-肾上腺素能受体激动剂可促进肾素mRNA的表达，而Ang Ⅱ可抑制其表达。

血管紧张素 血管紧张素原是糖基化的球蛋白，肝脏含有的血管紧张素原mRNA最多，其次为脑、脊髓、动脉等组织。糖皮质激素、雌激素和甲状腺素等可增加血管紧张素原mRNA水平，Ang Ⅱ对血管紧张素原基因表达也有正反馈作用，胰岛素则起抑制作用。

Ang Ⅱ主要生理作用：①使全身微动脉收缩，外周阻力增大，血压升高；也可使静脉收缩，回心血量增多，其缩血管作用是去甲肾上腺素的40倍。②作用于交感神经末梢上的血管紧张素受体，使交感神经末梢释放去甲肾上腺素增多；还可作用于中枢神经系统内一些神经元的血管紧张素受体，使交感缩血管紧张加强；通过中枢和外周机制，使外周阻力增大，血压升高。③强烈刺激肾上腺皮质球状带细胞合成和释放醛固酮，促进肾小管和集合管对Na^+和水的重吸收，并增加细胞外液量，升高血压。

Ang Ⅱ的强烈收缩血管、刺激醛固酮分泌的作用，是通过血管紧张素受体1（AT_1受体）而实现的。AT_1受体又可分为AT_{1a}和AT_{1b}两个亚型，AT_{1a}受体主要存在于血管，也可在心、肝、肺等组织表达；AT_{1b}受体主要存在于肾上腺，也可在垂体和肾表达。可见Ang Ⅱ在不同靶组织可发挥不同的作用。现又陆续发现AT_2、AT_3、AT_4受体，但其具体功能尚不清楚。Ang Ⅱ在血浆和组织中的血管紧张素酶A的作用下，再失去一个氨基酸，成为七肽Ang Ⅲ。

对体内多数组织、细胞来说，Ang Ⅰ不具有血管收缩性。Ang Ⅲ的缩血管效应仅为Ang Ⅱ的10%~20%，但刺激肾上腺皮质合成释放醛固酮的作用较强。正常生理情况下，循环血中Ang浓度较低，因此，对正常血压的维持作用不大。某些病理情况下，如失血、失水，RAS的活性加强，对循环功能的调节起重要作用。除Ang Ⅱ外，研究发现Ang 1-7也是RAS新成员，它有独立的转换酶系统，且与Ang Ⅱ作用不同，可引起血压的下降。Ang 1-7作为Ang Ⅱ升压作用的拮抗因子，调节血压的相对恒定。

意义 过度激活的RAS是产生高血压的原因。有些药物可抑制RAS：①ACE抑制剂：其作用是抑制ACE活性，减少Ang Ⅱ的生成。②血管紧张素Ⅱ受体阻断剂：通过阻断Ang Ⅱ与AT_1受体结合而起作用。③肾素抑制剂：通过抑制肾素的合成和释放，阻止RAS的启动。

研究证明RAS不只是经典的肾脏内分泌系统，也不仅是循环激素，更是组织和局部激素，广泛存在于心、脑、肝、肾、血管、脂肪、骨髓、生殖和胚胎等几乎所有的细胞或组织中。它既可促进血管收缩，又可引起血管的舒张；它既有钠潴留作用，又有利钠利尿效应；它既可促进组织重建，又有抗病理性重建的作用；它既可促进细胞增殖、肥厚和分化，又有抑制细胞增殖和迁移效应，以及调节干细胞和组织再生与修复的功能等。它具有多种双重调节效应和体系内外的自稳态调节功能。它可参与体内炎症、免疫、凋亡、生长、老化、营养代谢、组织修复、生殖发育、神经传导、学习记忆等各种生理活动调节，是人体作用最广泛的调节系统。它不仅在高血压、心肌肥厚和肾脏疾病中发挥重要作用，几乎在所有心脑血管病中都具有重要病理生理作用；而且在糖尿病、代谢综合征、肥胖症、帕金森病、阿尔茨海默病、癫痫、多发性硬化、肝硬化、炎症免疫性疾病、呼吸系统疾病和肿瘤的发病中亦具有重要意义。它是人体内多种疾病发病和防治的调节系统和靶分子的作用部位。

（刘　刚）

cù hóngxìbāo shēngchéngsù

促红细胞生成素（erythropoietin，EPO） 作用于骨髓造血细胞，促进红系祖细胞增生、分化、最终成熟的内分泌激素。是糖蛋白激素，分子量 25～45kD，由 165 个氨基酸组成，糖基化程度很高。根据糖类含量不同，天然存在的 EPO 分为两种类型，α 型含 34%的糖类，β 型含 26%的糖类。两种类型在生物学效应及抗原性上均相同。人类 EPO 基因位于 7q22。1985 年其 cDNA 被成功克隆，并利用基因重组技术开始大批量生产重组人促红细胞生成素（recombinant human erythropoietin，rHuEPO），广泛用于临床。

产生与作用 在胚胎早期，EPO 由肝生成，出生后主要由肾小管间质细胞分泌。是对红细胞的生成有增强作用的体液因子。造血干细胞分化成红细胞系干细胞，EPO 在此发挥作用，使之变为前成红细胞。对进一步再成熟为成红血细胞、网织红细胞、血红蛋白的合成及流入末梢血管等均有促进作用。

EPO 作为促进红细胞生成、增加红细胞容量的主要激素，其生成与机体供氧状况有关。①当机体缺氧时，肾小管间质细胞周围的氧分压下降，影响到胞质中的还原状态，当胞内存在高水平的 H_2O_2，EPO 的表达处于抑制状态；反之，H_2O_2 浓度降低时，抑制解除，而使 EPO 表达增强。②缺氧时通过线粒体的相关作用，使胞内的自由基活性氧增多，也引起 EPO 表达增加。③EPO还能增强一氧化氮的扩血管作用，明显缓解血管挛缩，并能直接作用于血管内皮细胞，促进血管新生，在缺血部位建立侧支循环。这些作用都有助于改善局部缺血缺氧状况。此外，也发现血管紧张素Ⅱ可以通过作用于血管紧张素Ⅰ型受体增加 EPO 的产生，但具体机制不明。

除肾脏外，体内其他组织也能产生 EPO。大量研究表明脑组织中也有 EPO 和 EPO 受体的表达，同时发现 EPO 的生成量与脑组织的供血供氧情况相关。脑缺血时，EPO 的生成量成倍增加，并对神经元起保护作用。在鼠胚胎脑细胞的体外培养中发现了细胞自身分泌的 EPO，与血清 EPO 的糖基化水平不同，脑 EPO 所含的唾液酸较少，分子量更小，但作用却更强。后发现包括神经元在内的多种神经细胞都能产生 EPO，且与肾小管间质细胞产生 EPO 的机制相似，神经元和神经胶质的细胞内氧化-还原状态的改变也能促使 EPO 表达增加。

EPO 作用的胞内信号转导机制 红系造血红细胞表面分布有 EPO 受体，与生长激素、集落刺激因子及一些白介素的受体同属一个受体家族。该家族受体的信号传导具有一定共性。EPO 受体的三维结构已被探明。EPO 与受体结合后，EPO 的转录因子、缺氧诱导因子在有氧状态下被羟基化且被蛋白酶所分解。EPO 受体在其胞外部分一个 20 个氨基酸组成的片段的引导下发生同种二聚反应，使与受体相连的 JAK 激酶（以 JAK2 为主）发生转磷酸化而被激活，继续引发下游信号转导过程。

临床应用 EPO 已广泛应用于各种贫血的治疗。其中最有效的是肾性贫血，对肿瘤相关性贫血、早产儿和孕产妇贫血、围术期减少异源性输血等方面也有良好的疗效。①当前使用的 rHuEPO 均为单体 EPO。慢性贫血患者常需要大剂量长期应用，用药量相当可观。②法国学者布鲁诺·达勒（Bruno Dalle）等利用基因重组技术，合成了二聚体 EPO，它与单体 EPO 在药代动力学性质类似，但体内、体外试验证明二聚体 EPO 有高于单体数倍的促红细胞再生能力。③新型红细胞生成刺激蛋白已开始投入临床。其半衰期无论是静脉、皮下注射均延长 2 倍，有利于简化给药方案，临床上可每 2 周、甚至每 3 周用药 1 次。

长期大量使用 EPO 会产生副作用，如血管反应性下降、血压升高、血黏度增加、血栓形成等。在慢性肾性贫血的治疗指南中推荐使用 EPO 纠正贫血使血红蛋白维持在 110～120g/L，高于 130g/L 反而增加心血管事件的风险。

（刘　刚）

wéishēngsù D

维生素 D（vitamin D） 调节人体钙磷代谢及骨形成的脂溶性维生素。是固醇类衍生物，可由 7-脱氢胆固醇经紫外线 270～300nm 激活形成。皮肤内的 7-脱氢胆固醇经光照紫外线作用后进行光化学反应，转变成维生素 D_3，但其活性不高，必须经肝及肾羟化。维生素 D_3 运至肝脏，在微粒体中经单氧酶系统作用，将其 25 位羟基化形成 25-羟胆钙化醇［25-(OH) D_3］，后者在肾线粒体单氧酶作用下，1-羟化酶与 24-羟化酶相互竞争性抑制，受血钙水平调控后经 1 位羟基化，转变为 1，25-二羟胆钙化醇［1，25-$(OH)_2D_3$］。1，25-$(OH)_2D_3$ 是维生素 D 的主要生物活性形式，调节小肠、肾和骨骼对钙、磷的吸收与代谢。有学者建议将维生素 D 归为激素类，因其作用方式与其他固醇类激素相似，在靶组织中均有其受体，1，25-$(OH)_2D_3$ 与受体形成复合物，与染色体结合，通过 DNA 转录作用合成 mRNA，并转译为蛋白质，输送至靶组织（如小肠、骨、肾等）发挥生物效应。

生理作用 ①维持血清钙磷浓度的稳定：血钙浓度低时，诱导甲状旁腺激素（parathyroid hormone，PTH）分泌，将其释放至肾及骨细胞。在肾中PTH除刺激1-羟化酶与抑制24-羟化酶外，还促使钙在肾小管中再吸收；在骨中PTH与1,25-$(OH)_2D_3$协同作用，将钙从骨中动员出来；在小肠中1,25-$(OH)_2D_3$促进钙的吸收。肾、骨骼、小肠三条途径使血钙恢复到正常水平后，反馈控制PTH进一步分泌及1,25-$(OH)_2D_3$的合成。②促进妊娠期及哺乳期输送钙到子体：1-羟化酶除受血清中钙磷浓度及膳食中钙磷供给量的影响外，还受激素影响。妊娠期间1,25-$(OH)_2D_3$血浆浓度上升，哺乳期继续上升，断乳后母体逐渐恢复到正常水平。乳腺也是1,25-$(OH)_2D_3$的靶组织，调节乳汁中钙的水平，怀孕及哺乳期间母亲可从自身的骨中将钙输出以维持胎儿或婴儿正常生长。

维生素D缺乏症状 缺乏维生素D最典型的是引起少儿佝偻病和成人软骨病，后者可见于绝经期女性。其他还包括肌肉萎缩、痢疾样腹泻、失眠、紧张等。皮质类固醇对维生素D的作用也有抵消作用。还有一些疾病也影响维生素D的吸收，如克罗恩病等。

1,25-$(OH)_2D_3$的作用机制 ①在小肠诱导合成钙结合蛋白。1,25-$(OH)_2D_3$与小肠细胞的受体形成复合体进入细胞核结合在染色体上，促使胞质内转录合成钙结合蛋白。这种蛋白促使Ca^{2+}通过微绒毛刷状缘，积累于肠细胞的线粒体或其他部位。通过Na^+将Ca^{2+}置换出基底外侧膜外，Ca^{2+}为肠道吸收利用。②对肾小管Ca^{2+}的重吸收作用与在小肠中相同。③也可在低血钙及膳食中钙缺乏时，将钙从骨中动员出来，但在骨中未发现有钙结合蛋白，所以1,25-$(OH)_2D_3$对骨的作用机制与对小肠或肾小管不同，但机制尚不清楚。

临床应用 ①肾性骨病：肾功能不全缺少1-羟化酶，体内不能合成1,25-$(OH)_2D_3$，必须从体外补充。②难治性抗维生素D_3佝偻病：由于遗传因素，磷从肾排出过多。③甲状旁腺功能减退症：患者不能在低血钙时产生1,25-$(OH)_2D_3$。④抗维生素D的佝偻病：正常服用维生素D但仍有佝偻病，源于代谢上的缺陷，维生素D不能1位羟基化。⑤癫痫患者使用苯巴比妥导致的骨病。

维生素D主要用于组成和维持骨骼的强壮。它被用来防治儿童的佝偻病和成人的软骨症、关节痛等。骨质疏松症患者通过添加合适的维生素D和镁可有效提高Ca^{2+}吸收度。除此以外，维生素D还可作用于神经肌肉功能、炎症反应，影响某些控制细胞增殖分化凋亡的基因活动；并且被用于降低结肠癌、乳腺癌和前列腺癌的风险，对免疫系统也有增强作用。

主要毒副作用 过量、长期服用维生素D可导致血钙过高，早期征兆主要包括便秘、头痛、食欲下降、头晕、视物模糊、走路困难、肌痛、骨痛及心律失常等；晚期症状包括瘙痒、肾功能损害、骨质疏松、体重下降、肌肉和软组织钙化等。

（刘　刚）

niàoliàng yìcháng

尿量异常（abnormalities of urine volume）

成人非生理性24小时尿量减少或增多并超出正常范围的病理状态。正常成人在日常生活中尿量为1500～2000ml/d。尿量是人体调节体内水平衡的重要手段，因此，易因机体水量的改变而发生变化。饮水量、体温、出汗、环境温度与湿度等因素，均会造成尿量的改变。除上述机体功能正常时的生理反应外，肾脏或相关器官系统发生病变时，尿量可能不再是身体水量的正确反映和调节结果，尿量异常就常成为疾病的主要症状，包括*少尿*（<400ml/d）、无尿（<100ml/d）、*多尿*（>2500ml/d）、尿崩症（>4000ml/d）和夜尿增多（夜间睡眠时尿量>750ml或多于白天尿量）。

（刘　刚）

shǎoniào

少尿（oliguria）

成人24小时尿量小于最低值的病理状态。尿量<400ml/d为少尿，<100ml/d为无尿。正常状态下，每人平均从尿中排出约600mOsm的溶质，而肾的最大浓缩能力是1200mOsm/(kg·H_2O)。因此，若尿量<500ml/d，代谢产生的废物则不能完全从肾排出，少尿即意味着肾功能不全。少尿与无尿本质相同，只是程度不同。

发生机制 少尿/无尿有肾前性、肾性及肾后性三类。

肾前性少尿/无尿 肾血流灌注不足所致，肾实质无器质性病变。主要病因：①有效循环血容量不足：出血（外伤、外科手术、消化道出血）；经胃肠道液体丢失（呕吐、胃肠引流、腹泻）；经肾液体丢失（利尿药、尿崩症、肾上腺皮质功能不全）；经皮肤、黏膜液体丢失（烧伤、高温）；血管内容量相对不足（低白蛋白血症、挤压综合征）。②心排出量不足：

心脏病（急性心肌梗死、瓣膜病、心脏压塞）；肺循环异常（肺动脉高压、肺栓塞、正压机械通气）；血管过度扩张（败血症、休克、急性过敏、麻醉、扩血管药物过量）。③肾动脉收缩：见于应用去甲肾上腺素、麦角胺，肝肾综合征、高钙血症。④肾单位血流调节能力下降：多发生在肾血流不足者使用血管紧张素转换酶抑制剂或血管紧张素Ⅱ受体阻断剂，非甾体类抗炎药或环加氧酶-2抑制剂。若肾前性少尿/无尿程度较重且持久，有可能转变为肾性少尿/无尿。

肾性少尿/无尿　各种肾实质病变所致。其主要病因：①肾脏大血管病变（双侧或孤立肾一侧病变导致急性肾损伤）：肾动脉血栓、栓塞；肾静脉血栓、受压。②肾小球疾病或微血管病变：急进性肾小球肾炎、重症狼疮肾炎、重症急性肾小球肾炎；血管内皮损伤（如妊娠期高血压疾病、造影剂肾病）；血栓性微血管病（如恶性高血压、溶血尿毒症综合征、血栓性血小板减少性紫癜、硬皮病肾危象、溶血合并高肝酶及低血小板综合征）；胆固醇栓塞。③肾小管、肾间质疾病：急性肾小管坏死（严重缺血、毒素所致）；急性间质性肾炎（过敏性、感染性）；管型肾病。④终末期肾病。⑤其他：肾皮质坏死。

肾后性少尿/无尿　各种尿路梗阻所致。其主要病因：①输尿管病变（双侧或孤立肾一侧病变导致急性肾损伤）：管腔内病变（结石、血块堵塞）；管壁病变（肿瘤、瘢痕）；管壁外病变压迫（肿瘤、腹膜后纤维化）。②膀胱颈病变：肿瘤、结石、血块堵塞、前列腺病变。③尿道病变：结石。

鉴别诊断　肾前性少尿/无尿的临床特点是：①患者有引起肾脏灌注不良的疾病或诱因。②尿常规大致正常。③肾小管功能良好，尿浓缩功能正常，尿比重>1.020，尿渗透压>500mOsm/（kg·H_2O），不会出现完全无尿。④血尿素/血肌酐比值≥20∶1。⑤及时纠正原发病后，肾功能迅速恢复正常（1~2天内）。

肾性少尿/无尿临床特点：①大部分患者具有肾脏病的病史和体征。②尿常规异常：蛋白尿、血尿、管型尿。③肾小管功能异常：包括浓缩功能，尿比重常<1.015，尿渗透压<350mOsm/（kg·H_2O），可有肾性糖尿、肾性氨基酸尿。④与肾前性比较，治疗相对困难，部分患者肾功能虽可恢复，但恢复较慢（1周~数月）。⑤完全无尿罕见，仅见于广泛肾皮质坏死和极个别的急进性肾小球肾炎患者。

肾后性少尿/无尿临床特点：①典型表现为突然完全无尿，可反复发作（此项提示价值最高）。②有尿排出者，尿常规可有血尿（非肾小球源性）、白细胞尿，也可大致正常，但不会出现大量蛋白尿。③有尿路梗阻的形态学改变（B超、X线腹部平片、逆行性尿路造影、放射性核素肾扫描等），包括梗阻部位的病变（结石、肿瘤等）及梗阻以上部位的积液，但应注意，在急性梗阻的早期，上述影像学表现可能并不明显，易造成误诊。④急性梗阻解除后，多数患者于2周内肾功能恢复正常。

处理原则　少尿/无尿的性质明确后，若为肾前性或肾后性疾病，应进一步明确具体病因，常需相关的专业医师协助诊断并积极处理原发病。若为肾性少尿/无尿，除终末期肾病外，其他均为各种急性肾损伤的少尿/无尿，应进一步鉴别肾小球、肾小管和肾间质病变及肾血管病变，但有时单纯依靠临床资料进行鉴别有困难，有适应证者，应尽早肾活体组织检查以确诊。

（刘　刚）

wúniào

无尿（anuria）　见少尿。

（刘　刚）

duōniào

多尿（polyuria）

成人24小时尿量大于正常范围的病理状态。尿量>2500ml/d为多尿，>4000ml/d为尿崩症。

发生机制　①水利尿：饮水过多或肾脏重吸收水减少，后者又可源于抗利尿激素（antidiuretic hormone，ADH）分泌障碍所致中枢性尿崩症和肾小管功能异常所致肾性尿崩症。②溶质利尿：尿中溶质成分增多使得水随之大量排出。

鉴别诊断　①多尿时，若尿渗透压<150mOsm/（kg·H_2O），则为水利尿。见于中枢性尿崩症、妊娠期尿崩症（胎盘产生分解血中ADH的酶）和肾性尿崩症，血ADH测定和ADH试验有助于鉴别。完全或部分中枢性尿崩症系分别指机体不能合成或释放ADH或不能合成或释放足够的ADH所导致的多尿状态。肾性尿崩症是指肾脏对ADH作用不敏感而导致的一种持续排出低渗透压多尿状态。水利尿原因很多，遗传性：ADH V_2受体异常（X连锁隐性遗传）、水孔蛋白-2异常（常染色体隐性遗传）；药物：碳酸锂、两性霉素B；电解质紊乱：低钾血症、高钙血症；肾间质病变：干燥综合征、多囊肾；其他：尿路梗阻解除后、急性肾小管坏死恢复期等。②多尿时，若尿渗透压

>300mOsm/（kg·H_2O），则为溶质利尿，包括静脉滴注大量盐水和使用呋塞米利尿药的电解质利尿，糖尿病、静脉滴注甘露醇、造影剂等造成的非电解质利尿，以及上述两类的混合型。

处理原则 注意保持水电解质的平衡，病因明确后，积极治疗原发病。

（刘 刚）

páiniào kùnnán

排尿困难（dysuria） 尿液排出障碍的病理状态。需用力排尿，严重者可导致*尿潴留*。可分为：①梗阻性排尿困难：膀胱颈部疾病，如膀胱颈部肿瘤，被结石、血块等阻塞，膀胱颈部狭窄，或因子宫肌瘤压迫等；尿道疾病，如前列腺病变（肥大、癌），尿道炎症、狭窄，结石、肿瘤、异物阻塞尿道等。②功能性排尿困难：见于脊髓损伤、糖尿病神经源性膀胱、精神紧张等。

首先，应注意区分精神因素和器质性疾病引起的排尿困难，前者源于精神紧张，无客观的异常发现。处理以心理治疗为主，必要时可临时导尿。对于后者，应进一步鉴别是功能性还是梗阻性，应注意脊髓病变、糖尿病病史，并注意尿路通畅程度的检查。对于功能性排尿困难，应注意原发病治疗，进行膀胱训练，部分患者可能需要长期留置尿管。对于梗阻性排尿困难，应明确诊断具体疾病，大部分患者需外科治疗。

（刘 刚）

niàozhūliú

尿潴留（urinary retention） 尿液不能排出或膀胱不能排空的病理状态。是排尿困难的结果。突然起病者称为急性尿潴留；缓慢形成、反复发作者称为慢性尿潴留，常见于老年男性。可分为：①梗阻性尿潴留：常见于前列腺肥大、前列腺癌、尿道损伤等。②功能性尿潴留：见于脊髓损伤、糖尿病神经源性膀胱、精神紧张、药物引起等。鉴别诊断及处理原则同*排尿困难*。

（刘 刚）

niàoshījìn

尿失禁（urinary incontinence） 丧失排尿自控能力，尿液不自主流出膀胱的病理状态。分为：①压力性：在咳嗽、大笑、运动等腹压增高时出现，多源于尿道括约肌功能下降。②急迫性：突然出现无法控制的尿意，常见于尿路感染和神经兴奋性增高。③混合性：上述两者的混合型。④溢出性：慢性尿潴留所致。⑤创伤性：骨盆创伤导致。

通过询问病史、体检及辅助检查（膀胱尿残留量，膀胱、尿道压力测定等）可确定尿失禁病因。对于急迫性尿失禁，可通过治疗尿路感染或降低膀胱神经反应性的药物治疗。其他类型大多需要外科治疗。

（刘 刚）

shènjiǎotòng

肾绞痛（renal colic） 持续或阵发性肾源性腰腹部疼痛。主要是结石（或血块、坏死的肾乳头）阻塞输尿管，导致输尿管痉挛、肾盂急性扩张引发剧烈疼痛（患者常难以用语言描述），单侧常见，疼痛可向会阴部放射。患者多表现为辗转反侧，试图找到相对舒适的体位，多伴恶心、呕吐、大汗，可伴*尿路刺激征*，绞痛缓解后多有*血尿*。体检可发现输尿管走行部位压痛。根据典型的发作特点及影像学检查可诊断。

鉴别诊断 需与引起腹部、背部剧烈疼痛的其他疾病鉴别。①急性胰腺炎：多于暴饮暴食后发病，中上腹痛，可向后背部放射，血、尿淀粉酶升高有助于确诊。②胆绞痛：多于油腻饮食后发病，右上腹绞痛，可向右肩部放射，腹部B超检查有助于鉴别。

处理原则 使用解痉药和镇痛药物缓解症状，明确结石位置后可采用输尿管镜取石或手术取石等外科治疗。

（刘 刚）

shènqū téngtòng

肾区疼痛（renal flank pain） 可源于多种疾病。肾内科疾病引发肾区疼痛的特点：①多为钝痛、胀痛，疼痛一般不剧烈。②多为双侧腰痛（肾静脉血栓可为单侧）。③活动、体位（如弯腰、转身）与腰痛无关。④肾区多有叩痛，但无压痛。

鉴别诊断 ①肾外病变：如带状疱疹，肌肉、腰椎病变，腹膜后肿瘤，胰腺病变，主动脉夹层动脉瘤等。②肾脏病变：如肾脏肿胀（牵张肾被膜引发疼痛）、肾炎、*肾病综合征*、*肾静脉血栓形成*、生长较快的肾肿瘤等。③肾周炎症：如肾梗死、感染、肾囊肿破裂等。④腰痛血尿综合征。

处理原则 可适当使用镇痛药缓解症状。针对病因的治疗取决于具体疾病的确诊。其中，应特别注意可能危及患者安全的疾病，如肾癌、肾梗死、肾静脉血栓形成（可能发生肺栓塞致命）等，应及早确诊，给予相应治疗。

（刘 刚）

shuǐzhǒng

水肿（edema） 血管外组织间隙过多液体积聚的病理状态。液体积聚超过体重的4%或5%可表现为显性水肿。可分全身性和局限性。全身性水肿为液体在组织间隙内弥漫分布，若皮肤受压后出现凹陷，称为凹陷性水肿；局限性水肿为液体在组织间隙内局部分布，可为凹陷性，也可为非凹陷性。

发生机制 人体内水占体重的60%，其中2/3为细胞内液，1/3为细胞外液；细胞外液中血管内占1/4，组织液占3/4。生理状态下，血液静水压、血浆胶体渗透压、组织液静水压、组织液胶体渗透压和毛细血管通透性是维持血管内外液体平衡的主要因素，少部分组织液可通过淋巴管回流入血液。组织液的形成和吸收处于动态平衡时，机体不发生水肿。水肿源于：①血浆胶体渗透压降低：如营养不良、各种原因导致的低蛋白血症。②毛细血管内静水压升高：如各种原因引起的静脉回流障碍、循环血容量增加。③毛细血管壁通透性增高：如血管活性物质、炎症、细菌毒素、缺氧。④淋巴液回流受阻：如淋巴结切除术后或淋巴管阻塞。甲状腺疾病所致水肿是糖胺聚糖在组织间隙内沉积所致，为非凹陷性，如格雷夫斯病（Graves disease）所致胫前黏液性水肿和甲状腺功能减退症所致的全身黏液性水肿。

鉴别诊断 依据全身性和局限性水肿，进行常见病因的逐一鉴别。

全身性水肿 鉴别要点（表）：①心源性水肿：常见于右心衰竭、缩窄性心包炎等。②肾源性水肿：常见于肾小球肾炎、肾病综合征等。③肝源性水肿：常见于病毒性肝炎、肝癌及肝硬化等。④营养不良性水肿：常见于低蛋白血症、维生素B_1缺乏症等。⑤结缔组织病性水肿：常见于系统性红斑狼疮、硬皮病及皮肌炎等。⑥变态反应性水肿：如血清病等。⑦内分泌性水肿：常见于希恩综合征（Sheehan syndrome）、格雷夫斯病、甲状腺功能减退症及库欣综合征（Cushing syndrome）等。⑧特发性水肿：只发生于女性，与内分泌失调有关，特点为周期性水肿，可能与月经周期变化有关。⑨药物性水肿：糖皮质激素、甘草制剂、钙通道阻滞药或噻唑烷二酮类胰岛素增敏剂等。⑩其他：贫血性水肿、妊娠水肿。

局限性水肿 常源于某些因素导致局部血流不畅、淋巴回流受阻或炎症。①静脉阻塞性水肿：常见于血栓性静脉炎、下肢静脉曲张等。②淋巴梗阻性水肿：常见于丝虫病的象皮肿、流行性腮腺炎所致胸前水肿等。③炎症性水肿：常见于丹毒、疖肿、疏松结缔组织炎等。④变态反应性水肿：常见于血管神经性水肿、接触性皮炎等。

处理原则 根据病因确定治疗方案。对于全身水钠潴留者，应限制盐的摄入并适度利尿。

（刘　刚）

niàolù cìjīzhēng

尿路刺激征（urinary tract irritation）

各种原因致膀胱或尿道受刺激所致尿频、尿急、尿痛症状。尿频指排尿>8次/日，尿急指一旦有尿意需即刻排尿，尿痛指排尿时下腹、尿道疼痛或烧灼感。此征见于尿路感染、尿道综合征、输尿管结石、膀胱肿瘤、间质性膀胱炎及出血性膀胱炎等情况。对有尿路刺激征者应与下列疾病鉴别。①尿路感染：病原生物侵袭所致，包括细菌、支原体、衣原体、病毒、真菌、寄生虫。常有白细胞尿，尿中可找到病原生物（培养、显微镜检查）。②尿道综合征：排除器质性疾病所致的尿路刺激征后，可考虑诊断此病，多与心理因素有关。③输尿管结石：特别是输尿管膀胱壁段结石，主要表现为肾绞痛、血尿。④膀胱肿瘤：血尿常较突出。⑤间质性膀胱炎：见于结缔组织疾病，较常见于系统性红斑狼疮；找不

表　全身性水肿鉴别要点

特点	心源性	肝源性	肾源性	营养不良性	内分泌性
开始水肿部位	从足部开始，下垂部位明显	足部开始，腹水常更突出	眼睑或足部开始	足部开始	胫前或眶周
凹陷性	是	是	是	是	是或否
是否伴胸腔积液、腹水	常见	常见	可见	常见	少见
发展速度	缓慢	缓慢	迅速	缓慢	缓慢
伴随症状、体征	心脏增大、肝大、颈静脉曲张	肝脾大、黄疸、肝掌、蜘蛛痣、腹壁静脉曲张	高血压、尿量减少	消瘦、体重下降、皮脂减少	怕冷、反应迟钝或心悸、多汗、便秘或腹泻
辅助检查	超声心动图	肝酶升高、凝血功能下降、白蛋白含量下降	血尿、蛋白尿、血肌酐含量升高	血白蛋白含量下降、贫血	甲状腺功能或其他内分泌功能异常

到病因者，称为特发性间质性膀胱炎。⑥出血性膀胱炎：常见于使用环磷酰胺。处理原则为在明确病因后，对症治疗。

（刘　刚）

dànbáiniào

蛋白尿（proteinuria）　尿液中蛋白质含量超出正常范围。成人尿蛋白>150mg/d 为蛋白尿。正常尿液中蛋白质含量为 30~130mg/d，用普通尿常规检查蛋白质呈阴性反应，阳性提示蛋白尿。

发生机制　肾小球滤过膜由内皮细胞及表面膜结构（富含蛋白多糖、糖胺多糖）、基膜、足细胞与裂孔膜所组成，形成滤过膜的孔径屏障和电荷屏障，有选择通透性，即阻挡血细胞和血液中各类大、中分子蛋白质滤过，允许小分子蛋白如 β_2-微球蛋白（β_2-microglobulin，β_2-MG）、溶菌酶、免疫球蛋白轻链和少量白蛋白滤过。生理状态下由于滤过屏障各层结构和功能完整，即使每天从肾脏滤出原尿约 180L，其流经近端小管时 98%蛋白质又被小管细胞重吸收，因而尿液中仅有少量蛋白。此外尿路细胞还分泌少量蛋白如 T-H 蛋白、IgA 和尿激酶等进入尿液，共同组成生理性尿蛋白。

病理状态下，免疫或非免疫炎症、毒物、药物、缺血、代谢及先天缺陷都会导致滤过膜或肾小管上皮细胞损伤而产生蛋白尿。21 世纪以来大量研究更关注足细胞在病理性蛋白尿发生中的作用。发现无论是足细胞数量减少，还是裂孔膜蛋白 nephrin 或 podocin 或 α-辅肌动蛋白 4 的基因和蛋白表达缺失，或足细胞表面带阴电荷蛋白如足萼糖蛋白、podoplanin、podoendin 表达异常，以及足细胞产生血管内皮生长因子过多导致与内皮细胞间调控紊乱，均可造成滤过屏障损伤，产生蛋白尿。此外肾小球滤过压、血浆蛋白浓度等因素对蛋白尿发生也有影响。

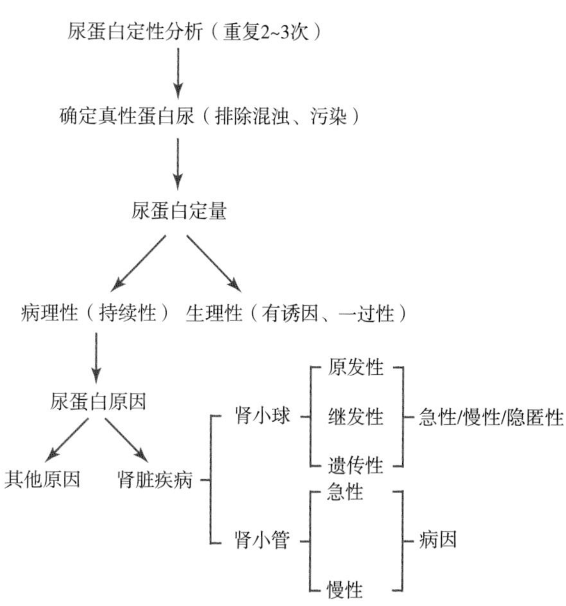

图　蛋白尿的诊断程序

鉴别诊断　尿液中蛋白质成分多样，检查方法也较多，病因复杂，故应按一定程序作出诊断（图）。

蛋白尿的分型　蛋白尿有多种分类方法，临床较常用的分类方法有下列几种：①根据蛋白尿发生机制分为肾小球性蛋白尿、肾小管性蛋白尿、溢出性蛋白尿、组织性蛋白尿（表）。②根据尿蛋白量分为肾病综合征范畴蛋白尿（≥3.5g/d）和非肾病综合征范畴蛋白尿。③根据蛋白尿性质分为生理性和病理性蛋白尿。生理性蛋白尿见于发热、高温作业、极度寒冷、剧烈运动后出现的一过性蛋白尿，肾组织无病理改变。病理性蛋白尿者肾脏均有病理改变，临床表现持续性蛋白尿。另有一型表现为直立性蛋白尿，是指直立位或腰部前突时出现尿蛋白，卧位消失，可采用直立试验辅助诊断；多见于青少年，尿蛋白量<1g/d，尿沉渣检查阴性；此型发病机制未完全阐明，多数预后良好；应在较长期追踪随访后方可确诊。

表　蛋白尿分型

类型	发生机制	特点	常见病因
肾小球性蛋白尿	滤过膜选择、通透性损伤	蛋白量大，白蛋白为主	各类肾小球疾病、肾血管疾病、糖尿病肾病等
肾小管性蛋白尿	功能缺陷或损伤，正常肾小球滤出的小分子蛋白（如 β_2-MG、α_1-MG）不能完全重吸收	蛋白量小（或<2g/d），小分子蛋白	范科尼综合征、间质性肾炎、药物、重金属肾损伤
溢出性蛋白尿	血中异常蛋白增加大于小管重吸收能力	血液和尿液中均有异常蛋白：Ig 轻链，血红蛋白	多发性骨髓瘤、血管内溶血、横纹肌溶解
组织性蛋白尿	肾组织分泌或损伤破坏	特殊蛋白，量少，0.5~1.0g/d	肿瘤、炎症

选择性与非选择性蛋白尿 用醋酸纤维素薄膜电泳或十二烷基磺酸钠-聚丙烯酰胺凝胶电泳显示尿蛋白中各类分子（低、中、高或混合）比例，通常用选择指数（selectivity index，SI）描述肾小球对高分子量蛋白通透性的变化。①若尿中的蛋白质主要为中、小分子如白蛋白、转铁蛋白等，称选择性蛋白尿，SI<0.1；尿蛋白的选择性曾引起广泛重视，认为选择性蛋白尿如微小病变型肾病，对糖皮质激素治疗反应较好。②尿中大（IgG、IgM）、小分子蛋白质同时出现称非选择性蛋白尿，SI>0.5；多见于膜性肾病、膜增生性肾小球肾炎等，对糖皮质激素治疗反应不好，但进一步的研究证实确定选择性和非选择性蛋白尿对判断治疗反应和预后并无肯定的指导意义，因而其临床价值也不肯定。

（李惊子）

guǎnxíngniào

管型尿（cylinderuria） 蛋白质在肾小管（主要在远端小管）内凝固形成的圆柱状结构物随尿液排出的病理状态。正常人尿液中无管型或仅偶见透明或细颗粒管型，若管型数量增加或发现特殊管型，均为肾脏病理损伤的指征。

发生机制 管型是在远端小管或集合管处，以肾小管髓袢升支分泌T-H蛋白为基质，在尿液浓缩、酸化和尿流缓慢条件下形成的。

鉴别诊断 尿沉渣显微镜检查发现管型时，主要根据形态学作出分类，化学染色和免疫学染色方法可进一步鉴别。光学显微镜（简称光镜）下管型为直或弯曲的圆柱体，两边平行，一端钝圆。受形成时所处部位影响（长短、粗细各异）及所含物质不同，管型可分数种类型。①透明管型：各种管型的基本结构，由T-H蛋白和少量白蛋白组成，质地薄、无色、半透明，显微镜视野调暗些易发现。②细胞管型：按所含细胞不同分为红细胞管型、白细胞管型、上皮细胞管型。红细胞管型是指管型中以红细胞为主，呈黄褐色或红色，镜下管型内可见红细胞（图1）。若管型在尿路内停留过长，其中红细胞溶解，呈红色血液或血红蛋白管型。白细胞管型是指管型中以白细胞为主，多为中性粒细胞，加稀酸可清晰辨认多形核，可与肾小管上皮细胞管型中的单个核区别（图2）。肾小管上皮细胞管型，细胞较白细胞大，有时可见大核，典型者细胞呈瓦片状排列，充满管型，镜下呈浅黄色（图3）。数种细胞混合组成的管型统称为细胞管型。③颗粒管型：所含颗粒来自崩解变性的细胞残渣、血浆蛋白及其他物质，镜下淡黄色或棕褐色（图4）。因管型内颗粒大小不同，又分粗颗粒管型和细颗粒管型。一般认为粗颗粒管型在肾小管腔内滞留时间过长，颗粒降解成为细颗粒。④蜡样管型：为蜡烛样、边界清晰两边常有切迹，折光性强，易折断，镜下灰色（图5）；由细颗粒或细胞管型衍化而来。⑤脂肪管型：含圆形、大小不等、折光性很强的脂滴；偏振光显微镜下可见脂滴中心呈十字交叉，称马耳他小体；苏丹Ⅲ染色脂滴呈橙红色。通常认为脂滴来自肾小管上皮细胞脂肪变性、崩解。⑥宽大管型：无论宽度还是长度均为一般管型的数倍，易折断；通常在损伤扩张的肾小管或集合管内，由颗粒或蜡样管型衍变而来。此外由于管型内含物不同还有细菌管型、结晶管型、胆红素管型等。一条管型内除红细胞、白细胞外还有颗粒可称为

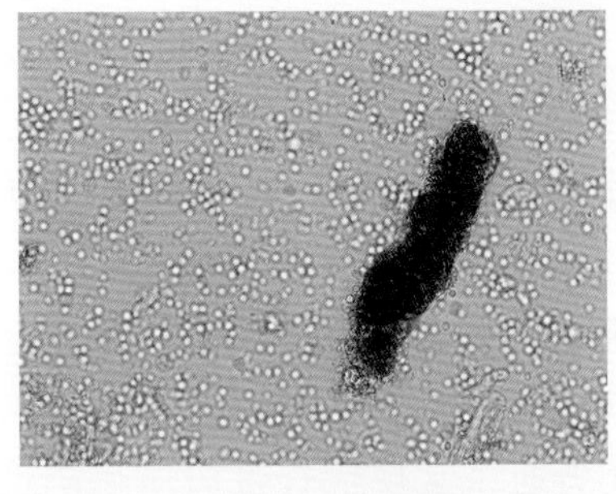

图1 尿沉渣红细胞管型（光镜×200）

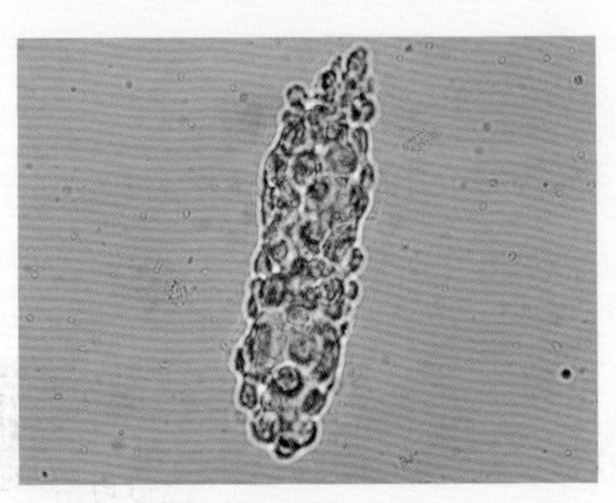

图2 尿沉渣白细胞管型（相差显微镜×400）

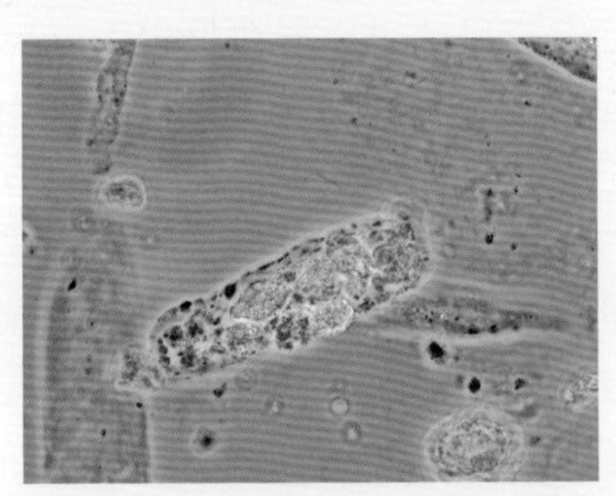

图3 尿沉渣肾小管上皮细胞管型（相差显微镜×400）

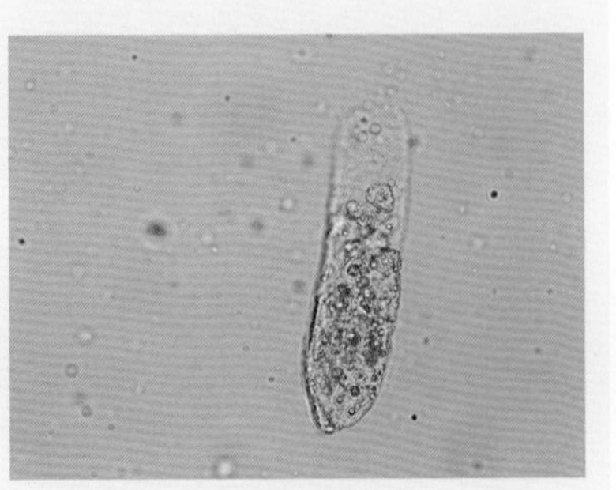

图4 尿沉渣颗粒管型（光镜×400）

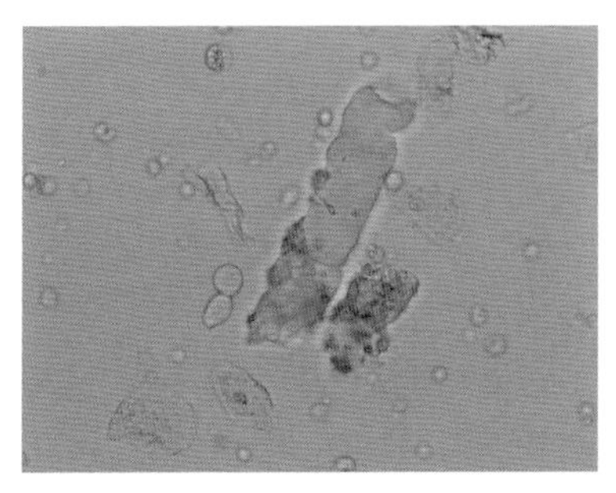
图5 尿沉渣蜡样管型（光镜×400）

混合管型；若其中一类物质为主（如红细胞）并占1/3容量以上，则可称为红细胞管型。管型在低渗、碱性尿中易溶解破坏，尿标本应及时进行检测。

尿液中管型相似物的鉴别：①黏液丝，细长型，末端尖细卷曲，见于正常尿液，尤其女性，尿路炎症时可大量出现。②假管型，由尿酸盐、磷酸盐等形成的圆柱体，无清晰整齐边界，色暗，加热加酸后消失。③衣物上各种纤维脱落污染尿液，这类物质边缘多不整齐，无特征性内含物。

（李惊子）

xuèniào

血尿（hematuria） 尿液中红细胞数超过正常值范围。红细胞>3个/HP，或阿迪斯（Addis）法红细胞计数>50万个/12小时、>6万个/小时。可分为显微镜下血尿（红细胞≥3个/HP）和肉眼血尿。正常人每天有红细胞从尿液排出，离心沉渣镜检红细胞<3个/HP，为变形红细胞。

发生机制 血液流经正常肾脏时，肾小球滤过膜阻挡血细胞通过，滤过屏障有先天缺陷或损伤时，红细胞从肾单位排入尿液中；或血液经尿路的破损血管直接进入尿液。月经血、痔疮血混入或人为加入血液也能造成假血尿。

表1 血尿、血红蛋白尿和肌红蛋白尿的鉴别

类型	苯胺试验或试带试验	尿上清颜色	尿沉渣红细胞	血清颜色
血尿	+	清亮	+	清亮
血红蛋白尿	+	红色	-	红色
肌红蛋白尿	+	红棕色	-	清亮

鉴别诊断 血尿是临床常见的症状，主要由泌尿系统疾病引起，但全身或泌尿系邻近器官疾病也可引起血尿，从而增加了血尿的诊断难度。

确认真血尿 血尿最终都应经显微镜检查确认：清洁中段尿、新鲜标本离心沉渣显微镜检红细胞≥3个/HP，并排除红色尿（药物、食物色素、血红蛋白、肌红蛋白）（表1）和假血尿（女性月经、痔疮出血污染）。

初筛血尿来源 ①相差显微镜、扫描电镜、普通光学显微镜辨认尿红细胞形态，区分肾小球源性与非肾小球源性血尿。根据其形态变化，血细胞分为多形性、均一性和混合性3类。多形性血尿又称肾小球源性血尿或内科性血尿，尿沉渣红细胞形态多样（面包圈、荷叶样、草莓样、葫芦样等）细胞大小不一（图1），尤其棘红细胞（面包圈的基础上发出小泡）更有代表性（图2）；均一红细胞血尿又称非肾小球源性血尿或外科性血尿，红细胞形态似外周血中红细胞呈扁盘状，大小基本一致（图3）；混合性血尿指变形红细胞和正常形态红细胞同时存在，被认为多属肾小球源性血尿。但在临床实践中发现在肾小球疾病的急性期肉眼血尿阶段尿红细胞常以正常形态为主，随病程延长变形红细胞比例逐渐增加。②尿红细胞体积分析仪，流式尿液有形成分分析仪等在血尿筛查中的应用，将血尿检查向自动化、标准化推进了一大步。尿液干化学检查是一项有价值的筛查，包括8～10项指标，其中检测红细胞（隐血）的原理是根据血红蛋白中的亚铁血红素具有过氧化物酶的作用，可以催化过

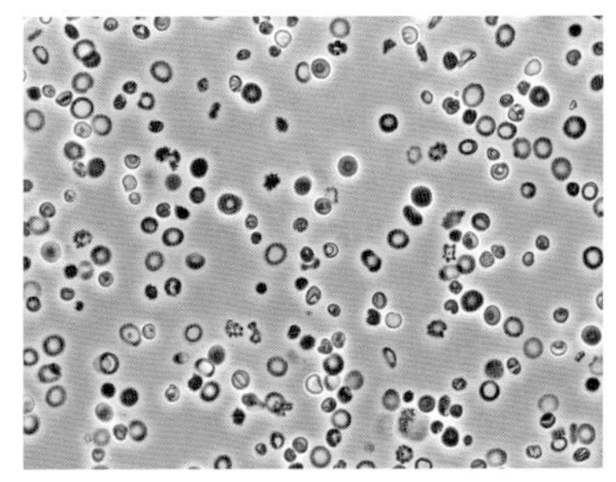
图1 尿沉渣多形性红细胞（相差显微镜×400）

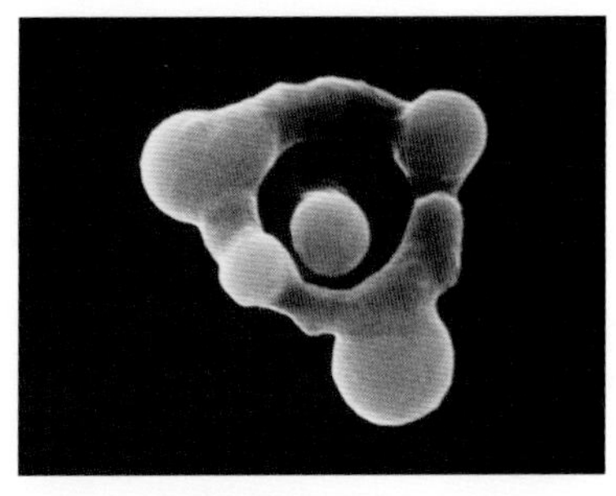
图2 尿沉渣棘红细胞（扫描电镜×15 000）

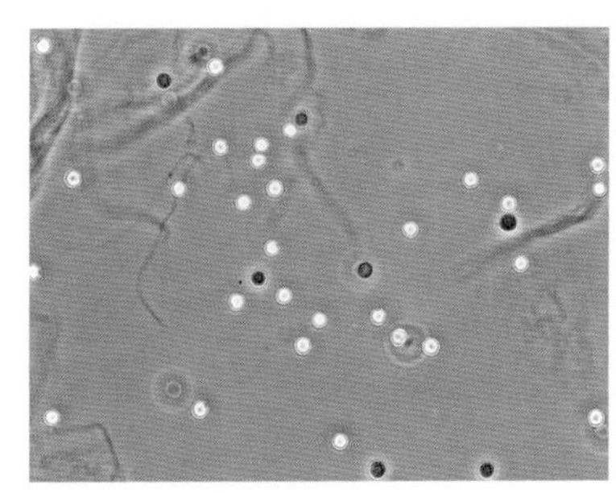
图3 尿沉渣均一性红细胞（相差显微镜×400）

氧化氢放出新生态氧，进一步氧化指示剂引起颜色变化。阳性结果提示尿液中有红细胞、血红蛋白、肌红蛋白，但也受多种因素干扰，必须经沉渣镜检证实红细胞≥3 个/HP 才能确认。③尿三杯试验可粗略判断血尿产生的部位。开始排出的尿液为第一杯，接近排完的尿为第二杯，再用力排出的尿液为第三杯。肉眼观察尿色和显微镜检红细胞数。第一杯血尿提示病变在尿道；第三杯血尿病变在膀胱颈、三角区，后尿道和前列腺；三杯血尿程度相同示病变在肾脏、输尿管或膀胱。

确定血尿病因 ①肾小球源性血尿与非肾小球源性血尿的鉴别（表 2）。②血尿的常见病因。③临床特征。

表 2 肾小球源性血尿与非肾小球源性血尿的鉴别

肾小球源性血尿	非肾小球源性血尿
全程血尿	初始血尿/终末血尿/全程血尿
相差显微镜检多形性红细胞	相差显微镜检均一性红细胞
可伴大量蛋白尿和管型尿	可有少量蛋白
通常无血凝块	可伴血丝或血块
一般无尿痛及尿路刺激征	尿痛或肾绞痛后肉眼血尿

血尿常见病因：①泌尿系统疾病：肾小球疾病，如 IgA 肾病、薄基膜肾病和奥尔波特综合征（Alport syndrome）、其他原发性（急性链球菌感染后肾炎、急进性肾小球肾炎等）和继发性（系统性红斑狼疮、小血管炎、过敏性紫癜、肺出血-肾炎综合征、溶血尿毒症综合征等）肾小球肾炎；肾间质疾病，如过敏性间质性肾炎、囊肿性肾脏病、急性肾盂肾炎、肾移植排斥反应、肾结核；血管疾病，如左肾静脉受压综合征、肾动静脉瘘或畸形、肾血管瘤、肾动脉梗死、肾静脉血栓、腰痛血尿综合征；尿路疾病，如恶性肿瘤、肾乳头坏死、感染（膀胱炎、前列腺炎、尿道炎）或膀胱结石、创伤等。②全身性疾病：血液病（再生障碍性贫血、血友病、白血病、镰状细胞贫血）或过度抗凝；感染性疾病，如流行性出血热、猩红热、钩端螺旋体病，亚急性感染性心内膜炎；心血管疾病，如高血压、动脉硬化、充血性心力衰竭；代谢病，如糖尿病、痛风等。③泌尿系邻近部位疾病：炎症（结肠、阑尾、盆腔炎症）或肿瘤。④其他：如剧烈运动、高尿钙症。

血尿的临床特点：①年龄：儿童期多见于急性肾小球肾炎，有肾炎家族史者应排除遗传性疾病；青壮年多见于肾小球肾炎、结石、尿路感染；40 岁以上肿瘤患病率增加。②伴随症状：炎症多有尿路刺激征（尿频、尿急、尿痛）；肾小球肾炎多有水肿、高血压、蛋白尿；多囊肾常有高血压、腰腹部肿块；肾病综合征可出现肾静脉血栓并发症；丝虫病可出现乳糜尿；过敏性紫癜肾损害可引起双下肢出血性、对称性和成批反复出现的皮疹；发热、关节疼痛、皮疹等应考虑系统性红斑狼疮肾损害等。③血尿发作形式：上呼吸道感染后 24~48 小时内发生血尿常见于 IgA 肾病；1~2 周后血尿多为感染后肾小球肾炎；皮疹、腹痛见于过敏性紫癜肾炎；肾绞痛后血尿常由于结石引起，但有时坏死组织或血块阻塞也可引起痛性血尿；血尿与月经周期同步发作考虑膀胱内子宫内膜异位症。血尿患者通过详细病史，体检和实验室检查，综合分析可作出初步诊断。

选择特殊检查 ①超声检查：无创、便捷、价廉，妊娠期也可用。用于检查肿瘤（如肾细胞癌、肾盂和输尿管移行细胞癌）、结石、囊性疾病和梗阻性疾病。②尿路影像学检查：包括泌尿系统 X 线平片（腹部平片）、静脉肾盂造影、逆行肾盂造影、CT 及螺旋 CT 血管造影等。③膀胱镜检查：对膀胱癌尤其是原位癌最有价值。④尿细胞学检查和血、尿分子标志物检查等。

处理原则 通过上述检查，多数血尿病因可确诊，但仍有少数患者诊断不明确，对持续血尿者需临床随访。老年患者即使尿液红细胞数未达诊断标准，若尿中持续存在红细胞 1~2 个/HP，也应按病态对待，定期做尿液检查，排除假血尿或进一步做影像学检查、肾活检，然后确定随访还是进行泌尿外科处理。

（李惊子）

báixìbāoniào

白细胞尿（leukocyturia）

尿液中白细胞数超过正常值范围。一般以清洁中段离心尿沉渣白细胞数≥5 个/HP 为白细胞尿。对白细胞尿的定义尚未统一。正常尿液中有少数白细胞，主要是中性粒细胞，少量淋巴细胞、嗜酸性粒细胞、单核细胞。这些细胞来自泌尿道的任一部位，碱性（pH>8）尿、稀释或低渗尿、标本久置和高温等因素均可引起白细胞破坏影响计数。白细胞结构破坏（外形不规则，细胞核和细胞内结构不清楚，胞质内可见颗粒）称脓细胞，其尿液称脓尿。

发生机制 泌尿系统或其邻近器官、组织的感染性或非感染性病变均可引起白细胞尿。感染性病变多数由泌尿系统或邻近器官组织感染性炎症引起，细菌感染最常见，大肠埃希菌占60%~80%，其次为副大肠杆菌、变形杆菌、葡萄球菌等，此外结核杆菌、真菌、原虫、病毒及淋球菌、梅毒螺旋体等也可引起。①泌尿生殖系统感染性炎症：肾盂肾炎、肾脓肿、肾盂积脓、膀胱炎、尿道炎、尿道旁腺炎或脓肿、前列腺炎或脓肿、精囊炎或脓肿。②泌尿生殖系统非感染性病变：原发性和继发性肾小球肾炎，急性和慢性间质性肾炎，肾移植排斥反应，泌尿道结石、肿瘤、异物、畸形等。③泌尿生殖系统邻近器官组织病变：肾、输尿管周围炎症或脓肿，阑尾炎，卵巢、输卵管周围炎症或脓肿，直肠、乙状结肠肿瘤等。

鉴别诊断 确定真性白细胞尿及白细胞种类，进行白细胞尿定位、定性。

确定真性白细胞尿 排除各种污染，如妇女阴道分泌物污染（显微镜检可见黏液伴多数扁平上皮细胞）、会阴或肛周化脓性疾病污染，需行外阴清洗再留取中段尿液检查。中国普遍采用尿液有形成分的自动化分析仪进行筛检，干化学分析系统中的亚硝酸盐和粒细胞酯酶阳性提示尿液中有白细胞；流式尿液有形成分分析仪检测尿白细胞与手工检测有较好的对应关系，但这些快速检测均需显微镜检确认，并注意标本采集和检测方法规范化。通常取清洁中段新鲜尿液离心处理后，高倍显微镜下观察和计数（图）。尿中各类白细胞的区分主要是根据细胞大小、形态、核形和胞质特点进行鉴别。最简便方法是加3%冰醋酸区分单核细胞和中性粒细胞；常用化学染色法有Sternheimer法、Sternheimer-Malbin（S-M）法、Wright法及Hansel法等。

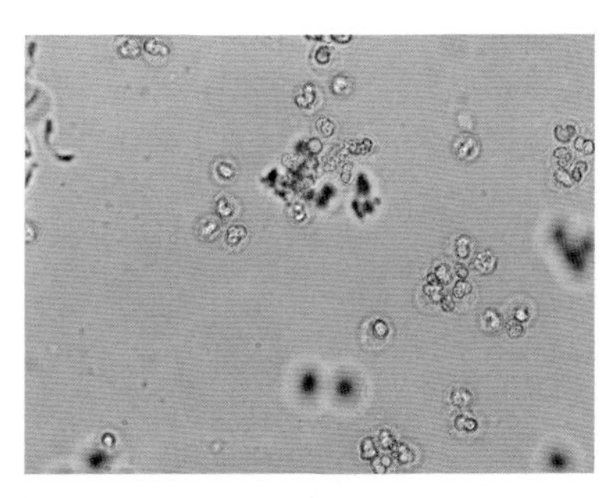

图 尿沉渣白细胞（相差显微镜×400）

尿液含大量白细胞时呈白色浑浊，通常镜检即可鉴别，如混杂大量磷酸盐或尿酸盐，加酸后有助白细胞辨认和计数。尿中性粒细胞可分活细胞和死细胞，活细胞有运动和吞噬能力，可吞噬真菌、细菌、红细胞、胆红素和结晶，在低渗尿液中胞质内颗粒呈布朗运动，油镜下可见灰蓝色发光点其运动似星星闪光，故称闪光细胞。死细胞形态胀大或缩小，细胞结构破坏，又称脓细胞。尿液除中性粒细胞和单核细胞具吞噬功能，也有来自组织的巨噬细胞，细胞体积是中性粒细胞的3~6倍，可伸出阿米巴样伪足，胞质内吞噬物有红细胞、白细胞、脂滴和其他小型吞噬细胞等。

嗜酸性粒细胞大小与中性粒细胞相似，圆形，胞核多分为2叶、较大，Hansel染色核呈蓝色，胞质内有红色嗜酸颗粒。尿白细胞分类计数嗜酸性粒细胞>5%即有临床意义，高者甚至可达30%。嗜酸性粒细胞尿主要见于过敏性间质性肾炎，也见于尿路血吸虫感染、前列腺炎等。下表为尿各类白细胞鉴别（表）。

白细胞尿的定位和定性 应结合临床症状和体征进行诊断。①伴尿路刺激征（尿频、尿急、尿痛）多见于下尿路急性感染性炎症，但老年患者症状常不明显；腰背肾区疼痛，或有肾区叩击痛见于上尿路感染性炎症；若有皮肤红肿多见于肾周化脓性炎症。②腹部包块和压痛，上腹两胁触及包块，多见于多囊肾或肾盂积水；右下腹或双侧下腹部压痛需排除阑尾炎、盆腔肿物和炎症。

表 尿各类白细胞形态及染色特点

细胞名称		形态	细胞直径（μm）	胞核	S-M染色		Hansel染色	
					胞核	胞质	胞核	胞质
中性粒细胞	（活）	圆形	10~14	2~4叶	紫红色	散在紫色颗粒		
	（死）	无定形	8~20		蓝色	淡紫红		
嗜酸性粒细胞		圆形	8~20	较大，2叶	蓝色	淡紫红（颗粒无色）	蓝色	嗜酸颗粒
淋巴细胞		圆形	6~12	边缘清晰，居中或偏位	蓝色	淡紫红		
单核细胞		多形态	10~20	肾形或马蹄形，偏位1~2核仁	蓝色	淡蓝紫红		
巨噬细胞		圆形或椭圆形	30~60	肾形/类圆形	稍偏	多数吞噬物		

③伴血尿、蛋白尿、水肿、高血压者多见于肾小球疾病，如感染后肾小球肾炎，急性期可出现白细胞尿；狼疮肾炎活动期最易发生血尿和白细胞尿并存；发热、皮疹和关节肿痛，多为过敏性间质性肾炎。

辅助检查的选择和评价　尿沉渣分析发现白细胞管型提示肾实质炎症；涂片染色找到细菌或寄生虫或虫卵可明确病原。尿细菌培养是尿路感染诊断的金标准，多次检查为阴性而尿液呈酸性者应做结核菌检查。肾功能检查有助于病变定位和严重程度的判断。腹部超声、X线腹部平片、腹部CT等影像学检查对诊断肾结石、肾及肾周脓肿有帮助；静脉肾盂造影对诊断慢性肾盂肾炎和复杂性肾盂肾炎有帮助，但对已有肾功能损害或碘过敏者不适宜。器械检查常用于复杂性泌尿系疾病。

临床上白细胞尿多提示泌尿系统炎症，易反复出现，且不易找到病原体，因此预防发作甚为重要。尤其女性尿道短、直而宽，尿道括约肌作用较弱，其开口邻近阴道和肛门，易被细菌感染，故月经期、新婚、妊娠期、绝经期妇女应注意阴部卫生。

（李惊子）

rǔmíniào

乳糜尿（chyluria）　淋巴液异常进入致尿液外观呈乳白色的病理状态。其含脂肪、蛋白质和纤维蛋白原等成分，排出后易凝结成胶状块。若混有血液呈红色称乳糜血尿，合并感染时含脓液称乳糜脓尿。乳糜尿多数呈间歇性出现，少数为持续性。高脂饮食、剧烈运动可加重乳糜尿的严重程度，大量饮水则可减轻。

发生机制　是各种原因导致淋巴管阻塞引起。生理状态下从肠道吸收的淋巴液经肠干淋巴管达腹主动脉前淋巴结至乳糜池。阻塞发生在腹主动脉前淋巴结或肠干淋巴管时，淋巴液不能进入乳糜池，阻塞部远端淋巴管曲张，并形成与腹主动脉旁淋巴结之间的通路，淋巴液可流至泌尿系统淋巴管，管内压增高、曲张、破裂即会产生乳糜尿。若阻塞位于胸导管引起乳糜池内压增高，淋巴液经腰干反流至泌尿系统淋巴管，也会形成乳糜尿。泌尿系统淋巴管常见的破裂部位为肾盂和输尿管。

鉴别诊断　区别真假乳糜尿，确定淋巴结（管）阻塞位置及乳糜尿病因。

确定乳糜尿　尿液外观呈乳白色见于脓尿、大量结晶尿、乳糜尿，三者需鉴别（表1）。测试方法：①乙醚提取法：取尿液10ml，加乙醚2~3ml，试管口塞紧，用力振摇后，静止，尿液由浑浊变清亮，为乳糜试验阳性。②苏丹Ⅲ染色法：取尿液0.5ml，加苏丹Ⅲ液1滴混匀，显微镜下观察，如尿内脂滴染成红色，即为阳性，为真乳糜尿；还可用乙醚法提取的乙醚层，置蒸发皿中，隔水蒸干，出现油状残渣，苏丹Ⅲ染色呈红色，为乳糜尿。

定位　通过临床症状和特殊检查可定位（表2）。

病因　通过详细询问病史、体检及临床症状综合分析，合理选择特殊检查，作出诊断，决定治疗方案。中国最常见的病因是斑氏丝虫病。结核、肿瘤、腹部创伤或手术、淋巴系统先天性畸形，偶尔妊娠也可引起。①丝虫病：丝虫流行区居留生活史，曾有丝虫病急性发作史，血、尿检查找到尾丝蚴。②结核病：常有结核病史，如结核性腹膜炎、肠系膜淋巴结结核等腹腔结核的临床表现。③肿瘤：纵隔、腹腔、腹膜后肿瘤压迫或浸润腹腔淋巴系统或胸导管可引起乳糜腹水、乳糜胸腔积液。④瘢痕：胸、腹部创伤或术后发生胸导管或腹腔淋巴管损伤。⑤原发淋巴管系统疾病：幼年发病，乳糜尿、乳糜胸腹水、象皮肿、皮下淋巴管扩张等。

处理原则　①治疗病因：如丝虫病、结核病，予以药物治疗。②改善机体营养状况：给予低脂、高蛋白、高维生素饮食，可用中

表1　脓尿、大量结晶尿和乳糜尿的鉴别

分类	外观	尿沉渣显微镜检	加酸加热	乳糜试验
脓尿	混浊乳白色	大量白细胞	混浊	阴性
大量结晶尿	混浊乳白色	结晶（磷酸、草酸、尿酸）	澄清	阴性
乳糜尿	混浊乳白色（静置可分三层）	脂滴、红细胞，白细胞	混浊	阳性

表2　乳糜尿的定位

临床症状	特殊检查	意义
乳糜尿	膀胱镜检查	明确乳糜来自哪一侧肾或输尿管
伴血尿/管型尿	逆行肾盂造影	确定乳糜溢出部位
伴肾绞痛	淋巴管造影	明确乳糜瘘管部位、数量、严重程度

链油作食用油，因不需皂化成乳糜吸收，可缓解临床症状。③必要时考虑手术治疗。

（李惊子）

jiéjīngniào

结晶尿（crystalluria） 尿液显微镜检查观察到形态各异的盐类结晶。盐类结晶的析出与该物质在尿液中的饱和度和浓度有关，含大量结晶时肉眼可见尿色混浊或有沉淀物。尿中结晶主要来自食物、药物和代谢产物，可分为生理性结晶和病理性结晶。

发生机制 人类进食各种食物经吸收代谢，产生多种酸性物质并与钙、镁、铵等离子结合形成无机或有机盐类，排入尿液，在尿pH影响下各种结晶形成（图）。

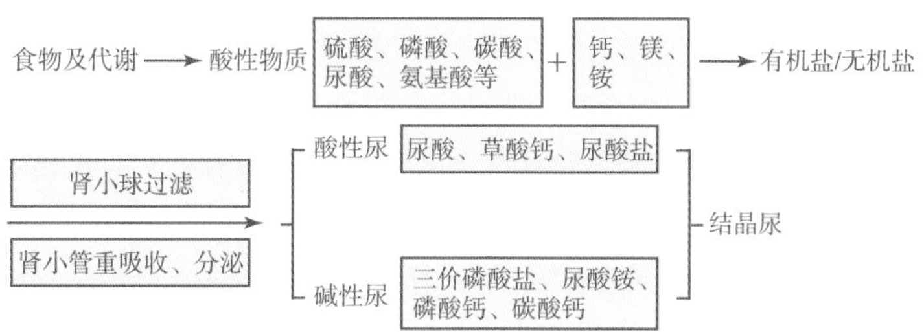

图 尿结晶形成示意图

疾病状态或代谢异常或遗传疾病可出现病理性结晶尿，如胱氨酸结晶、酪氨酸结晶、亮氨酸结晶、胆固醇结晶、胆红素结晶、磺胺类药物结晶、放射造影剂结晶等。

鉴别诊断 正常人因受食物、药物、代谢的影响可出现结晶尿，常见结晶有草酸钙、磷酸钙、磷酸铵镁、碳酸钙、尿酸或尿酸盐等。尤其尿液在室温下久置后可出现白色混浊，通常加热、改变尿pH值可使结晶消失。尿结晶的鉴别主要依据显微镜下结晶的形态及改变尿液理化性状是否可溶解（表）。

磺胺类药物结晶除能溶于丙酮溶液，也可用化学法证实，包括醛试验（金黄色为阳性）和木浆试验（橙黄色为阳性）。

处理原则 ①正常人尿中可见尿酸结晶，大量尿酸结晶见于嘌呤代谢紊乱或高分解状态。②新鲜尿液出现大量结晶伴血尿，应注意尿路结石。③磷酸钙结晶尿时应注意膀胱内有无慢性尿潴留。④磺胺类药物结晶出现时应大量饮水、碱化尿液，必要时停药。⑤胱氨酸结晶尿见于常染色体遗传病，最常见的症状是泌尿系结石和肾脏钙沉着。总之，在治疗原发病的基础上，应设法促进结晶排出，调节尿液理化性状防止结石形成。

（李惊子）

xìjūnniào

细菌尿（bacteriuria） 显微镜检查或定量培养发现尿中存在细菌。又称菌尿。正常情况下，肾、输尿管、膀胱均无细菌，尿道基本无菌，排出的新鲜尿液无菌。近尿道开口1~2cm处可能有少数细菌（类白喉菌及表皮葡萄球菌）寄植，尤其女性；尿道口周围皮肤细菌污染，一旦混入尿液也会出现细菌尿，但这不是真性细菌尿。临床上检测出真性细菌尿即可诊断泌尿系统感染。细菌尿检

表 尿液中常见结晶的鉴别

结晶种类	形态	加热	乙酸	30%盐酸	氢氧化钠/铵	氯仿
生理性结晶						
草酸钙	方形对角线交叉、哑铃形或椭圆形		(-)	(+)	(-)	
尿酸	多形态，大小不一，黄色或黄褐色		(-)	(-)	氢氧化铵(+)	
尿酸盐	黄色小颗粒	(+)		(+)		
磷酸盐	片状、柱状或羽毛状，多形态		(+)	(+)	(-)	
碳酸钙	小球，无色或黄色		(+)产气泡			
病理性结晶						
胆红素	黄褐色，针状或片状，多形态		(+)	(+)	氢氧化钠(+)	(+)
胱氨酸	无色六边形薄片		(-)	(+)		
胆固醇	宽形扁平，缺角方形或长方形					(+)
放射造影剂	索状/球状，多形性				氢氧化钠(+)	(-)
磺胺类药物	多形态	溶于丙酮溶液				

注：加热至60℃；(+)表示溶解；(-)表示不溶解；空白表示不确定

查方法：①尿液干化学检查：其中亚硝酸盐项目，反应阳性可能与白细胞尿和细菌尿有关，是诊断泌尿系感染的快速过筛指标。干化学检查的粒细胞酯酶项目用于检查尿中性粒细胞，常与亚硝酸盐项目联合检测，阳性反应有助于泌尿系感染的初筛。②尿液直接找细菌：新鲜清洁中段尿液离心沉渣涂片或直接滴片，革兰染色油镜下细菌计数，≥1个/HP，相当于10^5菌落形成单位（colony-forming units，CFU）/毫升。③尿细菌培养：是细菌尿的菌种鉴定、菌落计数、药物敏感试验的必需检查方法。

发生机制 任何细菌都可侵入尿路引起细菌尿，但以大肠埃希菌最常见。在机体防御功能失衡，存在易感因素（尿路不通畅、黏膜损伤、妊娠、年老体弱、糖尿病、遗传因素）及细菌自身的强致病力等条件下，细菌可经3条途径入侵：①上行感染：最常见的发生方式，从尿道、膀胱、输尿管、肾盂直至肾脏。②血行感染：不多见，细菌经血液循环抵达肾脏。③淋巴道感染：偶见，细菌经淋巴管抵达肾脏。

大肠埃希菌之所以有强致病力，与尿路上皮细胞表面的甘露糖受体对细菌有吸附作用有关，细菌表面的纤毛又能促进细菌与受体结合，致细菌在尿路上皮细胞上黏附、上行。此外，非分泌型或P1血型阳性女性患者的尿路上皮细胞更易于黏附细菌，因而促使泌尿系统感染反复发作。

鉴别诊断 细菌尿诊断过程中首先确定是真性细菌尿还是污染造成的假性细菌尿。真性细菌尿：①膀胱穿刺尿培养，有细菌生长，或计数>10^2CFU/ml。②导尿细菌培养计数≥10^5CFU/ml。③清洁中段尿细菌培养计数≥10^5CFU/ml，连续2次培养得到同一菌株，计数≥10^5CFU/ml，准确性达95%；若培养为杆菌，计数在10^4~10^5CFU/ml，列为可疑，应重复培养；若为球菌，则计数≥200CFU/ml，即有诊断意义。污染尿液是指中段尿细菌培养及计数<10^3CFU/ml。常见引发尿路感染的细菌包括大肠埃希菌、变形杆菌、铜绿假单胞菌和葡萄球菌等；真菌感染则常见于自身免疫功能低下、长期卧床及留置导尿管患者。

关于变异型细菌的检查，由于细菌在人体内受长期多种抗生素尤其是作用于细胞壁的抗生素干预，以及体内的防卫机制如抗体、补体、肾髓质的高渗、低pH等因素影响，细菌失去部分或全部细胞壁，演变成L型细菌。它的理化特性、生物学性状等与原菌不同，在一般培养基中易被破坏，得不到阳性结果，但在适宜的条件下，又能获得细胞壁，具有感染力。因此临床上见到患者泌尿系统感染久治不愈，而尿细菌培养阴性，应采用高渗培养基可能会得到阳性结果。

处理原则 真性细菌尿意味着泌尿系统感染，针对感染部位（上尿路或下尿路）、感染的复杂性或单一性、有无基础病并存等予以药物抗感染治疗。在处理过程中常遇到无症状性细菌尿（有真性细菌尿，而无任何尿路感染的症状或极轻微），病程漫长，可间歇发生急性尿路感染的症状；常见于妊娠期妇女，建议采取抗感染治疗；而对绝经前女性、非妊娠妇女、糖尿病患者、老年人、脊髓损伤及留置导尿管的无症状性细菌尿者一般不予抗感染治疗。

（李惊子）

niàodànbái jiǎnchá

尿蛋白检查

（examination of urinary protein） 用蛋白定性或定量的方法检查尿中蛋白含量。

适应证 ①疑诊原发性肾小球疾病：如肾小球肾炎、肾病综合征等。②疑诊继发性肾小球损害性疾病：如糖尿病、原发性高血压、系统性红斑狼疮、*妊娠期高血压疾病*等。③疑诊肾小管损伤性疾病：如炎症或中毒等因素所致。④疑诊肾以下泌尿系统感染性疾病：如膀胱炎、尿道炎。

检查方法 包括蛋白定性与定量试验及特殊蛋白的测定。

尿蛋白定性试验 ①试带法：根据蛋白质与试带中指示剂发生反应，试带由黄色变为黄绿色或黄蓝色，颜色愈深表明蛋白质愈多。普通试带仅检测白蛋白，对球蛋白不敏感，碱性（pH>8）尿、季铵类清洁剂污染可呈假阳性反应。该方法简便、快速，临床已广泛用于尿蛋白筛查。若试带法检测仅有少量蛋白，而酸沉淀法检测有大量蛋白，应警惕有无轻链蛋白尿。②磺基水杨酸（磺柳酸）法：蛋白质在pH略低于其等电点的溶液中带阳电荷，可与磺基水杨酸根结合形成不溶性蛋白盐沉淀，以浊度加号表示尿蛋白多少。该试验比较灵敏，蛋白浓度20mg/L即呈阳性反应。若尿标本混浊应离心或加酸预处理再行比浊试验。磺胺药、造影剂及大剂量青霉素静脉滴注（3小时内）均可发生假阳性。③加热醋酸法：加热使蛋白质变性凝固，加酸使尿液酸化利于蛋白沉淀，同时也溶解了碱性盐类。操作应遵照加热、加酸再加热的程序，以浊度深浅用加号判断结果，蛋白质检出的灵敏度为50~100mg/L。尿蛋白定性试验影响因

素较多，如尿量多少、患者活动状态等，故需连续检测 2～3 次，均阳性者应进一步做定量检查。

尿蛋白定量试验 由于尿蛋白谱很广，而且实验本身存在许多干扰因素，虽检测方法很多，但各有优缺点。①磺柳酸-硫酸钠比浊法：试剂与蛋白质结合产生白色沉淀物，与蛋白质标准液比较，测算蛋白含量。正常参考值：0～120mg/d。②丽春红 S 法：蛋白质与染料丽春红 S 结合，形成蛋白-染料复合物，加入三氯醋酸，离心沉淀，再加碱溶解沉淀物，此时溶液呈紫色。然后比色测定，紫色深度与蛋白浓度成正比。尿蛋白浓度在 2g/L 以内检测效果最佳，蛋白浓度过高时尿液需做适当稀释。正常参考值：(46.5±18.1) mg/L。③邻苯三酚红钼终点法：在酸性条件下，邻苯三酚红与钼酸结合形成红色复合物，这个复合物再与蛋白结合形成蓝紫色复合物，在 598nm 处有最大吸收，吸光度大小与蛋白含量成正比，可比色定量。参考值：随机尿蛋白 10～140mg/L，尿蛋白 28～141mg/d。④考马斯亮蓝法：酸性考马斯亮蓝为红色试剂，与尿蛋白结合变成蓝色，经与蛋白标准液比较，测定蛋白质含量。正常参考值：(96.6±38.0) mg/d。⑤蛋白/肌酐比值（P/C）：由于 24 小时尿蛋白定量的准确性受尿量影响，检测清晨第一次尿或随意一次尿液中 P/C 或白蛋白与肌酐比值替代 24 小时尿蛋白定量。P/C>3.0、3.5 或<0.2，分别相当于尿蛋白定量>3.0g/d、3.5g/d 或<0.2g/d。美国国家肾脏基金会肾脏病预后质量倡议工作组关于慢性肾脏病的临床实践指南建议用清晨尿或随意一次尿 P/C 替代传统的“定时尿液收集”方法，尤其对收集 24 小时尿液有困难者。

特殊蛋白测定 尿液中的特殊蛋白浓度很低，用一般的方法不易检出，需用特殊方法如琼脂糖凝胶电泳、聚丙酰胺凝胶电泳、柱状凝胶分析法、免疫电泳和电泳共聚焦等进行分离和鉴定。蛋白质组学分析技术也在逐渐推广应用中。①β_2-微球蛋白（β_2-microglobulin，β_2-MG）检测：β_2-MG 为体内多种有核细胞产生的低分子量蛋白，由肾小球自由滤过，近端小管重吸收、代谢。正常尿<0.2mg/L或 370μg/d。尿 β_2-MG 水平升高提示肾小管间质损伤。②视黄醇结合蛋白（retinol-binding protein，RBP）检测：RBP 由肝脏产生，血浆中游离的 RBP 经肾小球滤过，近端小管重吸收、分解。正常尿液中含量极微。尿 RBP 是近端小管损伤的标志物，水平上升提示肾小管间质损伤，而肾小球疾病伴肾小管间质损伤者尿 RBP 高低不一。③α_1-微球蛋白检测：其在尿液中较稳定，是肾小管性蛋白尿的标志，广泛用于评估肾小管损伤，其排泄率随着肾小管上皮细胞损伤的恢复而下降。正常值 0～12mg/L。④转铁蛋白检测：该蛋白分子量、直径大小与白蛋白相似，所带负电荷较清蛋白少，肾小球滤过膜电荷屏障损伤时更易漏出，在酸性尿中易降解。正常值 0～2mg/L。⑤IgG、IgM 和 α_2-巨球蛋白检测：这些蛋白分子量较大，正常情况下不能通过肾小球滤过屏障，尿液中测不到，可作为判断肾小球损伤严重程度和预后的指标。⑥N-乙酰-β-葡萄糖苷酶（NAG）检测：NAG 是细胞内溶酶体水解酶，正常尿液含量极微。尿 NAG 是肾小管损伤的敏感指标。正常值 0～21U/L 或用 NAG/肌酐比值 U/g 表示。⑦γ-谷氨酰转肽酶（GGT）检测：GGT 近端小管含量很高，尿 GGT 也是反应肾小管损伤的指标。⑧本周蛋白（Bence-Jones protein，BJP）检测：BJP 由异常增生的浆细胞产生和分泌，是免疫球蛋白的轻链单体或二聚体，分 κ 和 λ 两种亚型，经肾小球滤过，近端小管重吸收，尿液含量极少。BJP 在 pH（4.9±0.1）条件下加热至 40℃～60℃时凝集沉淀，继续升温至 100℃时沉淀溶解，再冷却又重现沉淀，故又称凝溶蛋白。通常采用免疫电泳法测定。尿标本应新鲜、清亮，检查时设对照管，血清和尿标本同时检测。尿液中出现这种蛋白，见于多发性骨髓瘤、巨球蛋白血症、肾淀粉样变性、淋巴瘤。⑨血红蛋白/肌红蛋白检测：尿外观呈红色、浓茶色或酱油色，不混浊，试带法隐血阳性，联苯胺试验强阳性，镜检无红细胞。血红蛋白/肌红蛋白尿可引起急性肾损伤，对可疑病例应及时进一步检查确认。⑩T-H 蛋白（Tamm-Horsfall protein，THP）检测：THP 为大分子糖蛋白，由肾小管髓袢升支粗段上皮细胞合成、分泌，在细胞表面聚合形成凝胶覆盖于膜上，除参与逆流倍增系统中浓度梯度的形成外，对尿路黏膜有防止细菌和病毒损伤作用。THP 在酸性溶液或含氯离子较高的溶液中，蛋白分子聚集呈胶质状，是透明管型形成的基质。用酶联免疫吸附试验或放射免疫法检测，正常参考值为 29.8～43.9mg/d，肾病综合征时尿 THP 升高，慢性肾损伤时降低。

临床意义 蛋白尿是制订治疗计划、判断药物疗效、监测疾病进展和判断预后的重要指标。特发性膜性肾病大量、持续蛋白尿是发展为终末期肾病的最重要因素，临床上根据尿蛋白量和持续时间选择治疗时机和方案；IgA肾病治疗中常用药物（糖皮质激素、免疫抑制剂、血管紧张素转换酶抑制剂/血管紧张素Ⅱ受体阻断剂）的选择原则上也是根据尿蛋白量和肾功能来决定；肾病综合征等治疗过程中疗效评估的主要指标也是尿蛋白的阴转或蛋白量减少程度和是否反复出现；肿瘤药物靶向治疗中尿蛋白常是决定治疗能否继续的重要指标；尿β_2-MG是监测职业病（镉引起肾损伤）的指标；微量白蛋白尿用作心血管病的预后因素的指标。

（李惊子）

wēiliàng báidànbáiniào jiǎnchá

微量白蛋白尿检查（examination of microalbuminuria） 检测尿白蛋白排泄率的方法。正常情况下有少量白蛋白从肾小球滤过，原尿中白蛋白浓度22～32mg/L。原尿进入肾小管后白蛋白与近端小管细胞表面的受体结合，内吞、裂解，生成氨基酸被重吸收。病理状态下，尿白蛋白排泄率为20～200μg/min或30～300mg/d，或尿白蛋白/肌酐比值男性为2.5～25.0mg/mmol、女性为3.5～35.0mg/mmol。肾小球滤过屏障各层面的一个或多个缺陷，肾小管对白蛋白重吸收异常均可导致白蛋白尿，但尚不知哪个层面是其关键。研究发现，足细胞是滤过屏障的重要成员，足细胞数量减少和（或）密度降低、足突变宽、裂隙膜蛋白丢失、肌动蛋白细胞骨架改变及负电荷减少，均是白蛋白尿/蛋白尿产生和持续的因素。斯泰诺（Steno）假说认为糖尿病白蛋白尿只是全身性内皮细胞功能障碍在肾脏的反映。微量白蛋白尿的病理生理机制尚不完全清楚，可能反映全身血管内皮功能紊乱。

适应证 疑诊糖尿病肾病、原发性高血压、先兆子痫、非糖尿病肾病，以及药物、肾毒性物质对肾脏有影响者。

检查方法 ①放射免疫法：是双抗体检测技术，即应用已知量放射标记的白蛋白置换尿中白蛋白，通过抗体免疫吸附将游离的白蛋白与结合的白蛋白分开，尿标本中白蛋白浓度与放射活性成反比。②免疫浊度法：根据尿标本中白蛋白与特异性抗体结合引起尿液混浊，经分光光度计检测其浊度，以吸光度测算白蛋白浓度。③折射法：尿中的白蛋白与特异性抗体结合形成抗原抗体复合物，应用激光散射浊度计测量复合物浊度，白蛋白量与信号浊度成比例。④酶联免疫吸附试验：是双抗体夹心法，已普遍用于尿白蛋白测定。上述检测方法之间的相关性好，方便和经济是选择的根据。尿标本留取方法除收集24小时总尿量外，还可测定任一次或晨尿的白蛋白/肌酐比值。干化学分析用于尿液白蛋白半定量筛查也已广泛应用。

临床意义 微量白蛋白尿是糖尿病肾病早期肾损害诊断的重要指标，也是非糖尿病肾脏损伤的证据。多个前瞻性研究发现糖尿病或高血压患者中，有微量白蛋白尿者发生心血管事件的危险性明显增加，即使在非高危人群中也如此。而应用血管紧张素转换酶抑制剂或血管紧张素Ⅱ受体阻断剂治疗减少尿白蛋白同时也可减少心、肾的危险因素。研究还发现微量白蛋白尿与糖尿病肾病发生发展、脑血管疾病、视网膜病变的发生密切相关，尿白蛋白不仅作为终末器官损伤的标志物，而且可作为治疗的靶标。改善全球肾脏病预后组织指南已将尿白蛋白/肌酐比值列入慢性肾脏病分期，建立“二维”的分期体系，以提高对患者肾脏病预后、心血管病预后和生存预后的预测能力。

（李惊子）

niào xìbāoxué jiǎnchá

尿细胞学检查（urine cytologic examination） 用显微镜观察尿沉渣各种细胞并评估其意义的方法。在泌尿系统疾病诊治中起到重要作用。尿液中排出的细胞包括来自血液的红细胞、白细胞和尿路本身脱落的细胞。血液流经肾小球时，由于滤过膜有遗传性病变或损伤，不能阻挡血细胞而进入尿液中。尿路任何部位炎症或非炎症损伤也可导致表面细胞脱入尿液。

适应证 疑诊尿路任何部位炎症或非炎症损伤者。

检查方法 此检查除对各种细胞进行形态辨认，还应定量计数，必须保证参数的标准化和操作的规范化。

尿标本采集 直接关系检查结果的准确性，应注意：①尽量采集首次晨尿（较浓缩、偏酸性），尿中有形成分不易破坏；而随机尿标本常于餐后留取，有形成分被稀释影响计数。②容器要清洁、干燥、不加防腐剂，不要冷藏以免尿中结晶析出影响细胞形态观察。③应先清洁外阴再留取中段尿液，避免阴道分泌物等污染。肿瘤细胞除一般留取尿标本的方法外，可采用膀胱冲洗法、输尿管导尿或吸取法。一般实验室参照中华医学会医学检验专家座谈会提出的尿液检查标准化的试行方案。先用低倍镜（10×10）观察全片，再用高倍镜（10×40）

进一步检查。细胞检查 10 个高倍视野（HP），管型检查 20 个低倍视野（LP）。报告方式：××个细胞/HP，××个管型/LP。尿细胞学检查多采用光学显微镜（简称光镜）和相差显微镜。必要时加化学染色或免疫荧光染色对细胞进一步鉴定。

尿沉渣中的细胞　包括红细胞、白细胞、上皮细胞等，见血尿和白细胞尿。

尿液中的上皮细胞　来自肾小囊、肾小管、肾盂、输尿管、膀胱、尿道及尿道外口等处，女性脱落的阴道上皮细胞亦能混入尿液。不同部位的上皮细胞各具形态特点。①肾小囊脏层上皮细胞：又称足细胞。光镜下不易辨认，需用免疫化学法对其特异性标记蛋白染色而确认。已知足细胞的特异性标记蛋白有足萼糖蛋白（podocalyxin，Pcx）、WT1、synaptopodin 和 podocin 等。检测尿液中足细胞可采用抗 Pcx 抗体，因足细胞的 Pcx 含量较大而且表达于细胞表面，染色效果较好。经免疫荧光或免疫组化染色镜下观察，足细胞呈圆形体积较白细胞大，有一个圆形核位于细胞中间或偏一侧（图）。尿足细胞的临床意义备受关注，发现多种肾小球疾病尿足细胞阳性，对预测肾小球增殖性炎症性病变，鉴别肾病综合征的病因微小病变型肾病与局灶性节段性肾小球硬化，以及作为评估糖尿病肾病进展的指标可能有临床意义。②肾小管上皮细胞：又称小圆上皮细胞，来自肾小管。细胞呈圆形或不规则形，体积比白细胞大，有一个圆形大核，核膜厚，胞质内常含有颗粒。若肾小管上皮细胞仍保留其柱状特征、摄入血红蛋白或脂肪，则较易辨认。含脂滴的肾小管上皮细胞称卵圆脂肪小体，偏振光下可见马耳他小体。正常尿液中见不到肾小管上皮细胞，若在尿液中出现则表明肾小管损伤。在急性肾小管坏死和急性小管间质病，尿液中可见大量肾小管上皮细胞。肾病综合征、肾小球肾炎伴大量蛋白尿时，近端小管上皮细胞摄入大量蛋白致过负荷损伤。肾脏慢性充血、梗死、血红蛋白沉积时肾小管上皮细胞胞质内有棕色颗粒，普鲁士蓝染色阳性。肾移植 1 周内或移植肾排斥，尿中均可见较多肾小管上皮细胞。尿沉渣肾小管上皮细胞记分法可鉴别急性肾小管坏死和肾前性急性肾损伤。③移行上皮细胞：来自肾盂、输尿管、膀胱和后尿道，形态差别较大。总的变化规律是从表层至中层和底层，细胞由大变小，而核由小变大；器官处于充盈状态时脱落的上皮细胞大，处于收缩状态时脱落的上皮细胞小。尿沉渣中移行上皮细胞增多见于泌尿系炎症，其中尾状上皮细胞见于肾盂肾炎，大圆形上皮细胞见于膀胱炎。④扁平上皮细胞：扁平上皮细胞来自尿道或阴道表层上皮，胞质呈多角形，有一个小而圆或椭圆形的核。正常尿液中有少量扁平上皮细胞，细胞数量增多见于炎症或炎症恢复期。女性患者若有大量扁平上皮细胞伴成堆中性粒细胞可能是白带污染，应冲洗外阴后再留尿镜检。⑤多核巨细胞：形态呈多角形、椭圆形，体积较大，内有数个椭圆形核，胞质内可见嗜酸性包涵体。一般认为是尿道的移行上皮细胞脱落而来。见于病毒感染，如麻疹、水痘、腮腺炎等。

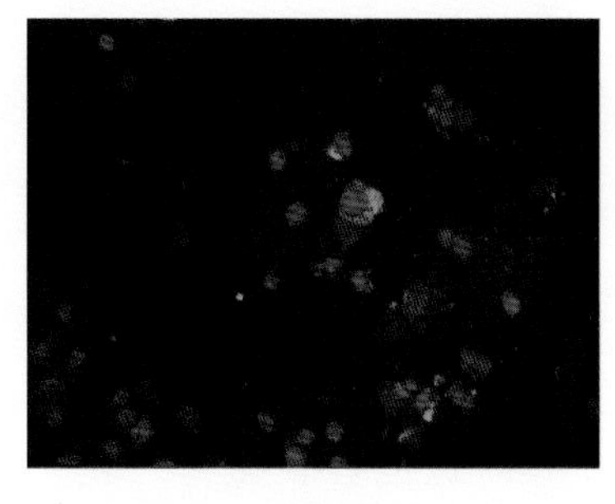

图　尿足细胞

注：免疫荧光染色胞质呈绿色（抗 Pcx 单克隆抗体阳性），细胞核呈红色（碘化丙啶染色×400）

肿瘤细胞　泌尿系统除肾脏外都是中空器官，腔面脱落的细胞可进入尿液中，通过尿脱落细胞检查，为泌尿系肿瘤诊断提供帮助。恶性肿瘤细胞的形态特征：细胞体积大，呈多形性，细胞核大，直径可超过 1/2 细胞直径，核质比增加，核染色质颗粒粗糙，核仁增大、增多，易出现多个核。腺癌细胞的核仁增大较明显，核膜清楚。尿脱落细胞判断标准一般采用巴氏 5 级分类法（表 1）。

表 1　尿脱落细胞学分级标准及意义

等级	分级依据	临床意义
Ⅰ	未见异常细胞	完全正常
Ⅱ	细胞有异形性，但无恶性证据	多见于绝经后或育龄妇女伴宫颈炎者
Ⅲ	有可疑的恶性细胞，但不能确定	可疑癌，需立即做进一步检查
Ⅳ	有较明显的恶性细胞	重度可疑癌，应做全面检查
Ⅴ	有肯定的恶性细胞	确定癌症诊断

表2 临床常用肿瘤标志物检验参考值

肿瘤标志物	英文缩写	参考范围（正常值）
甲胎蛋白	AFP	0~30μg/L
癌胚抗原	CEA	<5μg/L
前列腺特异性抗原	PSA	<4μg/L
组织多肽抗原	TPA	<120U/L

流式细胞术、显微图像分析及检测尿液中肿瘤标志物定量（表2），用于尿液脱落细胞检查及肿瘤诊断。

（李惊子）

shèn xuèjiāng liúliàng cèdìng

肾血浆流量测定（detection of renal plasma flow） 检测标志物清除率间接反映肾血浆流量的方法。对于了解肾脏病理和生理情况有重要意义。临床上一般不作为常规检查。

测定肾血浆流量（renal plasma flow，RPF）需要一种物质，它可最大程度从肾脏排出，同时不在肾内潴留，肾组织也不能产生或代谢它。根据菲克（Fick）原则，单位时间内尿中测得的该物质的量应该等于流经肾动脉和肾静脉血浆中该物质的量的差值。可用下式表示：RPF（PA－RPV）= U×V。式中PA与RPV分别代表物质在肾动脉和肾静脉中的浓度；U为尿中该物质浓度，V为尿量。由上式可以计算出：RPF = U×V/（PA－RPV）。肾血流量（renal blood flow，RBF）可根据RPF及血细胞比容（hematocrit，Hct）计算得出：RBF = RPF/（1－Hct）。

直接测定RPF需要做肾静脉插管，故此方法临床上不适用。若某物质符合上述RPF要求的同时，一次通过肾时几乎100%的排出，未进入肾静脉，则此时可以认为RPV=0。下面介绍两种测定RPF的方法。

对氨基马尿酸（paraaminohippurate，PAH）清除率：血浆中某一物质经肾循环一次后被完全清除（通过肾小球滤过及肾小管分泌），则该物质的血浆清除率即等于肾血浆流量。通常采用PAH测定RPF。PAH可从肾小球滤过，从出球小动脉出来的PAH几乎迅速完全地被分泌到肾小管管腔内，一次通过肾即完全排出，因此PAH是个理想的测定RPF的物质。PAH清除率（C_{PAH}）可用以下公式计算：

$$C_{PAH}=U_{PAH}\times V/(PA-RPV)$$

由于RPV=0，公式可以简化为：

$$C_{PAH}=U_{PAH}\times V/P_{PAH}$$

式中U_{PAH}为尿PAH浓度；V为尿量；P_{PAH}为血浆PAH浓度。实际上，应用PAH测定的RPF并非真正的RPF。PAH通过肾脏时，浅部肾单位的出球小动脉血液中的PAH可被相邻的近曲小管所分泌，而深部肾单位则不然。应用PAH清除率测定的RPF实际上代表的是有效肾血浆流量，随着年龄的增加而下降。

放射性核素测定：较常用。因^{131}I-马尿酸在通过肾脏时几乎被完全清除，用其所测的肾血浆流量能代表流经肾单位的肾血浆流量（约相当总肾血流量的96%），其正常参考范围为500~650ml/min。

（郝传明）

shènxiǎoqiú lǜguòlǜ jiǎncè

肾小球滤过率检测（glomerular filtration rate measurement） 检测标志物清除率间接反映肾小球滤过率的方法。肾小球滤过率（glomerular filtration rate，GFR）常用单位为ml/min，经体表面积标化后的单位为ml/（min·1.73m^2）。

适应证 凡是需要了解肾功能状态者。

禁忌证 对外源性标志物过敏者。

检查方法 测量方法有多种。理想的标志物应不与血浆蛋白结合、可从肾小球自由滤过、不被肾小管重吸收或分泌、不经肾外途径排泄。若是外源性标志物，还应对人体无毒无害。尚无完全理想的标志物，常用的较好的内源性标志物是肌酐，公认的最理想的外源性标志物是菊粉，其他可用的外源性标志物有二乙基三胺五乙酸、乙二胺四乙酸、碘海醇等。可采用肾脏清除率和血浆清除率的方法测量标志物清除率。

肌酐清除率　采用肾脏清除率的方法测定。肌酐清除率（creatinine clearance rate，CCr），单位为ml/（min·1.73m^2）。具体方法为：清晨空腹采静脉血，测量血浆肌酐浓度（plasma creatinine，PCr）单位为μmol/L；收集24小时的尿液，记录总量（V，单位为ml），测定尿肌酐浓度（urine creatinine，UCr），单位为μmol/L；患者体表面积（body surface area，BSA）单位为m^2，计算公式如下：

$$CCr=\frac{UCr\times V\times 1.73}{PCr\times 24\times 60\times BSA}$$

CCr适合血浆肌酐稳定的健康者或慢性肾脏病（chronic kidney disease，CKD）患者，不适用于急性肾损伤患者。肾小管可分泌肌酐，饮食中的肌酐可进入尿中，所以测量的CCr常比GFR偏高。临床常采用CCr，但受饮食和尿液准确性等因素的影响，CCr常变异度较大；此外，计算CCr需要等待24小时的留尿期，可能会错过临床治疗的最佳时机，所以CCr的使用也有一定的局限性。临床学家因此发明了根据血浆肌酐计算GFR的经验公式，包括：

Cockcroft-Gault公式：根据PCr（单位为mg/dl）、性别、年龄（岁）和体重（单位为kg），计算CCr（单位为ml/min），公式如下（F代表性别，F 0.85指若为女性则乘以0.85；F 0.742、F 0.79、F 1.018的含义相同）：

$$CCr=\frac{[(140-年龄)\times 体重]\times F\ 0.85}{72\times PCr}$$

1999年发布的肾脏病饮食调整研究（Modification of Diet in Renal Disease，MDRD）公式：根据PCr（单位为mg/dl）、性别和年龄计算GFR［ml/(min·1.73m^2)］，公式如下：$GFR=186\times PCr^{-1.154}\times 年龄^{-0.203}\times F\ 0.742$。

2006年中国学者将MDRD公式根据中国CKD患者特征进行改良，公式如下：$GFR=175\times PCr^{-1.234}\times 年龄^{-0.179}\times F\ 0.79$。上述公式均采用苦味酸法测量血浆肌酐。

2009年美国学者发布了CKD流行病学协作研究（CKD-EPI）公式：$GFR\ [ml/(min\cdot 1.73m^2)]=141\times \min(PCr/k,\ 1)^a\times \max(PCr/k,\ 1)^{-1.209}\times 0.993^{年龄}\times F\ 1.018$。式中，PCr采用溯源到金标准的酶法测量，女性k=0.7，男性k=0.9；女性a=−0.329，男性a=−0.411；min是取最小值函数；max是取最大值函数。

最简单的估计GFR的方法：PCr（单位为mg/dl）倒数法，即GFR（ml/min）=100/PCr，所得值与GFR真值相差较大，尤其是极度消瘦者或缺少四肢者。

健康成人的GFR＞90ml/(min·1.73m^2)；无任何CKD证据的老年人，GFR可能＜90ml/(min·1.73m^2)，被认为是正常老化过程。多数药物肾排泄，所以应参照GFR的高低调整拟使用药物的剂量，以免引起药物蓄积和中毒。并非GFR＞90ml/(min·1.73m^2)就属正常，糖尿病肾病高滤过期和部分肥胖者，尤其是重度肥胖者，其GFR可能远高于90ml/(min·1.73m^2)，见肥胖相关性肾小球病。

外源性标志物的清除率　采用血浆清除率的方法测定。持续静脉输注外源性标志物并调整输注速度，获得稳定的血浆浓度（Pm，单位为mg/L），设此时的输注速度为R（单位为mg/min），患者的体表面积为BSA（单位为m^2），GFR［ml/(min·1.73m^2)］的计算公式如下：

$$GFR=\frac{R\times 1.73}{Pm\times BSA}$$

根据标志物特性，也可经皮下注射获得稳定的血浆浓度，然后按照计算CCr的方法计算肾脏清除率。

只要质量控制过关，外源性标志物清除率被认为最接近真实的GFR，但操作繁琐、价格昂贵，甚至是有创或存在检查风险，故未广泛应用于临床。

临床意义　①常规体格检查。②监测急性肾损伤患者的肾功能状态：急性肾损伤患者的GFR可先表现为快速下降，下降到一定程度后稳定一段时间，随后部分患者逐步恢复。③对CKD进行功能分期。④了解CKD的进展速度和干预治疗效果：CKD患者的GFR会逐渐下降，定期监测可了解下降速度，并大致判断进入肾脏替代治疗的时间，以便患者合理安排工作和生活。此外，还可对比干预治疗前后的GFR下降速度，了解干预治疗的效果。⑤药物剂量调整的依据：多数药物经肾排泄，GFR下降时，经肾排泄的药物在体内的半衰期延长，给药剂量需要减少（见肾衰竭的用药原则和给药方法）。⑥判断开始肾脏替代治疗的指征：当GFR＜15ml/(min·1.73m^2)时，部分患者开始出现尿毒症症状，营养状况不能维持，此时应考虑开始肾脏替代治疗，做好肾脏替代治疗的准备。但开始肾脏替代治疗不能仅依据GFR，即使GFR＜15ml/(min·1.73m^2)，只要患者尿量不少、营养状况能很好地维持，仍可保守治疗。

（左　力）

shènxiǎoguǎn gōngnéng jiǎnchá

肾小管功能检查（renal tubular function tests）　检查近端小管、髓袢细段及远端小管功能的方法。肾小管分近端小管、髓袢细段、远端小管三部分，各段发挥不同的功能，但又相互影响。近端小管主要从原尿中重吸收HCO_3^-、葡萄糖、氨基酸和Na^+、K^+等。髓袢升支不能渗透水分，而形成渗透梯度。远端小管在抗利尿激素和醛固酮作用下，分泌H^+、K^+及交换重吸收Na^+，调节水、电解质和酸碱平衡。肾是多功能器官，并有强大的储备能力，即使很敏感的试验方法也未必能检测出轻微和早期的肾实质损伤，加上存在受检者个体差异的影响，因此对检测结果要综合分析。肾小管功能检查对了解肾损伤的严重程度、指导制订治疗方案、动态观察肾功能变化、了解病情进展和预后都很重要。

近端小管功能检查　常用方法有下列几项。

肾小管葡萄糖最大重吸收量（Tm_{Glu}）测定 肾小管重吸收量随血内浓度增加而增加，但增至一定限度就不再增加，这时称为最大重吸收量。根据以上原理测定血和尿中葡萄糖浓度，应用公式计算，得到 Tm_{Glu}。由于 Tm_{Glu} 受肾小球滤过率（glomerular filtration rate，GFR）的影响，因此需用 GFR 进行标准化，即 Tm_{Glu}/GFR。Tm_{Glu} 和 Tm_{Glu}/GFR 的正常值分别为（1.37±0.20）mmol/(min·1.73m^2) 和（12.40±0.98）mmol/(L·1.73m^2)。因测定方法复杂，临床很少应用。

通常检查尿糖作为近端小管重吸收指标，若血糖和糖耐量正常，而尿糖阳性可视为肾重吸收葡萄糖能力下降，称为肾性糖尿，提示近端小管重吸收功能损伤。肾性糖尿可继发于多种原发或继发性肾脏实质性疾病，如特发性或药物过敏性间质性肾炎、多发性骨髓瘤肾损害等；可伴其他物质重吸收障碍，如磷、尿酸、氨基酸等。因此，需进行多种检测明确肾性糖尿是单发的还是合并的。

肾小管磷最大重吸收量（Tm_{pi}）测定 肾小管对磷的重吸收与葡萄糖相似，由于直接测定 Tm_{pi} 困难，可用检测清晨空腹血、尿中磷、肌酐值，根据公式计算。正常男性成人，Tm_{pi}/GFR 正常参考范围为 0.80～1.35mmol/L，女性为 0.80～1.44mmol/L。该值是血清磷水平的主要决定因素。当遇有低磷血症或高磷血症时，测定 Tm_{pi}/GFR 可协助判断血磷异常是否为肾性，但解释 Tm_{pi}/GFR 时要结合血甲状旁腺激素水平。

尿氨基酸测定 肾小球滤过的氨基酸95%以上在近端小管重吸收，临床上出现氨基酸尿时，常用检测氨基酸排泄分数和尿氨基酸/肌酐比值来诊断。

尿小分子蛋白测定 尿 β_2-微球蛋白、溶菌酶、α_1-微球蛋白、视黄醇结合蛋白、转铁蛋白等含量增加，而血浓度正常，提示近端小管重吸收功能受损。见尿蛋白检查。

远端小管功能检查 常用方法有下列几项。

尿比重和尿渗透压 均反映远端小管的浓缩功能，测定值的高低均取决于单位容积尿中溶质微粒数，而尿比重还与温度、溶质（蛋白、糖）质量有关。因此，尿渗透压在反映远端小管浓缩功能较比重更准确。正常人尿比重为 1.015～1.030，尿渗透压应高于血渗透压，禁水 8 小时晨尿渗透压>700mOsm/(kg·H_2O)。固定的低比重尿或低渗透压尿表明远端小管浓缩功能严重受损（见尿比重测定和尿渗透压测定）。

尿浓缩和稀释试验 ①浓缩试验是在机体缺水状态下，通过检测尿比重的变化来了解远端小管的浓缩功能。试验方法：禁水 12 小时（晚 6 时至次晨），于晨 6、7、8 时分别留尿测比重/渗透压，正常人其中应至少有一次尿比重>1.025（老年人>1.020）或渗透压>850mOsm/(kg·H_2O)，若尿比重<1.020 提示远端小管浓缩功能受损。②稀释试验临床已很少应用。

自由水（无溶质水）清除率 指单位时间内从血浆中清除到尿中的纯水量（ml），可作为急性肾损伤的早期诊断指标，定期检测自由水（无溶质水）清除率（free water clearance，CH_2O）可了解肾小管坏死患者病情的动态变化。肾浓缩功能正常时，尿渗透压>血浆渗透压，表示肾对水分重吸收良好，尿液浓缩，CH_2O 是负值。正常人禁食 8 小时晨尿 CH_2O 为-120～-25ml/h。肾浓缩功能减退时，尿渗透压等于或低于血浆渗透压，CH_2O 为零或正值。计算公式：CH_2O = UV（1-UOsm/SOsm）。式中 UV 为平均尿量（ml/h），UOsm 为尿渗透压，SOsm 为血浆渗透压。

肾小管酸化功能试验 常用方法有下列几项。

尿酸碱度测定 正常普通饮食者，新鲜尿液呈弱酸性。但一天三餐进食、各种食物品种均可使尿 pH 波动于 5.0~7.0。多食水果、蔬菜尿液呈碱性，多食肉类和蛋白质尿液呈酸性。尿 pH 异常见于肾小管疾病，感染、发热、脱水及药物性肾损害。

尿酸化功能测定 通常采用酸碱度（pH）、NH_4^+、HCO_3^-、可滴定酸（titratable acid，TA）和净酸排泄量（NAC）作为反映肾小管酸化功能的指标。若血 pH 值降低而尿 pH 值升高，NH_4^+ 或 HCO_3^- 超过正常值，常提示肾小管性酸中毒。尿中 HCO_3^- 过多，而 pH<5.5，远端小管泌氢排铵仍正常，提示近端肾小管性酸中毒。尿 NH_4^+ 和 TA 减少，尿 pH>5.5，提示远端肾小管性酸中毒。尿酸化功能试验应与血气分析同时进行。尿标本留取非常重要，应留取第一次晨尿，将尿液直接排入一个事先盛有液体石蜡的洁净容器中，半小时内送检。参考值：尿 HCO_3^- <30mmol/L，TA>10mmol/L，NH_4^+ >25mmol/L。

酸负荷试验 即氯化铵负荷试验，用酸性药物氯化铵口服使机体产生酸血症。正常情况下远端小管可通过排氢、泌氨（铵），尿液酸化。若远端小管功能受损，尿液不能酸化。若有明显肾小管

性酸中毒患者不宜做此试验以免加重病情。肝病者改用氯化钙。试验方法有两种：①单剂量氯化铵负荷，一次口服氯化铵0.1g/kg，服药后每小时留尿1次（3～8次），分别检测尿pH值，若不低于5.5，可诊断远端肾小管性酸中毒。②氯化铵3天负荷，氯化铵0.1g/kg，每天1次连服3天，第3天留尿检测pH值，判断结果与单剂量负荷相同。

碱负荷试验　即HCO_3^-重吸收排泄试验。正常人肾小管重吸收HCO_3^-的肾阈为25～27mmol/L，血浆中HCO_3^-浓度低于此值时，尿液无HCO_3^-排出。酸中毒患者尿pH 5.5～6.5时，可做碱负荷试验。试验方法：碳酸氢盐口服或静脉滴注，每3天逐渐增加剂量直至酸中毒被纠正后，检测血、尿HCO_3^-和肌酐，按公式计算。正常等于零。此方法于试验过程中需多次取血，临床很少采用。

钠重吸收能力的检测　常用方法有两种。

钠排泄分数（FE_{Na}）　检测肾小管重吸收钠的总体能力。公式为：FE_{Na}＝（U/P）$_{Na}$/（U/P）Cr。

式中U_{Na}和P_{Na}分别代表尿和血浆Na^+浓度，UCr和PCr分别代表尿和血浆肌酐浓度。FE_{Na}是鉴别急性肾小管坏死和肾前性氮质血症的指标。$FE_{Na}<1$提示肾小管重吸收钠正常，$FE_{Na}>2$提示急性肾小管坏死。

锂清除率测定　用于观察近端小管和远端小管对钠和水的重吸收。试验前24小时口服碳酸锂，然后分段采血和留尿测定锂清除率。若使用原子吸收光谱方法测定血浆和尿液锂离子浓度，可避免口服碳酸锂，且该法较敏感。

其他肾损伤指标　虽然上述各项测定方法是经典的诊断肾小管功能损伤的指标，但其数值变化常不能在损伤早期反映出来，使得一些可恢复的急性肾损伤贻误最佳治疗时机。因此，有众多的研究致力于寻找稳定敏感、可较早反映肾损伤的具有诊断价值的生物标志物，希望对急性肾损伤进行早期干预，降低病死率。其中研究较多的生物标志物有肾损伤分子-1、中性粒细胞明胶酶相关脂质运载蛋白、肾小管酶类如N-乙酰-β-D-葡萄糖苷酶、碱性磷酸酶、γ-谷氨酰转肽酶和丙氨酸-（亮氨酸-甘氨酸）-氨肽酶、白介素-18、尿Na^+-H^+交换子异构体-3等。

（李惊子）

niào bǐzhòng cèdìng

尿比重测定（detection of urine specific gravity）

测定4℃条件下尿液与同体积纯水的重量比的方法。又称尿比密测定。比重数值高低随尿中水分、盐类和有机物含量而异，可作为粗略评估肾浓缩或稀释功能的指标。

检测方法　①浮标法：尿液充分混匀后，将其沿比重筒壁缓慢倒入，勿产生气泡。然后将比重计轻放入筒内，使其悬浮于筒中央。读取与尿液凹面相切刻度，即为该尿液比重。此法简易、经济。②化学试带法：试带上载有高分子电解质和指示剂，试带上的高分子电解质与尿液中的电解质反应放出氢离子，指示剂随离子浓度增高变色，从深蓝绿色向绿色、黄绿色变化。操作时应将试带浸入尿液中1分钟，取出后贴容器边缘除去多余尿液，在自然光下将试带与标准色带比色，读取结果。③折射仪法：根据尿的比重与尿的折射率间有一定关系，所测折射率可在折射仪上换算成比重。

正常值　正常人随机尿的比重为1.015～1.030，晨尿>1.020；新生儿尿为1.002～1.004。

临床意义　尿比重反映尿液中可溶性物质和水的比例，因而一天内由于饮水、出汗等因素影响，每次尿比重均有所变化。40岁以上随年龄增长尿比重有所下降。若多次检测尿比重固定于1.010±0.003，称等渗尿，表示肾浓缩和稀释功能均受损；若全日各次尿比重均达不到1.018或各次之间的差距<0.008，提示肾浓缩功能不全。低比重尿常见原因有慢性肾小球肾炎、肾小管间质疾病、使用利尿药、尿崩症等；脱水、血容量不足、造影剂等可引起高比重尿。

注意事项　①采用浮标法时，比重计必须经过校正方可使用。尿液温度较定标温度高或低3℃，比重结果加或减0.001；尿液含蛋白质10g/L，比重结果减0.003；尿液含葡萄糖10g/L，比重结果减0.004。此外，放射造影剂、静脉输注甘露醇等会造成高比重尿，而洗涤剂可使比重下降。②化学试带法的检测范围为1.000～1.030，若尿比重过高，可用蒸馏水将尿液稀释1倍，结果的后两位数乘以2。此法简便，但尿液pH值的升降及引起指示剂颜色变化的物质均干扰结果。③折射仪法测定时蛋白尿和糖尿也需校正，混浊尿需离心后再检查。

（李惊子）

niào shèntòuyā cèdìng

尿渗透压测定（detection of urinary osmolarity）

测定单位容积尿中溶质分子和离子的颗粒数的方法。又称尿渗量测定。其测定值仅与溶质克分子浓度相关，不受溶质分子质量的影响。尿比重受溶质微粒大小和分子量大小的影响。因此，尿中蛋白质及葡萄糖等含量增加均可影响尿比重测定的结果，而对尿渗透压的影响较小，临床上测定尿渗透压的变化更真实地反映肾小管的浓缩和稀释功能。

检测方法 有冰点下降法、沸点升高法、渗透压半透膜法。临床常用冰点下降法，根据 1 个渗量溶液可使 1kg 水的冰点下降 1.858℃，检测溶液从液体到固体的温度变化，按公式计算得出渗透压数值。尿渗透压的单位通常用毫渗量（mOsm/L）表示，结果按 mOsm/（kg·H_2O）报告。

正常值 清晨第一次尿液 700～1500mOsm/L，可达到 800mOsm/（kg·H_2O）提示浓缩功能正常。若尿渗透压为 300mOsm/（kg·H_2O）即等于血浆渗透压，称等渗尿。低于此值为低渗尿。若同时测定血渗透压，则可较准确反映肾浓缩功能。正常的尿/血渗透压比值>1，禁水 8 小时后尿/血渗透压比值>3。

临床意义 正常人在正常饮食状态下，24 小时内尿渗透压波动于 500～850mOsm/(kg·H_2O)。渗透压过低，反映远端小管浓缩功能减退，见于肾小管间质病变，如重金属或氨基糖苷类抗生素引起急性肾毒性损害、急性缺血性肾小管坏死、慢性肾衰竭等。

注意事项 留尿容器必须清洁、干燥，不得加防腐剂；尿中盐类结晶需溶解，而不溶性物质需除去后再行检测。

（李惊子）

niào xìjūn péiyǎng

尿细菌培养（urine bacterial culture） 用人工方法使尿液中的细菌生长繁殖的技术。由于细菌学检查的同时做药物敏感试验，对临床药物选择及疗效观察有很大帮助。尿标本采集方法非常重要，直接关系到诊断真性细菌尿的可靠性。

适应证 疑诊泌尿系统感染者。

检查方法 包括标本采集和标本检查。

标本采集 ①膀胱穿刺术采集尿标本：是诊断泌尿系统感染的金标准，因是损伤性采样，应选择性应用。适用于下列情况：连续两次尿细菌定量培养结果可疑，难以判断真性细菌尿抑或污染；怀疑中段尿培养结果不可靠；临床高度怀疑泌尿系统感染，而细菌培养计数低。操作前膀胱充盈 6 小时，抽取尿液 20～30ml 送培养，细菌阳性提示泌尿系统感染。②导尿细菌培养：用无菌导尿术。其缺点是易将前尿道细菌带入膀胱，还可能损伤尿道黏膜，临床尽量少采用。③中段尿细菌培养：是临床最常用的方法，但易被前尿道及尿道周围寄植的细菌污染。取样前，女性患者用肥皂水或清水洗净外阴部，再用棉球蘸消毒液从前向后，从外向里（大阴唇、小阴唇、尿道外口）擦拭消毒（每擦一处换一个棉球）；男性患者应翻转包皮冲洗净，由内向外环形轻擦尿道口。然后让患者排尿，收集中段尿液 3～5ml 盛于无菌试管中、加盖，立即送检。留尿过程注意严格无菌操作，尿标本中不能加防腐剂，外阴消毒剂应冲洗干净，以免影响细菌生长。

标本检查 ①尿涂片镜检找细菌：非离心新鲜中段尿液直接涂片，革兰染色或不染色，显微镜下观察 10 个视野，细菌数平均≥1个/HP 为阳性。离心尿沉渣涂片，方法同上，可提高检出阳性率。涂片镜检简便易行，适于筛查。②干化学法检测尿细菌：简便、快速，适于筛查。③尿细菌定量培养：一般菌培养接种于平板（血平板、亚甲蓝平板）和肉汤，24 小时观察菌落生长，涂片革兰染色镜检鉴定。若经 48 小时培养，平板和肉汤均无细菌生长，则可报告“经 48 小时培养无细菌生长”。若平板上无细菌生长而肉汤培养细菌生长，认为可能杂菌污染，需鉴定试验后作出报告。此外可选用简易式稀释倾碟法、定量环划线法、玻片培养法。尿培养常见革兰阳性菌有金黄色葡萄球菌、肠球菌、A 群链球菌、腐生葡萄球菌、表皮葡萄球菌及结核分枝杆菌；革兰阴性菌有淋病奈瑟菌、大肠埃希菌、变形杆菌、克雷伯菌、产气肠杆菌及沙门菌。

临床意义 正常人清洁中段尿细菌培养可有少量大肠埃希菌生长，但菌数 $<10^5$ 菌落形成单位（colony forming unit，CFU）/毫升。清洁中段尿培养细菌 $\geq 10^5$ CFU/ml 称为真性细菌尿。若无临床症状，应连续 2 次中段尿培养细菌计数均 $\geq 10^5$ CFU/ml，且为同一种细菌，可诊断真性细菌尿（见细菌尿）。若患者已接受抗感染治疗，细菌为铜绿假单胞菌、克雷伯菌、摩拉克菌，即使菌数 $<10^5$ CFU/ml，也不应轻易认为污染所致。

尿细菌学检查假阳性见于中段尿标本采集过程中被粪便或白带等污染、尿标本处理不及时、无菌操作不规范等。假阴性见于：①2周内应用抗生素。②尿液在膀胱内停留<6 小时，细菌无足够时间繁殖。③收集中段尿时消毒液未冲洗干净。④大量饮水尿液稀释等。

（李惊子）

kàng shènxiǎoqiú jīmó kàngtǐ cèdìng

抗肾小球基膜抗体测定（detection of anti-glomerular basement membrane antibody） 检测肾小球基膜自身抗体的方法。抗肾小球基膜抗体是识别肾小球基膜（glomerular basement membrane，GBM）的自身抗体，又称血清抗肾抗体。抗 GBM 抗体识别的靶抗原又称古德帕斯丘（Goodpasture）抗原。肾和肺此抗原含量最丰富，因此抗 GBM 病主要受累器官为肾和肺。

适应证 疑诊Ⅰ型急进性肾小球肾炎和肺出血-肾炎综合征者。

检查方法 ①直接免疫荧光法：最传统的方法，检测到抗 GBM 抗体沿肾小球毛细血管袢呈线样沉积，但糖尿病肾病和移植肾中可呈假阳性反应。②间接免疫荧光法：循环中的抗 GBM 抗体可用此法检测，但存在非特异性显色，且对底物和检测者的要求较高，限制了其应用；若此抗体水平不高，则不易检出。③放射免疫法：1974 年起开始用它检测抗 GBM 抗体，抗原的制备是应用胶原酶消化的 GBM；到 1984 年，维斯兰德（Wieslander）等开始应用Ⅳ型胶原的 C 末端作为特异性抗原，使得检测的敏感性和特异性有了很大提高。④酶联免疫吸附试验：应用最广泛的方法，其敏感性和特异性均超过 90%。假阳性反应主要见于系统性红斑狼疮及其他产生多克隆自身抗体的疾病，因非特异性反应造成的假阳性约占送检标本的 1%。⑤免疫印迹法：多用于科研。

临床意义 抗 GBM 抗体多为 IgG，其 IgG 亚型主要是 IgG1 和 IgG4，偶有 IgA 亚型的报道。抗体的效价与病情的严重程度和预后均有明显相关性，提示抗体的特性在发病机制中起重要作用。抗体的亲和力与患者的肾脏病理表现密切相关，亲和力越高，肾小球中新月体的比例越高，肾脏损害越重。在疾病的发生和发展过程中，抗 GBM 抗体的免疫学特性发生变化，抗体的效价逐渐增加，亲和力逐渐升高，IgG1 亚型所占比例逐步增加，抗体识别的靶抗原谱从局限的 α_3 和 α_5（Ⅳ）NC1 两条链向 5 条 α 链扩展，随着抗体免疫学特性的变化，肾脏病变逐渐加重直至肾衰竭。此外，在正常人 IgG 中也能检出天然抗 GBM 抗体，但这种抗体的含量、效价和亲合力均显著低于患者体内的抗 GBM 抗体，且为 IgG2 和 IgG4 亚型，提示抗体特性的变化在发病中起重要作用。检测血清或肾洗脱液中抗 GBM 抗体是诊断Ⅰ型急进性肾小球肾炎和古德帕斯丘综合征的重要手段。治疗中最重要的手段是通过强化血浆置换疗法，尽早清除循环中的抗 GBM 抗体，并用免疫抑制剂阻止抗体的进一步产生。监测血清抗 GBM 抗体的效价变化有助于了解患者对治疗的反应，通常经过治疗临床症状随着抗体水平的下降而好转。

（赵明辉　崔　昭）

kàng shènxiǎoguǎn jīmó kàngtǐ cèdìng

抗肾小管基膜抗体测定（detection of anti-tubular basement membrane antibody） 检测肾小管基膜自身抗体的方法。包括间接免疫荧光法、放射免疫法及免疫印迹法。抗肾小管基膜抗体虽可出现在肾小球疾病，如抗肾小球基膜病、膜性肾病、链球菌感染后肾小球肾炎（见急性肾小球肾炎），但主要与肾小管间质性肾炎（tubular interstitial nephritis，TIN）相关，如特发性 TIN、药物所致 TIN、移植后 TIN 等。

（赵明辉）

kàng zhōngxìnglìxìbāo bāozhì kàngtǐ cèdìng

抗中性粒细胞胞质抗体测定（detection of anti-neutrophil cytoplasmic antibody） 用间接免疫荧光法及抗原特异性酶联免疫吸附法测定与系统性小血管炎相关自身抗体的方法。抗中性粒细胞胞质抗体（anti-neutrophil cytoplasmic antibody，ANCA）是以中性粒细胞和单核细胞胞质成分为靶抗原的自身抗体，1982 年由澳大利亚戴维斯（Davies）等发现，但直到 1985 年认识到它与原发性小血管炎的联系后才被临床重视。1985 年荷兰肾脏科医生范·德·伍德（van der Woude）等发现重症肉芽肿性多血管炎（granulomatosis with polyangiitis，GPA）（曾称韦格纳肉芽肿病）患者血清中存在胞质型 ANCA（c-ANCA）；萨维奇（Savage）等随后发现显微镜下多血管炎（microscopic polyangiitis，MPA）患者血清中存在另一种 ANCA——核周型 ANCA（p-ANCA）。20 世纪 80 年代后期的大量研究证实，ANCA 在上述原发性小血管炎的诊断、疗效判断和预测复发上均有重要意义。20 世纪 90 年代初期，随着 ANCA 特异性靶抗原的发现，用此特异抗原进行酶联免疫吸附试验（enzyme-liked immunosorbent assay，ELISA）应运而生，并逐渐成为国际通用的检查方法。

20 世纪 80 年代末 ANCA 特异性靶抗原逐一被发现。现已有多种中性粒细胞胞质成分被证实为 ANCA 的抗原（表），其中与原发性小血管炎密切相关的靶抗原是蛋白酶 3（proteinase 3，PR3）和髓过氧化物酶（myeloperoxidase，MPO）。

适应证 ①疑诊系统性小血管炎，如中老年肾炎综合征、肾功能进行性减退者。②全身非特异性症状如发热、关节肌肉痛和体重下降较明显而类似消耗性疾病者。③全身多系统受累，特别是肺和肾同时受累者。④发生与出血及肾功能下降不平行贫血者。⑤不明原因视力减退，听力下降，甚至耳聋者。⑥红细胞沉降率明显增快、C反应蛋白强阳性者。

检测方法 主要有下列几种。

间接免疫荧光法 是经典的ANCA检测方法。乙醇固定的正常人中性粒细胞可产生两种荧光形态：在胞质内呈粗大颗粒状、不均匀分布者称c-ANCA，荧光沿细胞核周围呈线条状分布者称p-ANCA；在胞质分布，但呈均匀细颗粒状，有时核周重染者则称非典型性ANCA（a-ANCA）。p-ANCA的主要靶抗原是MPO，尚有弹性蛋白酶、组蛋白酶G、乳铁蛋白等；c-ANCA的主要靶抗原是PR3；a-ANCA的靶抗原主要为BPI等，还有一些未知抗原。此法检测ANCA时，p-ANCA和抗核抗体很难区分。为避免抗核抗体的干扰及提高区分不同ANCA荧光类型的能力，采用多种抗原基质细胞（如乙醇固定抗原片/甲醛固定抗原片/HEp-2细胞抗原片）联合检测，通过被检血清在不同基质细胞上的反应，综合判断检测结果。多数实验室采用商品化的试剂盒。

抗原特异性酶联免疫吸附试验 原理是将抗原包被到酶标板，应用患者血清与抗体发生反应，后应用酶标抗抗体检测结合的抗体。该法简便、易行、结果客观，比间接免疫荧光法更敏感、更特异，可直接用于协助临床相关疾病的诊断和分类，对指导治疗、判断复发有意义。抗MPO抗体和抗PR3抗体应用ELISA检测。抗原特异性ELISA多用高纯度的抗原直接包被ELISA板。检测PR3抗体也可应用夹心法ELISA，该法以抗PR3单克隆抗体包被到ELISA板上并用其捕捉PR3分子作为抗原，较直接包被的抗原特异性ELISA更敏感，因为PR3的抗原决定簇是立体构型，PR3直接结合到ELISA板上会丧失部分抗原决定簇。因此国际上更提倡使用夹心法ELISA检测抗PR3抗体。

其他检测技术 免疫印迹法、免疫沉淀法、斑点杂交印迹法、流式细胞术等也可检测ANCA，但临床应用不广泛。

临床意义 GPA、MPA、嗜酸细胞性肉芽肿性多血管炎（曾称变应性肉芽肿性血管炎）和肾脏局限型血管炎统称为ANCA相关小血管炎。ANCA已成为国际上通用的原发性小血管炎的特异性血清学诊断工具。①c-ANCA在GPA的诊断、指导治疗和判断病情复发都具有重要意义。c-ANCA诊断活动性GPA的敏感性为60%~90%，特异性为95%；而对于非活动期或缓解期，则敏感性较低或阴性。多数GPA患者ANCA特异性靶抗原已被证实为PR3，但应引起注意的是在中国人的GPA中，超过半数患者血清识别MPO。②多数MPA患者p-ANCA阳性，但由于p-ANCA并非对某一种疾病具有特异性，应用抗MPO抗体诊断MPA的特异性比p-ANCA高得多。虽然抗MPO抗体主要与MPA相关，但也可见于其他炎症性疾病。中国抗MPO和抗PR3阳性的比例约为7：1。③欧洲14个小血管炎研究中心联合开展了对ANCA检测方法的评估，推荐间接免疫荧光法联合抗原特异性ELISA，如c-ANCA合并抗PR3抗体阳性或p-ANCA合并抗MPO抗体阳性，则用于诊断原发性小血管炎的特异性可达99%。④除原发性小血管炎和部分肾小球肾炎外，部分炎症性及结缔组

表 已知抗中性粒细胞胞质抗体的特异性靶抗原

嗜天青颗粒（α-颗粒）	特异性颗粒	胞质成分
中性丝氨酸蛋白酶家族		
弹性蛋白酶		
组蛋白酶G		
蛋白酶3（PR3）		
天青杀素		
具有抗菌活性的蛋白质		
髓过氧化物酶	乳铁蛋白	
杀菌/通透性增高蛋白（BPI）		
防御素		
溶菌酶	溶菌酶	
其他		
β-葡萄糖醛酸酶		α-烯醇酶
		催化酶

织病等也可 ANCA 阳性，此外，很多药物如丙硫氧嘧啶、肼屈嗪和米诺环素等可引起 ANCA 阳性小血管炎。

（赵明辉　陈　旻）

xuèqīng bǔtǐ cèdìng

血清补体测定（detection of serum complement）　检测血清补体水平及其溶血活性的方法。补体是以非活化的形式存在于血浆、组织液和细胞膜表面的一组经活化后具有酶活性的蛋白质，包括 30 余种可溶性蛋白和膜结合蛋白，故被称为补体系统。

补体系统按其生物学功能可分为三类：第一类为补体固有成分，包括 C1～C9、甘露糖结合凝集素（mannose-binding lectin，MBL）、MBL 相关丝氨酸蛋白酶、B 因子、D 因子，其中 C1 包括三个亚单位，命名为 C1q、C1r 和 C1s；第二类为补体调节蛋白，包括血浆中的备解素（P 因子）、C1 抑制物、I 因子、C4 结合蛋白、H 因子、S 蛋白、Sp40/40，以及细胞膜表面的衰变加速因子、膜辅因子蛋白、同源抑制因子、膜反应溶解抑制物等；第三类为补体受体，包括 CR1～CR5、C3aR、C5aR、C1qR 等。补体系统在机体抵抗感染、免疫防御、维护内环境稳定及作为连接固有免疫和适应性免疫的桥梁中发挥着重要作用。

补体系统可经三种途径被激活。①经典途径：主要由抗原与抗体（IgM、IgG3、IgG1、IgG2）复合物激活，按照 C1q、C1r、C1s、C4、C2、C3、C5～C9 的顺序活化。②凝集素途径：主要由 MBL 结合至细菌启动激活。③旁路途径：激活物主要是革兰阴性杆菌内毒素（脂多糖）、聚合 IgG 或 IgA、C3 肾炎因子等，B 因子、D 因子和 P 因子等参与早期反应，直至 C3 活化。三条激活途径有共同的末端通路，即膜攻击复合物的形成及其溶解细胞效应。

检测方法　补体成分的检测通常包括水平检测及其功能检测。临床经常检测的是血清中 C3 和 C4 水平及总补体活性等，前者通常采用单向免疫扩散试验或火箭免疫电泳法，也有用免疫比浊法；后者通常采用溶血试验（CH50 法和 AH50 法）。

水平检测　琼脂扩散是抗原抗体在凝胶中所呈现的沉淀反应。抗原和抗体在含有电解质的琼脂凝胶中相遇便出现可见的白色沉淀线。这种沉淀线是一组抗原抗体的特异性复合物。若凝胶中有多种不同抗原抗体存在，便依各自扩散速度的差异，在适当部位形成独立的沉淀线，广泛地用于抗原成分的分析。分为单向免疫扩散、双向免疫扩散、免疫电泳、对流免疫电泳、单向及双向火箭电泳试验。①单向免疫扩散试验：原理是在含有抗体的琼脂板小孔中加入样品，样品中的相应抗原向孔四周充分扩散，与琼脂板中的抗体形成肉眼可见的沉淀环。沉淀环的直径或面积与孔中相应的抗原含量成正比。根据不同浓度抗原参考血清用同法测定所得结果绘制的标准曲线，求出样本中抗原含量。②火箭免疫电泳法：实际是定量免疫电泳。其原理是在电场作用下，抗原在含定量抗体的琼脂介质中泳动，二者比例合适时在较短时间内形成状似火箭或锥形的沉淀区。在恒定的抗体浓度下，沉淀峰的高低与抗原浓度成正比，测量峰顶到孔中的距离，查对标准曲线可推算标本中的 Ig 含量。因采用的测定方法不同，同一标本检测结果可能不尽相同。

功能检测　补体活性的测定是从整体上测定补体的溶血活性，测定经典途径和旁路途径活化补体溶血活性的有 CH50 法和 AH50 法。CH50 法：又称补体结合试验，是以补体参与溶解绵羊红细胞（sheep red blood cell，SRBC）作为指示的测定系统，用于测定血清中 C1～C9 的活性。将待测血清加入抗体包被的 SRBC 悬液中，红细胞表面的抗体通过经典途径激活血清补体导致 SRBC 溶解，释放血红蛋白。然后借助分光光度计测定血红蛋白浓度（溶血程度），计算补体活性。CH50 的正常范围多在 150～250U/ml，定义为溶解 50%SRBC 所需血清稀释比例的倒数。如 CH50 效价为 200U，表示被测血清溶解 50% 的 SRBC 所需稀释比例为 1∶200。CH50 法可通过补体激活检测补体经典途径缺失，包括单个补体成分或多个补体成分的遗传缺失。由于部分补体成分不稳定，测定 CH50 时需注意标本的收集、运输及储存。标本管理不当可造成 CH50 值降低。血清样本需当日检测或即刻存放至－70℃。AH50 法：以 50%溶血时的最小血清量判断终点，可测知补体旁路活化途径的总溶血活性。

补体裂解片段检测　用酶联免疫吸附试验检测，如过敏毒素 C3a、C5a，补体片段 C3d、Bb。

临床意义　若存在经典途径补体成分的纯合性缺失，CH50 值可≤10U/ml，但在炎性条件下的补体活化可使 CH50 值显著降低（如系统性红斑狼疮）。且 CH50 值很少<10U/ml，同时伴 C3、C4 的降低。若在此过程中加入钙离

子螯合剂，则补体活化的经典途径和凝集素途径被阻断，启动旁路途径活化补体的溶红细胞作用。螯合剂乙二醇双四乙酸可结合血清中的Ca^{2+}，抑制C1，阻断补体经典活化途径。加入可使B因子活化的未致敏的兔红细胞，可导致补体旁路途径激活，兔红细胞损伤而溶血。测定结果主要反映C3、C5～C9、P因子、D因子和B因子等的活性。

补体片段的浓度升高可反映补体系统的激活。补体的免疫荧光染色可反映补体的组织沉积，如肾活体组织的C1q、C4、C3免疫荧光检测。各种补体成分的浓度和功能都可进行检测。一些沉积于外周血细胞上的补体片段也可由流式细胞仪检测，如狼疮肾炎患者外周血细胞（如血小板、红细胞、淋巴细胞等）上沉积的C3d、C4d。

（赵明辉）

xuèqīng miǎnyìqiúdànbái cèdìng

血清免疫球蛋白测定（detection of serum immunoglobulin） 检测血清各类免疫球蛋白水平的方法。免疫球蛋白（immunoglobulin，Ig）是一类具有抗体活性和化学结构与抗体相似的球蛋白，其基本功能是与入侵的病原微生物发生免疫反应，保护机体免受病原体的侵害，清除体内自身抗原物质，参与免疫调控，保持机体内环境稳定。在特定条件下，Ig也参与体内的免疫病理过程（Ⅰ型变态反应、Ⅱ型变态反应、Ⅲ型变态反应、自身免疫病等），引起机体组织或器官的损伤。

Ig由浆细胞合成和分泌，基本结构是两条相同的分子量较小的轻链（L）和两条相同的分子量较大的重链（H）。重链根据氨基酸排列、二硫键的数目和位置、免疫原性差异可分为5类亚链：μ、γ、α、δ和ε链，其参与组成的Ig对应为IgM、IgG、IgA、IgD和IgE（表）。轻链有λ和κ两种亚链。

IgG是人类循环中含量最多和最主要的免疫球蛋白，占Ig的70%～80%，对病毒、细菌和寄生虫均有抗体活性，也是唯一能够通过胎盘、使婴儿出生后数月内获得抗感染能力的Ig。

适应证 与免疫炎症相关的疾病。

检测方法 均利用特异性抗原-抗体反应进行检测。

血清IgG、IgA、IgM的测定 ①琼脂单向扩散法：简单，不需特殊仪器，但耗时较长。其原理是在含有免疫球蛋白血清的琼脂板小孔中加入样品，样品中的相应免疫球蛋白向孔四周充分扩散，与琼脂板中的特异性针对某种免疫球蛋白的抗体形成肉眼可见的沉淀环。沉淀环的直径或面积与孔中相应的免疫球蛋白含量成正比。根据不同浓度免疫球蛋白的参考血清绘制的标准曲线，求出标本中免疫球蛋白含量。②火箭免疫电泳法：通过电泳加速受检免疫球蛋白在含抗体的琼脂板中扩散，抗原-抗体反应在合适比例即产生“火箭”峰形的沉淀区。在恒定的抗体浓度下，沉淀峰的高低与受检免疫球蛋白浓度成正比，测量峰顶到孔中的距离，查对标准曲线可推算标本中的受检免疫球蛋白含量。③其他：包括免疫透射浊度法、终点散射比浊法等。

血清IgD、IgE的测定 IgD和IgE在血清中含量很低，需要应用敏感性很高的方法来测定。①放射免疫技术：在单向免疫扩散法的基础上，加入放射性核素

表 人各类Ig主要的理化和生物学特性

项目	IgG	IgA	IgM	IgD	IgE
主要存在形式	单体	单体、双体	五聚体	单体	单体
分子量（kD）	146～170	160、400	970	175	188
成人血清浓度（mg/L）	$(11.5\pm3.0)\times10^3$	2100±500	1500	3～40	0.02
占血清Ig%	75%	10%	5%～10%	<1	<0.001
存在于外分泌液中	-	+++	+	-	-
经典途径活化补体	++（IgG3>IgG1>IgG2）	-	+++	-	-
替代途径活化补体	+	+	?	+	+
沉降系数（s）	7	7	19	7	8
半衰期（天）	20～23（IgG3为7～8）	5.8	5.1	2.8	2.5

注：-表示阴性；+表示少量；+++表示大量；? 表示未知

标记的第二抗体，能使肉眼看不到的沉淀环借助放射自显影而呈现，继而按单向免疫扩散试验的要求量取沉淀环直径，作标准曲线，求出样品中受检免疫球蛋白含量。②酶联免疫吸附试验（enzyme-linked immunoadsordent assay，ELISA）：其中IgD的测定常用间接混合夹心法，IgE的测定用双抗体夹心ELISA法。若需检测免疫球蛋白的亚类，则需用高特异性的单克隆抗体及敏感性高的方法（如ELISA）。

M蛋白的测定　M蛋白是淋巴细胞或浆细胞单克隆增殖，产生大量在类别、亚类、型、亚型、基因型和独特型均相同的均一的免疫球蛋白或其构成成分，由单克隆产生，多见于多发性骨髓瘤等，故命名为M蛋白。①醋酸纤维素薄膜电泳：M蛋白在α_2、γ区形成浓密区带，用吸光度计可划出基底较窄、高而尖的蛋白峰，其标准是蛋白峰的高与宽之比。在γ区应大于2∶1，在β区和α_2区应大于1∶1。②免疫电泳：M蛋白由单一种类（亚型）重链和单一型别轻链构成。当它与相应抗重链血清、抗轻链血清进行免疫电泳时可形成迁移范围十分局限的浓密沉淀弧。③尿本周蛋白的测定：对苯磺酸沉淀法，取新鲜透明尿2ml，加对苯磺酸试剂（冰醋酸100ml中含对苯磺酸12g）1ml，轻摇试管，5分钟内出现沉淀时为阳性。热沉淀再溶解法，取尿或浓缩尿（用PEG浓缩10~20倍）1ml，加0.1mol/L乙酸缓冲液3ml（pH 4.9），混匀后置56℃水浴15分钟，浑浊者煮沸5分钟，转清者为阳性。免疫电泳法分型，将患者血清和尿用抗κ和抗λ轻链血清及抗各类免疫球蛋白血清作免疫电泳，若受检样品与抗κ、抗λ血清之间在γ、β之间产生一条明显沉淀弧，根据出现轻链的型别报告单一型或兼有两型。

临床意义　重点论述肾脏病时血清免疫球蛋白水平变化的临床意义。

血清免疫球蛋白浓度增高　①多克隆性增高：即除血清IgG含量增高外，IgA、IgM也增高，血清蛋白电泳检查时可见α_1、α_2、β、γ各峰形均增高，常见于各种慢性感染、慢性肝病、淋巴系统肿瘤和结缔组织病。因此由它们引起的肾脏病也可能见到多克隆性免疫球蛋白增高，如感染性心内膜炎肾损害、冷球蛋白血症肾病、狼疮肾炎、原发性干燥综合征肾损害等。②单克隆性增高：仅有某一种免疫球蛋白增高而其他种不增高或反而降低，常见于浆细胞病肾损害，如多发性骨髓瘤肾损害、瓦氏巨球蛋白血症肾病、狼疮肾炎及良性原发性单克隆球蛋白血症肾病等。

狼疮肾炎，尤其是在系统性红斑狼疮活动时，既可出现多克隆性免疫球蛋白增高，也可出现单克隆性免疫球蛋白增高，以IgG增高最常见。30%~50%的IgA肾病患者血清IgA增高，这与IgA生成过多有关，常发生在黏膜感染之后，数周后可恢复正常。与IgA肾病相似，过敏性紫癜肾炎也常有血清IgA的增高。肝硬化继发的肾小球病既可有多克隆性免疫球蛋白增高，也可出现单克隆性IgA增高，此时，血清IgA增高部分与肝脏清除IgA的能力下降有关。

血清免疫球蛋白浓度减低　肾病综合征时常出现血清IgG降低，主要是尿中丢失过多造成，也可能存在免疫紊乱（如细胞合成障碍或IgM转变为IgG有障碍）。血清IgG降低者易感染。

（赵明辉）

xuèqīng dànbái diànyǒng

血清蛋白电泳（serum protein electrophoresis）　用电泳方法测定血清中各类蛋白占总蛋白百分比的方法。带电颗粒在电场作用下，向与其电性相反的电极移动，称为电泳。各种蛋白质都有它特有的等电点。在其等电点时，呈中性状态，在电场中不移动。在pH值比等电点高的缓冲液中，向正极移动。等电点与缓冲液pH值相差越大，移动速度越快。血清中各种蛋白质的等电点多在pH 7.5以下，若置于pH 8.0以上的缓冲液中电泳，则均游离成负离子，再向正极移动。各种蛋白质的等电点、分子量和分子形状各不相同，并受电场强度、溶液的离子强度、介质黏度的影响，其泳动速度不同，可将血清中的蛋白质区分开。按其泳动速度顺序，从正极开始，把血清中的各种蛋白质分为白蛋白、α_1、α_2、β及γ球蛋白等5条区带。

适应证　疑诊肝、肾疾病和多发性骨髓瘤者。

检查方法　醋酸纤维素薄膜和琼脂糖凝胶是最常采用的两大介质。醋酸纤维素薄膜具有均一的泡沫状结构，渗透性强，对分子移动无阻力，具有用样量少、分离清晰、无吸附作用、应用范围广和快速简便等优点。已广泛用于血白蛋白、脂蛋白、血红蛋白、糖蛋白、酶的分离和免疫电泳等方面。

正常值　①醋酸纤维素薄膜法：白蛋白61%~71%，α_1-球蛋白3%~4%，α_2-球蛋白6%~10%，β-球蛋白7%~11%，γ-球蛋白9%~18%。②琼脂糖凝胶

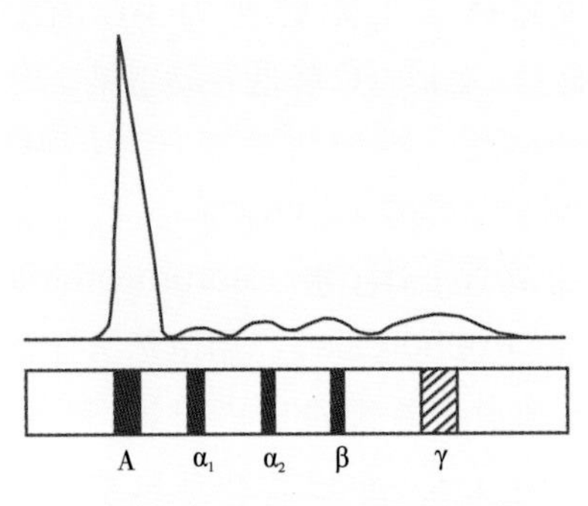

图 正常血白蛋白醋酸纤维素薄膜电泳区带光密度扫描图

法：白蛋白 48%～64%，α_1-球蛋白 2.5%～5.4%，α_2-球蛋白 8.3%～14%，β-球蛋白 8.7%～15%，γ-球蛋白 12%～15%。

正常人血白蛋白电泳图谱及解释　主要包括5个区带（图）。①白蛋白区带：主要由白蛋白构成。②α_1-球蛋白区带：主要包括α_1-抗胰蛋白酶、α_1-脂蛋白、α_1-酸性糖蛋白、甲状腺素结合球蛋白、凝血酶原等。③α_2-球蛋白区带：主要包括α_2-巨球蛋白、结合珠蛋白、铜蓝蛋白、α_2-脂蛋白、红细胞生成素等。④β-球蛋白区带：主要包括转铁蛋白、β-脂蛋白、C3、C4、β_2-微球蛋白等。⑤γ-球蛋白区带：主要包括 IgG、IgM、IgA、IgD、IgE 免疫球蛋白（表1）。

临床意义　直观表述(表2)。

炎症　白蛋白正常或减少，主要是蛋白分解亢进所致。在急性感染的发病初期，可见α_1-球蛋白和α_2-球蛋白增高，与急性时相反应蛋白α_1-糖蛋白增加有关。β-球蛋白区带减少是转铁蛋白分解代谢增加所致。在慢性炎症或感染后期，可见γ-球蛋白增加。

肾脏疾病　因尿中排出大量白蛋白致血清中白蛋白含量明显下降。α_1-球蛋白增加，主要是小分子量的α_1-糖蛋白相对增加。α_2-球蛋白明显增加源于α_2-球蛋白和低密度脂蛋白增加。β-球蛋白相对增加。γ-球蛋白降低主要是从尿中漏出及体内分解代谢亢进所造成。而慢性肾小球肾炎、狼疮肾炎等γ-球蛋白增加，是免疫反应使IgG增加所致。

肝炎　轻症急性肝炎时电泳结果多无异常。病情加重后白蛋白合成减少，水平明显降低，其减少程度与肝炎的严重程度一致。α_1-球蛋白在肝炎初期，作为急性期反应物质常增加，肝损害严重时则降低，肝衰竭时，可降至很低水平。α_2-球蛋白的降低，可能是结合珠蛋白合成降低所致；但胆汁淤积型肝炎时，由于脂蛋白增加，可见α_2-球蛋白增高；急性重型肝炎时，α_2-球蛋白则明显减少。β-球蛋白在肝炎早期几乎无变化，肝细胞损伤严重合成减少。几乎所有肝脏疾病，受损肝细胞作为自身抗原刺激淋巴系统，使γ-球蛋白因合成亢进而增高，其程度与疾病的严重程度一致，持续增高提示肝炎转为慢性；白蛋白/球蛋白比值的倒置，提示肝损伤较重。

肝硬化　肝细胞受损导致白蛋白明显降低，α_1、α_2和β-球蛋白正常或降低，γ-球蛋白明显增加且宽度增加，可见β-γ桥，即从β区到γ区连成一片难以分开，或两区间仅见一浅凹。β-γ桥的出现与血清免疫球蛋白，特别是IgA、

表1　血清中的几种主要蛋白组分（醋酸纤维素薄膜法）

血清蛋白	典型蛋白	分子量（D）	占总蛋白（%）
白蛋白	白蛋白	69 000	61～71
α_1-球蛋白	α_1-抗胰蛋白酶 α_1-酸性糖蛋白	200 000	3～4
α_2-球蛋白	α_2-巨球蛋白 结合珠蛋白	300 000	6～10
β-球蛋白	转铁蛋白 C3、C4	90 000～150 000	7～11
γ-球蛋白	IgG、IgA、IgM、IgD、IgE	156 000～950 000	9～18

表2　血清蛋白电泳结果的临床意义

可能相关疾病	白蛋白	α_1-球蛋白	α_2-球蛋白	β-球蛋白	γ-球蛋白
多发性骨髓瘤					↑
肾病综合征	↓		↑	↑	
肾炎			↑		↑
系统性红斑狼疮	↓		↑		↑
糖尿病	↓		↑	↑	
肝硬化	↓				↑
急性重型肝炎	↓	↑	↑	↑	↑
病毒性肝炎	↓		↑		↑
急性感染初期		↑	↑		↑
慢性炎症或感染后期					↑
低γ-球蛋白血症					↓

注：↑表示升高；↓表示下降

IgM、IgG 同时增加有关，其中以IgA 影响较大，而 IgA 和 IgM 在电泳上位于 β 区和 γ 区之间，使 β 区带与 γ 区带融合形成 β-γ 桥。

肝癌　此病常与肝硬化合并存在，故电泳图像和肝硬化相似。但常有 α_1-球蛋白、α_2-球蛋白增高，有时可见于白蛋白和 α_1-球蛋白之间出现一条甲胎蛋白区带，有诊断意义。

M 蛋白血症（单克隆免疫球蛋白异常症）　M 蛋白是由某一细胞株分泌大量结构相同、电泳迁移率一致的蛋白，形成单克隆免疫球蛋白区带，大多在 γ-球蛋白区（个别在 β-球蛋白区）出现一个尖峰。多发性骨髓瘤、瓦氏巨球蛋白血症肾病及原发性巨球蛋白血症时可出现。M 蛋白以外的免疫球蛋白明显降低，是 M 蛋白大量消耗氨基酸，致使其他免疫球蛋白相对合成不足，以及 M 蛋白代谢亢进，其他免疫球蛋白的分解代谢也随之增加，故含量降低。

自身免疫病　系统性红斑狼疮、类风湿关节炎等自身免疫病患者可有不同程度的白蛋白下降及 γ-球蛋白升高。

（赵明辉　崔　昭）

miǎnyì gùdìng diànyǒng

免疫固定电泳（immunofixation electrophoresis，IFE）　使用蛋白电泳加免疫蛋白固定技术检测和鉴定血清、尿液等体液标本中特定蛋白的方法。IFE 类似免疫电泳。将血清、尿液或其他标本在琼脂平板上做区带电泳，各种单一蛋白或复合蛋白成分经电泳后按其荷电量、分子大小等所致电泳迁移率不同而分开，然后在其上覆盖已知单价抗血清（分别含有抗 κ 或 λ 轻链及各类重链抗血清）的滤纸，抗体与区带中的单克隆免疫球蛋白（immunoglobulin，Ig）结合后，便形成抗原抗体复合物而沉淀（固定）下来。通过漂洗和染色，呈现浓而狭窄的着色区带，即可判断单克隆 Ig 的轻链和重链型别。区带电泳支持物选用滤纸、醋酸纤维素膜、琼脂糖凝胶或聚丙烯酰胺皆可。该技术简单、快速、图像清晰、易于解释结果、敏感性高。

适应证　血清蛋白电泳出现异常条带者。

检查方法　包括琼脂糖凝胶电泳和免疫沉淀两个过程。以琼脂糖凝胶免疫固定电泳为例。①将患者血清或尿液标本在琼脂糖凝胶内进行电泳分离（一般做 6 条标本）。②在电泳后已分离的蛋白质中加固定剂和抗血清，依次加入抗人全血清、抗 IgG、抗 IgA、抗 IgM、抗 κ 轻链和抗 λ 轻链。必要时还可加抗 Fab、抗 Fc 等特殊抗血清。固定剂和抗血清加于凝胶表面的泳道上并在凝胶内渗透扩散，使蛋白质被固定并产生免疫沉淀。③使用吸水纸和清洗将未沉淀的蛋白质去除，已被沉淀的蛋白质潴留在凝胶内。④将蛋白质染色，并将这些免疫沉淀区带的位置与蛋白质经电泳后观察到的异常蛋白区带进行比较。为了精确识别单克隆区带，样品同时在 6 条泳道上进行测试。经电泳后，血清蛋白电泳作为参考泳道以显示电泳后的蛋白质。其余 5 条泳道用于鉴定单克隆成分。通过它们与抗血清，γ（IgG）、α（IgA）、μ（IgM）重链，以及 κ、λ 轻链（游离和非游离）反应与否进行鉴别。

临床意义　正常人免疫固定电泳图及解释见图（图 1）。IFE 后的标本应形成单一的抗原-抗体复合物沉淀带，与同时电泳未固定的标本比较，可判定未知蛋白为何种成分或证明 M 蛋白为何种 Ig、轻链及某种重链（图 2）。IFE 是浆细胞增殖性疾病的常规免疫学诊断方法，对多发性骨髓瘤、瓦氏巨球蛋白血症、轻链沉积病、淀粉样变性等的诊断和分型有重大意义。

多发性骨髓瘤　约 75% 患者血清蛋白电泳可见染色浓而密集、单峰突起的 M 蛋白。免疫固定电泳可以对多发性骨髓瘤进一步鉴定和分型，根据 M 蛋白不同分为：①IgG型：约占多发性骨髓瘤的 55%，易发生感染。②IgA 型：约占 20%，高钙和高黏滞血症多见。③IgM型：与巨球蛋白血症的不同在于 IgM 型多发性骨髓瘤有溶骨性病变或广泛的骨质疏松，而巨球蛋白血症无骨质破坏。④轻链型：约占 20%，溶骨性病变、肾功能不全、高钙及淀粉样变性发生率高，预后差。⑤IgD 型：约占 2%，轻链蛋白尿严重、肾衰竭、贫血、高钙及淀粉样变性发生率高，生存期短。⑥无分泌型：约占 1%，血清及尿中不能

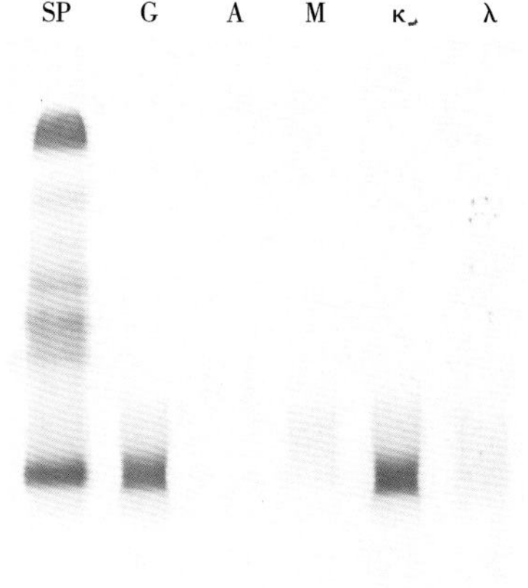

图 1　正常人免疫固定电泳

注：SP 作为参考泳道，G、A、M、κ、λ 分别代表覆盖含抗 IgG、抗 IgA、抗 IgM、抗 κ 和抗 λ 的抗血清。正常人各鉴定泳道可见淡而弥散的着色区带

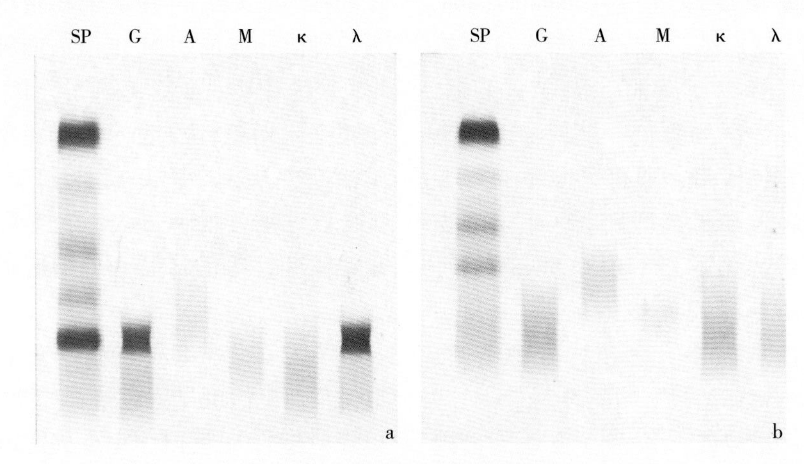

图2 异常免疫固定电泳

注：a. IgG-κ 型 M 蛋白：抗 IgG 和抗 κ 泳道可见浓而狭窄的着色区带；b. IgG-λ 型 M 蛋白：抗 IgG 和抗 λ 泳道可见浓而狭窄的着色区带

检出 M 蛋白。⑦IgE 型：极罕见。若有两种单株球蛋白则称为双克隆骨髓瘤（见多发性骨髓瘤肾损害）。

瓦氏巨球蛋白血症 血清蛋白电泳在 γ 区可见高而窄的尖峰或密集带，免疫固定电泳证实为单克隆 IgM，75%的 IgM 带为 κ 轻链。一般而言，若血清中存在大量单克隆 IgM（通常>30g/L），骨髓内浆细胞样淋巴细胞浸润即可证实诊断（见瓦氏巨球蛋白血症肾病）。

轻链沉积病 血、尿免疫固定电泳各重链泳道均无免疫沉淀带，仅有轻链出现异常免疫沉淀带。轻链沉积病可分为 κ 型或 λ 型，亦有双克隆型。

淀粉样变性 有 80%原发性淀粉样变性患者血和尿中有单克隆免疫球蛋白成分，最常见为游离单克隆轻链。AL 型淀粉样变性患者的 λ 链与 κ 链的比例为 3∶1。

（赵明辉 崔 昭）

shèn huótǐ zǔzhī jiǎnchá

肾活体组织检查（renal biopsy）

穿刺或手术获取肾活体组织进行病理学检查的技术。简称肾活检。方法包括：开放肾活检、经腹腔镜肾活检、经皮肾穿刺活检（简称肾穿刺）、经静脉肾活检、经膀胱镜肾活检，其中肾穿刺因安全、简便而应用最为广泛。

适应证 不同国家和地区对肾穿刺的适应证与禁忌证的掌握尺度有所不同，在日本适应证较宽松，美国则较严格；中国在不同地区间也存在差别。国际上较公认的观点总结如下。

肾实质性急性肾损伤临床上不能明确具体病变性质 对急性肾损伤患者，首先应根据临床资料除外肾前性及肾后性急性肾损伤，这两组疾病的诊断不需肾穿刺。对肾实质性疾病引起的急性肾损伤也应分别对待。典型的急性肾小管坏死根据起病及临床经过特点，明确的诱因，如严重的肾缺血或毒物接触史，典型的少尿期、多尿期、恢复期临床经过，即可获得比较准确的初步诊断，肾穿刺病理检查对指导治疗无额外的益处。仅不典型的少尿型急性肾损伤（如血尿突出、伴大量蛋白尿或少尿期超过 1 周无好转迹象）及非少尿型的急性肾损伤者，才需肾穿刺病理检查。另外，造成急性肾损伤的原发性恶性高血压也可通过临床进行诊断，患者肾穿刺风险很大，不应刻意追求病理诊断。除此以外，其他原因的肾实质性急性肾损伤则多需肾穿刺确诊，且应尽早进行。应注意，肾功能不全（血肌酐 ≥352μmol/L）是肾穿刺大出血的独立危险因素，因此，需完善的术前准备、细致的穿刺操作及良好的术后监护和处理。

急性肾炎综合征 根据临床特点若可诊断为感染后急性肾小球肾炎，则暂时不进行肾穿刺，仅对肾功能急剧恶化疑为急进性肾小球肾炎或按急性肾小球肾炎治疗 2 个月病情无好转者行肾穿刺。

肾病综合征 除儿童及青少年单纯肾病综合征（不伴突出的血尿、高血压、肾功能不全）可先用糖皮质激素治疗外，其余均需肾穿刺确诊，如肾病综合征伴肾炎综合征、单纯性肾病综合征糖皮质激素依赖或抵抗者。

疑诊继发性或遗传性、家族性肾脏病 狼疮肾炎虽通过临床表现和常规检查可获得诊断，进行肾穿刺的主要目的是判断病变的活动性及病理分型，以指导治疗。典型的糖尿病肾病可根据临床资料获得诊断，不需肾穿刺，但为防止漏诊糖尿病合并非糖尿病肾损害患者，建议下列情况应进行肾穿刺：①糖尿病起病先于肾脏病的间隔时间短于 5 年。②具有突出的肾小球源性血尿。③急骤起病的肾病综合征。④出现急性肾损伤。⑤出现显性肾病表现时（如肾病综合征），无糖尿病眼底变化及糖尿病引起的其他器官损害。有家族史的血尿患者肾穿刺的目的是为区分薄基膜肾病、奥尔波特综合征（Alport syndrome）及家族性 IgA 肾病，这些仅通过临床资料有时难以获得准确判断，确诊对于患者合理治疗和判断预后具有重要意义。

无症状蛋白尿≥1g/d或蛋白尿合并血尿 研究发现在IgA肾病患者中，与单纯性血尿患者不同的是，血尿即使合并<1g/d蛋白尿，除在病理上常表现为轻度系膜增生性肾小球肾炎外，约1/3患者有不同程度的局灶性增生性肾小球肾炎，可有少量新月体形成，甚至偶见局灶性坏死性肾小球肾炎，肾穿刺检查对治疗、判断预后及严密随访病情具有重要意义。因此，应将血尿合并少量蛋白尿同样列入肾穿刺的适应证，而单纯性肾小球源性血尿不作为肾穿刺的适应证。

疑诊肾脏小动脉或微血管病变 如小血管炎、系统性硬皮病肾危象、溶血尿毒症综合征、血栓性血小板减少性紫癜、胆固醇栓塞等。

肾移植 ①疑诊存在肾移植排斥反应、肾移植免疫抑制剂毒性反应（包括钙调磷酸酶抑制剂——环孢素和他克莫司的肾毒性）、病毒感染（主要是人类多瘤病毒、巨细胞病毒、EB病毒）、其他原因不明的肾功能减退及在移植肾中原有肾脏病复发或再患新的肾脏病。②对于无明显临床异常的患者是否应定期进行移植肾常规肾穿刺，尚存在不同观点。根据已有的临床观察结果，倾向于认为对于有排斥反应危险因素的患者，如尸体供肾、人类白细胞抗原配型不严格、移植后肾功能恢复延迟、术后使用较少量的免疫抑制剂等情况，早期常规肾活检（肾移植后1周、4周），有利于发现亚临床型的排斥反应（指无临床表现，但有排斥反应的病理改变），及早调整抗排斥药物的治疗方案；而6个月以后的常规肾活检有利于发现慢性移植性肾病，有助于判断预后。

重复肾活检 旨在观察疗效和病理转归，指导进一步治疗及判断预后，常用于难治性肾病综合征、狼疮肾炎、移植肾等。宜从严掌握。

禁忌证 绝对禁忌证：孤立肾、肾萎缩、明显的出凝血障碍、穿刺部位皮肤感染、精神病或不配合、重度高血压且不能控制、肾结核、肾盂积水或积脓、肾脓肿、肾周脓肿、多囊肾。相对禁忌证：①合并肾肿瘤、肾脏大囊肿、肾位置过高或游走肾、各种原因导致的中重度贫血（血红蛋白<80g/L）、高度肥胖、重度腹水、急性肾盂肾炎等。②心力衰竭、休克、妊娠或病情无法耐受者。妊娠虽被列为肾穿刺的相对禁忌证，但已有文献证实对于有适应证的孕妇怀孕30周之前进行肾穿刺比较安全，且对于临床治疗具有指导意义。③80岁以上高龄患者，肾穿刺的并发症并无明显增加，但术前准备、术中操作、术后观察处理需更谨慎。

对于孤立肾、穿刺部位皮肤感染、精神病或不配合、合并肾肿瘤、肾脏大囊肿、肾位置过高或游走肾、高度肥胖者，若病理诊断非常必要，可根据患者的具体情况，采用其他肾活检方法，如开放肾活检、经静脉肾活检等。

操作方法 患者俯卧位，右侧腰部常规消毒、铺治疗巾后，2%利多卡因局部麻醉，在B超无菌探头实时引导下进穿刺针，接近肾脏（一般穿刺右肾）下极时，嘱患者屏气，穿刺肾脏下极，取材成功后清洁辅料覆盖伤口，患者保持俯卧位用平车送回病房。

临床意义 ①明确肾脏疾病的病理变化和病理类型，并结合临床作出疾病的最终诊断。②根据病理类型和严重程度制订治疗方案。③判断患者预后。④通过重复肾活检，探索该种肾脏疾病的发展规律，判断疗效，为治疗计划的继续实施或修正提供依据。

（刘 刚）

shèn huótǐ zǔzhī bìnglǐ jiǎnchá jìshù

肾活体组织病理检查技术

（in vivo pathological examination technique of kidney） 肾活体组织检查的标本制备和病理检查方法。包括光学显微镜（光镜）、免疫荧光、免疫组织化学（免疫组化）、透射电子显微镜（电镜）和免疫电镜检查技术。高质量的肾标本制备是肾活体组织检查（简称肾活检）病理诊断的基础。

光镜检查技术 将肾组织制备成能在光镜下观察的组织切片，需行固定、脱水、包埋、切片、染色等步骤。

标本制备方法 ①固定：将肾活检标本用10%的中性福尔马林（甲醛）在室温或4℃下固定。②脱水：室温下用梯度乙醇脱水。③透明：脱水后的组织置入二甲苯。④浸蜡：透明后的组织置入溶化的石蜡中。⑤包埋：将浸蜡组织埋入已溶化石蜡的模具槽中。⑥切片：将包埋好的石蜡块置于切片机上切片。⑦捞片：将切片捞在涂有黏合剂的支撑物玻璃片上烤干。⑧染色：二甲苯脱蜡后梯度乙醇水化，最后进行苏木精-伊红（hematoxylin eosin，HE）染色、过碘酸希夫（periodic acid Schiff，PAS）染色、过碘酸六胺银（periodic-acid-silver metheramine，PASM）染色和马松（Masson）染色等。

病理检查 ①HE染色可观察标本全貌，对各种增生和渗出的

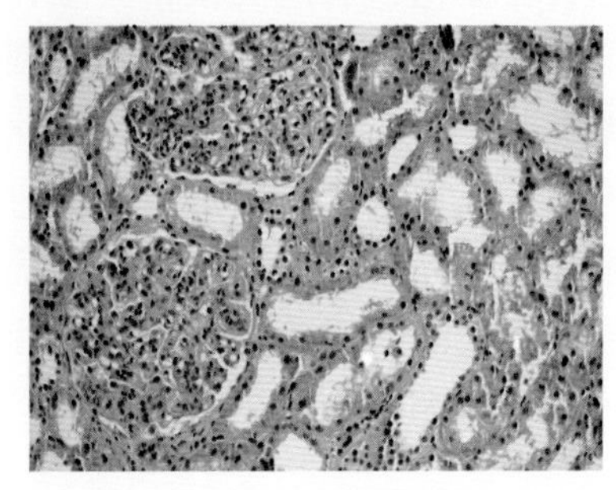

图1 HE染色

注：细胞增生，白细胞浸润（×200）

细胞进行分辨，对细胞核显示清晰（图1），对肾小管的损伤和坏死也可清楚显示。②PAS染色主要显示糖蛋白，肾小球、肾小管和肾血管的基膜及肾小球的系膜基质可清晰显现，有利于分辨增生和渗出的细胞的定位（图2）。③PASM染色可更精确地显示各部位的基膜和Ⅳ型胶原，可清晰显示肾小球基膜的空泡变性、增厚、钉突形成、双轨和多轨征、肾小球缺血性皱缩和缺血性硬化等病理改变，此外对肾小球的系膜增生与否也可很好观察（图3）。④Masson染色可显示各部位的基膜、各种特殊蛋白（免疫复合物等）及Ⅲ型胶原等，对分辨免疫复合物的沉积和分布特点、辨别急性和慢性间质肾炎和损伤是必不可少的染色方法（图4）。⑤光镜标本的特殊染色有时对诊断也很必要，如刚果红染色对淀粉样变性肾病的诊断、普鲁士蓝染色对含铁血黄素等铁质的显示、范·科萨（van Kossa）染色对肾内钙沉积的显示等。

免疫荧光检查技术 是标记免疫技术中发展最早的一种。

标本制备方法 待检标本用浸透生理盐水的纱布包裹，制片时，取出组织置于冷冻切片包埋剂，在冷冻切片机上制成约4μm的切片，以荧光素标记的抗体进行染色，在荧光显微镜下进行观察。直接荧光只标记第一抗体，间接荧光应标记与第一抗体同种动物的第二抗体。尚可应用不同的荧光素标记，可在同一切片观察不同的抗原。若不能在短时间制作冷冻切片，可将湿纱布包裹的标本置于0℃以下冰浴中。

病理检查 应用石蜡切片进行免疫荧光检查时，应先进行抗原修复，再按直接或间接荧光法进行。镜下观察荧光素标记的冷冻标本，需及时、快速并记录或照相，以免长时间暴露于荧光激发器下荧光强度衰减。荧光显微镜下观察标本时，异硫氰标记的荧光抗体发绿色荧光，罗丹明标记的荧光发红色荧光。依次记录：①抗体的种类：如IgG、IgA、IgM、C3、C4、C1q、纤维蛋白相关抗原等。②分布部位：如肾小球毛细血管壁或基膜、肾小球系膜区、肾小球基膜、肾小管基膜、肾间质、血管壁等。③显色图像：如细线状、细颗粒状、粗颗粒状、团块状等。④荧光强度：如刺眼（++++）、耀眼（+++）、低倍镜下清晰（++）、高倍镜下清晰（+）、不显荧光（-）（图5）。

免疫组化检查技术 原理与免疫荧光方法相似，只是进行免疫组化操作的标本应用前述的石蜡切片而非冷冻切片。

石蜡切片的制作 经甲醛类含醛基固定剂固定的组织，切片中的抗原决定簇因醛的交联作用而封闭，影响抗原-抗体反应，故进行免疫组化前，首先必须对组织切片进行抗原修复和处理，使

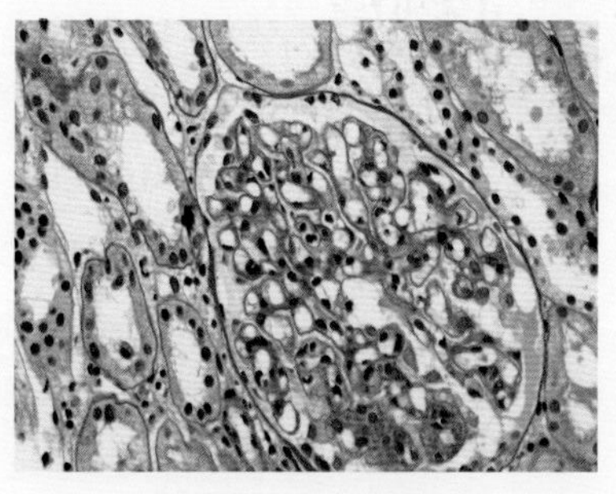

图2 PAS染色

注：肾小球和肾小管基膜清晰可见，细胞定位明确（×400）

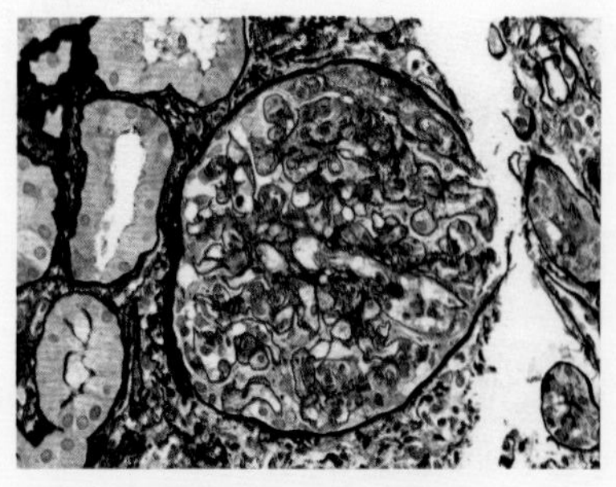

图3 PASM染色

注：肾小球和肾小管基膜清晰可见，细胞定位明确（×400）

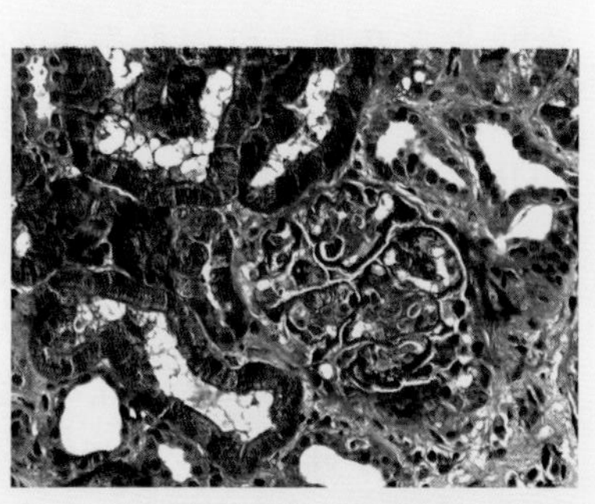

图4 Masson染色

注：内皮下条带状嗜复红蛋白沉积（白金耳），血管腔内微血栓形成（×200）

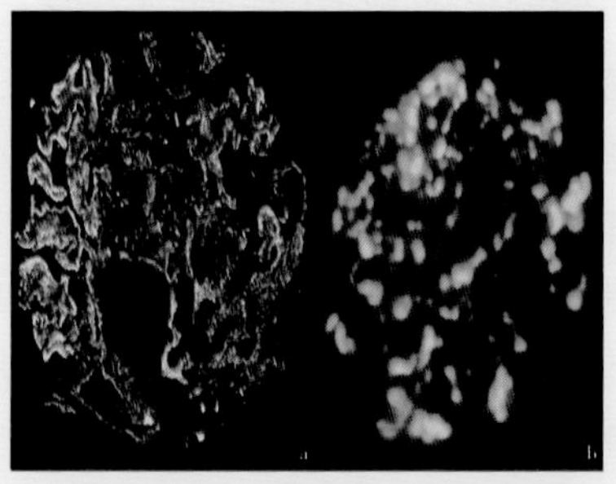

图5 免疫荧光法

注：a. IgG沿肾小球毛细血管壁颗粒状沉积（++++）；b. IgA于肾小球系膜区团块状沉积（++++）（×400）

组织中的固有抗原尽量多地暴露出来，以提升大部分抗体的阳性率和反应强度。常用的抗原修复方法有：蛋白酶消化法、微波抗原修复法、热水浴法。

免疫组化染色方法　基本原理是抗体与酶结合后，在显色剂协助下显色，在普通光镜下观察。方法有直接法、间接法、过氧化物酶-抗过氧化物酶法（peroxidase-anti-peroxidase，PAP）、双PAP法、碱性磷酸酶-抗碱性磷酸酶法（alkaline phosphatase-anti-alkaline phosphatase，APAAP）、葡萄球菌A蛋白免疫酶法（staphylococcal protein A peroxidase-anti-peroxidase，SPAPAP）、抗生物素蛋白-生物素-过氧化物酶复合物法（avidin biotin peroxidase complex，ABC）、链霉抗生物素蛋白过氧化物酶法（streptavidin peroxidase，SP）、标记链霉抗生物素蛋白法（labeled streptavidin biotin，LSAB）、链霉抗生物素蛋白-生物素复合物法（streptavidin-biotin-peroxidase complex，SABC）、免疫金染色法（immunogold staining，IGS）、免疫金银染色法（immunogold-silver staining，IGSS）、HistoGold法、增强聚合物一步法（enhanced polymer one-step staining，EPOS）、Envision System法、催化信号放大法（catalyzed signal amplification，CSA）、双重和多重免疫组化法等。在肾活检病理诊断中，基本与普通病理学领域中的应用相同。

直接法和间接法又称酶标法，操作最简单，是其他免疫组化方法的基础。将经过抗原修复的石蜡切片加酶标记的抗体，再加二氨基联苯胺（diaminobenzidine，DAB）显色（棕黄色），即可在普通光学显微镜下观察，但因其敏感性差，已很少应用。

PAP染色、双PAP法、APAAP法及SPAPAP法原理相似，将抗辣根过氧化物酶抗体与辣根过氧化物酶结合制备可溶性的酶抗酶复合物或碱性磷酸酶-抗碱性磷酸酶复合物；然后，在经过抗原修复的石蜡切片上滴加兔抗人的特异性抗体（一抗），再加抗兔IgG的抗体（二抗），最后加入兔酶抗酶复合物或兔碱性磷酸酶-抗碱性磷酸酶复合物，在显色剂（如DAB）协助下显色。酶抗酶复合物可与多个一抗的Fab段结合，有较强的放大作用，显著提高了敏感性，是肾活检病理诊断中可用的方法。

ABC法、SP法、LSAB法及SABC法原理相似，ABC法属于亲和免疫组化技术，抗生物素蛋白和生物素具有高稳定的化学性结合的特点，将生物素与过氧化物酶结合，形成生物素化的过氧化物酶，再加入抗生物素蛋白，形成抗生物素蛋白-生物素-过氧化物酶复合物法即ABC复合物。与PAP法相似，也是三步法，即在抗原修复后的石蜡切片上加动物（如兔）抗人的特异抗体（一抗），再加生物素化的抗兔IgG的二抗，二抗将一抗和ABC复合物连接起来，形成了一抗-生物素化二抗-ABC复合物的牢固的免疫反应集团，在显色剂（如DAB）协助下显色。抗生物素蛋白和生物素的结合极为稳定，故ABC法比PAP法更敏感，为后者的20～40倍。

SP法、LSAB法及SABC法均与链霉抗生物素蛋白有关。链霉抗生物素蛋白是从链霉菌分离出的蛋白质，分子量小，ABC复合物分子量大，因而穿透力较ABC复合物大，反应速度快，有两个和生物素亲和力极高的结合点，最终形成了一抗链霉抗生物素蛋白-生物素化二抗-ABC复合物的牢固的免疫反应集团，在显色剂（如DAB）协助下显色（图6）。

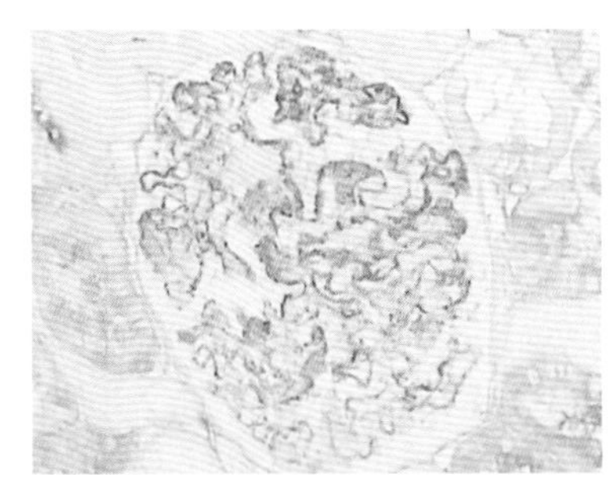

图6　SP法

注：IgG沿肾小球毛细血管基膜颗粒状沉积（×400）

IGS法、IGSS法及HistoGold法原理相似，IGS法是将胶体金颗粒（直径>20nm）标记在二抗或链霉抗生物素蛋白上，反应过程与酶标记的间接法相似，不需要显色，胶体金沉着的部位在光镜下显红色。IGSS法是银显影的方法，在IGS的基础上，沉积的金颗粒有一定的催化作用，用对苯二酚还原剂将银离子还原成银原子，被还原的银原子包绕在金颗粒周围，经照相术的显影技术，在光镜下呈黑色颗粒。

EPOS法、Envinsion System法及CSA法均是将二抗与酶标分子结合于多聚物，用以提高灵敏度。

透射电镜检查技术　以电子束穿透标本，经聚合放大后，显像于荧光屏进行观察和分析的技术。其分辨率达0.2nm，可观察到细胞器。

标本制备方法　①取材和固定：标本体积一般是1mm^3，固定液常用2%～4%的戊二醛磷酸钠缓冲液。②漂洗：将戊二醛固定后的组织块用0.1mol/L磷酸缓冲液漂洗，换液。③四氧化锇后固定：在4℃条件下，将漂洗后的组织块置于四氧化锇磷酸缓冲液中浸泡。④脱水：梯度丙酮脱水。⑤浸透：脱水的组织块依次浸入梯度递增的纯丙酮树脂包埋剂和纯树脂包埋剂浸透。⑥聚合：将浸透的组织块置入装满树脂包埋剂的胶囊中，制成待切硬块。⑦切片：先切成半薄切片（1μm），在光镜下选取需观察部位，去除不必要的部位，再切成超薄切片（40～50nm）。⑧捞片：电镜切片的支撑物为满布小孔的铜网或镍网，使之不被电子束冲击而破坏。将超薄切片置于金属网上。⑨染色：为使组织和细胞能在电镜下显像，必须通过染色造成反差。常用2%醋酸铀和6%枸橼酸铅染色。

病理检查 肾活检的病理诊断中，电镜检查的主要目的是观察和分析组织和细胞的微细结构变化、免疫复合物的有无和沉积部位及特殊物质的有无。按其作用可分为三个层次：第一，在诊断中起决定作用。①遗传性肾病：奥尔波特综合征（Alport syndrome）、薄基膜肾病、法布里病（Fabry disease）、指甲-髌骨综合征等（图7）。②异常球蛋白血症肾损伤：冷球蛋白血症肾病、轻链沉积病、瓦氏巨球蛋白血症肾病等。③纤维样蛋白沉积性肾病：早期淀粉样变性肾病、纤维样肾小球病、免疫触须样肾小球病、纤维连接蛋白肾小球病、胶原Ⅲ肾病（图8）等。第二，在诊断中起辅助作用。微小病变型肾病、膜性肾病的分期（图9）、不典型膜性肾病（图10）、感染后毛细血管内增生性肾小球肾炎、血栓性微血管病、膜增生性肾小球肾炎的分型、新月体肾小球肾炎的分型等。第三，在诊断中起补充和验证作用。在荧光和光镜已可确诊的各种肾病的基础上，电镜检查可进一步确定和验证。

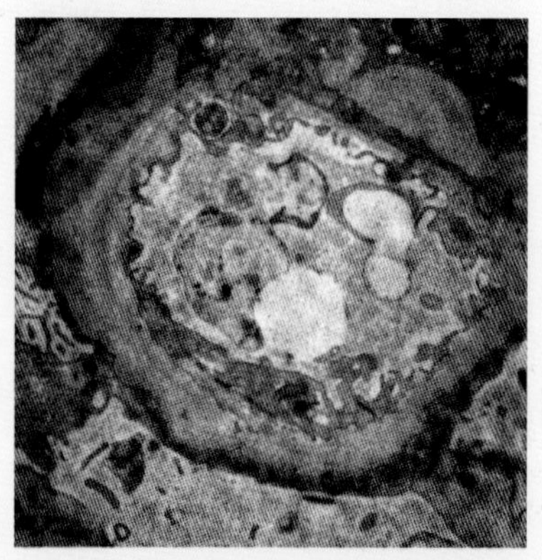

图7 奥尔波特综合征电镜检查

注：肾小球基膜薄厚不均，弥漫撕裂（×15 000）

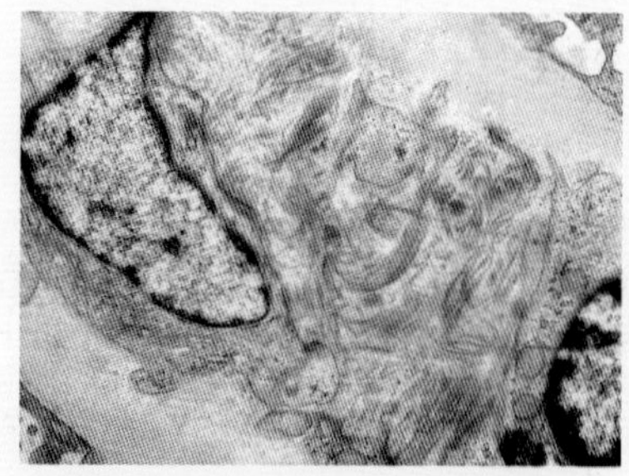

图8 胶原Ⅲ肾病透射电镜检查

注：肾小球基膜和系膜区可见大量胶原纤维（×10 000）

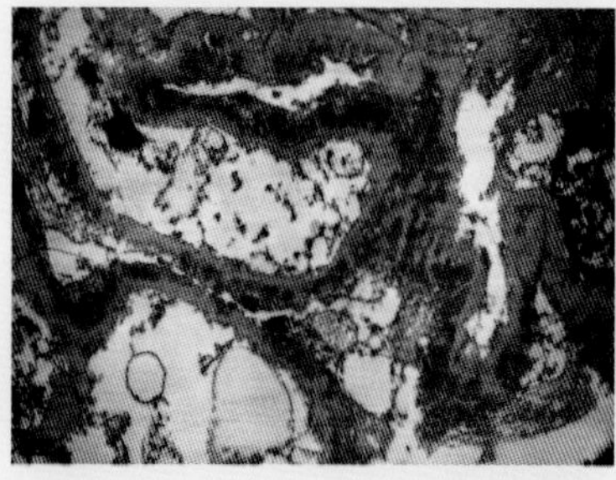

图9 Ⅱ期膜性肾病石蜡切片电镜检查

注：上皮下多数电子致密物沉积（×8000）

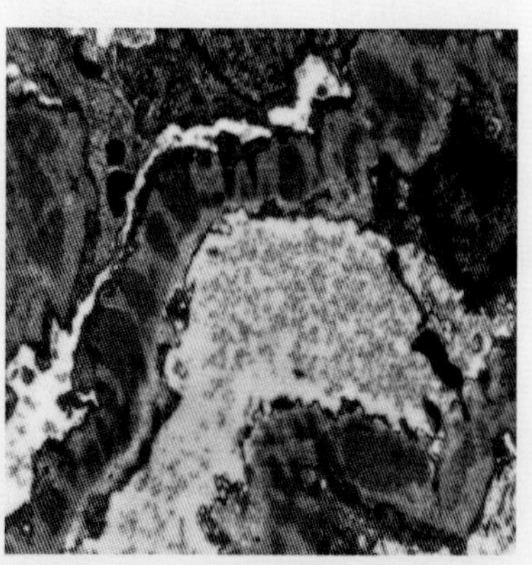

图10 不典型膜性肾病透射电镜检查

注：肾小球上皮下、内皮下和系膜区多部位电子致密物沉积（×8000）

免疫电镜检查技术 免疫电镜是透射电镜和免疫组化相结合的病理学方法，透射电镜观察到的电子致密物虽属于抗原-抗体复合物，但不能分辨抗原和抗体的种类，其他沉积的特殊蛋白也不能确定其性质，只有借助于免疫组化方可解决，即应用偶联有胶体金颗粒相应抗体，在透射电镜下显示肾活检标本上的特异性抗原和（或）抗体及其分布的精确部位、半定量的计数。将超薄切片置于镍网上，加一抗，4℃过夜，再加与二抗偶联的胶体金，室温下反应。在透射电镜下观察胶体金颗粒的分布和密度。

（邹万忠）

dīnàxuèzhèng

低钠血症（hyponatremia）

血清钠浓度低于正常范围，伴或者不伴细胞外液容量改变的水、钠代谢障碍的病理状态。血钠<135mmol/L，仅反映钠在血浆中浓度的降低，并不一定表示体内总钠量的丢失。症状随血钠下降速度及病因而异。随低钠血症发展，体液向细胞内转移，可表现为脑细胞水肿的症状，如嗜睡、精神萎靡、昏迷、惊厥；细胞容

量改变致低渗性脱水，可表现严重循环衰竭，肢凉、脉细、尿少，前囟凹陷（婴儿）；伴随低钠而表现为神经肌肉应激性改变，如肌张力低下、腱反射减弱，有时需与低钾血症鉴别。

发生机制 低钠血症常反映机体对水调节异常。根据病因不同，总液体量可增加或减少，血浆渗透压可降低、正常或增高。高渗性低钠血症是细胞外液中存在某些高浓度溶质，如葡萄糖、甘露醇、甘氨酸等，使水从细胞内转向细胞外，导致细胞内脱水和转移性低钠血症。血糖每升高5.6mmol/L，血钠下降1.6mmol/L。此外还有假性低钠血症，见于高脂血症和高蛋白血症。绝大多数低钠血症伴血浆渗透压降低，即低渗性低钠血症。根据低钠血症发生时的血容量变化可分为下列几种。

细胞外液容量降低 即低容量性低钠血症。总体钠和总水量均减少，但失钠大于失水。各种原因导致的容量降低，刺激精氨酸升压素（arginine vasopressin，AVP）释放，使水重吸收增加，是低钠血症产生的重要机制。①肾性失钠：过度利尿药的使用，特别是噻嗪类利尿药，同时干扰尿液的稀释功能；渗透性利尿如葡萄糖、甘露醇等；盐皮质激素缺乏，使肾小管重吸收钠减少；失盐性肾炎伴肾小管性酸中毒和代谢性碱中毒；酮尿，包括糖尿病酮症酸中毒、饥饿、酒精性酮尿等。尿钠浓度 > 20mmol/L。②肾外失钠：常见胃肠道丢失。尿钠浓度<20mmol/L。

细胞外液容量正常 即等容量性低钠血症。是住院患者最常见的钠代谢紊乱。主要是各种原因使AVP释放增多，肾小管水重吸收增加，血钠稀释性降低。容量增加，可促使尿钠增加。患者体内总钠量接近正常，总水量轻度升高。①AVP分泌过多综合征或抗利尿激素分泌失调综合征（syndrome of inappropriate ADH secretion，SIADHS）：各种原因引起AVP不适当分泌，导致水潴留，产生低钠血症。水的潴留刺激容量感受器，使尿钠排出增加，尿中钠浓度常>20mmol/L。产生此综合征的原因：肺部疾病如肺炎、慢性阻塞性肺疾病、肺结核等；恶性肿瘤如小细胞肺癌、头颈部肿瘤；药物，如抗精神病药物、与苯丙胺相关药、某些抗肿瘤药、卡马西平等；神经系统疾病如脑血管病、脑外伤；疼痛、手术应激等。②糖皮质激素缺乏：也可使AVP释放增多（非渗透性AVP释放），肾脏水排泄障碍；另可直接干扰肾的稀释功能。③甲状腺功能减退症：心排出量和肾小球滤过率降低，导致以AVP为介导的肾内机制发生紊乱。④急性精神分裂症：患者有发生低钠血症倾向，其机制是多因素的，包括渴觉增加（多饮）、AVP释放的渗透压调节轻度缺陷、低血浆渗透压情况下有AVP释放、肾AVP的反应性增加和抗精神病药物。

细胞外液容量增加 即高容量性低钠血症。该类患者体内钠总量增加，常伴水肿或腹水。血管内有效血容量相对不足致AVP释放，是引起水潴留、血钠降低的重要机制。常见疾病：①肾病综合征：有效血容量缩减，可引起非渗透性AVP释放，水重吸收增加，导致低钠血症。②心力衰竭：心排出量减少，使平均动脉压下降，致非渗透性AVP释放增多，使肾小管重吸收水增加，血钠降低；研究发现，心力衰竭时肾小管细胞中水孔蛋白表达上调，促进水的重吸收，同时伴肾素-血管紧张素-醛固酮系统激活和儿茶酚胺释放增多，使低钠血症进一步加重。③肝硬化：低钠血症的发生机制与心力衰竭相似，所不同的是这种患者心排出量不是减少而是增加。这与外周血管扩张，特别是内脏血管扩张，阻力减小有关。

鉴别诊断 见下页图。

处理原则 总的治疗措施包括：①去除病因。②纠正低钠血症。③对症处理。④治疗合并症。

低容量性低钠血症者，补充生理盐水。等容量或高容量性低钠血症无脑病者，限制水的摄入；高容量者，可使用袢利尿药。低钠血症伴脑病者：①急性低钠血症（<48小时），3%氯化钠，在最初4小时内提高血钠8～10mmol/L，每小时（2.4±0.5）mmol/L，直至症状改善，癫痫发作停止。在最初48小时内提高血钠的幅度不宜超过15～20mmol/L，血钠水平宜>125mmol/L。过快纠正低钠血症，会引起脱髓鞘病变。②慢性低钠血症（>48小时），出现脑病时，血钠常<110mmol/L。治疗目标为每小时使血钠升高0.5mmol/L，或症状消失。若症状严重（如癫痫等），起始速度可快些，但24小时内不超过10mmol/L。

（郝传明 赖凌云）

gāonàxuèzhèng

高钠血症（hypernatremia） 血清钠浓度高于正常范围，伴或者不伴细胞外液容量改变的水、钠代谢障碍的病理状态。血钠>145mmol/L伴血浆渗透压过高。主要临床表现为神经精神症状：早期主要症状为口渴、尿量减少、软弱无力、恶心呕吐和体温升高，体征为脱水；晚期则出现脑细胞

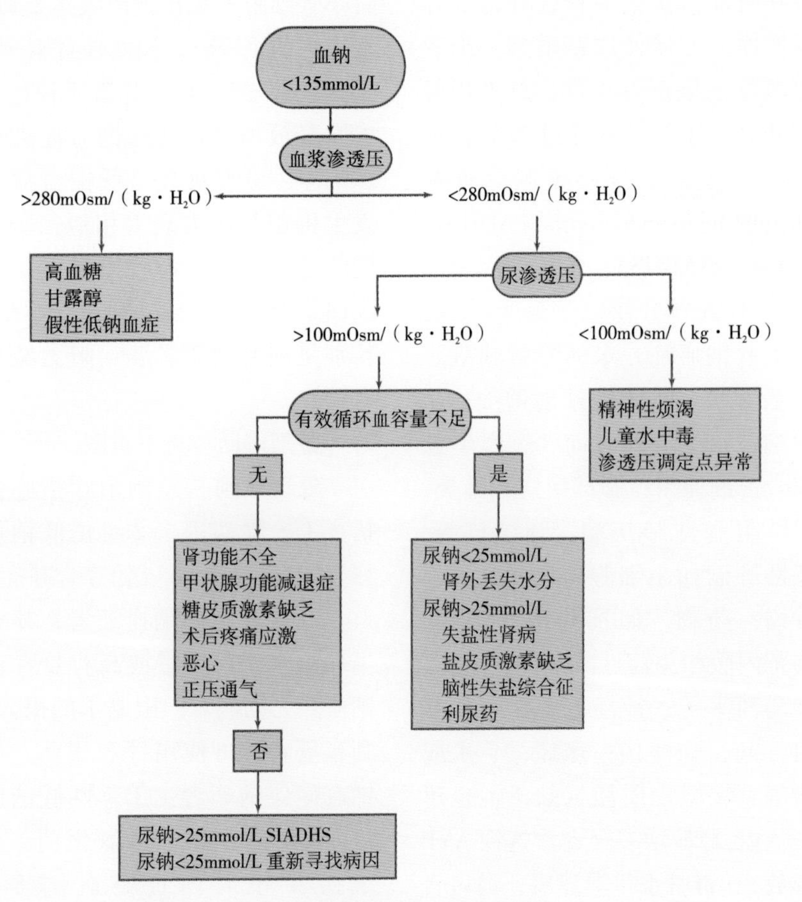

图 低钠血症鉴别诊断流程图

脱水的表现，如烦躁、易激惹或精神淡漠、嗜睡、抽搐或癫痫样发作和昏迷，体征有肌张力增高和反射亢进等，严重者死亡。

发生机制 主要是失水引起，有时伴失钠，但失水大于失钠。常有细胞内水分减少，由于细胞外高渗透压可将细胞内水分吸出到细胞外。因此血容量开始并不下降，但晚期严重者仍可减少。

水摄入不足 航海迷航或沙漠中缺乏水源，昏迷、拒食、消化道病变引起饮水困难，脑外伤、脑血管意外等导致渴觉中枢迟钝或渗透压感受器不敏感，原发性饮水过少症等，均可引起水摄入不足导致高钠血症。

水丢失过多 ①经肾外丢失：高热、高温环境剧烈运动导致的大量出汗可引起水从皮肤大量丧失；喘息状态、过度换气、气管切开等可使水从呼吸道丢失过多；胃肠道渗透性水样腹泻也可造成此症，若合并进食障碍，情况可严重恶化。②经肾丢失：主要源于中枢性尿崩症、肾性尿崩症或应用大量渗透性利尿药。肾性尿崩症源于精氨酸升压素（arginine vasopressin，AVP）的 V_2 受体等基因异常；锂中毒、低钾血症、高钙血症及梗阻性肾病所致获得性肾性尿崩症；未被控制的糖尿病使大量过多溶质微粒通过肾小管而致渗透性利尿；长期鼻饲高蛋白流质饮食等所致的溶质性利尿（称鼻饲综合征）；使用高渗葡萄糖溶液、甘露醇、山梨醇、尿素等脱水疗法致溶质性利尿。

其他 ①水转入细胞内：剧烈运动、抽搐等造成细胞内小分子增多，渗透压增加，促使水进入细胞内，一般持续不长。乳酸性酸中毒时，糖原大量分解为小分子的乳酸，使细胞内渗透压过高，水转移至细胞内，造成高钠血症。②钠盐摄入过多：常见于注射 $NaHCO_3$、过多输入高渗性 NaCl 等，患者多伴严重血容量过多。③肾排钠减少：急性肾损伤、慢性肾衰竭等肾性少尿；代谢性酸中毒、心肺复苏等补碱过多；老人或婴幼儿肾功能不良；库欣综合征（Cushing syndrome）、原发性醛固酮增多症等保钠排钾性疾病；使用去氧皮质酮、甘草类保钠排钾类药物等。④特发性高钠血症：由口渴中枢障碍或 AVP 调节异常引起，确切病因不明。少部分病例可有脑肿瘤、肉芽肿等病变或创伤、脑血管意外等病史。

鉴别诊断 依据临床症状、体征及实验室检查。表现为口渴、饮水量和尿量减少；体征包括失水体征、血压和脉率、神志改变、肌张力增高和反射亢进；实验室检查包括血钠、血及尿渗透压。

若血钠>150mmol/L，血浆渗透压>295mOsm/（kg·H_2O），而尿渗透压<300mOsm/（kg·H_2O），则提示 AVP 释放或其作用靶器官缺陷；若尿渗透压>800mOsm/（kg·H_2O），说明肾小管浓缩功能正常，提示高钠血症是由于钠排泄障碍（又称潴留性高钠血症）所致。若血浆渗透压比尿渗透压高，则多是中枢性或肾性尿崩症。

高钠血症首先评估容量状态：①低容量：如尿钠>20mmol/L，考虑肾性丢失；若尿钠<20mmol/L，考虑肾外丢失。②等容量：尿钠不定，可能肾脏丢失，如肾性尿崩症或中枢性尿崩症。③高容量：尿钠>20mmol/L，考虑钠摄入过多。

处理原则 首先是尽可能去

除病因或针对病因进行治疗，若缺水应立即嘱患者饮水即可纠正。急性者需在数小时内迅速纠正电解质紊乱。慢性者纠正应缓慢，Na^+下降速度不超过2mmol/（L·h），第一个24小时内纠正不超过15mmol/L，其余在下一个24小时或更长时间内纠正。

对失水过多和钠排泄障碍者则采取不同的方法治疗。①失水过多性高钠血症：除病因治疗外，主要是纠正失水，失水量可按下列公式计算：男性缺水量=0.6×体重×［1-（正常血钠浓度mmol/L）/（患者所测得的血钠浓度）］；女性缺水量=0.5×体重×［1-（正常血钠浓度mmol/L）/（患者所测得的血钠浓度）］。此公式内的体重是指发病前原来的体重。补充液体的溶液首选等渗氯化钠与5%葡萄糖液，按1∶3或1∶1比例混合配制。葡萄糖进入体内后很快被代谢掉，故混合配制的溶液相当于低渗溶液。也可选用0.45%氯化钠或5%葡萄糖溶液。②对钠排泄障碍所致的高钠血症：主要是排除体内过多的钠，可输5%葡萄糖液，同时用排钠利尿药以增加排钠；肾衰竭者可用透析治疗。③混合性高钠血症：应大量补充水分，以胃肠道补充为主。待血容量改善后，一方面补液，一方面利尿。④脑血管意外的老年人并发高钠血症：以预防为主，经常复查电解质、血糖和肝肾功能，适当控制钠和水的摄入。水钠平衡紊乱也常伴其他电解质紊乱和酸碱平衡失调，应注意各种离子之间的关系，综合处理。

（郝传明　赖凌云）

dījiǎxuèzhèng

低钾血症（hypokalemia）　血清钾浓度低于正常范围的代谢紊乱的病理状态。血钾浓度<3.5mmol/L，临床表现根据血钾降低的程度有轻中重的差异，主要表现为肌肉无力瘫痪、心律失常、肾功能不全。低钾对血压及代谢也会有影响，心电图可出现小或倒T波、U波、PR间期增宽等表现。

发生机制　原因有钾摄入不足、丢失过多、过多的钾从细胞外移至细胞内。

钾摄入不足　正常情况下，肾排钾可随着钾的摄入减少而减少。但肾对钾的排泄无法降到0，若长期摄入不足，有可能发生低钾血症。

过多的钾从细胞外移至细胞内　①代谢性碱中毒：刺激细胞摄钾。②钡中毒：阻断钾排出细胞，而钾通过Na^+-K^+-ATP酶持续进入细胞内。③应激等因素导致儿茶酚胺增加，刺激β_2-肾上腺素能受体，使细胞对钾的摄入增加。④低钾性周期性麻痹：甲状腺功能亢进症对儿茶酚胺敏感性增加等因素，细胞摄钾增加；遗传性，如二氢吡啶敏感钙通道基因异常。

钾丢失过多　主要经胃肠道和肾丢失。临床上以肾脏失钾为最常见的原因，诊断标准为低钾血症情况下，24小时尿钾排泄>20mmol。引起肾脏失钾的原因：①盐皮质激素增多相关的疾病：如原发性醛固酮增多症、糖皮质激素治疗有效的醛固酮增多症、肾上腺外分泌醛固酮的肿瘤、库欣综合征（Cushing syndrome）、似盐皮质激素增多症。②肾小管功能异常的遗传性疾病：如巴特综合征（Bartter syndrome）、吉特尔曼综合征（Gitelman syndrome）、假性醛固酮增多症。③肾小管性酸中毒：远端肾小管性酸中毒和近端肾小管性酸中毒。④低镁血症：任何原因的低镁血症都能导致缺钾或低钾血症，尤其是血清$Mg^{2+}<0.21$mmol/L；低钾血症也常伴镁的缺乏，常见于小管疾病，如氨基糖苷类抗生素肾中毒，镁的缺乏抑制肌肉Na^+-K^+-ATP酶活性，尿钾排泄增多；低镁引起尿钾排泄增加的原因包括：醛固酮分泌增加、髓袢升支粗段管腔膜钾通道活性增加。⑤药物：利尿药是引起低钾血症的重要原因，噻嗪类利尿药比袢利尿药更易致低钾血症。噻嗪类利尿药减少Ca^{2+}的分泌，袢利尿药增加Ca^{2+}的排出，远端肾单位管腔Ca^{2+}浓度升高，使管腔侧驱动K^+分泌的负电位降低。其他促进尿K^+排出、低钾血症如大剂量青霉素类抗生素、两性霉素B、顺铂、异环磷酰胺可导致低钾和低镁血症。

鉴别诊断　见下页图。

处理原则　首先是防止致命性心脏和肌肉并发症，逐步补充机体钾的储存，纠正导致低钾的病因。治疗成功的关键是不断地检测和调整，防止矫枉过正。处理低钾血症伴镁缺乏的患者，必须同时纠正低镁血症，补镁后刺激细胞对钾的摄取，尿钾排出减少。

（郝传明　赖凌云）

gāojiǎxuèzhèng

高钾血症（hyperkalemia）　血清钾浓度高于正常范围的代谢紊乱的病理状态。血钾浓度>5.5mmol/L，可出现肌肉无力和心律失常，最严重的后果是对心脏的影响，血钾升高伴心电图的特征性变化：T波高尖，严重高钾时增宽的QRS波群与高尖的T波融合，可见到典型的正弦波形。

发生机制　原因有钾摄入增多、细胞内外钾分布改变及肾脏排钾减少。

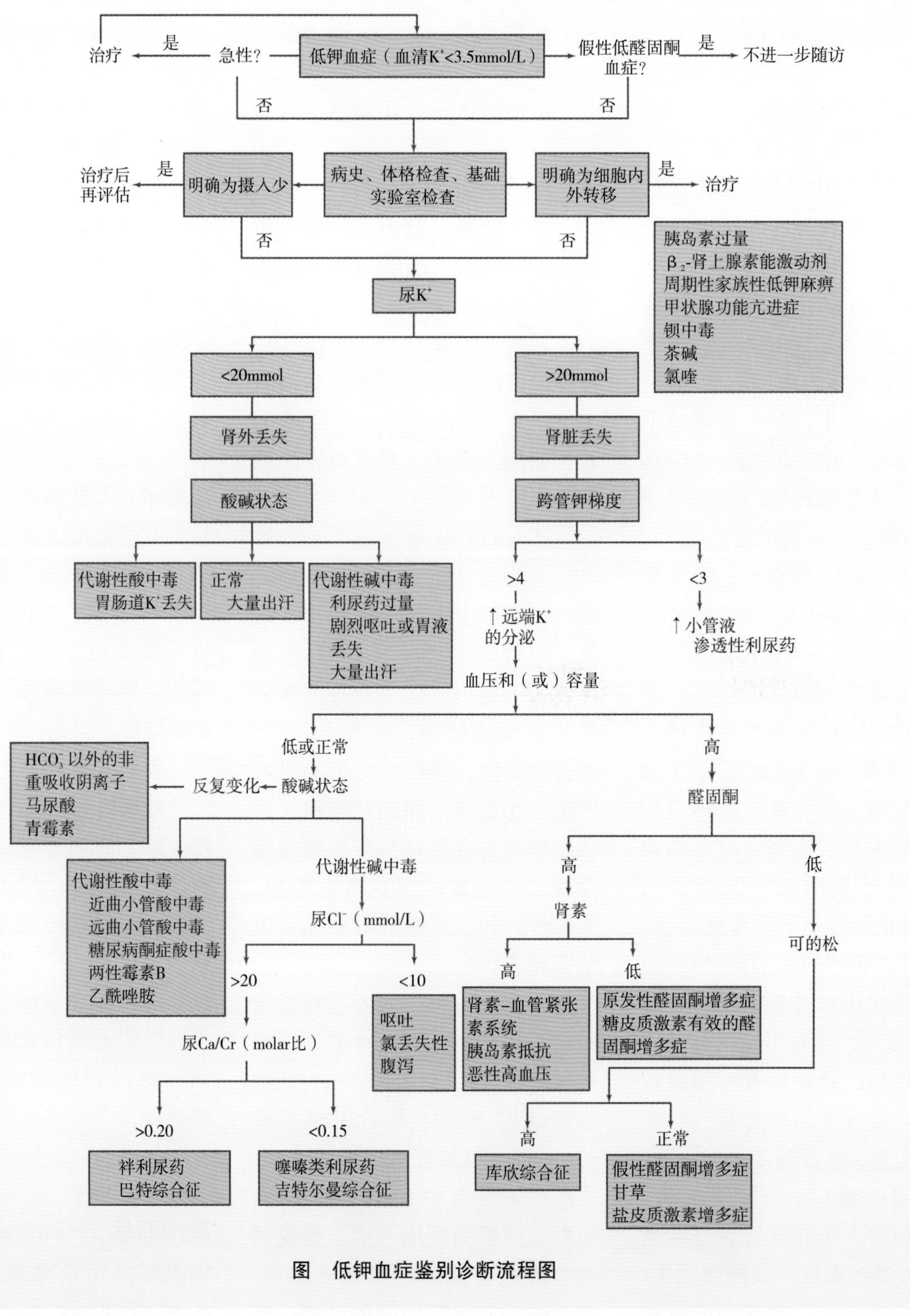

图　低钾血症鉴别诊断流程图

钾摄入增多　对于正常健康人群，即使摄入大量钾盐也不会导致高钾血症。钾摄入增多导致的高钾血症主要发生在肾功能不全者。肾功能正常患者，高血钾常与低醛固酮血症有关。

细胞内外钾分布改变　引起血钾重新分布的疾病：无机酸中毒、横纹肌溶解、烧伤、挤压综合征、肿瘤溶解综合征、家族性高钾性周期性麻痹、高渗透性状态（如未控制的糖尿病、注射葡萄糖、大量注射甘露醇）、胰岛素缺乏或抵抗、洋地黄中毒。

肾脏排钾减少　是引起高钾血症的主要原因。

肾单位水、钠运送异常　①远端肾单位钠运送不足：最常见的疾病包括少尿型急性肾损伤、慢性肾衰竭（肾小球滤过率<10ml/min）、严重的心力衰竭、急性肺水肿、有腹水的肝硬化等。Na^+通过远端肾单位的上皮细胞钠通道（epithelial sodium channel,

ENaC）被动向主细胞内转运，Na^+-K^+-ATP 酶在基侧膜主动摄钾排出 Na^+。主动转运泵消耗的能量转化为跨管腔较大的钾浓度梯度，产生电化学梯度利于细胞内 K^+通过顶端 K^+选择性通道扩散到尿内。因此抑制远端 Na^+运输、减少小管液流速的因素，均会降低 K^+从尿液中排出。②肾小管分泌缺陷：阻塞性尿路病变、系统性红斑狼疮、淀粉样变性、镰状细胞肾病、间质性肾病、获得性免疫缺陷综合征。其原因是发生高血钾型肾小管性酸中毒。③假性醛固酮减少症（pseudo-hypoaldosteronism，PHA）：是少见的家族性异常，表现为肾失钠、高钾血症和代谢性酸中毒，血浆肾素活性和醛固酮水平显著升高，皮质醇水平正常。

醛固酮作用障碍 ①慢性肾上腺皮质功能减退症：分为原发及继发性两类。②肾上腺酶的缺陷：盐皮质激素合成缺陷表现是合成途径相关酶类活性降低，包括 3β-羟类固醇脱氢酶、21-羟化酶、18-羟化酶，均为常染色体隐性遗传。③低肾素低醛固酮血症：多发生于 50～70 岁、轻中度肾功能不全的糖尿病肾病或慢性间质性肾炎患者。④药物：环孢素、他克莫司影响醛固酮对盐皮质激素受体的激活；肝素直接作用于肾上腺减少醛固酮的分泌等（表）。

鉴别诊断 见下页图。

处理原则 急性严重高钾血症的治疗：稳定心肌细胞膜，防止心律失常（葡萄糖酸钙）、使钾

表 高钾血症的药物因素

因素	相关机制
阿米洛利、氨苯蝶啶	作用于远曲小管末端和集合管，阻滞钠通道，Na^+重吸收减少，影响 K^+分泌的电化学梯度；减少 K^+的分泌
氨基酸	赖氨酸、精氨酸、6-氨基己酸与 K^+交换进入细胞，导致高钾血症（静脉补充氨基酸可导致高钾血症，口服是否也有此作用尚不清楚）
血管紧张素转换酶抑制剂、血管紧张素Ⅱ受体阻断剂	减少醛固酮的合成，与利尿药合用可降低高血钾发生，后者比前者发生高钾的概率低
唑类抗真菌药	抑制肾上腺类固醇的合成，造成醛固酮的缺失
β-受体阻断剂	降低 Na^+-K^+-ATP 酶活性，β_2-受体阻断剂减低 K^+的水平
环孢素	抑制肾素释放，醛固酮合成减少，集合管钾分泌减少；影响醛固酮与盐皮质激素受体结合后对受体的激活，但并不减少盐皮质激素受体的表达
地高辛（中毒剂量）	抑制 Na^+-K^+-ATP 酶活性
依普利酮	选择性醛固酮受体拮抗药，抑制醛固酮和盐皮质激素受体结合
炔雌醇	螺内酯拟似剂
氟化物中毒	醛固酮合成减少，多见于摄入高氟化物含量饮水的透析患者
肝素	肾功能不全的患者会引起高钾血症，主要是抑制肾上腺醛固酮的合成
螺内酯	抑制醛固酮在肾小管和其受体的结合
琥珀酰胆碱	受伤的骨骼肌乙酰胆碱受体增加（肿瘤、烧伤）
他克莫司	抑制肾素的释放，醛固酮合成减少，集合管钾分泌减少
甲氧苄啶、戊氧苯咪	细胞内和肾小管的电化学梯度减小，降低 K^+的分泌
非甾体类抗炎药	抑制前列腺素的合成，降低入球小动脉的流量，抑制肾素和醛固酮的释放。包括经典的非甾体类抗炎药和环加氧酶-2 抑制剂
注射葡萄糖或胰岛素缺乏	葡萄糖注射引起的高血糖高张状态可将 K^+从细胞内转移至细胞外，导致高钾血症。多发生于持续静脉注射高张葡萄糖。其他高张性物质也可导致高钾血症，如甘露醇
具有洋地黄作用的草药	马利筋草、白色铃兰花、刺五加提取物、山楂叶提取物、干蟾皮（黑耳蟾蜍、蟾酥、非洲爪蟾）。这些物质都可抑制 Na^+-K^+-ATP 酶活性，导致细胞外 K^+浓度升高
保健品和草药制剂	很多草药的钾含量很高，如诺丽果汁、紫花苜蓿、蒲公英、问荆提取物、荨麻
储存的红细胞	储存的细胞部分会溶血释放 K^+
青霉素 G 钾盐	肾功能不全者使用会导致钾负荷加重，无论口服还是静脉用药
补钾物质或盐替代物	摄入钾多会产生高钾血症，尤其是肾功能损害者。富含钾的食物有香蕉、甜瓜、西瓜、橙汁

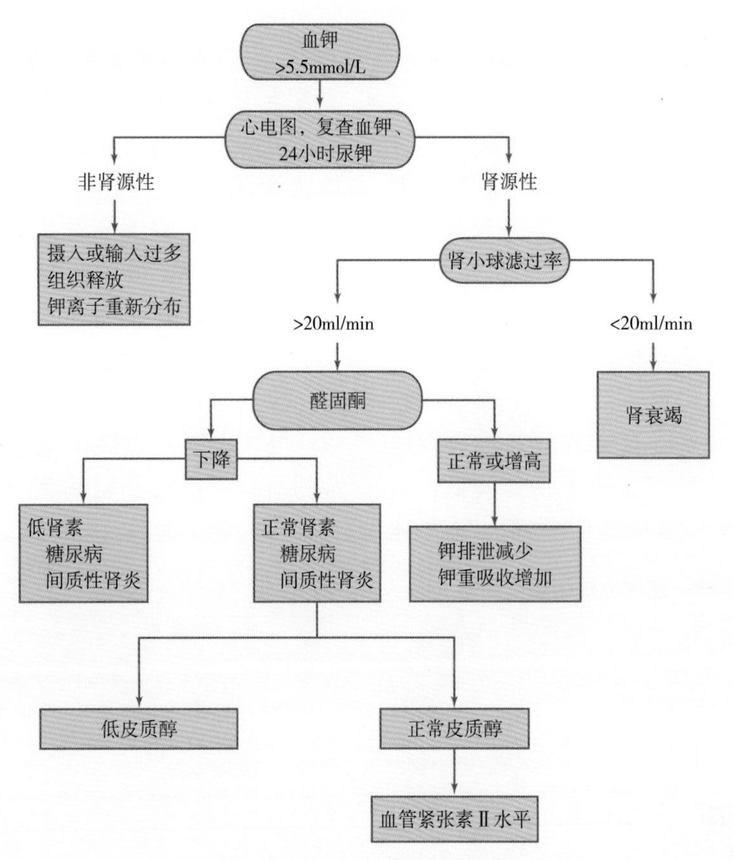

图　高钾血症的鉴别诊断流程图

从细胞外移至细胞内（胰岛素加葡萄糖）、增加钾的排泄（消化道、利尿药、血液净化）。若患者的血钾升高并不立即威胁生命，使体内的总钾水平下降到正常是唯一的治疗手段，但是所有治疗方法都是暂时的，最主要的还是针对高钾血症的病因治疗。

（郝传明　赖凌云）

dīgàixuèzhèng

低钙血症（hypocalcemia）　血清蛋白浓度正常时，血清钙或钙离子浓度低于正常范围的钙代谢紊乱的病理状态。血浆总钙浓度的减低，既可以是血浆蛋白结合钙降低（假性低钙血症），也可以是血清钙离子浓度的异常降低（真性低钙血症）。低血钙时神经肌肉兴奋性增高，可出现手足搐搦、肌痉挛、喉鸣、惊厥及易激惹、情绪不稳、幻觉等精神症状；可表现低钙击面征和低钙束臂征阳性，但约1/3患者可为阴性；可引起窦性心动过速、心律失常，也可引起房室传导阻滞，在极少数情况下可引起充血性心力衰竭；可使迷走神经兴奋性提高发生心脏停搏；伴体内钙缺乏时，可引起骨质钙化障碍，小儿可出现佝偻病、囟门迟闭、骨骼畸形，成人可表现骨质软化、纤维性骨炎、骨质疏松等；新生儿低血钙严重者可并发心力衰竭。

发生机制　真性低钙血症的原因包括肠道钙吸收增加、肾脏钙排泄减少和钙自骨骼转移到血液的增加，具体原因：①甲状旁腺激素缺乏或作用受阻。原发性或称特发性甲状旁腺功能减退症少见，系自身免疫病，与胸腺不发育同时存在者称迪格奥尔格综合征（DiGeorge syndrome），合并甲状腺和肾上腺皮质功能减退者称多发性内分泌功能减退症。临床上继发性甲状旁腺功能减退症患者较多见，常见于甲状腺功能亢进症患者接受放射性碘治疗或甲状腺手术切除、损伤所致。②维生素D缺乏或代谢异常。维生素D缺乏，见于食物中缺乏、肠道吸收不良、接触阳光过少、多次妊娠、长期哺乳等；维生素D的羟化障碍见于肝硬化、肾衰竭、遗传性1α-羟化酶缺乏等疾病，后者为维生素D依赖性佝偻病Ⅰ型；维生素D抵抗，终末靶器官对1,25-二羟胆钙化醇［1,25-（OH）$_2$D$_3$］不敏感，为维生素D依赖性佝偻病Ⅱ型。③慢性肾功能不全。④急性胰腺炎。

鉴别诊断　通常临床上测定血钙为血浆总钙，<2mmol/L即可认为是低钙血症。血浆总钙包括蛋白结合钙、复合钙和离子钙。血清白蛋白含量和血液酸碱平衡直接影响着离子钙的浓度，在分析血浆总钙浓度的诊断价值时，应考虑其影响因素，并与下列疾病鉴别。①维生素D缺乏性软骨病：营养性佝偻病，儿童患病率高，成人发病症状轻。其生化主要特征为血浆25-羟胆钙化醇［25-(OH)D$_3$］缺乏。②假性维生素D缺乏症：常染色体隐性遗传性疾病，是由于1α-羟化酶有遗传性缺陷，不能使25-(OH)D$_3$进一步羟化，生成有生理活性的1,25-(OH)$_2$D$_3$。患者血中25-（OH）D$_3$的浓度正常。③抗维生素D性佝偻病：又称原发性低磷血症，系X连锁显性遗传性疾病。患者血磷低，直接给予1,25-(OH)$_2$D$_3$无效，必须补充磷后，骨病始得改善。④甲状旁腺功能减退症：多因甲状腺手术损伤或切除甲状旁腺和放射线照射引起。患者甲状旁腺激素分泌减少，血钙降低，

血磷多增高。⑤假性甲状旁腺功能减退症。⑥其他：如慢性肾衰竭、急性胰腺炎、肝胆疾病及某些药物所致者，易鉴别。

处理原则 有症状和体征的低钙血症应予治疗，血钙下降程度和速度决定纠正低钙血症的快慢。若总钙浓度<1.875mmol/L，无论有无症状均应进行治疗。①低钙血症若症状明显，如伴手足搐搦、抽搐、低血压、低钙击面征和低钙束臂征阳性、心电图示QT间期延长伴或不伴心律失常等，应予立即处理，用10%葡萄糖酸钙10ml稀释后静脉注射，注射过程中应密切监测心律，以防止严重心律失常的发生。②若症状性低钙血症反复发作可在6~8小时内静脉滴注含钙制剂。③慢性低钙血症首先是病因治疗，如低镁血症、维生素D缺乏等；另外可给予口服钙和维生素D制剂。口服钙制剂包括葡萄糖酸钙、枸橼酸钙和碳酸钙，应经常监测血钙调整用量。活性维生素D_3包括25-(OH)D_3及1,25-$(OH)_2D_3$，作用较快，尤其是后者。④非肾衰竭的慢性低钙血症也可在低盐饮食的基础上使用噻嗪类利尿药以减少尿钙的排出。

（郝传明 陈 靖 王梦靖）

gāogàixuèzhèng

高钙血症（hypercalcemia） 血清蛋白浓度正常时，血清钙或钙离子浓度高于正常范围的钙代谢紊乱的病理状态。血浆总钙浓度的增高，既可以是血浆蛋白结合钙升高（假性高钙血症）也可以是血清离子钙浓度的异常升高（真性高钙血症），只有后者才引起高钙血症表现。临床表现取决于血钙水平及发展速度，症状表现在消化、运动、神经、泌尿等系统。厌食、恶心、呕吐、便秘、乏力；肌肉疲劳、肌张力减低、烦渴、多尿；嗜睡、神志不清，甚至昏迷。病程长者，可发生组织内钙沉积，如结膜、关节周围沉积及肾结石。

发生机制 真性高钙血症的原因包括肠道钙吸收增加、肾脏钙排泄减少和钙自骨骼转移到血液的增加，具体原因如下：①恶性肿瘤：尤其是实体肿瘤，骨分解增加是高钙血症的主要原因。乳腺癌、肺癌、肾癌最常见，其次是血液系统肿瘤，尤其是骨髓瘤，其他类型肿瘤如淋巴瘤和白血病引起的高钙血症少见。②原发性甲状旁腺功能亢进症：是导致高钙血症的第二位原因，80%以上的患者为单一甲状旁腺瘤，10%~15%为4个或更多甲状旁腺弥漫性增生，甲状旁腺癌不足5%。③扬森综合征（Jansen syndrome）：是罕见的遗传性疾病，特点是短肢体侏儒、高钙血症、低磷血症，伴干骺端软骨发育不全。④家族性低尿钙症性高钙血症：属常染色体显性遗传病。其他内分泌疾病如甲状旁腺功能亢进症、肢端肥大症、嗜铬细胞瘤，伴发高钙血症的疾病如结节病、结核、麻风、铅中毒等。

鉴别诊断 通常临床上测定血钙为血浆总钙，>2.7mmol/L即可认为是高钙血症。血浆总钙包括蛋白结合钙、复合钙和离子钙。血清白蛋白含量和血液酸碱平衡直接影响离子钙的浓度，在分析血清总钙浓度的诊断价值时，应考虑其影响因素。高钙血症常见原因为原发性甲状旁腺功能亢进症，此病进展缓慢，早期50%患者仅表现为高血钙、低血磷和甲状旁腺素增高，临床上勿轻易放过高钙血症这一早期诊断线索。出现下列临床线索，应警惕高钙血症：反复胃、十二指肠溃疡，反复发作急性胰腺炎，反复出现泌尿道结石或肾绞痛，反复发生病理性骨折，不明原因的肌无力及肌萎缩。

一旦高钙血症存在，可按下列程度作鉴别诊断。首先测血浆磷酸盐。①血浆磷酸盐增加，则测定碱性磷酸酶，若碱性磷酸酶正常，考虑恶性肿瘤、阿狄森病（Addison disease）及维生素D中毒；若碱性磷酸酶增加，考虑恶性肿瘤、甲状腺功能亢进症及肾衰竭。②血浆磷酸盐正常或减少，则测尿钙。若尿钙增加，测定血浆甲状旁腺激素（parathyroid hormone，PTH）；PTH增加，考虑原发性甲状旁腺功能亢进症；PTH正常或减少，考虑恶性肿瘤。若尿钙减少，考虑噻嗪类利尿药引起的高钙血症。

处理原则 对因治疗是基础。但对任何原因引起的明显和症状性高钙血症均需快速、有效地治疗。迅速输注等渗盐水以纠正脱水；应用袢利尿药（如呋塞米）增加尿钙排泄。严重的心力衰竭和肾衰竭者禁忌大量补液，治疗过程中严密监测电解质与酸碱平衡。其他药物治疗主要包括：①双膦酸盐可减少骨的重吸收，使血钙不被动员入血液。②降钙素：可抑制骨的重吸收促进尿钙排泄，从而使血钙降低。③糖皮质激素：除甲状旁腺功能亢进症外，可用以治疗其他原因所引起的高钙血症，还可作为高钙血症病因的鉴别诊断。④顺铂有直接抑制骨的重吸收作用，具有安全、有效和疗效持久的特点，癌症所致高钙血症在其他降钙药无效时可用此药。⑤西咪替丁、钙螯合剂等。

（郝传明 陈 靖 王梦靖）

dīlínxuèzhèng

低磷血症（hypophosphatemia）

血清无机磷浓度低于正常范围的磷代谢紊乱的病理状态。血浆磷浓度的异常降低，主要表现：中枢神经系统症状，如感觉异常、构音障碍、反射亢进、震颤、共济失调、昏迷；由于红细胞2，3-二磷酸甘油酸减低，红细胞寿命缩短，可表现球形红细胞增多症、溶血；乏力，肌肉软弱，肌肉疼痛，甚至瘫痪；骨痛（源于骨软化病），X线片上可见假骨折；白细胞吞噬功能障碍，易发生感染；血小板功能障碍，血小板聚集能力降低。

发生机制 禁食，长期服用氢氧化铝、氢氧化镁或碳酸铝等结合剂，抑制磷酸盐的肠腔吸收；糖酵解及碱中毒，可迅速消耗细胞内磷酸盐的浓度，增加细胞对磷酸盐的摄入，引起低磷血症；糖尿病酸中毒患者进行胰岛素治疗后，糖酵解增加，磷酸盐也向细胞内移动；甲状旁腺功能亢进症，甲状旁腺素分泌增加，使尿磷酸盐排泄增加；维生素D缺乏，减少肠腔磷酸盐的吸收；某些肾小管疾病，如范科尼综合征，尿磷酸盐排出明显增加；酗酒，由于饮食减少、糖酵解增加及用抗酸药物治疗胃炎，引起低磷血症；抗维生素D佝偻病（家族性低磷血症），为X连锁显性遗传病，近曲小管磷重吸收障碍，肠钙吸收亦不良。

鉴别诊断 血磷0.3～0.8mmol/L为轻度低磷血症，<0.3mmol/L可认为是重度低磷血症。通常低磷血症可按下列程序进行鉴别：排除碱中毒原因后，测定尿磷酸盐。若尿磷酸盐排泄增加，测定血浆钙。血浆钙增加，则考虑原发性甲状旁腺功能亢进症、异位甲状旁腺、恶性肿瘤；若血浆钙正常或减低，则考虑继发性甲状旁腺功能亢进症、佝偻病或骨软化症、范科尼综合征、低血磷性软骨病。尿磷酸盐排泄减少，应考虑饮食中磷酸盐摄入减少、抗酸药物治疗、胰岛素治疗等。

处理原则 低磷血症可行静脉内补液及补磷酸盐纠正。常用磷酸盐有磷酸二氢钾（KH_2PO_4）及磷酸氢二钠（Na_2HPO_4）混合剂。若合并高钙血症，静脉补给磷酸盐应减少，以防移位性钙化形成。静脉补给磷酸盐可引起下列并发症：低钙血症、移位性钙化形成、医源性高钾血症及高钠血症（补入磷酸盐引起）。同时应针对引起低磷血症的原因进行治疗。

（郝传明　陈　靖　王梦靖）

gāolínxuèzhèng

高磷血症（hyperphosphatemia）

血清无机磷浓度高于正常范围的磷代谢紊乱的病理状态。血浆磷浓度的异常增高，严重高磷血症可引起低钙血症，刺激甲状旁腺激素分泌；高磷血症可抑制肾脏活性维生素D的合成，进一步加重低钙血症；最严重的表现是低钙血症和转移性钙化；患者多有全身瘙痒的症状。

发生机制 正常人由于甲状旁腺激素、降钙素抑制肾小管再吸收磷，且两者在肠、骨、肾对钙磷代谢的调节中起拮抗作用，因此血磷维持在正常水平而不易上升。但在肾衰竭排磷困难、甲状旁腺功能减退症、细胞损坏后磷转移入血、维生素D过量和摄入过多等情况下可发生此症。通常临床上测定血磷成年人>1.61mmol/L，儿童>1.90mmol/L即可认为是高磷血症。

鉴别诊断 ①肾衰竭排磷困难：见于多种原因的肾小球滤过率减至30ml/min以下时，血磷潴留而上升，常伴氮质血症或尿毒症及酸中毒。②甲状旁腺功能减退症：尿磷重吸收增多，血磷常增高而血钙降低。③细胞损坏后磷转移入血：见于多种原因引起的细胞破坏如高热、中毒等引起的代谢性酸中毒，常伴细胞分解代谢亢进与崩解，多种恶性肿瘤尤其是淋巴瘤、白血病化疗时由于细胞崩解而磷逸出至血液循环。④维生素D过量：由于肠及肾小管吸收钙磷增加、骨动员钙磷入血可引致血磷和血钙升高。⑤摄入与肠道吸收过多：见于婴儿喂以牛乳时，因牛乳中磷钙含量远较人乳高（牛乳含磷940mg/L及钙1220mg/L，人乳仅含磷150mg/L及钙340mg/L），故婴儿血磷可达2.3mmol/L。成人口服磷酸钾或维生素D时亦因吸收过多而致病。

处理原则 尽可能行对因治疗，出现下列情况如慢性肾衰竭时应联合对症治疗。①磷酸盐结合剂：尿毒症患者应尽量避免使用铝结合剂，以免铝中毒，新型非铝非钙不吸收的磷酸盐结合树脂司维拉姆已在临床应用。②低蛋白饮食：减少磷酸盐摄入。③透析治疗：血液透析可迅速降低血磷，但维持时间短；腹膜透析效果较好。

（郝传明　陈　靖　王梦靖）

dīměixuèzhèng

低镁血症（hypomagnesemia）

血清镁浓度低于正常范围的镁代谢紊乱的病理状态。血镁浓度<0.75mmol/L。镁在体内主要分布于细胞内液及骨骼，仅1%位于细胞外。血浆中70%的镁以离子形式存在，其余30%与蛋白结合。食物中的镁主要来源于绿叶蔬菜、

谷类、豆类及牛奶。镁在小肠吸收，随尿、粪及汗液排泄。肾是调节体内镁浓度的重要器官，经肾小球滤过的镁95%被重吸收。镁在细胞代谢中发挥着至关重要的作用，包括DNA和蛋白质的合成、糖脂代谢、神经肌肉兴奋性及酶活性的调节等。各种原因影响镁的摄入、吸收、体内分布及排泄均可导致镁代谢紊乱。镁缺乏时主要表现为神经肌肉和心血管两大系统症状，患者可出现一系列运动神经兴奋性增强的症状，如反射亢进和震颤、手足徐动或舞蹈样动作、手足搐搦、眼球震颤等；镁对心血管系统有抑制作用，低镁血症时血管张力常增加，甚至出现危及生命的室性心律失常。

发生机制 临床上，低镁血症较多见，常继发于其他疾病：①摄入不足。②向细胞内转移：如糖尿病酸中毒治疗期间、再喂养综合征、骨饥饿综合征。③胃肠道丢失：如慢性腹泻、吸收不良综合征、脂肪泻、呕吐、鼻胃管引流。④肾脏丢失：细胞外容量增加；应用袢利尿药或噻嗪类利尿药；醛固酮增多症；应用氨基糖苷类、他克莫司、铂类、质子泵抑制剂等肾毒性药物；巴特综合征（Bartter syndrome）或吉特尔曼综合征（Gitelman syndrome）等遗传性肾小管疾病。

鉴别诊断 低镁血症常伴其他电解质代谢紊乱（如钾、钙等），临床症状难以区分，易被忽略。临床上遇到不能解释的低钾血症和低钙血症，则应考虑低镁血症的可能。

处理原则 主要针对病因治疗。应积极予以补充镁剂，轻度缺镁患者（Mg^{2+}浓度0.50～0.75mmol/L）可口服镁制剂；有症状者需静脉使用硫酸镁。补镁前需评估患者肾功能，肾功能不全者补镁剂量需减少，推荐为正常肾功能者的25%～50%。

（郝传明）

gāoměixuèzhèng

高镁血症（hypermagnesemia）

血清镁浓度高于正常范围的镁代谢紊乱的病理状态。血镁浓度>1.25mmol/L。较少见，多为医源性因素，如在治疗各种疾病（如心绞痛、高血压脑病、先兆子痫等）过程中硫酸镁应用过量；肾衰竭者过量使用含镁的抗酸剂或泻药；先天性巨结肠患儿用硫酸镁灌肠等。

此症可导致严重甚至致死性的后果。血清镁急性升高时，可抑制中枢神经系统和外周神经-肌肉接头处的兴奋性。若血清镁>3mmol/L，心脏传导功能及神经肌肉活动出现进行性抑制。患者先出现暂时性心动过速、嗜睡、腱反射消失、血压降低肌肉软瘫，而后转为昏迷。随着血中镁含量的上升，出现心动过缓、呼吸衰竭，通常因呼吸肌麻痹而死亡。

急性镁中毒时，因钙对镁有拮抗作用，可静脉注入10%葡萄糖酸钙解毒；若肾和心功能良好，应增加补液量以促进镁的排泄；重症患者可用透析疗法。

（郝传明）

suānjiǎn pínghéng tiáojié

酸碱平衡调节（acid-base balance regulation）

机体维持体液酸碱度相对稳定的缓冲和调节的功能。人体适宜的酸碱度用动脉血pH值表示，其值是7.35～7.45，平均值是7.40，是变动范围很窄的弱碱性环境。正常情况下，尽管机体经常摄入一些酸性或碱性食物，在代谢过程中不断生成酸性或碱性物质，但体液的酸碱度仍稳定在正常范围内，称为酸碱平衡。该恒定需要许多生理机制的协同调节，可概括为三大方面：血液缓冲系统、肺的调节作用及肾的调节作用。

血液缓冲系统 由弱酸（缓冲酸）及其相对应的共轭碱（缓冲碱）组成（公式1），主要有碳酸氢盐缓冲系统、磷酸盐缓冲系统、血浆蛋白缓冲系统、血红蛋白缓冲系统和氧合血红蛋白缓冲系统五种。

$$BH \leftrightarrow B^- + H^+ \quad (公式1)$$

H^+过多时，公式1的反应向左移动，使H^+的浓度不至于发生大幅度的增高，同时缓冲碱的浓度降低；H^+减少时，反应则向右移动，H^+浓度得到部分恢复，同时缓冲碱的浓度增加。

碳酸氢盐缓冲系统 由HCO_3^-/H_2CO_3组成，为细胞外液最主要的缓冲对。

碳酸在体内碳酸酐酶作用下极易水解为H_2O与CO_2，而在体温情况下，CO_2也极易溶解于水中。

$$H^+ + HCO_3^- \leftrightarrow H_2CO \leftrightarrow H_2O + CO_2 \quad (公式2)$$

因此，血中H_2CO_3的浓度与动脉血中CO_2分压（$PaCO_2$）有直接关系。根据Henderson-Hasselbalch方程式：

$$pH = pKa + \log\frac{[HCO_3^-]}{[H_2CO_3]} \quad (公式3)$$

式中$[H_2CO_3]$由CO_2溶解量（dCO_2）决定，而dCO_2=溶解度（α）×$PaCO_2$（Henry定律），上述公式可改写为：

$$pH = pKa + \log\frac{[HCO_3^-]}{\alpha \times PaCO_2} \quad (公式4)$$

在37℃时，pKa=6.1，CO_2的溶解度α=0.03，因此可将上述

公式简化为：

$$pH=6.1+\log\frac{[HCO_3^-]}{0.03\times PaCO_2}$$

（公式5）

以上公式反映了 pH、HCO_3^- 和 $PaCO_2$ 三者参数的相互关系。

正常人［HCO_3^-］=24mmol/L，$PaCO_2$ 为 40mmHg，因此 H_2CO_3 浓度为 0.03×40 即 1.2mmol/L，故正常时

$$pH=6.1+\log\frac{24}{0.03\times40}=7.40$$

HCO_3^-/H_2CO_3 系统在缓冲系统中起相当重要作用，这是因为：①含量最多，占血液缓冲总量的1/2以上，几乎可以提供600mmol HCO_3^- 以中和同等量酸的负荷。②该系统可进行开放性调节，缓冲系统中的 H_2CO_3 的变量，可由肺不断加以调节，HCO_3^- 的变量则可由肾脏调节，所以其缓冲能力很强，比 $H_2PO_4^-/HPO_4^{2-}$ 缓冲系统缓冲值大约4倍。但碳酸氢盐缓冲系统不能缓冲挥发酸，挥发酸的缓冲主要靠非碳酸氢盐缓冲系统，特别是血红蛋白和氧合血红蛋白缓冲系统缓冲。

磷酸盐缓冲系统 由磷酸二氢钠（NaH_2PO_4）及磷酸氢二钠（Na_2HPO_4）组成。前者为弱酸，可对强碱进行缓冲而生成 Na_2HPO_4。如：

$$NaOH+NaH_2PO_4\rightarrow Na_2HPO_4H_2O$$

（公式6）

NaH_2PO_4 及 Na_2HPO_4 又可酸化后经肾脏排泄出而调节 pH。此组缓冲对主要存在于细胞内，在血浆中的作用较碳酸氢盐系统小。

血红蛋白缓冲系统 血红蛋白起缓冲作用的方式主要有两种：①血红蛋白脱氧，使其本身变成碱性，因此 H^+ 能直接与之结合，而 pH 改变轻微，此即霍尔丹法则（Haldane rule）。②血红蛋白改变构型，使其上的自由氨基与 CO_2 直接结合，形成氨基甲酸血红蛋白。由该反应释放出的 H^+，可被脱氧血红蛋白所结合。

血浆蛋白缓冲系统 血浆蛋白也对缓冲起作用，但不占主要地位。

氧合血红蛋白缓冲系统 主要在缓冲挥发酸中发挥作用。

肺对酸碱平衡的调节 肺通过改变 CO_2 的排出量调节血浆碳酸浓度，以维持血浆 pH 相对恒定。①呼吸运动的中枢调节：延髓的中枢化学感受器接受脑脊液及脑间质液 H^+ 的刺激，H^+ 兴奋呼吸中枢使肺泡通气量增加。延髓中枢化学感受器对动脉血 $PaCO_2$ 的变化非常敏感。②呼吸运动的外周调节：主动脉体和颈动脉体的外周化学感受器可感受动脉血氧分压（PaO_2）、血 pH 和 $PaCO_2$ 的刺激。当 PaO_2 降低、pH 降低或 $PaCO_2$ 升高时，通过外周化学感受器反射性兴奋呼吸中枢，增加 CO_2 排出量。

正常情况下，中枢化学感受器的调节作用强于外周化学感受器。通过中枢或外周的神经反射，肺可迅速灵敏地调节血浆碳酸浓度，以维持 $NaHCO_3/H_2CO_3$ 的浓度比为20∶1。

肾对酸碱平衡的调节 肾在酸碱平衡的调节中主要起了两方面的作用，均依赖于不同部位肾单位的泌氢作用。①重吸收肾小球滤过的 HCO_3^-：每天肾小球滤过的 HCO_3^- 相当于肾小球滤过率和血浆 HCO_3^- 浓度的乘积，4000～4500mmol。如此大量的 HCO_3^- 若完全从尿中丢失，可导致严重的代谢性酸中毒。肾小管几乎可将肾小球滤过的 HCO_3^- 全部重吸收，该作用与 H^+ 主动分泌入小管腔相耦联。②重新生成新的 HCO_3^-：新的 HCO_3^- 指由肾脏产生的 HCO_3^-，而不是经肾小球滤过的 HCO_3^-。生成新的 HCO_3^- 是与可滴定酸和 NH_4^+ 的排泄相关联的。肾小管每分泌1个 H^+ 进入管腔形成可滴定酸（主要是 $H_2PO_4^-$），同时生成1个 HCO_3^- 吸收入血。NH_4^+ 的产生绝大部分在近端小管上皮细胞内，是由谷氨酰胺经代谢生成，近端小管细胞每分泌1个 NH_4^+，就新产生1个 HCO_3^- 进入管周。

因此，肾脏泌氢参与了 HCO_3^- 的重吸收、铵的排泄和可滴定酸的排泄。肾脏的净排酸=尿可滴定酸的排泄+尿铵的排泄-尿碳酸氢根的排泄。上述几个过程相互交错、相互依赖，同时又受酸碱平衡、体液容量、其他电解质浓度、血气情况及多种神经、体液等因素的影响。

（郝传明 游怀舟）

dàixièxìng suānzhōngdú

代谢性酸中毒（metabolic acidosis） 细胞外液 H^+ 增加和（或）HCO_3^- 丢失所致的以血浆 HCO_3^- 浓度原发性减少为特征的酸碱平衡失调。内源性酸产生过多、HCO_3^- 丢失过多或肾排泌障碍而致内源性酸积累过多均可导致代谢性酸中毒。临床表现依其基本病因、代偿情况、严重程度及是否合并其他水电解质紊乱和酸碱平衡失调等许多因素决定。轻者可无症状，或仅感疲乏无力、呼吸稍促、食欲缺乏等；重者可出现库斯莫尔呼吸（Kussmaul respiration），合并明显循环功能障碍，甚至可有血压下降、明显心律失常甚至昏迷等。

在代谢性酸中毒的临床判断中，阴离子间隙（anion gap，AG）有重要价值。血浆蛋白正常时 AG 上升，为非氯（Cl^-）酸性物质增加所致，HCO_3^- 被消耗，由伴随的

阴离子替代以平衡阳离子，此时Cl^-无变化，表现为高AG代谢性酸中毒。若这些阴离子通过代谢重新生成HCO_3^-（如乳酸等），AG及酸碱平衡可恢复正常。若阴离子在滤过后不能重吸收（如SO_4^{2-}），与阳离子（Na^+）一起排出，使细胞外液容量收缩，Cl^-重吸收增加，出现高氯性酸中毒，此时AG正常。

发生机制 按不同的AG值可分为高AG正常氯型及正常AG高氯型代谢性酸中毒。

高AG正常氯型代谢性酸中毒 主要有尿毒症性酸中毒、乳酸性酸中毒、酮症酸中毒或甲醇中毒引起的代谢性酸中毒等。①体内酸性物质排出障碍：*慢性肾脏病*（肾小球滤过率<25ml/min）时，因肾脏排泄障碍，体内代谢产物如磷酸、硫酸等酸性物质潴留，可发生尿毒症性酸中毒。②体内酸性物质产生过多：严重缺氧、肝损害等原因可导致乳酸性酸中毒。胰岛素严重缺乏引起酮体堆积可导致酮症酸中毒。机体严重损伤（如败血症、挤压综合征、横纹肌溶解、休克）、缺氧、胰岛素严重缺乏及某些毒物（甲醇、乙醇、乙二醇、水杨酸）中毒等，均可产生大量酸性物质。

正常AG高氯型代谢性酸中毒 主要因HCO_3^-从肾脏或肾外丢失，或肾小管泌H^+减少，但肾小球滤过功能相对正常引起。无论是HCO_3^-丢失或肾小管单纯泌H^+减少，其结果都是HCO_3^-过少，血中无其他有机阴离子的积聚，Cl^-水平相应上升，大多呈正常AG高氯型酸中毒。①体内HCO_3^-丢失过多：见于肠道HCO_3^-丢失，如大量腹泻、肠道减压、造瘘等，可造成HCO_3^-大量丢失导致高氯性代谢性酸中毒，常伴低血钾；使用泻剂成瘾者也可产生。肾脏HCO_3^-的丢失，各种原因引起HCO_3^-重吸收减少和再生成减少，如*近端肾小管性酸中毒*。②酸性盐类进入体内过多：主要源于过多进入体内的氯化铵、盐酸精氨酸、赖氨酸。许多肠道外营养液中含有精氨酸、赖氨酸等，代谢后可产生HCl，也可能导致酸中毒。

对机体的影响 主要引起心血管、呼吸、消化系统的功能障碍。

心血管系统 酸中毒本身对心率的影响呈双向性。①血pH从7.4下降到7.0时，表现为心率过快，主要是酸中毒时分泌较多肾上腺素所致。pH继续下降，心率逐渐减慢，可能是乙酰胆碱酯酶被抑制，致使胆碱积聚过多，后者对心脏的作用超过了肾上腺素的作用。严重酸中毒可伴心律失常，可能是酸中毒本身或合并的电解质紊乱导致。②轻度酸中毒可使心肌收缩力增加，源于儿茶酚胺可促进Ca^{2+}进入细胞内，发挥部分代偿作用。严重酸中毒时，H^+大量积聚，阻止Ca^{2+}从细胞外进入细胞内，细胞内游离Ca^{2+}减少，心肌收缩力下降。③酸中毒对小动脉及静脉均有影响，以静脉更明显，主要表现为持续性静脉收缩。对小动脉，一方面因儿茶酚胺分泌增加使其收缩，另一方面H^+本身造成小动脉舒张，严重酸中毒时后一种作用超过前一种，因此总的表现为各组织灌注减少，回心血量增加，心脏负担加重。

呼吸系统 表现为呼吸加快加深，典型者称为库斯莫尔呼吸。通过对中枢及周围化学感受器的刺激，兴奋呼吸中枢，使CO_2呼出增多，$PaCO_2$下降，酸中毒获得一定程度的代偿。酸中毒可使O_2与血红蛋白结合能力下降，使携带到组织的O_2释放增多，对改善组织代谢有一定好处。但较长时间的酸中毒又可使红细胞内2，3-双磷酸甘油酸含量减少，红细胞携带O_2能力下降，后者最终抵消了前者的作用。

消化系统 可出现轻微腹痛、腹泻、恶心、呕吐、食欲缺乏等。其原因部分与引起酸中毒的基本病因及合并的其他水电解质紊乱和酸碱平衡失调等有关；酸中毒本身造成的自主神经功能紊乱也常是直接原因。

其他 ①血pH下降时，K^+容易从细胞内逸出到细胞外，可使血K^+轻度上升；但实际上许多产生代谢性酸中毒的情况常合并缺K^+，因此血K^+水平不一定都升高。儿茶酚胺在酸中毒时分泌过多，刺激β-肾上腺素能受体，使K^+从细胞外转移到细胞内；刺激α-肾上腺素能受体则产生相反效果。低HCO_3^-血症及高渗透压血症本身都可抑制细胞对K^+的摄取。因此血钾水平须视总的情况综合而定。②酸中毒可使Ca^{2+}与蛋白结合降低，使游离Ca^{2+}水平增加。在纠正酸中毒时，有时可因游离Ca^{2+}的下降而产生手足搐搦。血pH下降可抑制肾脏1α-羟化酶，使活性维生素D_3产生减少。慢性酸中毒由于长期骨骼内钙盐被动员出外，可导致代谢性骨病，在肾小管性酸中毒患者中很常见。③酸中毒可使蛋白分解增多，慢性酸中毒可造成营养不良。

鉴别诊断 按下列步骤进行。

确定代谢性酸中毒的存在 同时进行动脉血气和血生化指标的测定，若pH降低、HCO_3^-浓度过低、H^+浓度过高或血AG特别高，提示有代谢性酸中毒的存在。

进行全面的病史采集和体格检查有助于提示潜在的酸碱平衡失调，如呕吐、严重腹泻、肾衰竭、缺氧、休克等均提示可能存在代谢性酸中毒。

判断呼吸代偿系统是否反应恰当　代谢性酸中毒所致的 $PaCO_2$ 代偿范围，可用简单的、最常用的公式进行估计：① $PaCO_2 = 1.5\times[HCO_3^-]+8$。② $\Delta PaCO_2 = 1.2\times\Delta[HCO_3^-]$。若超出该范围，表示有混合性酸碱平衡失调存在。

计算AG有助于判断代谢性酸中毒的类型。①若AG升高，提示乳酸性酸中毒、酮症酸中毒、药物或毒物中毒或肾功能不全等。在高AG型代谢性酸中毒中，计算ΔAG有助于判断有无其他类型酸碱失衡的存在。ΔAG在简单酸中毒时与降低的 HCO_3^- 相近，其比值，$\Delta AG=(AG-10)/(24-HCO_3^-)$ 为1～1.6。ΔAG<1表示 HCO_3^- 的降低超出AG的升高，提示非AG代谢性酸中毒的存在。ΔAG>1.6提示同时存在代谢性碱中毒。若怀疑药物或毒物引起的代谢性酸中毒，渗透压间隙的测定有助于诊断。低分子量物质积聚（如甲醇、乙醇、异丙醇等）可使血清渗透压升高，导致高AG代谢性酸中毒伴渗透压间隙的升高。若血渗透压间隙也正常，则可能是因肝病造成血中L型乳酸积聚，或因胃肠道问题导致D型乳酸积聚。②若AG不增高，首先需除外低白蛋白血症所致。一般情况下，若肾酸化功能正常，在酸负荷或失碱时，肾脏会排出大量 NH_4^+。代谢性酸中毒时，若肾脏酸化功能正常（如腹泻），使尿AG为负值（-50～-20mmol/L）。相反若肾脏的酸化功能受损（如肾小管性酸中毒），则尿 NH_4^+ 排出必然明显减少，尿AG为正值。

处理原则　主要是病因治疗和碱性药物的使用。

病因治疗　①乳酸性酸中毒主要针对病因，包括纠正循环障碍、改善组织灌注、控制感染、供应充足能量等。②糖尿病酮症酸中毒应及时输液、胰岛素、纠正电解质紊乱及处理感染等诱因。静脉注射葡萄糖和生理盐水很容易纠正酒精性酮症酸中毒，同时需补充钾、磷、镁和维生素等。③尿毒症性代谢性酸中毒与其他高AG型代谢性酸中毒相比，尿毒症性AG不能被清除，同时又无内源性 HCO_3^- 的补充，导致酸中毒的因素不可能被去除，故需给予一定的外源性碱性物质，使血 HCO_3^- 缓慢回升至20～22mmol/L，以减轻骨的病变。④胃肠道丢失 HCO_3^- 所致酸中毒，补充 $NaHCO_3$ 治疗常可获得明显效果；应注意钾盐的补充。

碱性药物的使用　碱的补充不宜首选，仅限于急性而严重的酸血症（pH<7.1），以便赢得时间以治疗基本病因。$NaHCO_3$ 是临床上最常用的碱性药物，应用时必须注意：①纠正酸中毒的程度：严重酸中毒时不宜将血pH纠正到正常，宜先将血pH纠正至7.2，此时虽然仍呈酸中毒，但心肌收缩力对儿茶酚胺的反应性多可恢复，心律失常发生概率亦大为降低。由于严重酸中毒时肺的代偿作用，$PaCO_2$ 大多偏低，因此使pH达到7.2所需 $NaHCO_3$ 量通常不多。②纠正酸中毒速度：纠正急性严重的酸中毒，使pH值达到7.2的过程应尽量快，这样可尽快恢复心脏功能。但过快纠正酸中毒常又可能使肺部代偿性通气过度的情况受到抑制，易使血 $PaCO_2$ 上升。由于 CO_2 易通过血脑屏障而使脑脊液中pH明显下降，反而加剧中枢神经系统症状。另外，过快纠正酸中毒，可使血红蛋白解离曲线向左移，血红蛋白对 O_2 的亲和力增加，组织供氧情况更为恶化。研究证实，酸中毒时过多的酸本身可抑制内生酸的产生，对酸中毒的发生又有一定自我限制作用。一旦碱性液体持续补充，反而可刺激内生性有机酸的产生，使代谢紊乱更为加剧。最后，大量 $NaHCO_3$ 的补充，可使 Na^+ 大量进入体内，加剧心脏负担；高渗透压的 $NaHCO_3$ 造成的血渗透压过高，又对脑细胞等造成不良后果。③药物选择：轻度代谢性酸中毒不必特殊治疗，患者经补充葡萄糖或生理盐水后多可自行缓解。慢性代谢性酸中毒如肾小管性酸中毒，因多合并低钾及容易发生尿路结石，予枸橼酸钾口服为宜。

（郝传明）

dàixièxìng jiǎnzhòngdú

代谢性碱中毒（metabolic alkalosis）

细胞外液碱增多或 H^+ 丢失所致血浆 HCO_3^- 增多、pH趋于升高的酸碱平衡失调。主要生化表现为血 HCO_3^- 过高，二氧化碳分压（$PaCO_2$）增高。pH值按代偿情况而异，可明显升高，也可仅轻度升高，甚至正常。

发生机制　根据代谢性碱中毒是否可被补充 Cl^- 所纠正，分为对氯有反应及氯耐受性两大类。

对氯反应性代谢性碱中毒　即盐水反应性碱中毒。碱中毒经补充 Cl^- 后可被纠正。除应用利尿药引起者外，患者尿中含 Cl^- 很低，大多<20mmol，且多伴细胞外液容量减少。肾小球滤过率（glomerular filtration rate，GFR）常略降低。包括：①胃内容物丢失，以幽门梗阻者常见。②利尿药，以噻嗪类和袢利尿药为主。

③不吸收性阴离子进入体内过多，如羧苄西林钠盐等。④Cl^-从粪便中丢失所致，通常胃以下肠道分泌液为碱性，丢失后主要为酸中毒。⑤高碳酸血症后碱中毒。慢性呼吸性酸中毒时肾脏排出过量的H^+，使HCO_3^-产生增多，使血pH在一定程度上仍得以维持。用机械通气后，$PaCO_2$快速下降，肾脏未能及时停止排H^+，使血HCO_3^-在3～4天内保持较高水平。另外在慢性呼吸性酸中毒过程中还常有尿Cl^-丢失过多，Na^+排出也相应增多，加上缺氧、CO_2潴留造成周围血管扩张，常可导致血容量相对不足，促使醛固酮分泌过多，H^+泵运转加快。

氯耐受性代谢性碱中毒 即盐水抵抗性碱中毒。指代谢性碱中毒经补充NaCl或KCl不能被纠正者，多数并无细胞外液容量的减少，且常伴高血压（巴特综合征除外）。多伴盐皮质激素作用过强，常见病因为原发性醛固酮增多症、糖皮质激素过多综合征（如库欣综合征）、肾动脉狭窄、原发性肾素增多症、巴特综合征（Bartter syndrome）、吉特尔曼综合征（Gitelman syndrome）及镁缺乏等。在上述绝大多数情况下，由于盐皮质激素过度活跃，到达皮质部集合管中的Na^+、Cl^-被重吸收，代之以H^+、K^+的分泌。大量K^+的排泄可造成低钾血症，后者刺激肾脏合成大量NH_3，再以NH_4^+方式排泄，导致新生成的HCO_3^-增多，诱发碱中毒。低钾造成GFR下降，又可使代谢性碱中毒持续维持。

对机体的影响 轻度代谢性碱中毒时通常无症状，或其临床表现常被原发病所掩盖，缺乏特有的症状或体征。但在急性或严重代谢性碱中毒时，主要发生下列功能与代谢障碍。

神经肌肉系统 血浆pH升高时，脑内γ-氨基丁酸转氨酶活性增高而谷氨酸脱羧酶活性降低，使γ-氨基丁酸分解增强而生成减少，γ-氨基丁酸含量减少，其对中枢神经系统的抑制作用减弱，出现烦躁不安、精神错乱、谵妄等中枢神经系统兴奋的表现。急性代谢性碱中毒时，血清总钙量可无变化，但游离钙减少，神经肌肉应激性增高，表现为面部和肢体肌肉抽动、腱反射亢进及手足搐搦等。

血红蛋白氧解离曲线左移 葡萄糖酵解在碱中毒时明显增加。氧分子与2,3-双磷酸甘油酸结合明显增加，氧合血红蛋白解离曲线左移，组织缺氧，乳酸产生明显过多。过多的乳酸盐Ca^{2+}相结合，使游离钙水平进一步下降，后者更加剧了神经肌肉兴奋性的过高。

心血管系统 K^+在碱中毒时容易从细胞外进入到细胞内，形成低钾血症，患者可因此出现各种心律失常。若使用洋地黄类药物，很易产生中毒。此外，碱中毒还使Mg^{2+}转移到细胞内，血Mg^{2+}下降使细胞膜ATP活性下降，患者可出现血压下降、房室传导阻滞，甚至心跳暂停。

呼吸系统 碱血症抑制呼吸中枢，换气量减少，使$PaCO_2$上升。若合并慢性肺部疾病，可导致严重低氧血症。

鉴别诊断 ①呼吸性酸中毒：HCO_3^-也可增高，但根据血pH值及$PaCO_2$检查结果，易区分。②代谢性碱中毒分类：可根据尿Cl^-浓度而确定为对氯反应性代谢性碱中毒或对氯耐受性代谢性碱中毒。前者尿Cl^-浓度常明显下降，均在25mmol/L以下，由利尿药引起且测定时利尿药作用仍然存在者，尿Cl^-浓度可偏高；后者尿Cl^-浓度多>40mmol/L。在对氯反应性代谢性碱中毒中，尿Na^+较低，但不如尿Cl^-测定敏感，这是因为滤过的Na^+在肾小管液中HCO_3^-存在过多的情况下，必须与其相结合而排出，因此有时并不能真正反映血容量的情况。另外，在利尿药应用的病例中，Na^+排出也随利尿药的作用而经常波动，后者有时可提示利尿药作用所致。对氯耐受性代谢性碱中毒可根据肾素活力、醛固酮等测定而诊断。两者均过高者可由肾动脉狭窄、原发性肾素增多症及恶性高血压引起；两者均低者可源于库欣综合征或使用外源性盐皮质激素；肾素活力明显下降但醛固酮水平却明显过高者，应考虑原发性醛固酮增多症。

处理原则 基本病因的治疗及纠正碱中毒。

治疗原发病 及时补充血容量，在容量不足伴血K^+、血Cl^-低者，经补充血容量可很快恢复；避免碱摄入过多；应用排钾性利尿药或患盐皮质激素增多性疾病者应注意补钾；对肿瘤所致原发性醛固酮增多症等，可采用外科手术。

纠正引起肾HCO_3^-重吸收和再生成增多的因素 低钾血症者补充氯化钾，血容量不足时用生理盐水扩容，低氯血症者补充生理盐水，不需特殊处理；对体液容量增加者，若排除由氯摄入过多所致的碱中毒，可应用碳酸酐酶抑制剂乙酰唑胺加速肾HCO_3^-的清除。

补酸 若严重代谢性碱中毒，血pH>7.6，伴显著低通气（$PaCO_2$>60mmHg），对NaCl和补钾治疗反应不佳者，应考虑补酸。

①氯化铵：可提供 Cl^-，且 NH_4^+ 经肝转化后可提供 H^+，必要时静脉滴注。②稀盐酸：浓度为 100mmol/L，直接提供 Cl^- 和 H^+。起效最快，但可引起溶血，应经中心静脉输注。pH<7.5，停止补酸。③盐酸精氨酸：对重症碱中毒有明显效果，适用于肝功能不全者，肾功能减退者禁用。

（郝传明　游怀舟）

hùnhéxìng suānjiǎn pínghéng shītiáo

混合性酸碱平衡失调（mixed acid-base imbalance）　同时发生两个或两个以上代谢性或呼吸性酸碱平衡失调。常见于各种危重情况、药物中毒、严重电解质紊乱等。根据同时合并酸碱平衡失调的性质，可分为相加性酸碱平衡失调、相抵性酸碱平衡失调及三元性酸碱平衡失调（表1）。正常情况下，在各种单纯性酸碱平衡失调时，$PaCO_2$、HCO_3^- 等改变的数值可按表计算出（表2），还可查酸碱平衡图而确定。若超出计算或查图所得范围，则应注意有混合性酸碱平衡失调存在。此外，在酸中毒或碱中毒时，机体的代偿能力有一定限度，即肾和肺代偿功能需要经过一定时间才能达到最大代偿范围和代偿限制，一定时间是指达到最大代偿所需要的时间，即最大代偿时间。酸碱平衡失调在对血气检测结果进行分析时，若不注意达到充分代偿所需要的时间，有可能作出错误的判断。

相加性酸碱平衡失调　即酸碱一致性酸碱平衡失调。

呼吸性酸中毒合并代谢性酸中毒　表现为 $PaCO_2$ 明显升高及 HCO_3^- 显著下降，二者比值明显上升导致严重酸中毒。常见原因：①心脏骤停、严重肺水肿时最典型。心脏骤停或急性肺水肿时肺部无法排出 CO_2，使 CO_2 大量积聚体内，产生呼吸性酸中毒。循环障碍是组织无法灌注，缺氧导致大量乳酸产生，形成代谢性酸中毒。由于通气紊乱及中枢病变，$PaCO_2$ 值不能下降，因此 pH 值可明显降低。治疗应立即进行心肺复苏，恢复呼吸道通畅，在通气未通畅前不能过量输注 $NaHCO_3$。另外，$NaHCO_3$ 注射后引起的高渗血症及促使 K^+ 从细胞外进入细胞内等种种改变，都可加剧病变的危险性。②水杨酸中毒加上镇静剂过度使用及原有肺部疾病基础上发生败血症或肾衰竭。水杨酸中毒多见于年长及关节酸痛者，可产生慢性酸中毒。因疼痛而加用镇静剂或强镇痛剂，可对中枢产生抑制造成代谢性酸中毒加呼

表1　混合性酸碱平衡失调分类

混合障碍	生化改变
相加性	
呼吸性酸中毒+代谢性酸中毒	pH 明显下降，HCO_3^- 降低，$PaCO_2$ 增加
呼吸性碱中毒+代谢性碱中毒	pH 明显上升，HCO_3^- 升高，$PaCO_2$ 下降
相抵性	
呼吸性酸中毒+代谢性碱中毒	pH 改变不定，HCO_3^- 升高，$PaCO_2$ 增加
呼吸性碱中毒+代谢性酸中毒	pH 改变不定，HCO_3^- 降低，$PaCO_2$ 降低
代谢性酸中毒+代谢性碱中毒	pH 改变不定，HCO_3^- 与 $PaCO_2$ 均可不同改变 $\Delta AG>\Delta HCO_3^-$
三元性	
呼吸性酸中毒+代谢性酸中毒+代谢性碱中毒	HCO_3^- 及 $PaCO_2$ 改变不定，最终 pH 根据哪一种酸碱紊乱过程突出而定
呼吸性碱中毒+代谢性酸中毒+代谢性碱中毒	HCO_3^- 及 $PaCO_2$ 改变不定，最终 pH 根据哪一种酸碱紊乱过程突出而定

表2　单纯性酸碱平衡失调的代偿预计范围

类型	原发性障碍	代偿情况	代偿预计公式	最大代偿时间	代偿限度
代谢性酸中毒	$[HCO_3^-]\downarrow$	$PaCO_2\downarrow$	$PaCO_2=1.5\times[HCO_3^-]+8\pm2$ $PaCO_2\downarrow=1.2\times[HCO_3^-]\pm2$	12~24 小时	10mmHg（1.3kPa）
代谢性碱中毒	$[HCO_3^-]\uparrow$	$PaCO_2\uparrow$	$PaCO_2\uparrow=0.7\times[HCO_3^-]\pm5$	12~24 小时	60~72mmHg（7.8~9.1kPa）
急性呼吸性酸中毒	$PaCO_2\uparrow$	$[HCO_3^-]\uparrow$	$[HCO_3^-]\uparrow=0.1\times PaCO_2\pm1.5$ $[HCO_3^-]\uparrow$ 不能超过 4mmol/L	数分钟至 4~6 小时	32mmol/L
慢性呼吸性酸中毒	$PaCO_2\uparrow$	$[HCO_3^-]\uparrow$	$[HCO_3^-]\uparrow=0.4\times PaCO_2\pm3$	3~5 天	45mmol/L
急性呼吸性碱中毒	$PaCO_2\downarrow$	$[HCO_3^-]\downarrow$	$[HCO_3^-]\downarrow=0.2\times PaCO_2\pm2.5$	数分钟至 4~6 小时	18~20mmol/L
慢性呼吸性碱中毒	$PaCO_2\downarrow$	$[HCO_3^-]\downarrow$	$[HCO_3^-]\downarrow=0.5\times PaCO_2\pm2.5$	3~5 天	12~15mmol/L

吸性酸中毒。慢性阻塞性肺疾病可通过血细胞比容的增加，总携氧量增加，氧合血红蛋白解离曲线右移等，而代偿性使组织供氧正常。合并严重贫血，如突发性消化道出血、血压过低、心律失常等，可发生组织缺氧，乳酸产生增加，出现代谢性酸中毒加呼吸性酸中毒。若合并肾功能减退、感染等，则代谢紊乱情况更为严重，加重酸中毒的程度。

代谢性碱中毒合并呼吸性碱中毒　表现为 pH 明显过高和 HCO_3^-上升。呼吸性碱中毒可使脑血管收缩，代谢性碱中毒则可加剧该作用，因此可导致严重脑缺氧症状。另外，由于氧合血红蛋白解离曲线左移，O_2与血红蛋白的结合力增加，携带的 O_2不易释放到组织，组织更加缺氧。上述作用在临床上可出现严重意识障碍，甚至昏迷、抽搐。碱中毒可使氨非离子化增多，后者可进入到脑组织，导致症状的出现。除中枢神经系统以外，严重时可出现心绞痛或各种心律失常，加上经常合并的低钾、低镁血症，更使症状加剧。

临床常见于：①外科手术后由于胃肠减压、失钾等可引起代谢性碱中毒；疼痛等刺激又可刺激呼吸中枢产生呼吸性碱中毒。②正常情况下库存血富含枸橼酸钠、枸橼酸及磷酸钠，在贮存过程中枸橼酸可与 HCO_3^-相结合产生 CO_2和水；以后在密封条件下贮存，可产生许多乳酸，后者可与 HCO_3^-相结合产生乳酸盐。大量长期库存血输入体内后，上述枸橼酸盐及乳酸盐可很快代谢生成 HCO_3^-，通常必须输血者常伴血容量不足，形成的 HCO_3^-容易从肾脏吸收，产生代谢性碱中毒。同样，这类患者因缺氧、儿茶酚胺分泌过多等情况，常刺激呼吸中枢，诱发呼吸性碱中毒同时存在。③慢性肝病时由于血 NH_3水平过高可刺激中枢产生呼吸性碱中毒；同时肝病时恶心呕吐、应用胃肠减压及有效血容量不足等可造成代谢性碱中毒与呼吸性碱中毒同时存在。④有妊娠反应的女性，一方面高孕酮可刺激呼吸中枢，另一方面恶心、呕吐等可引起代谢性碱中毒。

相抵性酸碱平衡失调　即酸碱混合性酸碱平衡失调。

呼吸性酸中毒合并代谢性碱中毒　是临床上较常见的混合性酸碱平衡失调类型，可见于慢性阻塞性肺疾病合并呕吐、慢性肺源性心脏病出现心力衰竭、使用排钾性利尿药治疗等情况。此时血 pH 的变动取决于酸中毒与碱中毒的强弱，若程度适当，则相互抵消，pH 不变；若一方较强，则 pH 略升高或降低；$PaCO_2$与血浆 HCO_3^-浓度明显升高，且两者的变化程度均超出彼此代偿所应达到的范围。

呼吸性碱中毒合并代谢性酸中毒　①肾衰竭合并感染：患者因肾排酸保碱障碍出现代谢性酸中毒，又可因发热刺激呼吸中枢引起通气过度，合并呼吸性碱中毒。②肝衰竭合并感染：感染及血氨升高均可刺激呼吸，使 CO_2排出过多，肝功能不全可引起乳酸代谢障碍并发代谢性酸中毒。③水杨酸中毒：血中大量水杨酸可直接刺激呼吸中枢，使肺通气过度导致呼吸性碱中毒，血液中水杨酸过多使有机酸增加，消耗 HCO_3^-引起代谢性酸中毒。此时血 pH 的变动取决于呼吸性和代谢性因素对体液酸碱度的影响程度。$PaCO_2$和 HCO_3^-浓度显著降低，且两者的降低程度均超过彼此代偿所应达到的范围。

代谢性酸中毒合并代谢性碱中毒　可见于肾衰竭因频繁呕吐而大量丢失胃酸、剧烈呕吐伴严重腹泻者。此时代谢性因素使 pH、HCO_3^-和 $PaCO_2$都向相反的方向移动，因而这三项指标的最终变化取决于何种紊乱占优势，它们可升高、降低或在正常范围内。

三元性酸碱平衡失调　由于同一患者不可能有呼吸性酸中毒和呼吸性碱中毒同时存在，三元性酸碱平衡失调只能有两种类型：①呼吸性酸中毒合并代谢性酸中毒和代谢性碱中毒。②呼吸性碱中毒合并代谢性酸中毒和代谢性碱中毒。此时，由于两种代谢性紊乱各自程度不同，血浆 HCO_3^-浓度可增加、减少或处于正常范围。血 pH 和 $PaCO_2$也同样因升高和下降的因素同时存在而无固定结果。由于此紊乱比较复杂，必须在充分了解原发病及病情变化的基础上，结合实验室检查，进行综合分析才能得出正确结论。

（郝传明　游怀舟）

shènzàng jíbìng

肾脏疾病（kidney diseases）　肾脏结构和（或）功能异常的疾病。依据受累的主要部位肾脏疾病可分为肾小球疾病、肾小管疾病、肾间质疾病和肾血管疾病，依据病因可分原发性、继发性、遗传性和先天性肾脏疾病。肾脏疾病依据肾脏功能损害程度、可逆性和发生时间可分为急性肾损伤和慢性肾衰竭。水电解质紊乱及酸碱平衡失调是肾脏疾病中的重要组成部分。肾脏疾病中尚包括泌尿系统感染及反流性肾病，泌尿系统结石和梗阻性肾病，以及双肾、输尿管和膀胱的先天性或后天获得性畸形或发育不全等。特殊人群的肾脏疾病，如妊娠相关的肾脏疾病等也归入肾脏疾病的组成部分。

（章友康）

yuánfāxìng shènxiǎoqiú jíbìng

原发性肾小球疾病（primary glomerular diseases）

临床出现肾小球源性蛋白尿和（或）血尿，病变局限于肾小球或以肾小球损害为主的一组肾脏疾病。病因未明，有多种病理类型和临床表现，预后各不相同。是中国慢性肾衰竭的最常见原因。

病因及发病机制 多为免疫介导的炎症性疾病，免疫机制常为其始发机制，在此基础上炎症介质参与发病、发展过程，最后导致肾小球损伤和产生临床症状。在慢性进展性过程中非免疫非炎症机制也发挥重要作用。①循环免疫复合物沉积：某些外源性抗原或内源性抗原可刺激机体产生相应抗体，在血循环中形成循环免疫复合物，沉积于肾小球基膜系膜区或内皮下，激活炎症介质，导致肾小球损伤。代表疾病为IgA肾病和部分膜增生性肾小球肾炎。②原位免疫复合物沉积：抗体与肾性抗原或非肾性抗原在肾小球基膜内或上皮下发生抗原-抗体反应，形成原位免疫复合物或补体系统，导致肾小球免疫性损伤。代表疾病包括Ⅰ型新月体肾小球肾炎、膜性肾病和急性链球菌感染后肾炎。③细胞免疫：其功能异常在某些原发性肾小球疾病发病机制中发挥重要作用。如微小病变型肾病时存在T细胞功能异常，可能导致患者血清中血管通透性因子增多，急进性肾小球肾炎病变早期常可发现较多的单核细胞等。④炎症介质的作用：白介素-1、转化生长因子、细胞间黏附分子、内皮素、一氧化氮、前列腺素和血栓素等炎症介质可参与某些原发性肾小球疾病的发病过程，导致肾小球损伤。⑤非免疫非炎症机制：免疫介导性炎症在原发性肾小球疾病致病中起主要作用，在慢性进展过程中，脂代谢紊乱、肾小球高压、高灌注、高滤过等非免疫因素是导致病变持续、恶化的重要因素。

临床表现 蛋白尿、血尿、水肿、高血压和肾功能减退。不同类型疾病及同一种疾病的不同患者之间的临床表现可有很大差异。但有下列共同特点：①肾小球源性蛋白尿（以白蛋白为主）和（或）肾小球源性血尿。②肾小球滤过功能损害先于并重于肾小管功能损害。③可有高血压、水肿表现。④无面部蝶形红斑、紫癜样皮疹等继发性疾病表现。

诊断与鉴别诊断 原发性肾小球疾病不是单一的疾病，诊断分为3个部分：①临床诊断：根据临床表现为肾小球源性蛋白尿和（或）血尿并排除其他继发性和遗传性肾小球疾病，可初步诊断为原发性肾小球疾病，然后判断临床分型。②肾脏病理诊断：原发性肾小球疾病常需经肾穿刺活检病理检查确定病理分型诊断，同时依据病理特征进一步排除继发性和遗传性肾小球疾病。③肾功能诊断：可通过查血肌酐、肌酐清除率和根据公式计算肾小球滤过率，明确肾功能分期诊断。

治疗 包括下列几方面。

一般治疗 ①休息：出现肾功能急剧恶化或严重高血压或明显水肿者，需休息；对仅有轻微血尿或蛋白尿患者，可进行一般活动及轻微体力活动。②防止感染。③避免使用对肾脏有毒性的药物。④低盐饮食：对于有水肿和高血压者应控制钠盐每日摄入2~3g。⑤蛋白质摄入量：肾功能正常者可每日摄入蛋白质1.0~1.2g/kg；肾功能减退者蛋白质每日摄入量应控制在0.6~0.8g/kg。

利尿治疗 肾性水肿常用的利尿药为噻嗪类利尿药、袢利尿药，可联合使用螺内酯等保钾利尿药。治疗期间需要注意尿量、体重、血电解质和肾功能的变化。

糖皮质激素和免疫抑制剂合理使用 对表现为肾病综合征、急进性肾小球肾炎及部分慢性肾小球肾炎者，常需使用糖皮质激素和（或）免疫抑制剂。选择这类药物时需严格掌握适应证及药物的副作用并充分地权衡治疗利弊，治疗中需密切注意对感染、骨髓抑制、骨质疏松等副作用的监测与预防。

积极控制血压，保护肾功能 对表现为高血压的患者应积极控制血压，尿蛋白<1.0g/d者的目标血压为<130/80mmHg；尿蛋白>1.0g/d者，目标血压应<125/75mmHg。肾性高血压常难以控制，为达到此目标，常需两种降压药联合使用，并首选血管紧张素转换酶抑制剂或血管紧张素Ⅱ受体阻断剂。

慢性肾脏病其他合并症的治疗 见肾性贫血、慢性肾衰竭矿物质和骨代谢异常等条目。

（周福德）

yuánfāxìng shènxiǎoqiú jíbìng línchuáng fēnxíng

原发性肾小球疾病临床分型（clinical classification of primary glomerular diseases）

根据临床表现特征区分原发性肾小球疾病类型。分为5种临床类型：急性肾小球肾炎、急进性肾小球肾炎、慢性肾小球肾炎、无症状血尿和（或）蛋白尿和肾病综合征。

急性肾小球肾炎：又称急性肾炎。特点：①前驱感染1~3周发病。②急性起病，病程一般不超过3个月。③一般有血尿（镜下及肉眼血尿）、蛋白尿，可有红细胞及颗粒管型尿；多数患者有高血压和水钠潴留表现，并可有一过性氮质血症。④多数可自愈，预后良好；一般在数月内症状消失，少数患者镜下血尿可持续半年或更久。

急进性肾小球肾炎：又称急进性肾炎。特点：①急性起病，病情进展较快。②表现为急性肾炎综合征，常伴明显贫血，可有肾病综合征表现。③在发病数周或数月内出现肾功能进行性恶化，并可出现少尿或无尿，若不及时应用激素和免疫抑制剂强化治疗，肾功能不可逆转，并快速发展至肾衰竭。

慢性肾小球肾炎：又称慢性肾炎。特点：①隐袭起病，临床表现多样化，病情迁延，病程超过3个月；随病情进展，可出现肾功能减退、贫血等表现。②可有水肿、高血压、蛋白尿及管型尿中的一项或多项；尿蛋白定量一般在1.0~3.5g/d；少数患者可伴肾病综合征范畴蛋白尿或重度高血压。③病程中常因感染诱发急性发作，病情可出现急性加重；随感染的好转，病情也可自动缓解。

无症状性血尿和（或）蛋白尿：曾称隐匿型肾小球肾炎。特点：①无临床症状和体征，常在体检发现尿化验异常。②以蛋白尿为主者，尿蛋白量<1.0g/d，称为单纯性蛋白尿；以持续镜下或间断肉眼变形性血尿为主者，称为单纯性血尿；蛋白尿和血尿有时可同时存在。③多数患者预后好，但也有少数患者可发展成慢性肾小球肾炎。

肾病综合征：特点：①大量蛋白尿（>3.5g/d）。②低白蛋白血症（血清白蛋白<30g/L）。③明显水肿。④高脂血症。其中前两条为必备条件。

（周福德）

shènbìng zōnghézhēng

肾病综合征（nephrotic syndrome） 以大量蛋白尿、低白蛋白血症、水肿和高脂血症为临床特征的原发性肾小球疾病。尿蛋白>3.5g/d和血浆白蛋白<30g/L是诊断必备条件，是肾小球疾病常见临床表现，不是一个独立疾病，不应被作为疾病的最后诊断。

病因 分为继发性和原发性肾病综合征。继发性肾病综合征的原因很多，包括乙型病毒性肝炎、系统性红斑狼疮、过敏性紫癜、糖尿病、淀粉样变性、肿瘤、汞中毒等。不同年龄、不同性别的继发性原因不尽相同。对于小儿患者应着重除外遗传性疾病、感染性疾病和过敏性紫癜等；对于中青年患者则应着重除外系统性红斑狼疮、乙型病毒性肝炎及汞中毒等；对于老年患者则应重点除外淀粉样变性、恶性肿瘤及糖尿病；对于所有的女性患者应除外系统性红斑狼疮。成人原发性肾病综合征的常见病理类型包括特发性膜性肾病、微小病变型肾病、IgA肾病、非IgA系膜增生性肾小球肾炎和局灶性节段性肾小球硬化。

发病机制 ①大量蛋白尿：形成主要受两个因素的影响。一为肾小球的滤过膜屏障受损，特别是电荷屏障受损时，肾小球通透性明显增加，导致血浆蛋白（主要是白蛋白）大量漏出；二为肾小管上皮细胞重吸收原尿中的蛋白并对之进行分解的能力。当前者导致的蛋白漏出量明显超出后者的重吸收能力时，形成大量蛋白尿。②血浆蛋白浓度改变：低白蛋白血症是肾病综合征的必备特征。主要是尿蛋白丢失量超过肝代偿合成的能力所致。肾病综合征时还常可出现血浆其他蛋白的变化，如免疫球蛋白和补体成分的减少，抗凝血酶Ⅲ水平降低，Ⅱ、Ⅴ、Ⅶ、Ⅷ、Ⅹ及ⅩⅢ因子增加，甲状腺素球蛋白和药物结合蛋白的减少。③高脂血症：低蛋白血症时，肝细胞周围胶体渗透压下降，导致肝合成极低密度脂蛋白增加和脂类分解过程障碍和（或）延缓。④水肿：肾病综合征的水肿有两种主要机制参与，一为低白蛋白血症导致血浆胶体渗透压降低，根据斯塔林（Starling）原理血管内水分向组织间隙移动而形成水肿；另一为肾素-血管紧张素-醛固酮系统活性增高、抗利尿激素释放增加等内分泌因素的变化导致肾小球滤过率下降，远端肾小管对钠重吸收增加，导致水钠潴留，形成水肿。

临床表现 主要有下列表现。

肾病综合征相关表现 患者可出现颜面部、下肢水肿，重者可出现胸腔积液、腹水及心包积液。少数患者可出现颈部水肿及纵隔积液。可出现高血压，尿化验以大量蛋白尿为主要特点，可伴镜下血尿及不同程度的肾功能减退。

血管内容量不足的表现 尿量减少、头晕、心率增快、直立性低血压或低血压，不足1/3患者有此表现。

原发疾病的表现 部分患者可出现原发性疾病的肾外表现，如系统性红斑狼疮患者可出现面部蝶形红斑、光过敏、口腔溃疡等；肾淀粉样变性可出现巨舌、肝脾大及低血压等；冷球蛋白血症及过敏性紫癜患者可出现紫癜样皮疹及关节痛。

合并症表现　①感染：肾病综合征患者本身由于存在低蛋白血症、低免疫球蛋白血症、低补体血症、微量元素缺乏、大剂量糖皮质激素及免疫抑制剂的应用等因素，免疫功能低下，易合并感染。患者可有肺炎、蜂窝织炎和肾盂肾炎等感染的相关临床表现。②血栓栓塞并发症：由于严重低蛋白血症，肝代偿性加速合成白蛋白，合成Ⅱ、Ⅴ、Ⅶ、Ⅹ等凝血因子增多、抗凝血酶Ⅲ及尿激酶等纤溶酶从尿中的大量丢失，造成机体凝血、抗凝血及纤溶系统紊乱而出现高凝状态，兼之不适当的利尿治疗，患者容易出现血栓栓塞合并症。患者可有腰痛、肉眼血尿、双下肢非对称性水肿、呼吸困难及咯血等肾静脉血栓、下肢静脉血栓和肺栓塞等的相关表现。③营养不良：除蛋白质营养不良引起肌肉萎缩、儿童生长发育障碍外，尚可出现甲状腺激素水平低下、维生素D缺乏、钙磷代谢障碍、缺铁性贫血、伤口愈合不良等营养不良表现。④急性肾损伤：肾病综合征患者因严重的低白蛋白血症的存在可引起有效循环血容量不足，可出现肾前性肾损伤；严重低白蛋白血症可引起肾脏病理呈现弥漫性间质性水肿、肾小管上皮细胞变性坏死、脱落伴再生，临床呈现急性肾损伤表现，称为特发性急性肾损伤；此外，患者还可出现急性间质性肾炎、急性肾小管坏死及双侧肾静脉主干血栓形成导致的急性肾损伤。

诊断与鉴别诊断　诊断思路：①肾病综合征诊断是否成立，尿蛋白>3.5g/d和血浆白蛋白<30g/L，若合并水肿和（或）高脂血症，即可确诊。②病因诊断：是原发性还是继发性肾病综合征，排除继发性原因后，可初步诊断为原发性肾病综合征。③病理诊断：所有成人肾病综合征患者若无禁忌证，均应做肾活体组织检查，进行病理检查明确肾脏病病理类型。④肾功能诊断：参考慢性肾脏病分期诊断标准作出肾功能诊断。⑤合并症诊断。

治疗　包括以下措施。

一般治疗　①休息与适当活动：对水肿较重或合并腹水者，卧床休息为主，可增加肾脏血流量，利于减轻水肿，并减少与外界接触以防交叉感染，应保持适度床上及床旁活动，以防血栓形成。症状缓解后可逐渐增加活动量。②饮食治疗：应采取低盐2~3g/d、低脂及优质蛋白饮食治疗。宜给予正常量优质蛋白饮食0.7~1.0g/（kg·d）有利于尿蛋白的控制。③水肿的治疗：旨在缓慢减轻水肿，以每天体重下降0.5~1.0kg为宜。若利尿过猛，有导致肾前性急性肾损伤的可能或增加血栓形成的风险；若体重下降<0.5kg/d，则不利于缓解症状。利尿消肿需针对不同的血容量状况采取相应措施，并注意观察血电解质的变化，预防电解质紊乱。对血容量呈过度充盈者首先应限盐和卧床休息；对无效病例可加用噻嗪类和（或）保钾利尿药；对于重度水肿患者可选用袢利尿药。对于处于低血容量状态者，单纯应用利尿药治疗水肿效果差并可诱发急性肾损伤。此时，可用白蛋白或血浆联合呋塞米静脉滴注。此法可通过一过性扩容及提高利尿药的生物利用度而增加袢利尿药的利尿效果。但是，不可频繁输注白蛋白或血浆。对于利尿药抵抗的水肿患者，可考虑应用单纯血液超滤脱水治疗。水肿减轻后，患者对利尿药的反应状态亦可获得改善。④降压、降脂治疗。⑤抗凝治疗：对有高凝状态但无出血性疾病等抗凝禁忌证者，应予抗凝治疗。一般主张血浆白蛋白<20g/L或膜性肾病血浆白蛋白<25g/L时应使用。

非激素非免疫抑制剂的减少尿蛋白治疗方案　代表药物为肾素-血管紧张素系统阻断剂。这类药物可通过控制高血压、降低肾小球内压、降低肾小球基膜对蛋白的通透性及减缓深纤维化等机制减少尿蛋白。治疗期间需注意观察患者肾功能和血钾的变化，以防急性肾损伤和高钾血症的发生。对老年和有肾功能损害者尤应注意。对成人微小病变型肾病初发肾病综合征患者，建议不使用他汀类药物治疗高脂血症，血压正常者不使用血管紧张素转换酶抑制剂或血管紧张素Ⅱ受体阻断剂降低蛋白尿。

主要治疗方案　肾病综合征患者常需使用糖皮质激素、细胞毒类或免疫抑制剂治疗。这些药物通过调节免疫、抗炎等机制可减少尿蛋白，增加血浆白蛋白，缓解肾病综合征，被称为主要治疗方案。应用这一类治疗方案时，应参考不同病理类型的循证医学治疗建议及患者的个体情况，采取个体化的治疗方案，并注意观察和预防药物治疗的副作用。

（周福德）

jíxìng shènxiǎoqiú shènyán

急性肾小球肾炎（acute glomerulonephrits）　继多种不同病因的前驱感染后表现为急性肾炎综合征、常呈现自限过程的原发性肾小球疾病。又称急性肾炎、急性感染后肾小球肾炎。急性链球菌感染为常见病因，主要发生于儿童，成年和老年人少见。随着对急性感染性疾病的早期诊断和控制，此病的发病率已明显下降。

病因 细菌、病毒、立克次体、螺旋体、支原体等多种致病微生物感染后均可引起急性肾小球肾炎，以β-溶血性链球菌A族中的“致肾炎菌株”最常见。

发病机制 ①免疫复合物沉积：此病主要是感染所诱发的免疫反应所致。链球菌感染后肾炎的主要致病抗原为胞质成分（肾炎相关性纤溶酶受体蛋白）或分泌蛋白（外毒素B及其酶原前体），致病抗原可预先种植于肾小球，再与循环中的相应抗体结合形成原位免疫复合物，或循环中的抗原-抗体免疫复合物沉积于肾小球。免疫复合物激活补体，导致免疫性炎症反应，引起肾脏病变。②补体活化：是此病发病的中心环节。抗原-抗体免疫复合物通过旁路途径和（或）补体活化的甘露糖结合凝集素途径，激活补体，引起相应的免疫病理病变，特别是激活补体后形成的膜攻击复合物，在急性肾小球肾炎的发病机制中起重要作用。③细胞介导的免疫：患者肾小球系膜区及肾间质常可见巨噬细胞及辅助T细胞浸润，伴肾及循环中细胞间黏附因子-1及淋巴细胞功能相关抗原等细胞因子上调，并与尿蛋白程度相关，提示浸润的免疫细胞在此病中有一定作用。

临床表现 差异很大，80%患者表现轻微，少数可表现为急性肾损伤。多数在发病前1~2周有前驱感染史，随后出现以下临床表现：①急性肾炎综合征：表现为血尿、蛋白尿、水肿、高血压和一过性急性肾损伤。几乎所有患者均有血尿，其中约40%有肉眼血尿；尿蛋白量一般在1~2g/d，不到20%患者可出现肾病综合征范畴蛋白尿；水肿为早期症状，先出现眼睑水肿，逐渐延及全身；约80%患者可有高血压，主要源于水钠潴留。②低补体血症：疾病早期可出现一过性血清总补体活性（CH50）及C3、C5和备解素明显下降；常于发病8周之内恢复正常。③自限性过程：见于约90%病例，在发病约2周出现尿量增多，水肿减轻，高血压好转，肉眼血尿转为镜下血尿。发病1~2个月后尿蛋白量明显减少。④合并症表现：疾病早期可出现心力衰竭、高血压脑病及急性肾损伤。

病理表现 ①免疫荧光检查可见以IgG及C3为主呈颗粒状沿毛细血管壁、系膜区沉积（图1）。②光学显微镜检查的基本病变是肾小球毛细血管内皮细胞、系膜细胞弥漫性增生伴中性粒细胞浸润（图2），少数患者可有新月体形成。③电子显微镜的特征性病变为上皮下呈驼峰状的电子致密物沉积（图3）。

诊断 患者具备下列特点时需考虑急性肾炎的诊断：①发病前1~3周有呼吸道或皮肤感染史，特别是病原学检查阳性者。②表现为急性肾炎综合征，可有一过性急性肾损伤。③一过性低补体血症。④有自愈倾向。对存在下列两种情况者，需做肾活体组织检查进行病理诊断：①少尿1周以上或进行性尿量减少、肾小球滤过率呈进行性下降不能除外急进性肾小球肾炎者。②病程超过2个月而无好转趋势者。

鉴别诊断 主要需与以急性肾炎综合征起病的肾小球疾病鉴别。①IgA肾病：常于感染1~3天之内出现肉眼血尿，血补体正常，病程呈反复发作等特点与急性肾小球肾炎不同，必要时需做肾活检鉴别。②狼疮肾炎：患者常伴皮肤、黏膜及血液系统等肾外表现，病情活动时出现低补体血症及具有抗核抗体、抗双链DNA抗体等多种自身抗体。特点与急性肾小球肾炎明显不同，临床鉴别不难。③膜增生性肾小球肾炎：约40%患者呈急性肾炎综合征表现，但50%~70%伴肾病综合征、

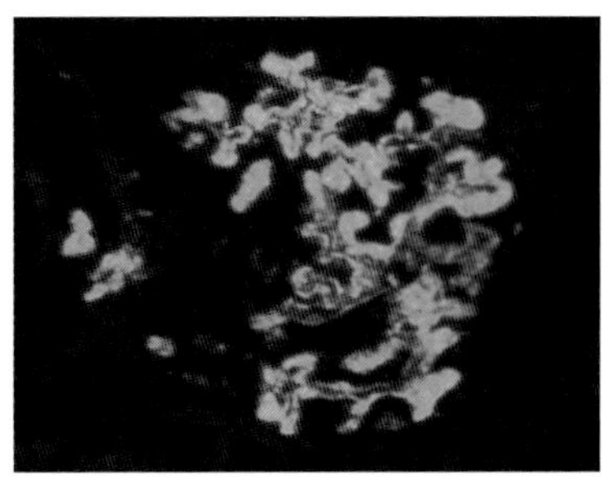

图1 急性肾小球肾炎免疫荧光检查

注：IgG呈颗粒状沿肾小球毛细血管壁沉积（荧光×400）

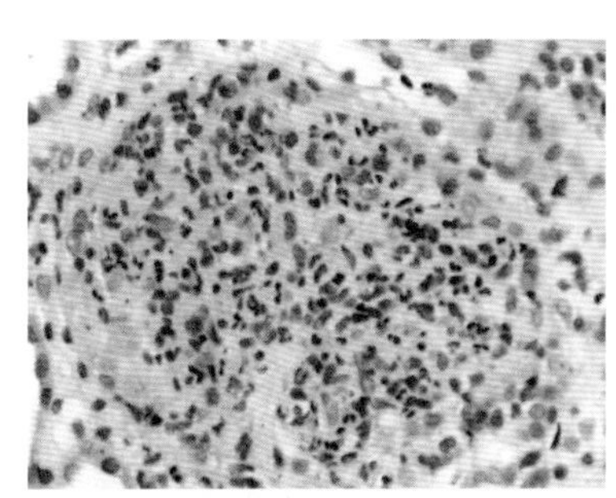

图2 急性肾小球肾炎光镜检查

注：肾小球系膜细胞和内皮细胞弥漫增生，白细胞浸润（HE×400）

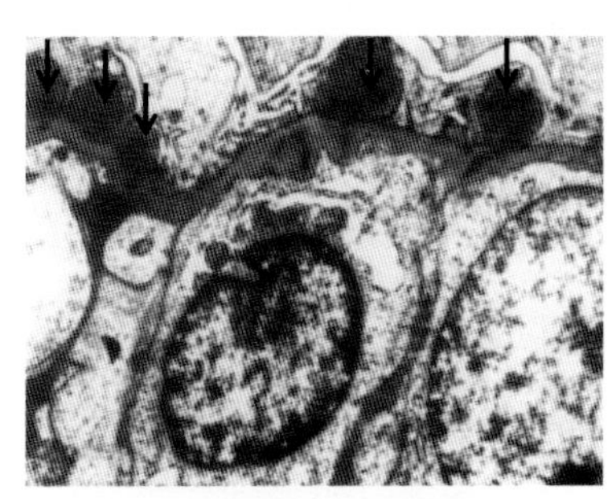

图3 急性肾小球肾炎电镜检查

注：驼峰样电子致密物沿肾小球上皮下沉积（电镜×10 000）

无自愈倾向及部分患者伴持续性低补体血症，与急性肾小球肾炎不同。必要时肾活体组织检查有助于鉴别。④冷球蛋白血症肾病：患者可合并紫癜样皮疹与关节痛，血清冷球蛋白检查阳性及持续低补体血症支持冷球蛋白血症。

治疗 对症治疗为主，主要环节为清除感染灶、预防和治疗水钠潴留、控制循环血容量，减轻症状，避免合并症，促进病情恢复。①休息：急性起病后必须基本卧床休息，直至肉眼血尿消失、水肿减轻、血压恢复正常。②饮食：给予低盐饮食，蛋白质入量约1g/(kg·d)。出现肾功能不全者，应限制蛋白质入量在0.6~0.8g/(kg·d)。③对症治疗：适当利尿、降压缓解高血压，预防和控制心力衰竭。④清除感染灶：对有明确感染灶者，可应用敏感抗生素治疗2周。⑤透析治疗：对表现少尿型急性肾损伤、高钾血症或利尿治疗无效的严重水钠潴留者，可采取透析治疗以帮助患者度过急性期。

（周福德）

jíjìnxìng shènxiǎoqiú shènyán

急进性肾小球肾炎（rapidly progressive glomerulonephritis, RPGN）

急性肾炎综合征基础上短期内出现少尿、无尿，肾功能急骤减退的原发性肾小球疾病。又称急进性肾炎、新月体肾小球肾炎。常需强化免疫抑制治疗，早期治疗可保护或逆转肾功能，晚期治疗预后差。

病因及发病机制 病因多种多样。根据肾脏免疫病理将其分为3型：抗肾小球基膜（glomerular basement membrane, GBM）抗体型（Ⅰ型）、免疫复合物型（Ⅱ型）和寡免疫复合物沉积型（Ⅲ型）。不同类型的急进性肾小球肾炎的发病机制不同，但都有下列相似的发病机制。

肾小球毛细血管袢的严重损伤 Ⅰ型：抗GBM抗体与GBM内的Ⅳ型胶原α3链的NC1通过抗体与相应抗原相结合，造成肾小球毛细血管袢损伤。Ⅱ型：循环免疫复合物在肾小球毛细血管袢和系膜区沉积可活化多种炎症介质，造成肾小球毛细血管袢损伤。Ⅲ型：80%~90%为抗中性粒细胞胞质抗体（anti-neutrophil cytoplasmic antibody, ANCA）相关小血管炎，ANCA可通过激活中性粒细胞导致脱颗粒反应或（和）血管内皮表面的ANCA靶抗原结合，造成肾小球血管内皮的严重损伤、毛细血管袢出现纤维素样坏死。T细胞在发病过程中也起一定作用。

新月体形成 肾小球毛细血管袢损伤后，毛细血管袢发生断裂，纤维蛋白原等血浆成分进入肾小囊，巨噬细胞和T细胞也进入肾小囊并被活化，释放白介素-1和肿瘤坏死因子-α等炎症介质，诱发肾小囊上皮细胞增生形成新月体。早期形成的是细胞性新月体，随疾病进展，细胞性新月体逐渐转变成细胞纤维性新月体和纤维性新月体。

临床表现 Ⅰ型患者有两个发病高峰，分别是20~40岁和60~80岁；Ⅱ型以青少年多见；Ⅲ型患者以中老年多见。急进性肾小球肾炎综合征（RPGN综合征），典型患者在急性肾炎综合征基础之上，短期内（数日至数月）出现肾功能急剧恶化，可早期出现少尿或无尿。具备前两个特点即可诊断RPGN综合征。

病理表现 ①免疫荧光检查：Ⅰ型可见IgG沿肾小球毛细血管壁呈线条样沉积（图1）；Ⅱ型可见免疫球蛋白和补体成分在肾小球沿毛细血管袢或在肾小球系膜区呈颗粒样或团块状沉积；Ⅲ型呈阴性或少量免疫球蛋白沉积。②光学显微镜检查：共同特点是50%以上肾小球有不同阶段的大新月体形成（图2）。Ⅰ型的特点是多数新月体类型基本一致，毛细血管袢被严重压缩，部分可见GBM和肾小囊断裂；Ⅱ型的特点是可见嗜复红蛋白沿毛细血管袢和系膜区沉积、系膜细胞和内皮细胞增生等；Ⅲ型的特点是肾小球常分期、分批受累，表现为新月体新旧不等，常伴肾小球毛细血管袢纤维素样坏死（图3）。③电子显微镜检查，Ⅰ型和Ⅲ型肾小球内基本无电子致密物沉积，Ⅱ型可见电子致密物沉积。

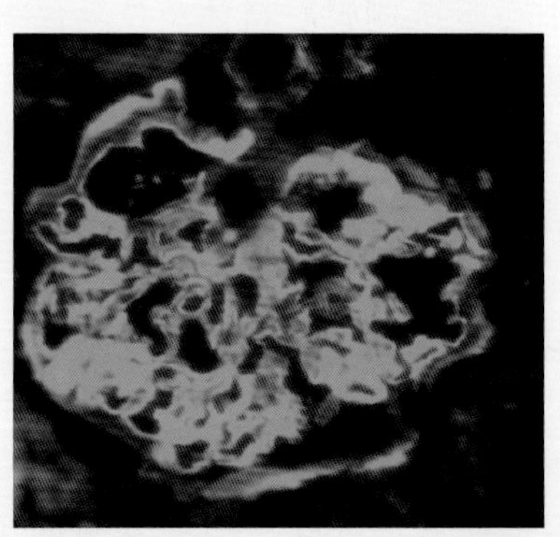

图1 急进性肾小球肾炎免疫荧光检查

注：Ⅰ型，IgG呈线状沉积于肾小球毛细血管壁（荧光×400）

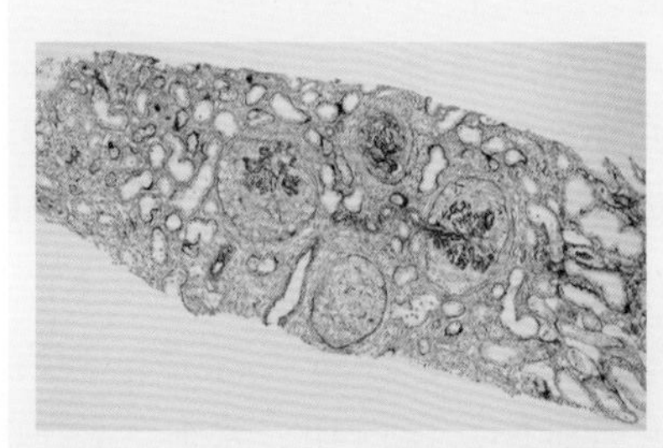

图2 急进性肾小球肾炎光镜检查

注：多数肾小球毛细血管壁破坏，细胞性新月体形成（六胺银染色×100）

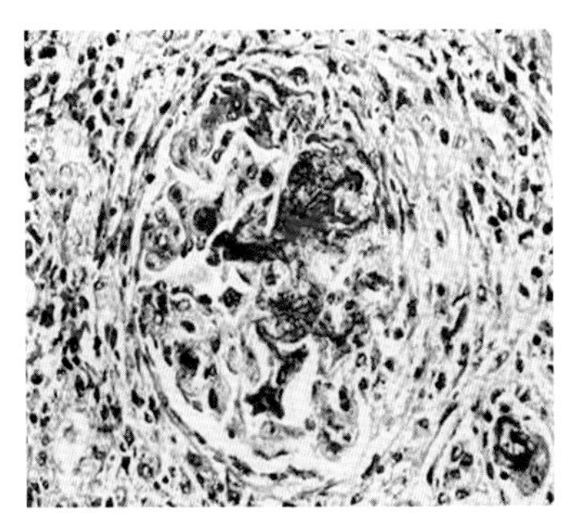

图3 急进性肾小球肾炎光镜检查

注：肾小球毛细血管袢节段性纤维素样坏死（六胺银染色×400）

诊断 对临床表现为RPGN综合征和怀疑RPGN患者，应尽早做肾活体组织检查（简称肾活检）。标本中若50%以上的肾小球有占肾小囊面积50%以上的大新月体形成，即可诊断急进性肾小球肾炎。肾影像学检查：超声检查可见双侧肾脏增大。结合免疫病理学特点及血清ANCA和抗GBM抗体结果进行分型诊断。实验室检查特点：Ⅰ型患者血清抗GBM抗体阳性，80%～90% Ⅲ型患者血清ANCA阳性。

鉴别诊断 ①急性肾小球肾炎：重症者可出现急性肾损伤，临床可呈RPGN表现，原因可以是严重的肾小球毛细血管内皮细胞和系膜细胞增生，也可以是合并新月体形成，必要时应及时肾活检以确诊。②其他肾小球疾病合并急性肾小管间质肾病：IgA肾病、微小病变型肾病、乙型肝炎病毒相关性肾小球肾炎等肾小球疾病若合并各种原因导致的急性肾小管间质肾病，临床可出现急性肾损伤，易被误诊为急进性肾小球肾炎，甚至被使用强化治疗，及时行肾活检有助于确诊。③继发性肾小球疾病：如重症狼疮肾炎、过敏性紫癜肾炎和冷球蛋白血症肾损害可出现急性肾损伤，应与急进性肾小球肾炎鉴别。抗核抗体、抗双链DNA抗体及血清冷球蛋白等检测并结合各自的临床特点有助于鉴别诊断，必要时肾活检病理检查可帮助确诊。④恶性小动脉性肾硬化症：可表现为RPGN综合征，主要原因是肾脏中小动脉出现血栓性微血管病样病变，导致肾小球缺血性改变及肾小管损伤。舒张压≥130mmHg和高血压视网膜病变Ⅲ级以上（含Ⅲ级）可鉴别。

治疗 治疗方案取决于免疫病理分型，多为经验性治疗，缺乏大样本高质量的循证医学证据。

血浆置换 主要适应证为血清抗GBM抗体阳性、肺出血、ANCA相关小血管炎发病时表现为急性肾损伤。①抗GBM抗体阳性：应尽早采用强化血浆置换，即每天或隔天应用新鲜血浆或5%白蛋白将患者血浆置换出3～4L（或1个血浆容量），直到患者血清中的抗GBM抗体转阴。一般需治疗2～3周。对于肾活检1周内或合并肺出血者，血浆替代品中需至少含1～2L新鲜血浆。②肺出血：抗GBM病和ANCA相关小血管炎患者发生肺出血时均可采用血浆置换。一般3次为1个疗程。③重症ANCA相关小血管炎：除肺出血外，单纯血浆置换较单纯甲泼尼龙冲击疗法更有助于使发病时肾功能已达透析程度的患者脱离透析。

甲泼尼龙冲击疗法 可根据病情使用1～3个疗程。治疗过程中需注意水钠潴留、感染、消化道出血和类固醇性糖尿病等副作用。

糖皮质激素联合环磷酰胺治疗 强化血浆置换同时或甲泼尼龙冲击治疗后则应口服糖皮质激素联合环磷酰胺治疗。

肾脏替代治疗 对需肾脏替代治疗的急性肾损伤患者，可选择血液透析或腹膜透析治疗。对肾功能不可逆转的终末期肾病患者，在病情稳定或相应的血清学抗体（抗GBM抗体或ANCA）转阴半年后，可行肾移植。

预后 此病进展迅速，常于发病后数周至数月内发展至终末期肾病，预后凶险。总体预后为Ⅰ型最差，Ⅱ型和Ⅲ型相对较好。影响预后的主要因素包括新月体病变的新旧程度、发病时血肌酐水平及临床上是否出现少尿和无尿等。Ⅰ型急进性肾小球肾炎，若就诊时新月体数目>85%或血肌酐>600μmol/L或出现少尿，摆脱透析的概率不足10%。

（周福德）

mànxìng shènxiǎoqiú shènyán

慢性肾小球肾炎（chronic glomerulonephritis） 以蛋白尿、血尿、高血压和水肿为主要临床表现，病程超过3个月，具有肾功能恶化倾向和最终将发展为慢性肾衰竭的原发性肾小球疾病。又称慢性肾炎。可发生于任何年龄，以青中年多见。

病因及发病机制 此病病因、发病机制和病理类型多种多样。其中，IgA肾病是最常见病理类型，其他的常见病理类型包括非IgA系膜增生性肾小球肾炎和膜性肾病等。免疫介导性炎症是各种慢性肾小球肾炎的主要发病机制，在疾病的进展过程中，高血压、高脂血症等非免疫非炎症因素也起重要作用。

临床表现 多数患者起病缓慢，少数感染后发病者起病急，甚至可呈急性肾炎综合征，病情迁延、进展而致。呈现不同程度的水肿、高血压、蛋白尿（常在1～3g/d）、肾小球源性血尿及管型尿。可逐渐出现肾功能减退，后期可发展至肾衰竭，双肾常缩小，并伴肾功能减退出现一系列尿毒症症状，如肾性贫血等。

诊断 尿化验异常（蛋白尿、血尿、管型尿）、水肿和高血压病史超过3个月者，无论有无肾功能损害，均应考虑此病。除外继发性肾小球疾病、遗传性肾小球疾病、肾病综合征和无症状血尿和（或）蛋白尿后，临床可诊断此病。

鉴别诊断 ①继发性肾小球肾炎：如狼疮肾炎、过敏性紫癜肾炎、乙型肝炎病毒相关性肾小球肾炎等，依据相应的系统表现及特异性实验室检查，一般不难鉴别。必要时需肾活体组织检查（简称肾活检）病理学检查予以确诊。②奥尔波特综合征（Alport syndrome）：多数患者有阳性家族史（80%为X连锁显性遗传），常起病于青少年，患者有眼（前圆锥形晶状体等）、耳（高频神经性聋）、肾炎表现和进展性肾功能异常。肾活检电镜病理诊断有助于鉴别。③薄基膜肾病：多数患者有阳性家族史，最常见的表现为无症状性血尿和（或）蛋白尿，肾功能恶化少见，预后良好。肾活检电子显微镜病理检查见肾小球基膜弥漫变薄可确诊。④无症状血尿和（或）蛋白尿：临床上轻型慢性肾小球肾炎应与此型鉴别。后者表现为无症状性血尿和（或）蛋白尿（尿蛋白<1g/d），无水肿、高血压和肾功能减退。⑤急性肾小球肾炎：以急性发作起病的慢性肾炎需与此病鉴别。二者的主要鉴别点：潜伏期不同，前者常<3天，后者常为1~3周；血清C3的动态变化规律不同，急性肾小球肾炎为一过性降低；疾病的转归不同，急性肾小球肾炎一般可自愈，慢性肾小球肾炎呈慢性进展。⑥原发性高血压肾损害：呈血压明显增高的慢性肾小球肾炎需与原发性高血压肾损害鉴别。主要鉴别点：病程发展不同，前者高血压出现于肾损害之后或同时，后者高血压出现于肾损害之前；蛋白尿程度不同，前者可有大量蛋白尿，后者尿蛋白量常<1g/d；尿沉渣检查特点不同，前者可有明显血尿，后者常无血尿；眼底病变不同，前者眼底可正常，后者为高血压眼底病变；肾功能损害特点不同，后者远端肾小管浓缩功能等功能损伤较肾小球功能损伤早。

治疗 以防止或延缓肾功能进行性恶化、改善或缓解临床症状及防治严重合并症为主要目的。

一般治疗 ①饮食：低盐（<3g/d）；出现肾功能不全者应限制蛋白质入量。②休息：肾功能正常的轻症患者可适当参加轻工作，重症及肾功能不全患者应休息。

对症治疗 ①利尿：有水肿、容量依赖性高血压或者心力衰竭可利尿治疗。轻者可使用噻嗪类利尿药或联合保钾利尿药，重者可用袢利尿药。②控制血压：尿蛋白>1g/d者，血压控制在125/75mmHg以下；尿蛋白<1g/d者，血压应控制在130/80mmHg以下。首选可延缓肾功能恶化、具有肾保护作用的降压药物，包括血管紧张素转换酶抑制剂或血管紧张素Ⅱ受体阻断剂。但肾功能损害至血清肌酐>265μmol/L者慎用此类药，并注意高钾血症副作用。血压不能达标者可加用其他降压药联合治疗。③避免加重肾损害的因素：感染、劳累、妊娠及应用肾毒性药物均可加重病情，应予以避免。出现感染时，应及时治疗。

延缓肾损害进展措施 除严格控制高血压外，下列药物也有助于延缓肾损害进展。①血管紧张素转换酶抑制剂或血管紧张素Ⅱ受体阻断剂：无高血压时亦可服用，可减少尿蛋白及延缓肾损害进展，宜长期服药。②抗血小板药物：口服双嘧达莫或阿司匹林对膜增生性肾小球肾炎有一定疗效。

糖皮质激素及细胞毒药物 尿蛋白较多、肾脏病理显示有活动病变（如肾小球细胞增生、小细胞新月体形成及肾间质炎症细胞浸润等）者，可应用糖皮质激素及细胞毒药物治疗。

慢性肾功能不全的治疗 应按慢性肾功能不全非透析疗法处理；若已进入尿毒症期，则应进行肾脏替代治疗（见慢性肾衰竭）。

（周福德）

wúzhèngzhuàng xuèniào hé（huò）dànbáiniào

无症状血尿和（或）蛋白尿

（asymtomatic hematuria and/or proteinuria） 仅表现为肾小球源性血尿和（或）蛋白尿，无水肿、高血压和肾功能损害的原发性肾小球疾病。曾称隐匿型肾小球肾炎。

最常见的病理类型是IgA肾病，其次为轻度非IgA系膜增生性肾小球肾炎。免疫介导炎症是这组疾病的主要起始因素。起病隐匿，多数患者系于体检或感染时发现尿化验异常，表现为血尿和（或）轻度蛋白尿（尿蛋白定量<1g/d），无水肿、高血压和肾功能异常，在排除泌尿系统外科性疾病（如泌尿系统恶性肿瘤、肾结核、肾结石等）和继发性肾小球疾病、遗传性肾小球疾病

(奥尔波特综合征、薄基膜肾病)及直立性蛋白尿者后，可诊断。

此病应与下列疾病鉴别。①继发性肾小球疾病：应与狼疮肾炎、过敏性紫癜肾炎鉴别，依据相应的系统表现及特异性实验室检查，一般鉴别不难。②薄基膜肾病：常有血尿家族史，一般无眼、耳受累，预后良好，肾活检电子显微镜超微结构和免疫病理检查有助于确诊。③直立性蛋白尿：对以蛋白尿为主要表现，年龄多<30 岁、尿蛋白定量与定性检查结果不一致（定性检查为阳性，而定量检查常呈阴性或轻微）及清晨第一次尿化验与活动后尿化验结果不一致（清晨尿蛋白验查为阴性，活动后尿蛋白验查示蛋白尿阳性）者，需考虑此病。若夜间 10 个小时尿蛋白<50mg，则可诊为直立性蛋白尿。可做肾静脉彩超检查发现左肾静脉受压征象，又称胡桃夹现象阳性。

无特殊治疗方法。①常复查尿化验、定期（每 6～12 个月）检查肾功能和血压，女性患者在妊娠前需征求肾科专家意见，并在妊娠过程中严密监测。②避免使用肾损伤药物。③对反复发作的扁桃体炎与血尿、蛋白尿发作密切相关者，可择期行扁桃体切除术。④持续性无症状性蛋白尿者，应长期严密随访，根据蛋白尿情况可使用血管紧张素转换酶抑制剂和血管紧张素Ⅱ受体阻断剂，以减少尿蛋白和保护肾功能。

（周福德）

yuánfāxìng shènxiǎoqiú jíbìng bìnglǐ fēnxíng

原发性肾小球疾病病理分型

(pathological types of primary glomerular disease)　根据病理学表现区分原发性肾小球疾病类型。分类：①微小病变型肾病或微小病变性肾小球病。②局灶性节段性肾小球硬化。③局灶性肾小球肾炎。④弥漫性肾小球肾炎和肾小球病，如膜性肾病；增生性肾小球肾炎和肾小球病，如系膜增生性肾小球肾炎、毛细血管内增生性肾小球肾炎、膜增生性肾小球肾炎（Ⅰ型和Ⅲ型）、新月体肾小球肾炎、硬化性肾小球肾炎。⑤未分类的肾小球肾炎。因 IgA 肾病与原发性肾小球肾炎的定义不符，部分病理学家将其划归继发性肾小球肾炎。

（邹万忠）

wēixiǎo bìngbiànxíng shènbìng

微小病变型肾病

(minimal change nephrosis)　临床表现为肾病综合征，光学显微镜下肾小球结构大致正常、电子显微镜下仅以足细胞足突广泛消失为主要特点的原发性肾小球疾病。又称微小病变性肾小球病。是中国的常见原发性肾小球疾病，占成人原发性肾小球疾病 13.4%，占成人肾病综合征的 20.4%。

病因及发病机制　病因包括原发性微小病变型肾病、家族性微小病变型肾病、药物相关性微小病变型肾病（非甾体类抗炎药等）、感染相关性微小病变型肾病（如梅毒螺旋体、人类免疫缺陷病毒及丙型肝炎病毒感染）、肿瘤相关性微小病变型肾病和汞中毒等。发病机制尚不明确。可能是 T 细胞和 B 细胞功能异常释放或产生某些肾小球通透因子，引起肾小球基膜的电荷屏障及足细胞的裂孔膜受损，导致足细胞足突消失和大量蛋白尿。

临床表现　常突然起病，表现为肾病综合征，水肿明显，甚至可表现为重度的胸腔积液、腹水。约 20%患者可出现轻微的镜下血尿，一般无肉眼血尿。血压大多正常，可出现一过性高血压。可出现感染、电解质紊乱、血栓栓塞及营养不良等并发症。多数患者肾功能正常。20%～25%患者可出现血管内有效循环血容量不足，若未及时纠正，易诱发肾前性急性肾损伤，甚至出现急性肾小管坏死。

诊断　80%～90%儿童肾病综合征是微小病变型肾病所致，并对糖皮质激素（简称激素）疗效非常好，常于足量治疗后约 2 周尿蛋白转阴。因此，可通过肾病综合征经足量激素治疗快速缓解作出临床诊断，一般不需做肾活体组织检查（简称肾活检）。若治疗 8 周后肾病综合征不缓解，称为激素抵抗型肾病综合征，需做肾活检确诊。成人病例组肾病综合征中微小病变型肾病的构成比仅占 13.4%～33.0%，且对激素起效慢，少数病例需治疗 12～16 周方缓解。因此对成年人，特别是中老年患者建议常规肾活检病理检查确诊。免疫荧光显微镜检查阴性，光学显微镜（简称光镜）下肾小球结构基本正常（图 1），电子显微镜（简称电镜）下见肾小球上皮细胞足突弥漫消失，无电子致密物沉积（图 2），在排除继发性肾小球疾病后，可诊断原

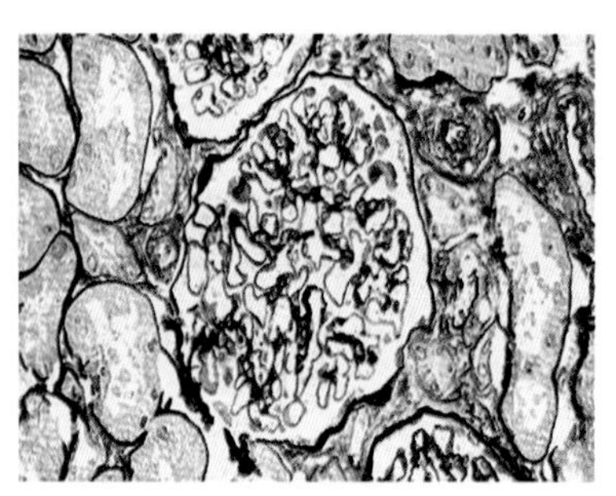

图 1　微小病变型肾病光镜检查

注：肾小球结构基本正常（六胺银染色×400）

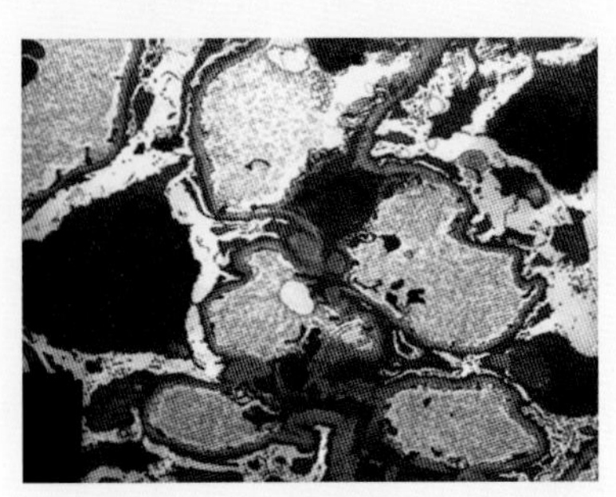

图 2 微小病变型肾病电镜检查

注：肾小球足细胞足突弥漫融合，无电子致密物（×3000）

发性微小病变型肾病。

鉴别诊断 此病应与表现为肾病综合征的其他肾小球疾病鉴别。

继发性微小病变型肾病 常见原因包括非甾体类抗炎药、汞中毒、淋巴瘤等，详细了解用药史、使用美容化妆品（如含超标重金属化妆品）状况、病史及体格检查有助于发现诊断线索，进一步完善相关检查有助于确诊。

非 IgA 系膜增生性肾小球肾炎 表现为肾病综合征的非 IgA 系膜增生性肾小球肾炎患者与微小病变型肾病的临床特点酷似，轻症病例光镜病理表现也较轻微，易误诊为微小病变型肾病。此病部分患者可有肉眼血尿，免疫荧光显微镜检查可见 IgG、IgM、C3 等沉积，电镜下可见电子致密物在系膜区沉积，这些特点可与微小病变型肾病鉴别。

局灶性节段性肾小球硬化 由于此病的局灶节段性特点，可能在肾活检或病理切片时未取到节段硬化的肾小球而被误诊为微小病变型肾病。肾活检标本中应有足够的肾小球（>20 个）才能比较准确地判断有无局灶性节段性肾小球硬化。表现为激素抵抗型肾病综合征或肾小管间质病变与肾小球病变不一致者，需警惕此病。重新仔细阅片或连续切片病理检查有助于减少漏诊。

IgA 肾病 典型 IgA 肾病不易与微小病变型肾病混淆，但其中部分患者表现为肾病综合征，这部分病例在成人肾病综合征的构成比约为 10%，光镜下无明显病变或仅有轻度系膜增生，电镜下可见广泛足突消失及电子致密物在系膜区沉积，但免疫荧光检查以 IgA 沉积为主可助鉴别。

膜性肾病 早期膜性肾病光镜下表现为肾小球大致正常，与微小病变型肾病相似，但免疫荧光检查可见 IgG 沿毛细血管壁颗粒样沉积及电镜下可见电子致密物上皮下沉积，与微小病变型肾病明显不同。

治疗 激素是治疗微小病变型肾病的主要药物，85%～90%患者经治疗后可获得完全缓解。激素治疗反应相关概念：①完全缓解：尿蛋白转阴或微量（<0.3g/d）保持 3 天以上。②部分缓解：尿蛋白减少超过 50%，尿蛋白定量在 0.3～3.5g/d，血浆白蛋白量恢复正常。③复发：缓解后再出现 3 天以上的≥（++）的蛋白尿。④频繁复发：6 个月内≥2 次复发或 1 年内≥3 次复发。⑤激素敏感：激素治疗 8 周内尿蛋白转阴。⑥激素抵抗：激素治疗 8 周后肾病综合征不缓解（成人>12 周）。⑦激素依赖：激素减量或停用后 2 周内复发。⑧难治性肾病综合征：包括激素依赖、激素抵抗和频繁复发者。

初始治疗方案 ①激素：有效病例可减量并维持治疗，总疗程 9～12 个月。成人病例较儿童病例完全缓解的速度慢。②环孢素：对有肥胖、糖尿病、严重骨质疏松症、心理障碍及消化性溃疡出血等大剂量激素治疗相对禁忌证者，可单用环孢素或环孢素联合小剂量泼尼松治疗。③非激素非细胞毒类药：对合并明显水肿和高血压者可用利尿药治疗。对于疗效不佳病例可用血管紧张素转换酶抑制剂或血管紧张素Ⅱ受体阻断剂。治疗期间需监测肾功能和电解质。对激素敏感型微小病变型肾病不需用他汀类降脂药物，难治性肾病综合征患者可使用。

复发病例治疗方案 50%～75%的激素敏感型成人微小病变型肾病可复发，频繁复发病例占 10%～25%。复发病例在使用泼尼松的同时加用环磷酰胺。病情缓解后，泼尼松逐渐减停，以减少激素的副作用。此方案停药 2 年后的完全缓解率为 63%。

频繁复发型或激素依赖型微小病变型肾病的治疗 使用激素治疗缓解后，可选择小剂量激素维持治疗，联合应用环磷酰胺、环孢素、他克莫司或吗替麦考酚酯。

激素抵抗型微小病变型肾病的治疗 5%～10%的成人微小病变型肾病为激素抵抗型。建议采用小剂量激素联合环孢素或他克莫司，或单用环孢素或他克莫司治疗，无效病例不建议继续使用，有效病例缓慢减量，并将激素减至低剂量，总疗程 12～24 个月。

其他方案 上述方案无效的病例可试用抗 B 淋巴细胞表面抗原 CD20 的单克隆抗体（利妥昔单抗）治疗。

应强调的是，对于难治性微小病变型肾病患者，更改治疗方案前需注意有无激素给药途径不合理、感染、甲状腺功能减退症及血栓栓塞并发症等可逆因素，并予及时纠正。

（周福德）

júzàoxìng jiéduànxìng shènxiǎoqiú yìnghuà

局灶性节段性肾小球硬化（focal segmental glomerulosclerosis，FSGS） 以局灶节段分布的肾小球硬化为病理特征，大量蛋白尿或肾病综合征为主要临床表现的原发性肾小球疾病。FSGS占中国成人原发性肾小球疾病的3.8%~5.8%，占成人肾病综合征的4.1%。可见于任何年龄，青少年稍多，无显著发病高峰，男性较常见。

病因及发病机制 病因包括原发性、家族性或遗传性、病毒感染（如人类免疫缺陷病毒等）、药物相关性（帕米膦酸二钠、干扰素等）、肥胖相关性、肾组织减少和缺血性肾病导致的继发性FSGS。发病机制不尽相同，可能参与原发性FSGS发病的因素如下。

遗传因素 FSGS的发病有明显的种族差异和家族聚集性，如编码足细胞蛋白的NPHS1基因（编码足细胞nephrin蛋白）、NPHS2基因（编码足细胞podocin蛋白）、TRPC6基因（编码足细胞钙离子内流通道）等变异，在FSGS发病机制具有突出的重要性。遗传因素在FSGS发病中重要作用已得到广泛的研究和重视。

循环渗透性因子 部分FSGS患者肾移植后迅速复发、经血浆置换治疗有效及FSGS孕妇的婴儿同时患肾病综合征等事实均提示存在循环渗透性因子，可能引起足细胞的足突消失，肾小球通透性增加，产生大量蛋白尿。

可溶性尿激酶受体 研究显示FSGS患者的可溶性尿激酶型纤溶酶原激活物受体（soluble urokinase plasminogen activating receptor，suPAR）浓度明显高于对照组和其他肾小球疾病患者。移植后复发的FSGS患者移植前suPAR浓度明显升高，提示suPAR的致病作用。动物实验研究进一步证实，suPAR可激活足细胞β_3-整合素。后者在维持足细胞和肾小球基膜（glomerular basement membrane，GBM）连接及足突形成中具有重要作用。激活足细胞β_3-整合素可导致足细胞损伤和足突消失及其他FSGS病理变化，出现大量蛋白尿。

FSGS的形成 足细胞是终末分化的静止期细胞，表达多种足细胞特有的分子标志物，无分裂增殖能力。在多种致病因素刺激下足细胞凋亡、脱离，在生理条件下足细胞不能增殖，造成足细胞脱落位点的GBM的裸露。GBM裸露后由于毛细血管袢静水压增加而逐渐膨出，裸露的GBM塌陷与肾小囊粘连导致FSGS。

临床表现 全部患者均有蛋白尿，60%~75%为肾病综合征，30%~50%有血尿，45%~65%患者有高血压，25%~50%有肾功能不全，常有肾小管功能受损表现。

病理表现 ①光学显微镜（简称光镜）检查可见肾小球局灶性（不足50%的肾小球有病变）、节段性（不足50%的毛细血管袢）硬化和玻璃样变。硬化是指肾小球毛细血管袢闭塞和细胞外基质增多。②免疫荧光显微镜检查可见节段性IgM和（或）C3呈颗粒状、团块状在毛细血管袢（硬化部位）和系膜区沉积，也可为阴性。③电子显微镜（简称电镜）检查可见广泛的足突消失、内皮下血浆渗出、足突与肾小球基膜分离等现象。根据光镜下病理学特点分为5个亚型：门周型、顶端型、细胞型、塌陷型和非特殊型（图1、图2）。

诊断 对表现为蛋白尿或肾病综合征患者，特别是激素抵抗型肾病综合征患者，肾活体组织检查（简称肾活检）病理检查发现至少有一个节段性硬化灶，经临床检查排除继发性因素，即可诊断为FSGS。若无肾病综合征家族史，不建议常规做基因检测排除家族性/遗传性FSGS。

鉴别诊断 此病需与下列疾病鉴别。

继发性FSGS ①继发性FSGS存在相应的继发性因素。②常无明显低白蛋白血症。③常无广泛的足突融合。④对激素疗效差，而对血管紧张素转换酶抑制剂或血管紧张素Ⅱ受体阻断剂有一定疗效。

家族性FSGS 对家族中有相同或类似情况者，应注意除外家族性FSGS。若条件许可，可做相关基因突变检测辅助诊断。但是，家族性FSGS系常染色体隐性遗传或为不外显的显性遗传，临床常规手段难将其从原发性FSGS中鉴别，若无肾病综合征家族史，一般不建议常规做基因检测。

其他肾小球疾病的伴发病变 IgA肾病、狼疮肾炎等疾病可伴局灶性节段性硬化病变，这些病变常是原有活动性病变发展而来的慢性化病变，若不结合临床表现、相关化验检查结果及病理学特征，易被误诊为原发性FSGS。

微小病变型肾病及轻度系膜增生性肾小球肾炎 FSGS病理改变呈局灶性节段性分布特点，在肾活检或病理切片中未取到节段性硬化的肾小球而易误诊。对此类患者，在下列情况时应高度警惕FSGS的可能：①以蛋白尿为主要临床表现的原发性肾小球疾病，光镜下肾小球病变轻微，但肾小球体积增大，或存在球囊粘连、灶状肾小管萎缩、肾间质纤维化。

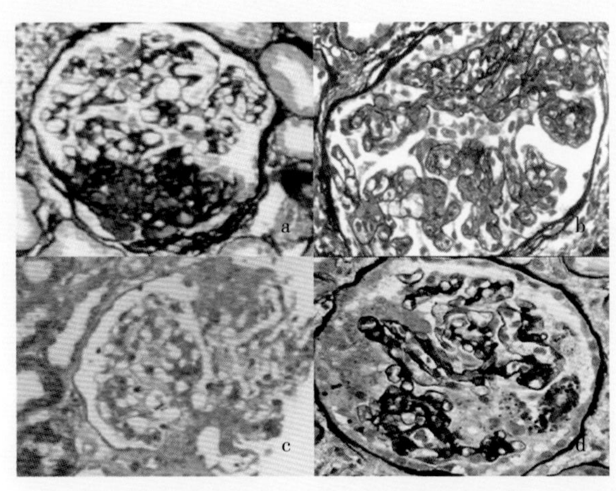

图1　局灶性节段性肾小球硬化光镜检查

注：a. 门周型（六胺银染色×400）；b. 顶端型（马松三色染色×400）；c. 细胞型（六胺银染色×400）；d. 塌陷型（六胺银染色×400）

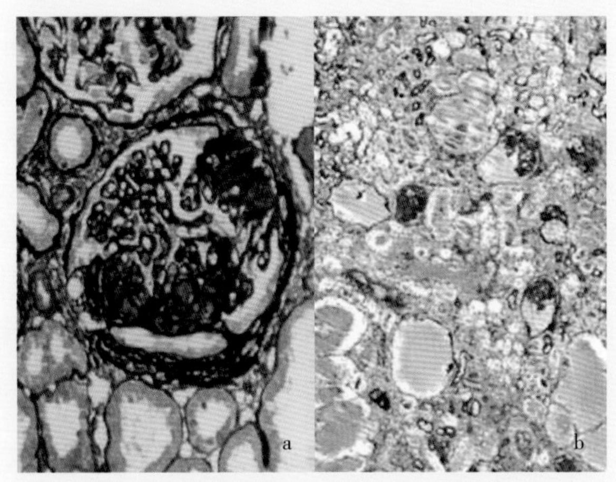

图2　局灶性节段性肾小球硬化光镜检查

注：a. 非特殊型（六胺银染色×400）；b. 晚期（六胺银染色×400）

②表现为激素抵抗型肾病综合征。③在电镜下见到足细胞与肾小球基膜分离或在尿中找到脱落的足细胞。此时对肾组织标本增加连续切片或重复肾活检有助于鉴别。此外，检测血液中suPAR浓度对于鉴别可能有一定帮助。

治疗　根据不同表现选用不同治疗。

表现为非肾病综合征范畴蛋白尿患者的治疗　无论患者肾功能是否正常，均不建议使用糖皮质激素（简称激素）或细胞毒类药物治疗。若无禁忌证，可使用血管紧张素转换酶抑制剂或血管紧张素Ⅱ受体阻断剂治疗，减少蛋白尿，控制血压，保护肾功能。若出现肾功能不全，则按照慢性肾脏病治疗。

表现为肾病综合征范畴蛋白尿或肾病综合征患者的治疗　FSGS自发性缓解少见，其5年肾脏存活率为60%～90%，10年为30%～55%，经过治疗获得完全缓解者10年肾脏存活率则超过80%。因此，建议对这部分患者予激素治疗。血肌酐<255μmol/L者的完全和部分缓解率为40%～80%，但激素起效较慢，中位数缓解时间4个月。若足量激素治疗超过16周肾病综合征无缓解，则定义为激素抵抗型FSGS。对大剂量激素治疗有禁忌证、激素抵抗型FSGS或不愿使用大剂量激素治疗者，可用小剂量激素（如泼尼松）联合或单用钙调磷酸酶抑制剂（如环孢素或他克莫司）治疗半年，无效者则停用；有效病例，激素减量，则缓慢减少钙调磷酸酶抑制剂剂量。总疗程1～2年。对有肾血管病或有肾间质疾病或肾小球滤过率<40ml/（min·1.73m^2）者不推荐使用此方案。环磷酰胺可作为二线药物与激素合用，对激素治疗有效的病例可增加疗效，减少复发，但对于激素抵抗型FSGS无效。

（周福德）

móxìng shènbìng

膜性肾病（membranous nephropathy）　以肾小球基膜上皮细胞下免疫复合物沉积常伴肾小球基膜弥漫性增厚为病理特征的原发性肾小球疾病。临床上分为继发性膜性肾病和特发性膜性肾病。

病因及发病机制　继发性膜性肾病约占膜性肾病的30%，其常见病因：①感染：如乙型肝炎病毒、丙型肝炎病毒、人类免疫缺陷病毒、幽门螺杆菌、梅毒螺旋体、血吸虫等。②自身免疫病：如系统性红斑狼疮、类风湿关节炎、慢性淋巴细胞性甲状腺炎、结节病、干燥综合征等。③肿瘤：包括各种实体瘤及淋巴瘤等。④药物及重金属：如青霉胺、硫普罗宁、金、汞，较少见还有锂、福尔马林、非甾体类抗炎药及卡托普利等。

特发性膜性肾病的病因和发病机制虽仍未明，但已认识到是由针对肾小球上皮细胞膜上某些抗原的自身抗体与该抗原结合后脱落并沉着于上皮细胞下，再激活补体引起损害。补体的激活主要通过旁路途径。

2009年美国学者贝克（Beck）等在70%的特发性膜性肾病患者血清中发现了针对足细胞抗原M型磷脂酶A2受体（phospholipase A2 receptor，PLA2R）的自身抗体，并发现此抗体与疾病活动度相关。2010年，斯塔尔（Stahl）等报道一例特发性膜性肾病患者肾移植后复发病例，及时应用利妥昔单抗治疗后发现，随着抗

PLA2R抗体效价的下降，患者尿蛋白量减少。研究显示，PLA2R基因多态性与特发性膜性肾病的发病相关，PLA2R是特发性膜性肾病重要的靶抗原，抗PLA2R抗体与疾病的发生、发展有密切关系。

大量研究表明，补体活化的终末产物C5b-9（又称膜攻击复合物）在膜性肾病中通过其对细胞的亚溶解效应发挥致病作用。其亚溶解活性的致病作用主要通过激活足细胞来表现，包括：①诱导足细胞产生氧自由基。②刺激足细胞产生各种蛋白酶，如金属蛋白酶导致肾小球基膜（glomerular basement membrane，GBM）损伤。③影响足细胞的微丝骨架结构，使裂隙膜的主要构成蛋白nephrin与podocin分离并重新分布，引发蛋白尿。④上调足细胞的环加氧酶-2，使细胞内质网受损。⑤通过促进足细胞产生β-转移生长因子，增加细胞外基质，导致GBM增厚及肾小球硬化。⑥促进足细胞凋亡，从GBM上脱落。除上述作用外，C5b-9通过足细胞被排出到原尿中，作用于肾小管，对于肾小管间质病变的形成起重要作用。

临床表现 特发性膜性肾病起病隐袭，水肿逐渐加重，80%患者表现为肾病综合征，其余为无症状蛋白尿。20%~55%有镜下血尿（变形红细胞）；20%~40%伴高血压。多数起病时肾功能正常，但有4%~8%的患者存在肾功能不全，部分患者可于多年后逐步进展为慢性肾衰竭。肾病综合征的各种并发症均可在此病中见到，比较突出的是血栓、栓塞，常见于肾静脉血栓形成、肺血栓栓塞症及下肢静脉血栓，发生率为10%~60%。

诊断 病理诊断膜性肾病后，应首先除外继发因素，才可诊断特发性膜性肾病。需注意并发症的诊断，特别是血栓、栓塞并发症。彩色多普勒超声可帮助诊断肾静脉主干血栓及四肢静脉血栓。肾静脉造影是确诊肾静脉血栓最准确的手段。X线胸片、肺血管CT和肺通气-灌注放射性核素扫描可用以发现肺栓塞。

鉴别诊断 此病需与下列疾病鉴别。

膜性狼疮肾炎 常见于年轻女性，有系统性红斑狼疮的多系统损害的表现，病理表现为具有增生性病变的非典型膜性肾病的特点，免疫荧光多为各种免疫球蛋白、补体成分均阳性的“满堂亮”现象，一般C1q阳性比较突出，但也有个别患者起病时仅有肾脏受累而无系统性表现，病理改变接近典型的膜性肾病，在此后数年中才逐步符合系统性红斑狼疮的诊断标准。因此，严密随访有重要意义。

乙型肝炎病毒相关性肾小球肾炎 多数儿童及青少年膜性肾病患者继发于乙型肝炎病毒感染。可有乙型肝炎的临床表现或乙型肝炎病毒的血清学异常，病理表现为增生性病变的非典型膜性肾病，免疫荧光多为“满堂亮”，在肾组织中可检测出乙型肝炎病毒抗原。

肿瘤相关性膜性肾病 见于各种恶性实体瘤及淋巴瘤，病理上可与特发性膜性肾病无区别，少数患者可在确诊膜性肾病后3~4年才发现肿瘤。此类患者多发生在老年，故对老年患者应严密随访，注意肿瘤的存在。

药物或毒物导致的膜性肾病 有接触史，停药后多数可自发缓解，在病理上可与特发性膜性肾病无区别，详细了解用药史很重要。

治疗 特发性膜性肾病患者，非肾病综合征范畴蛋白尿可使用血管紧张素转换酶抑制剂或血管紧张素Ⅱ受体阻断剂控制血压（≤125/75mmHg）、减少尿蛋白，并长期随诊，监测肾功能变化。

肾病综合征患者：大量临床循证医学研究已得出结论，单独使用糖皮质激素（简称激素）治疗无效，激素联合免疫抑制剂有一定疗效。在诸多配伍方案中，效果比较肯定的有：①“意大利方案”——甲泼尼龙联合苯丁酸氮芥（MP+CH）。②甲泼尼龙联合环磷酰胺（MP+CTX）方案，疗效优于MP+CH方案，特别是可用于出现肾功能不全者。③激素联合环孢素：环孢素造成肾毒性常见于用量>5mg/（kg·d）或有广泛肾间质纤维化者。小剂量环孢素长期使用安全有效，为特发性膜性肾病的治疗多了一项选择。④他克莫司或他克莫司联合激素：他克莫司属于钙调蛋白抑制剂，主要作用于T淋巴细胞，对淋巴细胞激活的早期有抑制作用，抑制特异性T辅助细胞及T辅助细胞依赖的B细胞增殖，抑制白介素-2介导的T淋巴细胞增殖。与环孢素比较，作用途径更广泛，肾毒性较轻，已越来越多的应用于各种肾小球疾病。研究显示，单独应用他克莫司治疗膜性肾病缓解率高且可延缓肾功能减退，激素联合他克莫司治疗膜性肾病的缓解率与传统的糖皮质激素联合环磷酰胺方案的缓解率相仿，但前者达到缓解所需时间更短。

由于特发性膜性肾病的自然病程长，存在着较大的肾功能恶化及病情自发缓解这两种相反的倾向，且尚无特效的治疗，故选择适当的治疗时机非常重要，应考虑的因素有：①适应证：哪种患者可能在远期发展为终末期肾病（end stage renal disease，ESRD）而应接受免疫抑制治疗。②禁忌证：哪种患者可能副作用超过疗效。③何时选择何种治疗方案。

预后 约40%的特发性膜性肾病患者进展为ESRD。大量蛋白尿及其持续时间是最主要的危险因素，伴高血压及起病时存在肾功能不全也是患者远期发生ESRD的主要危险因素。据此，绝大多数学者赞同对有发展为ESRD倾向的高危患者尽早治疗，而对不具高危因素的患者给予6个月观察期，以期自然缓解。对中国的特发性膜性肾病患者提出下列治疗建议：①尿蛋白<3.5g/d者，严格控制血压，以血管紧张素转换酶抑制剂为基本用药，同时接受合理的生活指导，定期复查。②尿蛋白在3.5~6.0g/d且肾功能正常者，除上述处理外，应由肾脏专科医师对其密切观察6个月，病情无好转者应接受免疫抑制剂治疗。③尿蛋白>6.0g/d及尿蛋白在3.5~6.0g/d但肾病综合征症状突出或肾功能不全者，立即接受免疫抑制剂治疗，首选泼尼松联合环磷酰胺，效果不佳者用小剂量环孢素或吗替麦考酚酯半年以上。④血肌酐>352μmol/L或已有弥漫性肾小球硬化、广泛间质纤维化者不应接受上述治疗。⑤高龄患者可酌情减量，并密切注意药物的副作用。

（赵明辉）

xīnyuètǐ shènxiǎoqiú shènyán

新月体肾小球肾炎（crescentic glomerulonephritis，CrGN） 肾炎综合征基础上短期内肾功能急剧恶化，以肾小囊内新月体形成为病理特征的原发性肾小球疾病。临床上多表现为急进性肾小球肾炎。

病因及发病机制 病因多样。①根据肾脏免疫病理将其分为3型：抗肾小球基膜（glomerular basement membrane，GBM）抗体型、免疫复合物型和寡免疫复合物沉积型。②随着抗GBM抗体和抗中性粒细胞胞质抗体（anti-antineutrophil cytoplasmic antibody，ANCA）的发现，证明多数CrGN与上述两种自身抗体相关。因此曾有学者结合肾脏免疫病理和自身抗体的不同将CrGN分为5种类型。抗GBM抗体型中单纯抗GBM抗体阳性仍称Ⅰ型，若同时ANCA阳性则称Ⅳ型；免疫复合物型仍称Ⅱ型；寡免疫复合物沉积型中ANCA阳性称Ⅲ型，而ANCA阴性称Ⅴ型（表）。寡免疫复合物沉积型最常见，占CrGN的43%~60%。

Ⅰ型CrGN即抗GBM抗体型：约半数以上有上呼吸道感染的前驱病史。某些有机化学溶剂、强氧化剂和碳氢化合物如汽油，可能与抗肾小球基膜病的发生有密切关系。这些可能使肺泡毛细血管壁受损并暴露或释放抗原从而导致自身免疫，产生自身抗体，引起肾小球肾炎和肺出血。约1/3患者血清同时合并ANCA阳性即“双抗体阳性”，抗GBM抗体识别的抗原谱更广泛，提示二者与抗GBM抗体产生的机制存在差异。

Ⅱ型CrGN即免疫复合物型：是在原发性或继发性肾小球肾炎基础上出现新月体形成，如IgA肾病和狼疮肾炎，但也有部分无明确的原发性肾小球肾炎证据，称为特发性免疫复合物型CrGN。其共同特点为免疫球蛋白和补体成分在肾小球呈颗粒样或团块状沉积。从循环中沉积或原位形成的免疫复合物在肾小球毛细血管袢、系膜区可活化多种炎症介质的系统。其中体液炎症介质系统包括凝血系统、激肽系统和补体系统，炎症细胞则包括中性粒细胞、单核-巨噬细胞、血小板、内皮细胞和系膜细胞。活化的炎症细胞可释放各种可溶性炎症介质，如细胞因子和趋化因子等。若炎症反应局限在GBM内，则主要引起毛细血管内皮细胞和系膜细胞增生，如GBM被破坏发生断裂，则炎症反应可发展到毛细血管外而引起新月体形成。

Ⅲ型CrGN即寡免疫复合物沉积型：多为ANCA相关小血管炎

表 CrGN两种分型的关系和免疫病理特点

3型分类法	免疫病理特点	血清学自身抗体检测	5型分类法
抗GBM抗体型	IgG、C3沿肾小球毛细血管袢呈线条样沉积	抗GBM抗体阳性，ANCA阴性	Ⅰ
		抗GBM抗体阳性，ANCA阳性	Ⅳ
免疫复合物型	免疫球蛋白和补体成分呈颗粒样或团块状沿肾小球毛细血管袢和系膜区沉积		Ⅱ
寡免疫复合物沉积型	无明显免疫球蛋白成分沉积	ANCA阳性	Ⅲ
		ANCA阴性	Ⅴ

所致，发病机制主要与ANCA、中性粒细胞、补体等因素有关，此外，抗内皮细胞抗体、淋巴细胞也参与ANCA相关小血管炎的发生（见抗中性粒细胞胞质抗体测定）。

临床表现 抗GBM抗体介导的CrGN有两个发病高峰：20~40岁和60~80岁，年轻男性多见于第一个高峰，女性多见于第二个高峰。多数有接触碳氢化合物（如汽油）、氧化剂、有机溶剂或呼吸道感染的病史。急骤或隐匿起病。20%~60%的患者发病前可有上呼吸道感染或流感样症状。患者多表现为急进性肾炎综合征：血尿、蛋白尿、水肿和高血压，短期内达到少尿、无尿，肾功能迅速恶化，数周或数月内达到尿毒症水平。部分患者发病后也可出现肺出血而诊断为肺出血-肾炎综合征。约1/3患者血清抗GBM抗体和ANCA同时阳性（双阳性），即5型分类方法中的Ⅳ型，可出现肾脏以外的器官受累，类似ANCA相关小血管炎，但其预后类似于单纯抗GBM抗体阳性的即Ⅰ型CrGN。

免疫复合物型CrGN临床上表现为急进性肾炎综合征，也可隐袭发病。在原发性或继发性肾小球肾炎基础上出现的CrGN还同时具有基础肾脏病各自的特点，如IgA肾病多发生于中年，狼疮肾炎和过敏性紫癜肾炎等多发生于青年。

寡免疫复合物沉积型CrGN多为ANCA相关小血管炎全身多系统受累的一部分，仅约1/3的患者表现为肾脏局限的小血管炎。发病时仅有肾脏受累的小血管炎患者在确诊后也可出现肾外其他器官受累而发展为系统性血管炎。常见的肾外受累部位包括肺、上呼吸道、眼、耳鼻咽喉、胃肠道和中枢神经系统等。

三种常累及肾脏的ANCA相关小血管炎为显微镜下多血管炎、肉芽肿性多血管炎（曾称韦格纳肉芽肿病）和过敏性肉芽肿性血管炎。在中国的ANCA相关小血管炎中，80%以上为显微镜下型多血管炎所致，少数为肉芽肿性多血管炎，过敏性肉芽肿则较少见，其中多数为环核型ANCA/髓过氧化物酶-ANCA阳性。虽然CrGN患者多表现为急进性肾炎综合征，但应注意的是相当一部分小血管炎患者引起的寡免疫复合物沉积型CrGN肾功能损害进展也可较缓慢，尿沉渣仅有少量甚至无红细胞。后者多为间断、反复发生少数肾小球毛细血管袢纤维素样坏死和新月体形成，肾小球的病变新旧不等。10%~30%的此型CrGN血清ANCA阴性，即5型分类方法中的Ⅴ型，发病年龄较轻、肾外系统性受累较少、尿蛋白量较大者预后不佳。

诊断与鉴别诊断 急性肾炎综合征伴肾功能急剧恶化者，无论是否已达到少尿型急性肾损伤，均应怀疑此病并及时进行肾活体组织检查（简称肾活检）。中国采用的CrGN的诊断标准为肾活检标本中50%以上的肾小球有大新月体（新月体占肾小囊面积50%以上）形成。

需与引起急性肾损伤的非肾小球病鉴别。①急性肾小管坏死：常有明确的肾缺血或肾毒性药物（如庆大霉素等）或肾小管堵塞（如挤压伤等）等诱因，临床上以肾小管损害为主（尿钠增加、低比重尿及低渗透压尿），一般无急性肾炎综合征表现。②药物相关急性间质性肾炎：常有明确用药史，部分患者有药物过敏反应（发热、皮疹）、血和尿嗜酸性粒细胞增多、贫血、尿糖阳性等，肾活检可协助确诊。③梗阻性肾病：患者常突发无尿，但无急性肾炎综合征表现，影像学检查可发现尿路梗阻存在的证据。④其他：一些肾小球疾病无新月体形成，但病变较重且持续，临床上可呈现急进性肾炎综合征，如重症毛细血管内增生性肾小球肾炎或重症膜增生性肾小球肾炎。临床鉴别较难，常需做肾活检协助诊断。

治疗 对于抗GBM抗体介导的CrGN，在疾病早期（如出现少尿或肾功能下降到依赖透析之前）应用强化血浆置换并联合应用糖皮质激素（简称激素）及细胞毒药物可有一定疗效。①强化血浆置换指每天或隔天应用新鲜血浆或5%的白蛋白将患者血浆置换出2~4L，直到患者血清中的抗GBM抗体浓度很低或转为阴性为止。②大剂量激素，如甲泼尼龙冲击疗法，联合应用环磷酰胺治疗并无明显疗效，但仍建议使用强化免疫抑制疗法（甲泼尼龙联合环磷酰胺）。

对于免疫复合物型CrGN的治疗方案尚无较好的对照研究，所采用和介绍的治疗方案来自既往的临床经验。虽然该型在不同的肾小球疾病的基础上发生，但发展到CrGN时常用甲泼尼龙静脉冲击联合免疫抑制剂治疗。有限的资料证实该疗法可使75%~80%的患者肾功能有所恢复并至少在短期内不需透析治疗。发生于狼疮肾炎等系统性疾病的患者还应按原发病的治疗方案进行维持缓解治疗。

寡免疫复合物沉积型CrGN的基本治疗方案为激素联合环磷酰胺，分为诱导缓解和维持缓解两个阶段。诱导缓解治疗旨在尽快控制病情，尽量达到完全缓解；而维持缓解治疗旨在减少疾病复发，保护肾功能。①对于重症患者，诱导缓解一般先应用血浆置换或甲泼尼龙冲击疗法，血浆置换较甲泼尼龙冲击治疗更有利于患者摆脱透析。对于ANCA相关性肾小球肾炎应用环磷酰胺治疗时，间断静脉冲击和口服用药相比，患者的存活率、缓解率、缓解时间、复发率和肾功能无显著性差异，更重要的是应用静脉冲击者的白细胞计数减少和严重感染的发生率显著降低。②在维持缓解治疗阶段，环磷酰胺对治疗ANCA相关小血管炎疗效肯定，但因长期使用导致毒副作用，因此应尽可能用其他副作用较小的免疫抑制剂替代，如硫唑嘌呤、吗替麦考酚酯、来氟米特等（见原发性小血管炎肾损害）。

预后 此病预后凶险，若未及时治疗，患者多进展至终末期肾衰竭，很少有自发缓解的可能。若出现少尿或无尿、血肌酐>600μmol/L及肾活检中85%的肾小球有大新月体形成，提示此病预后不良。研究发现，若强化血浆置换及免疫抑制治疗在血肌酐<600μmol/L之前开始，1年后约90%的患者可保存正常肾功能；但若治疗在血肌酐>600μmol/L之后开始，仅10%患者可恢复肾功能。

（赵明辉）

máoxìxuèguǎn nèi zēngshēngxìng shènxiǎoqiú shènyán

毛细血管内增生性肾小球肾炎

（endocapillary proliferative glomerulonephritis） 以肾小球内皮细胞和系膜细胞弥漫性增生性变化为主，急性期可伴中性粒细胞、单核细胞和嗜酸性粒细胞浸润为特征的原发性肾小球疾病。常表现为急性肾炎综合征，典型疾病是急性链球菌感染后肾小球肾炎，多为散发，亦可呈流行性发病，于学校、集体或家庭中集中发病。在链球菌感染的流行期此病的发生率高达25%。主要发生于儿童、成年人，老年人病情常较重。

病因及发病机制 多见于链球菌感染后，也可见于其他细菌（如葡萄球菌、肺炎球菌、克雷伯菌、布氏杆菌、伤寒杆菌）、病毒（如水痘-带状疱疹病毒、EB病毒、巨细胞病毒）、立克次体、螺旋体、支原体、真菌等感染后。其发病机制是通过循环免疫复合物沉积于肾小球致病，或种植于肾小球的抗原与循环中的特异抗体相结合形成原位免疫复合物而致病。自身免疫反应也可能参与发病。肾小球内的免疫复合物激活补体，导致肾小球内皮及系膜细胞增生，并可趋化中性粒细胞及单核细胞浸润，导致肾脏病变。

临床表现 轻重不一：轻者表现为亚临床型，呈一过性镜下血尿；重者可呈少尿型急性肾损伤表现。大部分患者有前驱感染史（咽部或皮肤），轻者可无感染的临床表现，仅抗链球菌溶血素O（antistreptolysin O，ASO）效价上升。肾炎的严重程度并不取决于前驱感染的严重程度。链球菌感染后7~20天开始出现临床症状，此时原发感染灶的临床表现大部分已消失。潜伏期长短与感染部位有关，约1/5病例为4~7天，呼吸道感染者多为6~12天，皮肤感染者潜伏期较长，为14~21天，但超过4周者极少见。

一般表现 ①*血尿*：常为首发症状，几乎全部患者均有血尿，其中肉眼血尿出现率约40%；尿色呈均匀的棕色混浊或呈洗肉水样，但无血凝块，酸性尿中红细胞溶解破坏常使尿呈酱油样棕褐色，1~2周即消失；严重血尿者排尿时尿道可有不适感及尿频，但无典型的尿路刺激征；血尿可持续存在数月，多于1年内痊愈。②*蛋白尿*：大部分患者尿蛋白阳性（常规定性方法）。常为轻、中度，尿蛋白在0.5~3.5g/d，超过3.5g/d者不到20%，多为成年患者，常病程迁延和（或）预后不良；大部分患者尿蛋白于数日至数周内转阴。长期不愈的蛋白尿、血尿提示病变持续发展或合并其他肾小球疾病。③*水肿*：常为起病早期症状，出现率70%~90%，60%以上为疾病的主要表现。轻者为晨起眼睑水肿，严重时可延及全身；少于20%的病例出现肾病综合征；大部分患者约2周自行利尿、消肿。若水肿或肾病综合征持续发展，常提示预后不佳。④高血压：见于约80%病例，老年人更多见。多为中等程度血压增高，偶可见严重的高血压。舒张压上升者占80%以上，但很少超过120mmHg，主要与水钠潴留、血容量扩张有关，与水肿的程度常平行一致且随利尿而恢复正常；血浆肾素水平一般不升高，醛固酮分泌正常或下降。利尿后血压仍持续升高，表明肾脏病变较严重。⑤*少尿*：大部分患者起病时尿量减少，可引起氮质血症；2周后尿量渐增，肾功能恢复。少数患者（不足5%）由少尿发展成为无尿，提示可能呈新月体肾小球肾炎病变。⑥肾功能损伤：常有一过性氮质血症，血肌酐及尿素氮轻度升高，较严重者出现急性肾损伤；经利尿数日之后，氮质血症即可恢复正常；少数患者虽经利尿肾功能仍不能恢复，预后不佳。肾小球滤过功能一过

性受损，肾血流量正常，肾脏滤过分数相应下降，是急性肾小球肾炎的典型改变；肾小管功能受累较轻，钠排泄分数<1%，肾衰指数<1，尿浓缩功能正常。

全身表现 患者可有疲乏、厌食、恶心、呕吐（与氮质血症不完全成比例）、嗜睡、头晕、视物模糊（与高血压程度及脑缺血、脑水肿有关）及腰部钝痛（因肾实质肿大，牵扯感觉神经末梢所致）。偶有与风湿热并存的病例。

严重合并症 ①心力衰竭、肺水肿：可见于有较重临床表现的急性肾小球肾炎患者，主要是严重的水钠潴留、血容量增加及高血压所致，尤以老人多见，可能原有心脏病，如冠心病，不及时诊治可导致死亡。②高血压脑病：儿童较多见，发生率5%～10%，表现为剧烈头痛、呕吐、嗜睡、神志不清、黑蒙，严重者有阵发性惊厥及昏迷。常因此掩盖急性肾小球肾炎本身的表现。患者血压并不很高，且持续时间较短暂，眼底改变一般不明显，仅有视网膜小动脉痉挛；严重者可出现视网膜出血、渗出，视盘水肿。

实验室检查 ①尿常规改变：除红细胞尿及蛋白尿外，尚可见红细胞管型、颗粒管型及少量肾小管上皮细胞及白细胞，偶可见白细胞管型，但并不表明存在泌尿系统感染。②血液检查：患者红细胞沉降率常增快，可有呈轻度正细胞正色素性贫血。③血清学检查：部分患者疾病初期血清总补体活性（CH50）及C3、C5、备解素均可明显下降，少数患者Clq、C4等短期轻微下降，绝大多数患者于8周内恢复正常水平。ASO于链球菌感染后3周效价上升（>1∶200），3～5周达高峰，后渐渐下降，6个月内恢复正常者约50%，1年内者约75%，少数人需2年。ASO效价上升只表明近期有链球菌感染史，不能确定是否存在链球菌感染，其效价高低与链球菌感染的严重性相关，但与肾炎的严重性及预后无关。

病理表现 ①光学显微镜检查：急性增生性病变最常见。肾小球细胞成分增多，血管袢肥大，毛细血管腔阻塞，偶有小血栓形成。以内皮及系膜细胞增生为主，常伴渗出性炎症细胞浸润，主要是中性粒细胞。肾小囊中小新月体（毛细血管外增生）并不少见。②免疫荧光检查：以IgG及C3为主的颗粒状物质沉积于肾小球毛细血管袢，常有备解素及纤维蛋白相关抗原节段状沉积。偶见IgM、IgA、Clq、C4等少量沉积。按颗粒状沉积物分布可分为3型：星天型、花环型、系膜型。③电子显微镜检查：疾病早期可见电子致密物沉积及细胞增生、浸润。上皮下电子致密物形成驼峰及膜内沉积为此病特点。

诊断 短期内发生血尿、蛋白尿、少尿、水肿、高血压等典型病例，即可诊断为急性肾炎综合征；发病前1～3周咽部感染或皮肤感染史、有关链球菌培养及血清学检查阳性、血清补体下降等，可帮助临床确诊。临床表现不明显者，连续多次尿常规检查，根据尿液典型改变及血补体动态改变作出诊断。临床诊断不肯定时需做病理检查。

鉴别诊断 此病临床上常缺乏确凿病因、病理诊断根据，确诊需除外下列疾病。

急性全身感染性发热疾病 高热时均可出现一过性蛋白尿及镜下血尿，随着退热，尿化验恢复正常；不伴水肿、高血压等肾脏疾病的临床表现。

急性泌尿系统感染或急性肾盂肾炎 泌尿系统感染性疾病有全身及局部感染的表现，如发热、尿路刺激征、尿中大量白细胞甚至白细胞管型、尿细菌培养阳性。经抗感染治疗后的良好疗效亦有助于鉴别。

以急性肾炎综合征起病的肾小球疾病 急性肾炎综合征除此病较常见外，尚可由其他肾小球疾病引起。①其他病原感染后急性肾炎：病毒（如水痘-带状疱疹病毒、乙型肝炎病毒、腮腺炎病毒、EB病毒、柯萨奇病毒及某些流感病毒）急性感染期亦可引起急性肾小球肾炎。临床过程较轻，常不伴血清补体下降，有自限倾向。②其他原发性肾小球肾炎：在起病时或病程的某个阶段可呈急性肾炎综合征表现，如IgA肾病及非IgA系膜增生性肾小球肾炎，急进性肾小球肾炎Ⅱ型（免疫复合物型），膜增生性肾小球肾炎。后者约40%呈典型急性肾炎综合征表现并伴持续性低补体血症，甚至血清ASO效价上升，临床过程有时很难鉴别，但膜增生性肾小球肾炎无自愈倾向，故诊断为急性肾小球肾炎者若病程超过2个月仍无减轻应考虑膜增生性肾小球肾炎，肾活体组织检查（简称肾活检）有助诊断。③全身系统性疾病的肾脏受累：狼疮肾炎及过敏性紫癜肾炎均可呈急性肾炎综合征的表现，但依据多系统受累的临床表现和相关的免疫学检验指标，常可予以鉴别。

急性肾小球肾炎有下列情况者需及时做肾活检以明确诊断、指导治疗：①少尿1周以上或进行性尿量下降、肾小球滤过功能呈进行性损害者，及时肾活检确诊，与急进性肾小球肾炎鉴别十分重要。②病程超过2个月而无好转趋势者。此时应考虑以急性肾炎综合征起病的其他原发性肾炎（如IgA肾病、非IgA系膜增生性肾小球肾炎、膜增生性肾小球肾炎）及全身系统性疾病肾脏受累（如狼疮肾炎、过敏性紫癜肾炎）。

治疗 除一般治疗外，以对症治疗为主。

一般治疗 急性起病者应卧床休息，直至肉眼血尿消失。利尿消肿，控制血压。予富含维生素的低盐饮食，有水肿及高血压者，应无盐或低盐饮食；出现肾功能不全、氮质血症者，应限制蛋白质入量，并限制钾入量。

对症治疗 ①利尿：经控制水、盐入量后，水肿仍明显者，应加用利尿药。常用噻嗪类利尿药，必要时可用袢利尿药，如呋塞米及布美他尼等。②控制血压：一般利尿即可控制血压。必要时可用钙通道阻滞药及肼屈嗪、哌唑嗪，增强扩张血管效果。出现高血压脑病者应给与解痉、吸氧、降颅压等治疗。③控制心力衰竭：利尿、降压，必要时可静脉滴注酚妥拉明或硝普钠，仍不能控制者可做血液滤过脱水。④治疗急性肾损伤：对合并新月体形成者可给予糖皮质激素和细胞毒药物或血浆置换。出现下列情况应行急诊透析或血液超滤：少尿或无尿2天以上；血肌酐>422μmol/L，血尿素氮>21mmol/L；血钾>6.5mmol/L；高血容量、急性左心衰竭、肺水肿；内科治疗难以纠正的严重代谢性酸中毒；有严重的尿毒症症状。⑤高钾血症的治疗：限钾，予排钾性利尿药，必要时透析。⑥感染灶的治疗：病灶细菌培养阳性时，需用抗生素。若急性肾小球肾炎迁延数月，或病情反复扁桃体病灶明显，可行扁桃体摘除术。⑦透析：急性链球菌感染后肾小球肾炎在两种情况时应透析治疗：一是少尿型急性肾损伤，特别呈高血钾时，若肾活检确诊此病，应以透析治疗维持生命；二是严重水钠潴留，引起急性左心衰竭者。

预后 临床与病理完全恢复的见于92%的儿童；成人预后比儿童差。远期预后报道不一，但均认为多数病例预后良好，可完全治愈，6%~18%病例遗留尿异常和（或）高血压而转为慢性，或于“临床痊愈”多年后再次出现肾小球肾炎表现。一般认为老年患者，有持续性高血压、大量蛋白尿或肾功能损害者预后较差；散发者较流行者预后可能差；肾组织增生病变重，伴较多新月体形成者预后差。

（张　宏）

mó zēngshēngxìng shènxiǎoqiú shènyán

膜增生性肾小球肾炎

（membranoproliferative glomerulonephritis，MPGN） 系膜细胞和系膜基质重度弥漫性增生，肾小球毛细血管袢呈双轨样改变和（或）增厚，肾小球常呈分叶状的原发性肾小球疾病。又称系膜毛细血管性肾小球肾炎、分叶性肾小球肾炎、低补体血性肾小球肾炎。MPGN病理学上可分为Ⅰ型、Ⅱ型和Ⅲ型。临床上常表现为肾病综合征多伴血尿、高血压和肾功能损伤，相当患者有持续性低补体血症。男女发生率大致相同，各年龄段均可发病，以年长儿童和青少年（8~16岁）发生率最高。发病率呈较明显下降趋势。

病因及发病机制 按病因可分为原发性和继发性MPGN，原发性病因不清楚。继发性的病因包括：①自身免疫病：如系统性红斑狼疮、冷球蛋白血症、干燥综合征、硬皮病、类风湿关节炎等。②感染性疾病：如丙型病毒性肝炎、乙型病毒性肝炎、感染性心内膜炎、分流性肾炎、内脏脓肿，人类免疫缺陷病毒、支原体、疟原虫、血吸虫感染等。③肿瘤：如淋巴瘤、白血病、轻链病和浆细胞病。④慢性肝病：如肝硬化、α_1-抗胰蛋白酶缺乏症等。⑤其他：如镰状细胞贫血、血栓性微血管病、移植物肾病等。

Ⅰ型和Ⅲ型MPGN均为免疫复合物介导的肾小球疾病，有补体参与其发病机制。Ⅱ型MPGN的发病机制主要为补体代谢异常和补体旁路途径的异常活化所致。

临床表现 呈多样性，是原发性肾小球疾病中进展迅速的病理类型。约半数患者在呼吸道感染后发病。至少半数患者表现为肾病综合征，1/4~1/3患者表现为急性肾炎综合征，约1/4患者为无症状血尿和（或）蛋白尿；几乎所有患者均存在血尿，少数患者为肉眼血尿；高血压并非少见，通常较轻，但Ⅱ型患者可出现严重高血压；部分患者起病时已有肾功能不全。儿童患者高血压、肾功能减退较成人少见，但肉眼血尿明显高于成人。Ⅱ型患者可伴眼脉络膜疣及局部脂肪萎缩。持续性血清补体下降是MPGN最具特异性的血清免疫学标志，40%~50%的Ⅰ型、80%~90%的Ⅱ型和50%~60%的Ⅲ型患者的C3下降；部分患者血清中存在C3致肾炎因子。

病理表现 系膜细胞、基质增多，肾小球基膜（glomerular basement membrane，GBM）“双轨征”和肾小球分叶状是MPGN最重要的病理特点。依据电子显微镜（简称电镜）下电子致密物的沉着部及GBM的病理改变，可分为3型，其中Ⅰ型约占70%；Ⅱ型和Ⅲ型约占30%。①Ⅰ型：光学显微镜（简称光镜）主要表现为内皮细胞及系膜细胞增生，系膜基质广泛插入GBM和内皮细胞间形成“双轨征”。肾小球内可见单核细胞及中性粒细胞浸润。系膜增生显著可使肾小球呈分叶状。少数患者可出现新月体。常有与肾小球病变相应的肾小管萎缩、肾间质炎症细胞浸润和纤维化。免疫荧光显示IgG、C3沿GBM及系膜区呈颗粒状沉积。电镜下可见系膜区及内皮下电子致密物沉积及系膜插入。②Ⅱ型：光镜下病理改变与Ⅰ型相似，但细胞增生较轻。免疫荧光显示C3呈条带状在GBM内分布。电镜可见电子致密物条带状在GBM中沉积，故又称致密物沉积病。③Ⅲ型：光镜及免疫荧光与Ⅰ型相似，主要不同点是Ⅰ型电子致密物除在内皮下沉积外，还在上皮下沉积。

诊断与鉴别诊断 确诊主要依据病理学检查。临床上患者有肾病综合征，常呈显著的镜下血尿，可伴间断性肉眼血尿（又称肾病综合征合并肾炎综合征），肾功能恶化多较为迅速，尤其是持续低补体血症者，应结合临床依靠肾活体组织检查（简称肾活检），做光镜、电镜和免疫荧光检查，方能作出膜增生性肾小球肾炎的明确诊断和分型。此外，伴眼脉络膜疣及局部脂肪萎缩者应高度怀疑Ⅱ型MPGN。

MPGN应与下列肾小球疾病鉴别。①急性链球菌感染后肾炎：多在链球菌感染后1~3周起病，病理改变在光镜下以内皮细胞及系膜细胞增生病变为主，电镜下在GBM的上皮细胞侧可见呈驼峰样电子致密物；血清低补体水平在发病后4~8周逐步恢复。不难与MPGN鉴别。②狼疮肾炎：常有多系统受累的临床表现，病变活动期血清补体下降、病变静止期补体则常恢复正常，此外多种自身抗体阳性及肾脏免疫病理呈“满堂亮”改变，均有助于与MPGN鉴别。③丙型肝炎病毒相关性肾小球肾炎：其病理改变常为膜增生性肾小球肾炎，也可有血清C3的下降，易合并混合型冷球蛋白血症。丙型肝炎病毒（hepatitis C virus，HCV）感染史，血清抗HCV抗体阳性及HCV RNA阳性，免疫病理可发现HCV抗原存在，电镜下可见病毒样颗粒及冷球蛋白沉积等有助于与MPGN鉴别。

治疗 缺乏有效的治疗方法，也缺乏大规模的循证医学证据。成人原发性MPGN治疗多从儿科治疗经验中借鉴，成人的疗效较儿童差。

糖皮质激素（简称激素） 在成人MPGN中疗效尚无大规模循证医学的研究结果，多数回顾性研究提示疗效差。成人患者可试用儿童的经验，若足量治疗无临床效果，则应及时停用。

血管紧张素转换酶抑制剂和血管紧张素Ⅱ受体阻断剂 有研究显示二者可减少尿蛋白和延缓肾功能恶化速度。

细胞毒药物和免疫抑制剂 有用吗替麦考酚酯联合激素治疗降低尿蛋白的报道；也有研究显示甲泼尼龙联合环磷酰胺对诱导的缓解和延缓肾功能恶化有益；环孢素和他克莫司对MPGN的疗效和远期结果均尚待进一步证实。

抗血小板和抗凝治疗 既往有阿司匹林联合双嘧达莫治疗短期降低尿蛋白和保护肾功能的报道。华法林疗效不肯定，且出血发生率较高。

改善全球肾脏病预后组织专家组在2012年肾小球肾炎临床实践指南中对原发性MPGN的治疗建议：成人和儿童原发性MPGN患者，若临床表现为肾病综合征和进行性肾功能减退者应接受口服环磷酰胺或吗替麦考酚酯，联合隔日或每日小剂量激素，初始治疗疗程不超过6个月。

预后 MPGN的总体预后较差，起病后约10年有50%患者进入终末期肾病，提示预后不良的因素包括早期出现肾功能损伤、肾病综合征持续不缓解、高血压、细胞新月体形成、重度系膜增生和严重肾小管-间质病变等。血清补体下降和C3致肾炎因子与疾病预后无关。有研究显示Ⅲ型预后好于Ⅰ型和Ⅱ型，Ⅱ型预后最差，肾移植后几乎全部复发。

（章友康）

xìmó zēngshēngxìng shènxiǎoqiú shènyán

系膜增生性肾小球肾炎（mesangial proliferative glomerulonephritis） 以弥漫性肾小球系膜细胞增生及不同程度系膜基质增多为主要病理特征的原发性肾小球疾病。据其免疫病理可分为IgA肾病及非IgA系膜增生性肾小球肾炎两大类。

（张 宏）

IgA shènbìng

IgA肾病（IgA nephropathy） 肾小球系膜区有IgA为主的免疫复合物沉积，以肾小球系膜增生为病理特征的原发性肾小球疾病。又称贝格病（Berger disease）。1968年法国学者贝格（Berger）和安格莱（Hinglais）首先描述和命名。可发生在任何年龄，青中年发病约占80%。某些系统性疾病，如过敏性紫癜肾炎、系统性红斑狼疮、干燥综合征、强直性脊柱炎、关节炎、疱疹样皮炎及酒精性肝硬化、慢性肝炎等疾病也可导致肾小球系膜区 IgA 沉积，称之为继发性 IgA 肾病。

病因及发病机制 此病的发病机制尚未阐明。多种因素参与发生及进展。研究证实系膜区 IgA 沉积物主要以多聚 IgA1（pIgA1）为主，pIgA1 在肾小球系膜区沉积，触发炎症反应，引起此病的发生和发展。学者们认为 IgA1 分子的糖基化异常可造成 IgA1 易于自身聚集或被 IgG 或 IgA 识别形成免疫复合物，可能是此病发病中的始动因素，遗传因素可能参与或调节上述发病或进展的各个环节。IgA1 分子合成、释放及其在外周血中的持续存在，与系膜细胞的结合及沉积，触发的炎症反应是此病“特异”的致病过程，其后的炎症反应所致的肾小球细胞增生、肾小球硬化、肾小管萎缩和间质纤维化是所有肾小球疾病进展的共同通路。

临床表现 多种多样，可表现为肾小球疾病的各种临床综合征，最常见的是发作性肉眼血尿和无症状血尿和（或）蛋白尿。

发作性肉眼血尿 见于40%~50%的患者，为一过性或反复发作性，常发生在上呼吸道感染（少数伴肠道或泌尿道感染等）后数小时或 1~2 日，故曾有人称之为感染同步性血尿。

无症状镜下血尿伴或不伴蛋白尿 30%~40%患者表现为无症状性尿检异常，检出率与所在地区尿检筛查和肾活体组织检查（简称肾活检）的指征密切相关。疾病呈隐匿过程，多数患者的发病时间难以确定，但该部分患者临床预后并非一定良性过程。

蛋白尿 不伴血尿的单纯蛋白尿者少见。多数表现为轻度蛋白尿，10%~24%出现大量蛋白尿，甚至肾病综合征，亚洲人中尤其多见。

高血压 成人 IgA 肾病中高血压的发生率为 20%，起病时即有高血压者不常见，随着病程的进展高血压的发生率增高。可发生恶性高血压，多见于青壮年男性，表现为头晕、头痛、视物模糊、恶心、呕吐，舒张压≥130mmHg，眼底血管病变在Ⅲ级以上，可伴急性肾损伤和（或）心力衰竭、急性肺水肿，若不及时处理可危及生命。

急性肾损伤 常见于 3 种情况：①急进性肾炎综合征：患者多有持续性血尿/肉眼血尿，大量蛋白尿，肾功能进行性恶化，可有水肿和高血压及少尿或无尿，肾病理检查示广泛新月体形成（属Ⅱ型新月体肾小球肾炎）。②急性肾炎综合征：表现为血尿、蛋白尿，可有水肿和高血压，出现一过性的肾衰竭，但血肌酐很少≥400μmol/L，肾脏病理光学显微镜（简称光镜）下表现与急性链球菌感染后肾小球肾炎相似，以毛细血管内皮细胞增生为主要病变。③大量肉眼血尿：可因血红蛋白对肾小管的毒性和红细胞管型堵塞肾小管引起急性小管坏死，多为一过性，有时临床不易察觉。

慢性肾衰竭 确诊 10~20 年后 20%~30%患者逐渐进入慢性肾衰竭期。部分患者第一次就诊即表现为肾衰竭，伴高血压，既往病史不详或从未进行过尿常规检查，有些患者因双肾缩小而无法进行肾活检确诊。慢性肾衰竭起病者成人远比儿童常见。

家族性 IgA 肾病 国际上对于家族性 IgA 肾病的定义如下：家族史调查三代以上，所有家庭成员均经过尿筛查或肾功能检查，家族性 IgA 肾病是指同一家系中至少有两个血缘关系的家庭成员经肾活检证实为 IgA 肾病；若家系中有一个明确诊断为 IgA 肾病，其他家庭成员有持续的镜下血尿/蛋白尿/慢性肾小球肾炎/无其他原因的肾功能减退，但未经病理证实，则定义为可疑的家族性 IgA 肾病。在 IgA 肾病患者亲属中进行家族史调查和尿筛查非常重要。一般认为家族性 IgA 肾病约占全部 IgA 肾病的 10%，临床表现及病理改变与散发性 IgA 肾病相似。

诊断 此病以免疫病理特征而命名，病理改变和临床表现均呈多样性。肾组织病理及免疫病理检查是确诊的必备手段。特征的免疫病理表现是以 IgA 为主的免疫球蛋白在肾小球系膜区呈颗粒状或团块状弥漫沉积，常伴 C3 沉积。光镜下病变类型多种多样，主要表现为弥漫性肾小球系膜细胞增生，系膜基质增加，还可见多种病变同时存在，包括肾小球轻微病变、系膜增生性病变、局灶性节段性病变、毛细血管内增生性病变、系膜毛细血管性病变、新月体性病变及硬化性病变等。电子显微镜检查可见肾小球系膜细胞增生、系膜基质增加并伴大团块状电子致密物沉积。

鉴别诊断 此病需与多种继发性和遗传性疾病鉴别。

链球菌感染后急性肾小球肾炎 典型表现为上呼吸道感染（或急性扁桃体炎）后出现血尿，感染潜伏期为 1~2 周，可有蛋白尿、水肿、高血压，甚至一过性氮质血症等急性肾炎综合征表现，初期血清 C3 下降并随病情好转而恢复，部分患者抗链球菌溶血素 O 水平增高，病程为良性过程，多数患者经休息和一般支持治疗数周或数月可痊愈。必要时可依据肾活检病理（包括免疫病理）予以鉴别。

非 IgA 系膜增生性肾小球肾炎　中国发生率高，约 1/3 患者表现为肉眼血尿，临床与 IgA 肾病很难鉴别，需靠免疫病理检查区别。

过敏性紫癜肾炎　该病与 IgA 肾病病理、免疫组织学特征完全相同。临床上除肾脏表现外，还可有典型的皮肤紫癜、黑粪、腹痛、关节痛、全身血管炎改变等。过敏性紫癜肾炎与 IgA 肾病是一种疾病的两种不同表现或为两种截然不同的疾病，尚存在较大争论。两者的鉴别主要依靠临床表现。

遗传性肾小球疾病　以血尿为主要表现。遗传性肾小球疾病主要有薄基膜肾病和奥尔波特综合征（Alport syndrome）。前者主要临床表现为持续性镜下血尿（变形红细胞尿），肾是唯一受累器官，肾功能长期维持在正常范围；后者是以血尿、进行性肾功能减退直至终末期肾病、感音神经性聋及眼部病变为临床特点的遗传性疾病综合征。肾活检病理检查是明确和鉴别两种疾病的主要手段，电镜检查尤为重要。此外，肾组织及皮肤Ⅳ型胶原 α 链检测乃至家系的连锁分析对于鉴别家族性 IgA 肾病、薄基膜肾病和奥尔波特综合征有重要意义。

肾小球系膜区继发性 IgA 沉积的疾病　慢性酒精性肝病、血清学阴性脊椎关节病、强直性脊柱炎、反应性关节炎、银屑病关节炎等，肾脏免疫病理可显示肾小球系膜区有 IgA 沉积，但上述疾病肾脏临床表现不常见，不难与 IgA 肾病鉴别。此外，狼疮肾炎、乙型肝炎病毒相关性肾小球肾炎等虽然肾脏受累常见，但肾脏免疫病理除有 IgA 沉积外，伴多种免疫复合物沉积，临床多系统受累和免疫血清学指标均易与 IgA 肾病鉴别。

治疗　尚缺乏统一治疗方案。

一般治疗原则　①感染可刺激和诱发此病急性发作，治疗首先应积极治疗和去除可能的皮肤、黏膜感染，包括咽炎、扁桃体炎和龋病。②严格控制血压，对尿蛋白 > 1g/d 患者血压控制目标 125/75mmHg 以下，尿蛋白<1g/d 患者血压控制目标 130/80mmHg 以下。③尽可能积极控制蛋白尿水平，力争达到尿蛋白<1g/d。

根据循证医学证据的治疗原则　基于循证医学研究的成果，对于 IgA 肾病治疗中常用的有关血管紧张素转换酶抑制剂（ACEI）/血管紧张素Ⅱ受体阻断剂（ARB）、糖皮质激素（简称激素）、免疫抑制的治疗原则，推荐如下。

ACEI/ARB：尿蛋白 > 0.5g/d 患者或存在高血压（> 130/80mmHg）的 IgA 肾病患者均应当加用 ACEI/ARB 类药物治疗（A 级建议）。合理应用肾素-血管紧张素-醛固酮系统阻断剂的治疗包括：限制盐摄入量（<6g/d），可配合利尿药如氢氯噻嗪；足量使用 ACEI/ARB，在血压耐受范围内加用常规剂量 2 倍以上，如雷米普利、贝那普利、氯沙坦和缬沙坦；联合 ACEI/ARB 类药物，有助于降低患者蛋白尿水平。

ACEI/ARB 治疗后尿蛋白持续>1g/d，建议加用激素治疗 6~8 个月（A 级建议）。进展性 IgA 肾病（血肌酐每年升高超过 15%，或血肌酐 133~250μmol/L）且肾小球硬化不超过 50% 患者：可加用激素联合环磷酰胺治疗，泼尼松龙 2 年内减量，环磷酰胺治疗 3 个月后给予硫唑嘌呤治疗 2 年，可延缓肾衰竭进展（A 级研究）。

其他免疫抑制剂的应用：①吗替麦考酚酯。②激素联合硫唑嘌呤。③环孢素。尽管上述治疗方法有成功病例，但确切疗效待进一步大样本循证医学证据证实。

特殊类型 IgA 肾病：①对呈肾病综合征且病理类型轻微的 IgA 肾病，多数学者认为该类患者为微小病变型肾病合并 IgA 沉积，其治疗方式及对激素反应和微小病变型肾病相同。②新月体性 IgA 肾病，新月体出现是 IgA 肾病预后不良的危险因素，其治疗应当参照Ⅱ型新月体肾小球肾炎治疗，应当强化免疫抑制治疗，即激素冲击并联合环磷酰胺。

其他措施　①扁桃体切除：绝大多数研究表明扁桃体切除可能有助于减轻血尿、蛋白尿的急性发作，而对肾功能保护作用尚有争议，缺乏前瞻性研究资料。②鱼油：多数关于在此病患者中应用鱼油添加剂的研究为低质量的研究证据，结论并不一致。然而考虑到其很小危险性和可能对心血管有益性，鱼油可认为是安全的治疗方案。

（张　宏）

fēi IgA xìmó zēngshēngxìng shènxiǎoqiú shènyán

非 IgA 系膜增生性肾小球肾炎

（non-IgA mesangial proliferative glomerulonephritis）　肾小球系膜区常无 IgA 沉积，以肾小球系膜增生为病理特征的原发性肾小球疾病。

病因及发病机制　尚不清楚。循环免疫复合物在系膜区被捕捉或沉积，或在系膜区原位形成的免疫复合物，导致补体系统活化，进而刺激系膜细胞和（或）在系膜区的炎症细胞分泌炎症介质，诱导系膜细胞的增生和系膜基质增多。细胞免疫机制也发挥重要作用。

临床表现 ①多见于青少年男性，常隐袭起病，中国患者约49%有前驱上呼吸道感染。②临床表现多样，可为无症状血尿和（或）蛋白尿、慢性肾炎综合征及肾病综合征。70%～90%病例有血尿，常为镜下血尿；25%～57%病例呈现肾病综合征；20%～40%病例出现高血压；10%～25%病例出现肾功能减退。③血清补体成分及IgA水平正常。

病理表现 ①光学显微镜（简称光镜）检查：弥漫性肾小球系膜细胞增生伴基质增多为此病特征性改变，早期以系膜细胞增生为主，后期系膜基质增多，肾小球受累程度一致。马松（Masson）染色有时可见系膜区及副系膜区嗜复红蛋白沉积。系膜病变严重者可见节段性系膜插入现象。②免疫荧光检查：分为5类。以IgG及C3沉积为主，中国最常见；以IgM及C3沉积为主，欧美国家较常见，又称IgM肾病；以C1q沉积为主，又称"C1q为主肾病"，对此名称尚有争议；仅C3沉积，又可属C3肾病中一种病理类型；免疫病理检查阴性，有学者认为它就是系膜细胞增生较明显的微小病变病。后两型少见。③电子显微镜检查：可见系膜细胞增生及基质增多，重症病例尚可见节段性系膜插入。1/4～1/2病例可在系膜区乃至内皮下见到少量稀疏电子致密物。

诊断 青少年隐袭起病或前驱感染后急性发作。确诊需做病理检查，弥漫性肾小球系膜细胞增生伴不同程度系膜基质增多为此病特点，免疫荧光检查除外IgA肾病方可诊断。

鉴别诊断 需与肾脏病理表现为系膜增生的继发性及其他病理类型原发性各种肾小球疾病鉴别。

继发性肾小球疾病 ①狼疮肾炎：Ⅱ型为系膜增生型。狼疮肾炎常伴多系统侵犯，抗核抗体等多种自身抗体阳性，活动期血清IgG增高，C3下降。肾组织光镜检查除系膜增生外，病变有多样性及不典型性特点，免疫病理检查呈"满堂亮"。②过敏性紫癜肾炎：临床上有过敏性紫癜皮肤表现，血清IgA有时增高，肾组织免疫病理检查可见IgA伴C3在系膜区沉积。③糖尿病肾病：糖尿病弥漫性肾小球硬化症需与非IgA系膜增生性肾小球肾炎鉴别。此病常有糖尿病病史，常伴糖尿病眼底病变等微血管病合并症。病理检查光镜下系膜基质增多，而系膜细胞增生不明显，免疫病理检查2型糖尿病患者常呈阴性，1型糖尿病患者有时可见IgG及白蛋白沿肾小球毛细血管壁呈线样非特异性沉积。

原发性肾小球疾病 ①IgA肾病：肾脏病理以IgA及C3为主沉积于系膜区和毛细血管壁。上呼吸道感染后3天内出现肉眼血尿和（或）血清IgA增高是临床上提示IgA肾病的重要线索。②急性肾小球肾炎：其消散期病理与免疫病理表现均与此病相似且可持续2～3年，故应与此病鉴别。有典型急性肾炎病史者，感染后1～3周急性发病，呈典型急性肾炎综合征表现，病初6～8周内血清C3下降，以后恢复。③微小病变型肾病：非IgA系膜增生性肾小球肾炎可见IgM或IgG或C3在系膜区呈颗粒样沉积，而微小病变型肾病阴性。微小病变型肾病多起病急骤，表现为典型的肾病综合征。④局灶性节段性肾小球硬化：重度非IgA系膜增生性肾小球肾炎常继发局灶性节段性硬化病变，此时仍存在弥漫系膜细胞增生及系膜基质增多的背景，与原发性局灶性节段性肾小球硬化不同。

其他肾小球疾病 还需与其他少见的肾小球疾病鉴别，下述疾病早期也可表现为系膜增生性肾小球肾炎，如奥尔波特综合征（Alport syndrome）、纤维样肾小球病、膜性肾病、糖尿病肾病和肾淀粉样变性。依据其各自的临床和病理学特点可鉴别。

治疗 根据不同临床和病理表现类型制订不同治疗方案。由于非IgA系膜增生性肾小球肾炎的诊断越来越少，缺乏相应的随机对照试验研究，有学者提出可参照IgA肾病的治疗原则。①无症状血尿和（或）蛋白尿：注意避免感冒、过度劳累及应用肾毒性药物，定期复查观察病情变化。应密切随诊蛋白尿、血压和肾功能，若有蛋白尿（>1g/d），无论血压是否正常，均可应用血管紧张素转换酶抑制剂或血管紧张素Ⅱ受体阻断剂以减少蛋白尿和保护肾功能。②慢性肾炎综合征：见IgA肾病。③肾病综合征：表现为轻度非IgA系膜增生性肾小球肾炎者，治疗方案可与微小病变型肾病相似，初次治疗可单用糖皮质激素如泼尼松，反复发作时应并用免疫抑制剂如环磷酰胺和钙调蛋白抑制药。积极对症处理，并给予血管紧张素转换酶抑制剂和（或）血管紧张素Ⅱ受体阻断剂。

（张　宏）

xiānwéiyàng shènxiǎoqiúbìng

纤维样肾小球病（fibrillary glomerulopathy，FGP） 肾小球内存在类似淀粉样纤维丝样物质，但淀粉样蛋白特殊染色为阴性，一般不伴系统性疾病的原发性肾小球疾病。患病年龄为10~80岁，发病高峰为40~60岁，男性比例偏高。

病因及发病机制 尚不清楚，不少学者认为此病的纤维丝样物质可能是血循环中免疫球蛋白沉积，经过聚合、修饰后形成。有学者通过免疫电子显微镜（简称电镜）研究证实，此病的纤维丝由IgG、C3结合淀粉样P成分构成。

临床表现 几乎所有患者均有蛋白尿，其中60%~70%患者有大量蛋白尿。70%~80%患者有镜下血尿，半数以上患者有高血压。多数患者肾功能持续恶化，约半数患者（平均随访4年）发展为终末期肾病。绝大多数患者抗核抗体、类风湿因子、血清补体及血、尿蛋白电泳无异常，骨髓细胞学检查、直肠和肝活检均无阳性发现。绝大多数患者无系统性疾病，如糖尿病、冷球蛋白血症、异常蛋白血症、结缔组织病等，故属于原发性肾小球病。少数患者可合并恶性肿瘤（如淋巴瘤、慢性淋巴细胞性白血病、浆细胞异常增殖）及自身免疫病（如系统性红斑狼疮、干燥综合征）等。需认真排除继发性肾小球病。

病理表现 主要有下列特征。

光学显微镜 简称光镜。病变的肾小球表现为系膜增生和（或）肾小球基膜增厚。常见的病理类型为系膜增生性肾小球肾炎、膜性肾病和膜增生性肾小球肾炎，部分病例可伴新月体形成，晚期病例可出现肾小球硬化及肾小管萎缩和肾间质纤维化。过碘酸希夫（periodic acid-Schiff，PAS）染色结果如图（图1）。与肾淀粉样变性的肾小球酷似，但对淀粉样蛋白有特殊鉴别价值的刚果红染色，则呈阴性反应。

免疫病理 免疫荧光显示，IgG、C3等呈颗粒样分布于肾小球系膜区和（或）沿肾小球毛细血管壁分布。沉积IgG的主要成分为IgG4，κ及λ轻链常可同时存在。免疫组织化学和免疫电镜研究结果显示，IgG、C3、κ及λ链主要定位于肾小球系膜区及毛细血管壁，并在纤维样物质沉积部位分布。免疫电镜胶体金双标记及多重标记的研究结果显示，纤维样物质呈IgG阳性，同时还具有κ及λ轻链蛋白、C3和淀粉样P成分，并与IgG在同一部位呈阳性分布；而细胞外基质成分，如Ⅳ型胶原等均呈阴性，提示纤维样物质并非肾小球损伤引起其自身细胞外基质异常的增生反应所致。

透射电镜 超微结构观察是此病诊断的主要依据。纤维样物质呈弥漫性或多灶状分布于肾小球系膜区和（或）肾小球基膜，偶有沿肾小管基膜和肾间质分布。多数研究显示，FGP的纤维丝直径为15~25nm，约为肾淀粉样纤维直径的2倍（图2）。

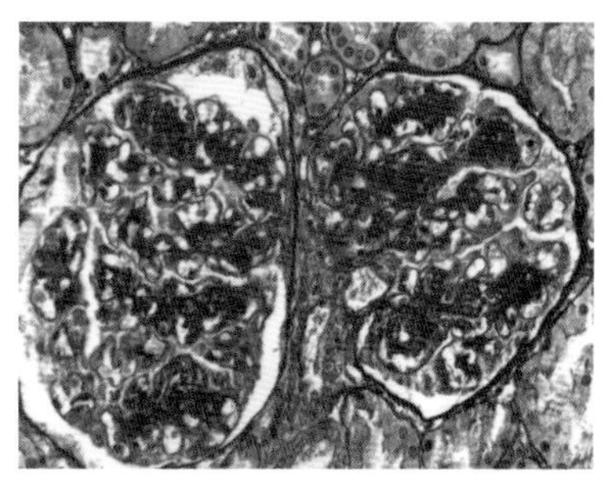

图1 纤维样肾小球病光镜检查

注：肾小球系膜结节状硬化（PAS染色×200）

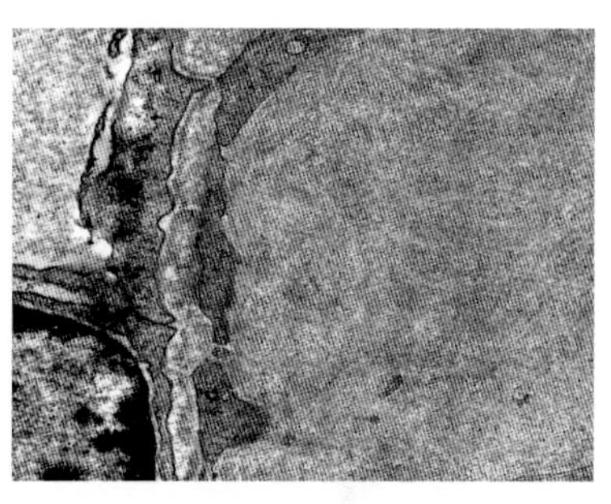

图2 纤维样肾小球病透射电镜检查

注：肾小球系膜区纤维样物质沉积，直径约为20nm，杂乱排列（×30 000）

诊断与鉴别诊断 诊断依据病理学改变，特别是电镜下超微结构的特征性改变。FGP需与下列疾病鉴别。

肾淀粉样变性 典型病例可根据刚果红染色、免疫荧光和电镜下纤维的粗细区分，FGP纤维呈刚果红染色阴性，多数患者免疫荧光呈IgG、C3阳性，纤维直径15~25nm。肾淀粉样变性则刚果红染色阳性，免疫荧光IgG、C3多呈阴性，纤维直径为7~15nm。淀粉样变性患者多呈现多系统损害，心、肝、脾、皮肤多器官可同时受累，有助于鉴别。

免疫触须样肾小球病 二者的纤维分布部位相似，光镜改变基本相似。①免疫病理显示FGP患者沉积IgG的主要成分为IgG4，κ及λ轻链常可同时存在，而免疫触须样肾小球病患者沉积IgG的主要成分为IgG1、IgG2、IgG3，κ或λ链常呈单克隆，有助于二者鉴别。②电镜下超微结构观察则显示免疫触须样肾小球病的纤维呈中空的小管样结构，平行排列，直径为30~50nm（图3）；FGP的纤维丝直径为15~25nm，纤维丝呈无规则排列，纤维僵直，伸向各方，二者电镜下纤维丝的

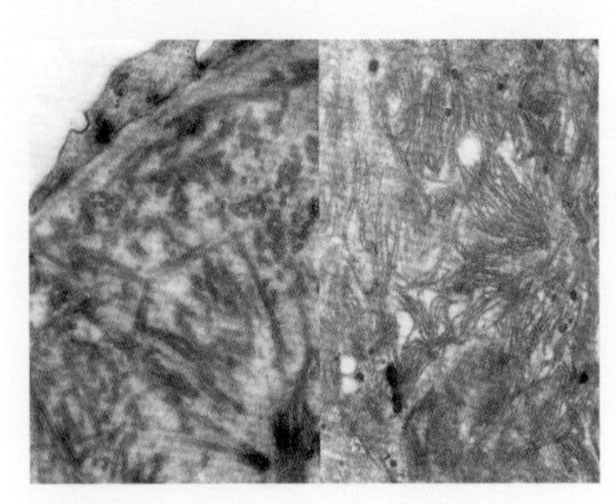

图3 免疫触须样肾病电镜检查

注：肾小球系膜区纤维丝呈中空的管状，平行或放射状排列（×30 000）

外形、粗细和排列有较明显差异。③免疫触须样肾小球病与FGP的临床表现、治疗反应及预后相似，少数研究显示免疫触须样肾小球病的病变程度一般较轻，肾小球硬化及新月体形成的发生率及所占肾小球比例常较FGP稍低；患者肾功能损伤程度和随访期间（2~3年）发展为慢性肾衰竭的比例也常比FGP稍低；部分患者伴造血系统异常（如淋巴细胞白血病、多发性骨髓瘤等）、免疫球蛋白异常（如冷球蛋白血症）、自身免疫病（如系统性红斑狼疮、干燥综合征等）的概率较FGP高，故应认真排除继发性肾小球疾病的可能。

冷球蛋白血症肾病　电镜下表现可类似免疫触须样肾小球病的小管样结构沉积，但常同时存在其他一些杆状、纤维状、环形小体和指纹样结构等，这些结构的直径在25~80nm，肾小球基膜内皮细胞侧常是较固定的分布部位；肾小球内主要有IgG及IgM沉积，常无κ及λ轻链成分；血中常有冷凝集蛋白，类风湿因子多为阳性，临床上多有雷诺现象及多发性关节疼痛（见冷球蛋白血症肾病）。

其他肾小球病　某些肾小球病在电镜下可出现直径10nm的微细纤维样物质，包括移植性肾小球病、局灶性节段性肾小球硬化、先兆子痫肾损害、溶血尿毒症综合征、恶性高血压及糖尿病肾病等。它们的纤维样物质很纤细，且多仅分布于肾小球基膜内皮细胞侧。

治疗　研究显示，糖皮质激素、糖皮质激素加细胞毒药物（环磷酰胺）、糖皮质激素加血浆置换均不能改变其临床过程，疗效较差。对无禁忌证的大量蛋白尿患者，可试用糖皮质激素加细胞毒药物治疗，无效者应较快速减药并尽早停药。

预后　无论治疗与否，多数患者肾功能逐步恶化，经2~4年约50%患者进入终末期肾病，蛋白尿量大者则更快。约半数接受肾移植患者移植后2~4年复发，移植肾病理改变与移植前相似。男性、高血压和肾病综合征范畴蛋白尿是预后不良的临床因素。

（章友康）

shènxiǎoguǎn jíbìng

肾小管疾病（renal tubular disease）

以肾小管结构和（或）功能异常为主要特征的一组肾病。主要临床表现为肾性糖尿、氨基酸尿或低分子量蛋白尿、电解质紊乱及酸中毒等，伴或不伴肾小球滤过功能异常。由于解剖结构关系密切，肾小管疾病常伴肾间质损害，又称肾小管间质疾病。

肾小管疾病可分为遗传性和获得性两大类，前者源于某些特定基因变异，后者常可由不同疾病时的肾缺血、肾毒性药物、代谢紊乱、感染、免疫等因素诱发。急性肾小管损伤见急性肾小管坏死。临床较常见的慢性肾小管损伤性疾病包括肾小管性酸中毒、范科尼综合征（Fanconi syndrome）、肾性糖尿、肾性氨基酸尿、肾性尿崩症、巴特综合征（Bartter syndrome）、吉特尔曼综合征（Gitleman syndrome）、原发性肾素增多症、假性醛固酮增多症、假性醛固酮减少症。

（章友康）

shènxiǎoguǎnxìng suānzhòngdú

肾小管性酸中毒（renal tubular acidosis，RTA）

远端肾小管和（或）近端肾小管功能障碍引起的代谢性酸中毒。RTA的特征是高血氯性代谢性酸中毒伴血阴离子间隙正常。根据病变部位和发病机制的不同，RTA可分为远端肾小管性酸中毒、近端肾小管性酸中毒和高血钾型肾小管性酸中毒。

（郝传明　游怀舟）

yuǎnduān shènxiǎoguǎnxìng suānzhòngdú

远端肾小管性酸中毒（distal renal tubular acidosis，dRTA）

以高氯低钾性代谢性酸中毒，伴尿pH>6.0和尿中可滴定酸减少为特征的肾小管性酸中毒。又称Ⅰ型肾小管性酸中毒。最常见。

病因及发病机制　可分为原发性和继发性两大类。原发性多与遗传有关，常见的是常染色体显性遗传。继发性为各种小管间质疾病、系统性疾病（如干燥综合征、系统性红斑狼疮、高丙种球蛋白血症、慢性活动性肝炎）所致。成人远端肾小管酸中毒多为继发性。dRTA发病机制是远端肾小管酸化功能障碍，不能在管腔液和管周液之间形成高H^+梯度。远端肾小管酸化功能障碍可为远端肾单位氢泵数量不足，主动泌氢入管腔减少；或肾小管上皮细胞通透性异常，导致过多的H^+从肾小管腔向血液反流所致。

临床表现　①高血氯性代谢性酸中毒：由于肾小管酸化功能障碍，患者尿中NH_4^+及可滴定酸排出减少，尿 pH 值常>6.0；血 pH 值下降，血 Cl^- 升高；但阴离子间隙常在正常范围。②低钾血症：由于管腔内 H^+ 减少，H^+-Na^+ 交换减少，而 K^+-Na^+ 交换增加，使尿中 K^+ 排出增加，导致低钾血症，表现为肌无力，严重者可引起低钾性麻痹、心律失常等。③钙磷代谢障碍：持续酸中毒使骨钙释放增加（骨缓冲）；在酸中毒情况下肾小管对钙的重吸收减少，1,25-二羟胆钙化醇［1,25-$(OH)_2D_3$］生成减少，尿钙排出增加；远端肾小管性酸中毒时，近端小管对枸橼酸重吸收增加，到达远端小管的枸橼酸减少，常引起磷酸钙结石和肾钙化。长期钙磷代谢紊乱在儿童易致佝偻病，成人则发生骨软化症。

诊断与鉴别诊断 出现高氯低钾性代谢性酸中毒，伴尿 pH 值升高（>6.0）和尿中可滴定酸减少，即可确诊。若出现骨软化症或佝偻病、磷酸钙结石或肾钙质沉着症等更支持诊断。若酸中毒不严重，需做氯化铵负荷试验；酸中毒加重，而尿 pH 值不会降至 5.5 以下则有助于诊断。

治疗 继发性远端肾小管性酸中毒应积极治疗原发病。对原发性患者的亲属应进行此病的筛查，因为适时的治疗可防止儿童出现生长延缓。其他对症治疗包括：①纠正酸中毒：碱剂治疗一般有效，足够的碱剂可中和每日的酸性代谢产物。可口服碳酸氢钠或复方枸橼酸溶液；严重者可静脉滴注碳酸氢钠。②纠正低钾血症：可用碱性钾盐治疗低钾血症，一般选用 10% 枸橼酸钾；严重低钾血症应静脉补钾。③防治肾结石、肾钙化及骨病：可服用复方枸橼酸溶液，使尿中钙以枸橼酸钙形式排出，预防肾结石及肾钙化；合并肾性骨病者，可谨慎使用骨化三醇和钙剂治疗。

（郝传明　游怀舟）

jìnduān shènxiǎoguǎnxìng suānzhòngdú

近端肾小管性酸中毒（proximal renal tubular acidosis，pRTA） 以阴离子间隙正常的高血氯性代谢性酸中毒、低钾血症、尿 HCO_3^- 增多为特征的肾小管性酸中毒。又称Ⅱ型肾小管性酸中毒。较常见。

pRTA 的病因可分为原发性和继发性两大类。原发性与遗传有关；继发性见于肾小管-间质疾病、重金属或药物中毒，也可为范科尼综合征的一个组成，常见疾病包括多发性骨髓瘤等。pRTA 的发病源于近端肾小管酸化功能障碍，主要是 HCO_3^- 重吸收障碍所致。近端肾小管酸化功能障碍可为肾小管上皮细胞管腔侧 Na^+-H^+ 交换障碍；或肾小管上皮细胞基底侧 Na^+-HCO_3^- 协同转运障碍所致。

临床表现为：①高血氯性代谢性酸中毒，亦为阴离子间隙正常的高血氯性代谢性酸中毒，但由于远端肾小管酸化功能正常，患者尿中 NH_4^+ 及可滴定酸正常，HCO_3^- 增多，尿 pH 值可<5.5。②低钾血症：可较明显。一般不发生肾结石或肾钙化。

依据临床表现即可确诊。对疑诊患者可行碳酸氢盐重吸收试验：患者口服或静脉滴注碳酸氢钠后，HCO_3^- 排泄分数>15% 即可诊断。尿 HCO_3^- 排泄率公式为：

$$\frac{\text{尿 }HCO_3^-\text{（mmol/L）}\times\text{血肌酐（}\mu\text{mol/L）}}{\text{血浆 }HCO_3^-\text{（mmol/L）}\times\text{尿肌酐（}\mu\text{mol/L）}}\times100\%$$

继发性近端肾小管性酸中毒应积极治疗原发病，同时进行对症治疗：①纠正酸中毒，补充碳酸氢钠或枸橼酸钠，用量要大。②纠正低钾血症。③低盐饮食结合噻嗪类利尿药，促进 HCO_3^- 的重吸收。

（郝传明　游怀舟）

gāoxuèjiǎxíng shènxiǎoguǎnxìng suānzhòngdú

高血钾型肾小管性酸中毒（hyperkalemic renal tubular acidosis）

以高血氯性代谢性酸中毒伴高钾血症为主要特征的肾小管性酸中毒。又称Ⅳ型肾小管性酸中毒。

此病为获得性疾病。病因是醛固酮生成不足或肾小管对醛固酮抵抗，远端肾小管排泌 H^+ 减少，发生酸中毒和高钾血症。①醛固酮生成不足的原因包括引起低肾素低醛固酮血症的疾病，如最常见的糖尿病肾病和慢性肾小管间质性疾病。某些药物（如非甾体类抗炎药、血管紧张素转换酶抑制剂、肝素等）可减少醛固酮的产生。②获得性肾小管醛固酮抵抗的常见原因为梗阻性肾病、镰状细胞肾病、假性醛固酮减少症、失盐性肾病等。

临床表现以高血氯性代谢性酸中毒伴高钾血症为主要特征。尿 HCO_3^- 排泄增加，尿铵减少，但尿 pH 一般仍能<5.5。多数患者有糖尿病肾病、慢性肾小管间质疾病等原发病表现，并伴轻、中度肾功能不全，但酸中毒及高血钾的严重程度与肾功能不全程度不成比例。在原发病的基础上，若尿 HCO_3^- 排泄增加，尿铵减少，血醛固酮水平低等有助于诊断。

主要治疗措施：①病因治疗：积极治疗原发病，禁用所有抑制醛固酮产生和阻碍醛固酮作用的药物。②降低血钾：是治疗的主要目的。消除高钾血症对产铵的抑制可纠正酸中毒。主要治疗措施包括：袢利尿药，可增加尿钾排泄；纠正酸中毒，口服或静脉补充碳酸氢钠；限制钾的摄入；短期应用阳离子交换树脂；严重高钾血症应行透析治疗。③盐皮质激素治疗：补充盐皮质激素可改善高钾血症和酸中毒，低醛固酮血症者每日口服氟氢可的松，醛固酮抵抗者需较大剂量。

（郝传明　游怀舟）

Fànkēní zōnghézhēng

范科尼综合征（Fanconi syndrome，FS）

遗传性或获得性近端小管非选择性功能缺陷所致肾小管疾病。由范科尼（Fanconi）于1931年首先报道。

病因　为遗传性和获得性两大类。儿童患者大多与遗传有关，可为原发性近端小管功能受累（特发性），或继发于先天的异常代谢产物在肾脏内聚集，如胱氨酸贮积症、糖原贮积症、肝豆状核变性、果糖不耐受症等。成人患者多为继发性，如继发于肾脏疾病、重金属中毒、异常球蛋白血症和药物损害等。还有报道如肾病综合征、急性肾小管坏死、急性间质性肾炎、慢性间质性肾炎、肾移植、肾静脉血栓形成、髓质肾囊肿病和巴尔干肾病（见马兜铃酸肾病）等引起者更常见。继发于浆细胞病如多发性骨髓瘤的此征也越来越引起人们的重视，血清中存在大量特异性轻链成分，如骨髓瘤的单克隆κ链或λ链在近端小管内沉积所致。药物及其代谢产物通过肾小管分泌或重吸收，可直接损伤肾小管上皮细胞引起细胞膜缺陷或影响转运蛋白的功能，减少腺苷三磷酸的合成，使线粒体内辅酶A水平降低而引起此征；特别是含马兜铃酸中药导致的此征所占比例有明显增多趋势。

发病机制　尚不完全清楚。研究认为，肾小管上皮细胞中腺苷三磷酸生成和转运障碍，缺乏足够能量维持钠共同转运通路，导致近端小管对多种物质转运异常，或肾小管膜的完整性改变致发生泄漏而不能有效地重吸收多种溶质。这两者不可截然分开，因为维持细胞间的完整性和保持小管上皮需要细胞内的能量。因此出现尿中过多丢失氨基酸、糖、磷酸盐、碳酸氢盐、尿酸及低分子蛋白，导致肾性糖尿、肾性氨基酸尿、低磷血症、低尿酸血症及高氯性代谢性酸中毒等，常伴低钾血症、低钙血症。低钾血症伴肾性尿崩症者表现为多饮、多尿、烦渴等症状，可能与低钾血症时有抗利尿激素作用及破坏骨髓质间液的高渗状态，出现尿液浓缩障碍有关；低钾血症也可伴肌无力、肾盂扩张、肾盂积水等。低磷血症时，钙磷乘积降低，影响骨矿化；细胞内磷不足可降低1α-羟化酶活性，使肾内1,25-二羟胆钙化醇［1,25-$(OH)_2D_3$］合成减少；低血钙、酸中毒时肾小管对Ca^{2+}的重吸收受抑制。上述因素均可导致肾性骨病，表现为碱性磷酸酶升高、生长延迟、佝偻病、牙齿松动或脱落，甚至影响身高。多数小儿患者伴营养不良、贫血等，故儿童患者常有生长、发育障碍，甚至造成成年时性腺发育不良或不育。患者抵抗力降低，加之尿液酸碱度改变，易并发上呼吸道感染、尿路感染等。

临床表现　原发性遗传性FS可分为儿童型（FS Ⅰ型）和成人型（FS Ⅱ型）。①Ⅰ型见于婴儿和儿童，常伴胱氨酸尿，裂隙灯显微镜检查角膜和巩膜有胱氨酸沉积，病情呈进行性，预后不良，根据病情情况可分为急性型和慢性型：前者多在6个月至1岁时发病，常见呕吐、拒食、多尿、烦渴，甚至易于脱水和发热及畏光、生长障碍和维生素D有耐药性，多因感染、水电解质紊乱、酸中毒而死亡；后者多见于2岁以上的小儿，开始症状较轻，表现消瘦、生长发育迟缓、佝偻病性侏儒症与维生素治疗抵抗，多在10岁前死于肾衰竭。②Ⅱ型在青春期后发病，起病缓慢，由于尿中丢失大量磷酸盐和钙质而以骨软化、骨质疏松和脱钙为重要表现，常出现骨折，且多见于坐骨耻骨支骨折，肩胛骨的侧缘、股骨颈、胫骨和肱骨上1/3及肋骨等处也是常见的骨折部位；低血钾性肌无力亦常见。

病理表现　早期无明显器质性改变。严重缺钾可引起上皮细胞空泡样变性，电子显微镜（简称电镜）下可见非特异性的线粒体肿胀等细胞器形态改变。在浆细胞病引起的此征中，光学显微镜下可观察到典型的近端小管上皮细胞肿胀和退行性改变如细胞空泡变性、管腔刷状缘丢失和灶性细胞脱落等，特征性改变是轻链降解中间产物在近端小管上皮细胞内沉积。这些沉积物多以结晶的形式存在于胞质的溶酶体或内质网中，形态多样，可呈长方形、菱形、圆形或针状等。若无结晶形成，需通过电镜或免疫电镜才可能有阳性发现。

诊断与鉴别诊断　有上述典型临床表现者诊断不难，一般以氨基酸尿、肾性糖尿和磷酸盐尿为基本诊断指标，以上3项不全者为不完全型。临床上需与糖尿病、抗维生素D佝偻病及肾小管性酸中毒鉴别。

治疗　对因与对症治疗。

对因治疗　继发性者着重去除病因，如重金属中毒和药物损害等应防止继续接触毒物并促进毒物排泄；遗传代谢病可通过饮食限制以减少代谢性毒物沉积。部分患者通过上述治疗，病情可好转。

对症治疗　主要为纠正生化异常等。应坚持长期服药，以改善部分症状。若患者已过了生长发育期，则佝偻病、发育障碍等并发症较难改善。①酸中毒：根据 HCO_3^- 丢失情况补充碱剂，可用碳酸氢盐、枸橼酸盐或乳酸盐等，以血中 HCO_3^- 水平恢复正常为度。补钠和纠正酸中毒可加重低血钾，低血钾者应同时注意补钾。②多尿：去除病因如低血钾等，补足含盐液体（钾、钠和钙等），防止脱水发生。③低血磷和骨病：给予中性磷酸盐，腹泻或腹部不适者可减量。补磷加重低血钙及骨病，应并用维生素 D。口服维生素 D 或骨化三醇，根据病情甚至可用大剂量，减少尿磷廓清，提高血磷水平。维生素 D 应从小剂量开始逐渐加至足量。为防止肾钙化，应监测血钙和尿钙排量，尿钙以不超过正常排量为妥。④低尿酸血症、氨基酸尿、葡萄糖尿和蛋白尿：一般不需治疗。⑤肾衰竭：透析或肾移植。

（郝传明　吴永贵）

shènxìng tángniào

肾性糖尿（renal glucosuria）　血糖浓度正常或低于正常肾糖阈的情况时，源于肾小管对糖的重吸收功能下降的糖尿现象。正常情况下，肾脏对葡萄糖有良好的重吸收功能，尿中仅有极少量葡萄糖排泄。

病因及发病机制　葡萄糖重吸收取决于下列因素：①在肾小管腔的表面表达的钠-葡萄糖协同转运子（sodium glucose co-transporter，SGLT）2 和 SGLTl 的数量。②与葡萄糖的亲和力。③Na^+ 的跨管腔电化学梯度的维持。④葡萄糖重吸收还依赖与基底外侧促进的葡萄糖转运的运载体的完整性。肾性糖尿可分为原发性和继发性两大类。

原发性肾性糖尿　仅有肾小管对糖的重吸收功能障碍而无肾脏其他功能异常。又称家族性肾性糖尿综合征。常呈现常染色体隐性遗传特征，并表现为近端小管选择性的 Na^+ 耦联葡萄糖重吸收的障碍。临床分 3 型：A 型肾性糖尿，其主要表现为肾小管最大重吸收率的下降，与转运体数量的下降一致；B 型肾性糖尿，葡萄糖的肾脏转运体的亲和力下降，导致肾脏葡萄糖吸收曲线的异常；O 型肾性糖尿，葡萄糖的重吸收完全缺失。①原发性肾性糖尿患者基因学方面的研究表明，SGLT2 变异是导致大量肾性葡萄糖尿的原因。SGLT2 在肾小管糖的重吸收中起主要作用。进一步的研究表明年轻人发病型糖尿病 3 型患者中，肝细胞核因子变异导致 SGLT2 运载体在近端小管腔表面表达下降，进而导致重吸收能力的降低和肾性糖尿。②SGLT1 存在于肾脏的外髓和小肠中，SGLT1 变异表现为肠内葡萄糖重吸收的障碍（半乳糖或葡萄糖吸收不良），仅有轻度的肾性糖尿。③SGLT2的变异影响葡萄糖在基侧膜的转运，同样与肾性糖尿相关联。该遗传缺陷被称为范科尼-比克尔综合征（Fanconi-Bickel syndrome）。患有该种疾病的婴儿具有广泛的近端小管功能障碍，包括肾性糖尿。

继发性肾性糖尿　较原发性肾性糖尿常见。①多种肾脏疾病及全身性疾病引起肾小管功能障碍：如慢性间质性肾炎、多发性骨髓瘤肾损害等。②其他遗传性疾病伴多种肾小管功能障碍：如作为范科尼综合征、眼脑肾综合征、肝豆状核变性、胱氨酸贮积症、葡萄糖-半乳糖吸收不良综合征等及其他肾脏病临床表现的一部分，基础疾病的特征为临床诊断提供重要依据。③药物和毒物引起的肾小管损害：如金属铅、镉、汞等，草酸，氨基糖苷类抗生素等。④其他：多数破伤风患者有肾性糖尿。妊娠妇女发生肾性糖尿是另一个临床常见现象。持续性肾性糖尿者胎儿早熟发生率高。值得注意的是，妊娠晚期及分娩期妇女多伴不同程度的乳糖尿，属于生理现象，与肾性葡萄糖尿有本质区别。

临床表现　原发性肾性糖尿无特异性的临床表现，多在尿检时偶然发现，空腹血糖和葡萄糖耐量试验均正常。儿童患者一般对生长发育无明显影响，可能因代偿性食欲亢进，补充了尿糖丢失。

继发性者主要为原发病的表现，如小肠葡萄糖-半乳糖吸收不良综合征是空肠及肾小管上皮细胞对半乳糖及葡萄糖转运的先天性缺陷，主要表现为肠道吸收障碍，初生儿水样腹泻、脱水与营养不良，粪便可检出大量半乳糖，改喂果糖可治愈。肾脏病变较轻，且只见于纯合子患者。

诊断与鉴别诊断　①定性诊断：首先排除高血糖引起的溢出性糖尿及非葡萄糖尿，无高血糖症；其次排除其他糖类的糖尿，如糖尿者尿间苯二酚试验阳性，戊糖尿者尿盐酸二羧基甲苯反应阳性，乳糖尿、半乳糖尿及甘露庚糖尿者用尿纸上层析法可确定。最后，需排除糖尿病尤其是隐性糖尿病，可行空腹血糖测定和糖耐量试验。②严重程度的判断：通常的做法是测定24小时尿糖排泄量，血糖处于生理浓度时，24小时尿糖排泄量越多，说明肾小管重吸收功能越差。单位时间内尿糖排泄量还受肾小球滤过率（glomerular filtration rate，GFR）的影响，故肾功能减退时，24小时尿糖排泄量不能反映肾性糖尿的严重程度。比较合理的判断方法是先分别测定GFR及葡萄糖清除率，继而计算葡萄糖清除率与GFR之比，比值越高说明肾小管糖重吸收功能越差。③对良性原发性肾性糖尿的诊断：家族史调查尤为重要。某些继发性肾性糖尿伴其他肾小管功能障碍。

治疗 ①原发性肾性糖尿无症状，也无严重后果，不需治疗，但应避免长时间饥饿，尤其是大量糖尿患者和孕妇。偶有发生低血糖者，可给予补充糖；此症预后良好。②继发性肾性糖尿患者主要是治疗其基础疾病和一些伴随的异常；妊娠期肾性糖尿在分娩后自然消失。

（郝传明）

shènxìng ānjīsuānniào

肾性氨基酸尿（renal aminoaciduria） 近端小管对氨基酸转运障碍为主致尿中排出大量氨基酸的一组肾小管疾病。正常人每天约450mmol的氨基酸从肾小球中滤过，近端小管有强大的重吸收机制，可重吸收99%滤过的氨基酸，仅极少量的氨基酸出现在终尿中。这种重吸收机制缺陷时可发生肾性氨基酸尿。临床常见为胱氨酸尿、赖氨酸尿蛋白不耐受、哈特纳普病（Hartnup disease）及氨基甘氨酸尿。

（郝传明 吴永贵）

guāng'ānsuānniào

胱氨酸尿（cystinuria） 近端小管及空肠黏膜对胱氨酸和其他二碱基氨基酸转运障碍，尿中排泄增加，易形成尿路结石的肾小管疾病。报道胱氨酸尿的总发生率在出生人口中占1/7000。任何年龄均可发生，儿童多见。

SLC3A1（rBAT）与SLC7A9（$b^{0,+}$AT）是异二聚体氨基酸转运子家族的成员，此家族介导二元氨基酸及胱氨酸从管腔面转运入细胞。任一个亚单位突变都可引起胱氨酸尿。SLC3A1（位于2p21）突变引起的胱氨酸尿，呈常染色体隐性特征。SLC7A9（位于19q13.11）的突变在很多专性杂合子导致中等异常氨基酸尿模型，可认为是常染色体显性遗传。SLC3A1突变引起A型胱氨酸尿，SLC7A9突变引起B型胱氨酸尿，两种基因均有突变引起AB型胱氨酸尿。

患者常有尿石症。结石一般在膀胱中形成，若儿童出现膀胱结石应考虑此病。尿中二碱基氨基酸如胱氨酸、赖氨酸、精氨酸及鸟氨酸，胱氨酸水平显著增加有诊断意义。上述氨基酸的血浆含量水平在正常范围低限。临床问题主要源于尿胱氨酸量增加，胱氨酸溶解度低，故形成胱氨酸结石沉积于尿路。

根据临床表现、家族史及尿中排出大量胱氨酸即可确诊。①尿液显微镜检查：显示特异性及特征性六角形扁平状晶体结构。②氰化硝普盐试验：将结石研磨，放少许于试管中，加1滴浓氨水后再加1滴5%氰化钠，5分钟后再加3滴5%硝普钠，立即出现特征性深樱桃红色者为阳性，表示存在胱氨酸，但无特异性。③尿色谱法定量测定：对确诊及分型有帮助。

尚无根治方法，所有治疗均为非特异性，主要防治胱氨酸结石形成及其并发症。①饮食控制，减少胱氨酸的入量。②摄入大量液体，保持患者的尿胱氨酸在1000μmol/L的溶解临界点以下（pH<7.0）。③胱氨酸溶解度随pH值增加而增加，故碱化尿液可行，如枸橼酸钠或碳酸氢钠，使尿pH>7.6。④青霉胺或巯基丙酰甘氨酸螯合剂有效，但因严重的副作用，临床很少使用。总之，治疗较棘手，有些患者因反复泌尿系结石而失去肾功能。

（郝传明 吴永贵）

làiʼānsuānniàodànbái bùnàishòu

赖氨酸尿蛋白不耐受（lysinuric protein intolerance） 肾小管上皮细胞侧膜转运缺陷，致尿中二元氨基酸、赖氨酸、精氨酸和鸟氨酸含量增加的肾小管疾病。是常染色体隐性遗传病。发病率很低，但在某些人群的出生人口中占1/50 000。

此病由SLC7A7突变引起，类似于胱氨酸尿，也是异二聚体氨基酸转运子家族家族成员。与胱氨酸尿相反，已被确证仅在SLC7A7轻型亚单位介导二元氨基酸从细胞内向两侧空间转运。与胱氨酸尿运载体类似的是，SLC7A7/SLC（y + LAT1/4F2hc）位于近端小管和肠上皮细胞。SLC3A2为基底侧碱性氨基酸运载体的重型亚单位，作为陪伴子有助于基膜SLC7A7轻型亚单位的分布。在上皮细胞模型中，SLC3A2缺乏情况下，仅有SLC7A7的小片段显现在基底侧表面。过表达重型和轻型亚单位显示它们在基膜共存。基底二碱基氨基酸的输出缺陷比腔内膜上氨基酸输出缺陷会有更严重的后果。尤其是营养性氨基酸的大片段包括二碱基氨基酸以二肽和三肽形式被重吸收，这些大片段在经基膜被转运出细胞前即被胞内水解。

此病患者早期可出现夭折或智力障碍。蛋白质摄入增加可出现腹泻和高血氨，后者源于尿素循环所需中间物缺乏（如鸟氨酸）致循环中断。可有间质性肺炎，产生肺泡蛋白沉积，肝大和肝纤维化，骨质疏松症及骨髓受累。免疫性肾小球肾炎可导致肾功能不全。

尿二元氨基酸、赖氨酸、精氨酸和鸟氨酸的增加比胱氨酸更有诊断意义，尿中胱氨酸通常正常。乳清酸和高瓜氨酸也增高，对区别于其他尿素循环缺陷有诊断价值。

治疗是对症和限制蛋白，同其他尿素循环紊乱性疾病一样，可补充瓜氨酸。瓜氨酸是精氨酸和鸟氨酸的前体，可部分修复尿素循环功能的缺陷。

（郝传明　吴永贵）

Hātènàpǔbìng

哈特纳普病（Hartnup disease）

肾及肠道中性氨基酸转运缺陷所致肾小管疾病。又称中性氨基酸尿。是常染色体隐性遗传病。巴伦（Baron）等于1956首次描述。发生率估计在出生人口中的比例为1/15 000。

SLC6A19基因突变，其编码中性氨基酸运载体B0AT1，介导中性氨基酸从腔内部分运载进入胞内，是此病的成因。研究认为，此病是中性氨基酸运载系统缺乏所致，如SLC6A19（B0AT1）。此病成为饮食就能显露多面性疾病现象和症状的一个例证。对患者施加的限制蛋白饮食提示此病存在氨基酸重吸收缺陷。

患者表现糙皮病（包括光敏性皮炎）的症状、间断性小脑共济失调和精神症状。上述症状源于色氨酸缺乏引起烟酸缺乏，因色氨酸是烟酸和5-羟色胺的前体。尿中性氨基酸增高是此病的首要标志。

此病应与广泛的氨基酸尿鉴别，氨基酸尿是范科尼综合征的重要诊断标志。儿童时期范科尼综合征最常见原因是胱氨酸贮积症，一种可治疗的溶酶体贮存紊乱性疾病。

糙皮病样症状可用烟酸口服替代来治疗，逆转此紊乱的临床表现。

（郝传明　吴永贵）

ānjīgān'ānsuānniào

氨基甘氨酸尿（aminoglycinuria）

肾小管上皮细胞管腔膜的亚氨基氨基酸转运缺陷所致的肾小管疾病。又称家族性肾性亚氨基甘氨酸尿。属常染色体隐性遗传病。其出生人口发生率为1/万。对表达于异源系统氨基酸运载体的研究显示SLC36A1或SLC6A20突变可能是此病的成因。SLC36A1编码质子依赖性亚氨基运载体SIT-1。患者表现为尿甘氨酸、脯氨酸、羟基脯氨酸水平增加，杂合子患者仅表现甘氨酸尿。此病被认为是偶然发现，且不需治疗。尿甘氨酸、脯氨酸和羟基脯氨酸持续丢失对健康是否有害尚未知。

（郝传明　吴永贵）

shènxìng niàobēngzhèng

肾性尿崩症（nephrogenic diabetes insipidus，NDI）

肾脏病变引起肾远曲小管、集合管上皮细胞的精氨酸升压素受体和（或）水孔蛋白及受体后信息传递系统缺陷，对精氨酸升压素失去反应所致的肾小管疾病。

病因及发病机制　精氨酸升压素（arginine vasopressin，AVP）基因、精氨酸升压素受体-2（arginine vasopressin receptor 2，AVPR2）基因及血管升压素敏感的水孔蛋白-2（aquaporin 2，AQP2）基因异常可表现为尿崩症。先天性NDI可为X连锁性或非X连锁性。单纯型仅丢失水，复合型的特点是丢失水和离子。先天性NDI有AVPR2或AQP2基因突变者，为完全型NDI表型，损失水，但钠、钾、氯、钙的平衡正常。

X连锁性NDI罕见，主要源于AVPR2基因变异。AVPR2位于X染色体，男性发病，服用AVP后仍不能浓缩尿液。女性表现差异较大。在加拿大魁北克省，此病在男性新生儿的发生率约为8.8/百万。有两种特殊的AVPR2突变的始祖效应，一种在Ulster Scot移民中（Hopewell突变，W71X），一种在犹他大家族中（大炮系谱），导致他们的后裔在新斯科舍、加拿大及犹他州的特定社群中X连锁性NDI的患病率明显提高。已确诊42个W71X突变的男性患者，他们大部分居住在新斯科舍和新布鲁斯维科等沿海省份，还有8个L312X突变的男性患者，居住在美国中部。现知道有98个存活的Hopewell血缘的男性和18个存活的大炮血缘的男性。在287个NDI家族中，183种被公认的致病性AVPR2突变，已经被公布。AQP2突变可导致常染色体隐性遗传NDI。

临床表现　一般在出生后不久或数日内发病，极少数迟至10岁才出现症状。临床表现为多尿、夜尿增加、烦渴、易激惹、多饮，常因严重脱水致体重下降、发热、呕吐、粪便干结等而被误诊为消化道疾病或感染。发热为间歇性高热，补水后改善。患儿常有智力低下和发育迟缓，此与长期脱水、高钠血症、过快水化和营养不良有关。严重者可有精神错乱、抽搐或昏迷，但少数病例症状轻微，难以发现。可见皮肤干瘪、弹性差、花斑样，前囟、眼窝凹陷，口干舌燥、泪少，脉搏细弱、低血压等脱水征。可触及多个可移动性腹部包块（干结的粪块）。烦渴、易激惹或反复发热，但找不到感染灶。另外还可出现高尿酸血症，汗液 NaCl 浓度增加和近端小管缩短，长期多尿的病例常并发肾盂、输尿管积水和膀胱膨胀，可能是尿量过多引起淤积所致。

诊断 根据典型的临床表现、实验室检查及家族史等，一般即可确诊。实验室检查常发现血液浓缩，血清钠、氯、尿素氮增高，代谢性酸中毒，血浆渗透压增高。尿量明显增多，为持续性低张尿，尿比重仅 1.001～1.005，渗透压 4～200mOsm/（kg·H_2O）时，血浆 AVP 显著提高。在脱水情况下，尿仍为低张性，对诊断有一定价值。一般不做禁水试验，因有加重脱水的危险。

对症状不典型的幼儿若反复出现失水、易激惹、呕吐、发热、抽搐及发育障碍等，排除其他原因后应考虑此病。少数症状轻微或无症状的不安全表现性患者或其亲属，肾的最大浓缩功能常有减低，应结合家族史进行诊断。已能采用基因分析方法对 X 连锁遗传的患儿进行产前和症状前诊断。所有遗传性尿崩症家族均应做分子缺陷鉴定，潜在的 X 连锁性 NDI 的分子学诊断有直接的临床意义，因对患儿的早期诊断和治疗可避免反复脱水而致的体格及智力发育迟缓。

鉴别诊断 ①垂体性尿崩症：多见于青年，起病突然，多尿、多饮症状较重，可有下丘脑-神经垂体损害征象，对升压素试验反应良好，在血浆渗透压高的情况下，血升压素水平无增加等可助鉴别。②精神性多饮多尿症：多见于成人女性，多有精神神经功能异常征象，先有烦渴、多饮，后出现多尿，且尿量波动大，血钠正常或偏低，对升压素试验有反应，对高渗盐水反应迅速等可助鉴别。③糖尿病：有高血糖、尿糖、葡萄糖耐量试验异常等，易与此病鉴别。

治疗 无特殊治疗。主要对症处理，补足水量，维持水平衡，减少溶质摄入（如糖、盐等），加强营养。低盐饮食的同时，应用噻嗪类利尿药，可减少尿量。用药期间应注意低血钠、低血钾和高尿酸血症。用环加氧酶抑制剂（如吲哚美辛等）可明显减少尿量，与氢氯噻嗪有协同作用，其作用机制：①减少前列腺素对腺苷酸环化酶的抑制，增加环磷酸腺苷的生成。②增加近端小管重吸收盐和水。对急性失水患儿，应静脉补液（用 5% 葡萄糖液）；若患者血浆呈高渗状态，应输入低张液（0.25%或 3%葡萄糖液）。

（郝传明　吴永贵）

Bātè zōnghézhēng

巴特综合征（Bartter syndrome）

以低血钾、肾性失盐、代谢性碱中毒、高肾素、高醛固酮但正常血压为临床特征的遗传性肾小管疾病。以常染色体隐性遗传为主。最早由巴特（Bartter）于 1962 年报道，发病率低，文献报道约为 1.2/10 万。

病因及发病机制 肾小管髓袢升支粗段（thick ascending limb，TAL）盐重吸收能力丧失或重度降低是此征的主要病因。肾小球滤过的氯化钠约 20% 在 TAL 被重吸收，TAL 上皮细胞顶膜侧和基膜侧表达各种通道蛋白和转运体在氯化钠重吸收中发挥重要作用。根据发病机制，巴特综合征分 5 型：编码钠钾氯协同转运子-2（Na^+-K^+-$2Cl^-$-cotransporter 2，NKCC2）的 SLC12A1 基因突变导致Ⅰ型巴特综合征；肾外髓质钾通道（renal outer medullary potassium channel，ROMK）蛋白编码基因 KCNJ1 突变导致Ⅱ型巴特综合征，NKCC2 和 ROMK 突变可导致表型非常严重的新生儿巴特综合征；CLCNKB 基因突变导致氯通道蛋白 ClC-Kb 失活，发生Ⅲ型巴特综合征；BSND 基因编码的氯通道蛋白 ClC-K 的 β 亚单位 barttin 突变导致Ⅳ型巴特综合征；钙敏感受体基因激活突变导致Ⅴ型巴特综合征，为常染色体显性遗传。

上述基因突变导致 TAL 对盐重吸收重度降低，细胞外液容量不足，肾素、血管紧张素Ⅱ、醛固酮、前列腺素 E 增多；流入集合管的氯化钠增加及高醛固酮血症刺激 K^+ 的分泌导致血钾降低，刺激 H^+ 分泌导致代谢性碱中毒。有报道，低钾失盐性肾小管疾病可能还有其他致病基因如 WNK1 突变等所致。

临床表现 Ⅰ型和Ⅱ型为新生儿巴特综合征，又称高前列腺素 E 综合征。临床表现为胎儿期出现羊水过多、早产，出生后严重多饮多尿、呕吐，有时因严重脱水危及生命，喂养困难，生长发育迟缓，面容消瘦，前额突出，大眼，嘴角下垂。实验室检查可有低钾低氯血症、代谢性碱中毒、高尿钙、肾钙化、高醛固酮血症、血尿前列腺素 E_2 增高。Ⅱ型患者的低钾血症比Ⅰ型轻。

Ⅲ型临床表现多样，主要表现为经典型巴特综合征，多在婴儿或儿童早期发病，为多尿、烦渴、夜尿增多、肌无力、嗜盐、脱水、疲劳、发育停滞，可伴呕吐或便秘。经过治疗生长发育尚可达到正常水平。实验室检查可有高肾素、高醛固酮血症、低钾血症、低氯血症、代谢性碱中毒，血镁和血钙正常，尿钙正常或轻度增高，一般不伴肾钙化；少数患者表现为新生儿巴特综合征。

Ⅳ型临床表现为新生儿巴特综合征合并神经性聋。新生儿发病，神经性聋，严重生长迟缓，严重失盐和肾衰竭，但与新生儿巴特综合征不同，一般只伴暂时性尿钙增高，不伴肾钙化，吲哚美辛治疗反应性差。

Ⅴ型临床表现为常染色体显性遗传，有低钾血症、代谢性碱中毒、高钙尿和肾脏钙化，以及血甲状旁腺激素降低、低钙血症等。

诊断与鉴别诊断 诊断主要依靠临床表现和实验室检查，肾活体组织检查（简称肾活检）和基因突变检测有助于确诊。①临床表现：复杂多样，且多不具特异性，易与多种疾病混淆。但是，家族史及近亲婚配与否对诊断有重要价值。②实验室检查：对此征诊断具有重要作用。低钾血症为最基本特征，患者可有明显和持续的低钾血症，血钾常在 1.5~2.5mmol/L，伴尿钾升高。其次为代谢性碱中毒和低氯血症，血 HCO_3^- 可达 40mmol/L，血钠正常或减低，尿钙正常或升高。高肾素、高血管紧张素及高醛固酮血症，而血压正常，且血及尿中前列腺素增高。高钙尿症患者，B 超、X 线平片或静脉肾盂造影可发现肾钙化和骨质疏松。③肾活检：光学显微镜、电子显微镜可见到肾小球旁器细胞肥大增生，部分可表现为局灶性节段性肾小球硬化，但肾活检非诊断必需。④基因检测：在条件允许的情况下，做 CLCNKB 基因和其他致病基因突变检测，有助于确诊。

鉴别诊断 此征应与下列疾病鉴别。

吉特尔曼综合征 SLC12A3 基因突变所致的常染色体隐性遗传病。临床表现为低钾血症、代谢性碱中毒、高肾素、醛固酮血症和正常血压。与巴特综合征相比，此征发生率较高，预后良好；发病年龄较大，通常在青少年或者成年发病；临床症状较轻，一般在常规的体检中被发现，或由于间歇性的肌肉无力、疲劳等症状就诊；患者血钙正常，尿钙正常或减低，存在低镁血症而尿镁排泄增加，这也有异于巴特综合征；巴特综合征患者尿钙/肌酐比值（Ca/Cr）正常或增加，而吉特尔曼综合征患者尿 Ca/Cr 多降低；氯离子清除试验亦可鉴别二者。

肾小管性酸中毒 肾小管功能不全为主引起的代谢性酸中毒，临床常表现为正常血压和低钾血症，尿液酸化功能异常，伴血中碳酸氢盐水平减低及血氯增高；巴特综合征则代谢性碱中毒，尿酸化功能正常。

其他导致低钾血症疾病 原发性肾素增多症、原发性醛固酮增多症、假性醛固酮增多症、肾动脉狭窄和皮质醇增多症等，一般除低钾血症外，均有明显高血压。

治疗 尚无特异性治疗方法，以减轻症状，纠正电解质紊乱为主。①补充氯化钾，还可加用门冬氨酸钾镁或氯化镁，促进 K^+ 转运到细胞内。②前列腺素酶合成抑制剂吲哚美辛和布洛芬等，前者可拮抗前列腺素，纠正体内生化异常，使尿量显著减少，促进生长发育。③抗醛固酮药如螺内酯及保钾利尿药氨苯蝶啶口服治疗。④血管紧张素转换酶抑制剂，如卡托普利、依那普利、贝那普利等可通过抑制肾素-血管紧张素-醛固酮系统减少尿钾排泄。

预后 此征因漏诊或误诊而延迟治疗，预后较差，部分患者死于脱水和电解质紊乱。随着诊断水平的提高，患者经上述治疗，生存率和生存质量明显改善。

（陈 楠 王朝晖）

Jítè'ěrmàn zōnghézhēng

吉特尔曼综合征（Gitelman syndrome） 肾小管重吸收 NaCl 障碍造成的原发肾性失盐性肾小管疾病。又称低血镁、低尿钙变异型巴特综合征。1966 年吉特尔曼（Gitelman）等首先描述。因症状隐匿、对该病的认识较晚且临床医生认识不足等原因，真正的发病率较难估计。结合在正常人群中单倍体 SLC12A3 的突变频率和表型分析，此征在各种族中的发病率为 1/10 000~1/1 000。

病因及发病机制 此征属常染色体隐性遗传病，源于染色体 16q13 的 SLC12A3 基因失活。该基因编码噻嗪类利尿药敏感的离子通道——钠氯协同转运子（Na^+-$2Cl^-$ cotransporter，NCCT）。已发现 100 余个 SLC12A3 基因突变位点可能与此征有关，包括错义突变、剪切突变、无义突变、读码框位移突变及起始密码子突变等，其中复合杂合突变多于纯合子突变，无热点突变发现。

NCCT 承担远端小管氯化钠的重吸收，约占肾小球总滤过的 7%。NCCT 突变导致远端小管 NCCT 重吸收 Na^+ 和 Cl^- 障碍。肾性失盐和血容量减少导致血压偏低并激活肾素-血管紧张素-醛固酮系统。醛固酮导致 Na^+ 通过上皮钠通道的电中性重吸收增加，管腔负电势的增加促进了 K^+ 和 H^+ 的分泌，导致低血钾和低氯性碱中毒。远端小管重吸收 NaCl 障碍，流向远端肾单位的 NaCl 增加，皮质集合管的流量增加，也刺激钾的分泌增加。

临床表现 以低血钾、低氯性碱中毒、低血镁、低尿钙及正常或偏低的血压和激活的肾素-血管紧张素-醛固酮系统为主要表现。症状隐匿、病情轻微，发病年龄较晚，多发病于青春期或成年后，婴幼儿期缺少临床症状，大多在成年时常规血液检查，或因低血钾和碱中毒而被发现。虽表现较隐匿，但有时患者也会有明显的临床症状，如肌肉软弱无力，甚至痛性痉挛或手足搐搦；其他症状包括多尿、夜尿增多或遗尿、烦渴多饮、低血压、头晕、嗜盐等；少数患者可有关节痛，软骨钙质沉着和受累关节肿胀触痛也有报道。40%患者心电图出现 QT 间期延长。此征可表现为低尿钙，但血清总钙和离子钙正常，低钙尿并不见于所有患者。低血镁是此征特有表现，与尿中排泄镁增加有关，但在疾病的早期阶段，血镁可能正常。亦有少数患者存在身体发育和智力障碍。

诊断 依靠临床表现和实验室检查，分子遗传学基因突变检测有助于确诊。询问家族史对诊断有帮助。若患者存在难以纠正的低血钾（<3.5mmol/L），并伴尿钾升高（>25mmol/L），低尿钙（24 小时尿钙/肌酐比值<0.1）和（或）低血镁（<0.65mmol/L）伴正常或偏低的血压，可确诊。其他辅助确诊的实验室指标包括低氯性碱中毒，血浆肾素、血管紧张素和醛固酮水平升高。

鉴别诊断 此征需与巴特综合征、肾小管性酸中毒和其他导致低钾血症的疾病鉴别。

巴特综合征 若患者缺少低尿钙和（或）低血镁表现，则需与经典型巴特综合征鉴别。①此征和巴特综合征均为低血钾、代谢性碱中毒和高肾素-血管紧张素-醛固酮及正常或偏低血压的肾性失盐性疾病。巴特综合征通常发病年龄较早，出生后或学龄前发病，症状明显，可表现严重的烦渴多饮、多尿和脱水，甚至发育障碍或迟缓。实验室检查多表现为高尿钙，肾脏超声检查可见到肾结石形成。CLCNKB 基因突变是经典型巴特综合征的分子基础。因此，发病年龄晚（>15 岁）、症状轻微、低血镁和低尿钙是此征区别于巴特综合征的重要特征，通常被用来作为诊断和鉴别两种疾病的依据。②呋塞米和氢氯噻嗪负荷氯离子清除试验也可辅助鉴别。氯离子清除试验通过判断患者对噻嗪类利尿药和袢利尿药的反应，根据血尿氯离子的浓度计算肾脏对氯离子的清除情况，确定肾小管病变部位，是巴特综合征和吉特尔曼综合征的重要鉴别方法。吉特尔曼综合征患者髓袢升支粗段对呋塞米反应正常而远端小管对氢氯噻嗪反应障碍，故使用呋塞米后氯离子清除率（C_{Cl}）明显增加，远端小管氯离子重吸收分数（distal fractional chloride reabsorption，DFC）显著减少，而使用氢氯噻嗪后 C_{Cl} 和 DFC 改变不明显；巴特综合征患者髓袢升支粗段对呋塞米反应障碍，远端小管对氢氯噻嗪反应正常，使用呋塞米后 C_{Cl} 和 DFC 改变不明显，而使用氢氯噻嗪后 C_{Cl} 明显增加，DFC 显著减少。必要时行基因检测进行区别。

肾小管性酸中毒 临床常表现为正常血压和低钾血症，尿液酸化功能异常，并伴血中碳酸氢盐水平减低及血氯增高，而吉特尔曼综合征则为代谢性碱中毒。

其他导致低钾血症的疾病 原发性肾素增多症、原发性醛固酮增多症、假性醛固酮增多症、肾动脉狭窄和皮质醇增多症等，一般除低钾血症外，均有明显高血压，可与吉特尔曼综合征鉴别。

治疗 以替代治疗为主，即补充丢失过多的 K^+、Mg^{2+} 和 Cl^-，予氯化钾、门冬氨酸钾镁和氯化镁口服治疗，但低血钾通过单纯替代治疗常难纠正。非选择性醛固酮受体拮抗药螺内酯也常用，较大剂量可明显增加男性乳房发育和女性月经失调等副作用。

预后 总体预后较好，但也有少数患者进展至终末期肾病。

（陈　楠）

yuánfāxìng shènsù zēngduōzhèng

原发性肾素增多症（primary reninism） 肾球旁细胞瘤组织分泌大量肾素致严重高血压、周围高肾素而对低钠激发呈低反应为特征的肾小管疾病。简称肾素瘤，又称肾素分泌瘤、球旁细胞瘤。是罕见的肾皮质良性肿瘤，1967 年罗伯逊（Robertson）等报道第 1 例，1968 年木原（Kihara）等报道第 2 例，故又称罗伯逊-木原综合征（Robertson-Kihara syndrome）。多见于青年，高峰年龄在 20～30 岁，但有报道显示年龄最小者为 6 岁，最大者为 69 岁，男女之比约 2∶1。

病因及发病机制 肾素主要由肾小球颗粒细胞合成、贮存和分泌。肾素作用于血管紧张素原，产生血管紧张素（angiotensin，Ang）Ⅰ；后者经转化酶作用水解为 AngⅡ；AngⅡ还可被一种氨基肽酶水解成 Ang Ⅲ，形成肾素-血管紧张素系统，并发挥两方面作用：①全身性调节作用：主要对细胞外液量的调节，血容量或血压降低时，入球小动脉刺激降低，肾素分泌增多，Ang 和醛固酮也增多，血压升高，水钠潴留。②肾内调节作用：肾内球旁细胞也含有转换酶，使 Ang Ⅰ在肾内转换为 Ang Ⅱ对肾内血管起调节作用，肾小球滤过率增高，到达远曲小管的钠负荷增加，则激活反馈系统使肾素分泌增多，促使入球小动脉收缩，肾小球滤过率下降，钠排泄减少。

在某些病理情况下，肾内合成和分泌肾素的细胞增多，如入球小动脉壁上的球旁细胞区域增加或扩大，球旁细胞可从入球小动脉壁伸展至小叶间动脉壁，且球旁细胞内肾素颗粒增加；出球小动脉、小叶间动脉壁及近端小管和与近端小管相连的肾小囊上皮中也可出现含有肾素颗粒的细胞。此病因肾球旁细胞瘤组织分泌肾素致 Ang Ⅱ、Ang Ⅲ升高，Ang Ⅱ使血管平滑肌内钙的浓度增加，血管收缩并诱发交感神经释放去甲肾上腺素使血压升高，同时 Ang Ⅱ和 Ang Ⅲ也促进醛固酮合成，增强肾小管排钾增加，导致低血钾。

临床表现 多数患者临床上有典型的“三高一低”：顽固性高血压、高肾素血症、高醛固酮血症和低钾血症。其中高血压为首发且最突出表现，也是大多数患者就诊的主要原因。早期血压可呈波动性升高，后转为持续性，一般为 150~260/100~150mmHg，伴头痛、头胀及头晕。一般的降压药物效果不佳，需以血管紧张素转换酶抑制剂为主的多种降压药联合治疗。多随血压显著升高很快进入病情加速期，病程长久者可有左心室肥厚、心脏扩大，以及视盘水肿、视物模糊、动脉硬化。球旁细胞瘤释放大量肾素，继发高醛固酮血症，约 2/3 患者可出现低钾血症，严重者可出现显著疲乏无力，甚至下肢轻瘫，也可有肠麻痹、心律失常、低血钾碱中毒等。口渴、多饮、多尿及夜尿增多常见。

病理表现 肾素瘤多位于肾皮质，瘤体体积较小，直径 8~40mm，圆形或椭圆形，有完整的纤维包膜，呈灰黄色或浅黄色结节状。肿瘤分泌大量肾素，瘤组织提取物肾素活性较其周围正常组织高 3~31 000 倍。①光学显微镜检查见肿瘤细胞聚集成团或小梁状、乳头状排列，细胞呈圆形或多角形，大小一致，胞质轻度嗜酸性，细胞核位于中央，核仁不明显。可见细胞核异型，但无分裂象。②免疫组化检查见肌纤维特异性肌动蛋白和（或）平滑肌肌动蛋白、肾素抗体、CD34、波形蛋白染色阳性，但细胞角蛋白、结蛋白、S-100 蛋白、HMB-45、嗜铬粒蛋白、突触小泡蛋白染色阴性。③电子显微镜检查见特征性的菱形前肾素分泌颗粒和肌原纤维。

诊断与鉴别诊断 术前通过其特征性的“三高一低”、实验室检查和影像学检查等可基本诊断，确诊靠术后病理检查。

患者可有肾素和（或）Ang Ⅱ明显升高，血醛固酮为正常的 1~10 倍，血钾在 2.1~3.5mmol/L，立位激发使肾素或 Ang Ⅱ进一步升高，而低钠激发（20mmol/d）时呈低反应性。后者可能因肿瘤无正常肾小球旁结构，不能感受到入球小动脉腔内血流量的变化，且肿瘤外的正常球旁细胞因肿瘤过度分泌肾素使其分泌功能受抑，对低钠呈低反应。周围高肾素而对低钠激发呈低反应是此病特征性表现之一。

年轻患者若有严重的高血压、低血钾、高肾素及高醛固酮血症，应疑诊此病行定位检查。B 超检查可发现直径>2cm 的肾脏肿瘤。主要表现为肾实质内肿块，低回声区，边界清楚，形态多不规则，内部回声区多不均匀。同时初步观察肾动脉血管有无狭窄及肾上腺有无病变。CT 检查的阳性率较高，发现直径>1cm 的肿瘤即可诊断。CT 检查肿块为等密度或低密度，增强后可轻度强化。必要时行肾动脉造影检查，以鉴别肾动脉狭窄或了解肿瘤与肾血管的关系。选择性肾动脉造影可显示肾皮质区局限性肾小动脉走向异常，局部血管稀疏，形成无血管相对透明区，并排除肾动脉狭窄及肾梗死，一般可确诊，但该检查有一定创伤和并发症，主要应用肾血管显像 CT 辅助诊断，可清楚显示肾血管与肿瘤。行双侧肾静脉主干及分支采血测肾素，有肿瘤的一侧血浆肾素明显升高。

此病需与伴低血钾的严重高血压鉴别。①原发性醛固酮增多症：患者可有高血压、低血钾、高醛固酮血症，但血肾素低于正常值，肿瘤在肾上腺而不在肾，仅对醛固酮拮抗药螺内酯治疗反应良好。②假性醛固酮增多症：为常染色体显性遗传病，血浆肾素及醛固酮均低于正常，肾脏不见肿瘤。

病理上肾素瘤主要与肾细胞癌、血管平滑肌脂肪瘤、血管外皮瘤、血管球瘤鉴别，免疫组化检查有重要价值。肾素瘤肌动蛋白、CD34 阳性；肾细胞癌细胞角蛋白阳性，血管平滑肌脂肪瘤

HMB-45 阳性，而肾素瘤两者均阴性。肾素瘤光学显微镜下有时与血管外皮瘤相似，但后者 CD34 阴性。血管球瘤也来源于平滑肌细胞，肌动蛋白、CD34 均阳性，通过免疫组化无法区分，鉴别需依靠电子显微镜检查。

治疗 外科手术治疗是肾素瘤最有效的方法，手术方式包括肾切除、肾部分切除和肿瘤切除。肾素瘤为良性，保留肾单位手术是较合理的治疗选择。文献报道施行保留肾单位手术的病例术后未发现肿瘤复发或转移。肾素瘤具有完整包膜，直径<3cm 者可行单纯肿瘤剜除术或肾部分切除术，直径>3cm 合并肾功能严重受损者可行肾切除术。与开放手术相比，腹腔镜手术具有创伤小、操作精细、出血少、术后镇痛药物用量减少、患者恢复快等优点，对部分肾素瘤病例，特别是青年女性，是很好的选择。

术前血压过高者应待血压降低后再行手术。降压可用血管紧张素转换酶抑制剂或 β-受体阻断剂。手术应在静脉复合与气管插管麻醉下完成。术中备硝普钠或硝酸甘油，密切监测血压，一旦术中因牵拉或挤压肿瘤导致血压升高，可静脉药物降压。建议切除肿瘤前，先阻断肾蒂血供，降低瘤内肾素瞬间大量进入血液导致高血压危象发生的风险。术后生化检查、血压及临床表现可恢复正常，未见有肿瘤多发、复发、浸润及转移等报道。

（陈　楠）

jiǎxìng quángùtóng zēngduōzhèng

假性醛固酮增多症（pseudohyperaldosteronism） 严重高血压、低钾血症、代谢性碱中毒、低肾素血症但无醛固酮增多的肾小管疾病。1963 年利德尔（Liddle）等首先报告，故又称利德尔综合征（Liddle syndrome）。属常染色体显性遗传病。此病的病变部位在集合管，对钠重吸收增加，排钾泌氢增多，属全身性遗传性钠转运异常性疾病。

病因及发病机制 发病机制尚未完全阐明。因基因突变，此病患者集合管上皮细胞管腔膜上通道蛋白的富含脯氨酸的 β 亚单位及 γ 亚单位在与细胞骨架蛋白的相互作用下，发生构象改变，使通道蛋白发生构象性活化，导致 Na^+ 的再吸收显著增加血容量扩张。该通道蛋白又缺乏降调节作用，相应地对低肾素性高血压也缺乏调节。由于持久性的 Na^+ 重吸收增加导致排 K^+、泌 H^+ 增多，产生高血压、低血钾、碱中毒及低肾素性低醛固酮血症。

临床表现 主要表现为高血压、低血钾与碱中毒。患者可因高血压引起各种心脑血管并发症，以及电解质紊乱导致的低钾性碱中毒和神经系统并发症，表现为头痛、肌肉无力及软瘫、多尿、烦渴、抽搐、感觉异常、视网膜病变。血及尿中醛固酮含量不高。血钾在 2.4～3.5mmol/L，血醛固酮不高或降低，尿 17-羟类固醇、17-酮类固醇及促肾上腺皮质激素兴奋试验均正常；服用螺内酯无效，对氨苯蝶啶或限盐治疗有效，给予保钾利尿药氨苯蝶啶及补充氯化钾可使血压、血钾恢复正常。

诊断与鉴别诊断 根据临床表现及实验室检查，结合家族病史，并在排除其他失钾性肾病的基础上可拟诊。结合此病对螺内酯治疗无效等特点可确诊。

此病应与下列疾病进行鉴别（表）。①原发性醛固酮增多症：患者虽亦有钠潴留、高血压、低钾性碱中毒表现，醛固酮分泌增加，醛固酮合成抑制剂和螺内酯可纠正电解质异常。而在假性醛固酮增多症，这些药物不能影响电解质的排泄亦不能纠正低血钾，醛固酮分泌不增加。②巴特综合征（Bartter syndrome）：虽有低血钾、碱中毒但血压正常，血及尿中醛固酮含量增高，血浆肾素活性及血管肾张素也增高，肾活检可见肾小球旁器增生。11β-羟脱氢酶缺乏症可表现为高血压、低血钾、碱中毒与生长发育障碍，但尿 17-羟类固醇及 17-酮类固醇升高，可鉴别。患者虽有低钾性

表　假性醛固酮增多症的鉴别诊断

疾病	Na^+	K^+	Cl^-	HCO_3^-	肾素	醛固酮	pH	激素反应	治疗
假性醛固酮增多症	升高	降低	降低或正常	升高	降低	降低	碱	无指征	限钠补钾，氨苯蝶啶
巴特综合征	降低	降低	降低	升高	明显升高	明显升高	碱	恶化	吲哚美辛，补钾，螺内酯
原发性醛固酮增多症	正常或升高	降低	正常或降低	正常或升高	正常或降低	明显升高	碱	无指征	手术，补钾或螺内酯
假性醛固酮减少症	降低	升高	降低	升高	升高	升高	碱	—	补 NaCl

碱中毒，但血压正常，并有高肾素-醛固酮血症。

治疗 原则是限制钠盐摄入，适当补充钾盐，抑制远曲小管离子转运，使钠排泄增加，钾排泄减少，纠正电解质紊乱，并使血压降低。①补充氯化钾：临床常主张口服或注射补充门冬氨酸钾镁，并注意预防低血镁。严重低血钾引起肌麻痹及严重心律失常者，可短暂补充氯化钾，待血钾升至正常水平后即停止补钾，以免发生高钾血症。对血钾、血钙已恢复正常，但仍有低血镁、伴神经肌肉应激性增强和（或）频发性心脏期前收缩者，经静注钙剂无效时，可给镁剂纠正通过肾小管排钠潴钾，可迅速升高血钾，代谢性碱中毒消失，血压、血浆肾素活性及醛固酮恢复正常。②保钾利尿：口服氨苯蝶啶和阿米洛利，需终身服用。用药过程中定期监测血 K^+、Na^+、Cl^- 和 HCO_3^-，及时调整剂量，以免发生高血钾、低血钠和高血氯性酸中毒。③低钠饮食：应用氨苯蝶啶或阿米洛利时，必须同时给予低钠饮食，饮食中食盐≤2g/d。

（陈　楠　严富洪）

jiǎxìng quángùtóng jiǎnshǎozhèng

假性醛固酮减少症

（pseudohypoaldosteronism） 以失盐导致呕吐、腹泻、渴感减退或消失、生长发育滞后为主要表现的肾小管疾病。1958 年奇克（Cheek）及佩里（Perry）首次报道，故又称奇克-佩里综合征（Cheek-Perry syndrome）。属少见病。发病年龄多在新生儿期。

病因及发病机制 此病属常染色体显性或隐性遗传病。研究认为，此病源于患者靶器官（肾小管、唾液腺、汗腺和结肠）上的醛固酮受体缺乏，或醛固酮与其受体结合减少或完全不能结合。分子生物学的进一步研究发现假性醛固酮减少症的病因是基因决定的细胞膜上钠通道功能障碍。可分为Ⅰ型与Ⅱ型。Ⅰ型呈常染色体隐性遗传，基因突变使集合管上皮细胞钠通道蛋白亚单位功能丧失，钠重吸收功能障碍；肾小管细胞对内源性醛固酮反应性减低，肾小球及其他肾小管功能正常。Ⅱ型呈常染色体显性遗传，丝氨酸-苏氨酸激酶家族的两个成员 WNK4 和 WNK1 突变，上述突变使它们对远曲小管上噻嗪类利尿药敏感的钠氯协同转运子的抑制减弱，引起钠和氯的重吸收增加。

临床表现 不同患者受累的靶器官不一定相同，其临床表现的失盐程度也轻重不一，多数患者可追溯出失盐的家族史。患儿可于生后数小时出现反复呕吐、腹泻，渴感减退或消失，生长发育滞后为主要症状；有些病例则于限盐或应用醛固酮拮抗药才出现症状，并随年龄增长而自行缓解。血液生化改变为低钠血症、低氯血症和高钾血症，部分患者可有酸中毒；同时存在高肾素血症和高血浆醛固酮活性。尿中醛固酮排量增大，但尿 17-酮类固醇、17-羟类固醇及促肾上腺皮质激素兴奋试验正常；使用外源性醋酸脱氧皮质酮或氟氢可的松无反应。患儿多因高尿钠引起多尿、低渗或等渗性脱水、严重电解质紊乱，若未及时采取有效治疗，多因脱水或继发感染而夭折。并发症有生长发育落后、电解质紊乱、酸中毒、继发各种感染性疾病。

诊断 根据临床特征一般诊断不难。诊断要点：发病年龄早，多在新生儿期；有典型的临床表现，反复呕吐、腹泻，渴感减退或消失，多尿、低渗或等渗性脱水、严重电解质紊乱，部分患者可有酸中毒；患儿生长发育智力发育均落后；使用外源性醋酸去氧皮质酮或氟氢可的松无反应；实验室检查符合此病条件，即可确诊。其他辅助检查包括常规 X 线及 B 超检查。

鉴别诊断 ①失盐综合征：此病应与 21-羟化酶缺乏症和 18-羟化酶缺乏症所致的失盐综合征鉴别。失盐综合征除有失盐表现外，同时有外生殖器发育异常即女性男性化或男性假性性早熟，血浆肾素活性和醛固酮浓度常低于正常；血促肾上腺皮质激素明显升高而血浆皮质醇明显降低，临床上用糖皮质激素治疗有效。此病除临床表现为失盐外，血浆肾素活性升高而血醛固酮浓度降低，应用外源性醛固酮治疗无效。②肾性失盐性肾炎：多有原发性肾脏病的病因，多为成年人起病，患者亦可表现为低血钠、脱水，其不属于遗传病。③肾小管性酸中毒：除血中存在代谢性酸中毒外，尚有低血钙、高血氯、低血钾，可存在低血钠。

治疗 以补充食盐为主要治疗手段，部分患儿需用碳酸氢钠纠正酸中毒。治疗有效的指标为患儿失盐状态纠正，渴感恢复，生长发育恢复正常。通过补充氯化钠可纠正高血钾，降低血浆肾素及醛固酮水平，使临床症状改善。

（陈　楠　严富洪）

jìfāxìng shènzàng jíbìng

继发性肾脏疾病

（secondary glomerulonephratis） 不同系统性疾病导致肾损害的一组疾病。系统性疾病包括：①自身免疫病及结缔组织疾病：如系统性红斑狼疮、原发性小血管炎、过敏性紫癜、硬皮病、原发性干燥综合征和抗肾小球基膜病等。②代谢性疾病：如糖尿病、高尿酸血症和肥胖等。③感染性疾病：如乙型病毒性肝炎、丙型病毒性肝炎、获得性免疫缺陷综合征和流行性出血热等。④恶性肿瘤：如白血病、淋巴瘤、实体瘤及其治疗相关。⑤副蛋白血症：如多发性骨髓瘤、淀粉样变性、冷球蛋白血症、轻链沉积病和瓦氏巨球蛋白血症等。⑥其他：如血栓性微血管病、抗磷脂综合征等，均可引起肾损害。上述各种不同病因的系统性疾病引起肾小球损害或以肾小球损害为主的临床表现和病理改变者更常见，但相当部分患者可同时有不同程度的肾小管间质和（或）血管损伤。部分疾病如高尿酸血症、原发性干燥综合征则多以肾小管间质病变为主。

（章友康）

tángniàobìng shènbìng

糖尿病肾病（diabetic nephropathy，DN） 糖尿病所致的以持续性蛋白尿、肾小球系膜区增宽和肾小球基膜增厚为主要表现的继发性肾脏疾病。是糖尿病常见的慢性并发症，也是终末期肾病的常见病因，其发生有种族差异。据统计，美国终末期肾病患者中DN约占36.4%，欧洲约占7.9%，日本约占16%。在中国，终末期肾衰竭的常见病因依次为慢性肾小球肾炎、间质性肾炎、高血压和DN，DN约占5%。在中国2型糖尿病患者中，DN的发生率约为21.05%。

病因及发病机制 DN的发生发展是多因素综合作用的结果，在遗传因素与长期高血糖等环境因素相互作用下，肾小球血流量、肾小球滤过率（glomerular filtration rate，GFR）及压力增加，肾组织缺血、缺氧，蛋白激酶C（protein kinase C，PKC）激活，多元醇途径活化及氧化应激激活，足细胞损害等异常情况长期存在导致肾小球系膜基质及基膜的合成增加，同时降解减少，最终导致DN。

基因背景 在DN的发病中起重要作用。在糖尿病患者中，DN的发生有家庭聚集现象。有高血压家族史的糖尿病患者，DN的患病率明显高于无高血压家族史者；不同种族间DN的发病率存在差异。这均表明DN的发生与遗传因素有关。环境因素也起重要作用，糖尿病易感倾向、肥胖、年龄及运动量减少均可加速糖尿病的发生。糖尿病是多基因疾病，糖尿病及DN的发生中，致病基因与易感基因之间的相互作用、相互影响构成了DN基因研究的复杂性。

糖代谢异常 ①多元醇代谢通路的激活：高糖所造成的结果之一是多元醇通路激活。由于醛糖还原酶的作用，细胞内的山梨醇积聚过多，直接造成高渗性的损害；另外葡萄糖代谢的不正常使Na^+-K^+-ATP酶活性下降，细胞内还原型烟酰胺腺嘌呤二核苷酸（NADH）/NAD^+比例升高，使从头合成的二酰甘油（diacylglycerol，DAG）生成过多，导致PKC的活性过高，细胞代谢产生障碍。②PKC激活：高血糖状态下，葡萄糖引起DAG合成增加，导致细胞内DAG含量升高，激活PKC，使细胞外基质的合成增加。PKC的活化还可抑制一氧化氮合酶的活性，导致一氧化氮生成减少，引起血管收缩功能的改变；PKC刺激血小板聚集，促进糖尿病患者的高凝状态及血栓形成；PKC促使血管内皮生长因子表达，促使新生血管形成，增加血管通透性；PKC上调转化生长因子-β表达，增加纤连蛋白和Ⅳ型胶原的表达，导致细胞外基质扩张。③糖基化终末产物（advanced glycation end-products，AGE）：AGE的生成在细胞外与分布在身体各部的受体结合，使参与细胞活动的许多分子信号蛋白活化，导致生长、分化、凋亡等障碍；细胞内的AGE则促使各组织中的结构蛋白等糖基化，造成功能障碍。AGE导致胶原纤维构型的改变，并使相互之间的胶原纤维构连在一起。晚期的蛋白糖基化产物还使许多参与肾脏基本功能蛋白包括激素蛋白、调节蛋白、信号蛋白等发生糖基化以致功能紊乱。④葡萄糖转运子（glucose transporter，GLUT）：是调控细胞内糖摄入及糖代谢的第一道关卡，在介导糖尿病组织损伤中起重要作用。在GLUT家族中已知的同形异构体有7个，不同类型GLUT的功能有各自的特点和调控机制。因此，在身体各器官组织中GLUT分布不同。GLUT1是肾小球系膜细胞上的主要葡萄糖转运体。糖尿病患者不同个体间系膜细胞GLUT1功能表达及调控差异有可能是部分患者易患肾脏损害的因素。寻找有效干预GLUT1功能的药物有可能为DN的防治开辟新的途径。

血流动力学改变 糖尿病对肾脏血流动力学的影响包括两个方面：一是全身血压的影响；另一方面是肾脏内局部血流动力学的改变。肾脏内局部血流动力学的改变直接参与DN的发生，肾小球高滤过则在其中起关键作用。在糖尿病的早期就可出现肾小球高滤过，有10%～17%早期糖尿病患者的GFR增加。高灌注造成

的后果：①蛋白尿生成。②肾小球毛细血管切应力改变形成病变。③局部肾素-血管紧张素-醛固酮系统兴奋。④PKC、血管内皮生长因子等基因进一步激活。此外，血浆中大分子物质在系膜区的沉积还将刺激系膜细胞增殖，并使其细胞外基质的产生增加。因此，糖尿病时肾脏自我调节机制很早就遭到破坏，表现为肾小球内跨毛细血管压力较轻易地随着全身压力的改变而改变，造成球内跨膜压增高。后者促进蛋白尿的形成进而在肾小管重吸收过程中激活许多的细胞因子，还可直接对肾小球的血管内皮细胞和系膜细胞产生机械性的刺激，也可促使黏附因子、化学趋化因子和生长因子表达的过高。这种压力过高又同时使在局部的血管紧张素Ⅱ生成过多，后者使出球小动脉收缩，以致跨膜压进一步增高；另一方面又作用在邻近肾小管上皮细胞，促使它们也表达黏附因子、化学趋化因子和生长因子等，最终造成广泛肾小球的硬化，小管间质的纤维化，以致整个肾单位的损失。

生长因子和细胞因子 在DN发病中的作用涉及肾小球血流动力学改变、细胞外基质代谢、细胞增殖和细胞肥大等诸多方面。细胞因子可通过自分泌、旁分泌、内分泌途径发挥作用。它们在上述因素的调控下相互影响，相互制约构成了DN发病过程中复杂的细胞因子网络。

临床表现 主要有高血压、蛋白尿、肾病综合征，部分患者发展为肾衰竭。DN还常合并心脑血管及眼底并发症。从糖尿病到显性DN通常需要10~15年。积极适当的干预措施可明显减少和延缓DN的发生。

莫根森（Mogensen）分期：DN的病程及病理生理演变过程分为5期。Ⅰ期：肾小球高滤过和肾脏肥大期。GFR可达正常的140%；肾小球和肾脏体积增大；伴肾血流量增多和肾小球毛细血管灌注压增高。许多新诊断的1型糖尿病患者就已具备这些改变。上述改变与血糖水平密切相关。经胰岛素治疗可得到部分缓解。Ⅱ期：正常白蛋白尿期。此期尿白蛋白排泄率（urinary albumin excretion rate，UAER）仍正常；肾小球组织结构发生改变，表现为肾小球基膜增厚和系膜基质增加；GFR仍维持在较高水平。运动后白蛋白尿是临床诊断此期的指标之一。Ⅲ期：早期DN。此期UAER持续高于20~200μg/min（30~300mg/d）；患者血压开始升高。降压治疗可减少白蛋白的排出。肾脏组织学改变进一步加重，表现为肾小球基膜增厚和系膜基质增加更加明显，可出现肾小球结节样病变及肾小血管玻璃样变性。Ⅳ期：临床期DN。这期患者的特点为大量白蛋白尿或持续性尿蛋白升高；临床上表现为高血压、肾病综合征，部分患者伴轻度镜下血尿；肾脏组织学改变出现典型的基-威结节（Kimmelstiel-Wilson nodule）；GFR明显下降，肾功能损伤进行性进展。Ⅴ期：终末期肾衰竭期。患者一旦进入Ⅳ期：病情常进行性发展，若不积极地加以控制，GFR将以平均每月1ml/min的速度下降，直至进入肾衰竭，临床上出现尿毒症及其合并症相应症状。Mogensen分期较好地展示了DN病理生理的演变过程，而在临床实际应用中《西氏内科学》的DN三期分法，即早期、临床期和晚期。这种分期临床实用性较强。

诊断与鉴别诊断 分期诊断。①早期DN：GFR增加，肾单位肥大，肾脏体积增大和出现微量白蛋白尿是其特征性改变，患者缺乏肾小球病变的临床症状及体征。UAER在20~200μg/min（30~300mg/d）范围被称为微量白蛋白尿。若在这一阶段进行有利的干预治疗，仍有希望防止向大量白蛋白尿发展及延缓其发展速度。微量白蛋白尿不仅是诊断DN的重要依据，而且还可反映糖尿病患者大血管和微血管病变的广泛性。②临床期DN：UAER持续>200μg/min，或常规尿蛋白定量>0.5g/d，即诊断为临床期DN。患者肾功能开始进行下降，并出现高血压。此期患者的GFR开始下降，但多数患者血肌酐维持在正常水平。③晚期DN：患者血肌酐升高，水肿及高血压加重。若不能有效控制血压及血糖水平，GRF将以平均每月1ml/min速度下降。进入该期的患者，虽然GFR不断下降，蛋白尿常持续存在，低蛋白血症不断加重。晚期DN常合并有冠心病、脑血管疾病及周围血管病变。

糖尿病患者合并肾损害不一定都是DN。临床出现下列特点有助于2型糖尿病合并非糖尿病性肾脏病变（non-diabetic renal disease，NDRD）的诊断：①患者糖尿病病程较短，多数在5年以内。②糖尿病早期出现肾损害，或肾损害早于糖尿病，或糖尿病与肾损害同时出现。③血尿明显。DN血尿常不突出，而NDRD尿中常有较多的变形红细胞：2型糖尿病患者当出现血尿时应注意怀疑合并NDRD可能。④棘形细胞尿。⑤出现肾损害多不伴其他微血管病变，特别是视网膜病变。⑥肾衰竭进展迅速。

治疗 依不同病期、不同对象而异。

控制血糖 强化胰岛素治疗在1型糖尿病患者DN发生及发展中起重要作用。2型糖尿病患者重要的并发症及死亡原因是大血管并发症。多数2型糖尿病患者伴高胰岛素血症及胰岛素抵抗，容易引起高血压、冠心病及脑卒中。严格的血糖控制对于1型糖尿病患者有肯定的肾脏保护作用，在2型糖尿病DN的发病早期低血糖发生率不高的时候可能有好处，但不是所有的2型糖尿病患者都适合特别强化的控制血糖。

控制血压 DN患者血压宜尽量控制在130/80mmHg以下。临床治疗中，达到上述靶目标血压时，需多种药物联合应用，常用的有血管紧张素转换酶抑制剂（ACEI）、血管紧张素Ⅱ受体阻断剂（ARB）、钙通道阻滞药、β-受体阻断剂及利尿药等，其中ACEI或ARB越来越受到重视。①伴蛋白尿者，首选ACEI或ARB。②在DN发病机制中有众多发病机制可通过阻断肾素-血管紧张素系统而得到干预，因此ACEI、ARB在此病应用中有重要意义。③服用ACEI、ARB的初期可能会出现不同程度的血肌酐升高。肾功能不全、血容量不足或服用非甾体类抗炎药是导致血肌酐、血钾升高的重要危险因素。糖尿病患者，尤其是2型糖尿病，微血管和大血管合并症的发生率较高，部分患者可伴肾动脉狭窄，服用ACEI、ARB后血肌酐可明显上升。故使用ACEI和ARB类药物时应注意观察肾功能和血钾。

饮食疗法 低蛋白饮食能延缓糖尿病患者肾功能损伤的速度。糖尿病患者蛋白饮食的标准为0.6~0.8g/(kg·d)，同时注意食物中给予充足热量。合并肝病、妊娠或生长发育期患者不宜过度限制蛋白。严重脂质代谢异常对DN特别是合并心血管并发症可有不利影响，应尽量纠正。

（郝传明）

gāoniàosuānxuèzhèng shènbìng

高尿酸血症肾病（hyperuricemic neohropathy）

高尿酸血症所致肾小管间质病变、肾小球滤过功能下降的继发性肾脏疾病。又称尿酸肾病。主要有三种类型：①急性高尿酸血症肾病。②慢性高尿酸血症肾病。③尿酸结石。

病因及发病机制 嘌呤是核酸的主要组成成分，主要为内源性核酸分解代谢而产生，小部分由外源性富有核酸的食物分解而来。因人类缺乏尿酸氧化酶，故尿酸是人类嘌呤代谢的最终产物。尿酸内源性产生过多或摄入过多和（或）尿酸肾清除减少均可引起高尿酸血症，造成尿酸及其盐类沉积于肾脏，导致高尿酸血症肾病，故高尿酸血症不仅对高尿酸血症肾病及痛风有诊断参考意义，也是重要的病理生理基础。

尿酸的溶解度与溶液的pH值、离子强度（主要指Na^+浓度）高度相关。因尿液中Na^+浓度明显低于血液，故尿液中尿酸溶解度较血液中明显增高。尿pH值变化较大，碱性尿或碱性环境下（pH≥7.0），尿酸呈解离形式（即为尿酸盐），最高溶解度为11 896μmol/L；而酸性尿或酸性环境下（pH=5.0），溶解度约为碱性尿的1/10以下。故酸性尿时，尿酸易沉积于肾小管，特别是远端小管和尿道。

70kg的男性在无嘌呤饮食情况下每日产生600~700mg尿酸盐，其中2/3由肾脏通过尿液排出，其余1/3经胃肠由肠道分解，肾是尿酸排泌的主要器官，传统认为主要通过下列四步途径：①几乎全部由肾小球滤过。②近端小管起始部重吸收。③近端小管中部分泌。④近端小管终末部的第二次部分重吸收（即分泌后重吸收）。髓袢升支和集合管也可对尿酸进行少量重吸收，故在肾小球滤过率下降、近端小管分泌减少和（或）重吸收增加的情况下，均可发生高尿酸血症。

高尿酸血症可分为原发性和继发性两大类，前者多是先天性嘌呤代谢紊乱所致，后者则是某些系统性疾病如急性肾损伤（acute kidney injury，AKI）和慢性肾衰竭（chronic renal failure，CRF）或药物引起。

临床表现 不同类型的表现如下。

慢性高尿酸血症肾病 多见于中老年男性，女性少见（约占5%）且多见于绝经期后，少数患者有家族遗传史。多伴痛风关节炎和痛风石。几乎所有患者早期均表现为尿浓缩功能减退，其后可逐步出现肾小球滤过率下降、血肌酐升高，最终导致CRF，但发展较慢，为10~20年。可因肾内或尿道尿酸盐结晶造成尿流阻塞，并引起继发感染。患者可有轻微蛋白尿，不超过1.5g/d。尿镜检可见镜下血尿或少量白细胞，合并泌尿系感染可明显加重。尿液常呈酸性（pH<6.0）。常合并轻中度高血压、高脂血症、代谢综合征，易产生肾动脉硬化和心血管疾病。

急性高尿酸血症肾病 常见于淋巴和骨髓增生性疾病或恶性肿瘤，多发生于化疗后。大量细胞溶解、核酸分解，血尿酸短期急剧增高，可高达1190μmol/L。过高的尿酸负荷超过肾脏的清除能力，尿酸结晶沉积于集合管、肾盂和尿道，产生肾内甚至肾外梗阻，导致少尿型 AKI。若有细胞外液容量减少、尿流率降低、酸性尿等因素参与，可诱发和（或）加重这一病变。

诊断与鉴别诊断 在正常嘌呤饮食情况下，非同日两次空腹血清尿酸含量男性和绝经期女性 >420μmol/L、绝经期前女性 >357μmol/L，即为高尿酸血症。病理改变表现为：①急性高尿酸血症肾病见大量呈双折光的尿酸结晶在肾小管管腔中（以集合管多见），于肾盂和尿道内沉积，可形成梗阻并导致 AKI。②慢性高尿酸血症肾病的特征性病理改变是无定形或针样尿酸盐结晶在髓质肾间质及集合管内尿酸微结石。尿酸盐结晶周围急性期可呈灶性炎症细胞浸润及其后纤维组织增生和包绕。慢性病变呈间质纤维化，肾小管变性萎缩。因尿酸盐结晶常在髓质深部，故不能以尿酸盐结晶作为慢性高尿酸血症肾病的病理诊断标准的必备条件。中年以上男性（有年轻化现象），有高尿酸血症，特别有关节炎、痛风石患者，出现尿浓缩功能减退，缓慢肾功能受损，轻度尿蛋白伴轻度尿沉渣改变，应考虑到慢性高尿酸血症肾病的可能。有尿酸结石、尿尿酸 > 4.17mmol/d 者可作出诊断。肾活体组织检查显示慢性肾小管-间质病变，支持慢性高尿酸血症肾病的诊断；若证实肾小管或肾间质内有尿酸盐结晶可确诊。

慢性高尿酸血症肾病应与慢性肾功能不全引起的继发性高尿酸血症的鉴别，可依据血肌酐、肌酐清除率、双肾大小及肾实质厚度、CRF 的合并症（如贫血、消化系统症状）和病史等，若血尿酸（mg/dl）/血肌酐（mg/dl）>2.5，则更有利前者的诊断。

治疗 以药物治疗为主。

一般处理 控制饮食总热量，限或禁酒（特别是啤酒）和减少摄入富含嘌呤的食物，如动物内脏、海鲜、肉汤，控制蛋白热量在 1.0g/（kg·d）内；多吃蔬菜，但少食豆类、菌类，避免长期高果糖饮食，多饮水，使尿量保持在 2000ml/d；采用碳酸氢钠或枸橼酸钠合剂碱化尿液，使尿 pH 维持在 6.2～6.8；避免诱发因素和积极治疗引起高尿酸血症相关疾病；慎用抑制尿酸排泄的药物，如噻嗪类利尿药。

高尿酸血症的药物治疗 ①尿酸合成抑制剂：临床上常用黄嘌呤氧化酶抑制剂别嘌醇，可抑制尿酸合成、降低血尿酸。适宜于促进尿酸排出量无效或不能耐受者、已有尿酸结石和（或）痛风石形成者。肾功能不全患者应根据肾小球滤过率调整剂量。用药过程中应注意该药物可能的副作用，甚至致死的超敏反应。②促进尿酸排泄药物：阻止或减少肾小管的重吸收，增加尿酸的排泄。适用于尿酸排出在正常范围内，肾功能基本正常和无肾结石的高尿酸血症患者，以往有痛风性关节炎急性发作史者尤为适宜。内生肌酐清除率 < 30ml/min 和已有肾结石者不宜使用。临床上常采用苯溴马隆，不良反应相对较低和轻微。③降低高尿酸血症的新药：非嘌呤选择性黄嘌呤氧化酶抑制剂为非布索坦，可应用于别嘌醇超敏反应或不耐受者。此外，采用基因重组技术制备的尿酸氧化酶——拉布立酶（Rasburicase），为高尿酸血症治疗提供了一种新方法。应用拉布立酶治疗 CRF 的高尿酸血症双盲随机临床研究取得十分有效的降血尿酸疗效。④其他药物：某些降血脂的贝特类药物（如非诺贝特）和抗高血压药物（如氯沙坦）也有一定程度降低血尿酸作用；促进肠道排泄尿酸的药物，如药用炭类吸附剂，可作为辅助治疗。

急性高尿酸血症肾病的防治 白血病、淋巴瘤和多发性骨髓瘤等患者接受化疗前，应开始服用别嘌醇。化疗期间应保持体内水化，使每日尿量达 2000～3000ml，并碱化尿液，必要时可采用利尿药，如呋塞米。避免使用足量促尿酸排泄药物，以免造成尿酸结晶的梗阻或结石而导致 AKI。

CRF 所致高尿酸血症的防治 CRF 是继发性高尿酸血症的最常见病因。慢性肾脏疾病患者常合并高尿酸血症，但痛风性关节炎和痛风石（包括尿酸结石）的发生率低，仅为 1.0%～2.6%。血肌酐升高与血尿酸升高不成比例。CRF 患者若无细胞外液容量减少，通过增加残留有功能的肾单位和肠道尿酸排出等原因，血尿酸多 <594.8μmol/L。另外，此时肾皮质、髓质溶质梯度已不复存在或显著减弱，尿酸盐沉积的可能性很小。故传统观点不主张采用别嘌醇预防高尿酸血症肾病和痛风性关节炎的发生，CRF 时促进尿酸排泄的药物已属无效和禁忌范围，但不少肾脏病学者对上述传统 CRF 患者高尿酸血症基本不予干预的思路提出异议，认为高尿酸血症是肾脏疾病和心血管疾病的独立危险因素，亦与高血压发生密切相关。别嘌醇治疗 CRF 可显著降低血尿酸，减少心血管疾病风险。尽管此类临床循证医学的样本例数还不够大，但多数学者认为 CRF 高尿酸血症的别嘌醇

治疗是合理、安全的。

预后 此病主要引起肾小管间质病变，之后可导致肾小球滤过功能降低和血肌酐升高，通常发展较慢，故预防和早期发现、合理饮食、调整好生活方式及适当药物治疗，预后相对良好。

（章友康）

féipàng xiāngguānxìng shènxiǎoqiúbìng

肥胖相关性肾小球病（obesity-related glomerulopathy，ORG）

肥胖所致肾小球肥大、以蛋白尿为主要表现的继发性肾脏疾病。根据病理表现ORG分为肥胖相关性肾小球肥大症（obesity-associated glomerulomegaly，OB-GM）与肥胖相关性局灶性节段性肾小球硬化（obesity-associated focal and segmental glomerulosclerosis，OB-FSGS）两型。中国2002年全国范围的流行病学资料显示，大城市成人超重率与肥胖率分别高达30.0%及12.3%，随肥胖发生率增高ORG患者日益增多。

病因及发病机制 脂肪细胞可分泌多种被称为脂肪细胞因子的活性物质。后者失衡，将导致肥胖相关性疾病包括ORG发生。

脂肪细胞因子与ORG发病的关系尚未完全清楚，但是至少存在两方面作用：①促成胰岛素抵抗参与ORG致病：某些脂肪细胞因子如瘦蛋白、抗胰岛素蛋白等可促进胰岛素抵抗；而另一些脂肪细胞因子如脂连蛋白、内脏脂肪素和网膜素则可拮抗胰岛素抵抗。两者失衡且前者占优势时，胰岛素抵抗发生，进而出现高胰岛素血症。高胰岛素导致入球小动脉扩张，肾小球出现高压、高灌注及高滤过（所谓“三高”），以及肾小球肥大，诱发OB-GM；高胰岛素还可上调肾小球系膜细胞的转化生长因子（transforming growth factor，TGF）-β_1及细胞外基质表达，致OB-FSGS。②直接作用于肾小球细胞参与ORG发病：脂肪细胞因子瘦蛋白可导致肾小球系膜细胞肥大，参与OB-GM发病；刺激肾小球内皮细胞上调TGF-β_1和TGF-β Ⅱ型受体表达，并刺激肾小球系膜细胞上调TGF-β Ⅱ型受体表达，增加细胞外基质合成，促进OB-FSGS发生。脂肪细胞因子、血管紧张素（angiotensin，Ang）Ⅱ可参与高血压发病，系统高血压传入肾小球即诱发球内“三高”；Ang Ⅱ还可收缩肾小球入球小动脉和出球小动脉，且对出球小动脉收缩更强，直接增加肾小球内“三高”，参与OB-GM发病。Ang Ⅱ还与胰岛素协同作用，显著上调系膜细胞TGF-β_1及细胞外基质表达，促进OB-FSGS发生。

临床表现 起病隐袭，表现为肥胖、蛋白尿。OB-GM病初仅呈现微量白蛋白尿，而后逐渐增多，直至出现大量蛋白尿，肾小球滤过率（glomerular filtration rate，GFR）增高或正常；OB-FSGS常呈现中至大量蛋白尿，GFR逐渐下降，而后血肌酐增高。ORG镜下血尿发生率低（<20%），不出现肉眼血尿；呈现大量蛋白尿时，很少发生低白蛋白血症及肾病综合征，水肿轻；伴随出现的脂代谢紊乱常为高三酰甘油血症，胆固醇增高常不显著；OB-FSGS可逐渐出现肾功能损害，直至进入终末期肾衰竭需进行肾脏替代治疗，但是与原发性局灶性节段性肾小球硬化相比，其肾功能恶化速度较慢。这些特点均可在临床上与其他肾小球疾病鉴别。

病理表现 光学显微镜检查：OB-GMB表现为肾小球普遍肥大，OB-FSGS在肾小球普遍肥大的基础上出现局灶性节段性肾小球硬化病变。

诊断 尚无统一诊断标准，可参考的诊断标准：①肥胖。②临床以蛋白尿为主，从呈现微量白蛋白尿直至大量蛋白尿，但大量蛋白尿患者很少出现肾病综合征；OB-GM患者早期GFR可增高，OB-FSGS患者却常出现肾功能损害，但肾功能减退较慢。③病理检查肾小球普遍肥大，不伴或伴局灶性节段性硬化（前者为OB-GM，后者为OB-FSGS）。④可排除其他肾脏疾病。

在此诊断标准中，有两个关键问题需要讨论。①如何判断“肥胖”：在绝大多数ORG的报道中，肥胖判断均只用体质指数（body mass index，BMI）来判断。西方国家常用美国国立卫生研究院（National Institutes of Health，NIH）标准，即成人BMI 25.0～29.9为超重，30.0～34.9为Ⅰ度肥胖，35.0～39.9为Ⅱ度肥胖，>40为Ⅲ度肥胖。中国现用标准是BMI 24.0～27.9为超重，>28.0为肥胖。因此，从理论上讲诊断ORG时，患者BMI均应达到上述肥胖诊断标准。研究证实向心性肥胖与肥胖相关性疾病密切相关，可能与内脏脂肪组织与皮下脂肪组织在功能上存在显著差异相关。2008年有学者报道，中国成年人向心性肥胖与ORG呈正相关，是其发病的独立危险因素。故判断肥胖时，除应用BMI指标外，是否还应增加腰围（临床判断向心性肥胖的简易方法）指标，值得考虑。腰围超常的判断可参考2005年国际糖尿病联盟制定的标准，即欧洲人男性≥94cm，女性≥80cm；中国人男性≥90cm，女性≥80cm。美国仍执行2001年美国国家胆固醇教育计划成人治疗组第三次指南的标准，即男性≥102cm，女性≥88cm。②如何判断“肾小球肥大”：肾小球普遍肥大是诊断ORG的重要病理依据。测量肾小球大小存在多种方法，最常用的方法是：在光学显微镜下采集带血管极和（或）尿极的肾小球剖面图，用计算机图像分析软件测量毛细血管袢相互垂直的两条最长直径，求平均值。凯姆勃罕（Kambham）等2001年测量得到的美国成人正常值范围是（168±12）μm，>192μm为肾小球肥大；程虹等2010年报道，中国成人的正常值范围是（147.1±19.4）μm，>186μm为肾小球肥大。

鉴别诊断 ①*糖尿病肾病*：此病Ⅰ期呈现GFR增高，肾脏病理检查肾小球肥大，Ⅱ期、Ⅲ期出现微量白蛋白尿，故需与OB-GM鉴别；临床确诊糖尿病，病理检查见肾小球基膜弥漫增厚及系膜基质增宽（从糖尿病肾病Ⅱ期、Ⅲ期起出现），均可与OB-GM鉴别。糖尿病肾病Ⅳ期、Ⅴ期逐渐出现大量蛋白尿及肾损害，直至最后进入终末期肾病，与OB-FSGS相似，但糖尿病肾病患者出现大量蛋白尿后，很快出现肾病综合征，并在3~5年内进入肾衰竭，肾脏病理检查呈现结节性或弥漫性肾小球硬化，而非局灶性节段性肾小球硬化，均可与OB-FSGS鉴别。②*良性高血压肾硬化症*：高血压造成血管内皮功能损害即可出现微量白蛋白尿，高血压肾硬化症发生后又可出现蛋白尿及肾损害。高血压肾硬化症患者蛋白尿较轻，肾小管功能（如浓缩功能）损害早于肾小球功能损害，肾脏病理检查见小动脉硬化，管壁增厚及管腔狭窄，继发肾实质缺血性病变，均可与ORG鉴别。

治疗 应采用综合措施。

减轻体重 ORG是肥胖导致，减肥是最有效的治疗方法。①改变饮食及生活习惯：中心环节是减少饮食热量摄入及增加体力活动。②服用减肥药物：适用于上述治疗无效者，且需与控制饮食及增加体力活动配合。主要药物有两种：奥利司他，此药可抑制肠道脂肪酶，减少脂肪吸收，但具有胃肠不适、脂肪泻及致脂溶性维生素缺乏等副作用，罕见病例还可引起严重肝损害或过敏反应。利莫那班，可选择性阻断大麻素CB-1受体，降低食欲而减少体重，副作用较轻。③外科手术：极度肥胖（如NIH标准中BMI >40kg/m^{2}的Ⅲ度肥胖），及上述各种减肥治疗无效者，还可考虑行胃肠改道手术。

胰岛素增敏剂 包括两类药物：①双胍类药物：现常用二甲双胍，除起胰岛素增敏作用外，还可降低食欲帮助减肥。副作用较轻，仅呈现轻度胃肠反应，肾功能不全者禁用。②噻唑烷二酮类药物：通过激活过氧化物酶体增生物激活受体γ而发挥胰岛素增敏效果。主要有罗格列酮及吡格列酮，前者的安全性尚有待进一步证实。

AngⅡ受体阻断剂 AngⅡ参与ORG发病，故ORG伴或不伴高血压，均可用血管紧张素转换酶抑制剂或AngⅡ受体阻断剂治疗。

合并症的治疗 ORG患者常合并代谢综合征，因此在治疗ORG时，对代谢综合征的其他组分如高血压、糖代谢紊乱、脂代谢失调及高尿酸血症等也应同时治疗。

预后 曾认为ORG是良性疾病，但是其后观察已发现部分OB-FSGS患者可缓慢进展至终末肾衰竭，尽管其进展速度较原发性FSGS慢。普拉加（Praga）等2001年报道OB-FSGS患者5年及10年肾脏存活率分别为77%和51%，预后与确诊时患者的血肌酐及肌酐清除率水平相关，也与肾活体组织病理检查球性硬化肾小球百分比、肾间质纤维化及肾小管萎缩程度相关。故确诊后应积极进行干预治疗。许多临床观察已证实，减轻体重确可显著减少尿蛋白，甚至体重仅中度下降，数周后尿蛋白即可显著减少。

预防 根本措施是避免肥胖，尤其是向心性肥胖。为此，应倡导健康生活方式，坚持适当体力活动。已有肥胖者应及时减肥和进行尿液检查，以期早发现，早干预。

（谌贻璞 程虹）

lángchuāng shènyán

狼疮肾炎（lupus nephritis，LN）

系统性红斑狼疮导致肾损害表现为持续性蛋白尿或管型尿的继发性肾脏疾病。是系统性红斑狼疮（systemic lupus erythematosus，SLE）最常见和最重要的脏器并发症，也是最常见的继发性肾小球疾病，严重的肾脏表现可影响SLE患者的预后。SLE是多因素参与的系统性自身免疫病，发生率取决于所研究的人群和SLE的诊断标准，多见于育龄女性，中国统计的男女之比，在14~39岁组为1∶13，在40~59岁组为1∶4。LN在SLE中的发生率35%~90%。75%SLE有肾脏病临床表现，但肾组织病理检查几乎均有肾损害的证据。LN既可与SLE的其他临床表现同时出现，也可首先单独累及肾脏。病理类型较重的LN的预后已有较大的改善，主要是应用免疫抑制剂使病情缓解、相关并发症减少。LN的年龄和性别与SLE基本一致，肾受累在儿童更为多见。男性LN发生率比女性高，病情更重。非洲裔患者发生慢性肾衰竭的危险度高。

病因及发病机制 SLE的发病机制仍不十分清楚，是多种因素共同作用所致。单卵双胎共患率为50%，5%～13%的患者可在一、二级亲属中找到同病患者，提示SLE存在遗传易感性。SLE患者体内雌激素水平高，雄激素水平低。催乳素水平增高亦可能对SLE的病情有影响，妊娠后期和哺乳期常出现病情加重可能与体内雌激素和催乳素水平有关。强日光照射不但可使SLE皮疹加重，而且可引起疾病复发或者恶化，被称为光敏感现象。紫外线可使细胞核的DNA解聚为胸腺嘧啶二聚体，后者具有很强的抗原性，可诱发机体免疫反应。含有芳香族胺基团和联胺基基因的药物（如肼屈嗪、普鲁卡因胺）可诱发药物性狼疮。病毒感染可能通过分子模拟或超抗原作用，破坏自身耐受性。SLE患者亦常因感染，特别是上呼吸道感染而诱发疾病复发或加重。

LN是免疫复合物性肾炎，关于复合物的形成及导致肾组织损伤的机制，倾向性的看法是肾组织内原位性免疫复合物形成或循环免疫复合物沉积于肾小球内，再激活补体而后启动了一系列炎症损伤过程导致的肾脏损害；DNA/抗DNA抗体为主要的抗原、抗体。血小板激活及血管内凝血也可能参与LN的肾组织损害。

临床表现 大部分SLE者有临床肾脏病症状，随着SLE病程迁延，其临床肾脏病发生率越来越高。也有不少患者在LN临床症状出现前，已有显著的肾脏病理学异常，如免疫荧光阳性、电子致密物沉积及系膜区损伤等，此期患者称为亚临床型LN患者。另有少数患者以肾脏病为SLE的首发症状，数月及数年内只有血尿、蛋白尿或表现为肾病综合征，缺乏SLE的临床及实验室证据，此类患者被认为患有隐匿性LN，病理类型多为膜性肾病，在临床肾脏病症状出现数月到数年后才出现SLE临床症状及实验室异常。

LN的临床表现与病理类型大体相关，但并不完全平行。各型病理类型的临床表现之间可有交叉。肾的临床表现差异很大，从完全无症状到严重的终末期肾衰竭。患者可有不同程度的蛋白尿、血尿、白细胞尿及管型尿、高血压及肾功能不全等。尿中出现活动性尿沉渣（包括红细胞、白细胞、细胞性及非细胞性管型）常与狼疮性活动及肾炎的病理类型有关。Ⅰ型及Ⅱ型者基本无活动性尿沉渣，Ⅲ型者活动性尿沉渣发生机会亦较少，Ⅳ型者多数有活动性尿沉渣。

尿蛋白的多少常与肾脏的损害程度有关，膜性肾病（Ⅴ型，膜性LN）例外，虽然常可表现为大量蛋白尿及肾病综合征，但一般无严重的坏死性病理学损害，也较少合并肾功能不全。肾病综合征较多见于Ⅳ型LN，少部分是Ⅲ型。Ⅴ型LN不仅常呈肾病综合征，且易合并深静脉血栓形成。LN患者约半数为肾病综合征。与原发性肾病综合征不同的是可同时出现SLE的其他全身症状。虽然血浆白蛋白浓度下降，但γ-球蛋白比例及血清IgG含量常并不下降甚至可升高，血胆固醇及三酰甘油水平升高远不如原发性肾病综合征显著，有些病例可不升高。

肾间质及肾小管的损害在LN中较显著。一些病例在未出现明显肾小球损害的症状时，即可出现肾脏浓缩功能不全，远端肾小管性酸中毒、近端肾小管性酸中毒及范科尼综合征。极少部分患者发生急性肾损害，尿蛋白少量或不存在，常为肾小管间质损害所致肾小管性蛋白。

诊断与鉴别诊断 不同的病理分型有不同的诊断标准。

病理及分类 1982年世界卫生组织肾脏疾病分类标准和1995年修订的标准，可将LN分为6个类型（表1），其中Ⅳ型最常见，占半数以上。这个分类是比较成熟和公认的方案，对LN的肾活体组织检查影响很大。2003年国际肾脏病学会和肾脏病理学会联合在美国纽约哥伦比亚大学讨论并修订了LN的病理学分类，针对以往病理学分类的不足，发表了新的分型标准，为最新和最具权威的病理学分类系统（表2）。

LN组织学类型并非恒定不变，可发生组织病理学类型转变。病情进展时可由系膜增生转变为局灶增生；也可由局灶增生或膜性狼疮肾炎转变为弥漫性增生，在有效的药物治疗下，亦可有弥漫增生转变为局灶性节段性增生或系膜增生。

肾小管及间质性损害在LN中比较常见，免疫荧光检查可见约70%有小管上皮细胞免疫荧光阳性。光镜下肾间质及小管损伤程度与病理分型相关，肾间质炎症细胞浸润在弥漫增生者相当常见，局灶增生者也可发生；但膜性及系膜增生者则较少发生。炎症损伤严重者可见肾小管萎缩及坏死，肾小管基膜变厚及间质纤维化。

实验室检查 活动性狼疮性肾脏损害并不一定同时有肾外狼疮活动的临床及实验室表现。不少病例有活动性肾脏损害，但无肾外狼疮活动的证据，亦缺乏血清学活动的指标。部分原因可能是长期使用免疫抑制剂及糖皮质激素，抑制了 SLE 的肾外表现，但却未有效地控制活动性肾脏病变。

活动性 LN 特征性临床表现是短期内发生肾功能恶化，出现肾病综合征或大量蛋白尿，有活动性尿沉渣。患者的血清学改变如抗核抗体、抗双链 DNA 抗体、免疫球蛋白浓度等与狼疮活动并无明确一致的关系。抗核抗体效价升高并不一定反应有活动性 LN，但在治疗过程中抗双链 DNA 抗体水平显著下降或降到正常却是反映治疗有效的有意义的指标。

当临床判断 LN 是否活动有困难时，应及时进行肾活检或重复肾活检。肾脏病理学表现对判断有无活动性 LN 是有用而可靠的指标。①活动性 LN 的病理表现：节段性或弥漫性毛细血管内细胞增生伴管腔闭塞；局部损伤部位中性粒细胞浸润；核碎裂；节段性毛细血管袢坏死；细胞性新月体；内皮下白金耳环样物质沉积；毛细血管袢腔内透明栓子形成；纤维素性或血小板性血栓致入球、出球小动脉阻塞；肾间质炎症浸润，多灶性弥漫性浆细胞、淋巴细胞浸润等。②慢性化损害的病理表现：节段性或球性系膜或毛细血管袢硬化；肾小球基膜增厚；纤维粘连，纤维新月体；肾小管萎缩、肾间质纤维化；小血管硬化等。

治疗 包括针对 LN 活动的免疫抑制和针对相关临床表现和并发症的治疗。

药物治疗 糖皮质激素和细胞毒药物仍是治疗 LN 的首选药物。LN 治疗方面的主要进展：一是按肾脏组织病理学类型采用不同方案；二是糖皮质激素合并使用细胞毒药物如环磷酰胺或其他免疫抑制剂。免疫抑制治疗的强度应根据临床表现、血清学检查结果及肾脏病变的组织学活动度确定。①临床无肾脏病症状，肾活体组织检查（简称肾活检）正常者，主要针对肾外的狼疮症状进行治疗；临床无肾脏病症状或为无症状血尿和（或）蛋白尿，肾活检示Ⅱ型或Ⅲ型 LN，无其他肾炎活动证据者，泼尼松常有效。②临床表现为血尿和（或）蛋白尿或肾病综合征，肾活检示Ⅲ型 LN 伴肾炎活动证据，Ⅴ型 LN 或Ⅳ型非急性活动期，推荐使用泼尼松联合细胞毒药物或其他免疫抑制剂治疗。③临床表现为肾病综合征，肾活检示重症活动性Ⅳ型 LN 或临床表现为急进性肾小球肾炎，泼尼松与细胞毒药物（主要是环磷酰胺）合用，必要时行大剂量甲泼尼龙冲击治疗，还可合用大剂量环磷酰胺冲击治疗。

支持治疗 包括严格控制血压和调整高脂血症及去除各种影响疾病预后的因素。高血压是 LN 非活动期肾功能恶化和肾储备能力丧失的重要因素，高血压和高血脂是心脑血管并发症的独立危

表1 LN 的病理分类（世界卫生组织，1995 年修订标准）

Ⅰ. 正常肾小球型
- A. 完全正常
- B. 光镜检查正常，电镜或免疫荧光镜检查发现有沉积物

Ⅱ. 单纯系膜病变
- A. 系膜区增宽，轻微系膜细胞增多，或二者都有
- B. 中度系膜细胞增多

Ⅲ. 局灶性节段性肾小球肾炎（轻度或中度系膜损伤）
- A. 活动性坏死性病变
- B. 活动性和硬化性病变
- C. 硬化性病变

Ⅳ. 弥漫性肾小球肾炎［严重系膜、毛细血管内皮细胞或系膜毛细血管性增生，和（或）有明显的内皮下沉积物。系膜区的沉积变化不一，常有较多上皮下沉积物］
- A. 无节段性病变
- B. 活动性坏死性病变
- C. 活动性和硬化性病变
- D. 硬化性病变

Ⅴ. 弥漫性膜性肾小球肾炎
- A. 单纯性膜型肾小球肾炎
- B. 合并有Ⅱ型（A 或 B）病变

Ⅵ. 慢性硬化性肾小球肾炎

表 2　LN 的病理学分型（ISN/RPS，2003 年）

分型	病理学改变
Ⅰ型	轻微系膜型 LN（Class Ⅰ，minimal mesangial LN）
	光镜下肾小球正常，但荧光和（或）电镜显示免疫复合物存在
Ⅱ型	系膜增生性 LN
	光镜下可见单纯系膜细胞不同程度的增生或伴系膜基质增宽及系膜区免疫复合物沉积；荧光和电镜下可有少量的上皮下或内皮下免疫复合物伴随沉积
Ⅲ型	局灶性 LN（Class Ⅲ，focal LN）
	活动性或非活动性病变，呈局灶性（受累肾小球少于全部的 50%）及节段性或球性的肾小球毛细血管内增生、膜增生和中重度系膜增生，或有新月体性形成，典型的局灶性的内皮下免疫复合物沉积，伴或无系膜病变
	Ⅲ（A）活动性病变：局灶增生性 LN
	Ⅲ（A/C）活动性和慢性病变：局灶增生和硬化性 LN
	Ⅲ（C）慢性非活动性病变伴肾小球硬化：局灶硬化性 LN
	• 应注明活动性和硬化性病变的肾小球的比例
	• 应注明肾小管萎缩、肾间质细胞浸润和纤维化、肾血管硬化和其他血管病变的严重程度（轻度、中度和重度）和比例
Ⅳ型	弥漫性 LN（Class Ⅳ，diffuse LN）
	活动性或非活动性病变，呈弥漫性（受累肾小球超过全部的 50%）节段性或球性的肾小球毛细血管内增生、膜增生和中重度系膜增生，或呈新月体性 GN，典型的弥漫性内皮下免疫复合物沉积，伴有或无系膜病变。又分两种亚型：（Ⅳ-S）LN：即受累肾小球超过 50%，并呈节段性病变；（Ⅳ-G）LN：即受累肾小球超过 50%，并呈球性病变。出现弥漫性白金耳样病变时，即使轻度或无细胞增生的 LN，也归入Ⅳ型弥漫性 LN
	Ⅳ-S（A）活动性病变：弥漫性节段性增生性 LN
	Ⅳ-G（A）活动性病变：弥漫性球性增生性 LN
	Ⅳ-S（A/C）活动性和慢性病变：弥漫性节段性增生和硬化性 LN
	Ⅳ-G（A/C）活动性和慢性病变：弥漫性球性增生和硬化性 LN
	Ⅳ-S（C）慢性非活动性病变伴硬化：弥漫性节段性硬化性 LN
	Ⅳ-G（C）慢性非活动性病变伴硬化：弥漫性球性硬化性 LN
	• 应注明活动性和硬化性病变的肾小球的比例
	• 应注明肾小管萎缩、肾间质细胞浸润和纤维化、肾血管硬化和其他血管病变的严重程度（轻度、中度和重度）和比例
Ⅴ型	膜性 LN（Class Ⅴ，membranous LN）
	肾小球基膜弥漫增厚，可见球性或节段性上皮下免疫复合物沉积，伴或无系膜病变。Ⅴ型膜性 LN 可合并Ⅲ型或Ⅳ型病变，则应作出复合性诊断，如Ⅲ+Ⅴ，Ⅳ+Ⅴ等，并可进展为Ⅵ型硬化型 LN
Ⅵ型	严重硬化型 LN（Class Ⅵ，advanced sclerosing LN）
	超过 90% 的肾小球呈现球性硬化，不再有活动性病变

险因素。LN 合并的心脑血管疾病已成为 SLE 病史较长患者的主要并发症。

肾脏替代治疗　进入尿毒症期的 LN 患者应以*血液透析*、*腹膜透析*或肾移植等替代治疗支持患者生命。部分患者透析治疗开始后仍有狼疮活动，此时只用小剂量糖皮质激素治疗即可。行同种异基因肾移植的 LN 患者，肾脏存活率及患者生存率与原发性肾脏病并无区别。肾移植后需行长期免疫抑制治疗，移植肾 LN 复发者较少。

预后　LN 是 SLE 的主要死亡原因。与过去相比，SLE 的预后已明显好转，10 年生存率已经超过 90%。急性期患者死亡的原因是 SLE 的多脏器严重损害和感染，尤其是伴严重精神性狼疮和急进性狼疮肾炎者；慢性肾功能不全合并的心脑血管合并症，包括冠心病、脑卒中等，是 SLE 远期死亡的主要原因。种族、经济状况、性别、大量蛋白尿、高血压、血清肌酐浓度增高、贫血、血小板减少、低补体血症、抗双链 DNA 抗体高效价阳性，均被认为是具有影响预后意义的临床因素。细胞性新月体、肾小球硬化的程度、间质纤维化的比例及肾脏血管病变，是影响肾存活率的重要病理学参数。肾脏存活率与病理类型有关，Ⅰ型、Ⅱ型 LN 预后较好，除少数发生病理类型转变者外，一般不会死于肾衰竭。

（李 航）

guòmǐnxìng zǐdiàn shènyán

过敏性紫癜肾炎（Henoch-Schönlein purpura nephritis，HSPN） 以全身小血管变态反应性炎症为主要病理改变伴血尿和（或）蛋白尿等肾损害的继发性肾脏疾病。又称过敏性紫癜性肾损害。以 IgA 在肾小球系膜区及内皮下沉积为特征。可发生于任何年龄，儿童多见，在儿童继发性肾小球疾病中占第一位，婴幼儿及老年人少见。有关过敏性紫癜肾受累率的报道有相当大的差异，中国报道为 30%～50%，若以尿酶和尿微量白蛋白的改变分析则达 100%。多数患者呈良性、自限性过程，但也有反复发作迁延数月或数年，甚至最后发展为慢性肾衰竭。

病因及发病机制 病因不明，可能与下列因素有关。①感染：细菌、病毒、支原体等感染。②食物或药物过敏。③昆虫叮咬。④疫苗接种。⑤其他如寒冷、花粉吸入等。继发于感染的紫癜占整个过敏性紫癜 30% 以上，但未能证明两者之间有必然联系。上呼吸道感染和出现镜下血尿关系明显可说明，黏膜是外源性抗原进入机体的可能途径。

抗原进入机体后，主要通过两种方式引发免疫反应造成组织损伤：①旁路激活补体系统，抗原与抗体形成免疫复合物，沉积于肾小球毛细血管基膜，引起肾小球毛细血管损伤，肾小球系膜区一般有 C3、而无 C1q、C4 的沉积。②抗原首先吸附于 IgE，然后吸附于肾小球基膜等组织，抗原再次进入机体后，即产生速发型超敏反应，释放血管活性物质，使肾小球毛细血管通透性增加。

免疫复合物介导的体液免疫 此病为免疫复合物病，血清中可测得循环免疫复合物。IgA 起重要作用，IgA 刺激系膜细胞增生，引发系膜增生性肾小球肾炎，约 30%患者急性期血清 IgA 显著升高，肾脏和皮肤小血管壁也均可有 IgA 免疫复合物的沉积。IgA 是黏膜防御反应的主要抗体，在 HSPN 中起重要作用的是骨髓源性 IgA1，可检测到患者血清 IgA1 铰链区存在糖基化缺陷，即半乳糖苷化和唾液酸化的糖基化 IgA1 减少。异常糖基化 IgA1 不易与肝脏细胞相结合和被清除，导致血浓度增高，并有自发聚合倾向形成多聚 IgA1，或与抗结构异常的 IgA1 的自身抗体形成 IgA1 免疫复合物，进而沉积在肾小球系膜区。IgA1 糖基化异常的多聚 IgA1 或 IgA1 循环免疫复合物与系膜细胞有较高亲和力，诱导分泌炎症因子、活化补体，导致 HSPN。

炎症细胞及介质的作用 HSPN 早期肾小球内就有单核细胞浸润。单核-巨噬细胞除吞噬清除纤维蛋白、吞噬细胞碎片外，还可作为效应分子分泌诸多产物，如酶、氧自由基、血小板活化因子、凝血产物、花生四烯酸及一氧化氮等，诱发组织损伤、参与新月体形成、刺激系膜细胞反应增生或旁分泌增加、介导血流动力学改变等。转化生长因子-β、血小板源性生长因子和碱性成纤维细胞生长因子在基质产生和肾小球硬化过程中起重要作用。

遗传学因素 过敏性紫癜与第 6 号染色体短臂上的主要组织相容性复合物的基因多态性有关。白介素（interleukin，IL）-1RA 基因型 IL-1RN2 等位基因高携带率，使机体不能有效拮抗 IL-1 的致炎作用，可能也是过敏性紫癜发病机制的重要因素。

临床表现 此病多见于儿童及青少年，起病急，30% 以上儿童发病前 1～3 周有上呼吸道感染史。

皮疹 出疹率为 100%，多发生在四肢远端、膝关节周围，其次为臀部，躯干少见；多成对称性分布，为出血性斑点，高出皮肤表面。皮疹初为粉红色，继之转为鲜红色，逐渐加深转为紫红色，分批出现，消退后不留瘢痕。

关节症状 约 2/3 患者出现游走性、多发性关节痛，多发生在踝关节，偶在腕和指关节。受累关节活动受限，消退后无变形。

消化道症状 腹痛常见，呈阵发性绞痛，伴黑粪、稀便，偶发肠穿孔和肠套叠。未见皮疹而以消化道症状为首要表现者，易被误诊为急腹症。

肾脏表现 肾外症状越多，肾脏受累的危险性就越大。主要是血尿和蛋白尿。肾受累一般在皮疹出现后 1～2 个月内出现，仅少数患者表现为先有血尿再出皮疹；肾受累程度和肾外表现严重程度无关。①血尿、蛋白尿：最常见的为单纯性镜下血尿或间断性肉眼血尿，儿童出现肉眼血尿者比成人多见；多数患者伴轻微蛋白尿，少数为大量蛋白尿。②高血压：与尿异常同时出现，一般为中度升高，恢复较快。③急性和慢性肾功能不全：少数患者急性期有少尿、急性肾功能不全的症状；血尿伴大量蛋白尿者约 10%发展为慢性肾功能不全。起病时表现为肾病综合征伴高血压、氮质血症、少尿者，预后不佳。

病理表现 主要病理改变是

肾小球系膜增生伴内皮细胞和上皮细胞增生，新月体也是突出的病理改变。①光学显微镜检查：依国际儿童肾脏病研究协作组（International Study of Kidney Disease in children，ISKDC）分类而不同。Ⅰ级：肾小球轻微异常。Ⅱ级：单纯性系膜增生，局灶性，弥漫性。Ⅲ级：系膜增生，伴<50%新月体形成/节段性病变（硬化、粘连、血栓、坏死），局灶性，弥漫性。Ⅳ级：病变同Ⅲ级，50%~75%肾小球有上述病变，局灶性，弥漫性。Ⅴ级：病变同Ⅲ级，75%以上肾小球有上述病变，局灶性，弥漫性。Ⅵ级：膜增生性肾小球肾炎。该组织学分型与预后密切相关，更适用于儿童而被广泛采用。Ⅲ级以上新月体数的多少是影响预后的重要原因，临床常表现为急进性肾小球肾炎及肾病综合征。HSPN大部分存在肾间质及肾小管病变，评价肾小管-间质病理改变多采用以下分级：+级，间质基本正常，轻度肾小管变性扩张；++级，肾间质纤维化，肾小管萎缩<20%，散在炎症细胞浸润；+++级，间质纤化，肾小管萎缩占30%，散在和（或）弥漫性炎症细胞浸润；++++级，肾间质纤维化，肾小管萎缩>50%，散在和（或）弥漫性炎症细胞浸润。②免疫荧光检查：IgA、IgG、C3、备解素和纤维蛋白原的沉积，主要沉积在系膜区，以IgA沉着为主，毛细血管壁也有不同程度的受累，C1q、C4相对缺乏。③电子显微镜检查：系膜和血管内皮下的电子致密物沉积。

诊断 此病的诊断主要依靠典型的皮肤、关节、胃肠道及肾脏受累表现及IgA沉着为主的系膜增生性肾脏病理改变。只要在过敏性紫癜病程中出现血尿和（或）蛋白尿，临床上应考虑为HSPN。

鉴别诊断 此病肾受累的临床病理过程与IgA肾病酷似，有学者认为是同一疾病的两种不同表现：①全身系统性受累和肾脏单独受累。鉴别两者主要靠肾外有无典型的皮疹或关节受累，单纯根据肾脏病理与免疫病理的改变很难区别，相对而言，此病的肾小球毛细血管坏死及纤维素沉着程度重，大和小的新月体更常见。②以皮疹及肾炎综合征为临床表现者需与原发性及继发性小血管炎鉴别。此病的皮肤小血管和肾小球常以IgA沉着为主，而原发性小血管炎常无免疫球蛋白沉积，继发性小血管炎如系统性红斑狼疮、冷球蛋白血症则为IgG及IgM沉着为主。在皮疹等肾外表现不明显时，应注意与急性链球菌感染后肾小球肾炎鉴别。注意检查肾外表现及肾活体组织检查（简称肾活检）有助于鉴别。

治疗 全身治疗和HSPN治疗。

全身治疗 ①对感染进行积极的抗炎治疗。②急性期或发作期注意卧床休息，去除各种可能诱因及变应原。③抗过敏治疗：H_1-受体阻断剂如氯苯那敏、阿司咪唑。

HSPN的治疗 ①对大部分患者呈轻微、一过性尿异常，表现为镜下血尿或伴少量蛋白尿（<1g/d）者不需特殊治疗，观察即可。②血尿伴急性肾损伤者，应做肾活检以明确病理，呈广泛新月体、表现为急进性肾小球肾炎者应给予强化免疫抑制治疗。③对大量蛋白尿或肾病综合征者可用足量糖皮质激素控制病情，血管紧张素转换酶抑制剂（ACEI）/血管紧张素Ⅱ受体阻断剂（ARB）类亦可用于控制尿蛋白，病理上比较严重的、可逆性活动病变患者应加用免疫抑制剂。糖皮质激素对胃肠道症状、关节肿痛亦有效。临床控制血压极为重要，ACEI/ARB为首选，尿蛋白<1.0g/d，控制血压目标值130/80mmHg；>1.0g/d，血压目标值125/75mmHg。④终末期肾衰竭者可透析或肾移植。

预后 单纯血尿或伴少量蛋白尿者预后良好；以肾炎综合征或肾病综合征起病者，长期随访发现超过1/3的患者发展成慢性肾损害伴肾性高血压。一般认为儿童预后较成人为佳，成人出现慢性肾衰竭的危险性高，特别是老年人、起病为急进性肾炎综合征者或持续肾病综合征者预后差。肾脏病理类型是决定预后的关键因素，新月体<50%者预后好，新月体>50%者约30%发生肾衰竭，新月体超过75%者60%~70%发生肾衰竭；按ISKDC分类法Ⅲb级以上的预后差；伴严重肾间质小管改变者预后差。紫癜发作频繁、高血压、肾功能损伤、肾小球硬化、肾间质纤维化、大量蛋白尿、高尿酸血症、肥胖，对预后均有负面影响。

（李　航）

yuánfāxìng xiǎoxuèguǎnyán shènsǔnhài

原发性小血管炎肾损害（primary renal small vessel vasculitis）

原发性小血管炎伴肾损害为主要表现的继发性肾脏疾病。系统性血管炎是以血管壁的炎症和纤维素样坏死为病理特征的一组系统性疾病，分为原发性和继发性。原发性主要指病因不明者；继发性是指继发于其他疾病如感染、冷球蛋白血症、系统性红斑狼疮等。可发生于各年龄，以老年人多见，50~60 岁为发病高峰，多发生于冬季。

为统一血管炎的分类标准，1994 年在美国教堂山（Chapel Hill）召开了有关系统性血管炎命名的国际会议（CHCC），根据受累血管的大小将其分为大血管炎、中等血管炎和小血管炎，并在 2012 年进行了修订（表）。在原发性小血管炎中，部分疾病与抗中性粒细胞胞质抗体（anti-neutrophil cytoplasmic antibody，ANCA）密切相关，后者是其特异性的血清学诊断工具，因而称之为ANCA相关小血管炎（ANCA-associated vasculitis，AAV），包括肉芽肿性多血管炎（granulomatosis with polyangiitis，GPA）（曾称韦格纳肉芽肿病）、显微镜下多血管炎（microscopic polyangiitis，MPA）、嗜酸细胞性肉芽肿性多血管炎（曾称变应性肉芽肿性血管炎）和肾脏局限型血管炎。ANCA 是以中性粒细胞和单核细胞胞质成分为靶抗原的自身抗体，主要检测方法包括间接免疫荧光和酶联免疫吸附法。间接免疫荧光法可呈胞质型（c-ANCA）和核周型（p-ANCA）；c-ANCA 的主要靶抗原是蛋白酶 3（proteinase 3，PR3），p-ANCA 的主要靶抗原之一是髓过氧化物酶（myeloperoxidase，MPO）。

表 Chapel Hill 系统性血管炎命名国际会议制订的血管炎名称（2012 年修订）

大血管炎	**单器官性血管炎**
巨细胞动脉炎	皮肤白细胞碎裂性血管炎
高安动脉炎（Takayasu arteritis）	皮肤动脉炎
中等血管炎	原发性中枢神经系统血管炎
结节性多动脉炎	孤立性主动脉炎
川崎病（Kawasaki disease）	其他
小血管炎	**与全身系统性疾病相关的血管炎**
ANCA 相关小血管炎	狼疮性血管炎
显微镜下多血管炎	类风湿性血管炎
肉芽肿性多血管炎	结节病性血管炎
嗜酸细胞性肉芽肿性多血管炎	其他
免疫复合物性小血管炎	**与以下疾病可能相关的血管炎**
抗肾小球基膜病	丙型肝炎病毒相关的冷球蛋白血症性血管炎
冷球蛋白血症性血管炎	乙型肝炎病毒相关性血管炎
IgA（过敏性紫癜）性血管炎	梅毒相关性主动脉炎
低补体血症性荨麻疹性血管炎（抗 C1q 性血管炎）	药物引起的免疫复合物性血管炎
变异性血管炎	药物引起的 ANCA 相关血管炎
贝赫切特综合征（Behcet syndrome）	肿瘤相关性血管炎
科根综合征（Cogan syndrome）	其他

病因及发病机制 该类疾病的发生是多因素的，有可能是在某些遗传背景下由某些环境因素诱发的，包括感染、药物及职业接触史等。AAV 的发病机制主要与 ANCA、中性粒细胞、补体等因素有关，三者相互作用，是 AAV 发病机制中最为关键的部分。抗内皮细胞抗体、淋巴细胞也参与 AAV 的发生。

ANCA 本身具有致病作用。①可激活中性粒细胞：在细胞因子如肿瘤坏死因子（tumor necrosis factor，TNF）-α 或白介素（interleukin，IL）-8 的激发下，中性粒细胞可被 ANCA 进一步激活，导致中性粒细胞发生呼吸爆发和脱颗粒，释放活性氧自由基和各种蛋白酶等，损伤血管内皮细胞而致血管炎。②可通过影响其靶抗原的生理活性参与 AAV 的发病机制：MPO-ANCA 可激活 MPO 的氧化活性，产生次氯酸等氧化产物，损伤内皮细胞，且该过程能够被抗氧化剂 N-乙酰半胱氨酸阻断。PR3-ANCA 与 PR3 的结合，可影响 PR3 的蛋白酶活性，也干扰了 PR3 与 α_1-抗胰蛋白酶的结合。PR3-ANCA 对 PR3 生理功能的影响与病情的活动有关。③可介导中性粒细胞与内皮细胞的黏附。在动物实验中，用小鼠 MPO 免疫 MPO 基因敲除的小鼠（MPO -/-），产生抗小鼠 MPO 的抗体。将此抗体注射到野生型小鼠或 T、B 淋巴细胞功能缺失的 Rag2（-/-）小鼠，可观察到与人类 AAV 类似的寡免疫复合物沉积型新月体肾小球肾炎、肺泡小血管炎。

中性粒细胞 在实验动物模型中，病变的肾小球可见大量中性粒细胞浸润，尤其是毛细血管袢纤维素样坏死处。用抗小鼠中性粒细胞抗体 NIMP-R14 清除循环中中性粒细胞后，MPO-ANCA 则不能诱发小鼠出现坏死性新月体肾小球肾炎。此外，ANCA 介导的中性粒细胞活化可以产生中性粒细胞细胞外罗网（neutrophil extracellular trap，NET），后者包含 PR3 和 MPO；NET 可黏附和损伤内皮细胞，还可激活浆细胞样树突状细胞，后者可产生干扰素-α 并激活 B 细胞产生 ANCA。

补体 研究均证实，补体旁路途径活化参与 AAV 的发病机制。

在细胞因子激发下，储存在中性粒细胞胞质内的 PR3 和 MPO 可转移至细胞膜表面。ANCA 的 F(ab′)$_2$片段与细胞膜表面的靶抗原结合、Fc 片段与中性粒细胞表面的 Fc-γ 受体结合：①促使中性粒细胞脱颗粒释放超氧化物等有毒物质，杀伤血管内皮细胞。②使中性粒细胞表面的黏附分子表达增加，进而增加中性粒细胞对血管内皮细胞的黏附和穿透。③中性粒细胞的活化过程中释放的某些物质，通过旁路途径活化补体，形成攻膜复合物杀伤血管内皮细胞。补体活化后产生的 C3a 和 C5a 可趋化更多的中性粒细胞聚集到炎症局部。中性粒细胞脱颗粒产物可黏附在内皮细胞表面，使内皮细胞成为 ANCA 直接作用的对象。

临床表现 原发性小血管炎常有不规则发热、疲乏、关节肌肉疼痛和体重下降等非特异性症状。可有肺、眼、耳、鼻和喉部等肾外器官受累表现。肾脏受累者活动期多表现为血尿，但多为镜下血尿，可见红细胞管型，多伴蛋白尿；缓解期患者血尿可消失。①肾脏受累蛋白尿量一般不大，少数可表现为大量蛋白尿甚至肾病综合征，表现为大量蛋白尿者肾脏免疫荧光病理及电镜检查多为非典型的寡免疫复合物沉积型。②肾功能受累常见，半数以上表现为急进性肾小球肾炎，少数患者可有少尿和高血压。③起病急性或隐匿性，通常从局部开始发病，如 GPA 多先累及上呼吸道，逐渐进展成伴肾受累的系统性疾病，肾脏病变可轻重不等。④相比较而言，MPA 的肾脏受累发生率较高，且可呈现肾脏为唯一受累器官，肾脏病变不经治疗病情可急剧恶化。⑤嗜酸细胞性肉芽肿性多血管炎中国发生率低，仅有个例报道，常于哮喘后平均 3 年内发生，相隔时间短则提示预后不良，嗜酸细胞性肉芽肿性多血管炎伴高效价 ANCA 者肾损害程度可与 GPA、MPA 等相仿。

诊断 国际上尚无统一、公认的原发性小血管炎的临床诊断标准。应用最广的是 1990 年美国风湿病学会（American College of Rheumatology，ACR）的分类诊断标准和 CHCC 制定的标准。ANCA 是国际通用的原发性小血管炎特异性血清学诊断工具，c-ANCA 合并抗 PR3 抗体阳性和 p-ANCA 合并抗 MPO 抗体阳性用于诊断 AAV 的特异性均可达 99%。ANCA 阳性者应除外其他原因所致，特别是 p-ANCA 的特异性不高，可见于许多其他 ANCA 阳性疾病，如继发性血管炎和炎症性肠病，应结合临床表现、实验室检查及组织活检病理改变进行鉴别。

原发性小血管炎肾损害病理表现：①免疫荧光和电镜检查一般无免疫复合物或电子致密物，或仅呈微量沉着。②光学显微镜检查绝大多数患者表现为局灶节段性肾小球毛细血管袢坏死和新月体形成，约 40%患者表现为新月体肾小球肾炎。与免疫复合物介导的新月体肾小球肾炎不同，一般肾小球内无明显细胞增生。肾小球毛细血管袢坏死区域肾小球基膜（glomerular basement membrane，GBM）断裂，肾小囊壁粘连、破裂，肾小球周围可伴有多核巨细胞。③肾活体组织检查（简称肾活检）标本内经常具有多种不同病变和（或）病变的不同阶段，如细胞性和纤维性新月体、节段性坏死性肾小球和肾小球球性硬化等同时存在。20%~50%肾活检标本显示肾小球以外的肾小动脉呈纤维素样坏死，这一发现远少于尸检和开放性肾活检的结果，与受累的肾小血管病变呈局灶、节段性分布有关。④肾间质常有不同程度、范围不一的炎症细胞浸润，通常为淋巴细胞、单核细胞和浆细胞，偶见嗜酸性粒细胞。肾间质病变程度、范围与肾小球病变严重性和受累肾小球的比例相关。病变后期或慢性病变肾间质广泛纤维化和肾小管萎缩。

鉴别诊断 AAV 呈肺肾综合征者应与肺出血-肾炎综合征鉴别。虽其症状相似，但治疗方法和预后均不相同。可结合血清免疫学检查，前者 ANCA 阳性，后者抗 GBM 抗体阳性；肾活检标本免疫荧光前者阴性或微量，后者 IgG 和 C3 呈光滑线条样沿 GBM 分布。应注意的是，20%~30%的肺出血-肾炎综合征患者除抗 GBM 抗体阳性外，还可同时合并 ANCA 阳性，其临床表现和对强化免疫抑制治疗的反应更接近于单纯抗 GBM 抗体阳性者，因此疗效和预后较差。

坏死性新月体肾小球肾炎并非 AAV 特有的病理改变，狼疮肾炎、过敏性紫癜肾炎、IgA 肾病、抗肾小球基膜病和感染性心内膜炎肾损害均可出现相似的病理变化，应结合临床、免疫学检查和其他病理特征进行鉴别。

治疗 包括诱导缓解和维持缓解。

诱导缓解 ①糖皮质激素联合细胞毒药物：特别是环磷酰胺可明显提高患者生存率，是治疗

AAV的标准方案，可使90%以上的患者临床显著缓解。环磷酰胺静脉冲击疗法越来越受到推崇，并逐渐开始取代环磷酰胺每日口服的疗法。虽然二者治疗的复发率相似，但静脉冲击疗法的环磷酰胺累计剂量小，感染等不良反应的发生率显著降低。老年患者和肾功能不全者，环磷酰胺应减量。有重要脏器活动性受损的重症患者（如存在小血管纤维素样坏死、细胞性新月体和肺出血者）诱导治疗初期可用甲泼尼龙冲击，继之口服糖皮质激素。治疗过程中可应用磺胺类药物预防肺孢子菌感染。②血浆置换：对于急性重症的AAV患者，可在糖皮质激素联合环磷酰胺治疗的基础上进行治疗，其主要适应证为合并抗GBM抗体、严重肺出血和严重急性肾损伤（起病时需接受透析治疗）者。

维持缓解　诱导缓解结束之后就进入维持缓解治疗，以减少复发。鉴于长期应用环磷酰胺的副作用，进入维持缓解治疗之后，应选用其他副作用较小的免疫抑制剂替代环磷酰胺，如硫唑嘌呤和甲氨蝶呤。此外，GPA患者鼻部携带金黄色葡萄球菌是GPA复发的重要原因，应用复方磺胺甲噁唑清除金黄色葡萄球菌可显著减少复发。莫匹罗星鼻部局部应用不但可清除金黄色葡萄球菌，且可用于肾脏受损和不能应用复方磺胺甲噁唑的GPA患者。

难治性血管炎是指对传统的糖皮质激素联合环磷酰胺治疗无效或不能耐受者。其独立危险因素包括高龄、女性、黑种人、抗MPO抗体阳性及肾功能不全者。此类患者可尝试的药物包括吗替麦考酚酯、抗T淋巴细胞抗体或抗胸腺细胞免疫球蛋白、TNF-α阻断剂（如英夫利昔单抗）和胍立莫司等。

预后　AAV肾脏受累则进展迅速至肾衰竭、肺脏受累可发生大量肺出血而危及生命，因此此病未经治疗者预后极差，90%患者在1年内死亡。应用糖皮质激素和环磷酰胺可使患者的5年生存率达到80%。影响患者预后的独立危险因素，包括高龄、继发感染特别是肺部感染以及肾功能不全。应该注意的是，应用糖皮质激素和免疫抑制剂虽然能够有效控制AAV的活动性，但其副作用不容忽视，继发感染特别是肺部感染是患者死亡的重要原因；肺部的基础病变特别是肺间质纤维化是继发肺部感染的独立危险因素，因此对于这类患者，治疗时应加强监测，如外周血$CD3^+$、$CD4^+$T细胞计数等。即使成功诱导缓解，积极维持缓解，但仍有至少15%的患者会在诱导缓解成功后的2年内复发。复发是造成器官损害和进展到终末期肾病的独立危险因素，严重的复发（如肺出血）可危及生命。复发的独立危险因素包括PR3-ANCA阳性、上呼吸道以及肺受累者。

（赵明辉）

xìtǒngxìng yìngpíbìng shènsǔnhài

系统性硬皮病肾损害（renal damage in systemic scleroderma）　系统性硬皮病所致蛋白尿、血尿、高血压及肾功能不全的继发性肾脏疾病。简称硬皮病肾损害。系统性硬皮病是以局限性或弥漫性皮肤增厚和纤维化为特征，可有心、肺、肾和消化道等内脏器官受累的结缔组织病。其肾损害常见，占10%~80%，可分为急性和慢性两种表现。急性者常早期突然起病，迅速进展至恶性高血压和进行性肾功能不全，称为硬皮病肾危象（scleroderma renal crisis，SRC）；慢性者在系统性硬化病起病2~3年后逐渐缓慢出现蛋白尿、镜下血尿、高血压及肾功能不全等。

病因及发病机制　发生机制尚未完全阐明，肾脏的弓状动脉及小叶间动脉内皮细胞增厚及增殖是其起始病变。血管壁的异常增厚可导致血小板聚集和黏附，释放血小板因子增加血管通透性，并加速胶原和纤维蛋白的产生和沉积，进一步加剧血管腔的狭窄。这种以血管病变为主的肾损害可直接引起肾脏的血流灌注下降，肾皮质血流下降更易发生SRC。SRC发作的主要诱因包括寒冷（可刺激肾脏发生肾血管的痉挛，又称为肾脏的雷诺现象）、妊娠、糖皮质激素的使用（糖皮质激素可使前列环素的产生减少，并增加血管紧张素转换酶的活性而加重血管痉挛）及感染和脱水引起的血容量不足等。

各种原因造成的肾血流减少可刺激肾小球旁器增生，进一步激活肾素-血管紧张素-醛固酮系统，血管紧张素Ⅱ强大的血管收缩作用促使肾皮质缺血加重，这种恶性循环可造成肾皮质长时间的缺血和组织坏死，明显影响患者的生存和预后。

临床表现　SRC是指在硬皮病病程中突然出现的急性肾损伤和高血压，好发于病程的早期，75%的患者发生在硬皮病病程的前4年。因对该类疾病认识的提高及血管紧张素转换酶抑制剂（ACEI）的合理使用，该危象的发生率已有一定程度的下降。SRC发作时的临床表现主要包括突然加重的明显的疲劳感、胸闷气短、严重的头痛、视物模糊，个别患者甚至出现癫痫发作。大部分患者可合并血压明显增高，90%的患者血压在150/85mmHg以上，其中30%的患者舒张压超过130mmHg；即使血压在正常范围，其数值也会较其基础的水平明显升高。肾功能常明显恶化，血肌酐以44.2~88.4μmol/（L·d）的速度进行性升高。血液系统检查常提示有微血管病性溶血（贫血、网织红细胞、外周血涂片出现破碎红细胞比例增高等）和血小板减少。有充血性心力衰竭、心包积液，部分患者有严重的心律失常。SRC发作时患者可有血浆肾素水平明显升高，常是正常值的30~40倍。结合血清中抗RNA多聚酶Ⅲ抗体阳性等，这些血清学指标有时可预测SRC的发生。

病理表现 酷似血栓性微血管病肾损害，血管和肾小球均可受累及。①肾脏大体标本可见梗死、出血甚至皮质坏死。光学显微镜下表现以叶间动脉和弓状动脉受累为主，早期主要为血管内膜水肿，以后逐渐出现内皮细胞增生并于内膜下产生大量由糖蛋白和黏多糖组成的黏液样物质，最终出现叶间动脉内膜明显增厚、内膜下纤维素样坏死和腔内血栓形成，管腔狭窄甚至完全闭塞。血管壁一般无淋巴细胞和单核细胞浸润，免疫球蛋白（主要是IgM）和C3可在小血管壁沉积，电子显微镜下常无连续性的电子致密物沉积。动脉外膜及其周围纤维化是区别于其他恶性高血压肾损害的特点。②肾小球的病理改变多样，以缺血性改变为主，如毛细血管袢增厚及塌陷、肾小球基膜不规则增厚等。在动脉狭窄严重，尤其是伴高肾素血症的患者可能出现明显的球旁细胞增生。③肾小管的病变同样以缺血性病变为主，肾小管上皮细胞扁平和“气球”样变。这些病理改变在不同硬皮病患者表现程度不等，发生SRC的患者血管病变严重，血管腔闭塞更常见。

诊断 硬皮病的诊断仍多参考1980年马西（Masi）标准。确诊后出现血尿、蛋白尿或肾功能不全，特别是怀疑有SRC者，应尽快行肾穿刺活检以明确病理类型并制订治疗方案。

鉴别诊断 此病应与下列疾病进行鉴别。①溶血尿毒症综合征-血栓性血小板减少性紫癜（HUS-TTP综合征）：以微血管性溶血性贫血、血小板减少及急性肾损伤为突出表现，但经典的HUS患者多发生在儿童，常有肠道前驱感染史；散发性HUS患者常有H因子等补体调节蛋白功能的异常；TTP患者多见于成人，与冯·维勒布兰德因子（von Willebrand factor，vWF）剪切酶ADAMTS-13功能异常有关。与SRC的主要鉴别要点是，该类患者无系统性硬皮病的血清学（如抗着丝点抗体、抗Scl-70抗体、抗RNA聚合酶等抗体等）的证据。②恶性高血压肾损害：临床上应符合舒张压≥130mmHg及眼底3~4级改变，病因中除原发性高血压外，还应除外继发性高血压如肾实质性高血压（主要指各种肾小球疾病）、肾血管性高血压（主要指各种病因所致的肾动脉狭窄）及内分泌性高血压（如嗜铬细胞瘤、原发性醛固酮增多症等）等。③抗磷脂综合征肾病：可为典型的血栓性微血管病，但临床上常伴多发性血栓形成，实验室检查抗磷脂抗体阳性有助于鉴别。④产后急性肾损伤：多发生在产后1天至数周内，临床表现酷似经典的HUS-TTP综合征，结合生产史是最关键的鉴别要点。

治疗 重点控制原发病，发生SRC则需紧急处理。强调早期及时识别和去除加重肾危象的诱因，一旦出现肾危象，应使用ACEI。应用ACEI之前，由SRC所致器官衰竭和死亡的比率甚高；使用后1年患者的生存率已由过去的15%提高到76%，几乎与未发生SRC的弥漫性硬皮病患者的存活率（80%）相当。

系统性硬皮病患者一旦出现新发的高血压，应疑诊SRC，诊断同时立即使用短效ACEI控制血压，力争在72小时内使血压降至正常范围，ACEI的剂量可每隔6~12小时做一调整。若在48小时内使用ACEI至最大剂量时血压仍不能降至正常，可考虑加用钙通道阻滞药等，但不推荐使用β-受体阻断剂，因其可能会加重血管痉挛。值得注意的是，即使血压控制到正常范围，部分患者的血肌酐仍可能会继续升高，直到3~4天后血肌酐达峰值后才会下降。因此同其他情况下使用ACEI禁忌证不同的是，即使肾功能进一步恶化，对于SRC的患者仍要坚持使用ACEI，必要时应予透析治疗。即使部分患者已经开始透析治疗，ACEI的使用仍有助于控制高肾素血症，使患者有机会恢复肾功能。急性期过后是否需小剂量ACEI的药物维持，尚无定论。

预后 约64%SRC患者需透析支持治疗，经治疗约33%的患者可摆脱透析，依赖透析患者的长期预后较差。其他提示此病预后不佳的因素包括：①男性。②高龄。③合并硬皮病心脏损害。④72小时内无法控制的高血压。⑤治疗前血肌酐水平>265μmol/L。此病肾移植的复发率约为5%。

（赵明辉）

fèichūxuè-shènyán zōnghézhēng

肺出血-肾炎综合征（Goodpasture syndrome） 肺出血和肾炎二者同时或先后出现的临床综合征。最早由古德帕斯丘（Goodpasture）于1919年报道。此后，斯坦顿（Stanton）和坦格（Tange）又报道了9例患者，并提出以“Goodpasture syndrome”命名。该征可见于多种疾病（表），其中最经典的疾病是抗肾小球基膜病，最常见的则是抗中性粒细胞胞质抗体相关血管炎。此外，还可见于系统性红斑狼疮等其他自身免疫病。另一类引起此征的情况见于心血管、肺和肾分别受累，病因不同，但在临床上同时或先后发生。此征是常见的临床综合征，病因多种多样，临床医师应引起重视，仔细鉴别。

（赵明辉 崔 昭）

kàng shènxiǎoqiú jīmóbìng

抗肾小球基膜病（anti-glomerular basement membrane disease） 循环中的抗肾小球基膜抗体在器官中沉积所引起的一组自身免疫病。其特点是外周血中可检测到抗肾小球基膜（glomerular basement membrane，GBM）抗体和（或）肾活体组织检查（简称肾活检）肾小球毛细血管袢上见到IgG呈线样沉积。主要累及肺和肾。病变局限在肾称为抗肾小球基膜肾小球肾炎（抗GBM肾小球肾炎）；肺、肾同时受累表现为肺出血-肾炎综合征；若同时检出抗GBM抗体，则诊断为古德帕斯丘综合征（Goodpasture syndrome）；少数患者仅有肺出血，无明显肾脏受累的表现。1967年勒纳（Lerner）等通过经典的被动转移试验证实了“肾毒性”抗体（抗GBM抗体）在发病过程中起重要作用，故将这类疾病统称为抗GBM病。发生率为0.5～1.0/百万，占肾活检病例的1%～5%，占新月体肾小球肾炎的10%～20%。此病有两个发病年龄高峰：第一峰在20～40岁，以男性为主，常见肺出血；第二峰在60～80岁，多为肾脏局限型。在老年患者中，合并抗中性粒细胞胞质抗体（anti-neutrophil cytoplasmic antibody，ANCA）阳性的比例明显高于年轻患者。

病因及发病机制 此病的遗传易感性与人类白细胞抗原（human leukocyte antigen，HLA）-DR2密切相关。HLA-DRB1*1501为此病的易感等位基因，HLA-DR7和DR1为此病的保护性等位基因。患者约半数以上有上呼吸道感染的前驱病史。约6%的患者有吸入碳氢化合物的历史。吸烟的患者发生肺出血的概率显著高于不吸烟者，且吸烟与病情的恶化及复发均有关。此病可发生在多种肾小球肾炎的基础上，如原发性膜性肾病、IgA肾病、膜增生性肾小球肾炎、过敏性紫癜肾炎、乙型肝炎病毒相关性肾小球肾炎（见膜性肾病）等。

此病是自身免疫性肾脏病的经典模型。体液免疫及细胞免疫在此病的发病过程中均起重要作用。在正常情况下，抗GBM抗体识别的靶抗原隐蔽在基膜Ⅳ型胶原的非胶原区中。在环境或其他因素的作用下，一旦该抗原决定簇暴露，即可诱发自身免疫反应，是发病的关键启动因素。抗GBM抗体的主要靶抗原位于Ⅳ型胶原α_3链的非胶原区1［α_3（Ⅳ）NC1］中，有2个主要抗原决定簇，E_A（第17～31位氨基酸）和E_B（第127～141位氨基酸）。

抗GBM抗体的致病性已得到充分证明：患者肾脏中洗脱的抗体可诱发猴出现急进性肾小球肾炎和肺出血；抗体的水平与患者病情的严重程度和预后高度相关；抗体未转阴时肾移植会再次发生抗GBM肾小球肾炎。在疾病的发生和发展过程中，抗GBM抗体的免疫学特性发生变化，抗体的效价逐渐增加，亲和力逐渐升高，IgG1亚型所占比例逐步增加，抗体识别的靶抗原谱从局限的α_3和α_5（Ⅳ）NC1向5条α链扩展，随着抗体特性的变化，患者的肾脏病变逐渐加重直至肾衰竭。

T细胞在抗GBM病的发病机制中起重要作用：在动物模型中，$CD4^+$T细胞的被动转移可诱导此病的产生，不依赖抗GBM抗体而存在；使用CD4、CD8的单克隆抗体及阻断共刺激因子可抑制疾病的发生；口服GBM诱导黏膜免

表 表现为肺出血-肾炎综合征的疾病

自身免疫病	心肺疾病合并肾小球肾炎
抗肾小球基膜病	急性肾损伤合并心力衰竭
抗中性粒细胞胞质抗体相关小血管炎	肾病综合征合并肺栓塞
系统性红斑狼疮	重度肺炎（包括军团菌肺炎）合并急性肾小管坏死
抗磷脂综合征	肾小球肾炎合并肺结核
过敏性紫癜	肾小球肾炎合并特发性肺含铁血黄素沉着症
贝赫切特综合征	细菌性心内膜炎
冷球蛋白血症	百草枯中毒
类风湿关节炎相关血管炎	

疫耐受可减轻病情的严重程度。α_3（Ⅳ）NC1特异性的T细胞在起病时明显高于正常对照，随着时间延长而逐渐减少直至几年后恢复至正常水平。

临床表现 患者常有中重度小细胞低色素性贫血，即使无咯血或程度较轻者。

肾脏受累 是最主要的受累器官，程度轻重不等。多数为急进性肾小球肾炎综合征，表现为血尿、蛋白尿，可有红细胞管型和肾病综合征范畴蛋白尿，但典型的肾病综合征不常见。多数患者较早出现少尿和无尿，肾功能进行性下降，数周或数月内达到尿毒症水平，水肿和高血压出现较晚。肾脏病理多数为新月体肾小球肾炎。若早期未予适当治疗，大部分患者进入终末期肾病。肾脏受累较轻者占3%~30%，此类患者肾功能正常而仅表现为急性肾炎综合征或轻度血尿、蛋白尿，肾活检仅为轻度系膜增生性肾小球肾炎，或伴少量（<50%）细胞性新月体形成。

肺受累 表现为轻重不等的肺出血，发生率50%~90%。表现为咳嗽、痰中带血或血丝或大咯血，严重者可发生窒息而危及生命。X线胸片表现为双侧或单侧肺部阴影或浸润影，严重者可表现为双肺满布棉絮样渗出。病理表现为肺泡毛细血管炎和肺泡出血。不明原因的贫血、胸部CT发现肺出血或肺间质病变、痰找含铁血黄素细胞有助于发现肺出血。肺功能检查中一氧化碳摄取率的上升常先于影像学改变发生，有助于肺出血的早期诊断。

病理表现 包括免疫荧光和显微镜检查所见。

免疫荧光检查 IgG沿肾小球毛细血管袢线样沉积是此病的特征性表现（图1）。60%~70%的患者伴C3沿毛细血管壁呈线样或颗粒样沉积。病变严重者，由于毛细血管袢严重断裂、皱缩，可仅见IgG和（或）C3呈间断线样沉积似细颗粒样。沿肾小管基膜也可见IgG的线样沉积。

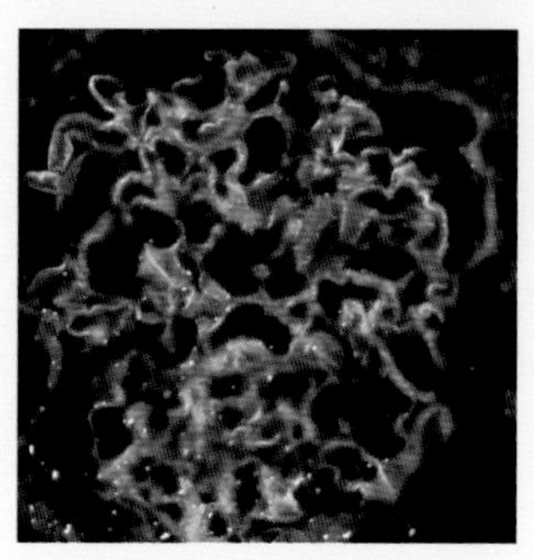

图1 抗GBM病肾活检直接免疫荧光检查

注：可见IgG沿肾小球毛细血管壁呈线样沉积（×400）

显微镜检查 光学显微镜（简称光镜）下见早期表现为局灶节段性肾小球系膜细胞和系膜基质增生，伴白细胞浸润和节段性坏死。此后细胞性新月体形成，形成部位可见到基膜的断裂和纤维素样坏死。新月体大多处于同一时期，这种病变的均一性是此病区别于ANCA相关血管炎的重要特征。最严重的肾小球损伤表现为肾小球性坏死、环状细胞性新月体形成和严重的肾小囊断裂（图2）。慢性期表现为肾小球硬化和纤维性新月体形成。此病病情进展很快，在进行肾活检时，已有95%的患者有不同程度的新月体形成，81%的患者诊断为新月体肾小球肾炎（50%的肾小球有大新月体形成）。肾小球系膜细胞和内皮细胞增生不明显，无明显嗜复红蛋白沉积，这是区别于免疫复合物型新月体肾小球肾炎的特点。肾小管、间质的改变与小球病变程度一致；小动脉和小静脉无特殊改变。电子显微镜表现与光镜相同，无电子致密物沉积是重要的电子显微镜下超微结构病理表现。

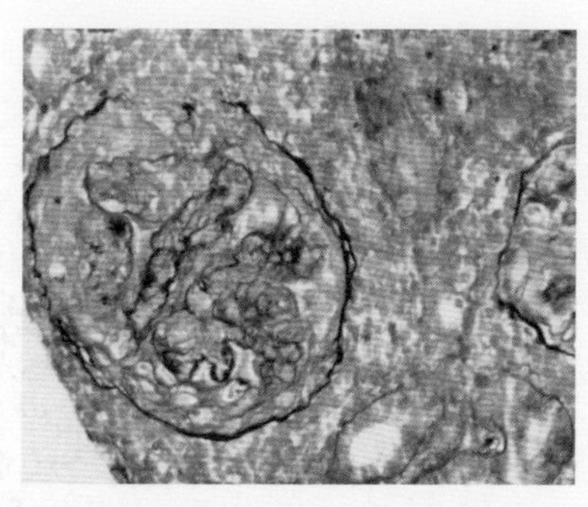

图2 抗GBM病肾活检光镜检查

注：可见肾小球基膜断裂、细胞性新月体形成和肾小囊断裂（×200）

诊断 循环或肾组织中检出抗GBM抗体可确诊。用GBM可溶性蛋白为抗原的酶联免疫吸附法和放射免疫测定是国内外通用和公认的方法，敏感性和特异性均很高；间接免疫荧光法特异性高，但敏感性差。10%~38%的患者同时合并血清ANCA阳性，多为髓过氧化物酶（MPO）-ANCA。ANCA阳性小血管炎的患者中有5%~10%合并抗GBM抗体阳性。根据典型的临床表现和可靠的血清学检测结果可诊断。早行肾活检，对明确诊断、判断病情及估计预后均有重要意义。

鉴别诊断 与其他表现为肺出血-肾炎综合征的疾病鉴别。

治疗 一旦诊断，应立即治疗。标准治疗方案包括强化血浆置换同时给予糖皮质激素和环磷酰胺。①血浆置换方案：用5%的白蛋白作置换液，每天1次，共14次或直至抗体转阴。对有肺出血或准备肾活检者，可应用新鲜冷冻血浆作为置换液以改善凝血功能。②糖皮质激素：甲泼尼龙静脉滴注，连续3天，继以口服泼尼松至少4周，之后逐渐减量，至6个月停药。③环磷酰胺：可口服或静脉给药，合并ANCA阳性并不能改善预后，应按此病治疗方案早期给予积极的血浆置换及强化免疫抑制治疗。

预后 病情进展急骤，预后差。一旦缓解，几乎不会复发。进入终末期肾病者可用肾脏替代治疗；对准备肾移植的患者，一般建议在抗体转阴半年后进行，以确保移植肾免受残留抗体的攻击而失去功能。

（赵明辉 崔 昭）

zhìmìwù chénjībìng

致密物沉积病（dense deposit disease，DDD） 肾小球毛细血管基膜内大量缎带状电子致密物为特征性改变的继发性肾脏疾病。属少见病。临床表现主要为肾病综合征、血尿、低补体血症，部分患者伴脂肪营养不良症或视网膜病变。主要见于青少年，女性稍多于男性。

病因及发病机制 发病机制尚未明了，多数学者认为补体代谢异常是重要机制，基因检查提示源于旁路补体激活调节的H因子基因异常。DDD曾属Ⅱ型膜增生性肾小球肾炎（membrano proliferative glomerulonephritis，MPGN），其与补体代谢障碍有关。1995年世界卫生组织肾小球疾病病理学分类将其列入代谢异常性肾病。DDD的补体水平持续低下，而体内的C3致肾炎因子与旁路途经C3转化酶结合后，促进C3的降解程度和速度，致补体不断降解，因此C3致肾炎因子被认为是DDD发病的关键因子。

临床表现 与Ⅰ型MPGN类似，所不同的是肾炎综合征较Ⅰ型MPGN多见、而肾病综合征则少于Ⅰ型MPGN，高血压更显著，合并新月体肾小球肾炎及慢性间质性肾炎者较多。

诊断与鉴别诊断 确诊依据肾活体组织检查典型的免疫荧光及电子显微镜下病理表现。DDD患者补体激活是通过旁路途径，无血清C4下降。80%～90%的DDD患者血清C3下降，持续时间更长者常合并C5b-9减少。①DDD的免疫荧光检查可见毛细血管壁线样或带状的强C3沉积，无或只有轻微的免疫球蛋白。②电子显微镜下可见肾小球基膜（glomerular basement membrane，GBM）内缎带状电子致密物，系膜区圆形或不规则形状的电子致密物，偶尔可见内皮下及上皮下的电子致密物，有时在上皮下类似于链球菌感染后肾小球肾炎的驼峰。③光学显微镜表现与Ⅰ型MPGN类似。与Ⅰ型MPGN不同的是，并不总是有膜增生性的表现，有些患者有显著的GBM增厚，只有局灶性系膜细胞增多或无系膜细胞增多；另一些患者存在弥漫性系膜细胞增多，但GBM并无明显增厚；少数患者有新月体形成。

治疗 主要是非特异性治疗，包括降压、使用血管紧张素转换酶抑制剂、血管紧张素Ⅱ受体阻断剂类药物及他汀类药物。糖皮质激素无效。吗替麦考酚酯可降低C3致肾炎因子。确定H因子异常者可用新鲜冷冻血浆、血浆置换治疗。

预后 此病总体预后不佳，从发病到终末期肾衰竭或死亡的时间为3～20年。缓解率不到5%。预后差于Ⅰ型MPGN，10年时50%的患者进入终末期肾病。肾移植后大部分患者复发，尤其是DDD合并新月体肾小球肾炎者。复发多发生于移植后2.5年，复发是肾移植受体肾脏失功能的主要原因。

（李 航）

yuánfāxìng gānzào zōnghézhēng shènsǔnhài

原发性干燥综合征肾损害（renal damage in primary Sjögren syndrome） 原发性干燥综合征引起肾小球基膜、肾小球系膜及肾小管基膜免疫球蛋白及补体的颗粒样沉积而导致的肾损害。干燥综合征（Sjögren syndrome，SS）是以侵犯唾液腺、泪腺等外分泌腺为主的慢性系统性自身免疫病。因其免疫性炎症反应主要表现在外分泌腺体的上皮细胞，故又称自身免疫性外分泌腺上皮细胞炎或自身免疫性外分泌病。1888年哈登（Hadden）首先描述了此病，1933年瑞典眼科医师舍格伦（Sjögren）总结一组具有干燥性角结膜炎、口干燥征和关节炎的患者，并提出此病是系统性疾病。临床上除有唾液腺和泪腺受损及功能下降而出现口干、眼干外，尚有其他外分泌腺及腺体外其他器官的受累而出现多系统损害的症状。其血清中则有多种自身抗体和高免疫球蛋白血症。此病分为原发性和继发性两类，前者指不具另一诊断明确的结缔组织病的干燥综合征，即原发性干燥综合征（primary Sjögren syndrome，pSS）。后者是指发生于另一诊断明确的结缔组织病，如系统性红斑狼疮、类风湿关节炎等的SS。两者在临床、遗传因素、免疫学上都有明显不同。按哥本哈根（Copenhagen，1981年）及修订的福克斯（Fox，1986年）诊断标准，发现pSS患病率在0.3%～0.7%，老年人群中患病率为3%～4%；女性多见，男女比为1∶（9～20）。发病年龄多在40～50岁。原发性及继发性干燥综合征都可出现肾脏损害，此条目主要阐述 pSS 肾损害。

病因及发病机制 pSS 肾小球肾炎为免疫复合物肾炎，肾活检组织免疫荧光检查可见肾小球基膜、肾小球系膜及肾小管基膜免疫球蛋白及补体的颗粒样沉积，在循环中也可测到免疫复合物。病理类型包括膜性肾病及各种类型的增生性肾小球肾炎，循环免疫复合物及原位免疫复合物两种发病机制在 pSS 肾小球肾炎中都存在。间质浸润的淋巴细胞及其产生的细胞因子，也可能是肾小球基膜通透性增加的原因之一。pSS 小管间质性损害是由细胞免疫及体液免疫共同介导的。pSS 患者循环免疫复合物水平与肾小管损伤平行，可见免疫复合物沉积于肾小管周围及间质可能是其损伤的原因；肾组织损伤的局部可见 $CD4^{+}/CD8^{+}T$ 细胞比值增高，同时可见细胞毒性 T 细胞浸润。细胞介导的免疫损害，包括迟发型超敏反应及 T 细胞介导的毒性反应是 pSS 小管间质损害的两种常见的途径。

临床表现 起病多隐匿。临床表现多样，病情轻重差异较大。病程（以首发症状出现至确诊时计算）最短 1 个月，最长可达 40 余年。有 30%～50% 的患者有肾脏损害。

肾小管损害 ①pSS的肾损害多数患者表现为肾小管间质性损害，主要累及远端小管，50% 的 pSS 肾损害者出现肾性尿崩症。主要是远端小管受损后，对抗利尿激素的反应降低，不能正常回收水分，尿浓缩能力下降。肾浓缩稀释功能受损常是 pSS 患者最早期出现的症状，表现为尿量增加，夜尿增多，多饮，但常被忽视。②酸中毒以远端肾小管性酸中毒常见于 90% 的 pSS 肾损害者。pSS 病变损害远端小管后，H^{+} 的排泌功能降低，尿液因不能酸化诱发代谢性酸中毒。K^{+} 重吸收能力减弱由尿内大量排出，造成低血钾，患者出现肌肉无力软瘫，严重者累及躯干肌肉甚至呼吸肌。有的患者以低钾麻痹为首发症状而就诊。pSS 表现为远端肾小管性酸中毒患者约 68% 合并低血钾；酸中毒可抑制肾小管对钙再吸收及维生素 D 活化，引起高尿钙及低血钙；约 10% 可出现软骨病；大量排钙及尿液偏碱，易钙盐沉积而形成肾结石和肾钙化。通过氯化铵负荷试验证实约 50% 患者有亚临床型肾小管性酸中毒。少部分 pSS 的患者表现近端肾小管损害为主，尿 HCO_3^- 升高、血 HCO_3^- 降低，可伴糖尿、磷酸盐尿、高尿酸尿、氨基酸尿，表现为范科尼综合征。

肾小球损害 pSS 肾损害者表现为肾小球肾炎者，临床主要表现为蛋白尿，部分患者出现肾病综合征，可合并少量镜下血尿，很少出现肉眼血尿。少数患者合并冷球蛋白血症。

肾功能损害 pSS 常为良性疾病，但肾功能不全者并不少见。其诱发因素有：年龄大、男性患者、大量蛋白尿、血 γ-球蛋白升高、未及时使用糖皮质激素（简称激素）或免疫抑制剂治疗。多为慢性，pSS 发病至出现肾功能不全的时间约为 7 年，自肾功能不全发展至肾衰竭的时间约为 6 年。此病发生急剧发展的间质性肾炎已有报道，均为女性患者，短时间内个别患者可发生严重的急性肾损伤。

病理表现 pSS 肾脏受损的病理表现为肾实质淋巴细胞浸润或免疫复合物沉积，最常见的肾脏受损是间质淋巴细胞浸润伴小管萎缩和纤维化。间质小管的损害常呈弥漫性或多灶状。即使临床上表现为肾小球肾炎，间质损害也相当显著。pSS 表现为肾小球损害为主者，多数报告为膜性肾病及局灶性节段性肾小球硬化，尚有膜增生性肾小球肾炎及系膜增生性肾小球肾炎。免疫荧光可见 IgG、IgA、IgM、C3、C1q 在肾小球基膜颗粒样沉积或在肾小球系膜区局灶沉积，肾小管基膜可见 IgG 及 C3 沉积，少数为系膜区显著的颗粒性 IgA 沉积。电子显微镜下可见上皮下、内皮下及系膜区电子致密物沉积。

诊断与鉴别诊断 pSS 患者出现以间质小管病变为主和（或）肾小球疾病临床表现（如蛋白尿、血尿），应考虑为 pSS 肾损害，排除其他原因后确诊。2002 年 5 月，在日本举行的第八届 SS 国际会议上，根据中国及日本的验证材料，修订了 SS 分类（诊断）标准。2003 年中华医学会风湿病学分会制定的 SS 诊治指南（草案）中也推荐使用该标准（表 1、表 2）。

此病临床表现和血清学表现多变化，易被误诊，故在临床上要给予高度重视。①30% 以上的患者临床口、眼干燥的表现不明显，可能以肾小管性酸中毒或肾性尿崩症为主要表现，此时应对其肾小管性酸中毒的病因进一步探讨，以免漏诊。②高球蛋白血症是此病的特点，有明显高球蛋白血症者，应警惕此病可能。③对pSS 诊断明确，临床若以肾小球损害为主要表现者，最好及时行肾活检，明确其肾小球损害的病理类型，对于临床指导治疗有一定意义。④对既往诊断为原因不明的肾小管性酸中毒患者进行复查，其结果 56.3% 的病例实

表 1　SS 分类标准的项目

Ⅰ	口腔症状：3 项中有 1 项或 1 项以上
	1. 每日感到口干持续 3 个月以上
	2. 成年后腮腺反复或持续肿大
	3. 吞咽干性食物时需用水帮助
Ⅱ	眼部症状：3 项中有 1 项或 1 项以上
	1. 每日感到不能忍受的眼干持续 3 个月以上
	2. 有反复的砂子进眼或砂磨感觉
	3. 每日需用人工泪液 3 次或 3 次以上
Ⅲ	眼部体征：下述检查任 1 项或 1 项以上阳性
	1. 席尔默（Schirmer）试验（+）（≤5mm/5min）
	2. 角膜染色（+）（≥4 van Bijsterveld 计分法）
Ⅳ	组织学检查：下唇腺病理活检示淋巴细胞灶≥1 个（指 4mm^2 组织内至少有 50 个淋巴细胞聚集于唇腺间质者为 1 个灶）
Ⅴ	唾液腺受损：下述检查任 1 项或 1 项以上阳性
	1. 唾液流率（+）（≤1.5ml/15min）
	2. 腮腺造影（+）
	3. 唾液腺放射性核素检查（+）
Ⅵ	自身抗体：抗 SS-A 或抗 SS-B（+）（双扩散法）

表 2　SS 分类标准的具体分类

1. 原发性 SS：无任何潜在疾病的情况下，符合下述任意 1 条即可诊断
   a. 符合表 1 中 4 条或 4 条以上，但必须含有项目Ⅳ（组织学检查）和（或）项目Ⅵ（自身抗体）
   b. 项目Ⅲ、Ⅳ、Ⅴ、Ⅵ4 条中任 3 条阳性
2. 继发性 SS：患者有潜在的疾病（如任一结缔组织病），而符合表 1 的Ⅰ和Ⅱ中任 1 条，同时符合项目Ⅲ、Ⅳ、Ⅴ中任 2 条
3. 必须除外：颈头面部放疗史，丙型肝炎病毒感染，获得性免疫缺陷综合征，淋巴瘤，结节病，移植物抗宿主病，抗乙酰胆碱药的应用（如阿托品、莨菪碱、溴丙胺太林、颠茄等）

际上是由 pSS 引起。1998 年董怡首次报告中国 70 例 pSS 患者，肾脏损害者高达 50%，较国外报道的 15%～25% 为高，其中 90% 为远端肾小管性酸中毒。同时还回顾性的随访 4 年中收治的 32 例肾小管性酸中毒患者，发现其中 56%可确诊为 pSS。

治疗　以往许多学者主张对症治疗，如纠正酸中毒及电解质紊乱，一般不使用激素及免疫抑制剂治疗。由于对该病的深入了解，发现临床以肾小管损害为主要表现者，自 pSS 发病至肾功能不全历时较长；临床以肾小球损害为主者，肾功能损害出现的时间短于肾小管损害为主的患者。①pSS患者表现为肾小管性酸中毒和（或）肾性尿崩症者，肾脏的病理改变主要为肾间质淋巴细胞浸润及肾小管损害，在给予对症治疗的同时，早期给予小剂量激素治疗，对患者长期的肾功能预后有益。②对于表现为肾小球损害为主者，应给予常规的激素及免疫抑制剂治疗。③表现为肾病综合征者应联合使用激素及细胞毒类免疫抑制剂或其他类型的免疫抑制剂。④肾功能损害的早期给予小剂量激素及环磷酰胺，多数病例血肌酐明显下降。⑤出现肾功能明显损害者，使用激素后大部分血肌酐较治疗前可有一定程度的下降，但在半年至 1 年内又逐渐恢复至治疗前水平。⑥发生终末期肾衰竭者，可行腹膜透析及维持性血液透析等替代治疗。⑦pSS肾损害终末期尿毒症肾移植的时机、疗效及肾病的复发等尚无经验。

预后　pSS 肾损害以肾小管间质病变为主者，一般发展相对缓慢，预后良好；合并肾小球病变、特别是增殖性病变严重者，肾功能常恶化较快，预后较差。

（李　航）

shèn diànfěnyàng biànxìng

肾淀粉样变性（renal amyloidosis）

淀粉样物质沉积于肾脏引起的继发性肾脏疾病。是老年非糖尿病继发性肾病综合征常见的病因，其所致的慢性肾衰竭接受透析治疗的患者占透析人群的 0.6%～6.0%。多见于 50 岁以上男性。

病因及发病机制　不同类型肾淀粉样变性可由不同淀粉样蛋白组成，故病因不同，发病机制也不尽相同。淀粉样变性不同结构成分具有不同的理化特性和相异的亲组织性，其从无害的可溶性蛋白转变为不溶性，并聚合形成不溶性的原纤维，沉积于不同组织的细胞外基质中，形成不同组织、器官的淀粉样变性。常见的与肾脏受累较为密切的淀粉样变性有 4 种。

AL 型淀粉样变性　常见的原发性淀粉样变性，部分为多发性骨髓瘤合并的淀粉样变性。由免疫球蛋白轻链氨基端可变区组成，前体为免疫球蛋白轻链，可为 λ 或 κ 轻链。约 10% 多发性骨髓瘤患者可合并 AL 型淀粉样变性，其中 20% 本身即为轻链型多发性骨髓瘤。AL 型淀粉样变性中多发性骨髓瘤合并淀粉样变性与原发性

AL型淀粉样变性所占比例无显著性差异。

AA型淀粉样变性　继发性淀粉样变性，常见于自身免疫病（如类风湿关节炎）、慢性感染和炎症（如慢性化脓性感染、肉芽肿性感染，特别是结核、炎症性肠病），偶见于肿瘤（如霍奇金病）。家族性地中海热和肿瘤坏死因子受体相关性周期性综合征也可见遗传基因突变所致的AA型淀粉样变性。AA蛋白的前体为血清淀粉样蛋白A，是急性时相反应物，微量存在于正常人血清中。组织损伤或炎症反应，可刺激肝细胞大量产生，使其浓度增加100~1000倍。经丝氨酸蛋白酶裂解为AA蛋白，持续沉积于组织内，形成继发性淀粉样变性。此外，AA蛋白降解能力下降在淀粉样变性的发生、发展中也有一定作用。有效抗生素的应用降低了慢性感染所致的继发性淀粉样变性的发生率，自身免疫病，如类风湿关节炎所致的继发性AA型淀粉样变性的比例因此增加。

血液透析相关性淀粉样变性　$A\beta_2$-微球蛋白为晚期糖基化终末产物修饰的β_2-微球蛋白，相对分子量为11.0~11.8 kD，含99个氨基酸，可沉积于患者的关节、肌肉、内脏和滑膜等组织中，常呈现腕管综合征，见于长期维持性血液透析者。

家族性淀粉样变性　又称家族遗传性淀粉样变性，常由相应的淀粉样蛋白前体突变所致，如纤维蛋白原A-α链、溶菌酶、载脂蛋白AⅡ。多为常染色体显性遗传。

研究发现，所有类型的淀粉样蛋白中均含有血清淀粉样P成分和糖胺聚糖。血清淀粉样P成分是五聚蛋白的糖蛋白，为一组钙结合蛋白，可原位与蛋白结合，不被蛋白酶水解，使淀粉样物质不被降解，在淀粉样变性的发病机制和致病性中发挥重要作用。

临床表现　无论原发性、继发性还是其他类型的淀粉样变性，淀粉样蛋白在组织中的沉积均可引起组织结构损伤和器官功能失调甚至衰竭，可累及肾、心血管、肝、脾、胰腺、胃、脑、甲状腺、神经、皮肤和关节等，引起相应的临床表现。

肾脏表现　主要包括下列方面。

蛋白尿　肾淀粉样变性常见的早期临床表现。国外研究显示，绝大多数患者有不同程度的蛋白尿，其中，55%~60%尿蛋白≥1g/d，25%~40%表现为肾病综合征，<5%无蛋白尿患者常以淀粉样周围神经病变为主。尿蛋白的多少与肾活检时淀粉样蛋白沉积范围并无相关性，部分轻度蛋白尿可持续数年，少数甚至可达10余年。肾淀粉样变性患者一旦出现肾病综合征，发展迅速，平均存活时间为19个月，预后甚差。部分肾病综合征患者可合并肾静脉血栓，加速肾功能恶化，偶可导致急性肾损伤。

血尿　部分肾淀粉样变性患者可有镜下血尿，但肉眼血尿罕见，若出现明显血尿，应排除膀胱和输尿管的淀粉样变性。此病出现慢性肾衰竭时，肾病综合征有时仍可持续，肾脏大小可正常甚至增大。

肾病综合征　AL型淀粉样变性确诊时约1/4患者的血肌酐>176.8μmol/L。此病肾病综合征患者从诊断至开始透析的平均时间为14个月，从透析开始平均存活时间为8个月，腹膜透析与血液透析的存活时间无明显不同。肾衰竭和心血管疾病是患者死亡的最主要原因。

肾功能损害　因肾间质、髓质肾小管周围直小血管，偶尔肾小管基膜等可有淀粉样蛋白沉积，少数患者可出现多尿、低比重尿等尿浓缩功能受损表现，极少数可出现尿崩症。也有少数患者出现肾性糖尿、近端肾小管性酸中毒等近端小管受损表现，偶见典型的范科尼综合征。

高血压　淀粉样变性高血压发生率约为20%，后期肾衰竭患者高血压发生率为20%~50%，远低于其他原因引起的肾衰竭患者。与此相反，直立性低血压发生率却明显增多，可能与淀粉样病变所致周围神经病变和（或）自主神经病变有关。

肾外表现　常根据病因不同及受累器官不同，有不同的肾外表现。

AL型淀粉样变性　病变可累及多系统、多器官。①常侵犯心脏，引起限制性心肌病、心脏扩大、心律失常和传导阻滞，冠状动脉受累可引起心绞痛和心肌梗死。50%原发性AL型淀粉样变性患者死于充血性心力衰竭和心律失常，为此病最常见的致死原因。②胃肠道受累常见，可引起胃肠动力学异常，患者可有便秘、腹泻、吸收不良和肠梗阻等症状，也可因黏膜下血管受侵犯而伴发消化道出血，甚至大出血。约1/4患者肝大，但肝功能变化一般较轻；偶见脾大。③部分患者因舌被侵犯而出现巨舌，患者言语不清，吞咽困难，影响呼吸道通畅。④周围神经受累表现为剧烈疼痛，为感觉性多发性神经病。自主神经病变可引起直立性低血压、排汗障碍、胃肠功能紊乱、膀胱功能失调、阳痿等症状，可单独出现，也可与周围神经受累的症状共存。⑤皮肤受累可形成眼周围特征的淤血、淤斑、丘疹、结节、斑块，通常在面部和上躯干。⑥关节受累可表现为多发关节肿痛，似类风湿或不对称的血清学阴性滑膜炎。部分患者可出现腕管综合征。⑦也有引起腹膜后纤维化的报道。⑧偶可出现高钾血症，可能与肾上腺受累所致醛固酮减少症有关。⑨多发性骨髓瘤合并AL型淀粉样变性与原发性AL型淀粉样变性显著不同的症状是前者常有难以忍受的骨痛，肾病综合征、直立性低血压和周围神经病变发生率也较后者低。

继发性AA型淀粉样变性

胃肠道功能障碍是仅次于肾脏的常见临床表现，包括腹泻、便秘、消化不良。与AL型淀粉样变性相比，此型患者充血性心力衰竭、周围神经病变、巨舌和腕管综合征并不常见，肝脾大也并不常见。应特别注意此病的临床症状易被原发病，如慢性感染、结核、类风湿关节炎或恶性肿瘤等疾病的临床症状所掩盖。

血液透析相关性淀粉样变性

主要见于长期维持性血液透析患者，尤其是透析时间长于5~10年者。①腕管综合征：早期常表现为双侧手部正中神经分布区域感觉异常，随后发生掌部关节病变伴运动障碍。②淀粉样关节炎：常见为肩、髋、腕、膝、肘、踝及指关节受累，其中肩关节受累最常见，表现为关节疼痛、僵硬和肿胀；软骨下骨囊性损害和关节侵蚀性改变是最主要的放射学特征。③全身性淀粉样变：少见，程度通常较轻。

家族性淀粉样变性　常有多发神经病变，根据临床主要受累器官可分为神经病变、肾脏病变、心肌病变。

诊断与鉴别诊断　肾病理学检查是最可靠的诊断手段，但应谨防肾活体组织检查（简称肾活检）出血，尤其是肾、肝明显受累并有出血倾向者。

凡有以下情况，应做进一步检查，必要时行肾活检确诊。①有明确类风湿关节炎或慢性感染性疾病，如结核、支气管扩张、骨髓炎等，出现蛋白尿或肾病综合征，尤其是同时合并心脏疾病（心力衰竭、心律失常、心脏肥大）和胃肠道功能紊乱（腹泻、便秘和消化不良）或肝脾大者。②中老年患者出现不明原因蛋白尿、肾病综合征、慢性肾功能不全而呈肾脏体积增大。③多发性骨髓瘤患者出现大量蛋白尿或肾病综合征。④长期维持性血液透析出现关节炎、腕管综合征者。⑤家族性发病，出现大量蛋白尿或肾病综合征，有时合并神经病变、脑或内分泌腺病变，应做家系调查和相关遗传基因检测。

尽管淀粉样蛋白的生化成分和来源不尽相同，但在病理特点和某些物理性状方面具有下列共性：①刚果红染色呈砖红色，偏振光下呈特有的苹果绿色双折光。②苏木精-伊红（hematoxylin-eosin，HE）染色呈嗜酸性均质物，甲基紫或结晶紫染色呈红色（称变色反应）。③电子显微镜（简称电镜）下为直径为8~10nm、不分支纤维丝状结构，排列紊乱。④经X线衍射呈β片层结构。典型病理表现为：光镜下HE染色肾小球内嗜伊红的均质无结构团块状沉积，刚果红染色阳性（图1）；电镜下在肾小球系膜区、肾小球基膜和血管壁等部位可见8~10nm不分支、杂乱排列的细纤维丝样物质（图2）。

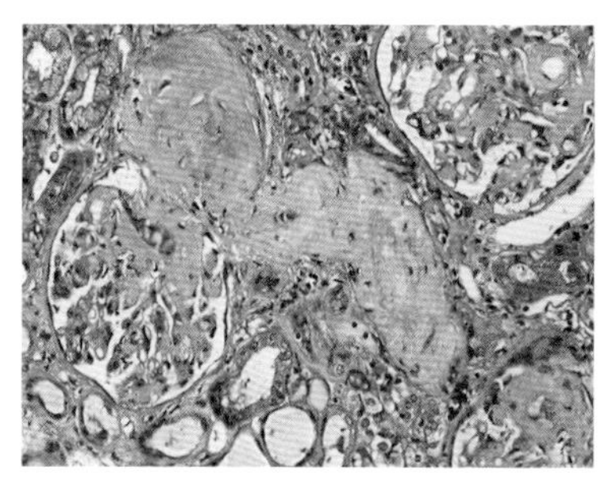

图1　肾淀粉样变性光镜检查

注：刚果红染色阳性（×400）

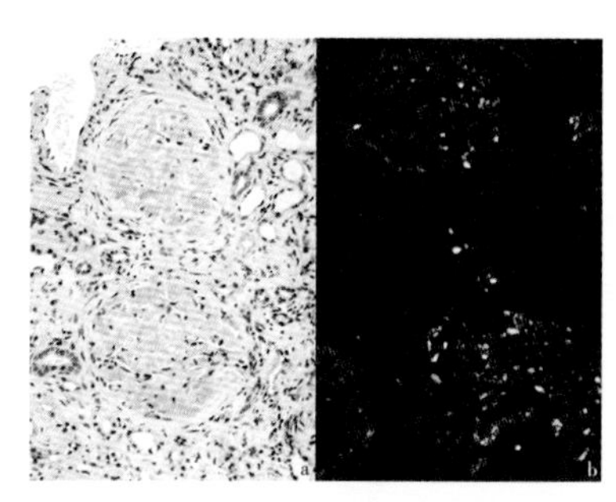

图2　肾淀粉样变性电镜检查

注：a. 刚果红染色；b. 偏振光方法（×400）

鉴别诊断要点：①区别AA型和AL型淀粉样变性可根据病史、临床表现、肾组织免疫荧光或免疫组织化学（抗AA蛋白和抗κ或λ轻链抗体）检查。鉴别不同成分淀粉样变性也可用不同成分的相应抗体。AL型淀粉样变性属于浆细胞病，故患者骨髓内均有浆细胞或淋巴浆细胞克隆群。采用敏感的血和（或）尿免疫固定电泳检测AL型肾淀粉样变性患者单克隆轻链，检出阳性率可高达90%。②电镜下肾淀样变性观察到的纤维丝样淀粉样物质应与纤维样肾小球病、冷球蛋白血症、血栓性微血管病、恶性高血压、移植性肾小球病、免疫触须样肾小球病等鉴别，刚果红染色是重要的鉴别依据，肾淀粉样变性染色为阳性，余者均为阴性。此外，纤维丝的直径、形状、分布部位、范围和各自的临床及实验室检查特点等均有助于鉴别。

治疗 对肾病综合征患者应限盐，适当应用利尿药，补充足够热量和维生素。警惕直立性低血压，特别是应用利尿药者，可试用弹力袜和紧身衣防治。严重水肿者，输入白蛋白后适当加用利尿药可暂时减轻水肿，但应严格控制，不宜常规频繁使用。肾功能不全者应限制蛋白质摄入，给予优质低蛋白饮食，有条件时配合使用复方 α-酮酸。高血压患者应严格控制血压。

原发性肾淀粉样变性 用烷化剂等抗肿瘤药物如美法仑抑制单克隆浆细胞株过度增殖和轻链产生是治疗原发性 AL 型淀粉样变性的主要方法，但长期使用美法仑可诱发白血病和骨髓增生异常综合征，且总体治疗效果并不理想。有研究显示：①符合自体干细胞移植入选标准的患者用大剂量美法仑联合自体干细胞移植治疗 AL 型淀粉样变性，可明显延长患者的平均生存时间，提高生存质量，显示出良好的应用前景。②不符合自体干细胞移植入选标准的患者应用美法仑和地塞米松联用可显著提高新诊断原发性 AL 型淀粉样变性的缓解率和生存时间，是新型有效的治疗方法。③上述两种方法治疗不佳者可采用抗骨髓瘤的新药物如硼替佐米、沙利度胺等治疗，有时可取得较好疗效。

继发性肾淀粉样变性 主要针对原发病治疗，有效控制感染和炎症常可使继发性淀粉样变性停止发展或好转，减少尿蛋白，延缓肾功能恶化。有研究显示，依罗沙特（Eprodisate）可延缓慢性炎症继发性 AA 型淀粉样变性患者的肾功能恶化，其治疗机制尚未完全阐明，可能与此药可干扰淀粉样蛋白与糖胺聚糖的相互作用，抑制淀粉样纤维丝聚合和组织沉积相关。

家族性地中海热 一种 AA 型淀粉样变性病，采用秋水仙碱治疗有肯定疗效，可使腹痛和发热消退，降低血清淀粉样蛋白 A 水平，预防和减少急性发作。秋水仙碱可阻止蛋白尿产生，偶尔可逆转肾病综合征，阻止非肾病综合征范畴蛋白尿患者肾功能恶化。

血液透析相关性淀粉样变性 尚无特效药物治疗，选用生物相容性较好的高通量膜有助于增加 β_2-微球蛋白的清除。

预后 不良。①原发性 AL 型淀粉样变性患者平均存活时间少于 2 年，而多发性骨髓瘤相关者平均存活时间仅为 5 个月；心脏受累所致心力衰竭、心律失常、猝死是原发性 AL 型淀粉样变性患者的主要死亡原因。②继发性 AA 型存活时间一般长于原发性 AL 型，血肌酐浓度升高和血浆白蛋白浓度下降是预后不良的重要指标，其主要死亡原因是肾衰竭及透析相关合并症，而非心脏合并症。肾脏替代治疗可使肾淀粉样变性患者生存期有所延长。随着肾淀粉样变性、特别是 AL 型肾淀粉样变性的早期诊断，以及新治疗方法（如自体干细胞移植）和新的有效治疗药物的临床应用，使肾淀粉样变性、特别是 AL 型肾淀粉样变性患者的生存期延长，预后明显改善。

（章友康）

duōfāxìng gǔsuǐliú shènsǔnhài

多发性骨髓瘤肾损害（renal damage in multiple myeloma）

多发性骨髓瘤所致蛋白尿、肾功能不全和肾小管功能异常的继发性肾脏疾病。包括骨髓瘤管型肾病、骨髓瘤所致的*轻链沉积病*和*肾淀粉样变性*。发生率为 60%～90%，肾衰竭是多发性骨髓瘤（multiple myeloma，MM）患者仅次于感染的主要死亡原因。

病因及发病机制 免疫球蛋白轻链由浆细胞产生，包括 κ 型和 λ 型。血液循环中 κ 轻链主要以单体形式存在，λ 轻链则主要以双聚体形式存在。单体可自由地经肾小球滤过。正常情况下，从肾小球滤过的轻链 99% 由近端小管上皮细胞重吸收，并在水解酶作用下分解，滤过的轻链仅 1%（<10mg/d）由终尿排出。MM 患者，恶性浆细胞产生大量“异常的”免疫球蛋白轻链，通过不同机制损害肾脏。正常细胞与肿瘤浆细胞产生的轻链，其区别在于免疫球蛋白分子的突变，这是 MM 病理损害的基础。

免疫球蛋白轻链对肾小管的直接毒性 MM 合并肾损害患者的轻链注射到小鼠体内可产生特征性病理改变。异常的轻链对肾小管上皮细胞有直接毒性作用，κ 轻链可进入细胞激活溶酶体，导致细胞空泡变性；进入细胞核，诱导 DNA 裂解和细胞死亡；抑制 RNA 酶活性和 Na^+-K^+-ATP 酶活性，抑制核苷酸合成，导致核固缩等。

轻链堵塞肾小管致管型肾病 经肾小球滤过到达肾小管的轻链，与髓袢升支粗段产生的 T-H 蛋白的糖类基团相互聚集形成管型，可能导致远端肾单位的梗阻，出现管型肾病。其发病机制涉及因素较多，包括轻链蛋白的种类和浓度、钙离子浓度、尿 pH 值、氯化钠浓度、肾小管流量、脱水、高钙血症、药物（呋塞米、解热镇痛药、造影剂）的应用等。异常的轻链可呈浓度依赖性对近端

小管上皮细胞产生毒性作用，引起肾小管损伤，进而导致肾小管坏死。

轻链在肾脏沉积　MM 时，轻链蛋白可沉积于肾小管基膜、肾小球基膜和系膜区，导致肾轻链沉积病。沉积的机制可能与轻链蛋白异常糖化和聚合特性相关。少数情况下，MM 患者 κ 轻链呈线性在肾小管基膜沉积，出现严重的急性间质性肾炎。

肾淀粉样变性　MM 患者可合并淀粉样变性，为 AL 型淀粉样物质。合并淀粉样变性的 MM 患者多数为 κ 轻链类型。淀粉样变性常累及肾脏，肾小球、肾血管和肾间质有淀粉样物质弥漫性沉积。以蛋白尿为主要表现，可出现大量蛋白尿，甚至肾病综合征。

高钙血症所致肾损害　MM 患者常有高钙血症。其原因为瘤细胞直接破坏骨质，释放大量钙质入血；骨髓瘤细胞可分泌破骨细胞激活因子，诱导破骨细胞活化，并引起骨质溶解和钙入血；异常的免疫球蛋白增多可与钙结合，血中结合钙增加。轻度高钙血症早期主要可见肾小管上皮细胞变性、肿胀、坏死和钙沉积；严重或长期的高钙血症，钙沉积于整个肾脏，包括肾小管、间质、肾小球及肾血管，形成肾钙化及肾硬化。高钙血症和肾衰竭可互为因果。高钙血症可诱发急性肾损伤；肾功能损害妨碍尿钙排泄可诱发或加重高钙血症。

高尿酸血症所致的肾损害　尿酸是核酸的代谢产物。大量骨髓瘤细胞破坏（如化学治疗后），血中尿酸明显增加。若有肾功能异常，可减少尿酸排出，加重高尿酸血症。急性者尿酸结晶多沉积于远端小管和集合管，慢性者其尿酸多沉积于肾间质及髓质，导致肾小管－间质病变及功能损害。

高黏滞血症所致肾损害　MM 细胞产生的大量异常免疫球蛋白是形成高黏滞血症的主要原因。异常免疫球蛋白分子的不对称性、与其他蛋白形成复合物、本身的聚集性和冷沉淀性，使红细胞聚集，血液黏滞性增加，循环淤塞。是否产生高黏滞血症决定于免疫球蛋白类型及 M 蛋白浓度。易产生高黏滞血症临床表现的骨髓瘤类型依次为 IgM>IgA>IgG。其所致肾损害主要包括肾小管浓缩功能减退、氮质血症，可有血尿，甚至出现肾静脉血栓形成。

炎症所致肾损害　MM 患者全身抵抗力降低，加之肾小管管型、尿路结石、梗阻、盐类沉积等因素，患者可有反复发作性肾盂肾炎，加重肾脏损害。骨髓瘤细胞产生的异常免疫球蛋白及其轻链在肾脏沉积是产生非感染性炎症的重要因素。MM 合并肾衰竭者，血和尿中白介素-6 水平升高。

临床表现　包括肾外表现和肾损害表现。

肾外表现　MM 常有不同程度的骨痛、贫血、周围神经炎、高黏滞血症和出血倾向等表现。①疼痛部位多见于腰背部，也可出现肢体痛或肋骨痛，甚至出现病理性骨折。②贫血通常为正细胞正色素性贫血。③骨髓瘤细胞产生的 M 蛋白缺乏免疫功能，正常的免疫球蛋白合成受抑制，机体体液免疫缺陷，故易并发感染，包括肺部感染和泌尿系统感染、带状疱疹或败血症等。④部分患者出现周围神经炎，表现为肌肉无力、肢体麻木和痛感迟钝等。⑤血中异常的免疫球蛋白增高，可出现高黏滞血症，表现为头晕、乏力、恶心、视物模糊、手足麻木、心绞痛、皮肤紫癜等。⑥出血倾向常见浅表黏膜渗血、皮肤紫癜等。

肾损害表现　常表现为蛋白尿、肾功能不全和肾小管功能异常。

蛋白尿　是 MM 的常见表现，主要为小分子溢出性蛋白尿，因常规的试纸法主要对白蛋白敏感、对球蛋白成分不敏感，检出率低，24 小时尿蛋白定量检查可减少漏诊。尿常规检查的尿蛋白半定量与 24 小时尿蛋白定量结果不吻合是 MM 肾损害的重要表现；部分骨髓瘤患者尿本周蛋白阳性，κ 轻链和（或）λ 轻链增高；尿蛋白可从微量至 10g/d 甚至更高；肾病综合征范畴蛋白尿提示累及肾小球，应注意有无肾淀粉样变性、肾静脉血栓和轻链沉积病等。

肾功能不全　分为急性和慢性。高钙血症、腹泻、呕吐所致有效循环血量不足、氨基糖苷类等肾毒性药物、造影剂、高尿酸血症、高黏滞血症及严重感染等均可诱发急性肾损伤。慢性进行性肾功能减退较常见，与轻链蛋白密切相关，尤其在低尿流量、酸性尿的情况下，轻链蛋白易与 T-H 蛋白结合，沉积于远端小管和集合管而导致骨髓瘤肾病，并可引起肾衰竭。高钙血症、高尿酸血症肾病、肾淀粉样变性、高黏滞血症和肾盂肾炎，均可加重或诱发慢性进行性肾衰竭。

肾小管功能异常　①远端小管功能不全：多饮、多尿、尿酸化功能和尿浓缩功能障碍（低渗尿和低比重尿），甚至表现为肾性尿崩症。②范科尼综合征：主要表现为近端小管重吸收障碍，如糖尿、氨基酸尿、磷酸盐尿、重碳酸氢盐的丢失、尿尿酸增多，并可出现多尿、低血钾及高氯性酸中毒、肾性骨病。③肾小管性酸中毒：血pH降低，血氯化物升高，尿pH增高。

骨髓瘤患者血尿一般少见。若出现突发性血尿，应注意有肾静脉血栓、肾结石、高钙血症和高钙尿症及高尿酸血症等可能性。

辅助检查 ①血液检查：不同程度贫血，其程度与肾功能不相符；血小板计数大多减少；红细胞沉降率增快；异常球蛋白血症，如高球蛋白血症，血清蛋白电泳γ-球蛋白增高或M蛋白增高；血肌酐增高。②尿液检查：尿本周蛋白、κ轻链和（或）λ轻链增高，尿β_2-微球蛋白增高等。③骨髓检查：骨髓有核细胞多呈增生活跃或明显活跃；浆细胞占10%以上，伴形态异常，应考虑MM的可能。④放射学检查：多数患者X线平片可发现广泛骨质疏松和（或）溶骨性损害、病理性骨折。

病理表现 主要介绍MM肾病，又称管型肾病，为MM肾脏最常见的特征性病理改变。①光学显微镜检查：可见大而致密、分层、数处断裂、折光、透亮的蛋白管型，有时呈结晶状，管型周围常有多核巨细胞。这种管型常见于远端小管和集合管，偶可见于近端小管，可被苏木精-伊红、过碘酸希夫染成红色。远端小管常扩张、上皮细胞扁平，偶可见上皮细胞剥脱和肾小管基膜断裂，间质内可有炎症细胞（单核细胞、浆细胞、淋巴细胞）浸润；近端小管萎缩和其他非特异性改变。部分患者有严重的间质纤维化。②免疫荧光检查：主要显示上述管型部位有κ或λ轻链沉积，同时还可有其他免疫球蛋白、白蛋白、补体、T-H蛋白和纤维蛋白原等沉积。③电子显微镜检查：骨髓瘤管型多由结晶状物质或丝状结构的片段构成，有时出现细小颗粒状电子致密物，也可呈粗大颗粒和针样结晶的混合体。

诊断 诊断线索：①中老年不明原因蛋白尿，尤其是尿常规检查尿蛋白少，24小时尿蛋白定量多。②高免疫球蛋白血症，或血清蛋白电泳γ-球蛋白增高或有M带。③红细胞沉降率明显加快。④与肾功能不相平行的严重贫血、出血倾向。⑤成年人不明原因的骨痛伴有肾小管间质损害。⑥尿本周蛋白阳性或κ轻链或λ轻链明显增高。⑦不明原因的高钙血症或高钙尿症伴肾衰竭。有上述一项以上表现者，均应做有关临床及实验室检查，排除MM的可能性。诊断依据：①血浆蛋白电泳出现M蛋白，血清单项免疫球蛋白（IgG≥35g/L，IgA≥20g/L，IgM≥15g/L，IgD≥2g/L）或轻链异常增高，而其他免疫球蛋白明显下降。②无其他原因的溶骨性损害。③骨髓涂片示异常浆细胞>15%。

MM肾损害的诊断依据：①有MM的肾外表现。②尿蛋白增高，尤其是尿本周蛋白阳性或κ轻链或λ轻链明显增高。③肾功能不全，血肌酐增高。④肾小管间质损害。⑤肾活体组织检查表现为MM管型肾病。①是诊断前提。

鉴别诊断 需与非MM所致肾淀粉样变性、轻链沉积病、冷球蛋白血症肾病、病史不详的糖尿病肾病、特发性或肿瘤患者的膜性肾病鉴别。主要鉴别点是原发病的诊断，尿本周蛋白阳性或κ轻链或λ轻链明显增高（>1g/d）有助于此病的诊断。

治疗 治疗原发病和防治肾损害。

MM的治疗 ①传统疗法：美法仑+泼尼松（MP方案）的常规化疗为主。②对所有有条件的患者均推荐大剂量化学治疗（简称化疗）联合进行自体干细胞移植，可取得较好疗效。清髓性异基因干细胞移植可在年轻患者中进行，常用于难治性复发患者。骨髓瘤的治疗是肾损害治疗的基础和前提，肾轻链沉积病经过长期化疗可使肾小球系膜结节和κ轻链沉积消失，达到临床缓解。③靶位治疗：通过改变骨髓中肿瘤细胞微环境，阻止或影响骨髓瘤细胞归巢并定位于骨髓的过程达到治疗目的。沙利度胺单用可能有效，但与地塞米松合用疗效更佳。蛋白酶抑制剂是治疗MM的新药，既可直接抑制MM细胞，也可抑制骨髓微环境中通过旁分泌促进MM细胞生长的机制。肾衰竭患者无需调整剂量。研究显示，该药可作为MM的一线、二线药物，疗效较好。

MM肾损害的防治 ①纠正导致肾衰竭的可逆因素：包括积极的水化、碱化尿液、停用非甾体类抗炎药，避免静脉注射含碘对比剂等。②纠正高钙血症：补充大量液体，使尿量保证在2000~3000ml/d；糖皮质激素可抑制破骨细胞活化因子，减少骨质破坏，并可降低肠道钙的吸收，增加尿钙排泄，降低血钙，可短期使用；应用降钙素，1~5天可使血钙下降；双膦酸盐在高钙血症管理中非常有效，因其可能与急性肾损伤相关，使用应谨慎；若上述药物无效或情况紧急，可用低钙或无钙透析液行腹膜透析或血液透析。③高黏滞血症的处理：若病情允许可采用丹参、低分子右旋糖酐静脉滴注，必要时可用血浆置换。④防治高尿酸血症：特别在化疗时应密切观察血尿酸变化，增加水分摄入、碱化尿液。若血尿酸升高明显，可同时应用别嘌醇，抑制尿酸产生。⑤肾衰竭的治疗：寻找并除去肾功能恶化的加重因素，延缓肾功能的恶化；必要时采用肾脏替代治疗。因移植物和患者的生存率较差，MM 活动期或血液检查未缓解者，不鼓励肾移植。⑥对症支持治疗：防治感染、出血，镇痛，提高患者生活质量。

预后 较差。即使积极治疗，骨髓瘤管型肾病患者在确诊后 3 个月内发展到终末期肾病仍高达 65%。就诊时出现严重或进展性肾功能减退者易发生不可逆肾衰竭，80% 的患者需要立即透析，仅 15% 的患者肾功能得到恢复。慢性透析患者的生存时间一般是 4~28 个月，1 年的生存率为 29%~84%，2 年的生存率为 19%~50%。单克隆免疫球蛋白轻链沉积病患者的中位生存期是 4 年；死亡的危险因素是老年、骨髓瘤、肾外轻链沉积；大部分患者会进展到终末期肾病；透析患者的生存时间为 7~48 个月。30% 的 MM 患者有淀粉样变性。轻链型淀粉样变肾病综合征患者的中位生存期为 16 个月，λ 轻链患者比 κ 轻链患者的预后差；肾功能不全也提示预后较差，血肌酐 >203.3μmol/L的患者中位生存期 15 个月，肾功能正常的患者中位生存期是 26 个月；充血性心力衰竭者预后最差，中位生存期 <6 个月。

（谢院生）

qīngliàn chénjībìng

轻链沉积病（light chain deposition disease, LCDD） 浆细胞异常增生致单克隆免疫球蛋白轻链在组织器官中特异性沉积所造成的继发性肾脏疾病。属单克隆免疫球蛋白沉积病（monoclonal immunoglobulin deposition disease, MIDD）。1976 年，兰德尔（Randall）首次报道轻链能以非淀粉样变性的方式沉积于组织而致病，并将其命名为轻链沉积病。事实上，轻链沉积导致的疾病并不止 LCDD，AL 型肾淀粉样变性同样是轻链沉积而致病，但两者轻链沉积的方式不同。因此轻链沉积病这一命名并不准确，但习惯上该称谓仍一直沿用，并且仅特指 LCDD 而不包括淀粉样变性。1980 年人们又认识到单克隆轻链和重链可伴随沉积于组织之中，由此称之为轻链重链沉积病。1993 年奥库蒂里耶（Aucouturier）等进一步发现单克隆重链可在组织中沉积并致病，称之为重链沉积病。多发性骨髓瘤或淋巴增生性疾病常合并 LCDD，但约 50%的 LCDD 患者无浆细胞增生的证据。LCDD 是少见病。发病年龄以中老年为主，多数大于 45 岁，男女之比为 4∶1。

病因及发病机制 MIDD 的发病机制并不完全清楚，多数学者认为免疫球蛋白结构异常在其发病中起重要作用。突出的改变为疏水性氨基酸取代了极性氨基酸，并暴露于可融合的环境，强烈影响蛋白质的构象，尤其是补体决定区的结构；另一方面，基因突变导致的氨基酸替换，形成 N 末端羰基化位点，这些改变均易导致蛋白质的异常聚合及沉积。免疫球蛋白轻链是大约由 210 个氨基酸组成的蛋白质，分子量为 25kD，包括恒定区和可变区，可分为 κ 型和 λ 型两种。单克隆轻链引起的肾损害和轻链的类型有关，κ 型常常引起轻链沉积病，而 λ 型常引起淀粉样变性。LCDD 常是轻链恒定区，而淀粉样蛋白常来源于轻链可变区。15%~30% 的 LCDD 患者血、尿轻链浓度不高，但组织中仍有轻链蛋白的沉积。进一步研究发现，这些轻链经过糖基化修饰，因此糖基化可能促进轻链蛋白在组织中的沉积。

临床表现 多数患者以肾受累为首发症状，表现为急性或慢性肾功能不全伴不同程度的蛋白尿，可伴镜下血尿及高血压，大部分 LCDD 患者起病时即有肾功能不全（65.4%），合并肾病综合征者较多（65.4%），46.2%有明显的镜下血尿。其他常见的受累器官有心、肝、神经系统及皮肤等，也有肺、胃肠道、脾、内分泌腺（包括胰腺、甲状腺及肾上腺）、淋巴结、肌肉、眼、关节、乳腺、垂体等的报道。80% 的 LCDD 病例合并心脏受累，呈心脏舒张功能受损或限制性心肌病的表现；肝受累表现为肝大、胆汁淤积及肝功能异常等；20% 的病例合并神经系统受损，可累及中枢及周围神经，临床表现吉兰-巴雷综合征，或末梢神经感觉消退、自主功能丧失等；皮肤受累可表现红肿、瘙痒、色素沉积等。临床表现取决于轻链沉积所累及的器官及其严重程度，轻链的沉积量越多，相应器官功能受损越明显，严重者常因肾或多器官功能障碍综合征而死亡。

病理表现 主要累及肾小球及血管，光学显微镜（简称光镜）下见刚果红染色阴性的特殊蛋白沉积，可形成系膜区结节样硬化。免疫荧光（或免疫病理）可见 κ 或 λ 链沉积，以前者更多见。电镜下肾小球基膜（glomerular basement membrane, GBM）内侧可见细小电子致密物沉积，肾小管基膜外侧和肾小囊壁可见粗大电子致密物沉积。

诊断 诊断依据临床表现、相应实验室检查，确诊依赖肾活体组织检查（简称肾活检）病理。轻链沉积病可单独发生，亦可合并于多发性骨髓瘤或瓦氏巨球蛋白血症。

血液、尿液及肾组织单克隆轻链检测对诊断 LCDD 有重要价值。①肾活检标本免疫荧光（或免疫病理）κ 或 λ 轻链染色及电子显微镜（简称电镜）超微结构检查对 LCDD 有诊断意义。35.3%的 MIDD 患者有低免疫球蛋白血症，可能源于单克隆免疫球蛋白过度合成抑制正常球蛋白的产生。11.8%的患者补体降低。②LCDD患者血、尿 M 蛋白阳性率 85%。正常情况下，人体分泌的 κ 轻链多于 λ 轻链，两者比值约 2∶1。MIDD 患者血、尿 κ 轻链/λ 轻链比值常显著升高或显著降低，但 15%～30%的 MIDD 患者血、尿轻链定量可正常，因此血、尿轻链检查正常并不排除 MIDD 的诊断。③骨髓穿刺活检可明确是否存在浆细胞异常增生，对诊断有一定帮助。MIDD 应与临床上各种引起肾功能受损、蛋白尿等的疾病鉴别。

鉴别诊断 ①糖尿病肾病：光镜下系膜区结节样硬化肾小球病变为 LCDD 典型的组织学改变，约占 60%，需注意与糖尿病肾病典型的基-威结节（Kimmelstiel-Wilson nodule）系膜结节样硬化鉴别（表）。②AL 型肾淀粉样变性：LCDD 系膜结节样硬化应与 AL 型肾淀粉样变性的系膜结节鉴别，LCDD 刚果红染色阴性，肾淀粉样变呈阳性是重要的鉴别手段。电镜下肾淀粉样变性在 GBM 和系膜区可见弥漫分布、细纤维丝样（7～10nm），LCDD 则在电镜下在 GBM、肾小管基膜和肾小囊壁可见颗粒状电子致密物沉积。

表 糖尿病肾病和轻链沉积病病理鉴别

鉴别要点	糖尿病肾病	LCDD
系膜结节		
嗜银染色	强阳性	阳性
结节大小	大小不等	基本相同
结节数目	不等	多相同
肾小球基膜	增厚，有时可见微血管瘤	轻微增厚

治疗 化疗可稳定或改善肾功能。美法兰和泼尼松（MP 方案）1 年和 5 年生存率分别为 89%和 70%，肾脏的 1 年和 5 年的生存率分别是 67%和 37%。老年患者、多发性骨髓瘤合并 LCDD 和肾外轻链沉积均增加病死率。骨髓移植可能是未来治疗 LCDD 的可行方案。

预后 LCDD 长期预后不良，大部分患者进展至终末期肾衰竭。肾功能预后不良的危险因素为老年和首诊时血肌酐水平升高者。

（李 航）

lěngqiúdànbáixuèzhèng shènbìng

冷球蛋白血症肾病（cryoglobulinemic nephropathy） 异常循环免疫球蛋白沉积所致肾损害的继发性肾脏疾病。该异常球蛋白遇冷沉淀，升温后又可溶解，被称为冷球蛋白。冷球蛋白血症既可由感染性疾病诱发，也可与结缔组织病相关。冷球蛋白可分 3 型：Ⅰ型冷球蛋白是单克隆抗体，多见于淋巴增殖性疾病和多发性骨髓瘤；Ⅱ型和Ⅲ型冷球蛋白至少包括两种免疫球蛋白，又称混合型冷球蛋白血症。Ⅱ型冷球蛋白是直接抗多克隆 IgG 的单克隆免疫球蛋白（κ 型，IgM>90%），且该单克隆抗体多具有类风湿因子的活性；Ⅲ型抗球蛋白抗体是多克隆抗体，多为多克隆的 IgG 和 IgM。此病较少见，多见于成年女性。本条主要阐述混合型冷球蛋白血症肾损害。

病因及发病机制 混合型冷球蛋白血症多与丙型肝炎病毒（hepatitis C virus，HCV）感染有关，也可见于乙型肝炎病毒感染或其他感染（如 EB 病毒）。冷球蛋白血症中的免疫球蛋白复合物可沉积在肾小球、小动脉和中等动脉并激活补体诱发增生性反应。

临床表现 混合型冷球蛋白血症的全身表现包括乏力、雷诺现象、关节痛和关节炎；一半以上的患者肝脾大伴转氨酶升高；可伴外周神经病和紫癜样血管炎性皮疹；总补体及 C4 水平降低。多达 50%的患者有肾受累：多数患者肾受累呈缓慢、隐袭起病；1/4～1/3 的患者出现肾炎综合征，表现为血尿、高血压、蛋白尿和急性肾损伤；约 20%的患者出现肾病综合征。

诊断与鉴别诊断 诊断依据检测到冷球蛋白和有典型的肾损害特点。冷球蛋白血症患者肾活体组织检查光学显微镜检查多表现为膜增生性肾小球肾炎，但有一些特征性改变：在肾小球内皮细胞下有无定形的过碘酸希夫染色阳性而刚果红染色阴性物质的沉积，有时充填于毛细血管腔；

肾小球基膜“双轨征”中可见无定形沉积物插入。电子显微镜检查主要为无定形电子致密物或形成结晶的物质沉积于内皮下和毛细血管腔，结晶物纵断面可表现为纤维样，横断面可表现为直径20~35nm的微管。

此病应与肾脏病理表现为膜增生性肾小球肾炎的疾病及其他副蛋白血症肾损害鉴别。①狼疮肾炎：Ⅳ型可为膜增生型。狼疮肾炎常伴多系统受累，抗核抗体等多种自身抗体阳性，C3下降；免疫病理检查见多种免疫球蛋白（IgG、IgA、IgM）和补体（C3、C1q）及纤维蛋白相关抗原均可阳性，称之为“满堂亮”，鉴别一般不难，但应注意的是狼疮肾炎患者也可有冷球蛋白血症阳性。②膜增生性肾小球肾炎：血清和组织活检均缺乏冷球蛋白和其他副蛋白血症及其沉积的证据，肾活体组织检查肾小球内大量单核及中性粒细胞浸润少见，可有新月体形成；部分患者血清C3致肾炎因子阳性。③其他副蛋白血症肾损害：如肾淀粉样变性、轻链沉积病、重链沉积病、瓦氏巨球蛋白血症肾病、纤维样肾小球病和免疫触须样肾小球病，血冷球蛋白的检测和电子显微镜下沉积物的特点有助于鉴别。

治疗 多数患者应用糖皮质激素联合细胞毒药物（如环磷酰胺）可取得较好疗效。对严重肾脏病、发生指（趾）坏疽和危及生命的器官受累者，可加用血浆置换疗法以清除冷球蛋白。对HCV相关冷球蛋白血症患者进行强化免疫抑制治疗有可能促进HCV复制，因此应根据病毒复制情况加以抗病毒治疗。终末期肾衰竭患者可采用透析治疗和肾移植，但移植肾可再发冷球蛋白血症肾病。

预后 部分混合型冷球蛋白血症患者临床表现可自发部分或完全缓解，多数肾损害及全身表现反复发作和加重。冷球蛋白血症患者多数并不死于肾脏疾病，而是死于心脏病及其他多器官受累或感染。

（陈育青）

Wǎshì jùqiúdànbáixuèzhèng shènbìng

瓦氏巨球蛋白血症肾病（renal disease in Waldenstrom macroglobulinemia） 瓦氏巨球蛋白血症造成的肾损害。曾称华氏巨球蛋白血症肾病。瓦氏巨球蛋白血症是B淋巴细胞异常增殖性疾病（归属淋巴浆细胞淋巴瘤），以淋巴浆细胞骨髓浸润和血清单克隆IgM副蛋白血症为特征；中国少见，故而瓦氏巨球蛋白血症肾病也较罕见。

病因及发病机制 瓦氏巨球蛋白血症病因尚不明确，可能与遗传、慢性感染及某些肿瘤相关。大分子巨球蛋白（单克隆IgM）沉积于肾小球及在毛细血管腔内形成类血栓样物质，也可为肾小管上皮细胞所吞饮，均可直接造成肾小球和肾小管的损害；此外，巨球蛋白可形成高黏滞血症、冷球蛋白血症和肾淀粉样变性等，间接引起肾脏及其他脏器损害。

临床表现 包括系统表现及肾脏受累表现。

系统表现 起病缓慢，症状隐匿，早期患者可有发热、乏力、盗汗和消瘦。单克隆IgM增高，引起全身症状。①高黏滞综合征表现：视力障碍、肾功能损害、神经系统症状等。②出血性素质、视网膜病变、神经系统症状（中枢神经受累表现，如头痛、眩晕、晕厥等；多以周围神经感觉异常为主，常呈双足对称性分布）及血浆容量增高至高血容量综合征，严重时可导致心力衰竭。③随病情进展，患者常呈现淋巴结肿大和肝脾大，伴高黏滞血症者可见出血；约10%患者血清中可检测到冷球蛋白，为Ⅰ型冷球蛋白血症，患者常表现有雷诺现象、皮肤溃疡等。④可有不同程度贫血、血小板减少（紫癜），少数患者库姆斯试验（Coombs test）阳性，提示有免疫因素参与贫血。

肾脏表现 患者常表现为轻至中度蛋白尿，少数可呈现为肾病综合征；可伴血尿，肉眼血尿少见；肾功能不全少见，偶见范科尼综合征。

诊断 诊断标准：①单克隆IgM血症：IgM>10g/L。②骨髓浆细胞样的小淋巴细胞浸润。③典型的病变细胞表面免疫表型：CD19、CD20和CD22阳性，而CD10和CD23阴性，且细胞表面表达IgM。隐匿性瓦氏巨球蛋白血症（指无临床症状）者，每年约4%变为有症状患者。肾损害病理改变呈多样性。最常见的是浆细胞样细胞在肾实质浸润，占50%~60%。其他还包括：Ⅰ型冷球蛋白血症肾病、轻链沉积病、肾淀粉样变性和免疫复合物肾炎等。

鉴别诊断 此病应与下列疾病鉴别。①多发性骨髓瘤IgM型：在多发性骨髓瘤中IgM型极为罕见，单克隆IgM增高，常伴其他免疫球蛋白降低，常有溶骨现象，多无淋巴结肿大，多发性骨髓瘤的骨髓中是骨髓瘤细胞（原始或幼稚浆细胞）浸润，而瓦氏巨球蛋白血症的骨髓中是浆细胞样淋巴细胞浸润，可鉴别。染色体易位t（11；14）支持多发性骨髓瘤IgM型的诊断。②慢性淋巴细胞白血病：白细胞及淋巴细胞绝对值明显增高，骨髓检查淋巴细胞>30%或40%、未见淋巴浆细胞增多，少数患者示单克隆 IgM 增高，但一般均<30g/L。③意义未明的单克隆免疫球蛋白血症：骨髓中浆细胞<10%，单克隆 IgM 虽可增高，但常<10g/L，一般无贫血、出血等表现。

治疗 瓦氏巨球蛋白血症及其肾损害治疗。

瓦氏巨球蛋白血症的治疗 无症状的瓦氏巨球蛋白血症预后良好，仅需定期随访。是否开始治疗不能仅取决于血清 IgM 水平。若出现相应症状，应开始治疗。①严重的高黏滞血症（如严重出血倾向、昏迷）：应采用血浆置换治疗，白蛋白作置换液有利降低血液黏滞度。②抗CD20 抗体：利妥昔单抗。③苯丁酸氮芥单独应用或联合泼尼松。④M2 方案：环磷酰胺、长春新碱、美法仑和泼尼松。⑤核苷类似物：氟达拉滨或克拉屈滨。⑥沙利度胺。⑦硼替佐米。⑧造血干细胞移植。

肾损害的治疗 瓦氏巨球蛋白血症的治疗为原发病治疗，也是最重要的基本治疗。若无瓦氏巨球蛋白血症的治疗指征，但患者有大量蛋白尿和肾病综合征或急性肾损伤（新月体肾小球肾炎、冷球蛋白血症），则应给予糖皮质激素和（或）免疫抑制剂治疗，并配合相应的其他治疗（如血浆置换），以减轻、消除临床症状，防止肾功能进一步恶化。

预后 瓦氏巨球蛋白血症的临床过程较为隐匿和缓慢，诊断后存活期 40～80 个月，良性进展者生存期可达 10 年以上，恶性进展者生存期约 3 年。其预后与疾病是否累及心肌和对治疗的反应密切相关。终末期肾衰竭者进入透析后多在 2 年内死亡，主要死于心肌淀粉样变性和顽固性高血压。

（章友康）

yǐxínggānyán bìngdú xiāngguānxìng shènxiǎoqiú shènyán

乙型肝炎病毒相关性肾小球肾炎（hepatitis B virus-associated glomerulonephritis，HBV-GN） 乙型肝炎病毒感染后，病毒与相应抗体形成免疫复合物导致肾小球肾炎，或直接侵袭肾组织而诱发的肾小球肾炎。简称 HBV 相关性肾炎。多见于儿童及青年人，男女比例为 4∶1。

病因及发病机制 乙型肝炎病毒（hepatitis B virus，HBV）是 DNA 病毒。病毒的外膜含有病毒的蛋白多肽，包括 HBV 表面抗原（HBsAg）；内部的病毒颗粒含有病毒的 DNA、DNA 多聚酶和核心抗原（HBcAg）。病毒 DNA 的双螺旋结构仅有一圈半，因此复制时需要反转录酶。不完整的病毒则为空心小球型（22nm）或管状型。后者无传染力，但在被感染者的血循环中远多于具有传染力的病毒颗粒。完整的一圈病毒 DNA 含有 3200 对核苷酸，其中有 4 个开放阅读框负责编码 HBV 的全部蛋白质多肽，其中包括：S 区，负责编码 HBsAg，其前端还有前 S1 区及前 S2 区多肽；C 区，负责编码 HBcAg，此区的前方有前 C 区，负责编码一种多肽并与 e 抗原（HBeAg）的合成和分泌相关；P 区，负责编码 HBV 的 DNA 多聚酶；X 区，负责编码 X 蛋白。HBV 本身并不具有直接针对肝细胞的毒性作用，肝细胞的破坏和死亡是宿主本身的细胞毒 T 细胞所致。3 种抗原中只有针对 HBsAg 产生的中和抗体才有保护作用，因此疫苗使用的抗原为表面抗原。

此病的致病原因是 HBV 抗原，包括 HBsAg 和 HBeAg，辅助因素则与宿主自身的免疫力相关。两种因素相互作用可引起不同类型的肾小球肾炎。HBsAg 的分子量 3500～4500kD，无法穿过肾小球基膜（glomerular basement membrane，GBM）。HBeAg 以两种形式存在于血循环中，一种为 30kD 的二聚体，与血清白蛋白相结合；另一种为四聚体，与高亲和力的抗 e 抗原的 IgG 抗体相结合。此时其分子量为 240～540kD，等电点较高，在血循环中表现为阳离子，易与带负电荷的 GBM 结合。因此 HBV 引起的膜性肾病是原位肾炎。HBV 感染时，宿主的 T 细胞和 B 细胞的免疫力存在缺陷，无法在 HBV 释放大量 HBeAg 到血液中时相对应地产生足够的高亲和力 IgG 抗体中和 HBeAg，血循环中过剩的 HBeAg 可到达肾脏，由于其大小可通过肾小球内皮细胞的孔隙，但无法通过较小的肾小球上皮细胞间裂缝而沉积在肾小球的上皮下区。后续随着宿主的免疫成熟，产生的高亲和力的抗 e 抗原的 IgG 抗体，则可与沉积的 HBeAg 结合形成免疫复合物而引起 HBV-膜性肾病。常见于免疫系统尚未完全发育完成者，因此青少年多见。

若机体产生足量抗 HBsAg 的高亲和力的 IgG 抗体，抗原和抗体结合成免疫复合物后会和红细胞表面的 C3b 受体结合而被单核-巨噬细胞系统清除。清除过程出现缺陷，导致含大量 HBsAg 的免疫复合物在肾小球被过滤，其颗粒很大，穿过肾小球内皮细胞即沉积在内皮下，引起膜增生性肾小球肾炎。单核-巨噬细胞系统的清除能力下降多见于成年人，因此 HBV-膜增生性肾小球肾炎多见于成人。

HBV 感染依据不同机制可引起不同类型的肾小球肾炎，最常见的病理类型是膜性肾病，其次为膜增生性肾小球肾炎和其他病理类型的肾小球疾病。

临床表现 其临床表现与相同病理类型的原发性肾小球肾炎相似，可出现蛋白尿甚至肾病综合征，多数患者起病时肾功能正常，可伴血尿。与特发性膜性肾病不同，HBV-膜性肾病还有如下特点：患者可有肉眼血尿和镜下血尿，发病初期患者血清 C3、C4 及 C1q 降低，患者循环免疫复合物增多，且此复合物中含 HBsAg 或 HBeAg，一般在肾炎发病 6 个月后血清补体会逐渐回升，但也可能存在持续的低补体血症。肾脏病出现前，可无临床显性的肝炎过程，也可见于 HBV 携带者或慢性乙型肝炎患者。患者的转氨酶水平可正常，也可有中等程度的升高（100～200U/L）。肝活检多数呈现慢性活动性肝炎，部分患者发展至肝硬化。部分 HBV 携带者可出现自发缓解，同时 HBV-GN 也可能自发缓解，其中儿童的 HBV-GN 的自发缓解率较高，据统计在肝炎缓解后的 10 年内，有 80%可自发缓解。

病理表现 组织病理学上，各病理类型的 HBV-GN 与相应类型的原发性肾小球肾炎表现相似，电子显微镜（简称电镜）检查有时可发现病毒样颗粒，并可见管网状包涵物，提示此病与病毒感染相关。①此病最常见的病理表现为膜性肾病，HBV-膜性肾病常可表现出与特发性膜性肾病不一致的病理变化。光学显微镜（简称光镜）下除可见弥漫性肾小球基膜增厚及钉突外，增厚的基膜还常呈链环状，伴明显的系膜增生；免疫荧光检查除可见 HBeAg、IgG 及 C3 呈颗粒样沉积外，也常有 IgM、IgA 及 C1q 沉积，沉积部位除毛细血管壁外，也常见于系膜区；电镜检查可见大块电子致密物呈多部位分布，上皮下、基膜内、内皮下及系膜区均可见到。根据上述表现，有人称之为非典型膜性肾病。这种病理学的特殊性决定其在临床上具有与原发性膜性肾病不同的表现。②部分患者病理表现为膜增生性肾小球肾炎，可见系膜细胞插入，GBM“双轨征”形成及内皮下的电子致密物沉积。少数患者可有新月体形成。肾脏病变由 HBV 和相应抗体形成的免疫复合物介导，因此在肾组织中可见 HBsAg、HBcAg 和 HBeAg 的沉积。

诊断 国际上并无统一的诊断标准。

诊断标准 参照 1989 年北京座谈会的标准，建议中国试用下列 3 条对此病进行诊断：①血清 HBV 抗原阳性。②患膜性肾病或膜增生性肾小球肾炎，并除外狼疮肾炎等继发性肾小球疾病。③肾组织切片上找到 HBV 抗原。其中，③为最基本条件，缺此不能诊断。

肾脏 HBV 抗原检查 检测肾脏切片上 HBV 抗原常采用直接或间接免疫荧光检查，也可采用免疫组化及免疫电镜技术。检测肾组织有无 HBsAg、HBcAg 和 HBeAg 的沉积。①肾组织切片上确有一种 HBV 抗原阳性，此病诊断成立。②若血清 HBV 抗原阳性、肾组织中 HBV 抗原阴性，最大可能为肾炎与 HBV 感染无关，不能作出此病的诊断。③有时可见肾组织切片上 HBV 抗原阳性而血清中 HBV 抗原阴性，这是因为 HBV 感染后患者的 HBV 抗原效价可时高时低，有时甚至可转阴，并不与肾组织中 HBV 抗原的消长同步，故只要肾组织切片上确有 HBV 抗原，此病诊断仍能成立。

治疗 包括 HBV 感染治疗与 HBV-GN 治疗。

HBV 感染治疗 主要有两类药物：①标准的 α-干扰素或聚乙二醇 α-干扰素，后者半衰期较长，又称长效 α-干扰素。通过与其受体结合，使宿主的天然免疫反应增强，从而达到控制病毒的作用。α-干扰素需经过肾脏清除，肌酐清除率<50ml/min 者慎用，透析患者应减量。②核苷类似物，通过竞争抑制 HBV 的 DNA 聚合酶达到抑制病毒复制的作用。L-核苷类似物，如拉米夫定，全部经肾脏清除，肌酐清除率<50ml/min 者需减量。单磷酸腺苷的类似物，如阿德福韦和替诺福韦，最主要的副作用是肾毒性，常发生近曲小管功能下降和范科尼综合征，部分患者在长期随访中可出现肾损伤。因此，对于有肾功能异常和同时服用肾毒性药物的患者应慎用。恩替卡韦，是鸟苷类似物，副作用较轻，也经肾脏清除，肌酐清除率<50ml/min 者需减量。治疗慢性 HBV 感染时，对未接受过治疗者，首选治疗方案是替诺福韦和恩替卡韦，对有肾脏风险的患者，推荐使用恩替卡韦。对于无肝硬化、HBV DNA 拷贝数较低、丙氨酸转氨酶升高的患者，可用长效 α-干扰素。替比夫定也有一定疗效，但是可能诱发耐药，作为二线用药的选择。拉米夫定和恩曲他滨常诱发耐药，不推荐单独使用。

HBV-GN 的治疗 原则是治疗 HBV 感染、减少尿蛋白、保护

肾功能及延缓肾脏病进展。①在所有治疗方案中，针对HBV的抗病毒治疗尤为重要。多项研究均显示，在成人，HBV-GN给予抗病毒治疗后，蛋白尿的完全缓解率、部分缓解率和总缓解率均有显著升高；在儿童，总缓解率也有显著提升，而且蛋白尿的缓解是伴随着病毒学指标的好转（包括HBsAg的转换和HBV DNA下降）而出现的。因此，对于儿童的HBV-GN，若肾脏病情较轻，可仅给予支持治疗，同时积极治疗HBV感染。②糖皮质激素在减少尿蛋白上可获得一定效果，但可延迟中和抗体的产生、促进HBV DNA的复制而加重病情，慎用。一般只有肾病病情需要，如严重低蛋白血症和大量蛋白尿，且病毒复制指标阴性时才可应用。用药时需监测HBV复制指标及肝炎的变化。③对肾脏病情需使用糖皮质激素和免疫抑制剂者，应该同时联合针对HBV的抗病毒治疗。多项临床实验均显示，这种联合治疗能够显著降低尿蛋白的水平，提升血浆白蛋白的水平，同时肝功能和肾功能并无明显变化，HBV DNA的复制也未增加。大剂量和小剂量的糖皮质激素的疗效，在尿蛋白的缓解率上及不同肾脏病理改变的患者之间并无差异。

预防 HBV-GN的预防远重于治疗。全面的乙型肝炎疫苗接种是根本的预防方法。1984年前中国台湾的HBV-GN在继发性肾脏病中占第二位，全面接种乙肝疫苗后，此病几乎完全消失。孙利等在上海的一项研究也证实，自1992年全国实施乙肝疫苗计划免疫后，儿童HBV-GN的患病率正逐年减少。

（赵明辉）

bǐngxínggānyán bìngdú xiāngguānxìng shènxiǎoqiú shènyán

丙型肝炎病毒相关性肾小球肾炎（hepatitis C virus-associated glomerulonephritis, HCV-GN） 丙型肝炎病毒感染后，通过相关免疫反应引起的肾小球肾炎。简称HCV相关性肾炎。常可伴冷球蛋白血症。

病因及发病机制 丙型肝炎病毒（hepatitis C virus, HCV）是单链RNA病毒，可分为1~6亚型。HCV的传播途径主要是输血和血液制品、性接触。HCV在血液中效价较低，对一般的化学消毒剂敏感，加热100℃ 5分钟，其传染性消失。此病的发病机制尚未明确，可分为冷球蛋白介导和非冷球蛋白介导的发病机制。

HCV相关性冷球蛋白血症性肾炎 冷球蛋白本质是免疫球蛋白，由单克隆免疫球蛋白或免疫球蛋白及其抗体组成。遇冷后可发生可逆性沉淀、聚集成大分子物质。根据免疫球蛋白种类的不同，分为Ⅰ型、Ⅱ型和Ⅲ型。HCV感染后，通过复杂的、多步骤的机制引起冷球蛋白血症，主要是Ⅱ型和Ⅲ型，具有自身抗体活性及冷凝集性的IgM的产生是疾病发生的关键。对原发性混合型冷球蛋白血症患者进行HCV RNA检测，结果HCV的阳性率高达91%。研究表明，HCV通过其包膜蛋白E2与B细胞膜上的CD81分子结合后，降低B细胞的活化阈值，导致自身免疫-淋巴组织的增生紊乱，刺激多克隆的B细胞活化，产生针对IgG的多克隆IgM抗体，即Ⅲ型冷球蛋白血症。有研究认为多克隆B细胞在病毒刺激后过度活化，发生染色体易位，免疫球蛋白基因重组，转变为单株的B细胞异常增生，突变细胞的凋亡受阻，不断产生单克隆IgM-类风湿因子，即Ⅱ型冷球蛋白血症。并认为，HCV感染引起的Ⅲ型冷球蛋白血症是Ⅱ型冷球蛋白血症病程中的一个阶段。冷球蛋白血症性肾病多发生在Ⅱ型冷球蛋白血症。多数证据提示，肾小球的损害主要是冷球蛋白（由HCV抗原、抗HCV的IgG及单克隆或多克隆IgM组成）形成的免疫复合物沉积在内皮下和系膜区所致。

其他 HCV感染后还导致免疫系统的紊乱，包括类风湿因子产生，抗平滑肌抗体等自身抗体合成等，形成的原位或循环免疫复合物导致肾脏疾病发生的可能。另外，HCV感染相关的IgA肾病可能主要是由于HCV感染后引起肝功能异常，肝清除能力下降，许多免疫复合物未得到及时清除，沉积在肾脏引起疾病的发生。

临床表现 多表现为蛋白尿、血尿和轻至中度肾功能受损，少部分患者表现为肾病综合征或急性肾炎综合征；患者可有难治性高血压。约半数患者肾外表现为混合型冷球蛋白血症的症状，如关节疼痛、皮肤紫癜、末梢神经炎，严重者可出现皮肤颜色变深、四肢指（趾）疼痛甚至坏疽。

诊断与鉴别诊断 尚无权威诊断标准。一般而言，应从血清HCV感染和HCV-GN的病理改变两方面予以考虑和诊断。①血清学指标：血清抗HCV IgG抗体和（或）HCV RNA阳性，是最重要的抗原指标。血冷球蛋白阳性、类风湿因子阳性、低补体血症（C4明显下降，C3水平正常或仅轻度下降），均为重要的实验室血清学指标。血清转氨酶可正常或升高。②确诊依据肾活体组织检查病理结果。HCV-GN常见的病理类型是膜增生性肾小球肾炎（最常见）、膜性肾病、毛细血管内增生性肾小球肾炎和IgA肾病等；免疫荧光可见IgM沿肾小球基膜呈颗粒样分布；电镜下肾小球基膜内皮细胞侧可见晶格样、管状和纤维样结构冷球蛋白结晶和（或）病毒样颗粒。③尽管肾小球HCV抗原和（或）HCV RNA是诊断此病的重要依据，但阳性率较低，故未列入诊断的条件。

治疗 应从抑制病毒复制及免疫反应两方面着手。辅助治疗如利尿、降压、降脂、保肝保肾治疗，联合应用血管紧张素转换酶抑制剂和（或）血管紧张素Ⅱ受体阻断剂降低高血压、减少蛋白尿和延缓肾病进展。

抗病毒治疗 抑制病毒复制、消除病毒感染是治疗此病的根本。药物主要有干扰素（interferon，IFN）和利巴韦林。①IFN：20世纪90年代，抗病毒治疗常仅用普通的IFN，停药后复发率高。现应用较多的是聚乙二醇化的干扰素，是将聚乙烯乙二醇与蛋白质共价结合，延缓其吸收、延缓清除、但不影响其生物活性，称为长效IFN。应注意药物的副作用，已有应用IFN引起少数患者急性肾损伤（可伴或不伴大量蛋白尿或肾病综合征），基础肾小球恶化的报道。长效IFN不推荐应用于肾功能严重损伤的患者。②利巴韦林：主要通过肾脏排泄，口服耐受性好，有报道单用利巴韦林治疗也能取得较好疗效，但在肾功能不全（肌酐清除率<50ml/min）患者，利巴韦林的应用受到限制，因为利巴韦林的蓄积可诱发溶血性贫血，长期慢性溶血增加肝脏的铁沉积，促进肝脏纤维化的进程。③利巴韦林和长效IFN联合应用：有良好的抗病毒效果，是抗慢性HCV感染的主要治疗手段。

免疫抑制治疗 ①对肾功能下降进展快速、血清冷球蛋白持续阳性、大量新月体形成者，采用血浆置换可有效清除循环中免疫复合物，减少在肾脏的沉积，缓解症状。血浆置换不能抑制免疫复合物的形成，故需联合免疫抑制治疗。②静脉大剂量甲泼尼龙冲击后继以大剂量糖皮质激素口服3~6个月，重症者可加用环磷酰胺。糖皮质激素缓慢减量的过程中应加用IFN以抑制病毒复制和避免加重病情。③利妥昔单抗是人鼠嵌合性单克隆抗体，可特异性地与B细胞的标志物CD20结合。应用利妥昔单抗治疗的报道病例数均较少，关于疗效和副作用还需进行大规模、前瞻性随机对照研究。

预后 约1/3可获完全或部分临床缓解，1/3可加重和缓解交替，另1/3呈惰性过程。其预后与病理类型有关，HCV相关膜性肾病预后明显好于HCV相关膜增生性肾小球肾炎。

（章友康）

liúxíngxìng chūxuèrè

流行性出血热（epidemic hemorrhagic fever，EHF） 由汉坦病毒感染所致、经鼠传播的自然疫源性疾病。又称肾综合征出血热（hemorrhagic fever with renal syndrome，HFRS）。此病分布在世界30多个国家，疫源地分布在70多个国家，早期的病名比较混乱，1982年世界卫生组织东京会议建议统称为HFRS。1994年中国卫生部也将EHF改称HFRS（但疫情报告沿用EHF，此条目也仍采用EHF）。在中国分布范围广、疫区类型复杂。疫区发病率约为3.5/10万，偶有暴发流行，流行期间病死率可高达30%。

病因及发病机制 EHF的病原体是汉坦病毒（Hantaan virus，HV），1976年由韩国李镐汪首次从黑线姬鼠体内分离得到。传染源以野栖黑线姬鼠和家栖褐家鼠为主；主要传播途径是病毒宿主动物的排泄物或分泌物及其所形成的气溶胶飘浮在空气中，人接触后感染，或经破损皮肤（黏膜）伤口或消化道传播；人群普遍易感，但以青壮年、农民多见，儿童极少见，隐性感染率为2.5%~4.3%。发病后2周血清抗体可达高峰，持续时间较长，极少有第二次发病。发病既有明显的季节性，又可表现为常年散发性。中国家鼠型发病高峰季节在春夏季之间，姬鼠型发病高峰在秋冬季之间，南北方地区同型EHF发病季节分布有所不同。

病毒进入人体后随血流进入内皮细胞、骨髓、肝、脾、肺、肾及淋巴结等组织，进一步增殖后再释放入血引起病毒血症。病毒入侵激发机体的免疫反应，导致复杂病理损伤。

休克 ①原发性休克：病程3~7天出现的低血压性休克。源于血管通透性增加，血浆外渗于疏松结缔组织，导致血管容量下降。血浆外渗还使血液浓缩、血液黏稠度升高和弥散性血管内凝血，造成血液循环淤滞，进一步降低有效循环血容量。②继发性休克：少尿期以后发生的休克。源于大出血、感染和多尿期水、电解质补充不足所致有效血容量不足。

出血 源于血管壁损伤、血小板减少和凝血功能障碍、肝素类物质增加及弥散性血管内凝血。

急性肾损伤 原因包括肾血

流不足，肾小球基膜和肾小管基膜的免疫损伤，肾间质水肿和出血，肾小球微血栓形成和缺血坏死，肾素、血管紧张素激活及肾小管管腔被蛋白和管型阻塞。血浆外渗可造成低血压、低血容量、肾脏灌注不良而出现肾小球滤过率下降。肾血流下降又可激活肾素-血管紧张素系统，收缩肾动脉而加重肾缺血。肾缺血还可导致肾小管内 T-H 蛋白及滤过的血浆蛋白形成管型堵塞肾小管，促进肾小管坏死。血清中存在的对汉坦病毒特异性的循环免疫复合物增多，也可激活补体途径，造成肾小球和肾小管损伤。肾间质水肿压迫肾小管，促进肾小管缺血坏死。

临床表现 突出表现为发热、出血和急性肾功能损伤。潜伏期 1~2 周，典型患者将经历发热期、低血压期、少尿期、多尿期及恢复期，全程一般 4~6 周，但恢复期可持续数月。早期特殊表现为全身中毒症状：①“三红”：颜面、颈部和上胸部皮肤显著充血、潮红，貌似醉酒。②“三痛”：头痛、腰痛和眼眶痛，甚至全身肌肉关节酸痛。非典型病例可出现越期现象，重型患者则可出现发热期、休克期和少尿期之间相互重叠。肾损害始终贯穿疾病整个过程。

发热期 ①发热：起病多急骤，发热 39℃~40℃，以稽留热和弛张热多见，持续 3~7 天，亦有达 10 天以上者。②全身中毒症状：表现为上述“三痛”，困倦无力，多数患者有胃肠道症状，重型患者可出现嗜睡、烦躁、抽搐等神经精神症状。③毛细血管损伤：主要表现为皮肤黏膜充血、出血和渗出性水肿征；出血表现为软腭、口腔黏膜、眼结膜及皮肤出血点，亦可有鼻出血、咯血、血尿及消化道出血；水肿重者可有胸腔积液、腹水。④肾损伤：多在病后 1~2 天出现，主要表现为蛋白尿，尿沉渣发现红细胞，有时可出现大量蛋白尿和管型。⑤肾小球滤过功能受损：多表现为肌酐清除率下降，部分患者血肌酐、尿素氮浓度升高。⑥肾小管功能受损：表现为尿浓缩功能异常。

低血压期 发生于病程第 4~6 天，迟者于第 8~9 天出现，持续几小时至 2 天，也可达 6 天以上。重症患者可发生低血压或休克，并发生急性肾损伤，患者出现少尿、尿素氮浓度升高，后者可发生在休克和低血压出现之前，尿液检查可见大量蛋白、管型、红细胞及白细胞，病理改变包括急性小管间质性肾炎、坏死性肾小球肾炎。

少尿期 发生于病程第 5~8 天，持续 3~7 天。患者出现少尿甚至无尿，少尿程度与疾病严重程度相关，主要表现为血肌酐和尿素氮浓度急剧上升、酸中毒、电解质紊乱（高钾血症、高磷血症、低钙血症）。尿沉渣可有红细胞、白细胞、肾小管上皮细胞和管型，严重者可出现肉眼血尿。尿中出现长线样管型或膜状物对此病有提示作用。因发生少尿和急性肾损伤，患者容易出现代谢性酸中毒、高血钾。此期胃肠道症状、精神症状和出血现象加重，少数患者颅内及其他内脏出血。严重患者可出现高血容量综合征，表现为体静脉充盈、脉搏洪大、血压升高、脉压增大、颜面胀红和心率增快。部分患者表现为典型的高分解型急性肾损伤，高血容量还可引起心力衰竭和肺水肿等。

多尿期 一般出现在病程第 10~12 天，持续几天至几周。循环血量增加，肾小球滤过功能得到改善，肾小管上皮细胞逐渐修复，但其重吸收功能仍差，尿素氮等潴留物引起高渗性利尿作用，使尿量明显增加。若水和电解质补充不足或细菌感染，可继发休克或并发低血钾、低血钠。多尿期长短也与肾损害严重程度相关。

恢复期 一般在病程第 4 周开始，夜尿症状消失，尿浓缩功能和尿量逐渐恢复正常。部分患者数年后仍可有轻度肾小管功能障碍，尤其是老年或重症患者。

诊断 根据流行病学资料、临床表现和实验室检查结果可诊断。确诊需要特异性血清抗体或病毒抗原检查。①特异性抗体：血清中检查到 HV IgM 或 HV IgG 抗体，前者可在发病第 2 天阳性，1 周达高峰，后者出现较晚。HV IgM 阳性或者 HV IgG 效价升高 4 倍或 4 倍以上有诊断价值。②病毒抗原：早期患者的血清或外周血白细胞及尿液和尿沉渣中检测出汉坦病毒抗原成分。

鉴别诊断 此病早期应与上呼吸道感染、流行性感冒、败血症、伤寒或钩端螺旋体病鉴别。蛋白尿、血尿者应与急性肾盂肾炎和肾小球肾炎鉴别。

治疗 以对症支持及综合治疗为主。肾损害是 EHF 的组成部分，积极治疗 EHF 可减轻肾损害，减少急性肾损伤的发生。肾损害阶段治疗包括下列措施。

防治急性肾小管坏死 早期低血容量，肾素和血管紧张素释放增多，加重急性肾小管坏死，在补充血容量的同时使用血管活性药物及抑制肾素-血管紧张素系统活性可防治肾小管坏死。

纠正水电解质紊乱和酸碱平

衡失调 可按照一般急性肾小管坏死少尿期和多尿期的治疗原则处理，但此病少尿期补液有其特殊性，更应严格限水，不论前一日出量多少，每日入量仅给500~600ml（约相当于不显性失水量与内生水量之差）。同时可给予高效利尿药，选用呋塞米、托拉塞米。

导泻疗法 对无消化道出血者，采用导泻疗法，使体内液体、电解质和尿素氮通过肠道排出体外，对缓解少尿期高血容量、尿毒症症状有较好效果。

透析疗法 腹膜透析或血液透析均可去除体内多余水分，改善水电解质紊乱，为肾脏恢复争取时间。透析时应注意透析液的渗透压，避免透析液逆流导致肺水肿和心力衰竭。防止大出血，已发生出血或血小板减少的急性肾损伤患者应权衡利弊，争取机会透析，挽救生命。

预后 此病转归与病情轻重、是否及时诊治有关，病死率为5%~10%。重型患者的死因主要是难治性休克和出血（脑、肺出血）。早期发现、早期诊断、进行综合性积极治疗，大多数患者可痊愈。

（李 航 李金红）

rénlèi miǎnyì quēxiàn bìngdú xiāngguānxìng shènbìng

人类免疫缺陷病毒相关性肾病

（human immunodeficiency virus-associated nephropathy，HIVAN）

人类免疫缺陷病毒感染所致的特殊类型的肾脏疾病。临床主要表现为大量蛋白尿和短期内肾功能迅速减退，肾脏病理损害系特指塌陷型局灶性节段性肾小球硬化（focal segmental glomerulosclerosis，FSGS），伴足细胞增生或肥大，以及足突融合、毛细血管袢节段或球性塌陷萎缩、严重小管间质炎症。

HIVAN呈明显的区域性分布，在黑种人相对聚集的美国东海岸城市，人类免疫缺陷病毒（human immunodeficiency virus，HIV）所致肾损害类型约90%被证明是HIVAN，旧金山则仅约2%，且多数是白种人同性恋者。黑种人与白种人患HIVAN比是12∶1。某些地区20~64岁黑种人中，HIVAN是终末期肾病（end-stage renal disease，ESRD）的第三大原因，仅次于糖尿病和高血压引起的ESRD。HIVAN不但有明显的地域性和种族分布特征，肾损害的严重程度也与上述两个因素相关。伴肾损害的成人非静脉吸毒HIV感染者中，白种人17%是轻微FSGS，75%是弥漫性系膜增生，几乎很少有严重的FSGS；黑种人仅27%为弥漫性系膜增生，55%为严重的FSGS。黑种人有更严重的蛋白尿、肾病综合征发生率及肾功能不全的比例。种族因素在HIV受体突变方面亦起重要作用，这有助于解释HIV感染和HIVAN发生的种族倾向性。虽然静脉吸毒是HIVAN的最常见危险因素，但也见于其他传播途径引起的获得性免疫缺陷综合征（acquired immunodeficiency syndrome，AIDS）人群，包括同性恋者、围生期感染者、性传播途径感染者和血制品途径感染者。HIVAN通常发生于$CD4^+$ T细胞低下的人群，不一定具备AIDS的典型症状，部分HIVAN见于无症状的HIV感染者。HIVAN的进展与年龄、HIV感染时间长短或机会性感染的类型无明显相关性。对同一个地方进行统计，肾活体组织检查（简称肾活检）发现HIVAN的患病率在当地整个HIV感染人群是6.9%，在无临床症状的HIV感染人群是3.5%。

病因及发病机制 HIVAN源于HIV感染，但发病机制尚不清楚，认为与下列因素有关。

HIV直接侵害肾脏造成肾结构和功能损害 HIV直接侵犯肾固有细胞（如肾小球上皮细胞、肾小管上皮细胞、系膜细胞）是HIV感染后肾损害的主要原因，在HIV感染者肾小球细胞和肾小管细胞，不但发现了HIV-1的mRNA和DNA，而且发现了病毒复制的证据。因此，肾可能既是活性HIV携带库，也是HIV感染靶器官。

免疫损伤 HIV的某些蛋白质作为抗原，刺激机体产生抗体，形成抗原-抗体复合物沉积于肾脏，激活补体系统、凝血及纤维蛋白溶解系统而产生肾损害。很多学者发现在AIDS合并肾损害的患者外周血中，可检测到循环免疫复合物水平增加及C3、C4、C1q等补体水平降低，肾组织活检发现在肾小球的系膜区、内皮下、上皮下有HIV抗原-抗体复合物、补体、免疫球蛋白的沉积，均支持免疫复合物在肾脏的沉积而致肾脏损害。

机会性感染 HIV感染人体后，免疫系统功能失调和紊乱，常出现机会性感染，如巨细胞病毒、支原体、肝炎病毒、条件致病菌等均可损害肾脏，且肾脏肿瘤发生概率明显增大。

药物因素 在HIV的治疗过程中，某些药物可加速损害肾脏。

临床表现 ①尿检异常：通常出现肾病综合征范畴蛋白尿（≥3.5g/d），偶尔可表现为血尿和（或）非细菌性白细胞尿。25%~35%患者可表现为中等程度蛋白尿。②肾功能不全：肾功能恶化进展迅速，8~16周即可进入肾衰竭状态，部分患者 1.5～3.0 年进展至终末期肾衰竭。③大量蛋白尿和肾病综合征：水肿、低白蛋白血症、高脂血症在少数患者表现很严重，多数见于大量蛋白尿者。④高血压：发生率不定，即使伴严重肾功能损害者也不一定发生。这可能与 AIDS 患者慢性腹泻、营养不良及吸收障碍所致低血容量有关。⑤肾形态结构改变：B 超示肾脏体积增大，平均长度>12cm，即使在有严重肾功能不全的情况下，肾实质回声增强。肾脏超声的改变可能更多的是反映肾小管间质的变化。⑥其他：可有水电解质紊乱及酸碱平衡失调，微血管病性溶血性贫血、血小板减少、少尿等溶血尿毒症综合征的表现。

病理表现 ①光学显微镜下毛细血管袢节段或球性塌陷萎缩，肥大、增生的足细胞聚集在塌陷的肾小球基膜外侧，脱落至肾小囊腔。肾小管囊性扩张，管腔内亦存在大量蛋白管型，小管上皮细胞因重吸收大量蛋白致胞质内含有蛋白滴。与原发性塌陷型 FSGS 相比，HIVAN 的 FSGS 肾小球塌陷发生率高，足细胞肿胀更明显，肾小管间质的改变也相对严重，可同时看到肾小管变性退化和肾小管上皮细胞增生，肾间质水肿、纤维化和炎症细胞浸润。②免疫荧光发现有 IgM 和 C3 等在肾小球系膜区沉积。③电子显微镜下可见肾小球基膜皱缩、断裂，足突融合消失，残存足细胞肥大变性，足细胞胞质内可见重吸收的蛋白滴，但一般找不到电子致密物的沉积。塌陷小球的足细胞表面分化成熟的标志物消失，伴足细胞肥大增生，说明此时足细胞表型发生改变。HIVAN 还可与其他感染的肾损害并存，如乙型肝炎病毒感染或梅毒螺旋体感染后的不典型膜性肾病或丙型肝炎病毒（hepatitis C virus，HCV）感染后的膜增生性肾小球肾炎。

诊断 HIV 感染患者出现大量蛋白尿及肾功能迅速恶化，应考虑 HIV 感染的肾损害，肾活检病理可鉴别 HIVAN 与其他肾损害形式。HIVAN 病理组织学改变系特指塌陷型 FSGS。

鉴别诊断 虽然 HIV 感染后最常见的肾损害形式为 HIVAN，但其他肾损害形式也有报道。因此，HIVAN 尚需与 HIV 引起的其他肾脏病理损害鉴别，如 HIV 相关性免疫复合物沉积病、膜增生性肾小球肾炎（多见于 HIV 患者合并 HCV 感染）、肾淀粉样变性、血栓性微血管病肾损害等。

IgA 肾病 临床表现包括有血尿、蛋白尿，部分有肾功能不全。皮肤活检可发现脉管炎存在。肾活体组织检查表现为系膜增生性肾小球肾炎至塌陷型 FSGS 等不同的病理类型，伴系膜区 IgA 的沉积。部分患者肾中可发现 IgA 抗 HIV 免疫复合物或血清中发现 IgA 抗 HIV p24 或抗 HIV gp41 抗体。

膜增生性肾小球肾炎 是 HIV 感染者免疫复合物介导的肾炎中最常见的类型，尤其是在同时感染 HIV 和 HCV 时。多数患者有镜下血尿，肾病综合征范畴蛋白尿合并或不合并肾功能不全。冷球蛋白常呈阳性，低补体血症，部分患者同时感染 HBV 和 HCV。病理改变类似于 MPGN Ⅰ型和Ⅲ型。狼疮样免疫复合物性肾炎见于部分患者，多数有抗核抗体、抗 DNA 抗体阳性及补体低水平。

特发性血小板减少性紫癜 不常见。多数是在 HIV 感染临床阶段发生，临床表现为血尿、蛋白尿、不同程度的肾功能不全等。其他表现典型者有发热、神经系统症状、血小板减少、溶血尿毒症综合征，这部分患者即使积极治疗（血浆置换、输入新鲜冷冻血浆、糖皮质激素治疗）情况下病死率仍高。

治疗 HIVAN 的自然病程进展迅速，短时间内发展为 ESRD，多数患者在诊断后 1 年内进入透析期。尚无随机对照临床试验证明何种治疗方案对 HIVAN 患者最佳。治疗原则主要为抑制病毒复制和延缓肾脏疾病进展，其他还包括对症支持治疗及合并症的治疗。

抗病毒药物治疗 是抗病毒复制治疗即 HAART 法。用于治疗 HIV 感染的药物主要有 3 类：核苷类反转录酶抑制剂（NRTI）：如拉米夫定、齐多夫定、恩曲他滨等；非核苷类反转录酶抑制剂（NNRTI）：如依法韦仑、奈伟拉平等；蛋白酶抑制剂（PI）：如替诺福韦等。HAART 是指采用强有力的 PI 加两种 NRTI 或两种 PI 加上 NRTI 中的 1～2 种，以获取较好的治疗效果。多数抗病毒药物经肾排泄，肾功能减退时需注意调整剂量。

糖皮质激素和血管紧张素转换酶抑制剂 糖皮质激素（简称激素）可减少部分患者的血清肌酐水平，但停用后反弹率高，也增加患者条件性致病感染概率。因此，不推荐使用激素和免疫抑制剂，除非对少数患者充分评估治疗带来的益处远高于免疫抑制后出现并发症及机会性感染带来的风险。血管紧张素转换酶抑制剂或血管紧张素Ⅱ受体阻断剂使用的同时监测血钾和血清肌酐的水平可使患者获益。

替代治疗 临床 AIDS 期的慢

性肾衰竭患者给予透析亦不能延长生命期限，对无症状期或早期患者透析有效。应严格预防 HIV 在透析单位内传播。也有对 HIV 感染者进行肾移植的报道，短期数据看来，似乎说明移植肾的存活率和非感染 HIV 的移植肾无差别。

预后 较差，肾脏病理改变进展快，常靠血液透析维持生命。一般认为发生终末期肾衰竭危险因素有：种族因素，黑种人进展至终末期肾衰竭的发生率高；性别因素，男性患者较多；静脉注射海洛因者发生 ESRD 危险性高。

（李 航）

gǎnrǎnxìng xīnnèimóyán shènsǔnhài

感染性心内膜炎肾损害（renal damage in infective endocarditis）

感染性心内膜炎累及肾脏所致疾病。感染性心内膜炎为心脏内膜表面的微生物感染，伴赘生物形成。赘生物为大小不等、形状不一的血小板和纤维素团块，内含大量微生物和少量炎症细胞，瓣膜为最常受累部位，有别于类风湿关节炎、系统性红斑狼疮等所致的非感染性心内膜炎。分为急性和亚急性，急性者起病急，全身中毒症状严重，进展迅速，主要由金黄色葡萄球菌引起；亚急性者中毒症状轻，病程数周或数月，以草绿色链球菌感染最常见。按微生物侵入途径可分为自体瓣膜、静脉吸毒者和人工瓣膜心内膜炎。该病可累及全身多脏器，肾为常见受累器官。

病因及发病机制 此病心脏受累与血流动力学异常、内皮损伤、短暂性菌血症及继发血小板聚集和纤维蛋白沉积等有关。肾受累则主要与赘生物碎片脱落致栓塞、血源性播散及免疫系统激活等有关。在广泛使用抗生素之前，感染性心内膜炎最常见的致病菌是草绿色链球菌，其肾小球肾炎的发生率为 50%～80%，且很少发生急性心内膜炎。随着抗生素的广泛应用和静脉吸毒的增加，金黄色葡萄球菌成为感染性心内膜炎的主要致病菌，肾小球肾炎的发生比例在急性和亚急性感染基本一致。金黄色葡萄球菌感染引起的心内膜炎中肾小球肾炎的发生率为 22%～78%，特别是在静脉吸毒者中发生率更高。发生肾衰竭提示感染性心内膜炎预后不良，也是感染性心内膜炎常见的死因。

临床表现 肾损害包括肾梗死、肾脓肿、急性间质性肾炎、急性肾小管损伤、肾小球肾炎，有文献报告感染性心内膜炎也可合并抗中性粒细胞胞质抗体（anti-neutrophil cytoplasmic antibody, ANCA）相关肾炎。上述多种病变可并存。①感染性心内膜炎心瓣膜上赘生物脱落，造成肾脏小动脉栓塞，引起梗死或脓肿。小的动脉栓塞临床可仅表现镜下血尿或蛋白尿，大的栓塞可表现为腰部疼痛，肉眼血尿及肾功能急剧恶化等。肾动脉栓塞和肾梗死多见于急性起病患者，但肾脓肿少见。②心力衰竭或感染性休克导致的有效循环血容量不足可致急性肾小管坏死。③抗生素在感染性心内膜炎中的广泛使用，也可导致药物间质性肾炎，多为青霉素、头孢菌素类。④局灶性肾小球肾炎患者临床上多表现为无症状性血尿和白细胞尿，也可有白蛋白尿；少数严重的局灶性肾小球肾炎患者也可出现肾功能不全。⑤弥漫性肾小球肾炎患者则多有血尿、肾病综合征范畴蛋白尿和肾功能不全，少数患者可发生急进性肾小球肾炎。⑥可出现皮肤紫癜，60%～90%的患者存在低补体血症，包括 C3、C4、C2 水平降低，但并非肾脏受累的特异性指标。多数患者可有补体经典途径的激活。部分金黄色葡萄球菌感染引起的心内膜炎患者可通过旁路途径活化，补体活化的程度与肾脏损害的程度多成正比，且血清补体水平在感染治愈后恢复正常。⑦90% 的患者血清存在循环免疫复合物。40%～50%的患者类风湿因子阳性，血清中可有冷球蛋白。肾活体组织检查（简称肾活检）证实的免疫复合物型肾小球肾炎患者也可偶有 ANCA 阳性。有学者提出，某些感染的细菌可能与中性粒细胞胞质有相同的抗原决定簇，导致 ANCA 相关的新月体肾小球肾炎。过去还有报道从患者肾小球洗脱液中检测到抗肾小球基膜抗体。这些免疫学指标的异常在病原菌清除后才能恢复正常。

诊断与鉴别诊断 若患者出现腰部疼痛、血尿，尤其肉眼血尿，白细胞尿及轻、中度蛋白尿和肾功能恶化，应高度警惕感染性心内膜炎肾损害的发生。①光学显微镜检查：肾活检的典型表现为局灶节段增生性肾小球肾炎，可有部分新月体形成，少见弥漫性新月体形成；部分患者可有弥漫性毛细血管内皮细胞增生性病变。②免疫荧光检查：可见 IgG、IgM 和 C3 呈颗粒样沉积于肾小球毛细血管袢和系膜区。③电子显微镜检查：可见电子致密物沉积于肾小球系膜区、内皮下，偶见上皮下沉积，以及不同程度的系膜细胞和内皮细胞。部分患者病理改变为急性间质性肾炎，少数病理改变为急性肾小管坏死。

此病应鉴别其原因，给予正确治疗。①肾局灶性梗死：这是心瓣膜上细菌等形成的赘生物脱落所致，造成肾小动脉栓塞、坏死、小动脉瘤及脓肿等，是常见的肾损害，但一般梗死较为局限。其临床表现腰部疼痛、血尿，尤其肉眼血尿，肾功能急剧恶化。②肾小球肾炎：病理呈局灶性病变者临床表现较轻，镜下血尿、白细胞、少至中等量蛋白尿，肾功能正常或轻度受损。病理呈弥漫性病变则临床上可见持续性镜下血尿和蛋白尿，可呈肾病综合征，肾功能常受损，甚至肾功能可较快速进展。③急性间质性肾炎或急性肾小管坏死：抗生素的广泛应用等可造成急性药物性间质性肾炎，患者常有发热、皮疹、血嗜酸性粒细胞增多、无菌性白细胞尿等。必要时应肾活检予以证实。少数患者可因败血症、感染性休克和肾毒性药物等导致急性肾小管坏死，应予以高度重视，避免误漏诊。④ANCA相关小血管炎肾损害：血尿明显，早期出现贫血、红细胞沉降率增快、肾功能常进行性恶化，血清 ANCA 阳性有助于鉴别。必要时应肾活检予以证实。

治疗 包括感染性心内膜炎及其肾损害的治疗。

感染性心内膜炎的治疗 原则为清除致病菌，减少并发症，降低病死率、防止复发。治疗中应充分考虑致病菌、药物毒性、并发症处理及支持治疗等多种因素。其中抗菌治疗是最重要的治疗措施，用药原则应为早期应用，一旦有证据支持感染性心内膜炎，在连续抽取 3~5 次血培养后即可开始经验性治疗；选用抗生素剂量要足，一般需 4~6 周，静脉用药为主，保持稳定的高水平的血药浓度，监测血清杀菌浓度，可联合用药；病原微生物不明时，急性起病患者选择抗菌谱覆盖金黄色葡萄球菌、链球菌和革兰阴性杆菌的抗生素，亚急性者选用抗菌谱覆盖肠球菌在内的多数链球菌的抗生素。若已有血培养结果，可根据致病菌的药敏结果选择抗菌药物，治疗时程应适当延长。有外科换瓣手术指征者，应尽早手术。

感染性心内膜炎肾损害的治疗 ①部分患者血培养转阴后可仍有持续镜下血尿和蛋白尿，甚至出现进行性肾功能下降。因此，临床仅表现为急性肾炎综合征者，病理多为局灶或弥漫性增生病变，无新月体形成，对于这类患者可仅用抗生素治疗。②临床表现为急进性肾炎综合征者，病理常为局灶坏死性肾小球肾炎或新月体肾小球肾炎，病情进展快，可考虑在全程、足量抗生素治疗的同时加用糖皮质激素和（或）免疫抑制剂，改善患者的肾脏预后。但应避免败血症和心力衰竭加重。

预后 及时应用抗生素治疗后肾脏受累的症状可完全缓解，总体预后较好。

（赵明辉　于　峰）

xuèshuānxìng wēixuèguǎnbìng shènsǔnhài

血栓性微血管病肾损害（renal damage in thrombotic microangiopathy）

微血管病性溶血性贫血、血小板减少及微循环中血小板血栓造成的肾脏损害。经典的血栓性微血管病主要指溶血尿毒症综合征（hemolytic uremic syndrome，HUS）和血栓性血小板减少性紫癜（thrombotic thrombocytopenic purpura，TTP）。其他常见的血栓性微血管病病因还包括恶性高血压、硬皮病肾危象、妊娠相关的肾损害及抗磷脂综合征等。此条主要阐述 HUS 和 TTP 相关肾损害。

病因及发病机制 HUS 与 TTP 的病因及发病机制既相似又有差异。

溶血尿毒症综合征 根据病因学及临床特征等的不同，包括典型 HUS，又称腹泻相关型 HUS（diarrhea-associated HUS，D + HUS），及无腹泻的 HUS（diarrhea-negative HUS，D-HUS），后者又称不典型 HUS（atypical HUS，aHUS）。随着现代遗传学及免疫学技术的发展，在 D-HUS 中又进一步分出一个新的亚类称为补体 H 因子相关蛋白缺乏和 H 因子自身抗体阳性的溶血尿毒症综合征（DEAP-HUS）。

D+HUS 与志贺毒素　多累及儿童，急性起病，有腹泻等胃肠道感染前驱症状，由感染因素、环境和药物等诱发。感染源多见于产志贺毒素大肠埃希菌（verotoxin-producing *Escherichia coli*，VTEC），其中 O157：H7 血清型占 70%。未煮熟的牛肉是最常见的感染源，但火腿、火鸡、奶酪、未消毒的牛奶和污染的水源、蔬菜等也均有报道。VTEC 可产生两种 vero 毒素：verotoxin-1（以 O157：H7 产生为主）和 verotoxin-2（如 O104：H4 产生），又称志贺毒素。进食受污染的食物和水后，VTEC 可与结肠上皮的特异性受体结合，进一步增殖，从而导致细胞死亡，这个过程可导致腹泻。志贺毒素与细胞膜受体结合后可进入细胞内，使细胞表达各种炎症因子如白介素-1 和肿瘤坏死因子（tumor necrosis factor，TNF）-α。这些因子可上调内皮细胞的 Gb3 受体（一种特异性糖脂受体），使内皮细胞更易与志贺毒素结合，随后发生的不同靶器官的微血管损伤则引起不同的临床表现。肠出血型大肠埃希菌（entero-hemorrhagic *Escherichia. coli*，EHEC）产生的内毒素可增强志贺毒素引起肾脏产生 TNF-α 的能力，大量的 TNF-α 可使中性粒细胞更易黏附在血管内皮细胞并释放炎症介质，这可能是 EHEC 相关的 HUS 经常累及肾脏的原因。

D-HUS 与补体系统　D-HUS 发病多与补体调节蛋白如 H 因子功能异常等有关。H 因子是血清中浓度最高的补体调节蛋白，由 20 个独立的可折叠的结构域组成，称为短一致重复片段。H 因子基因位于 1q32，是 1213 个氨基酸残基组成的 150kD 的糖蛋白，主要由肝脏合成，肾脏的系膜细胞、足细胞，血小板、外周血单核细胞、成纤维细胞、内皮细胞等也有部分表达。H 因子能与多个配体如 C3b、肝素、C 反应蛋白等相互作用，提示 H 因子功能的复杂性。已知 H 因子有 3 个与 C3b 结合的位点，3 个与肝素结合的位点，3 个与 C 反应蛋白结合的位点。H 因子在补体旁路途径活化的早期起重要调节作用，一方面可作为 I 因子的辅助因子降解 C3b，转化成 iC3b；另一方面可通过与 B 因子的裂解产物 Bb 竞争性结合 C3b 使 C3 转化酶生成减少，同时加速已形成的 C3 转化酶的降解。在 D-HUS 患者中 30%～50%存在 H 因子水平的降低或缺如，主要原因包括：H 因子基因纯合/杂合缺陷或存在抗 H 因子的自身抗体。纯合突变时血清 H 因子缺乏，在正常水平的 10%以下，患者可表现为散发或有家族史，通常在婴幼儿期发病。杂合缺陷的患者血清补体水平正常或接近正常，H 因子水平约为正常水平的 50%。H 因子的基因突变多为单个氨基酸突变，使 H 因子与相应配体及内皮细胞的结合能力下降，引起临床病变。另外，在 6%～10%的 D-HUS 患者中存在抗 H 因子的自身抗体，可能是通过降低 H 因子与 C3b、肝素及与细胞结合的能力而致病。

I 因子是另外一种重要的补体调节蛋白，其基因定位于 4 号染色体，主要通过降解 C3b 而抑制补体旁路途径的进一步激活。I 因子突变可致 HUS，但仅见散发突变。膜辅助蛋白（membrane cofactor protein，MCP）作为 I 因子的辅助因子灭活结合在细胞表面的 C3b 和 C4b，约 15%的 aHUS 患者存在 MCP 基因突变，主要为杂合突变。

研究发现，与补体系统密切相关的其他细胞因子也可通过影响补体系统的功能参与 D-HUS 的发病，其中血栓调节蛋白是研究热点。它是常见的内皮细胞跨膜糖蛋白，有抗凝、抗炎和细胞保护作用。这一结构域的基因突变可改变 H 因子和 C3b 的结合，影响补体调节。血栓调节蛋白丝氨酸-苏氨酸富集区域的突变可影响 I 因子介导的 C3b 降解。德尔瓦艾（Delvaeye）等研究发现 5%的 D-HUS 患者有血栓调节蛋白基因突变。D-HUS 亚类 DEAP-HUS 患者存在 H 因子相关蛋白 1 和 3 基因的缺失并存在血清抗 H 因子的自身抗体，也会通过影响 H 因子的功能而致病。

补体系统不仅在 D-HUS 的发病中起作用，在 D+HUS 的发病中也同样发挥重要作用，这对其机制的明确进行了合理的补充。奥斯（Orth）等证实 EHEC 产生的突触融合蛋白（syntaxin，STX）-2 可激活补体系统并导致最终的“膜攻击复合物”的形成引起脏器损伤；STX-2 可与 H 因子的 SCR 6～8 及 SCR 18～20 结合，在不破坏 H 因子完整性的情况下降低 H 因子保护宿主细胞的能力，使补体在肾脏局部过度活化从而加重 EHEC 的致病作用。STX 也可使 C3a 的生成增多进而促进内皮细胞 P 选择素的表达上调及凝血酶调节蛋白减少，导致微血栓形成。

血栓性血小板减少性紫癜　主要包括家族性 TTP 及获得性 TTP，前者主要是编码冯·维勒布兰德因子（von Willebrand factor，vWF）剪切酶基因的纯合或复合杂合突变导致含 I 型血小板结合蛋白基序的解聚蛋白样金属蛋白酶（a disintegrin and metalloproteinase with thrombospondin motifs，ADAMTS）-13 的严重缺陷，后者是由于存在 IgG 型抗 ADAMTS-13 抑制性自身抗体。

正常生理情况下，vWF 是在内皮细胞和巨核细胞内合成的多聚大分子，其单体的分子量约为 225kD。主要储存在内皮细胞的怀布尔－帕拉德体（Weibel-Palade body）和血小板的颗粒中。超大的多聚体并不存在于血液循环，分泌的 vWF 可被血液中的特异性剪切酶降解为较小的多聚体。在 TTP 患者血浆中可检测到与内皮细胞和血小板中贮存的 vWF 类似的超大多聚体。研究发现这些超大多聚体仅见于发病急性期，缓解期则检测不到，说明急性期内皮细胞受损后可能有大量 vWF 超大多聚体释放入血，易与血小板的 vWF 受体相结合而导致血小板聚集进一步形成血栓。

vWF 剪切酶是蛋白酶，随后被证明为 ADAMTS 家族中的一员，命名为 ADAMTS-13。主要由肝细胞合成，足细胞、肾小管上皮细胞、内皮细胞和血小板也有少量合成，定位于染色体9q34，存在于血浆和内皮细胞表面，有裂解vWF单体842～843肽键，防止后者形成多聚体的功能。正常人群中，ADAMTS-13的活性在79%～127%。ADAMTS-13基因突变或者血清中存在抑制性抗体可导致ADAMTS-13活性下降，不能裂解超大分子的vWF，在血流切应力作用下vWF逐渐舒展延长，可导致血小板聚集，进而形成微血管血栓。已发现ADAMTS-13基因突变超过90种，主要是错义突变。基因突变可造成ADAMTS-13的合成、分泌和（或）酶解能力缺失。家族性TTP患者多为复合杂合突变。多数非家族性或获得性TTP患者则在血清中发现可导致ADAMTS-13活性降低的自身抗体。

与TTP发病相关的其他机制还包括纤维蛋白溶解活性缺失、前列环素调节水平失衡，循环血栓调节蛋白、组织型纤溶酶原激活物或纤溶酶原激活物抑制剂-1水平增加，抗内皮细胞抗体、免疫复合物、血小板聚集蛋白、抗CD36抗体、钙依赖半胱氨酸蛋白酶或内皮凋亡因子增加等。

临床表现 不同类型的疾病有不同的表现。

溶血尿毒症综合征 主要表现为微血管病性溶血性贫血、血小板减少及急性肾损伤三联征，若诊治不及时，其病死率较高。①D+HUS：常见于儿童，约占HUS的90%，可为群发，常有前驱腹泻、后发生急性肾损伤，但预后良好，约90%可完全恢复。②D-HUS：多为成人，占HUS的5%～10%，患者一般无腹泻前驱症状（但部分患者可有腹痛、呕吐等较重的胃肠道症状），急性无尿和恶性高血压，约50%进展为终末期肾衰竭，病死率可达25%；可呈家族性聚集性或散发性，部分还可反复发作，预后差、病死率高。

血栓性血小板减少性紫癜 主要临床特征为血小板减少、微血管病性溶血、神经系统症状、急性肾损伤及发热五联征。80%患者可呈现急性神经系统症状、紫癜和发热。部分患者以神经系统为主，表现为头痛、恶心、视物障碍、失语、精神错乱，甚至抽搐、癫痫发作和昏迷。神经系统症状可持续发作也可反复发作。肾损害表现为血尿、蛋白尿及氮质血症等，相对而言肾脏受损可较轻。

实验室检查 ①血小板减少和溶血性贫血是血栓性微血管病的标志。血小板减少是血小板在微循环聚集所致，溶血性贫血很可能是红细胞在通过狭窄的微小动脉和毛细血管因机械性破坏所致。一般而言，TTP较HUS的血小板减少更为严重。TTP发作时血小板可降至$20\times10^{9}/L$，而HUS多在（30～100）$\times10^{9}/L$，但应注意的是即使血小板在正常范围，也不能排除血管内的消耗和破坏。贫血较严重，血红蛋白多低于100g/L。发生溶血最敏感的指标为乳酸脱氢酶（LDH）上升，常伴高胆红素血症（主要为间接胆红素）、网织红细胞增多、游离血红蛋白增多和结合珠蛋白减少甚至检测不到。外周血涂片见到破碎红细胞和库姆斯试验（Coombs test）阴性常可确定微血管病性溶血。②典型的D+HUS常有白细胞数升高伴中性粒细胞核左移，但D-HUS和TTP白细胞数多正常。多数患者的凝血酶原时间，特别是凝血活酶时间、Ⅴ因子、Ⅷ因子和纤维蛋白原多在正常范围。部分患者存在纤维蛋白降解产物升高和凝血酶时间延长。TTP和HUS较少见弥散性血管内凝血。

病理表现 包括免疫荧光和显微镜检查所见。

光学显微镜检查 ①典型的肾小球病变为毛细血管壁增厚及基膜内疏松层增宽导致双轨形成，内皮细胞增生明显，内皮下间隙增大和内皮细胞肿胀造成毛细血管腔减小和闭塞。内皮下增大的间隙中含有蓬松的“绒毛样”物质，加重肾小球毛细血管腔狭窄和闭塞。在仍开放的毛细血管腔内，有时可见成堆的红细胞和纤维素性血栓。这类病变主要见于小儿患者和早期病例。血栓性微血管病的病变是可逆的，病情恢复后重复肾活体组织检查可见内皮细胞病变消失，管腔重新开放，但常遗留部分肾小球硬化。成人和大龄儿童的肾小球病变则多样，多表现为肾小球缺血，毛细血管袢皱缩和肾小囊腔扩大。管腔内可见红细胞，肾小球偶见局灶节段纤维素样坏死和新月体形成。②成人病例常见肾脏微小动脉和小动脉病变，表现为内皮下间隙增宽、管腔严重狭窄。管腔内常见纤维素和血小板血栓、肌内膜增生，有时还可见微小动脉壁的坏死。由于内皮细胞增生，在接近血管极的部位微小动脉可形成血管瘤样扩张或形成肾小球样结构。动脉主要累及小叶间动脉，表现为内膜肿胀、增生，管腔内血栓形成和血管壁坏死，管腔内可填充大量红细胞及其碎片。红细胞和纤维素也可进入动脉壁。动脉内膜增生可形成“洋葱皮”样改变，主要是因为大量增生的、拉长的肌内膜细胞环绕而成。内弹力膜也可出现多层，且无明显断裂。动脉中膜可正常或中度增厚。病变晚期可为内膜纤维组织

形成，管腔狭窄。

免疫荧光检查　以肾小球受累为主的儿童 HUS 患者几乎所有肾小球均有纤维蛋白原沿肾小球毛细血管袢颗粒样沉积、在系膜区呈团块状沉积。而以动脉受累为主者则较少见。部分患者可见 IgM、C3 和 C1q 沿肾小球毛细血管袢颗粒样沉积，IgG 和 IgA 则很少检测到。微小动脉和小动脉可有纤维蛋白原，分别沉积在血管壁和管腔内的血栓上。部分患者还可见到血管壁和管腔内血栓上有 IgM 和 C3 沉积，可能与免疫介导的机制相关。

电子显微镜检查　肾小球毛细血管内皮细胞肿胀，胞质内较稀疏，除可见少数线粒体外，其他细胞器少见。突出特点是内皮下充填大量稀疏的细绒毛样或细颗粒物质，致使毛细血管增厚。其具体成分可能为纤维素或细胞碎片结合到一层薄的、新形成的肾小球基膜，这与光镜下过碘酸希夫染色和银染色中所见到的“双轨征”一致。肾小球系膜细胞可有插入现象。内皮下增宽的程度不一，严重者可导致毛细血管腔闭塞。管腔内由纤维素和血小板形成的血栓并不常见。

诊断与鉴别诊断　血栓性微血管肾损害的诊断应符合下列条件：①微血管病性溶血性贫血，血红蛋白<100g/L，外周红细胞碎性阳性，网织红细胞数升高，库姆斯试验阴性（神经氨酸酶相关的 HUS 除外），LDH 升高。②病程中有血小板下降，最低值可<20 $\times 10^9$/L。③出现肾损害：血尿、蛋白尿和（或）急性肾损伤。

肾活检可协助确诊和估计预后。血栓性微血管病突出的病理特点为小血管内皮细胞病变，表现为内皮细胞肿胀、管腔狭窄，部分小血管腔内可见血栓形成。一般而言 HUS 以肾小球病变为主预后较好，以血管病变为主则预后较差。TTP 的肾脏病变与 HUS 相似，但微血管内血栓形成更为广泛，除脑组织外，肾脏等组织均可受累。确诊血栓性微血管病后还应明确病因分类，如 HUS（D+HUS 或 D-HUS）、TTP，进一步对肾损害程度作出评价。此外，应认真除外继发因素，如恶性高血压、系统性红斑狼疮、硬皮病、抗磷脂综合征，肿瘤和化疗药物、抗血小板聚集药物，妊娠相关、移植相关和人类免疫缺陷病毒感染等诱发的血栓性微血管病肾损害。

治疗　不同类型的血栓性微血管病的治疗方案并不一致。TTP、成人或 D-HUS 的患者应使用血浆置换或血浆输注以减少死亡和长期后遗症的危险。血小板计数和血清 LDH 可用于监测治疗反应，血浆治疗应持续应用到病情完全缓解。对于继发性的血栓性微血管病，血浆治疗不一定有效，其治疗与预后与具体的原发病相关。儿童典型的 D+HUS 常可自发缓解，不推荐血浆治疗。

D+HUS　儿童 D+HUS 的病死率已显著下降，从 40%～50% 降至 4%～13%。主要归功于支持治疗的进展，如针对贫血、肾衰竭、高血压及水电解质紊乱的治疗，但尚无可影响儿童 D+HUS 病程的治疗手段，因此未能预防或限制血栓性微血管病的进展。①止泻药物可增加中毒性巨结肠发生的危险，故应慎用。②抗生素治疗 VTEC 感染使发生重度 HUS 的概率增加 17 倍，应慎用。部分杀菌药物如喹诺酮、甲氧苄啶和呋喃唑酮还可强力诱导细菌 vero 毒素基因的表达从而增加肠道内毒素的水平。③多中心随机对照研究显示志贺毒素受体类似物（SYNSORB-Pk）治疗组患者终点事件的发生率与安慰剂组相似，可能与开始治疗时间较晚或受体类似物与志贺毒素结合力较弱有关。免疫吸附、血浆置换及抗补体治疗对部分 D+HUS 有效。

D-HUS　从病因治疗的角度出发，对该病理想的治疗流程应开始于测定该类患者血浆中的 C3、C4、H 因子、I 因子及 B 因子的水平，测定 MCP 在白细胞膜的表达及测定 H 因子抗体水平，及编码补体蛋白的基因分析。HUS 基因欧洲工作组已发表了关于 D-HUS 基因检测指南。①血浆置换（新鲜冷冻血浆）是治疗 D-HUS 的一线方案，尤其是对补体 H 因子基因突变或存在 H 因子抗体的患者。糖皮质激素及免疫抑制剂，包括利妥昔单抗等，在结束血浆置换治疗后可试用于后续治疗。②D-HUS 患者行肾移植多因疾病复发而导致移植肾失去功能。对补体调节蛋白的基因检测更有利于评估移植后 D-HUS 复发的风险。H 因子及 I 因子基因突变的患者发生移植物失功能的风险性较大，MCP 基因突变患者的风险性则相对较小。③随着对 D-HUS 发病机制的认识，针对不同发病机制的个体化治疗已成为新型疗法的发展方向。对 H 因子基因突变导致 H 因子功能不全或浓度降低的患者，可补充人源化的 H 因子。已有商品化的 H 因子，但半衰期较短。对 I 因子基因突变的患者，尚无商品化的 I 因子问世。根据补体激活调节异常这一发病机制，针对补体激活共同通路关键成分的单克隆抗体，如 C5 单克隆抗体艾库组单抗（Eculizumab）已成功用于治疗 D-HUS 复发及移植前的预防治疗，但尚缺乏多中心临床研究。

血栓性血小板减少性紫癜　主要包括下列治疗。

血浆置换　一旦确诊 TTP 应尽快进行血浆置换，以补充大量 ADAMTS-13，清除抗 ADAMTS-13 抗体或大分子 vWF。若无立即进行血浆置换条件，可先输注大量血浆直到可进行血浆置换。接受血浆置换后，80%获得性 TTP 患者可治愈。血浆置换应每日进行，直至血小板恢复正常。30%~40%患者可复发，需继续血浆疗法。血浆置换无效者治疗上需强化血浆疗法和（或）免疫调节疗法。若为家族性 TTP 患者，应定期输注血浆以补充 ADAMTS-13；慢性复发性 TTP 或维持性血液透析、血小板减少症的 TTP 患者，每2~3 周预防性输注血浆可缓解症状及预防严重并发症；其他患者可维持正常或轻度异常的血小板计数，仅在急性加重时输注血浆。

免疫调节疗法　获得性 TTP 被认为是一种自身免疫病。糖皮质激素常与血浆置换联合用于急性期治疗，但尚无对照研究证实其有效性。其他免疫抑制剂还包括环孢素、硫唑嘌呤及长春新碱等，均为个例报道或应用于少数患者。有报道对于难治性重症患者可应用环磷酰胺冲击治疗。

新型疗法　包括针对 B 淋巴细胞表面 CD20 的单克隆抗体利妥昔单抗。它可以清除产生抗 ADAMTS-13 抑制性抗体的 B 细胞，提呈抗原至活化 T 细胞的 B 细胞。治疗后，外周血 B 细胞需 6~12 个月逐渐恢复。有研究发现此可用于治疗难治性或多次复发者，出现 ADAMTS-13 活性升高和抗 ADAMTS-13 抗体效价下降，但不能维持长期缓解。

（赵明辉　于　峰）

èxìng zhǒngliú xiāngguānxìng shènsǔnhài

恶性肿瘤相关性肾损害（malignancy-associated renal damage）

肾脏本身的恶性肿瘤、肾外肿瘤的肾脏浸润和转移、肿瘤的代谢产物、肿瘤伴发肾脏病及其治疗药物等所致的肾损害。最早由萨顿（Sutton）等在对 9 例霍奇金病患者行尸检时发现，该组病例中 5 例患者的肾脏有淋巴瘤浸润。随着肿瘤患病率的居高不下和治疗手段及化疗药物的进展，肿瘤相关性肾损害的发生率也相应升高。

病因及发病机制　肿瘤相关肾损害，临床上以肾衰竭常见（表 1）。可引起肾损害的恶性肿瘤主要有：①血液系统肿瘤：最常见，包括各种类型的白血病、淋巴瘤、淋巴肉瘤、网状细胞肉瘤、多发性骨髓瘤等。淋巴瘤及多发性骨髓瘤最多累及肾脏。②实体瘤：包括肺、胃肠道、乳腺、女性生殖器、甲状腺、肾上腺、皮肤的恶性肿瘤等。发病机制如下。

肾外肿瘤直接侵犯或转移而累及肾脏　肿瘤细胞可经血液、淋巴途径或直接蔓延而侵犯肾小球、肾小管、间质、血管、输尿管及肾周组织。以恶性淋巴瘤和白血病较为多见。里士满（Richmond）总结 696 例淋巴瘤尸检材料，发现肾实质的受侵犯率与肿瘤的病理类型有关，淋巴肉瘤为

表 1　肿瘤患者肾衰竭的原因

肾前性
细胞外液丢失（摄入不足、呕吐、腹泻、高钙）
肝肾综合征（静脉闭塞疾病、肝切除）
药物（钙调磷酸酶抑制剂、非甾体类抗炎药）
肾实质性
肾小球性
膜性肾病
肾淀粉样变性（多发性骨髓瘤）
帕米膦酸二钠相关性塌陷性肾病
轻链沉积病
肾小管间质性
急性肾小管坏死（中毒或缺血）
淋巴瘤肾脏浸润
轻链沉积病
药物（顺铂、异环磷酰胺）
静脉造影剂
管型肾病（多发性骨髓瘤）
肾血管性
微血管疾病：溶血尿毒症综合征-血栓性血小板减少性紫癜（造血细胞移植后、丝裂霉素）
肿瘤浸润（肾细胞癌伴肾静脉栓塞）
肾后性
肾小管内阻塞（高尿酸血症肾病、甲氨蝶呤、管型肾病）
肾外阻塞
输尿管或膀胱出口阻塞（原发疾病、后腹膜淋巴结、后腹膜纤维化）

49%，网状细胞肉瘤 46%，霍奇金病 13%。在有骨髓侵犯的淋巴肉瘤中，肾损害的发生率高达 63%。白血病的肾损害率国外为 52%，中国中山医学院报告为 87%。肿瘤肾脏转移以实体瘤多见，主要是肺癌，其次为肾上腺、乳腺、胃肠道癌等。奥尔森（Olsson）在尸检中发现肺癌患者中 1/5 有肾转移。

免疫复合物致肾损害 1922 年加洛韦（Galloway）首次报告霍奇金病伴发肾病综合征。此后李（Lee）观察了 101 例肾病综合征患者，发现 10.9% 的病例伴恶性肿瘤，并在电子显微镜下观察到患者的肾小球基膜上皮细胞下有电子致密物沉积和足突融合。在对肿瘤的治疗过程中发现肾病随着肿瘤的缓解而缓解，随着肿瘤的复发而复发。

肿瘤代谢异常引起的肾损害 肿瘤引起的代谢异常和电解质紊乱均可导致肾损害，主要是肾小管损伤，包括高钙血症、低钾血症、低钠血症、高尿酸血症等。①高钙血症：是很多肿瘤的常见并发症，占恶性肿瘤的 10%～20%，最高可达 50%。主要累及肾小管和集合管。钙质沉积兼之钙使髓质内钠浓度降低，引起远曲小管和集合管内水重吸收减少，出现尿浓缩功能障碍、肾小管性酸中毒、肾钙化等，最终导致肾衰竭。②低钾血症：主要是钾摄入不足及从胃肠道、泌尿道丢失过多造成。可致肾小管上皮细胞空泡变性，肾小管浓缩功能严重障碍，并可致肾间质损害，反复的间质性肾炎，肾功能下降。③抗利尿激素（antidiuretic hormone，ADH）分泌失调：肺癌（燕麦细胞癌）、胰腺癌、胸腺瘤、前列腺癌等，可合成和分泌异位性及类 ADH 多肽，某些化疗药物（如环磷酰胺、长春新碱等）可刺激中枢 ADH 分泌，化疗期间的恶心、呕吐等反应也可刺激 ADH 分泌。这些均可致 ADH 分泌失调综合征。临床表现为低钠血症及水潴留。一般补钠难纠正低钠血症，最有效的措施是完全切除肿瘤。④高尿酸血症：在急性淋巴细胞白血病、粒细胞白血病、淋巴瘤中，肿瘤细胞的生长、破坏均可致高尿酸，其严重程度与肿瘤破坏呈正相关。肿瘤放疗、化疗时因肿瘤细胞大量迅速崩解、核酸分解等加重高尿酸，可诱发急性高尿酸血症肾病。

肿瘤治疗对肾脏的损害 肿瘤放射治疗（简称放疗）如后腹膜淋巴瘤及盆腔肿瘤肾区照射后，可发生放射性肾炎，属非炎症性缓慢进行性肾脏疾病，与放疗剂量有关。两肾放射剂量 5 周内超过 23Gy 时，有发生放射性肾炎的危险。一般潜伏期为 6～12 个月，逐渐出现高血压和肾功能进行性下降。肿瘤化学治疗（简称化疗）后大量细胞破坏可引起肿瘤溶解综合征，除急性高尿酸血症肾病外，还可产生大量的磷和钾，引起高磷血症和高钾血症，损伤肾小管，导致急性肾小管坏死。虽然各类新药使肿瘤化疗有了长足进展，但许多抗肿瘤药仍有肾毒性（表 2）。

其他如多发性骨髓瘤、淋巴瘤、白血病和肺癌等，可产生过量的轻链蛋白、冷球蛋白或巨球蛋白，通过不同的机制损害肾脏。其中多发性骨髓瘤的肾损害发生率约占 50%。10% 的患者需透析治疗。包括多发性骨髓瘤肾损害、肾小管功能不全、原发性肾淀粉样变性、轻链沉积病、高血钙致急性肾损伤、造影剂致急性肾损伤、浆细胞浸润。

临床表现 除肿瘤本身的症状外，肾脏可表现为：①肿瘤直接浸润：肾区钝痛、胀痛，肉眼或镜下血尿，泌尿系统感染症状、肾区肿块等。②肾炎或肾病综合征：水肿、高血压、血尿、蛋白尿、少尿、不同程度的肾功能不全或大量蛋白尿、低白蛋白血症、高脂血症等。③肾小管间质病变：多饮、多尿、夜尿增多，反复泌尿系统感染。尿比重降低、肾小管性蛋白如尿视黄醇结合蛋白质、N-乙酰-β-葡萄糖苷酶等升高。表现为近端肾小管性酸中毒或远端肾小管性酸中毒、肾性尿崩症等。④肾内、肾外梗阻：肾内梗阻多见于急性高尿血症肾病，由于属肾内梗阻，B 超、膀胱镜及逆行造影可无梗阻表现。肾外梗阻多见于盆腔肿瘤、转移癌、后腹膜肿瘤等致腹膜后纤维化压迫单侧或双侧输尿管所致，可有少尿与多尿交替、尿闭、肾绞痛等表现；

表 2 常见引起肾损害的抗肿瘤药物

分类	机制	药物
肾前性	心源性	多柔比星
	有效血容量减少	白介素-2
肾实质性	肾血管性	丝裂霉素、联合化疗（博来霉素、长春花属、生物碱、顺铂）
	肾小管间质性	顺铂、甲氨蝶呤
	肾小球性	亚硝脲类：链佐星、洛莫司汀、司莫司汀、卡莫司汀
		多柔比星
肾后性	化学性膀胱炎	环磷酰胺、异环磷酰胺

B超等可发现有肾盂积水等梗阻表现。⑤肾血管病变：原发性或转移癌直接侵犯或压迫下腔静脉、肾静脉或肾动脉产生血栓或栓塞（癌栓）等并发症，表现为腰背剧痛、下肢水肿、肾病综合征、肾血管性高血压及肾梗死等。

诊断与鉴别诊断 肿瘤伴发的肾脏病或其引起的肾损害可无明显的临床表现。故在诊治肿瘤时应注意肾脏受损的症状和体征、注意尿液及肾功能的变化，必要时行B超或CT等检查，以尽早发现有无肾损害。某些肾脏病出现在肿瘤确诊之前，因此在诊断原发性肾小球疾病时需特别慎重，必须警惕肿瘤伴发的可能，尤其是病理表现为膜性肾病及微小病变型肾病的中老年患者。依据发病机制的不同，肾脏病理改变主要为：肿瘤浸润性肾脏病、肾小球病变（膜性肾病、微小病变型肾病、膜增生性肾小球肾炎、局灶性节段性肾小球硬化等）、肾小管间质病变、肾淀粉样变性等。

治疗 ①消除诱因：注意预防感染、出血或电解质紊乱等对肾功能不利的因素。肿瘤放疗时，应保护好肾脏，免遭射线照射，控制照射剂量；化疗时尽量避免有潜在肾毒性的抗癌药物并注意累积剂量，充分水化保证足够的尿量；重视药物性肾损害预防，监测肾功能，对已有肾小球滤过率降低和老年人应予以减量，避免联合使用有肾毒性化疗药，加强对肿瘤化疗患者的长期随访；对化疗引起的胃肠道反应，应及时补充水和电解质，以防低钾、低钠血症及酸碱平衡失调的发生。②治疗肾病：肾病患者应根据病理类型选择合理的治疗方案，避免细胞毒药物（如环磷酰胺）累计剂量严重超标所致肾、膀胱等恶性肿瘤和组织损伤；对中老年肾病综合征患者，尽早明确有无合并肿瘤，并在治疗过程中注意随访；需手术治疗者，肾科医师应负责调整治疗方案，保证手术顺利进行；合并急性肾损伤者，应明确原因，根据不同原因选择透析、血浆置换或免疫吸附等。

（陈　楠）

báixuèbìng shènsǔnhài

白血病肾损害（renal damage in leukemia）

白血病时异常白细胞浸润、免疫复合物沉积、代谢异常、电解质紊乱导致肾损害的疾病。白血病是造血系统血细胞的异常增生性疾病，病变主要累及骨髓、肝、脾及淋巴结，亦可累及其他器官。据尸检发现，50%~100%的白血病患者肾组织可见白血病细胞浸润，但有临床表现者不足1/3。

病因及发病机制 肾脏易受白血病细胞浸润可能与肾脏在胚胎期亦属造血组织有关。白血病肾损害的主要机制：①白血病细胞浸润：除淋巴结和脾以外，肾是急性白血病第三个容易浸润的器官。急性单核细胞和急性淋巴细胞白血病最易浸润肾脏。②免疫反应：肿瘤抗原可触发免疫机制导致肾损害。慢性淋巴细胞白血病可并发免疫复合物性肾炎，冷球蛋白沉积于肾脏或轻链沉积病等。T细胞免疫功能紊乱并释放多种细胞因子可致肾小球通透性异常。③代谢异常：白血病患者的核蛋白代谢加速，尿酸生成增加。以急性淋巴细胞白血病最高，其次为急性粒细胞和急性单核细胞白血病。尿酸增多的程度与肿瘤细胞代谢和破坏速度有关。高尿酸血症可导致急性高尿酸血症肾病、慢性尿酸盐肾病及尿路结石。④电解质紊乱：约2.5%白血病患者可出现高钙血症，可能是骨骼浸润引起骨质破坏，或肿瘤细胞旁分泌甲状旁腺激素相关蛋白，释放过多钙进入血液循环所致。持续长期的高血钙可导致高钙血症性肾病。白血病细胞可产生大量溶菌酶损伤肾小管导致低血钾、酸中毒、碱性尿及肾性糖尿等。治疗常用的甲氨蝶呤在尿中的代谢产物水溶解度低，在酸性环境中形成沉淀甚至大块结晶沉积于肾小管，引起肾小管扩张和损害，造成尿路梗阻以至肾衰竭。

临床表现 ①梗阻性肾病：大多是尿酸结晶或结石引起，少数为甲氨蝶呤治疗所致。常表现为单侧腰痛，甚至肾绞痛；血尿，尿中可检出大量尿酸结晶，时有尿酸结石排出。根据尿酸沉积部位不同，可分为肾内梗阻和肾外梗阻性高尿酸血症肾病。急性肾内梗阻性肾病主要由急性白血病，尤其是淋巴母细胞性白血病引起，血尿酸急剧增高，尿酸快速沉积于肾小管，表现为急性少尿或无尿型急性肾损伤。慢性肾外梗阻性肾病则一般由慢性白血病引起，血尿酸轻度、缓慢增高，尿酸逐渐沉积于尿路，形成结石并引起肾外梗阻。上述两型可同时发生。②肾小球病变：白血病细胞浸润肾实质或通过免疫反应引起血尿、蛋白尿、高血压等表现。少数病例表现为肾病综合征，以慢性淋巴细胞白血病为多，其病理类型有系膜增生性肾小球肾炎、膜性肾病、微小病变型肾病、局灶性节段性肾小球硬化等。尚有少数可表现为轻链沉积病、免疫触须样肾小球病和肾淀粉样变性等特殊蛋白沉积病。③肾小管间质病变：少数病例出现多尿、肾性糖尿、碱性尿等肾小管病变症状，偶有肾性尿崩症。严重者出现急性肾损伤。④慢性肾衰竭：个别病例治疗不及时或治疗无效，肾脏病缓慢进展至慢性肾衰竭。

诊断与鉴别诊断 白血病患者一旦出现尿检异常、高血压、肾区疼痛或肿块应进一步检查，必要时肾活体组织检查以确诊。白血病化疗前及疗程中检查血尿酸、尿尿酸、尿量、尿常规、肾功能及血电解质等，以早期发现高尿酸血症肾病和电解质紊乱。肾脏B超和X线检查，有助于发现尿路结石。白血病肾损害可根据临床表现和实验室检查，与其他原因引起的高尿酸血症、尿路结石等梗阻性肾病鉴别，也可与原发性肾小球疾病鉴别。

治疗 主要治疗白血病，同时治疗肾脏病和防治高尿酸血症肾病。①白血病的治疗：根据白血病的类型采取不同的化学治疗方案。有时随着白血病的缓解，其肾脏病变也可能相应好转。②肾脏病变治疗：与原发性肾脏病的治疗相似。有免疫机制参与的肾病综合征可采用糖皮质激素和免疫抑制剂治疗。③防治高尿酸血症肾病：首先是避免脱水、酸中毒等诱发尿酸沉积的因素。化疗前3天开始应用别嘌醇，以控制血尿酸和尿尿酸在正常范围。化疗期间应充分补充液体、碱化尿液，使尿pH维持在6.5~6.8。若发生高尿酸血症肾病，除继续用别嘌醇外，应加用碱性药及补液以减少尿酸沉积。发生肾衰竭者，可考虑肾脏替代治疗。

预后 主要取决于原发病的类型及能否有效治疗。直接因尿毒症致死者仅极少数。随着化疗药物治疗的进展，此病的缓解率与缓解期明显改善，部分病例可较长期生存。由于尿酸合成抑制剂的应用和肾脏替代治疗，白血病并发高尿酸血症肾病、急性肾损伤的病死率已明显下降。

（陈　楠）

línbāliú shènsǔnhài

淋巴瘤肾损害（renal damage in lymphoma） 淋巴瘤细胞肾浸润、原发性肾淋巴瘤、肿瘤压迫、淋巴瘤相关性肾炎、肿瘤溶解综合征及治疗药物相关肾损害的疾病。淋巴瘤是淋巴细胞和（或）组织细胞在淋巴结或其他淋巴组织中异常增生的恶性肿瘤，包括霍奇金病（Hodgkin disease，HD）和非霍奇金淋巴瘤（non-Hodgkin lymphoma，NHL）两类。此病是淋巴瘤多系统损害的一部分，多见于侵袭性淋巴瘤，淋巴瘤在血液系统肿瘤肾损害中占首位，但由于临床医师欠缺相关认识及诊疗手段不完善，患者生前临床诊断率不高。据报道在大组NHL患者中2.1%有肾脏累及，男女比例为3.75∶1，在淋巴瘤病例尸检中，NHL肾累及率为47%，HD为13%。

病因及发病机制 综合因素所致。

肿瘤直接影响 后腹膜淋巴瘤、肿大淋巴结、肿瘤细胞浸润后腹膜腔及腹膜后纤维化等可压迫泌尿道，引起梗阻性肾病；压迫肾动脉引起缺血性急性肾损伤，或压迫下腔静脉（或肾静脉）损伤肾脏；淋巴瘤患者尸解中1/3浸润肾脏，以淋巴肉瘤和网状细胞肉瘤更多见；较少见的原发性肾脏淋巴瘤常发生急性肾损伤。

免疫反应相关肾损害 ①淋巴细胞产生某种毒性物质，使肾小球基膜通透性增加。②肿瘤相关抗原与免疫球蛋白形成免疫复合物。③部分患者血液循环中检出混合型冷球蛋白。④HD中可见淀粉样物质沉积。

肿瘤相关高钙血症和高尿酸血症 急性高钙血症可导致肾小球滤过率下降，慢性高钙血症可引起严重的肾小管损害，肾小管间质钙盐沉积；淋巴瘤核酸代谢增强，常有高尿酸血症，导致肾小管间质性损害。

治疗相关肾损害 后腹膜淋巴瘤放射治疗（简称放疗）所致放射性肾炎、多种抗肿瘤药物如甲氨蝶呤或亚硝基脲类等、化学治疗（简称化疗）后高尿酸血症等均可引起肾损害。

临床表现 肾脏表现有下列几方面。

肾小球病变 可见血尿、蛋白尿、高血压、肾功能受累，部分表现为肾病综合征。可先于、同时或晚于淋巴瘤诊断的确立，甚至可在淋巴瘤发生前数月至数年出现。肾病综合征一般随淋巴瘤的恶化或缓解相应加剧或好转。

肿瘤相关肾脏压迫症状 淋巴瘤肿块、肿大淋巴结、肿瘤浸润可致：①梗阻性肾病。②肾盂、输尿管破坏、积水。③肾动脉、肾静脉、下腔静脉狭窄及闭塞，相应可导致肾后性、肾前性及肾实质性肾损害。

肿瘤浸润 尸检中发现肾脏浸润比例较高，生前确诊率较低。肾脏淋巴瘤细胞浸润分为间质浸润和肾小球浸润两种类型，并以间质浸润型多见，约占80%，多表现为急性肾损伤。患者肾脏体积常增大，即使慢性肾衰竭终末期肾脏体积也常可无明显缩小。

原发性肾脏淋巴瘤 较少见。临床表现类似肾癌，组织学基本为B细胞性，多数是高度恶性的弥漫性大细胞性。其诊断标准为：①肾穿刺组织学确诊淋巴瘤浸润。②弥漫性单侧或双侧肾脏肿大（排除梗阻性肾病）。③无肾外脏

器、淋巴结受累。④肾衰竭常为首发症状（排除其他肾衰竭原因），淋巴瘤治疗后肾衰竭快速缓解。

代谢异常相关肾损害　高钙血症者常见多尿、脱水、恶心、乏力等，严重者高钙危象，可致肾小球滤过率减低和肾小管损害，小管间质钙盐沉积，肾功能不全。肿瘤细胞破坏及化疗后，大量尿酸盐结晶阻塞肾小管（尤其尿pH<5时）。

治疗相关肾损害　部分化疗方案所用药物甲氨蝶呤、顺铂等可引起肾损害，多为非少尿型。部分接受放疗患者可发生高血压、蛋白尿、进行性贫血及肾功能损害为特征的放射性肾病。

诊断　肾病综合征患者若有下列特点，应注意排除淋巴瘤可能：①中老年患者。②病理表现为微小病变型肾病或膜性肾病。③肾脏体积增大，即使慢性肾衰竭终末期肾脏体积也无缩小。④浅表淋巴结肿大。⑤激素抵抗型肾病综合征。若确诊淋巴瘤，且肾病综合征随淋巴瘤的恶化或缓解相应加剧或好转，可诊断淋巴瘤肾损害。肾脏病治疗（尤其糖皮质激素等药物）前，若淋巴瘤可能性不能排除，应及时进行肾外相关检测，包括淋巴结及骨髓活检、影像学检查等。

鉴别诊断　①急性间质性肾炎：若合并淋巴结、肝脾大应排除淋巴瘤，但需与自身免疫病肾损害、药物过敏及感染所致急性间质性肾炎鉴别，尤其是肿大淋巴结位于体腔深部难以取到者，肾脏病理可能提供重要诊断线索，肾间质中瘤细胞可呈弥漫性浸润或局灶性聚集，若肾组织浸润淋巴细胞在形态学（异型性、单一性）考虑为淋巴瘤，可用免疫组化进行鉴别T细胞、B细胞标记。②HD相关的肾小球病变常见肾淀粉样变性和微小病变型肾病，NHL可表现多种肾小球病变，包括微小病变型肾病、膜性肾病、膜增生性肾小球肾炎、系膜增生性肾小球肾炎、新月体肾小球肾炎、IgA肾病等。

治疗　主要针对淋巴瘤进行治疗，多用综合治疗，包括外科手术切除、放疗、化疗、生物反应修饰剂、中医中药等。抗CD20单克隆抗体利妥昔单抗、蛋白酶体抑制剂硼替佐米可大幅提高疗效。肾病综合征一般随淋巴瘤恶化或缓解而相应地加重或减轻。治疗原则还包括：①纠正脱水，尽早发现和控制高血钙，避免使用造影剂、利尿药、非甾体类抗炎药和肾毒性药物，积极控制感染。②充分饮水，保持足够尿量，尤其在化疗前后注意水化，适当碱化尿液。③防治高血钙，部分患者可能发生高钙危象，应及时补液，适当使用糖皮质激素、降钙素等，严重高血钙可低钙透析。④降低高尿酸血症，选用抑制尿酸合成药别嘌醇，肾功能减退时需减量，与化疗同时合用时注意监测血白细胞。⑤透析疗法适用于严重肾衰竭者，并可治疗高钙危象，部分患者有可能透析数月后随淋巴瘤缓解、肾功能改善而脱离透析，淋巴瘤合并终末期肾衰竭需维持性血液透析。

预后　很大程度决定于淋巴瘤本身恶性程度及对治疗的反应。

（陈　楠）

èxìng shítǐ zhǒngliú xiāngguānxìng shènsǔnhài

恶性实体肿瘤相关性肾损害

（malignant solid tumor-associated renal damage）　广义的实体肿瘤相关性肾病包括肿瘤直接侵犯肾脏所致肾损害、免疫机制所致肾损害、高尿酸血症及高钙血症等肿瘤代谢异常所引起的肾损害。狭义的实体肿瘤相关性肾病指免疫机制所致肾损害，又称副肿瘤性肾小球病。多种恶性实体肿瘤均可引起肾损害，但以肺癌、胃肠道肿瘤最常见。

病因及发病机制　病因不十分明确，可能的机制如下：①肿瘤抗原在肾组织沉积：如癌胚抗原、前列腺癌抗原等在肾小球的上皮细胞下、系膜区或内皮下沉积，刺激宿主产生抗肿瘤抗原抗体，局部形成免疫复合物，然后激活补体系统而致病。②肿瘤产生致肾病性抗体：卡斯特曼病（Castleman disease）等肿瘤性疾病可产生抗肾小球基膜抗体或抗中性粒细胞胞质抗体（anti-neutrophil cytoplasmic antibody，ANCA），后者可引起新月体肾小球肾炎。③T细胞免疫调节异常引起肾小球微小病变。④肾小球通透性增加：某些肿瘤分泌血管内皮生长因子，后者可增加肾小球通透性，引起蛋白尿。⑤病毒感染：恶性肿瘤容易合并病毒感染，某些病毒（如丙型肝炎病毒、EB病毒）又具有致癌作用。这些病毒抗原-抗体复合物在肾小球沉积激活补体可导致肾病。

临床表现　多数呈大量蛋白尿和（或）肾病综合征表现，可有镜下血尿和轻度的肾功能减退。常见的病理类型与临床表现有下列几种。

膜性肾病　实体肿瘤肾损害最常见的病理类型，占44%~69%。肺癌、胃肠道肿瘤、乳腺癌、卵巢癌、肾癌、胰腺癌、前列腺癌和睾丸精原细胞瘤等均可引起膜性肾病，其中以前两者最常见。与特发性膜性肾病相比，实体肿瘤继发的膜性肾病以 50 岁以上男性多见，所有患者均表现为肾病综合征；40%～45%的患者肾损害在肿瘤确诊前出现，40%患者肾脏病和肿瘤同时或确诊，另外 15%～20%在肿瘤确诊后出现，绝大多数患者两种病的发生间隔在 12 个月之内。肾脏病理表现基本与特发性膜性肾病相同，少数患者可出现肾小球毛细血管内中性粒细胞浸润及透明血栓形成，免疫学检查可见肿瘤抗原-抗体复合物沉积于肾小球基膜上皮下，少数患者免疫复合物可沉积于内皮下、系膜区和上皮下。肾组织 IgG 亚类染色对鉴别肿瘤相关性膜性肾病与特发膜性肾病有一定帮助。肾脏病的症状随肿瘤的有效治疗而缓解，随肿瘤的复发而加重。

IgA 肾病　小细胞型肺癌和肾癌可引起 IgA 肾病。多数患者临床表现轻微，表现为无症状血尿和（或）蛋白尿，约半数患者术后 2～3 个月尿化验异常可消失。

微小病变型肾病　实体肿瘤引起肾小球微小病变者较少见，临床表现为肾病综合征，多数患者的肾功能正常，与原发性微小病变型肾病的主要不同点是多数患者的发病年龄超过 65 岁。肿瘤缓解后，肾病表现可消失或好转。

新月体肾小球肾炎　部分新月体肾小球肾炎可能为实体肿瘤肾损害，其临床和病理表现与特发性新月体肾小球肾炎相似，部分患者可出现 ANCA 相关血管炎的相应表现，若及时采取有效的治疗，约半数患者的肾脏病表现可获缓解。

其他少见的病理类型　膜增生性肾小球肾炎、继发性肾淀粉样变性和溶血尿毒症综合征-血栓性血小板减少性紫癜是非常少见的实体肿瘤肾损害的病理表现，分别可见于恶性黑色素瘤、肾癌及胃癌、胰腺癌和前列腺癌等实体性肿瘤。

诊断与鉴别诊断　诊断线索：①50岁以上的肾脏病患者。②有浅表淋巴结肿大或胸（腹）腔淋巴结肿大者。③水肿反而出现体重下降者。④体检发现有肿物者。⑤膜性肾病。确诊实体肿瘤肾损害须满足以下 3 个标准：①手术彻底切除肿瘤或化疗后肿瘤完全缓解后，肾脏病的临床与病理表现亦获缓解。②肿瘤复发后肾脏病再次出现或加重。③肾组织上检查肿瘤抗原和（或）抗体阳性或可排除糖尿病肾病、乙型肝炎病毒相关性肾小球肾炎等其他肾小球疾病者。肾活体组织检查对于肾脏病理类型的诊断、判断预后等具有重要意义，因此，若无禁忌证应常规进行。

治疗　应采取治疗肿瘤为主，治疗肾脏为辅的原则，但应注意预防肿瘤治疗过程中的肾损害。对于呈肾病综合征表现者，可参考肾病综合征的相应治疗措施；对于表现肾衰竭者，可给予相应保护肾功能、适时安排肾脏替代治疗。治疗过程中需注意对感染和血栓栓塞并发症的预防与治疗。多数患者在肿瘤治愈或缓解后，肾脏病表现可逐渐消失或好转。

（周福德）

èxìng zhǒngliú zhìliáo xiāngguānxìng shènsǔnhài

恶性肿瘤治疗相关性肾损害

（cancer therapy-associated renal damage）　肿瘤治疗中，肿瘤自身发展或治疗措施所致急性肾损伤、慢性肾衰竭和肾小管功能异常的肾脏疾病。

病因及发病机制　多种原因通过不同机制导致肾损害（表）。

表　肿瘤治疗过程中肾损害的原因

肾前性（包括肾缺血）
细胞外液丢失过多：如入量不足、呕吐等
药物：如非甾体类抗炎药、环孢素、他克莫司
肾实质性
肾小球：帕米膦酸二钠相关性塌陷性肾小球病、移植物抗宿主病
肾小管间质性：缺血和（或）中毒因素导致的急性肾小管坏死；药物性肾损伤，顺铂、异环磷酰胺等；静脉使用造影剂
肾血管性：造血干细胞移植后，丝裂霉素、吉西他滨治疗等导致血栓性微血管病
肾小管内梗阻
高尿酸血症肾病
甲氨蝶呤

临床表现　①肿瘤溶解综合征（tumor lysis syndrome，TLS）：肿瘤细胞代谢旺盛或化疗导致肿瘤细胞大量崩解所引起的一组代谢综合征。临床特点是高尿酸血症、高磷血症、低钙血症、高钾血症和急性肾损伤。②急性肾小管间质肾病综合征：以急性肾损伤为突出表现，尿化验无明显蛋白尿与镜下血尿，常无高血压。常见原因是顺铂、异环磷酰胺、亚硝基脲类及甲氨蝶呤等药物导致的急性肾小管损伤。③溶血尿毒症综合征-血栓性血小板减少性紫癜（hemolytic uremic syndrome-thrombotic thrombocytopenic purpura，HUS-TTP）：患者可出现微血管病性溶血（末梢血破碎红细胞比率>2%）、血小板减少和急性肾损伤，即 HUS 表现。若 HUS 样表现合并发热与神志障碍，则符合 TTP 表现。表现 HUS 者肾功能损害常较重，表现 TTP 者肾功能损害较轻（见血栓性微血管病肾损

害）。有时临床上区分二者比较困难，可笼统称为 HUS-TTP 综合征。常见原因有应用丝裂霉素、吉西他滨，造血干细胞移植后等。④肾小球源性蛋白尿：治疗过程中出现以白蛋白和球蛋白为主要成分的蛋白尿，部分患者可呈现大量蛋白尿或肾病综合征。见于使用帕米膦酸二钠和造血干细胞移植治疗者。前者又称为双膦酸盐相关性肾脏病，病理类型为局灶性节段性肾小球硬化；造血干细胞或骨髓移植患者可出现移植物抗宿主病，主要病理类型是膜性肾病和微小病变型肾病，常发生于抗排斥药物减量过程中。⑤慢性肾脏病：表现为不同程度的肾功能异常，病史超过 3 个月。常于随访或体检过程中被发现，病程迁延，可缓慢进展至终末期肾病。常见于肾脏恶性肿瘤行单侧肾脏切除者和造血干细胞移植者。

诊断与鉴别诊断 肿瘤患者治疗过程中，应定期检查尿常规及肾功能，以便及时发现尿化验异常及肾功能损害等肾损伤表现，并结合患者的治疗阶段及临床表现特点对不同类型的肾损伤作出诊断。

在肿瘤的初始治疗阶段，出现急性肾损伤者，可参考 TLS 诊断标准（Cairo-Bishop 标准）明确是否是 TLS。此标准包括实验室诊断标准和临床诊断标准两部分。治疗前的 3 天内和化疗 7 天后，患者出现下列 4 项化验异常中的 2 项以上者（包括 2 项），即符合 TLS 的实验室诊断标准：①血尿酸≥476μmol/L 或超过基础值的 25%。②血钾≥6.0mmol/L 或超过基础值的 25%。③血磷≥1.45mmol/L 或超过基础值的 25%。④血钙≤1.75mmol/L 或降低超过基础值的 25%。满足 TLS 的实验室诊断标准，再具备如下临床表现之一者，可临床诊断 TLS：血肌酐升高超过正常值上限的 1.5 倍；心律失常或猝死；抽搐。

对任何急性肾损伤患者，均需进行肾前性、肾实质性和肾后性肾损伤鉴别，应特别注意化疗药物导致的急性肾小管间质肾病及血栓性微血管病。例如，丝裂霉素累积量超过 50mg/m^2 易发生血栓性微血管病。对肿瘤长期治疗过程中出现蛋白尿或慢性肾脏病表现者，需警惕移植物抗宿主病及双膦酸盐相关性肾脏病，肾活体组织检查有助于确诊。

治疗 针对肿瘤治疗过程中出现的肾损伤，需结合不同类型给予相应的治疗。①急性肾损伤：其中对于化疗药物导致的急性肾小管间质肾病或血栓性微血管病，若病情允许，可考虑停用可疑药物。②慢性肾脏病。③肾病综合征：可予糖皮质激素和（或）免疫抑制剂治疗。对造血干细胞移植者可考虑增加抗排斥反应药物的剂量。

预防 ①纠正可逆因素：去除引起肾功能不全的容量不足、高钙血症和泌尿系梗阻等可逆因素。②预防性降尿酸治疗和水化：至少应该在化疗或放疗前 2 天内，予别嘌醇降低血尿酸和补液治疗，保证每日尿量在 2500ml 以上。③碱化尿液：口服碳酸氢钠使尿 pH 值维持在 6.5~7.0 以防止尿酸在肾脏的沉积。④慎用对肾脏有伤害的药物：特别是对于有慢性肾脏病患者，应用顺铂等有肾脏损伤不良反应的药物尤应慎重。⑤定期检测尿常规与肾功能：应作为肿瘤患者的随访化验项目，以便及时诊断肾脏损伤，力争早期治疗。

（周福德）

Kǎsītèmànbìng shènsǔnhài

卡斯特曼病肾损害（renal damage in Castleman disease） 卡斯特曼病所致肾损害的继发性肾脏疾病。卡斯特曼病又称血管滤泡型淋巴组织增生、巨大淋巴结增生，1956 年由卡斯特曼（Castleman）首先报道而命名。既往一直认为该病少见，国内外有关卡斯特曼病，特别是卡斯特曼病肾损害报道有较明显增多趋势，但临床上漏诊、误诊仍很多，值得引起警惕和重视。

病因及发病机制 发病机制尚未完全阐明，病毒感染，特别是人类疱疹病毒 8 感染、细胞因子（如白介素-6、血管内皮生长因子、肿瘤坏死因子-α）和抗原递呈细胞的功能异常可能参与发病。

临床表现 绝大多数患者表现为肾小球受累，几乎均有蛋白尿，部分患者表现为肾病综合征。多数患者可见镜下血尿，少数患者可有偶发性肉眼血尿。就诊时半数以上患者表现为急性肾损伤，近半数患者有高血压；部分患者表现为急性或急进性肾炎综合征，偶可见肾小管间质病变。红细胞沉降率几乎均有不同程度增快，多数患者有 γ-高球蛋白血症伴低补体血症和贫血，约半数患者中、重度血小板减少至（26~84）×10^9/L。少数患者抗肾小球基膜抗体、抗中性粒细胞胞质抗体或抗核抗体阳性；约半数患者 C 反应蛋白升高。常伴其他系统或器官受累的表现，如全身多处淋巴结肿大，以颈部、颌下、锁骨上、腋窝及腹股沟部位最常见。

诊断 对肾脏病患者应认真进行体格检查，包括浅表淋巴结检查，必要时行影像学检查和淋巴结活检，防止卡斯特曼病及其肾损害的漏诊和误诊。同时存在慢性淋巴组织增生性疾病和肾脏病变（绝大多数为肾小球疾病）的病理学改变者，可诊断为卡斯特曼病肾损害。

鉴别诊断 主要与下列疾病肾损害鉴别：①木村病（Kimura disease）：木村病伴肾损害也不少见，多表现为头颈部肿块伴局部淋巴结肿大，常伴血嗜酸性粒细胞增多和IgE升高；淋巴结活检可见淋巴滤泡增生及活跃的生发中心，副皮质区嗜酸性粒细胞显著浸润，有时可形成微脓肿。依据临床表现和淋巴结病理改变特点，可与卡斯特曼病鉴别。②结缔组织病（如系统性红斑狼疮、类风湿关节炎）：淋巴结呈非特异性增生，类风湿关节炎的淋巴结有时可见浆细胞浸润。应依据临床症状、实验室检查（包括免疫学指征和特异性抗体）及淋巴结病理改变诊断，并与此病鉴别。③淋巴瘤：主要依据淋巴瘤病理学特征与此病鉴别。

治疗 原则和方案与多中心型卡斯特曼病相似，只是针对肾脏病理和功能变化特点增加了某些特殊治疗手段，如血浆置换、甲泼尼龙冲击治疗等。依据病情轻重可采用COP方案（环磷酰胺+长春新碱+泼尼松）、CHOP方案（COP+多柔比星）和RCHOP方案（利妥昔单抗+CHOP）；也有采用人源化抗白介素-6及其受体单克隆抗体治疗有效的报道等。

预后 近期治疗效果良好，长期转归有待随访。防止多中心型卡斯特曼病转变为淋巴瘤、防止病情反复发展为慢性肾衰竭至关重要。

（章友康）

shènxuèguǎnxìng jíbìng

肾血管性疾病（renal vascular disorders） 因血管炎、代谢异常、血栓、栓塞等原因引起的肾脏血管疾病。可由多种病因引起（表）。

因小血管病多同时累及肾小球毛细血管袢，其临床表现与肾小球肾炎相似。由动脉粥样硬化所致的肾动脉狭窄和肾小动脉胆固醇结晶栓塞的发病率明显增加，并因肾动脉狭窄、动脉粥样硬化栓塞性肾病和肾动脉的血栓等引起肾脏血流动力学改变，并造成肾小球滤过率下降的缺血性肾病，已引起国内外学者的广泛关注和重视。

（章友康）

shèndòngmài xiázhǎi

肾动脉狭窄（stenosis of renal artery） 肾动脉主干和（或）其主要分支的狭窄引起的肾血管性疾病。轻度肾动脉狭窄可无临床症状，仅重度肾动脉狭窄（超过60%~75%管腔）才能引起肾血管性高血压和（或）缺血性肾病。

病因及发病机制 肾动脉狭窄的主要病因是动脉粥样硬化、纤维肌性发育不良及大动脉炎。随着人口老龄化的进展，动脉粥样硬化已成为肾动脉狭窄的最主要病因，在进行干预治疗的肾动脉狭窄病例中占75%~84%。

单侧与双侧肾动脉狭窄导致高血压的机制不全相同。①单侧肾动脉狭窄主要为肾素依赖性高血压。患肾缺血，刺激球旁细胞分泌肾素，激活肾素-血管紧张素系统（renin-angiotensin system，RAS），导致血管收缩，阻力增加，出现高血压；此时对侧健肾血流灌注增多，激活压力-排钠机制，肾脏钠及水排泄增加，维持机体血容量正常。②双侧肾动脉狭窄常先后发生，高肾素及高容积两因素均参与致病。早期病情与单侧肾动脉狭窄相似，以高肾素因素致病为主；后对侧肾动脉狭窄出现，致此侧肾脏代偿性压力-排钠机制丧失，无法增加水钠排泄，血容量增加，高容积因素也参与致病。

临床表现 肾动脉粥样硬化常发生于老年人；肾动脉纤维肌性发育不良常见于青年女性；大动脉炎主要见于亚裔年轻女性。肾血管性高血压常有如下特点：①原来血压正常者（特别是年轻女性）出现高血压后病情即迅速进展；原有高血压的中老年患者

表 肾血管性疾病的病因

病因	大血管	中血管	小血管
血管炎	多发性大动脉炎	结节性多动脉炎	原发性小血管炎
代谢异常	动脉粥样硬化性肾动脉狭窄		
血栓	肾动脉血栓		
	肾静脉血栓	肾静脉血栓	
栓塞	肾动脉栓塞	肾动脉栓塞	动脉粥样硬化栓塞性肾病
高血压			良性高血压肾小动脉硬化症
其他	纤维肌性发育不良		血栓性微血管病
			恶性高血压
			溶血尿毒症综合征
			血栓性血小板减少性紫癜
			弥散性血管内凝血

血压近期恶化。②患者舒张压常明显升高，甚至出现恶性高血压（舒张压>130mmHg，眼底呈高血压Ⅲ或Ⅳ级改变）。③不应用抗RAS药物如血管紧张素转换酶抑制剂（ACEI）、血管紧张素Ⅱ受体阻断剂（ARB）或β-受体阻断剂者，高血压将很难控制。④ACEI或ARB类药物用量稍大，又可能诱发低血压和（或）血肌酐异常升高（即超过用药前肌酐值的30%），甚至出现急性肾损伤。

部分患者还可能有如下表现：①低钾血症：RAS激活，醛固酮分泌增多，尿钾排泄增加所致。②腹部（或腰部）血管杂音：体检时可发现。呈高调、粗糙的收缩期杂音或双期杂音。③“闪现肺水肿”：主要见于动脉粥样硬化症导致的肾动脉狭窄患者，此肺水肿瞬间发生，迅速消退，经常反复发作。其发生与血压迅速升高，左心功能受损相关。单侧肾动脉狭窄导致的肾血管性高血压，若长期未控制，还可引起对侧肾损害（高血压肾硬化症）。

病理表现 ①肾动脉粥样硬化斑块常位于肾动脉开口处或近端1/3段，患者常同时具有身体其他部位动脉粥样硬化疾病表现；常一侧肾动脉病变严重，但也可出现双侧严重狭窄。②肾动脉纤维肌性发育不良常发生在肾动脉中段或其分支处，偶见其他部位动脉（如颈动脉）受累；主要病理改变为血管壁纤维组织异常增生，最常侵犯管壁中层，但也可侵犯内膜层、外层，或多层同时受累；常仅侵犯单侧（尤其右侧）肾动脉。③大动脉炎可累及肾动脉各段，但常以开口处病变更重；患者全身其他部位动脉也常同时受累（如无脉病等）；病变常累及动脉全层，呈广泛纤维组织增生，管腔严重狭窄，乃至闭塞；常双侧肾动脉受累。

诊断与鉴别诊断 疑诊肾血管性高血压者，应做肾动脉狭窄的相关检查。宜先做初筛检查，包括肾动脉彩色多普勒超声检查、螺旋CT血管造影（spiral computer tomography angiography，SCTA）或磁共振血管造影（magnetic resonance angiography，MRA）等，高度疑诊肾动脉狭窄者，再行经皮经腔插管肾动脉造影，但是，临床表现典型且对SCTA及MRA检查有禁忌证者，也可在肾动脉彩色多普勒超声检查后，直接做经皮经腔插管肾动脉造影。

肾动脉彩色多普勒超声检查 可观察肾动脉主干及肾内血流变化（包括检测肾动脉峰值血流速度、肾动脉/主动脉血流速度比值及阻力指数等），提供肾动脉狭窄间接信息，并可同时准确测量双肾大小（肾动脉狭窄患者肾脏体积常渐进缩小，单侧狭窄或两侧狭窄程度不一致时，两肾体积常不对称）。对有经验的检查者来说，彩色多普勒超声的假阳性率并不高，但假阴性率为10%～20%。肥胖、肠胀气及不会屏气者肾动脉显像差，影响检查结果。有学者用含微泡的半乳糖悬液利声显（levovist）作为造影剂进行超声检查，增加了血流信号清晰度，可一定程度提高检查准确性；另外，还开发了多普勒微探头超声技术，将探头插入肾动脉不同分支，更准确地测定肾内血流变化。

SCTA或MRA 这两项检查均可清楚显示肾动脉及肾实质影像，并可三维成像，对诊断肾动脉狭窄的敏感性及特异性均高（可达95%以上），但它们显示的肾动脉狭窄程度均有夸大，且MRA对远端肾动脉及分支狭窄显示差。另外，碘过敏者不能进行SCTA检查，体内有金属物质（如已安装金属支架）者不能进行MRA检查（图像会受干扰而无法清楚显现）。SCTA需使用含碘造影剂，MRA需使用含钆造影剂（一种螯合剂），两者均具有一定肾毒性，可能损伤肾脏；此外，肾功能不全时含钆造影剂会在体内蓄积，释放出毒性钆离子，导致肾源性系统性纤维化。所以，血肌酐浓度高（221～265μmol/L）的肾功能不全者，禁做这两项检查，必要时可考虑直接进行经皮经腔插管肾动脉造影检查。正在开发无肾毒性的新造影剂，如做SCTA的二氧化碳造影剂及做MRA的三氧化二铁纳米粒子造影剂ferumoxytol及ferumoxtran-10。

经皮经腔插管肾动脉造影 包括主动脉-肾动脉造影及选择性肾动脉造影，可准确显示肾动脉狭窄部位、范围、程度及侧支循环形成情况，是肾动脉狭窄诊断的金指标。但是，该检查为有创性，插管可能造成假性动脉瘤、血肿、胆固醇结晶栓塞等并发症，发生率虽不高，但后果严重，故操作必须规范。此项检查也必须使用含碘造影剂，为减少其肾毒性，含碘造影剂用量应尽可能少（有经验的医师操作，用量可比做SCTA明显少），并在造影前后做水化处理（输注等渗氯化钠或碳酸氢钠溶液），促使造影剂尽快排出体外。经此检查确诊肾动脉狭窄后，常可立即就行肾动脉球囊扩张术及支架植入治疗，以避免重复插管操作，从而减少其相关并发症发生。

治疗 包括下列3种治疗。

药物治疗 由于抗RAS药

物，尤其是 ACEI 及 ARB 类药物的大量涌现，控制肾血管性高血压效果已明显改善，但是用药必须从小量开始，逐渐加量，以免血压过度下降，并造成血肌酐异常升高。长期以来公认的看法是，ACEI 及 ARB 类药只适用于单侧肾动脉狭窄患者；但已有学者报道，两侧肾动脉狭窄患者也可应用，且疗效良好，这一新观点尚需谨慎验证。新型肾素拮抗药阿利吉仑在治疗肾血管性高血压的疗效和安全性有待进一步研究。

经皮腔内肾动脉成形术治疗 临床上常做经皮肾动脉腔内球囊扩张术，此尤适用于肾动脉纤维肌性发育不良者；大动脉炎及肾动脉粥样硬化患者扩张术后常发生再狭窄（尤其病变位于肾动脉开口处），致治疗失败，故这些患者在扩张术后宜立即放置血管支架。3%～10%的经皮腔内肾动脉成形术（percutaneous transluminal renal angioplasty，PTRA）患者可能出现手术并发症，如内膜撕裂、血栓形成及胆固醇结晶栓塞等，应小心避免。

已有数个临床观察对比了药物治疗及 PTRA 治疗的疗效，对比结果多数认为二者在控制血压及患者存活上无明显差异，因而主张仅对药物治疗抵抗的患者行 PTRA，或 PTRA 加血管支架治疗，但是，肾动脉纤维肌性发育不良患者例外，因为 PTRA 治疗常能治愈此病的肾血管性高血压，所以对此病应首选 PTRA 治疗。

外科血管重建手术治疗 包括肾动脉内膜切除、旁路搭桥及自身肾移植等，以使病肾重新获得血供。应用外科血管重建手术治疗的主要适应证为：PTRA 禁忌（如合并动脉瘤）、预计 PTRA 疗效不好（如严重肾动脉开口处狭窄）及 PTRA 治疗失败（如再狭窄）。可能出现的并发症有出血、血栓形成、胆固醇结晶栓塞及急性肾损伤等。行血管重建术前，应做卡托普利试验，检测外周血血浆肾素活性（plasma renin activity，PRA）变化（服用卡托普利，测定服药前及服药 1 小时后外周血 PRA，服药后 PRA 明显增高为阳性），并行经皮腔内肾静脉插管，分别抽取两侧肾静脉血测定 PRA（两侧肾静脉血的 PRA 差别大者为阳性）。这两项检查，尤其是后者，在一定程度上可帮助预测血管重建术后的降血压效果，阳性者疗效好。

预后 多种因素可影响肾血管性高血压患者的预后，如肾动脉狭窄的基础病性质、单侧或双侧肾动脉狭窄、肾动脉狭窄发生部位、是否存在心血管疾病并发症、治疗措施的应用（适应证、方法）是否及时正确等，且文献中判断预后的标准和观察时间长短也不尽相同，尤其高质量的前瞻性循证医学试验很少，很难简单下结论。研究显示，以 ACEI 或 ARB 作基础的药物联合治疗，可将 86%～92%单侧肾动脉狭窄患者的血压控制在 140/90mmHg 以下，但药物治疗并不能阻止肾动脉狭窄进展。有学者对来自 14 篇报道总共 472 例肾血管性高血压患者做 PTRA 及放支架治疗的远期结局进行分析，结果显示：高血压治愈率为 12%，好转率为 73%，无效率为 15%。另有学者对 7 篇报道总共 631 例肾动脉粥样硬化所致肾血管性高血压患者做外科血管重建手术治疗的远期结局进行分析，结果显示：平均 34%的患者高血压治愈，50%好转，16%无效。

（谌贻璞　程　虹）

quēxuèxìng shènbìng

缺血性肾病

（ischemic nephropathy） 肾动脉重度狭窄或阻塞，肾脏严重缺血导致肾功能缓慢进行性减退的慢性肾血管疾病。常与肾血管性高血压并存，但也可单独存在。欧美国家的发生率很高，流行病学调查显示，50 岁以上具有肾功能不全的患者中此病至少占 22%。中国尚无统计资料发表。

病因及发病机制 凡能导致肾动脉狭窄的病因均可引发此病，在临床上，最主要是肾动脉粥样硬化引起。大动脉炎虽也能导致缺血性肾病，但其患病率低，而肾动脉纤维肌性发育不全只有在内膜层严重受累者才会出现此病，所以后两者并不多见。肾脏血液灌注减少超过其自身调节能力（如肾内血流重新分布，减少肾小球滤过及肾小管重吸收以减少氧消耗）时，就能导致肾组织缺血损伤。血管活性物质、氧化应激反应、前炎症介质及促纤维化因子等因素均参与损伤过程，最后导致肾脏结构不可逆性毁坏。

临床表现 肾动脉粥样硬化导致的缺血性肾病常发生于 50 岁以上个体（包括绝经期妇女），常伴身体其他部位的动脉粥样硬化症表现，如冠心病、脑卒中及外周血管动脉硬化等。大动脉炎引起者主要发生于亚裔青年女性，常伴身体其他部位动脉狭窄的表现，如两侧脉搏及血压不对称、无脉病等。

肾脏病变的主要表现：①肾功能缓慢进行性减退：如肾小管浓缩功能损伤出现较早，而后出现肾小球功能损伤、肌酐清除率下降、血肌酐增高。②肾脏体积逐渐缩小：若两侧肾动脉粥样硬化病变进展常不一致，可导致两肾大小不对称。③尿常规检查变化轻微：如轻度蛋白尿、少量变形红细胞及管型。④部分患者尚可于腹部或腰部闻及血管杂音：如高调、粗糙的收缩期杂音或双期杂音。⑤肾性贫血一般出现晚且轻。若缺血性肾病与肾血管性高血压并存，临床上还可见肾血管性高血压的典型表现。

病理表现 肾小球缺血性皱缩（肾小球基膜皱缩）及缺血性硬化（除肾小球基膜广泛皱缩外，肾小球毛细血管腔塌陷闭塞，细胞消失），肾小管萎缩及基膜缺血皱缩，肾间质单个核细胞浸润及纤维化。

诊断 具备下列两个条件才能诊断：①*肾动脉狭窄*：理论上讲，经皮经腔插管肾动脉造影才是诊断的金指标，若为老年人和（或）肾功能不全者，不宜应用造影剂造影时，尤其是不准备或不能做经皮腔内肾动脉成形加支架植入术（percutaneous transluminal renal angioplasty and stent placement，PTRAS）治疗时，应免去此项检查，做肾动脉彩色多普勒超声筛查即可。②*缺血性肾病的临床表现*：典型表现为尿常规改变轻微；肾功能损害进展慢，肾小管浓缩功能较肾小球功能损害早；肾脏体积缩小，两侧大小常不对称；腹部出现血管杂音等。一般不需做肾穿刺活检病理检查。

鉴别诊断 ①*良性高血压肾硬化症*：鉴别要点见表（表）。②*动脉粥样硬化栓塞性肾病*：可由肾动脉粥样硬化引起。血管外科手术或导管插管诱发管壁粥样硬化斑大量碎裂，胆固醇结晶广泛栓塞肾小动脉时，临床呈现急性肾损伤；管壁粥样硬化不稳定斑块反复自发小量碎裂，引起肾小动脉多次小范围栓塞，临床却呈现进行性慢性肾衰竭。后者需与缺血性肾脏病鉴别，鉴别要点是在肾穿刺组织的小动脉腔中发现胆固醇结晶（石蜡包埋切片中，仅能见到胆固醇结晶溶解后的结晶形裂隙）。

治疗 此病治疗的方法主要来自于动脉粥样硬化所致缺血性肾病，包括药物治疗、PTRAS治疗和外科血管重建手术治疗。关于治疗方法的选择，传统观点如下。

PTRAS治疗 若肾动脉狭窄程度达到70%~75%，为防止患者肾功能进一步恶化，应及时做PTRAS治疗。若病变已进展至如下程度，血管重建治疗对挽救肾功能已可能无益，做PTRAS治疗需慎重：①血清肌酐>265μmol/L和（或）患肾肾小球滤过率<10ml/min。②肾脏长径<8cm。③彩色多普勒超声检测肾内血流阻力指数>0.8。应注意，决定血管重建术后肾功能疗效的指标，并非肾动脉狭窄程度，而是肾实质不可逆性病变（纤维化）的轻重。

外科血管重建手术治疗 其适应证主要为：经皮腔内肾动脉成形术（percutaneous transluminal renal angioplasty，PTRA）禁忌（如合并动脉瘤）、预计PTRA疗效不好（如严重肾动脉开口处狭窄）及PTRA治疗失败（如再狭窄），但是，实施前同样应考虑此治疗对挽救肾功能的意义，若估计已无意义则同样不宜进行。

药物治疗 主要是针对缺血性肾病的基础疾病（如动脉粥样硬化）和伴随疾病（如肾血管性高血压）进行治疗，可减少并发症（如心脑血管事件）发生，但无法阻止肾动脉狭窄进展。因此，仅在失去PTRA及外科血管重建治疗机会时单独应用。

可是，一些小型临床试验及荟萃分析资料，却对此传统观点提出异议，因为PTRAS治疗与药物治疗在延缓肾功能损害上并未显示出统计学差异。2009年国际多中心、前瞻、随机、双盲临床循证医学试验ASTRAL研究，共纳入860例动脉粥样硬化性缺血性肾病患者，观察5年。结果同样显示，在延缓肾功能损害进展及减少肾脏终点事件发生上，PTRAS治疗并不比药物治疗优越。一些设计更为合理的大型循证医学试验（如CORAL试验以及RADAR试验）正在进行中，期待研究完成后，能为临床治疗提供

表 缺血性肾病与良性高血压肾硬化症的鉴别

鉴别要点	缺血性肾病	良性高血压肾硬化症
高血压	有或无，出现肾损害与高血压病史长短无关	有，一般5~10年以上才出现肾损害临床表现
伴随表现	肾动脉粥样硬化常伴其他部位动脉硬化	常伴高血压眼底改变，甚至超声心动检查异常
双肾B超检查	两肾大小常不等	两肾大小相等
放射性核素检查	两侧肾功能常不一致	两侧肾功能一致
肾动脉影像学检查	发现肾动脉或其分支狭窄	无肾动脉狭窄

更多强有力证据。

预后 此病是一个进展缓慢的疾病，且可能不到15%的患者最终进展到肾动脉完全闭塞。

（谌贻璞）

shènjìngmài xuèshuān xíngchéng

肾静脉血栓形成

（renal venous thrombosis，RVT） 肾静脉主干和（或）其分支内血栓形成，肾静脉部分或全部阻塞引起的一系列病理改变和临床表现的肾血管性疾病。RVT常见于肾病综合征（nephritic syndrome，NS）患者，是NS的重要并发症。血栓一旦脱落，形成栓子，即可能造成肺栓塞等严重并发症。在NS患者中，RVT的发生率因基础肾脏病的不同而异。原发性NS以膜性肾病的RVT发生率最高，其次为膜增生性肾小球肾炎，而局灶性节段性肾小球硬化及微小病变型肾病较低；在继发性NS中，狼疮肾炎及肾淀粉样变性的RVT发生率高，糖尿病肾病发生率低，产生这种差异的原因不清。

病因及发病机制 血栓形成的一般机制包括：①血管壁损伤。②血流变慢或不规则。③血液凝固性增高。RVT同样由上述因素致成。

常见病因：①肾病综合征：NS时的蛋白质代谢紊乱，可诱发凝血系统、纤溶系统及血小板功能异常，造成血液高凝；NS时的高脂血症和有效血容量不足，又使血液黏稠度增加，如此共同导致RTV发生，尤其应用糖皮质激素治疗时，可加重高凝。②脱水：肾血流量减少，常见于新生儿RVT。③服避孕药：诱发高凝状态。④肾静脉受压：血流淤滞，主要见于腹膜后纤维化、肿瘤及主动脉瘤等。⑤肾静脉血管壁受损：如恶性肿瘤、外伤等。⑥移植肾：尤其应用环孢素治疗时。

临床表现 取决于血栓形成的快慢、被堵塞静脉的大小、血流阻断程度及是否有侧支循环形成。急性肾静脉大血栓常出现典型临床症状，而慢性肾静脉小血栓，尤其侧支循环形成良好者常无症状极难识别。新生儿脱水引起的RVT常有典型表现，成人NS合并RVT时，约3/4患者为亚临床型不呈现症状。

RVT的典型临床表现：①腰胁或腹痛：有时较剧烈，可伴恶心、呕吐及脊肋角叩痛。②尿常规异常：常见镜下或肉眼血尿，并可出现蛋白尿或原有蛋白尿加重。③肾小球功能异常：主要见于双肾或孤立肾急性肾静脉主干大血栓者，偶尔引起少尿型急性肾损伤。④病侧肾增大：可通过影像学检查证实。⑤其他：急性RVT可出现发热及外周血白细胞数增多，慢性RVT有时可引起肾小管功能紊乱，出现肾性糖尿、肾小管性酸中毒甚至范科尼综合征。另外，RVT的血栓常可脱落造成肺栓塞，有时亚临床型RVT，是以此并发症为最早临床表现。

病理表现 可见肾间质高度水肿，肾小球毛细血管及小静脉淤血扩张，有时还可见到中性粒细胞黏附血管壁及小静脉微血栓形成。若RVT持续存在，可出现肾间质纤维化及肾小管萎缩等不可逆病变。因穿刺取材的局限性，肾切片上的小静脉微血栓极难见到，而其他病理改变又无特异性，故肾穿刺活检病理检查对此病诊断意义不大。

诊断 RVT出现典型临床表现时可疑诊，确诊仍需影像学检查；对于无症状的亚临床型患者，影像学检查更是唯一诊断手段。

彩色多普勒超声检查 此检查可观察肾静脉血流变化（狭窄静脉的血流加速、出现湍流；闭塞静脉的血流中止），及肾脏体积变化（急性RVT可见病侧肾脏增大），提示RVT形成，但是，用此检查诊断RVT敏感性及特异性均差，即使由有经验的超声医师进行，也只有85%及56%。一般仅作为初筛检查。

X线血管造影检查 曾用下腔静脉造影（肾静脉血液流出区血流冲刷现象消失即提示RVT）及肾动脉造影静脉相观察诊断RVT，但敏感性及特异性较差。

经皮股静脉穿刺选择性肾静脉造影 临床应用最广。发现血管腔充盈缺损或静脉分支不显影即可确诊RVT；若仅观察到某一局部造影剂引流延迟也应怀疑该部位有未看见的小血栓存在。慢性RVT，尤其发生在左肾时还常能见到侧支循环。正常人的左生殖腺静脉、左膈下静脉及左肾上腺静脉是先流入左肾静脉再进入下腔静脉，故左侧肾静脉出现血栓时，血液即可逆流入上述静脉形成侧支循环；而右侧的上述静脉并不流经右肾静脉，是直接进入下腔静脉，故右侧肾静脉出现血栓时，即无上述静脉的侧支循环。为提高显影效果，注射碘造影剂前，可先通过导管从肾动脉注入少量肾上腺素，收缩肾血管床，减少肾静脉血流，故而造影剂更易逆行进入肾静脉，直达小分支。此检查可造成某些严重并发症，如造影剂肾病、血栓脱落肺梗死及导管损伤血管内膜诱发肾或下肢静脉血栓等，必须警惕。

CT血管造影或磁共振血管造影 用非离子化碘造影剂做增强CT血管造影，或用钆造影剂做增强磁共振血管造影检查RVT，敏感性及特异性均高，已广泛应用。

曾长时期认为钆造影剂无肾毒性，但发现其肾毒性并不比碘造影剂弱，因此用钆造影剂做血管造影时，尤其用量较大和（或）用于已有肾损害者时，应高度警惕肾损害可能，必要时于造影前后进行水化处理预防。对已有肾损害者应用钆造影剂还应警惕肾源性系统性纤维化（见肾动脉狭窄）。

治疗 包括下列措施。

抗血小板治疗 NS时血小板功能增强，是导致RVT形成的一个机制，因此NS患者应接受抗血小板制剂治疗。过去常用双嘧达莫，现常用阿司匹林口服。溃疡病患者应慎用阿司匹林，以防消化道出血。

抗凝治疗 重症NS患者循环中的大分子凝血因子（如凝血因子Ⅰ、Ⅴ、Ⅶ、Ⅷ）增多，小分子的抗凝因子（抗凝血酶Ⅲ、蛋白C及其辅因子蛋白S）减少，故常形成高凝状态，这是诱发RVT的又一重要机制。所以，主张血清白蛋白<20g/L者，即应给予预防性抗凝治疗，膜性肾病更应如此。RVT一旦发生，则更应尽快实施抗凝治疗。抗凝治疗可阻止急性RVT的血栓延伸，并促进再沟通；对慢性RVT，抗凝也可减少新血栓（包括RVT再发）及栓塞并发症（如肺栓塞）发生。NS患者出现RVT后，抗凝治疗应至少半年，若不缓解，血清白蛋白仍<20g/L，抗凝治疗还应继续。常先用肝素或低分子肝素皮下注射，待病情稳定后再改口服抗凝药长期服用。

肝素 可选用肝素钠或肝素钙，用药时需保持试管法凝血时间达正常2倍和（或）活化部分凝血活酶时间达正常2倍。肝素通过活化抗凝血酶Ⅲ、抑制活化的凝血因子Ⅹ（因子Ⅹa）及活化的凝血因子Ⅱ（凝血酶）而发挥抗凝效应，NS患者血浆中抗凝血酶Ⅲ常减少，因此NS患者应用肝素较安全，常规剂量很少引起出血。

低分子肝素 替代普通肝素进行抗凝治疗。低分子肝素也是通过活化抗凝血酶Ⅲ而起效，它也能明显拮抗因子Ⅹa活性，但对凝血酶活性的抑制却比肝素弱，因此它比肝素更安全，更少引起出血并发症。此外，低分子肝素的半衰期比肝素长（约长2倍以上），预防性用药更方便。常用的低分子肝素有依诺肝素钠、那曲肝素钙及达肝素钠等。肾功能不全者的清除率降低，需减小剂量，必要时还应监测血清抗活化凝血因子Ⅹ活性。

华法林 维生素K拮抗剂，常用口服抗凝药。此药起效慢，口服12~24小时才开始起效，72~96小时方能达到最大抗凝效应，故用药初需与肝素或低分子肝素并用，待其起效后才停用注射剂。另外，不同个体对此药的反应不同，治疗必须个体化进行；许多药物均能干扰此药抗凝效果，需注意。服用华法林时需监测凝血酶原时间，使其达到正常的2倍，且最好能计算国际标准化比值，使其达到2.0~3.0。

溶栓治疗 一旦证实RVT发生，即应尽快开始溶栓治疗。

第一代纤溶药物 主要为尿激酶或链激酶。用尿激酶进行溶栓治疗时并无成熟方案可推荐。链激酶因有抗原性可致严重过敏反应，且近期曾患链球菌感染者，血中常有链激酶抗体可使该药于体内失效，临床已少用。

第二代纤溶药物 主要指基因重组组织型纤溶酶原激活剂。该类药的特点是具有纤维蛋白选择性，可选择性地激活血栓部位与纤维蛋白结合的纤溶酶原，于血栓部位发挥强溶栓作用，所以其溶栓效果优于第一代纤溶药。用药过程需密切监测血浆纤维蛋白原浓度，此药过量可致循环纤维蛋白原减少，出现出血并发症。

血栓形成后给纤溶药越早给越好，6小时内溶栓效果最佳。但是，RVT不像心肌梗死，多数患者临床症状不明显，不易准确判断血栓形成时间。为此不少医师主张，只要肾静脉造影证实RVT，即应试用一至数疗程尿激酶治疗，即使血栓头部已机化无法溶解，但血栓尾部的“嫩”血栓仍有溶解可能，且可防止血栓延伸扩展。

手术治疗及介入治疗 曾对急性双侧肾静脉主干血栓且反复出现肺栓塞者行过外科手术切除血栓治疗，但多数患者疗效不佳，现已少做。RVT的介入治疗已逐渐推广，包括导管介入局部药物溶栓及机械切除血栓治疗，主要用于急性RVT伴肾功能迅速减退者，若应用及时得当，常可迅速改善肾功能，降低病死率。导管介入局部输注溶栓药（包括尿激酶及基因重组组织型纤溶酶原激活剂）较全身输液给药的优点是：血栓部位药物浓度高，溶栓效果好；可减少溶栓药使用剂量，减少药物副作用。导管介入机械切除血栓已屡有成功报道，血栓切除前后均应辅以抗凝治疗，谨防血栓再形成。若机械切除不彻底尚有残留血栓，可在切除术后继续保留导管实施局部药物溶栓以清除残留血栓；若机械切除血栓后出现肾静脉狭窄，也能利用介入技术再实施球囊扩张静脉成形术，放置（或不放置）支架进行治疗。

预后 虽然急性大RVT可损

伤肾功能，但及时治疗后随血栓再沟通和（或）侧支循环形成，肾功能多可不同程度恢复；慢性小 RVT 对肾功能常无影响。RVT 的最大危害是血栓脱落栓塞肺动脉，致成肺栓塞，严重者可危及生命。

（谌贻璞）

shèndòngmài xuèshuān shuānsè

肾动脉血栓栓塞（renal artery thromboembolism） 肾动脉主干和（或）其分支被血栓阻塞，导致肾脏组织缺血、坏死的肾血管性疾病。血栓可源于创伤性及非创伤性因素。常引起急性肾动脉阻塞，诱发肾梗死，临床出现急性肾损伤。此病较少见。

病因及发病机制 对肾动脉栓塞、创伤性及非创伤性血栓分别叙述。

肾动脉栓塞 栓子成分主要为血凝块，也可能为胆固醇结晶及脓毒性赘生物，极少为肿瘤组织。常来源于下列部位：①心脏：是肾动脉栓塞栓子的最主要源泉。心房颤动、心肌梗死、心瓣膜疾病、舒张期心肌病、充血性心力衰竭、感染性心内膜炎及心脏肿瘤（如黏液瘤）均可导致栓子形成，其中心房颤动及感染性心内膜炎尤为常见。②主动脉：也能产生肾动脉栓塞栓子，特别是进行血管内主动脉瘤修复术后，文献报道此手术导致的肾动脉栓塞发生率高达 9%。③肾动脉：肾动脉狭窄患者进行经皮经腔血管成形术治疗，也可能诱发其远端动脉或分支的栓塞（包括胆固醇结晶栓塞），成形术前于肾动脉远端放置保护伞，可显著减少此栓塞发生。

创伤性肾动脉血栓 常由腹部钝性创伤引起，其中机动车事故最常见。此时，肾动脉受到的牵拉伤、挫伤及撕脱伤均可诱发血栓形成。除腹部钝伤外，肾动脉外科手术、介入检查及治疗也可能导致血栓。

非创伤性肾动脉血栓 十分少见，可能病因如下：①肾动脉内膜损伤：包括动脉粥样硬化、动脉瘤、夹层动脉瘤、纤维肌性发育不良、感染（如梅毒）及炎症（如大动脉炎及结节性多动脉炎）等。②高凝状态：包括抗磷脂综合征、肝素所致血小板减少症、高同型半胱氨酸血症及肾病综合征等。肾动脉血栓的成分与肾静脉血栓常不同，前者主要由血小板及少许纤维蛋白成分组成，而后者主要由凝血酶等成分组成。

临床表现 轻重不一，与其堵塞部位（主干或分支）及程度（完全或部分堵塞）相关。创伤性肾动脉血栓常导致主干完全堵塞，而肾动脉栓塞却仅致分支的完全或部分堵塞。严重堵塞可导致肾缺血及肾梗死，出现下列表现。①肾脏局部表现：出现剧烈腰胁痛及腹痛，患侧脊肋角叩痛；呈现血尿（包括肉眼血尿）及蛋白尿（常为轻度蛋白尿）；双侧肾动脉血栓还常导致无尿及急性肾损伤。②全身表现：伴随腰、腹剧痛，患者常出现恶心、呕吐；肾梗死组织坏死可导致发热及外周血白细胞数增多，并可导致血清乳酸脱氢酶、肌酸磷酸激酶、转氨酶及碱性磷酸酶水平升高；患者出现高血压。创伤性肾动脉血栓还常伴其他器官外伤，病情常严重，病死率高。

诊断与鉴别诊断 存在疾病诱因，又出现上述临床表现，即应怀疑此病，应尽快进行影像学检查。①彩色多普勒超声检查：包括用或不用造影剂进行超声造影，可靠性差，易出现假阴性，故仅能作为初筛检查。②核素扫描：可见受损部位灌注减少或缺如，有一定提示意义。③CT 血管造影或磁共振血管造影：常能快速、准确地诊断此病，发现肾动脉或其分支闭塞及肾梗死灶（一个或多个楔形低密度灶，无增强效应），但需谨防造影剂肾病发生（尤其是已有肾功能损害者）。④选择性肾动脉造影：是诊断此病的金指标（出现充盈缺损或完全阻塞），但也有学者认为，诊断此病 CT 血管造影的准确性已很高，不一定必须做选择性肾动脉造影。做选择性肾动脉造影同样需谨防造影剂肾病危险。

此病常有剧烈腰胁痛及腹痛，需与肾结石及肾盂肾炎等泌尿系统疾病，及各种外科急腹症鉴别。

治疗 确诊后即应尽快开始血运重建治疗，包括手术切除血栓、血管介入切除血栓及肾动脉腔给药溶栓。此病较少见，故如何选择治疗方法看法并不统一。有学者认为，只有创伤性肾动脉血栓（尤其合并其他器官外伤需手术时），或双肾及孤立肾主干血栓栓塞才考虑外科手术治疗切除血栓，否则宜选择介入切除血栓或肾动脉腔内给药溶栓治疗。曾有学者用过静脉给药系统溶栓治疗，但是到达肾动脉血栓栓塞局部的药物浓度过低，效果常差。除上述切除血栓及溶栓治疗外，尚应配合给予抗血小板治疗及抗凝治疗，见肾静脉血栓形成。

预后 缺血时间长短是决定血运重建治疗疗效的关键。血栓栓塞后 12 小时内重建血运，常可获得良好效果；而 18 小时后重建血运者，肾功能常不能恢复。因此，此病确诊后即应尽快开始血运重建治疗。肾脏缺血范围大小及是否有侧支循环形成，亦影响预后。

（谌贻璞）

dòngmài zhōuyàng yìnghuà shuānsèxìng shènbìng

动脉粥样硬化栓塞性肾病

（atheroembolic renal disease）

主动脉或肾动脉壁上粥样硬化斑破裂，释出胆固醇结晶，栓塞肾脏小动脉导致的肾血管性疾病。又称胆固醇结晶栓塞肾病。主要发生于中老年人。

病因及发病机制 动脉粥样硬化病是此病发生的基础，主动脉或肾动脉的粥样硬化斑（尤其是不稳定斑块）可自发破裂，更可能由下列诱因致其破裂：动脉血管外科手术，血管插管造影，血管介入治疗，抗凝治疗及溶栓治疗等。研究显示，约15%的患者系粥样硬化斑自发破裂引起，其余与医源性致病因素相关。

胆固醇结晶常栓塞于直径150~200nm的小动脉中，不溶于体液，不被吞噬清除，故可长期存在。结晶栓塞于小动脉后将导致微晶性血管炎及血栓形成，2~4周内导致小动脉完全闭塞，引起肾组织缺血，并可进一步引起急性肾小管坏死或肾梗死灶。

临床表现 其临床表现轻重取决于胆固醇结晶栓塞范围的大小。粥样硬化斑自发破裂导致的肾栓塞，范围常较小，临床常无症状，仅在多次自发破裂反复栓塞后才逐渐出现慢性肾功能不全，临床很难识别。医源性诱发因素的患者，结晶栓塞的范围常较广，常在诱发事件后数天、数周或数月出现肾栓塞临床症状，并常伴其他器官系统栓塞表现。①急性或亚急性肾损伤：前者常在诱发事件后1周内突然发生，而后者常在诱发事件后数周内逐渐进展形成。肾衰竭重者需进行透析治疗。②尿化验异常：1/3~1/2的患者尿化验可出现轻度异常，包括少量蛋白尿、轻度镜下血尿、嗜酸性粒细胞尿及管型尿。③全身症状：发热、肌痛、食欲减退、消瘦等表现。④外周血嗜酸性粒细胞增多：见于急性期3/4患者。⑤高血压：约1/2患者出现高血压（偶见恶性高血压），且有时很难控制。

若栓子来自于主动脉，也常同时栓塞其他器官系统。最常见者为皮肤栓塞，发生率为75%~96%；其次为胃肠道栓塞，发生率为18%~48%；心脏、中枢神经、眼、肌肉及骨骼等的栓塞偶见。皮肤栓塞常发生于下肢，主要表现是蓝趾综合征（趾皮肤青紫、疼痛、发凉，严重时出现溃疡及坏疽而需截趾）及网状青斑，患者站立位时皮损将更清楚显现。皮肤栓塞发生率高，又易于发现。

病理表现 小动脉中胆固醇结晶。①因病理制片过程已使胆固醇结晶溶解，故病理片上仅能见到结晶溶解后留下的空隙（狭长形，两头尖、腰部凸的梭形空隙）。②肾穿刺活检组织取材有限，未必均可见到小动脉胆固醇结晶，若在皮肤栓塞部位取材，则阳性率很高。③肾组织病理检查有时还可见缺血引起急性肾小管坏死，以及肾小球缺血性皱缩及硬化，肾间质炎症细胞浸润及纤维化。

诊断与鉴别诊断 诊断要点：①发病年龄：好发于有动脉粥样硬化的中老年人。②疾病诱因：发病前常有明显诱发，如主动脉或肾动脉的血管外科手术、血管插管造影、血管介入治疗、抗凝治疗及溶栓治疗等。③肾损害表现：常在诱发事件后数天、数周或数月出现，表现为急性或亚急性肾损伤，伴或不伴尿化验异常、外周血嗜酸性粒细胞增多及高血压。④其他器官系统栓塞表现：若栓子来源于主动脉，还常伴发其他器官系统栓塞表现，其中蓝趾综合征最常见。⑤病理检查：肾组织的小动脉腔内发现胆固醇结晶溶解后空隙。5条中的⑤是诊断此病的金指标，但是进行肾穿刺活检检查困难时，具有上述①~④典型表现者，也可临床诊断。皮肤活检组织中发现小动脉胆固醇结晶，对此病诊断也具有重要旁证意义。

血管介入造影检查或治疗引起的动脉粥样硬化栓塞性肾病，需与碘造影剂引起的造影剂肾病鉴别。造影剂肾病常在介入检查或治疗后2~3天内发病，出现急性肾损伤，而此肾损害常于2~3周内恢复；动脉粥样硬化栓塞性肾病却常在介入检查或治疗后数天、数周至数月才发病，发病后肾功能损害逐渐进展并持续不缓解。另外，造影剂肾病并无肾外多器官系统栓塞表现，所以鉴别不难。

治疗 据情选用下列治疗。

针对结晶栓塞的治疗 已试用过多种药物治疗，疗效初步评价如下。①他汀类药：通过稳定粥样硬化斑块、降低血脂及拮抗炎症而发挥作用。临床初步观察多认为具有一定疗效，但仍需高质量循证医学试验进一步验证。②糖皮质激素：可用于控制急性炎症反应，但长期疗效有待进一步研究。③抗血小板药物及抗凝药物：已证实无效。

针对高血压的治疗 应给予降压药物积极治疗，经常需药物联合应用才能获得良好降压疗效。

针对肾衰竭的治疗 出现肾衰竭并达到透析指征者，应及时进行透析治疗。腹膜透析及血液透析均可应用，血液透析时应尽量减少抗凝剂用量。

预防 此病重在预防，对有动脉粥样硬化的中老年患者，实施血管外科手术、血管插管造影、血管介入治疗、抗凝治疗及溶栓治疗均应慎重。

（谌贻璞）

zuǒshènjìngmài shòuyā zōnghézhēng

左肾静脉受压综合征（left renal vein entrapment syndrome） 肠系膜上动脉与腹主动脉挤压位于其间的左肾静脉所致肾血管性疾病。又称胡桃夹综合征。影像学检查可见肠系膜上动脉与腹主动脉夹角变小，左肾静脉受压，肾静脉远端迂曲扩张，临床出现血尿和（或）直立性蛋白尿。此病常见于瘦长体型（无力型）的青少年，此体型患者站立时内脏下垂，致肠系膜上动脉与腹主动脉间夹角变小，挤压左肾静脉。

病因及发病机制 在解剖上，左肾静脉系行走于肠系膜上动脉与腹主动脉之间（肠系膜上动脉位于其前方及上方，腹主动脉位于其后方）。正常人肠系膜上动脉与腹主动脉之间夹角在25°~60°，若此夹角变小，即会挤压左肾静脉，导致静脉远端血液回流受阻，压力增高，静脉迂曲扩张。若淤血的静脉与邻近的肾盏间出现异常交通支，将导致血尿。肾静脉远端压力增高，也将影响肾小球内压，使蛋白质滤过增加，当其超过近端小管的重吸收能力时，即出现蛋白尿。女性的左卵巢静脉和男性的左精索静脉血流是先流入左肾静脉，再进入下腔静脉。左肾静脉受压，必然会导致上述生殖腺静脉的血液回流受阻。所以，严重的左肾静脉受压患者，女性常伴盆腔静脉充血，男性也可能出现左精索静脉曲张。

临床表现 最主要的表现为血尿（常为镜下血尿，偶见肉眼血尿，运动后加重，为均一红细胞）和（或）直立性蛋白尿（卧床时尿蛋白阴性，直立位脊柱背伸站立半小时尿蛋白即出现）。还可能出现左侧腰痛。左肾静脉受压严重的女性患者，因盆腔静脉充血，还可能出现慢性骨盆区疼痛、月经不调、痛经及性交不适等；男性患者可能因此而出现左精索静脉曲张。

诊断 疑诊此病者，应进行下列检查判断左肾静脉是否受压。

彩色多普勒超声检查 测量左肾静脉受压狭窄处（a）及远端扩张段（b）的静脉内径，计算其比率b/a。平卧时b/a>3，直立时（脊柱背伸直立20分钟）b/a>5，即可诊断左肾静脉受压。另外，还可同时测量上述部位的血流峰值速度，计算其比率（>4有诊断意义），或代入简化伯努利方程计算静脉压差（>4mmHg有诊断意义）辅助诊断。此检查价格便宜、操作简便、无创、能变动体位观察，诊断的敏感性（为69%~90%）及特异性（为89%~100%）均较高，常为首选检查。

CT血管造影或磁共振血管造影 可清楚显示左肾静脉、肠系膜上动脉及腹主动脉之间的解剖关系，测定左肾静脉内径，发现肾静脉受压处狭窄及远端迂曲扩张，并观察有无侧支循环形成，对诊断很有帮助。

选择性左肾静脉造影及肾静脉-下腔静脉压力梯度测定 经皮经腔插管检查。做选择性肾静脉造影能发现左肾静脉受压，并观察远端静脉迂曲扩张及侧支循环形成情况。利用此插管还可以测定肾静脉-下腔静脉的压力梯度，正常人此压力梯度应<1mmHg。>3mmHg者即可诊断左肾静脉受压，被认为是诊断左肾静脉受压的金指标。

若患者临床表现很轻（镜下血尿或直立性蛋白尿），不准备进行介入或外科治疗，则进行彩色多普勒超声检查即可，阳性患者无必要再进行其他检查，但是，若彩色多普勒超声检查难下结论，或者临床症状重（如明显肉眼血尿）准备做介入或外科手术治疗，则在超声检查后还应继续做CT血管造影或磁共振血管造影，并最后做选择性左肾静脉造影及肾静脉-下腔静脉压力梯度测定确诊。

鉴别诊断 此征需与各种能引起血尿和（或）直立性蛋白尿的疾病鉴别。①血尿的鉴别：应与遗传性肾脏病中的薄基膜肾病及无症状血尿和（或）蛋白尿的无症状性血尿鉴别，鉴别要点是这些肾脏病的血尿均为变形红细胞血尿，而非均一红细胞血尿。另外，儿童患者尚需与特发性高钙尿症鉴别，特发性高钙尿症的血尿也为均一红细胞血尿，但患者尿钙排泄量增加，易出现尿路结石，可帮助鉴别。②直立性蛋白尿的鉴别：也可能出现于肾小球疾病的轻症患者及恢复期患者，但影像学检查均无左肾静脉受压表现，可鉴别。

治疗 仅表现为镜下血尿和（或）直立性蛋白尿的瘦长体型青少年患者，一般不需治疗，随着年龄增长上述临床表现常可自发减轻或消失。这与年龄增长有效侧支循环建立，远端肾静脉淤血改善相关；同时也与身体发育，瘦长体型消失，左肾静脉受压减轻或消失有关。

对肉眼血尿明显甚至引起贫血，左侧精索静脉曲张严重者（男性），或盆腔静脉充血症状明显者（女性），仍应考虑进行外科手术或介入治疗，以解除左肾静脉受压，缓解病情。①外科手术：左肾静脉移位术、肠系膜上动脉移位术、脾-肾静脉旁路手术及左生殖腺静脉-下腔静脉旁路手术等，其中左肾静脉移位术采用最多，疗效良好。②介入治疗：利用介入方法于左肾静脉放置支架，缓解静脉受压，显著改善症状，疗效甚好。此治疗可在经皮经腔插管，做选择性肾静脉造影及肾静脉-下腔静脉压力梯度测定确诊此病后，立即进行。放置支架之后需抗凝治疗半年。

（谌贻璞）

shènzàng yǔ gāoxuèyā

肾脏与高血压（kidney and hypertension） 肾脏既是机体最重要的排泄器官，又是重要的内分泌器官，在高血压的发病机制中具有重要作用。肾脏是高血压的主要靶器官之一，高血压又是肾脏疾病的常见临床表现，因此肾脏与高血压关系非常密切。

肾脏分泌多种血管活性物质参与血压的调节 肾脏分泌的多种血管活性物质，既可直接作用于邻近组织或自身，也可进入循环作用于其他器官。

收缩血管的活性物质 ①肾素-血管紧张素系统：肾血管平滑肌细胞及肾小球系膜细胞具有前肾素、肾素受体；肾素由肾脏球旁细胞及近端小管上皮细胞合成；血管紧张素原及血管紧张素转换酶由近端小管上皮细胞产生；远端小管及近端小管上皮细胞可合成血管紧张素转换酶-2；肾脏小动脉、肾小球系膜细胞及近端小管细胞有血管紧张素Ⅰ受体；近端小管上皮细胞上还有血管紧张素Ⅱ受体。②内皮素（endothelin，ET）：是具有强烈血管收缩作用的小分子多肽，有ET-1、ET-2和ET-3三种异构体，ET-1的生物学效应最强。肾组织多种细胞（如血管平滑肌细胞及内皮细胞、肾小球系膜细胞及脏层上皮细胞、肾小管上皮细胞）都能合成及分泌成熟的ET-1。ET-1受体分为ET-A和ET-B两种类型。肾髓质间质细胞和血管平滑肌细胞以ET-A受体为主，皮质及内外髓集合管、血管内皮细胞以ET-B受体为主，肾小球及其系膜则有ET-A和ET-B两种受体。③花生四烯酸（arachidonic acid，AA）代谢产物：AA能经环加氧酶途径、脂氧化酶途径及细胞色素P450代谢途径产生多种生物学活性产物。肾小球可产生少量的血栓素 A_2，肾脏血管平滑肌、肾小球、肾小管上存在它的受体。通过5-脂氧化酶催化产生的白三烯 C_4 及白三烯 D_4 可收缩肾脏血管。肾小球及肾小管细胞可少量产生，肾血管平滑肌及系膜细胞存在着相应受体。近端小管上皮细胞经过细胞色素P450系统的单加氧酶系统催化AA产生20-羟基二十烷四烯酸及经环加氧酶系统催化AA产生的8，9-环氧二十烷三烯酸具有收缩血管作用。

舒张血管的活性物质 ①AA代谢产物：肾脏血管内皮细胞可产生大量前列环素，肾小球能产生前列环素和前列腺素 E_2，肾小管能产生大量前列腺素 E_2；肾脏血管平滑肌、肾小球及肾小管上也存在它们的相应受体。肾小球及肾小管能少量通过15-脂氧化酶催化产生的脂氧素 A_4，肾脏血管平滑肌及肾小球系膜细胞上也存在着它的受体。近端小管上皮细胞经过细胞色素P450系统的环加氧酶系统催化AA产生的5，6-环氧二十烷三烯酸，后者具有舒张血管作用。②激肽释放酶-激肽系统：激肽能通过与其受体结合，发挥舒张血管作用。肾脏具有激肽释放酶-激肽系统的各个主要成分，激肽释放酶存在于远端小管、皮质集合管及肾小球；肾脏也可合成激肽原；皮质集合管、髓质集合管及肾小球均有激肽受体。③一氧化氮：具有舒张血管的功能。肾脏具有一氧化氮合酶（nitric oxide synthase，NOS），其中神经型NOS主要表达于肾脏致密斑，诱导型NOS主要表达于外髓袢升支厚壁段，内皮型NOS主要表达于肾血管内皮细胞。在还原型辅酶Ⅱ等多种辅助因子的参与下，NOS可催化底物左旋精氨酸氧化而合成一氧化氮。

高血压对肾脏排泄功能与血流量的影响 包括两方面机制。

压力-利尿机制 全身动脉血压的变化，可直接影响肾脏的水盐排泄，此关系称为压力-利尿机制。动脉血压升高时，尿量增加；动脉血压降低时，尿量减少，血压降至50mmHg时，尿量为零。血压从正常值升至100～200mmHg时，水和盐排出增加6～8倍，因此，重度或恶性高血压患者可出现尿量增多、体内容量不足的表现。

高血压对肾脏血流量的影响 正常肾脏本身对由肾动脉进入的血流量有一种自身调节作用。肾动脉血压在90～160mmHg时，由于血管平滑肌的自动收缩和舒张作用，流经肾脏的血流量和肾小球滤过率不会发生明显的变化。因此，在肾脏无实质性病变情况下，轻至中度高血压并不引起肾脏血流量的变化，但若在肾脏疾病基础上合并全身高血压，肾脏自身调节能力明显降低，肾脏血流量增加，从而加重或加速肾小球损伤。

肾脏在高血压发病中的作用 正常人血压靠血液循环容量及外周血管阻力两大因素维系。若肾脏排钠与利尿量少于水钠摄入量导致体内容量增多，或收缩血管活性物质与舒张血管活性物质分泌比例失调导致外周血管阻力增高，可出现高血压。

（周福德）

shènshízhìxìng gāoxuèyā

肾实质性高血压（renal parenchymal hypertension） 多种肾实质性疾病所致高血压。又称肾性高血压。是最常见的继发性高血压。在成人高血压中约占5%，为成人高血压的第二位病因；是儿童高血压的最常见原因，约占2/3。若未经有效治疗，不仅可加速肾功能恶化，还可引起心、脑血管并发症，部分患者发展为恶性高血压。

病因及发病机制 急性肾小球肾炎、慢性肾小球肾炎，急性肾小管间质病变、慢性肾小管间质病变，血管炎、反流性肾病，急性肾损伤、慢性肾衰竭等多种肾实质疾病均可引起高血压。不同肾实质疾病高血压发生率有所不同，但仍有相同规律，即肾损害越重，高血压的发生率越高。

不同肾实质性疾病，肾脏疾病的不同时期，高血压的发生机制也可能有所不同。例如，急性链球菌感染后肾小球肾炎、急进性肾小球肾炎等疾病早期常可伴肾小球滤过率（glomerular filtration rate，GFR）下降，肾脏集合管对心房钠尿肽抵抗及肾皮质集合管 Na^{+}-K^{+}-ATP 酶活性增强，造成水钠重吸收增加，均可诱发水钠潴留，进而发生高血压。抗中性粒细胞胞质抗体相关小血管炎及硬皮病等肾脏小血管疾病导致的高血压，则是疾病造成肾脏缺血继发肾素-血管紧张素-醛固酮系统（renin-angiotensin-aldosterone system，RAAS）活化所致。80%～90%的慢性肾脏病合并有高血压。

慢性肾脏病引起高血压的机制比较复杂，涉及下列因素。①水钠潴留：各种原因导致水钠潴留，使血容量增加，引起容量依赖性高血压。②RAAS活化：肾实质疾病由于肾小血管病变或者肾脏瘢痕等缺血因素可导致RAAS活化，血管紧张素Ⅱ及醛固酮分泌增多。前者可收缩血管，后者可增加远端小管和集合管对钠的重吸收、增高血容量，二者均可引起高血压。③交感神经系统活化：肾脏有两种信息传入神经纤维，即压力感受纤维和化学感受纤维。慢性肾脏病的肾小球内高压及尿毒症毒素等因素可活化这些神经纤维，上传信息活化中枢交感神经系统，引起高血压。④继发性甲状旁腺功能亢进症：过多的甲状旁腺激素可使细胞内液钙浓度增高，从而收缩血管，升高血压。⑤一氧化氮和血管内皮来源的前列环素等扩血管物质生成减少导致高血压。⑥睡眠呼吸暂停低通气综合征：慢性肾脏病患者夜间睡眠呼吸暂停发生率为70%～80%，可引起夜间高血压，即非勺型高血压。⑦动脉壁僵硬：血管平滑肌增厚、内膜增生和血管壁钙化等因素可导致动脉壁僵硬，后者可能导致收缩期高血压和脉压增大。⑧药物：治疗慢性肾脏病的某些药物，如促红细胞生成素、糖皮质激素、环孢素，可引起高血压。

临床表现 不同类型的肾实质性高血压，临床表现有所不同。①急性肾实质性疾病：包括急性间质性肾炎、急性肾小球肾炎和急进性肾小球肾炎等多种疾病。急性间质性肾炎常表现为非少尿型急性肾损伤，较少出现高血压。后两类疾病常合并高血压，多数患者急性起病，临床上出现血尿、蛋白尿、水肿和高血压等急性肾炎综合征表现，可出现尿量减少和肾功能异常。急进性肾小球肾炎患者肾功能恶化较快，可在疾病早期出现少尿，甚至无尿。急性肾小球肾炎预后良好，约90%患者在2周左右开始出现尿量增加，血压逐渐恢复正常。而急进性肾小球肾炎患者预后较差，多数患者发展成慢性肾脏病。②慢性肾实质性疾病：包括慢性肾小管间质疾病、各种肾小球肾炎、肾脏小血管疾病和多囊肾。患者常合并有不同程度的蛋白尿、血尿和肾功能异常，与原发性高血压相比，易发展成为恶性高血压。IgA肾病在肾小球病变较轻微时，即可出现较明显的肾血管硬化表现，是肾实质性恶性高血压的最常见原因；睡眠呼吸暂停发生率高，是原发性高血压的2～3倍；心血管并发症发生率高，终末期肾病患者约50%死于心血管并发症；血压更难控制，常需几种降压药物联合治疗。

诊断与鉴别诊断 典型病例诊断不难，若患者常先有多年的蛋白尿史，高血压出现在蛋白尿之后，或表现为大量蛋白尿合并高血压或急性肾脏病合并高血压等情况，则易诊断为肾实质性高血压。最主要的鉴别诊断是高血压性肾损害、肾血管性高血压和原发性醛固酮增多症。①高血压肾损害：尿蛋白量常<1.0g/d，无明显血尿和红细胞管型，若表现为大量蛋白尿或明显血尿，则支持肾实质性高血压；高血压肾损害常合并高血压视网膜病变等靶器官损害，若眼底正常，则多提

示肾实质性高血压；肾活体组织病理检查有助于鉴别。②肾血管性高血压：表现为双上肢血压不一致、双侧肾脏长径相差>1.5cm或腹部有血管杂音者，需除外肾动脉狭窄。肾动脉CT血管成像或磁共振血管成像有助于诊断肾动脉狭窄，诊断准确性较高。有丰富肾血管疾病超声诊断经验的单位，也可选择彩色多普勒超声诊断肾动脉狭窄作为重要的筛选方法。③原发性醛固酮增多症：临床表现与高血压肾损害相似或合并低血钾。血浆肾素和醛固酮测定有助于鉴别，低肾素高醛固酮血症或醛固酮/肾素比值>40提示原发性醛固酮增多症。

治疗 积极治疗高血压可延缓肾脏病进展、防止左心室肥厚，减少心血管并发症及降低病死率。

降压目标 应严格控制血压在130/80mmHg或以下，平均动脉压低于92mmHg。若尿蛋白≥1.0g/d，且无心脑血管并发症，血压应控制在125/75mmHg或以下。老人、心脑血管血栓栓塞疾病、终末期肾病患者血压可根据病情适当放宽至140/90mmHg。

降压方案的选择 ①袢利尿药和噻嗪类利尿药：适用于急性肾实质性疾病、合并水肿及充血性心力衰竭者。从小剂量开始应用（如氢氯噻嗪≤25mg/d），GFR<30ml/min时应选用。治疗过程中需注意患者体重、血压和血电解质的变化。②血管紧张素转换酶抑制剂（ACEI）和血管紧张素Ⅱ受体阻断剂（ARB）：此两类药物可有效阻断血管紧张素Ⅱ的作用，具有控制血压和抑制细胞外基质增生等非血流动力学作用，减少尿蛋白，延缓肾脏病进展。主要适用于硬皮病、肾脏小血管炎、各种慢性肾小球肾炎等肾脏疾病，也可用于急性肾脏疾病。治疗过程中需注意血钾和肾功能的变化。③钙通道阻滞药：包括二氢吡啶类和非二氢吡啶类。对尿蛋白500～1000mg/d者，建议选择维拉帕米或硫氮䓬酮等非二氢吡啶类药物，但不适宜用于心力衰竭、传导阻滞或窦房结功能低下者。二氢吡啶类药物对减少尿蛋白无明显效果。④醛固酮拮抗剂：螺内酯可拮抗醛固酮的作用，临床研究提示此药可减少尿蛋白，保护肾功能，有助于控制难治性高血压。治疗时需注意预防高血钾，特别是与ACEI或ARB合用时尤需注意。⑤β-受体阻断剂：常用药物有阿替洛尔、美托洛尔和卡维地洛。可抑制交感神经系统活化，减慢心率，降低血压，减少尿蛋白和保护肾功能。治疗过程中需注意患者心率和心功能的变化。⑥治疗睡眠呼吸暂停低通气综合征：肾实质性高血压常合并此征，这也是难治性肾实质性高血压的常见原因之一，对于合并此征者采用夜间正压辅助呼吸治疗有助于控制高血压。⑦联合用药：为增强降压效果，减少药物的副作用，常需两种或两种以上的降压药物联合使用，以达到最佳的肾脏和其他靶器官保护作用。常用的联合治疗方案有ACEI或ARB联合小剂量利尿药、ACEI或ARB+小剂量利尿药+钙通道阻滞药、ACEI或ARB+小剂量利尿药+钙通道阻滞药+$β_1$-受体阻断剂。

（周福德）

èxìng xiǎodòngmàixìng shènyìnghuàzhèng

恶性小动脉性肾硬化症（malignant arteriolar nephrosclerosis）

以重度高血压、眼底出血、渗出和（或）双侧视盘水肿等严重高血压性视网膜病变及肾功能异常为表现的临床综合征。若不治疗，病情可快速进展，直至死亡。

病因 包括原发性和继发性两种。20%～40%的患者是原发性高血压导致，其中少数患者为血压未能得到有效控制，经过数年后发展而来；也有部分患者发病较急剧，以此病为首发表现。肾实质性疾病、肾血管性疾病、内分泌性疾病及药物等导致的继发性高血压是此病的最常见原因，占60%～80%。其中，肾实质疾病是恶性小动脉性肾硬化症的最主要原因，以IgA肾病最常见。

发病机制 ①血压升高直接损伤血管壁：血压急剧重度升高对血管壁的机械性压力可导致局部血管扩张、内皮细胞损伤，血管内皮损伤则进一步促使血管通透性增加、血浆蛋白和纤维蛋白原漏出并进入血管壁挤压和破坏血管壁平滑肌，形成纤维素样坏死及内膜增生性病变。②肾素-血管紧张素系统高度活化：肾素原发性升高或肾小动脉闭塞引起肾缺血继发性升高，进而导致血管紧张素Ⅱ生成增多，后者促使肾小动脉进一步收缩，造成肾脏缺血；血压重度升高导致的压力性利尿可引起血容量不足，刺激肾素分泌增加，形成恶性循环。③其他血管活性物质变化：内皮素分泌增多及前列环素合成减少等因素可能也参与部分恶性小动脉性肾硬化症的发病过程。

临床表现 患者常有多年未规范治疗的高血压病史，有些患者可在停用降压药物一段时间后出现血压急剧升高达到恶性小动脉性肾硬化症水平。眼底检查可见出血、渗出和（或）视盘水肿。50%～60%患者有镜下血尿，20%

患者可出现肉眼血尿；2/3 患者尿蛋白量<4g/d，呈肾病综合征表现者罕见；85%～90%患者在就诊时即有不同程度的肾损害。肾实质性疾病继发性恶性小动脉性肾硬化症和原发性恶性小动脉性肾硬化症的尿蛋白量不同，前者尿蛋白量通常较大，可呈肾病综合征范畴蛋白尿；后者尿蛋白量较少，通常约 1g/d。肾脏病理检查可见入球小动脉纤维素样坏死及小动脉内膜呈洋葱皮样增厚（图）。此外，尚可出现头痛、头晕、贫血、血小板减少和低钾性代谢性碱中毒等肾外表现。

诊断 具备两个条件，临床即可确诊恶性高血压：①血压急剧升高，舒张压 ≥ 130mmHg。②眼底病变呈现出血、渗出和（或）视盘水肿。恶性高血压合并肾损害，即可诊断此症。

鉴别诊断 ①溶血尿毒症综合征和血栓性血小板减少性紫癜等常见血栓性微血管病：与此症类似，但治疗方案却截然不同。溶血尿毒症综合征的典型表现包括微血管病性溶血性贫血、血小板减少和急性肾损伤，血栓性血小板减少性紫癜除具有溶血尿毒症综合征的临床表现外，还可合并发热和神志异常（见血栓性微血管病肾损害）。当这两种病合并严重高血压时，与恶性小动脉性肾硬化症鉴别困难。H 因子缺乏或抗 H 因子抗体等因素是部分溶血尿毒症综合征的致病因素，冯·维勒布兰德因子（von Willebrand factor，vWF）剪切酶（ADAMTS13）缺乏或抗 vWF 剪切酶抗体是血栓性血小板减少性紫癜的致病因素，故检测 H 因子、ADAMTS13 及其相应的自身抗体对鉴别三者有一定帮助。②鉴别已确诊者病因：对突然发生的恶性肾硬化（尤其是青年人），伴心悸、多汗或乏力症状，上下肢血压明显不一致，腹部、腰部血管杂音和（或）肾脏影像学检查发现双侧肾脏长径相差>1.5cm，应考虑为继发性恶性小动脉性肾硬化症。临床常见的继发性恶性小动脉性肾硬化症的病因包括各种慢性肾脏病（肾实质性疾病）、原发性醛固酮增多症和肾动脉狭窄。肾血管彩色多普勒超声和腹部 CT 检查对排除后两者有重要意义。原发性与肾实质性恶性小动脉性肾硬化症的鉴别要点见表（表）。

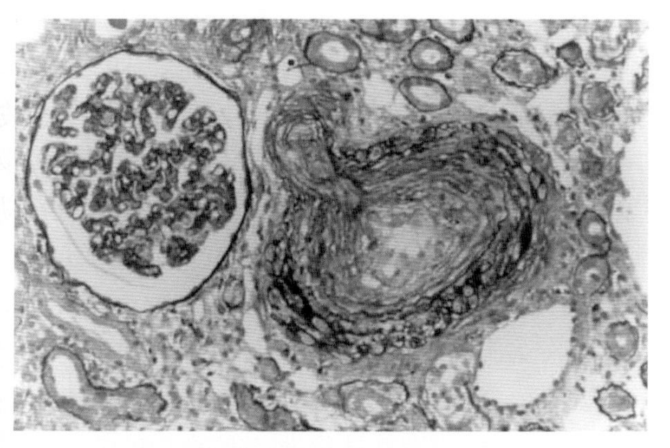

图 恶性小动脉性肾硬化症电镜检查

注：肾小叶间动脉内膜葱皮状增生，管腔狭窄，肾小球缺血性皱缩（六胺银染色×200）

表 原发性与肾实质性恶性小动脉性肾硬化症的鉴别要点

鉴别要点	原发性恶性小动脉性肾硬化症	肾实质性恶性小动脉性肾硬化症
尿蛋白定量	较少，平均为 1.0g/d	常较大，甚至>3.5g/d
高血压家族史	多数有	少数有
特征性血管病变	常见	少见
肾小球病变特点	局灶、节段性分布，急性缺血	弥漫、球性分布
肾小管间质病变特点	急性病变为主	慢性病变为主

治疗 经过积极、合理的降压治疗及必要的肾脏替代治疗，部分患者的肾功能可在 2～4 个月（少数为 1 年）后好转，甚至可脱离透析治疗。治疗时应注意下列原则。

适度降压 对于无心力衰竭、高血压脑病、高血压危象等高血压急症者，可在 2～6 小时内通过静脉使用降压药物使血压缓慢降至 160～170/100～105mmHg 或血压下降最大幅度小于治疗前血压的 25%。切忌降压过快、过猛，以免诱发心、脑和肾等重要器官缺血；合并高血压急症者，应在几分钟至几小时内使血压下降至安全水平，以免发生意外。然后，在几天至 3 个月内采用口服降压药，使血压至低于 140/90mmHg 水平。

联合用药 优先选用血管紧张素转换酶抑制剂（ACEI）和β-受体阻断剂。多数患者需两种或两种以上抗高血压药物联合应用，才能够达到较好的降压治疗效果。此外，肾素-血管紧张素系统高度活化是此症发生机制中的重要环节，两类药物可有效抑制该系统，控制血压，促使肾功能恢复，因此宜优先选用，但在治疗过程中，应注意监测肾功能与血钾的变化。

慎用利尿药 高血压导致压力性利尿，患者可出现血容量不足，此时不宜使用利尿药；否则会加重血容量不足状态，进一步激活肾素-血管紧张素系统，不利于此症的恢复。肾功能受损出现水钠潴留或心力衰竭者，可小心联合使用。

透析中谨慎脱水　患者合并尿毒症需接受肾脏替代治疗。尚缺乏不同肾脏替代治疗方式对此症患者肾功能恢复影响的高质量对比研究，有学者认为腹膜透析对血流动力学影响较小且利于肾功能恢复，较适用。血液透析也可作为肾脏替代治疗的方式，但应避免透析中过多脱水，以免引发低血压，导致肾脏低灌注，造成缺血性肾损伤，加重肾损害，延缓肾功能恢复；同时还可避免激活肾素-血管紧张素系统，造成血压急剧升高，不利于控制血压，影响治疗效果。

预后　5 年生存率 75% ~ 100%，1 年肾脏存活率为 66%，5 年肾脏存活率为 51%。经过积极治疗，22%~43%合并严重肾衰竭者肾功能仍可望恢复，摆脱透析治疗，恢复时间为 2.7~4.0 个月，少数为 1 年。

（周福德）

liángxìng gāoxuèyā shènyìnghuàzhèng

良性高血压肾硬化症（benign hypertensive nephrosclerosis）

长期原发性高血压所致的肾脏小动脉或肾实质损害的临床综合征。又称高血压肾损害。是终末期肾病的常见原因。

病因及发病机制　①交感神经系统活化：交感神经系统兴奋可作用于 α-受体引起出球小动脉收缩，增加血浆滤过分数，导致近端小管周围毛细血管内蛋白浓度增加，促进钠的重吸收，造成水钠潴留。②肾素-血管紧张素-醛固酮系统活化：该系统活化时，血管紧张素Ⅱ分泌增多，收缩出球小动脉，增加血浆滤过分数，与交感神经系统活化作用相似，可引起水钠潴留；血管紧张素Ⅱ可刺激醛固酮分泌，间接作用于远端小管，增加钠的重吸收。③动脉壁僵硬：可引起通过血管收缩功能障碍导致交感神经及肾素-血管紧张素-醛固酮系统活化，间接参与肾损害的发生。④肾脏排钠、排水功能异常。⑤遗传易感性：研究发现载脂蛋白 A-Ⅰ基因变异与美国黑种人原发性高血压肾损害的发生有关。

临床表现　典型者有高血压病史，表现为轻度蛋白尿和缓慢进展的慢性肾损害。常伴高尿酸血症，尿沉渣镜检无明显血尿和管型。

蛋白尿　未能有效控制的高血压患者，约 40%有蛋白尿。尿蛋白量常<1g/d。极少数患者可出现肾病综合征范畴蛋白尿，尿蛋白量甚至达 10g/d。

肾功能损害　常先出现远端小管浓缩功能受损（表现为夜尿增多，并可出现尿浓缩功能试验检查异常），后逐渐出现肾小球滤过功能减退。5 年内血肌酐浓度升高达 177μmol/L 者不足 2%。

其他靶器官损伤　高血压患者出现肾损害时常伴心脑血管等重要靶器官受累的表现。患者可出现左心室肥厚、心脏扩大及不同程度的心功能不全表现。眼底检查可见视网膜血管硬化、渗出、出血或视盘水肿等病变。

诊断　此症是引起终末期肾病的常见病因，应尽早明确诊断，以利于患者尽早得到积极合理治疗，维持和延缓肾功能的恶化。诊断主要是基于特征性的临床表现，通常并不需做肾穿刺活检进行病理诊断证实。满足下列 4 条标准可作临床诊断：①长期高血压病史，在疾病初期检查尿化验无异常发现。②尿检改变轻微，尿蛋白定量<1g/d，尿沉渣无明显细胞成分。③客观检查有心、脑、眼等高血压靶器官损害的证据，如超声心动图或心电图检查证实的左心室肥厚，眼底检查见到动脉硬化等表现。④可排除遗传或先天性肾脏病、IgA 肾病、糖尿病肾病等肾实质性疾病导致的肾性高血压或者肾血管性高血压者。若高血压与肾损害发生的先后顺序不明确，临床确诊此症比较困难，可考虑肾活体组织检查明确有无肾小球疾病伴肾性高血压。

鉴别诊断　此症主要与下列疾病鉴别。

原发性醛固酮增多症　在疾病初期无肾损害表现，易被误诊为原发性高血压，患病多年后可出现蛋白尿与肾损害，与良性高血压肾硬化症表现相似。检查血浆肾素及醛固酮水平有助鉴别，表现为血浆醛固酮升高、肾素降低或醛固酮/肾素比值>40，支持原发性醛固酮增多症。

尿化验改变不明显合并高血压的肾脏病　常见的有动脉粥样硬化性肾动脉狭窄、动脉粥样硬化栓塞性肾病和慢性间质性肾炎。这类疾病的某些特点与良性高血压肾硬化症相似。①有下列表现之一者，应注意有无动脉粥样硬化性肾动脉狭窄的可能性：50 岁以后新发高血压、不明原因的难治性高血压、使用血管紧张素转换酶抑制剂（ACEI）或血管紧张素Ⅱ受体阻断剂（ARB）类降压药物出现急性肾损伤、腹部血管杂音和双肾长径相差>1.5cm。可行肾动脉彩色多普勒超声、螺旋 CT 血管成像或磁共振血管成像检查辅助诊断。②对于在血管介入检查或治疗后出现血压难以控制、肾功能急剧恶化、血嗜酸性粒细胞增多及蓝趾表现者，应注意有无胆固醇结晶栓塞，确诊有赖于病理诊断。③对表现为轻中度高血压、尿化验改变轻微且合并肾功能异常者，还需与慢性间质性肾病鉴别，患者有服用肾损伤药物史、肾性糖尿及肾小管性酸中毒等肾小管疾病表现时，需高度警惕慢性间质性肾病。

肾小球疾病继发的高血压 肾小球疾病是最常见的继发性高血压原因，有时临床鉴别高血压肾损害与肾性高血压比较困难。有下列特点之一者，支持肾小球肾炎继发高血压的诊断：尿化验异常出现于高血压之前、明显的血尿、大量蛋白尿、正常眼底等。肾活体组织病理检查可帮助作出正确诊断。

治疗 积极有效地控制血压和减少尿蛋白是延缓肾脏病、预防心脑血管并发症的重要措施。诊室血压测量不能较好反映血压的控制情况，建议定期做 24 小时动态血压监测评价血压的控制效果。对于已发生此症患者，目标血压值应<130/80mmHg，尿蛋白量较治疗之前减少 30%以上。

非药物治疗 ①低盐饮食：推荐每日盐摄入量 5~6g（相当于钠<2.4g）。②适当运动：每日有氧运动 30~45 分钟，每周锻炼 3~5 天。③控制体重：对肥胖患者，建议保持体质指数 < 25kg/m^2。④限酒。⑤戒烟。

药物治疗 常需多种药物联合应用以达到目标血压。ACEI 和 ARB 是首选药物。这类药物不但有降压作用，还有非血压依赖性的肾脏保护作用。使用时，需注意血钾和肾功能的变化。对于血肌酐在短期之内急剧升高>30%者，需检查有无低血容量、失代偿性心力衰竭和双侧肾动脉狭窄的可能性。若血压不能达标，则可联合应用利尿药、β-受体阻断剂、长效或缓释的二氢吡啶类钙通道阻滞药进行治疗；若尿蛋白减少量不达标，可联合应用非二氢吡啶类钙通道阻滞药。

预防 应重在预防，血压控制达标（<140/90mmHg）是预防此症的关键。

（周福德）

jiànzhìxìng shènyán

间质性肾炎（interstitial nephritis） 主要累及肾间质和肾小管，不伴或仅伴轻微的原发性肾小球或肾血管损伤，以肾功能不全为主要表现的疾病。根据发病急缓程度和病理改变的不同可分为急性间质性肾炎、慢性间质性肾炎和特发性间质性肾炎等。

病因 病因多样：①药物与感染。②部分遗传性疾病，如髓质海绵肾、髓质囊性病、多囊肾等。③某些地方性疾病。部分病因不明的间质性肾炎被称为特发性间质性肾炎。

发病机制 细菌、病毒等病原微生物或其毒素直接侵袭肾脏，导致肾间质组织结构的破坏；毒性物质（或药物）直接导致肾小管间质损伤；致病因素引起继发的免疫反应导致肾小管间质损伤。特定病因还可有特定机制，如肿瘤细胞转移直接侵袭肾脏或异常蛋白在肾间质沉积引起间质病变，肿瘤细胞异常增生而压迫输尿管、前列腺等肾以下尿路也可导致梗阻性肾病；放射性辐射对肾小管及间质直接损伤并导致微循环障碍，可激活局部凝血系统，引起血管内凝血及微血管栓塞，导致放射性肾炎；高草酸血症及高尿酸血症除引起结石梗阻外，结晶沉着于肾间质也可致病等。

临床表现 主要表现为肾功能异常，可短期内出现进行性或渐进性血肌酐水平上升，也可缓慢发生肾功能损伤而完全不被察觉，直至进入终末期肾衰竭。常可出现近端和（或）远端小管功能损伤，表现为肾性糖尿、低比重尿及低渗透压尿等。尿常规沉渣镜检改变较轻，可见无菌性白细胞尿、镜下或肉眼血尿和轻至重度蛋白尿。

不同病因可出现相应的临床表现，如全身过敏反应、药物热、药疹、外周血嗜酸性粒细胞数升高，少数还可出现轻微关节痛和淋巴结肿大；全身感染的临床表现，甚至出现败血症；部分患者，尤其是某些慢性药物性间质性肾炎患者可无明确临床症状，应高度警惕。

诊断 根据临床表现作出临床拟诊，不典型病例和临床上难以确诊者需行肾穿刺病理检查。病理学检查是诊断的金标准。典型病例有：①可疑用药史或感染史。②药物过敏表现。③尿常规检查异常。④肾小管及肾小球功能损害。符合 4 条或①③④条可作出临床拟诊。不典型病例或无临床表现的早期患者常无②③条，应认真追问病史，必要时依靠肾活体组织病理检查确诊。

鉴别诊断 ①发生急性肾损伤的病例应与其他原因的急性肾损伤鉴别，尿液检查有形成分较少和尿蛋白量较少对间质性肾炎有一定提示作用。与急性肾小管坏死，尤其是非少尿型急性肾小管坏死不易鉴别，全身过敏表现、血中 IgE 升高、尿中嗜酸性粒细胞增多、贫血和肾性尿糖常提示为急性间质性肾炎。急性肾小管坏死患者常可有肾缺血和（或）肾毒性病因，严重少尿或无尿、尿中脱落肾小管上皮细胞有利于肾小管坏死的诊断。若患者于 2

周内未进入多尿期，应做肾活体组织检查及早明确诊断。②慢性间质性肾炎的多数病例因起病隐袭，发现时多常因肾脏已萎缩和（或）肾实质显著变薄无法行肾穿刺活检，通常只能进行临床诊断，在作出初步诊断后，仔细鉴别病因。

治疗 根据不同病因进行治疗。

预后 与致病原因和诊断治疗的早晚有关，预后不完全一致。

预防 常见间质性肾炎的原因是药物和毒物，因此合理规范用药是减少药物性间质性肾炎的重要手段。

（陈育青）

jíxìng jiànzhìxìng shènyán

急性间质性肾炎（acute interstitial nephritis） 以急性肾损伤、肾间质水肿、炎症细胞浸润、肾小管变性为特征的临床综合征。肾小球、肾血管不受累或受累相对轻微。

病因及发病机制 病因多样，以药物和感染最常见，自身免疫相关病因较少见，理化因素、代谢因素、血液系统疾病、自身免疫病（如干燥综合征、系统性红斑狼疮）、尿路梗阻及肾移植等也可引起。

临床表现 短期内出现进行性肾功能减退，血肌酐上升；可发生近端和（或）远端小管功能损伤，表现为尿酶或尿低分子蛋白含量明显升高、低比重尿/低渗尿、肾小管性酸中毒，偶见范科尼综合征；易出现贫血、低钾血症和肾性糖尿。尿常规检查改变较轻，可见无菌性白细胞尿（包括嗜酸性粒细胞尿），镜下或肉眼血尿，轻至重度蛋白尿（多为轻度，非甾体类抗炎药引起者可达重度）。B超示双肾大小正常或轻度增大。

根据致病原因不同，有不同的病史和全身表现。①药物性急性间质性肾炎：发病前有可疑药物使用史。可有全身过敏反应，表现为药物热、药疹、外周血嗜酸性粒细胞数增多、无菌性白细胞尿（常可见嗜酸性粒细胞）；少数可出现轻微关节痛和淋巴结肿大；严重病例可有血液、肝脏等其他系统或器官受累，临床表现较重，皮疹类型可呈多形性（如红色毛囊性丘疹、斑丘疹、脓疱、大疱及紫癜等），血清学检查可见血清 IgE 水平增高。②感染性急性间质性肾炎：发病时多具有全身感染的临床表现，甚至出现败血症症状。不同病原体感染还可伴其特征性多器官受累表现，可同时出现肺炎、肝损害、溶血或出血、心肌炎等表现。

诊断 临床表现只能作出临床拟诊，确诊需行肾穿刺病理学诊断。肾活体组织病理检查是诊断主要依据。病理特征：①呈双侧弥漫性分布的肾间质水肿，肾间质内弥漫性或多灶状淋巴细胞及单核细胞浸润，可伴数量不等的嗜酸性粒细胞或浆细胞浸润，少数情况下还可见中性粒细胞，偶可见肾间质上皮细胞性肉芽肿形成。②肾小管上皮细胞发生程度不等的变性，有时可见肾小管炎征象，可伴肾小管上皮的小灶状坏死及再生。③肾小球及肾血管通常正常。④免疫荧光检查一般均为阴性，有时可见 IgG 及 C3 沿肾小管基膜呈线样或颗粒样沉积。

鉴别诊断 ①急性肾小管坏死：应注意患者有无全身过敏表现，血中 IgE 升高、尿中嗜酸性粒细胞增多、贫血和肾性尿糖等急性间质性肾炎的临床表现和实验室检查是重要的鉴别线索和提示。严重少尿或无尿和尿中脱落肾小管上皮细胞有利于肾小管坏死的诊断，若患者于 2 周内未进入多尿期，应做肾活体组织检查及早确诊。②急进性肾小球肾炎：病情发展急骤，临床表现为急进性肾炎综合征，血尿突出，尿蛋白量较多，部分情况下还可检出特异疾病相关抗体，如抗核抗体、抗中性粒细胞胞质抗体、抗肾小球基膜抗体等。

治疗 尽可能停用所有可疑药物，在确切致病药物未能明确时，应根据治疗需要尽量减少用药种类。针对可疑病原体给予积极的抗感染及支持治疗，包括对症和透析治疗。①对于无感染征象者可给予泼尼松，若患者肾功能在治疗后 1~2 周内有所改善，用药 4~6 周即可停药。②应用糖皮质激素 2 周后仍无缓解迹象或肾衰竭进行性恶化，且肾活体组织检查显示并无或仅有轻度间质纤维化者，可加用免疫抑制剂。③若患者用药 6 周肾功能仍无改善，提示其病变可能已经慢性化，继续使用糖皮质激素或免疫抑制剂效果不佳，应改以针对慢性肾脏病的治疗为主。④感染相关的急性间质性肾炎，是否应用小剂量糖皮质激素仍有争议。

预后 与病因及治疗早晚有关。药物性急性间质性肾炎预后不良因素可能包括：①未及时停药。②血肌酐水平 >265.2μmol/L 或急性肾损伤持续时间过长。③肾间质炎细胞（包括中性粒细胞及单核-巨噬细胞）浸润范围弥漫及程度重。④肉芽肿形成。⑤肾间质病变累及肾小球或小血管。⑥肾小管萎缩或肾间质纤维化程度重。多数感染性急性间质性肾炎患者经及时、积极的抗感染及支持治疗后，肾功能可得到完全恢复或部分缓解，通常远期预后良好。

（陈育青）

tèfāxìng jíxìng jiànzhìxìng shènyán

特发性急性间质性肾炎（idiopathic acute interstitial nephritis）

表现为可逆性非少尿型急性肾损伤、典型急性间质性肾炎但临床难确定特异病因的临床综合征。又称肾小管间质性肾炎-葡萄膜炎综合征（tubulointerstitial nephritis-uveitis syndrome），简称TINU综合征，为一类伴葡萄膜炎的特发性急性间质性肾炎，常见于女性，各个年龄均可发病，儿童及青少年多见。

病因及发病机制 TINU综合征的病因至今尚未明确。研究认为其发病可能与免疫反应密切相关，体液免疫及细胞免疫机制均可能参与病理损伤过程。有病例报告显示TINU综合征可伴发自身免疫性甲状腺病、骶关节炎、类风湿关节炎、肉芽肿性肝炎及间质性肺炎等，提示其发病可能还有自身免疫机制参与。

临床表现 70%的患者发病前有非特异性前驱症状，如乏力、不适、食欲减退、恶心、体重减轻等。发病时可有全身症状，如发热、皮疹、肌痛，部分患者可有淋巴结肿大。常有轻度贫血及红细胞沉降率增快、C反应蛋白阳性、纤维蛋白升高及高球蛋白血症等炎症综合征表现。肾脏受累表现为轻至中度蛋白尿（通常<2g/d），尿沉渣镜检偶见红细胞、白细胞及颗粒管型。常有中至重度急性非少尿型急性肾损伤伴明显肾小管功能异常。近端小管受累者可表现为肾性糖尿、氨基酸尿、完全性或不完全性范科尼综合征，故可有低钾血症、低磷血症、低尿酸血症。远端小管受累者可表现为尿浓缩功能下降或远端肾小管酸中毒。约1/3患者伴双眼前房性或全葡萄膜炎，可于肾脏损害之前（数周）、同时或于肾脏损害后（数周至数月）急性发作。常见的眼部症状有眼红、痛、畏光、视力下降。葡萄膜炎极易复发，复发率达50%，半数病例的眼部病变可转为慢性。

诊断与鉴别诊断 儿童、青少年或成年女性发生急性非少尿型急性肾损伤，伴发热、轻至中度蛋白尿、肾性糖尿、红细胞沉降率增快及高γ-球蛋白血症，无全身过敏表现，常无血嗜酸性粒细胞增多及嗜酸性粒细胞尿，且无病因可寻时，应考虑此病的可能性，需尽量寻找病因并注意除外系统性疾病。肾活体组织病理检查确诊为急性间质性肾炎，临床上确无病因可寻时方可诊断。若患者在病程中出现葡萄膜炎，可诊断为TINU综合征。

临床上除应与各种原因导致的急性肾损伤及各类肾脏病（如重症肾小球肾炎、狼疮肾炎）伴发的急性肾间质病变鉴别外，尤其需注意与其他病因（如药物、感染）所致的急性间质性肾炎鉴别，其中TINU综合征尤其应注意与结节病、结核、弓形虫病、干燥综合征、系统性红斑狼疮、肉芽肿性多血管炎（曾称韦格纳肉芽肿病）及传染性单核细胞增多症等鉴别。上述疾病均有其特征性表现，肾脏及眼部的症状也与TINU综合征有所不同，鉴别不难。

治疗 部分急性肾损伤较重者需替代治疗支持。多数患者经支持治疗可自行缓解。对病情较重及伴肉芽肿者应早期应用中等剂量的糖皮质激素治疗，必要时可考虑给予甲泼尼龙冲击治疗。若无效或停药后复发，则可考虑应用其他免疫抑制剂治疗。

预后 总体上预后较好。儿童及青少年预后佳。部分成人患者对糖皮质激素治疗反应不佳，或TINU综合征多次复发，可遗留不同程度肾损害，极少数（<5%）进展至终末期肾衰竭。

（陈育青）

mànxìng jiànzhìxìng shènyán

慢性间质性肾炎（chronic interstitial nephritis） 以肾小管功能异常、进展性慢性肾衰竭、肾小管萎缩、肾间质纤维化及慢性炎症细胞浸润病变为特征的临床综合征。又称慢性肾小管间质性肾炎。

病因及发病机制 病因多样。①药物或毒素：中药，如含马兜铃酸的药物关木通、广防己、青木香等，中国国家食品药品监督管理局已禁止其入药；西药，如镇痛药、环孢素等；重金属，如铅、镉、砷等；化学毒物或生物毒素，如四氯化碳、甲醛、蛇毒、蜂毒、鱼胆毒等。②感染性疾病：慢性肾盂肾炎、反流性肾病和尿路梗阻合并感染等。③免疫相关性疾病：如干燥综合征、血管炎、系统性红斑狼疮、肉芽肿性多血管炎（曾称韦格纳肉芽肿病）、慢性肾移植排斥反应等。④遗传性疾病：髓质海绵肾、肾髓质囊性病、常染色体显性多囊肾病等。⑤血液系统疾病：异常的蛋白血症、淋巴细胞增生性疾病、多发性骨髓瘤、轻链沉积病等。⑥代谢性疾病：如高尿酸血症肾病、低钾性肾病、高钙血症肾损害等。⑦其他：梗阻性肾病或反流性肾病、放射性肾病、高血压肾小动脉硬化、特发性急性间质性肾炎慢性化、巴尔干肾病等。

不同病因发病机制不尽相同，

马兜铃酸肾病、镇痛药肾病发病机制参见相关条目。

临床表现 通常起病隐匿，早期常无症状或可有非特异的肾外表现，如乏力、食欲减退、消化不良、体重下降等；部分患者可有神经精神系统异常，如抑郁、焦虑、血压波动等。肾脏表现为与尿浓缩功能受损相关的夜尿增多、尿比重及尿渗透压降低，随后逐渐出现肾小管源性蛋白尿（常<1g/d）、无菌性白细胞尿、肾小管功能损害（如尿酶、尿低分子蛋白增高及肾小管性酸中毒）和进行性肾小球功能减退，随病变进展可逐渐出现贫血、高血压，并逐渐进展为终末期肾病。

诊断与鉴别诊断 临床表现主要为肾功能损害，出现肌酐清除率下降伴肾小管功能受损，如尿浓缩功能下降、尿酸化功能下降或肾性失钾；尿蛋白不明显，尿沉渣镜检阴性，应考虑此病的可能。确诊依据病理改变：光学显微镜下可见弥漫性肾小管萎缩及间质纤维化，伴弥漫或多灶状淋巴细胞和单核细胞浸润；早期肾小球和肾血管不受累或受累相对轻微，晚期常有肾小球缺血性萎缩、硬化，肾小动脉壁增厚、管腔狭窄。慢性病变时活检易发生较严重的出血性合并症，一般不建议病理诊断。临床拟诊，还应在病因方面尽可能作出诊断，以期争取去除致病因素和适当治疗，延缓肾功能恶化。

治疗 早期应积极脱离或去除致病因素，并对症治疗以延缓肾损害。已发展至终末期肾病者，应给予透析或肾移植治疗。

预防 避免肾毒性药物和长期滥用镇痛药，积极治疗原发病，如感染、梗阻等。早期寻找和发现可能的致病因素并及时去除，对预防此病及其发展很重要。

（陈育青）

yàowùxìng shènsǔnhài

药物性肾损害（drug-induced renal injury）

药物不良反应或药物不良事件所致的药源性肾脏疾病。是不同临床特征和不同病理类型的一组疾病。不同的药物所致肾损害临床表现呈多样性，可表现为血尿、蛋白尿、尿量异常、肾小管功能障碍（如肾性糖尿、范科尼综合征、肾小管性酸中毒）、肾炎综合征、肾病综合征及急性肾损伤、慢性肾衰竭等；其病理类型也同样呈多样性，如急性肾小管坏死、急性间质性肾炎或慢性间质性肾炎、不同类型肾小球病、抗中性粒细胞胞质抗体相关小血管炎和溶血尿毒症综合征等。

药源性疾病通常可分4种类型：①量-效关系密切型。②量-效关系不密切型。③长期用药致病型。④药后致病型。药源性肾脏病常见于前3类。根据中国文献报告，45%~85%的急性间质性肾炎可能是药物所致；住院患者中急性肾损伤的病因中，药物所致者占19%~40%；在慢性肾脏病基础上发生急性肾损伤的病因中药物性所致者达37.5%。药物性肾损害的机制可通过直接肾毒性、免疫反应、肾缺血、直接或间接的肾小管梗阻等作用，或通过上述某些因素共同作用导致肾损伤。

常见不同的药物种类可引起不同病理改变和临床特征的肾损害（表）。

（章友康）

表 常见药物种类与肾脏病变的关系

临床病变特征	常见药物种类
急性肾小管坏死	氨基糖苷类、头孢菌素类、四环素、两性霉素B、非甾体类抗炎药、解热镇痛药、造影剂、利福平、顺铂、甘露醇、部分中草药
急性间质性肾炎	青霉素及头孢菌素类、磺胺类、万古霉素、利福平、喹诺酮类、非甾体类抗炎药、血管紧张素转换酶抑制剂、别嘌醇、利尿药、西咪替丁、苯妥英钠等
功能性急性肾损伤	血管紧张素转换酶抑制剂、血管紧张素Ⅱ受体阻断剂、非甾体类抗炎药、利尿药、两性霉素B
肾后性急性肾损伤	磺胺类、抗肿瘤药、抗病毒药、甲氨蝶呤、乙酰唑胺
微小病变型肾病	非甾体类抗炎药
膜性肾病	青霉胺
血栓性微血管病	丝裂霉素、环孢素、他克莫司、非甾体类抗炎药、雌激素、奎尼丁
抗中性粒细胞胞质抗体相关小血管炎	丙硫氧嘧啶、头孢噻肟
慢性间质性肾炎	非甾体类抗炎药、含马兜铃酸中药、环孢素、雷公藤、别嘌醇等
慢性肾衰竭	两性霉素B、顺铂、环孢素、含马兜铃酸中药等

mǎdōulíngsuān shènbìng

马兜铃酸肾病（aristolochic acid nephropathy，AAN） 使用含马兜铃酸中草药或植物种子而导致的肾小管间质疾病。食入含马兜铃酸（aristolochic acid，AA）药（植）物的量和频度不同，临床上可呈现不同表现，包括急性AAN、慢性AAN及肾小管功能障碍型AAN。此病最早从服中草药的患者中发现，故欧美学者称其为中草药肾病，这命名显然不妥。而后疾病的致病成分AA被发现，故更多学者认为应命名为AAN。现已肯定原来病因不清的地方病巴尔干肾病即慢性AAN，收获小麦时，当地植物铁线莲状马兜铃的种子混入麦粒，居民长期食用这种被AA污染的面粉而患病。

病因及发病机制 某些植物（如巴尔干地区的铁线莲状马兜铃）及某些中草药（如关木通、广防己、青木香、马兜铃、天仙藤、寻骨风、朱砂莲，前三种中药已禁用）均含有AA，这是导致AAN的致病成分。

AAN的发病机制尚不清楚。较公认的看法是，AA主要通过细胞毒作用导致AAN。AA被食入体内后会高浓度地分布于肾脏，然后作用于肾小管细胞，致各型AAN发生：①AA短期大量作用于肾小管上皮细胞时，其毒性将造成细胞坏死及凋亡，诱发以急性肾小管坏死为主要表现的急性AAN。②AA小量长期反复作用于肾小管上皮细胞，可活化该细胞，并促其转分化。活化的肾小管上皮细胞将释放转化生长因子-β（如转化生长因子-β_1）等细胞因子，通过旁分泌途径作用于肾间质成纤维细胞，激活后者分泌细胞外基质；转分化为肌成纤维细胞的肾小管上皮细胞，还能直接分泌细胞外基质。如此导致以肾间质纤维化为主要表现的慢性AAN。③AA小量间断作用于肾小管上皮细胞，可使该细胞变性，出现肾小管功能障碍，临床呈现范科尼综合征和（或）肾小管性酸中毒，致肾小管功能障碍型AAN。

临床及病理表现 可分下列3型。3型之间表现可有一定重叠，也存在一定转换。

急性AAN 患者在短期（甚至1次）大量服用含AA中草药后发病。临床表现主要为少尿或非少尿型急性肾损伤，可伴肾性糖尿、低渗透压尿及尿酶升高。尿化验显示不同程度的蛋白尿，伴或不伴少量红细胞及管型。此外，还常有肾外表现，如恶心、呕吐和上腹不适等消化道症状，血液系统表现贫血、血小板减少，肝功能损害及神经系统异常（视力和听力障碍、震颤）等。

病理表现为急性肾小管坏死。光学显微镜（简称光镜）检查可见肾小管上皮细胞重度变性、坏死、崩解，乃至基膜裸露，肾间质水肿，偶有少量淋巴及单核细胞散在浸润，肾小球无明显异常。免疫荧光检查阴性。电子显微镜（简称电镜）检查可见肾小管上皮细胞微绒毛脱落，线粒体肿胀及线粒体嵴消失，部分细胞器崩解，基膜裸露。

急性AAN经过治疗后，部分患者肾功能可恢复正常，但恢复速度远较一般急性肾小管坏死慢，重症患者可能转变成慢性AAN。

慢性AAN 患者常在持续小量服用含AA药（植）物数月，或间断小量服用含AA药（植）物数年后发病。少数患者也可由急性AAN进展而来。尿常规检查发现轻度蛋白尿，常伴肾性糖尿，低比重及低渗透压尿，肾功能呈进行性损害，早期肾小管功能损害较肾小球功能损害重，后期血肌酐及尿素氮亦增高。肾功能损害进展速度不一，部分患者进展快，半年至1年进入终末期肾衰竭；部分患者隐袭进展，10余年才发展至尿毒症。贫血出现较早，常与肾功能损害程度不平行。血压常轻至中度升高。后期肾脏体积缩小，且双肾大小可不对称（长径相差1cm以上）。

病理表现呈慢性小管-间质肾病。光镜检查可见多灶状或大片状寡细胞性肾间质纤维化，肾小管呈多灶状或大片状萎缩，肾小球或无明显病变，或呈缺血性基底膜皱缩及硬化。免疫荧光检查阴性。电镜检查可见肾间质有大量束状的胶原纤维，肾小管基膜增厚、分层，部分肾小球基膜缺血性皱缩。

长期服含AA药物可并发泌尿系统癌症，如膀胱、肾盂及输尿管的移行细胞癌。慢性AAN患者若出现明显镜下血尿或肉眼血尿，尿相差显微镜检查证实为均一红细胞血尿，即应高度怀疑泌尿系统癌症发生。

肾小管功能障碍型AAN 患者常于间断小量服含AA的药物数月后出现临床症状，表现为乏力、口渴、多尿、夜尿增多等不适，化验提示范科尼综合征和（或）肾小管性酸中毒。尿常规显示轻度蛋白尿，镜检有形成分较少。肾小管浓缩功能轻度受损，而血肌酐及尿素氮正常。

病理表现为肾小管变性。光镜检查可见近端小管上皮细胞刷状缘脱落，细胞扁平，部分小管萎缩和管腔扩张，肾间质可无明显病变或轻度水肿，肾小球无明显异常。免疫荧光检查阴性。电镜检查可见近端小管上皮细胞微绒毛部分脱落，上皮细胞线粒体肿胀，部分细胞器崩解。

中断含 AA 药物摄入并积极治疗后，部分患者病情可逐渐好转，肾小管功能恢复正常，但个别病例转变成慢性 AAN，并逐渐进展至终末期肾衰竭。

诊断 可参考下列标准：①有明确的食入含 AA 成分药（植）物历史。②临床及病理表现与食入含 AA 药（植）物的量和频度相关，表现与上述 3 型 AAN 相符。③可除外其他病因所致肾病。

治疗 对 AAN，尤其对慢性 AAN 尚缺有效治疗方案，下列治疗措施可考虑采用。

去除致病因素 服用大量含 AA 药物后 4 小时内就诊者，应及时洗胃及导泻，以减少 AA 的消化道吸收，减轻急性 AAN 病情。对于就诊较晚者，能否用血液净化技术清除已进入体内的 AA，尚缺研究。慢性 AAN 及肾小管功能障碍型 AAN 患者应及时停服，且永不再服含 AA 药（植）物。

糖皮质激素 它具有强大的抑制细胞因子（如转化生长因子-β_1）作用，能发挥抗纤维化效应，所以可试用于 AAN 治疗。已有慢性 AAN 患者用泼尼松（龙）治疗的小样本报道，治疗后患者的氮质血症有不同程度减轻，进入终末期肾衰竭者数显著减少，但慢性 AAN 患者停用激素时间（血肌酐水平），如何制订激素治疗方案（始量多大、如何减量、维持多久）尚无成熟意见。

血管紧张素转换酶抑制剂和（或）血管紧张素Ⅱ受体阻断剂 这两类药可通过阻断血管紧张素Ⅱ而减少肾组织细胞外基质蓄积（减少生成并增加降解），可考虑用于治疗 AA 所致肾间质纤维化。已用于治疗慢性 AAN，但其疗效尚待验证。

中药 许多中药及方剂对器官组织纤维化具有明显抑制作用，用中药治疗 AAN 似有良好前景。有关中草药（或其成分）有冬虫夏草、甘草酸、丹参、银杏叶等。

肾脏替代治疗 急性 AAN 出现急性肾损伤者需行透析治疗维持生命，以赢得治疗时间。慢性 AAN 进入终末期肾衰竭者，需行维持性透析或肾移植。此病较易伴发泌尿系统癌症，即使肾移植也不能放松对此癌症的警惕。

预防 AAN 重在预防，一旦发生尤其已发展成慢性 AAN 治疗十分困难。可从以下几方面着手：禁用或限用某些毒性很大的含 AA 药物；对含 AA 中药进行炮制减毒或药物配伍减毒；给患者用药时必须严格辨证论治，严控用量及用药时间。中国禁用 3 味含 AA 的药物，显著减少了 AAN 的发病，但仍允许使用的十余种中草药必须规范管理。

（谌贻璞）

zhèntòngyào shènbìng

镇痛药肾病（analgesic nephropathy）

长期服用某些非甾体类抗炎药导致的慢性间质性肾炎及急性肾乳头坏死。此病较易伴发尿路（肾盂、输尿管或膀胱）上皮癌。

病因及发病机制 此病的致病成分和发病机制尚未完全明了。文献报道，此病常由非那西丁、对乙酰氨基酚等药引起，它们的复方制剂（如与阿司匹林或安替比林制成的复方）比单方更易致病。不过，也有其他非甾体类抗炎药复方制剂致病的报道。

临床观察已肯定，此病是否发病与药物累积量密切相关，提示并非免疫机制致病，下列机制可能与此病发病相关：①毒性反应：非甾体类抗炎药和（或）其代谢产物对肾组织产生毒性作用。例如，非那西丁的代谢产物醋氨酚和对乙酰氨基酚的氧化产物醌亚胺均可消耗细胞内有解毒作用的谷氨酰胺，引起脂质过氧化反应，损伤细胞。阿司匹林能进一步耗竭谷氨酰胺，增强非那西丁及对乙酰氨基酚代谢产物的毒性，促进发病。②缺血反应：非甾体类抗炎药可抑制环加氧酶，抑制扩血管的前列腺素合成，致使肾髓质血流减少，加重病变。

临床表现 慢性间质性肾炎的主要表现：①尿化验异常：呈现少量蛋白尿（尿蛋白定量常<1g/d），可伴轻度镜下血尿（变形红细胞血尿）、无菌性白细胞尿及管型尿。②肾小管功能损害：一般较肾小球功能损害出现早。远端小管功能损害常表现为夜尿增多（夜尿量超过白天尿量），尿比重及尿渗透压降低，部分患者还可出现远端肾小管性酸中毒；近端小管功能损害可呈现肾性糖尿、范科尼综合征及近端肾小管性酸中毒。③肾小球功能损害：先表现为肾小球滤过率下降，后血肌酐逐渐升高，直至进展至终末期肾衰竭。④高血压及贫血：常伴随肾损害进展而出现。

急性肾乳头坏死的主要表现：突然出现明显腰痛及肉眼血尿（为均一红细胞血尿），尿中有血丝、血块，并出现坏死组织。血块或坏死组织嵌顿输尿管则能诱发肾绞痛，乃至肾后性急性肾损伤。

病理表现 肾穿刺活检组织病理学检查可见典型慢性间质性肾炎表现，肾间质出现多灶状或片状纤维化，伴单核细胞浸润及肾小管萎缩（肾小管上皮细胞扁平，基膜增厚），肾小球早期形态正常，后期出现缺血性皱缩及硬化，以及球周纤维化。收集尿液中坏死组织做病理检查，可证实其为坏死肾乳头组织。

诊断 诊断要点：①患者有长期服用非甾体类抗炎药物史，镇痛药累积量为1～3kg。②具有上述慢性间质性肾炎的典型临床表现及病理表现，超声检查常显示肾脏体积缩小，表面凹凸不平。③常伴发急性肾乳头坏死。患者突然出现腰痛、肉眼血尿及尿中坏死组织，留取此组织送病理检查证实为坏死肾乳头，即可确诊。肾盂造影检查发现肾盏杯状结构破坏（造影剂呈现杵状充盈影像），及出现环状影（造影剂进入未完全脱落的乳头周围显示的影像），对诊断也有帮助。

鉴别诊断 ①此病应与其他病因（如含马兜铃酸的中药）导致的慢性间质肾炎鉴别，服药史及是否伴急性肾乳头坏死可鉴别。②出现肉眼血尿及血丝、血块者，还需与泌尿系统（肾盂、输尿管或膀胱）恶性肿瘤鉴别，尿脱落细胞学检查、尿路影像学检查、膀胱镜检查及活组织病理学检查均有助于鉴别诊断。

治疗 依慢性急性不同，治疗亦不同。

慢性间质性肾炎 ①及时停服非甾体类抗炎药。②对症治疗：出现肾小管性酸中毒时应纠正酸中毒并予补钾治疗（服用含枸橼酸钾的枸橼酸合剂，近端肾小管性酸中毒还常需同时服用碳酸氢钠）。伴随出现的高血压及肾性贫血也应相应治疗，前者常需多种降压联合应用才能将血压控制达目标值，后者必须给予红细胞生成刺激剂（如基因重组人促红细胞生成素）及铁剂（包括静脉铁剂）。③延缓慢性肾功能进展的干预治疗：如低蛋白饮食配合复方α-酮酸治疗等（见慢性肾脏病）。④肾脏替代治疗：进入终末期肾衰竭后，应及时实施透析或肾移植。

急性肾乳头坏死 ①保证液体入量：使每日尿量达2000ml以上，以降低药物在肾髓质的浓度，并冲洗尿路血块及脱落坏死组织。②对症治疗：包括针对出血的止血及输血治疗，针对肾绞痛的解痉镇痛治疗及用抗菌药物防治泌尿系感染。③解除尿路梗阻：有血块和（或）坏死肾乳头梗阻尿路者，应及时请泌尿外科会诊处理（如留置输尿管插管）。④透析治疗：血块和（或）坏死肾乳头梗阻尿路导致肾后性急性肾损伤者，针对肾衰竭必要时也应予透析治疗。

此病伴发泌尿系统恶性肿瘤的概率较高，应警惕。已接受肾移植者，若出现明显镜下血尿或肉眼血尿，且红细胞形态检查证实为均一红细胞血尿，均应及时进行有关检查。

预防 此病无良好治疗方法，故应以预防为主。对滥用非甾体类抗炎药者应及时进行宣传教育，使其停止服药。一些国家在复方镇痛药中已禁用非那西丁成分，或者为防止滥用已不允许复方镇痛药作为非处方药销售，这些举措在减少镇痛药肾病的发生上已取得显著效果。

（谌贻璞）

yíchuánxìng shènzàng jíbìng

遗传性肾脏疾病（genetic renal disease） 基因突变或染色体畸变所致的肾脏疾病。占全部肾脏疾病的10%～15%，终末期肾衰竭患者中，10%以上属于遗传或与遗传相关的肾病。随着分子遗传学的发展，对疾病的认识逐步深入，此病日益受到重视。

根据遗传物质结构和功能改变的不同，遗传性疾病可分为基因异常、染色体异常和体细胞异常遗传病三大类（见下页表）。遗传性肾脏疾病种类繁多，分类常不一致。临床常见单基因遗传性肾脏疾病，即符合垂直传递、先天性和家族性特点的经典遗传性肾脏疾病。结合病变部位和临床特点，可分为遗传性肾小球疾病、肾小管疾病、囊性疾病及染色体异常性疾病。多数遗传性肾脏疾病的发病机制尚未完全阐明，有些遗传性肾脏疾病，尤其是大多数遗传性肾小管疾病和染色体异常所致肾脏疾病，肾脏病变多为全身性疾病的部分表现，并常在儿童期发病。

（张 宏）

Ào'ěrbōtè zōnghézhēng

奥尔波特综合征（Alport syndrome） 编码Ⅳ型胶原的基因突变所致的遗传性肾小球疾病。又称家族性出血性肾炎、遗传性进行性肾炎、遗传性慢性进行性肾炎、遗传性慢性肾炎。是最常见的遗传性肾小球疾病，常伴眼和耳部异常。人群中此征的基因频率为1/10 000～1/5 000。

病因 此病是异质性疾病。致病基因均为编码肾小球基膜Ⅳ型胶原不同α链的基因，存在三种遗传方式。①X连锁显性遗传型：COL4A5或COL4A6基因突变所致，约占85%。②常染色体隐性遗传型：COL4A3或COL4A4基因突变所致，约占15%。③常染色体显性遗传型：较少见。

临床表现 因累及肾脏、耳、眼等部位的程度而有所不同。X连锁显性遗传型者预后极差（尤

表 遗传性疾病的分类及常见遗传性肾脏疾病举例

分类	特征	常见的遗传性肾脏疾病举例
基因异常疾病		
单基因病	疾病涉及一对等位基因，呈明显的孟德尔遗传方式。①常染色体显性遗传：致病基因位于常染色体，在杂合状态即有症状或疾病并连续传递。杂合子可有不同表型，如：完全显性、半显性、共显性、延迟显性等。②常染色体隐性遗传：致病基因位于常染色体，杂合状态无症状或疾病，纯合状态才发病，疾病无连续传递的现象。③X连锁显性遗传：致病基因位于X染色体，杂合状态下无症状或疾病，家系中女性患者多，男性患者的女儿全发病，儿子全正常，有连续传递的现象。④X连锁隐性遗传：致病基因位于X染色体，女性杂合状态不发病，纯合状态才发病。家系中男性患者远多于女性患者，直系血缘中有隔代传递现象。⑤Y连锁遗传：致病基因位于Y染色体，仅男性患者发病	肾小球疾病 奥尔波特综合征 薄基膜肾病 先天性肾病综合征 指甲-髌骨综合征 法布里病等 肾小管疾病 巴特综合征 假性醛固酮增多症 范科尼综合征 囊性疾病 成人型多囊肾病 婴儿型多囊肾病 肾髓质囊性病
多基因病	多对基因与环境因素共同作用，遗传方式复杂，常不符合孟德尔遗传方式，有两种情况：①主效基因及其他基因与环境因子共同作用。②多种微效基因共同参与并与环境因子共同作用	IgA肾病（除外部分家族聚集发病的患者） 糖尿病肾病 高血压肾病 狼疮肾炎
染色体异常疾病	生殖细胞或受精卵早期发育过程中，整染色体或染色体节段数目及结构异常，涉及多个基因结构或数量的改变所产生的复杂的临床综合征，多伴身体其他部位的发育畸形	肾不发育 囊肿性肾发育不良 异位肾 马蹄肾
体细胞遗传病	遗传物质的改变发生在体细胞内。一般不向后代传递，但随细胞增生产生同样遗传物质改变的子细胞	主要见于肿瘤，如肾母细胞瘤等，肾脏病中较少见

其男性患者），几乎均发展至终末期肾病（end stage renal disease，ESRD），常染色体显性遗传型者临床表现相对较轻。

肾脏损伤　肾小球源性血尿最常见，常为首发症状，镜下或肉眼血尿。蛋白尿一般不重，但也可超过3.5g/d，男性多见。慢性进行性肾功能损害为另一突出表现，随年龄增长肾功能逐渐减退，最终发展至ESRD。

听力障碍　30%～50%患者伴高频神经性聋，表现为感音神经性聋，早期常需电测听才能发现。两侧耳聋程度可以不完全对称，但为进行性，逐渐累及全音域，甚至影响日常对话。多数患者听力减退程度与肾功能减退程度平行。

眼部损伤　10%～20%的患者有眼部异常，其中具有诊断意义的是前圆锥形晶状体、黄斑周围点状和斑点状视网膜病变及视网膜赤道部病变。

其他肾外表现　AMME综合征是伴血液系统异常的奥尔波特综合征，主要表现为奥尔波特综合征（Alport syndrome，A）、精神发育迟缓（mental retardation，M）、面中部发育不全（midface hypoplasia，M）和椭圆形红细胞增多症（elliptocytosis，E）。某些患者可伴弥漫性平滑肌瘤等。

病理表现　肾脏组织的电子显微镜（简称电镜）检查是确诊此病的最重要依据。

光学显微镜检查　肾脏组织在光学显微镜（简称光镜）下无特殊意义的病理变化。早期表现为肾小球系膜增生、间质炎症细胞浸润，可见泡沫细胞；晚期出现肾小球硬化、间质纤维化伴肾小管萎缩。

免疫荧光检查　常规免疫荧光检查无特异性变化，有时甚至完全阴性。

电镜检查　典型病变为肾小球基膜（glomerular basement membrane，GBM）致密层不规则改变，出现弥漫性不规则的增厚、变薄及撕裂。

Ⅳ型胶原免疫荧光检查　采用抗Ⅳ型胶原不同α链的抗体检查肾活检及皮肤活检组织，若显示Ⅳ型胶原各种α链的表达和分布异常，可辅助诊断并鉴定此征的遗传方式。

诊断 依据临床表现、阳性家族史及电镜下肾组织的特征性病理变化。对血尿、伴或不伴蛋白尿、肾功能进行性减退者，应详细询问家族史并进行电测听和眼部检查，肾活体组织电镜检查显示 GBM 增厚伴分层样变化可确诊。对确诊患者需要进一步进行肾或皮肤活检组织的Ⅳ型胶原染色，可辅助明确患者家系的遗传方式。①X 连锁显性遗传型：α_3（Ⅳ）、α_4（Ⅳ）和 α_5（Ⅳ）链在 GBM、肾小管基膜和肾小囊均消失，α_5（Ⅳ）链在皮肤基膜消失。②常染色体隐性遗传型：α_3（Ⅳ）和 α_4（Ⅳ）链在 GBM、小管基膜和肾小囊消失，α_5（Ⅳ）链在 GBM 消失，但仍存在于肾小管基膜、肾小囊和皮肤基膜。③最终在上述基础上还可进行Ⅳ型胶原不同 α 链的基因分析，进一步确定基因携带者和进行产前诊断。

鉴别诊断 此征需与其他遗传性肾小球疾病和家族聚集性肾小球疾病鉴别。

薄基膜肾病 临床上典型表现为无症状性肾小球源性血尿，多为持续性镜下血尿，肾功能多数始终正常且不伴耳、眼病变。40%以上患者有血尿家族史，主要为常染色体显性遗传。肾活体组织光镜检查大致正常，免疫荧光检查通常为阴性，电镜检查仅见 GBM 弥漫性变薄，是鉴别二者的重要依据，肾及皮肤活体组织检查Ⅳ型胶原 α 链的表达和分布正常。

指甲-髌骨综合征 为常染色体显性遗传，主要表现为蛋白尿、镜下血尿、水肿及高血压，仅10%病例进入肾衰竭。有指甲发育不良及骨关节发育不全等病变，无耳聋及眼部病变。肾活体组织光镜及免疫荧光检查无特异性，电镜下 GBM 增厚呈花斑或虫蛀状，主要在致密层内有纤维丝，是与此征鉴别的病理学特征。

家族聚集性 IgA 肾病 同一家系中至少有两个血缘亲属经肾活检证实为 IgA 肾病患者，约占全部 IgA 肾病的 10%。患者表现为血尿及不同程度的蛋白尿、高血压及肾功能损害，无眼、耳等肾脏外受累表现，肾脏免疫病理以 IgA 为主的免疫复合物沉积在肾小球系膜区为特征，电镜下系膜区团块状电子致密物沉积，GBM 无不规则增厚和分层断裂。

局灶性节段性肾小球硬化 青少年男性较常见，患者表现为蛋白尿（60%可为肾病综合征），约 50%患者有不同程度血尿，常有肾小管功能受损表现，患者起病时常伴高血压、肾功能不全，病理特征为肾小球局灶、节段性硬化。部分患者呈家族聚集性发病，其中存在常染色体隐性遗传及极少数不外显的显性遗传的遗传性局灶性节段性肾小球硬化家系，与足细胞上相关蛋白（如 podocin、α-actinin-4、CD2AP、TRPC-6 等）的编码基因突变相关。根据患者无眼、耳等肾脏外受累表现，电镜下无 GBM 典型病变和Ⅳ型胶原染色正常可与此征鉴别。

治疗 此征尚无特效治疗。患者应避免劳累、感染，禁用肾毒性药物。保护患者肾脏功能、延缓慢性肾脏病进展的药物干预治疗（如血管紧张素转换酶抑制剂、环孢素等），但疗效不定。若已发生肾功能不全，应限制蛋白质入量，积极控制高血压，按照慢性肾脏病治疗原则处理；若进入 ESRD，则应透析或肾移植。少数肾移植患者可产生抗 GBM 抗体，发生移植肾抗 GBM 肾炎，导致移植失败。该抗体多发生于移植后 1 年内，故应密切追踪。

（张 宏）

bójīmó shènbìng

薄基膜肾病（thin basement membrane nephropathy，TBMN）

以肾小球基膜弥漫性变薄为病理特征的遗传性肾小球疾病。曾称良性家族性血尿。20 世纪 70 年代初期美国学者罗杰斯（Rogers）等发现家族性良性血尿的一个家系，肾脏病理检查证实：唯一的病理改变是在电子显微镜（简称电镜）下观察到肾小球基膜（glomerular basement membrane，GBM）呈弥漫性变薄。这一研究首次揭示家族性良性血尿的病理特征，此后用“薄基膜肾病”替代“家族性良性血尿”的命名。国内外报道 TBMN 的发病率在3%～10%。多见于中青年，男女比例为 1：（2～3）。40%以上患者有血尿家族史。

病因及发病机制 主要为常染色体显性遗传。1996 年荷兰医师勒明克（Lemmink）等首次发现 TBMN 与编码Ⅳ型胶原 α_3、α_4 链的 COL4A3/COL4A4 基因（2q35-37）连锁，并证实 COL4A4 基因上的 G→A（甘氨酸→谷氨酸）点突变。2001 年澳大利亚墨尔本大学学者布扎（Buzza）等不仅证实 40%的薄基膜肾病患者其血尿与 COL4A3/COL4A4 基因连锁，并进一步证实常染色体隐性遗传的有或无奥尔波特综合征（Alport syndrome）家族史的薄基膜肾病患者有相同的基因突变位点。

TBMN 与奥尔波特综合征的遗传基因变异部位有相似之处，但 TBMN 预后良好、几乎不发展为肾衰竭，与预后差的奥尔波特综合征的临床表现截然不同。有学者认为薄基膜肾病患者常为常染色体隐性遗传奥尔波特综合征基因携带者，父母双方均为突变基因携带者其子女即有产生奥尔波特综合征肾衰竭的危险因素，而仅具有杂合型突变则表现为薄基膜肾病。2005 年北京大学第一医院侯平等在对近亲结婚家系的研究中证实，COL4A4 基因突变的纯合子表现为奥尔波特综合征，基因突变的携带者则为 TBMN。

随着 TBMN 遗传学发病机制的深入研究，有研究结果提示 TBMN 可能具有遗传异质性，TBMN 的致病基因并不局限于 COL4A3/COL4A4。

临床表现 绝大部分患者表现为血尿，其中多数患者（尤其成年人）为持续性光学显微镜（简称光镜）下血尿。上呼吸道感染或剧烈运动后部分患者可有肉眼血尿。约 1/3 患者有红细胞管型。绝大多数患者尿红细胞相差显微镜检查为大小不一、多种形态的肾小球源性红细胞。儿童以无症状单纯性血尿多见。少数成人患者中合并有轻微蛋白尿（≤500mg/d）。约 1/3 患者（女性为主）有腰部钝痛或酸痛感。患者血压通常正常，但部分成人患者（<20%）可有轻度高血压。通常无耳聋、眼异常，听力检查及眼科检查正常。

诊断 实验室检查如血补体、血浆蛋白电泳、抗核抗体、血小板计数、出血和凝血时间、血肌酐及尿细菌培养（包括结核菌）一般无异常发现，泌尿系统检查（如双肾 B 超、膀胱镜、静脉肾盂造影等）一般也正常。诊断依靠肾活体组织病理学检查。

光镜检查 无明确的具有诊断意义的病理指标，肾小球、肾小管间质常呈正常或基本正常；有时可伴某些轻度或非特异性病理变化，如肾小球系膜呈轻度至中度增生、个别患者有单个或少量新月体形成等，一般无局灶性节段性肾小球硬化。同样，肾小管间质完全正常，也可呈小灶状肾小管萎缩和间质纤维化，但程度一般较轻。间质中通常无明显炎症细胞浸润，也无泡沫细胞存在。

免疫荧光检查 通常为阴性，偶尔可见 IgM 和（或）C3 在系膜区或肾小球毛细血管壁呈节段性分布，但强度较弱。用Ⅳ型胶原 α 链的特异性单克隆抗体对 TBMN 患者的 GBM 进行免疫组化染色，显示Ⅳ型胶原 α_3、α_4、α_5链分布正常。

电子显微镜检查 是确诊 TBMN 的关键措施。弥漫性 GBM 变薄是此病唯一的病理特征（图）。GBM 呈弥漫性严重变薄者，毛细血管袢常出现不规则的扩张或有时塌陷。绝大部分研究显示，TBMN 肾小球内（系膜区、毛细血管袢）无电子致密物沉积。

中国诊断标准：①临床、家族史、实验室检查（包括可疑患者的电测听和眼科检查）和病理学检查（包括Ⅳ胶原 α 链的免疫荧光或免疫组化的检测），排除继发性肾小球病、泌尿外科疾病和奥尔波特综合征，属原发性肾小球病患者。②GBM 弥漫性变薄，GBM 变薄范围至少 ≥ 50%。③GBM的平均厚度≤270nm（中国人正常值为 364±47nm）。由于测定方法的差异及人种不同等，国际上也有学者提出 GBM 平均厚度≤250nm 作为 GBM 变薄的诊断标准。

鉴别诊断 TBMN 需与下列疾病鉴别。①非肾小球源性血尿（如结石、肿瘤、结核、泌尿系统感染）：需要详细询问病史，根据需要选择尿红细胞形态学、中段尿细菌培养、X 线腹部平片、静脉肾盂造影等检查。②奥尔波特综合征：此征比 TBMN 病情重，预后差，GBM 不规则增厚与变薄交替存在，致密层呈撕裂、分层状改变伴高电子密度颗粒。

治疗 单纯性血尿、血压正常、肾功能正常者，不需特殊药物治疗，应避免剧烈运动。定期监测血压和肾功能，避免不必要的治疗和肾毒性药物，尤其是过度治疗。少数合并其他肾小球疾病、有大量蛋白尿或肾病综合征者，可用糖皮质激素或糖皮质激素加免疫抑制剂治疗。合并高血

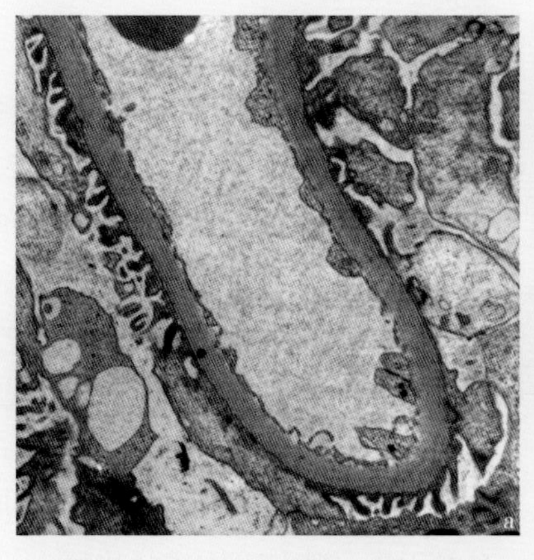

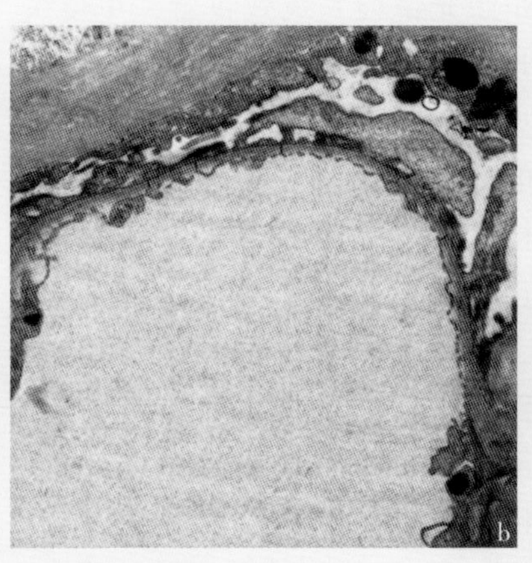

图 正常肾小球基膜与薄基膜肾病电镜检查

注：a. 正常肾小球基膜；b. 肾小球基膜弥漫性变薄（×8000）

压者应控制血压在正常范围。有慢性肾功能不全者，按相关治疗原则处理。

预后 绝大部分患者预后良好，肾功能长期维持在正常范围。少数患者有轻度肾功能不全。TBMN 可合并其他类型的肾小球病。

（章友康）

Fǎbùlǐbìng

法布里病（Fabry disease） 以相应组织细胞胞质内充满嗜锇髓样小体为病理特征的遗传性肾小球疾病。又称安德森-法布里综合征（Anderson-Fabry syndrome）。是一种 X 连锁的遗传性溶酶体贮积病。属罕见病。1898 年英国医师威廉·安德森（William Anderson）和德国医师约翰内斯·法布里（Johannes Fabry）最早报道，由此得名，确切发病率尚不清楚，国外报道在男性新生儿中的发病率为 1/11 万~1/4 万。

病因及发病机制 编码 α-半乳糖苷酶 A（α-Gal A，一种溶酶体酶）的 GLA 基因发生突变，导致该酶活性部分或全部丧失，造成其代谢底物三已糖酰基鞘脂醇和相关的鞘糖脂大量贮积于人体各器官、组织，最终引起一系列病变。编码人类 α-Gal A 蛋白的 GLA 基因定位于 Xq22。已有 400 多种突变报道，来自于各个种族。

临床表现 常为多系统受累，病变可累及皮肤、眼、耳、神经系统、心脏、肾脏等，通常男性（半合子）临床表型多重于女性（杂合子）。α-Gal A 代谢产物的沉积是一个渐进过程，其临床表现也随年龄的变化而不同。儿童期主要表现为肌痛、关节痛、肢端感觉异常、发热、血管角质瘤、角膜浑浊等。在青年期，男性半合子常出现肾脏损害，表现为脂肪尿、尿液浓缩稀释功能受损、蛋白尿等；30 岁以后出现心脏病变（如左心室肥厚、心律失常、瓣膜功能不全、心力衰竭甚至心肌梗死）、肾功能不全、脑血管病，死于严重的心脑血管并发症。

此病分型：①经典型：患者 α-Gal A 活性明显下降甚至完全缺失，脑、肾脏、心脏、周围神经等多系统受累。②迟发型（可进一步分为肾脏型和心脏型）：患者酶活性部分下降，通常限于心脏或肾脏受累。绝大部分男性患者和极少部分女性患者为经典型，大部分女性患者为迟发型（表）。

诊断与鉴别诊断 主要依据 α-Gal A 酶活性检测、病理检查和基因检测。

α-Gal A 活性检测 简易快速，取外周血中性粒细胞，血浆、血清或培养的皮肤成纤维细胞等。男性患者该酶的活性常明显下降，故男性半合子可通过酶活性检测确诊，约 30% 女性患者的酶活性可在正常范围，故而对于女性杂合子不能依靠单纯性酶活性作出诊断。家系患者和人群的筛查可采用干燥血滴滤纸片法（干血片法）。

病理检查 亦有助于此病诊断，可获取肾脏、皮肤、心肌或神经组织。光学显微镜下可见相应的组织细胞空泡改变，电子显微镜（简称电镜）下相应的组织细胞（如肾小球脏层上皮细胞、肾小管上皮细胞、血管内皮细胞、心肌细胞等）胞质内充满嗜锇“髓样小体”，为此病特征性病理表现（图）。

基因检测 无病理检查和女性杂合子患者的确诊有赖基因检测，提取血液或头发毛囊的 DNA 检测 GLA 基因。

此病的鉴别诊断主要是症状鉴别。①疼痛需与生长痛、幼年类风湿关节炎、神经炎、红斑肢痛症等鉴别。②消化道症状需与

表　各型法布里病临床表现

临床表现	经典型	肾脏型	心脏型
发病年龄	4~8 岁	>25 岁	>40 岁
平均寿命	41 岁	未知	>60 岁
血管角质瘤	有	有或无	无
肢端感觉异常	有	有或无	无
少汗/无汗	有	有或无	无
角膜、晶状体浑浊，眼底静脉迂曲	有	有或无	无
心脏病变	左心室肥厚、心肌缺血	左心室肥厚	左心室肥厚、心肌病
脑血管病变	短暂性脑缺血发作、脑卒中	未知	无
肾脏病变	蛋白尿、肾衰竭	蛋白尿、肾衰竭	微量蛋白尿
α-Gal A 酶活性	<5%	>5%	>5%

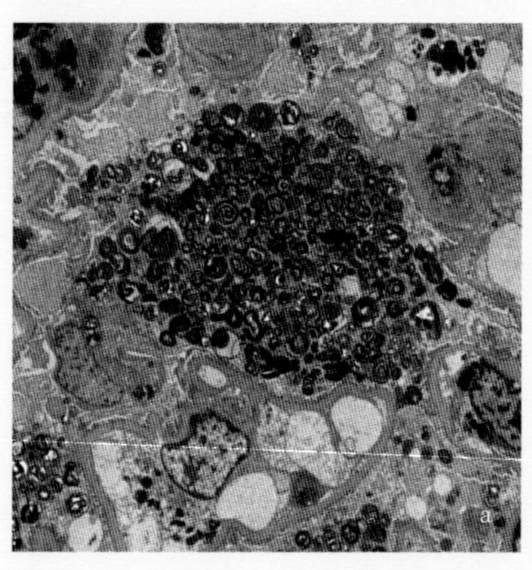
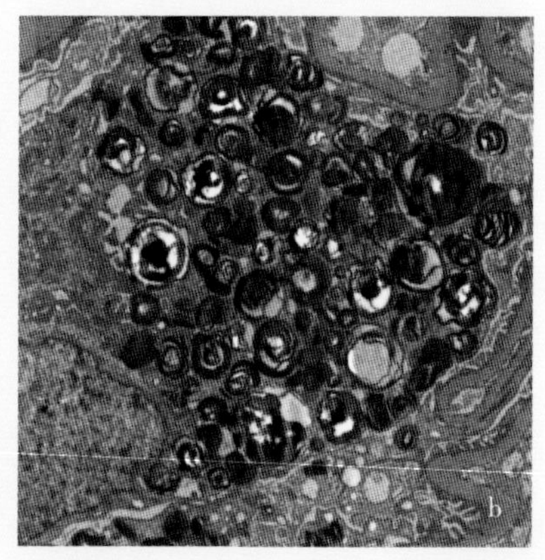

图　法布里病电镜检查

注：肾小球脏层上皮细胞胞质内可见大量"髓样小体"（a×7500，b×15 000）

肠胃炎、消化不良等鉴别。③皮疹需与过敏性紫癜或其他皮疹鉴别。④蛋白尿、肾功能不全需与原发性肾小球肾炎或其他继发性肾小球疾病进行鉴别。⑤心脏受累需与肥厚型心肌病、其他原因导致的心律失常进行鉴别。

治疗　分为特异性治疗和对症支持治疗。

特异性治疗　酶替代治疗。补充缺乏的α-Gal A，清除主要贮积部位的三己糖酰基鞘脂醇，减轻疼痛，逆转左心室肥厚，改善心肌功能，稳定肾功能，减少临床主要事件风险。该酶有两种剂型，一种为β-半乳糖酶 A（β-Gal A），另一种为α-Gal A。副作用有过敏、抗体产生等。中国尚无此药。酶增强治疗是一种新方法，效果不错，但只对部分患者有效。底物降解、蛋白稳定性调节治疗等正在研发中。

对症治疗　感觉异常、神经疼痛者，避免过度劳累或暴露于诱发因素，严重者可采用药物镇痛。蛋白尿或早期肾功能不全者，可选用血管紧张素转换酶抑制剂或血管紧张素Ⅱ受体阻断剂保护肾脏，延缓肾功能进展。肾功能不全者，建议低优质蛋白饮食。终末期肾衰竭患者，可行透析或肾移植。高血压者，可选用血管紧张素转换酶抑制剂或钙通道阻滞药等进行降压治疗。胃排空延迟、消化不良者，宜少量多餐，并辅以镇吐药或 H_2-受体阻断剂等药物治疗。高脂血症者，可予他汀类药物。听力丧失者，可予听力辅助。高度房室传导阻滞或快慢综合征者，可安装永久心脏起搏器。精神抑郁或焦虑者，给予相应药物。

（陈　楠）

zhǐjiǎ-bìngǔ zōnghézhēng

指甲-髌骨综合征（nail-patella syndrome，NPS）　肾小球基膜节段性增厚，致密层有不规则胶原纤维束沉积的遗传性肾小球疾病。常对称性累及指甲、骨骼和肾脏等来源于外胚层和中胚层器官。

NPS 系常染色体显性遗传，致病基因 LMX1B 位于 9q34。LMX1B 编码的蛋白对Ⅳ型胶原的表达有重要的调节作用，LMX1B 功能发生改变，影响基膜的正常发育。电子显微镜（简称电镜）下可见肾小球基膜节段性增厚，增厚区域有电子致密物沉积，致密层有不规则的胶原纤维束沉积，沉积的严重程度与肾脏的临床表现不平行。

NPS 有指甲、骨骼损害为主的肾外表现和肾脏受累的症状。①指甲和骨骼：三角形的新月体是 NPS 的特征性指甲变化，指甲发育不良，指甲纵行劈裂，勺状甲，指甲变薄易碎也可见到，严重者呈无甲症。指甲发育异常出生时即存在，但是易被忽略。髌骨发育不良易引起髌骨反复脱位、膝关节疼痛及功能不良。可合并其他骨骼受累，最常见的是骨盆、肘及足。②肾脏受累：肾脏是 NPS 累及的重要脏器。不同家系间，甚至同一家系内部肾脏受累的发生率及症状的严重程度有很大差异，25%～62%有肾脏受累，2%～15%发展为终末期肾病。蛋白尿较常见，血尿少见。

指甲发育异常、髌骨发育不良或无发育是诊断 NPS 的基本条件。家族史结合典型的指甲、关节的表现，可诊断。对有尿检异常者做肾活体组织电镜检查有助于诊断。结合指甲和髌骨的改变通常不易误诊。某些肾病的肾脏病理变化与 NPS 酷似，需要鉴别，如胶原Ⅲ肾病。NPS 有指甲和髌骨病变，鉴别不难。

此病无针对性的治疗方法。髌骨发育不良引起的临床症状可考虑手术治疗。肾脏受累进展缓慢，可对症处理，终末期肾衰竭者可透析或肾移植。

（张　宏）

jiāoyuán Ⅲ shènbìng

胶原Ⅲ肾病（collagen type Ⅲ glomerulopathy）　以Ⅲ型胶原纤维在肾小球内沉积为主要特征的遗传性肾小球疾病。又称Ⅲ型胶原肾小球病、胶原纤维性肾小球病。发病年龄范围广，无性别差异。部分病例呈现家族聚集性。

病因及发病机制　尚不清楚。

正常人肾小球内无Ⅲ型胶原，患者肾小球内大量的Ⅲ型胶原，可能与遗传有关。

临床表现 常表现为蛋白尿，部分患者表现为肾病综合征、水肿，1/3患者有高血压，血尿少见。通常诊断此病时患者血肌酐正常或轻度升高。在家族性病例中，遗传方式表现为常染色体隐性遗传的特点。

诊断 主要依靠病理检查，特别是免疫病理和电子显微镜（简称电镜）检查。

光学显微镜检查 光学显微镜（简称光镜）下病理表现类似膜增生性肾小球肾炎，但细胞增生少见，以有无特殊物质的沉积来鉴别。肾小球呈无细胞性分叶胀大，系膜区呈轻至中度弥漫性无细胞性增宽。肾小球毛细血管基膜广泛不规则增厚，出现节段性假“双轨征”。系膜区及毛细血管基膜内疏松层可见团块状浅淡的蛋白样物质沉积，过碘酸希夫（periodic acid-Schiff，PAS）染色弱阳性，六胺银染色阴性，刚果红染色阴性，而阿尼林蓝呈嗜染性。晚期因系膜增宽，毛细血管基膜增厚、管腔闭塞、荒废，常见肾小管萎缩及肾间质纤维化。小动脉管壁可增厚。

免疫荧光检查 可见IgG和IgM局灶节段性沉积，C1q可沿毛细血管壁间断沉积，其他免疫复合物常阴性。免疫组化或免疫荧光显示Ⅲ型胶原纤维染色在肾小球毛细血管基膜内侧及系膜区呈强阳性，是诊断依据。

电镜检查 可见肾小球毛细血管基膜的内疏松层和系膜区有大量呈束状杂乱排列的粗大胶原纤维，直径在60~100nm，是病理诊断的最重要线索。

鉴别诊断 此病应注意与下列疾病鉴别。

指甲-髌骨综合征 常染色体显性遗传病，儿童期发病，伴指甲、髌骨的发育不良和其他的骨发育异常和畸形，与胶原Ⅲ肾病显著不同。病理上虽然也是在肾小球内有大量的胶原纤维沉积，但是沉积的部位主要是毛细血管基膜的致密层，并以Ⅰ、Ⅲ和Ⅳ型胶原混杂存在。

纤维样肾小球病 此病临床表现同胶原Ⅲ肾病相似，但病理表型多样。可表现为膜增生性、膜性或系膜增生性等病理类型。免疫荧光常为IgG、C3强阳性。电镜下可见直径20nm排列杂乱的纤维样物质沉积，主要分布于肾小球系膜区和（或）肾小球基膜，与胶原Ⅲ肾病有明显区别。

免疫触须样肾小球病 临床表现和病理特点与胶原Ⅲ肾病类似，唯一区别是免疫触须样肾小球病在电镜下可见到肾小球系膜区和（或）肾小球基膜有大量、多为平行的直径为33~47nm的微管状纤维。

纤维连接蛋白肾小球病 临床表现与胶原Ⅲ肾病类似，光镜下可见系膜区及毛细血管基膜内皮下有大量PAS染色阳性的均质的蛋白样物质，免疫病理学检查显示纤维连接蛋白强阳性。电镜下可见系膜区和基膜内皮侧大量颗粒状及纤维样物质沉积，直径为10~16nm。

治疗 此病无特异治疗方法，糖皮质激素、细胞毒药物及抗凝药物均无明显疗效。

预后 病情呈逐渐进展，预后差。

（陈育青）

zhīdànbái shènbìng

脂蛋白肾病（lipoprotein glomerulopathy，LPG） 以脂质沉积在肾小球内为特点的遗传性肾小球疾病。亚裔患者居多，可发生于各年龄段，一些病例呈家族性聚集现象。

LPG病因尚不清楚。学者们推测ApoE基因突变是始发因素，但是并非所有存在ApoE基因突变者均会出现临床表现。患者可表现为不同程度的蛋白尿，甚至出现肾病综合征，极少数合并光学显微镜（光镜）下血尿，约1/2患者在1~27年内发展为肾衰竭，接受肾移植后可再次发生LPG。可合并高血压、动脉硬化和肝功能异常，但一般程度较轻。多数合并脂蛋白和血脂异常，血ApoE明显升高，为正常人2倍以上，但脂质全身沉积症状（如快速进展的动脉硬化、黄瘤、早发的心肌梗死等）罕见。

此病需依靠特殊病理表现诊断。光镜早期改变局限在肾小球，毛细血管袢全球或节段受累，典型表现为毛细血管管腔高度扩张，其内充填淡染的网状物质，苏丹或油红O染色可见毛细血管腔内有脂滴。可有系膜溶解和轻到中度系膜增生，部分可表现为系膜基质向肾小球基膜内插入，形成“双轨征”。肾间质和肾血管病变不明显。随疾病进展，可有肾小球硬化、肾小管萎缩和间质纤维化。常规免疫荧光检查多无免疫球蛋白、补体、纤维蛋白原沉积。β-脂蛋白在系膜区和毛细血管袢染色阳性。管腔内血栓样物质中ApoE和ApoB染色阳性。电子显微镜下可见高度扩张的毛细血管腔内充满大小不等、电子密度不一的颗粒，呈指纹样、簇状或层状排列，腔内的红细胞被挤压、变形。

此病无特异治疗方法，糖皮质激素、细胞毒药物及抗凝药物均无明显疗效。有报道降脂治疗可缓解高脂血症和蛋白尿，血浆置换或低密度脂蛋白去除术也可减少蛋白尿和脂蛋白沉积，但对患者远期预后的影响尚不清楚。

（陈育青）

xiāntiānxìng shènbìng zōnghézhēng

先天性肾病综合征（congenital nephrotic syndrome，CNS） 出生后3个月内出现大量蛋白尿、低蛋白血症和水肿的遗传性肾小球疾病。由一组疾病构成，其发生时间和严重程度，在不同的疾病间差异很大。先天性肾病综合征至少有三个致病基因：NPHS1、NPHS2及位于11q21-22区域尚未命名的基因。以往多根据肾病综合征发生的早晚及严重程度进行分型，随着研究的不断发展，更多学者倾向于根据致病基因进行分型。

先天性肾病综合征芬兰型：属常染色体隐性遗传，芬兰人群中最常见，亚洲人少见。该病致病基因为NPHS1（19q13.1），编码蛋白nephrin是肾小球上皮细胞足突之间裂隙膜的重要组成部分。在芬兰，94%的NPHS1的基因突变为Fin-主要型和Fin-次要型。这两种突变可使nephrin表达缺失，引起严重的临床症状。携带这两种突变的患儿接受肾移植后，20%可产生nephrin的抗体，再次出现大量蛋白尿。新生儿低体重，出生后不久即出现严重的肾病综合征，迅速发展为肾小球硬化。电子显微镜下见弥漫的足突融合，裂隙膜缺失。临床症状典型者易鉴别，也可通过基因诊断与其他种类新生儿肾病综合征鉴别。新生儿多于产后6个月内死于严重的并发症。糖皮质激素和免疫抑制剂无效，充分的支持治疗可延长生命，但多数在3~8岁之前进展为终末期肾衰竭。肾移植是有效的治疗方法。

先天性肾病综合征常染色体隐性遗传的激素抵抗型：致病基因为NPHS2，位于1q25-32，编码podocin蛋白，与nephrin共同构成裂隙膜。患儿多在出生后3个月到5岁时出现肾病综合征，肾脏病理早期为微小病变样改变，随后可出现局灶性节段性肾小球硬化。糖皮质激素治疗无效，出现症状后，迅速进展到终末期肾衰竭，需肾脏替代治疗，移植后很少复发。对具有该型临床特点的患儿应进行NPHS2突变筛查，可避免过度治疗。

丹尼斯-德拉施综合征（Denys-Drash syndrome）：先天性肾病综合征合并男性假两性畸形（XY）和肾母细胞瘤，表型为女性的婴儿合并此征也有报道。此征与WT1基因突变有关，患者几乎均为突变杂合子，WT1基因定位于11p13，编码一种在肾和性腺发育中均起关键作用的转录因子。肾脏的症状多在出生后或几个月内发生，特征性的改变为系膜区硬化。肾移植是唯一有效的治疗手段。

（张　宏）

xiānwéi liánjiē dànbái shènxiǎoqiúbìng

纤维连接蛋白肾小球病（fibronectin glomerulopathy） 以血浆来源的纤维连接蛋白在肾小球内沉积为显著病理特征的遗传性肾小球疾病。又称纤维连接蛋白沉积肾小球病。较少见。男女发病比例约2∶1。发病年龄范围大，但多数为20~40岁。

病因及发病机制 属常染色体显性遗传病。源于大量血浆源性纤维连接蛋白（fibronectin，FN）在肾小球内沉积。FN是大分子的二聚体糖蛋白黏附分子，由两个250kD亚单位组成。在体内有两种形式，一种为血浆中的可溶性形式（主要由肝细胞产生），另一种为细胞来源（如成纤维细胞、单核-巨噬细胞、肾小球系膜细胞和上皮细胞等）的不溶性形式，存在于基膜和细胞外基质。它作为黏附分子参与组织形态发生、细胞增生、细胞吞噬和促进伤口愈合。此外，还可与糖蛋白Ⅱb/Ⅲa受体结合促进血小板黏附及其在损伤血管局部形成血栓。

肾小球内沉积机制　正常情况下，肾小球系膜基质有少量细胞来源的FN，主要来源于肾小球系膜细胞和肾小球上皮细胞。单克隆抗体免疫组化方法证实，肾小球病沉积的FN为血浆中可溶性FN，其沉积机制尚未完全阐明。

遗传因素　此病为常染色体显性遗传，呈现可变的外显率。40%的病例存在编码FN的FN1基因突变，该基因位于2q34。FN1基因突变可导致FN功能异常，促进血浆来源的FN沉积于肾小球。但是，仍有半数以上患者的基因突变情况尚未阐明。

临床表现 绝大多数患者有蛋白尿，约40%患者表现为肾病综合征，约半数患者有光学显微镜（简称光镜）下血尿和轻、中度高血压，少数可合并高血钾型肾小管性酸中毒。就诊时多数患者血肌酐含量正常，约1/3轻度肾功能不全。多数患者肾功能损伤缓慢进展，15~20年发展为终末期肾病。

诊断 易漏诊、误诊，确诊依靠肾活体组织免疫病理方法。不明原因的蛋白尿、肾病综合征，特别中青年患者，肾脏病理光镜下呈分叶状，有肾病家族史者，应考虑此病的可能。进行肾活体组织标本电子显微镜（简称电镜）超微结构观察和免疫病理检查证实血浆来源 FN 的强阳性即可确诊。①光镜检查：光镜下可见肾小球常呈分叶状，类似膜增生性肾小球肾炎病理改变，但无“双轨征”，细胞成分无显著改变；肾小球基膜的内皮细胞侧和系膜区有大量均质过碘酸希夫反应阳性物质沉积，导致毛细血管腔狭窄。刚果红染色阴性。病变后期可出现肾小管萎缩和间质纤维化。②电镜检查：电镜下在肾小球基膜的内皮细胞侧和系膜区可见大量细颗粒样或直径为 12～16nm 杂乱排列的纤维丝。③免疫荧光或免疫组化：此病的确诊依据是血浆来源的 FN 在肾小球毛细血管壁和系膜区呈强阳性反应，常无免疫球蛋白和补体沉积。

鉴别诊断 此病需与病理改变相似特别是肾小球内有纤维丝样结构的其他肾小球疾病鉴别，如肾淀粉样变性、纤维样肾小球病、胶原Ⅲ肾病、糖尿病肾病和膜增生性肾小球肾炎等。鉴别时应结合临床，并依据电镜下有无电子致密物、纤维丝的直径和形态。

治疗 尚无使用糖皮质激素、免疫抑制剂及血浆置换等治疗的文献报道。诊断明确后，应予以对症治疗，轻度蛋白尿者建议试用血管紧张素转换酶抑制剂和（或）血管紧张素Ⅱ受体阻断剂治疗；大量蛋白尿或肾病综合征者可否使用糖皮质激素和（或）免疫抑制剂并无定论，无禁忌证者试用，无效时撤药。终末期肾病者透析或肾移植治疗。

（章友康）

yíchuánxìng shènxiǎoguǎn jíbìng

遗传性肾小管疾病

遗传性肾小管疾病（inherited disorders of renal tubule） 参与肾小管分泌、排泄、代谢等功能的多种酶类，离子通道转运蛋白、细胞受体等基因突变所致的肾小管疾病。种类繁多，包括范科尼综合征、遗传性肾小管性酸中毒（见肾小管性酸中毒）、巴特综合征、假性醛固酮增多症、吉特尔曼综合征和Ⅱ型假性醛固酮减少症等。通常表现为各种临床综合征，绝大多数为隐性遗传，临床少见或罕见。

（张 宏）

nángzhǒngxìng shènzàngbìng

囊肿性肾脏病

囊肿性肾脏病（cystic kidney disease） 肾内存在单个或多个液性囊肿的遗传性疾病。检出率日益增多，已成为临床常见病。最常见的是成人型多囊肾病，较少见的是婴儿型多囊肾、肾髓质囊性病、结节性硬化等。大约1/3的 50 岁以上成人可发生肾囊肿。

此病为发病原因各异的一组疾病，包括：①肾脏发育异常：如囊肿性肾发育不良。②基因突变：如常染色体显性多囊肾病、常染色体隐性多囊肾病、肾髓质囊性病、肾小球囊肿病。③获得性：如髓质海绵肾、单纯性肾囊肿、获得性肾囊肿。④恶性肿瘤：如囊性肾细胞癌。

此病作为一组病，其临床表现可完全不同，如双侧囊肿性肾发育不良出生后很快死亡，髓质海绵肾患者通常在青年期可出现肾小管性酸中毒等，常染色体显性多囊肾病常在成年后逐步进入终末期肾病。就囊腔而言，单纯性肾囊肿、常染色体显性多囊肾病的囊腔直径较大；常染色体隐性多囊肾病、囊肿性肾发育不良和髓质海绵肾的囊腔直径较小。

诊断主要靠影像学检查。较大的囊性病变可被 B 超发现，较小的囊肿可做 CT 或磁共振成像检查。特殊的囊性病变，例如髓质海绵肾，静脉肾盂造影可清晰显示病变部位。要结合发病年龄、囊肿大小、数量、分布部位、肾功能损害的情况、是否影响双侧肾脏、是否伴其他系统畸形等进行鉴别诊断。

无根治方法。例如腰痛、高血压、泌尿系统感染、肾结石；肾功能不全及其并发症；巨大囊肿导致尿路梗阻或压迫周围器官；合并其他器官畸形，均应做相应处理。

不同病因所致囊肿性肾脏病预后差异巨大，尚无有效的改善预后或成熟的预防措施。

（左 力）

chángrǎnsètǐ xiǎnxìng duōnáng shènbìng

常染色体显性多囊肾病

常染色体显性多囊肾病（autosomal dominant polycystic kidney disease，ADPKD） 以双肾出现多个液性囊肿，进行性破坏肾结构和功能为特征的遗传性肾病。是最常见的遗传性肾病，发病率为 1/1000～1/400。

病因及发病机制 约 60%患者致病基因来自于父母，40%无家族遗传史，系自身基因突变所致。其突变基因主要有 PKD1 和 PKD2。PKD1 突变占 85%～90%，位于 16p13.3，长度 52kb，46 个外显子，mRNA 为 14kb。PKD2 位于 4q22-23，长度 68kb，15 个外显子，mRNA 约 2.9kb。PKD1 和 PKD2 的蛋白表达产物分别称为多囊蛋白（polycystin，PC）1 和 PC2，均为膜蛋白。PC1 由 4302 个氨基酸组成。PC2 由 968 个氨基酸组成。PC1 和 PC2 的确切功能至今未明。PKD1 或 PKD2 突变，引起 PC1 或 PC2 结构和功能异常，导致肾小管细胞内信号转导异常，正常肾小管形态不能维持，发生肾囊肿。发病机制未明。初级纤毛在维持肾脏形态和功能中起关键作用，其异常可引起多囊肾病。

临床表现 ADPKD 是累及多个脏器的全身性疾病，其临床表现包括肾脏、肾外表现及并发症（表）。

肾脏表现 包括结构和功能异常。

肾脏结构异常 肾脏的主要结构改变即囊肿的形成。肾脏皮质、髓质存在多发性液性囊肿，直径从数毫米至数厘米不等，囊肿的大小、数目随病程进展而逐渐增加。囊液黄色清亮，创伤或合并感染者可为巧克力色。随着囊肿的不断增多、增大，肾体积逐渐增加，双侧肾脏大小可不对称。肾大小与临床症状及肾功能恶化程度成正比。肾脏增大到一定程度，腹部可触及坚实、结节状、随呼吸而移动的包块，合并感染者可伴压痛。

疼痛 背部或胁腹部疼痛是 ADPKD 最常见的早期症状之一，发生频率随年龄及囊肿增大而增加，女性更常见。钝痛、胀痛、刀割样或针刺样，可向上腹部、耻骨上放射。巨大肝囊肿也可引起右肋下疼痛。

出血 *血尿*多为自发性，也可发生于剧烈运动或创伤后，有自限性。引起血尿的原因有囊肿壁血管破裂、结石、感染或癌变等。外伤性囊肿破裂引起的肾周出血较为少见，但很严重。

感染 泌尿道和囊肿感染是多囊肾病患者发热的首要病因，女性比男性多见，主要表现为膀胱炎、肾盂肾炎、囊肿感染和肾周脓肿。致病菌多为大肠埃希菌、克雷伯菌、金黄色葡萄球菌和其他肠球菌。

结石 20%患者合并肾结石，多数结石成分是尿酸和（或）草酸钙。尿 pH、枸橼酸盐浓度降低可诱发结石。

蛋白尿 见于 14%～34%的非尿毒症患者，合并肾衰竭者中达 80%。男性多于女性。一般 <1g/d。极少数合并原发性肾小球病变的 ADPKD 可见肾病综合征范

表 ADPKD 的主要临床表现及其发生率

表现	发生率（%）	表现	发生率（%）
肾脏表现		肾外表现	
解剖学		胃肠道	
肾囊肿	100	结肠憩室	终末期肾病成人患者，80
肾腺瘤	21	肝囊肿	>50
囊肿钙化	常见	胰腺囊肿	10
功能		先天性肝纤维化	罕见
肾浓缩功能下降	所有成人患者均可发生	胆管癌	罕见
尿中枸橼酸盐排泌减少	67	心血管	
尿酸化功能受损	未知	心脏瓣膜异常	26
激素改变		颅内动脉瘤	5～10
肾素合成增加	儿童，30；高血压患者，接近 100	腹主动脉瘤	罕见
维持促红细胞生成素生成	终末期肾病成人患者，接近 100	生殖系统	
合并症		卵巢囊肿	未知
高血压	终末期肾病患者，80	睾丸囊肿	未知
血尿	50	精囊囊肿	未知
肾衰竭	≥60 岁者，50	子宫内膜囊肿	未知
尿路结石	20	其他	
感染	常见	蛛网膜囊肿	5
		松果体囊肿	罕见
		脑室脉络丛囊肿	1.2
		脾囊肿	罕见
		遗传性感音性聋	罕见
		裂孔疝和腹股沟疝	未知

畸蛋白尿。

高血压 最常见的早期表现之一，与肾脏大小、囊肿多少成正比，且随年龄而不断上升。是肾功能恶化的危险因素之一。

慢性肾衰竭 50%以上患者60岁进入终末期肾病（end-stage renal disease，ESRD），在ESRD病因中约占10%。肾功能恶化的速度明显快于其他肾病引起的肾功能损害。早期的肾功能损害表现为肾脏浓缩功能下降，后期出现高尿酸血症。病程进展至ESRD阶段时，患者较其他病因的肾衰竭患者贫血出现晚且程度轻。另有5%患者因缺血刺激肾间质细胞，促红细胞生成素产生增加而引起红细胞增多。

多囊肾病患者尿中常见白细胞，但尿培养多为阴性。60%患者尿中可见脂质体。

肾外表现 可分为囊性和非囊性病变两种。

囊性病变 囊肿可累及肝、胰、脾、卵巢、蛛网膜及松果体，以肝囊肿发生率最高。女性多于男性，且随妊娠次数的增加而加重。肝囊肿极少影响肝功能，也无明显症状，囊肿体积过大可引起疼痛。

非囊性病变 包括心脏瓣膜异常、结肠憩室、颅内动脉瘤等。二尖瓣脱垂见于26%患者，可出现心悸和胸痛。主动脉瓣和二尖瓣黏液瘤性变，说明存在基质代谢紊乱。合并结肠憩室者结肠穿孔的发生率明显高于其他ADPKD患者。在ADPKD肾外表现中颅内动脉瘤危害最大，是导致患者早期死亡的主要病因之一。颅内动脉瘤发生率家族史阴性者5%，阳性者高达22%，平均8%。多数无症状，少数出现血管痉挛性头痛，随着动脉瘤增大、动脉瘤破裂，危险增加。

诊断 30岁以上成人多囊肾病诊断首选B超，<30岁可疑患者可选用CT、磁共振成像，若结果仍不明确，可采用分子诊断。主要诊断标准：①肾皮质、髓质布满多个液性囊肿。②明确的ADPKD家族史。次要诊断标准：①多囊肝。②肾功能不全。③腹部疝。④心脏瓣膜异常。⑤胰腺囊肿。⑥颅内动脉瘤。⑦精囊囊肿。符合主要标准和任意一项次要标准就可诊断ADPKD。诊断依据病史、症状、体检、影像学检查，必要时做分子诊断。

影像学检查 ①超声检查：敏感、无创、经济、简便，是首选方法。2009年的超声诊断标准：有阳性家族史，15～39岁，双肾囊肿数需≥3个；40～59岁，每侧肾脏囊肿数需≥2个；年龄≥60岁时，每侧肾脏囊肿数需≥4个。排除标准：40岁以上，若双侧肾脏囊肿数<2个，即可排除。②X线腹部平片：双侧肾脏增大，外缘呈分叶状、波浪状，腰大肌轮廓消失。增大的肾脏从轻度至填满整个腹腔。有时可见囊壁钙化、肾内结石。③静脉肾盂造影：可发现双侧肾盏移位不规律、增大、延长、分开和奇异状变形。肾盂形态和轮廓改变可能不明显。位于肾盏间的囊肿常使相邻的肾盏分开，肾盏颈部变细长，呈“蜘蛛样”形状。④逆行肾盂造影：应用较少。肾功能损害严重者静脉肾盂造影显影不佳，需做此检查。囊肿不能直接显示，偶尔囊肿破入肾盏，造影时可见囊肿显影。⑤肾动脉造影：肾动脉主干可变细，肾内动脉受囊肿压迫推移发生变形。囊肿在肾实质显影背景上呈现许多大小不等的圆形或卵圆形透光区，呈“蜂窝状”。⑥CT：两侧肾脏增大，整个肾实质充满大小不等之囊肿，CT值为8～20HU。多囊肾边缘清楚，囊肿间隔厚薄不一，互不相通，肾盂受压变形。若囊肿内容不均一，囊壁不规则增厚则提示囊肿伴发感染。⑦磁共振成像：表现为双侧肾脏体积增大呈分叶状。囊肿信号可能不一致，多呈长T1和长T2信号，也有短T1、T2信号，可能系囊内出血或含有较多蛋白所致。

分子诊断 包括症状前诊断和产前诊断。症状前诊断旨在确定患者的高危直系亲属无临床表现时是否为ADPKD患者。产前诊断是在婴儿出生前确定其是否患ADPKD，决定其是否出生。①基因连锁分析：根据存在于PKD基因内部和侧翼的遗传标志，使用限制性片段长度多态性分析、微卫星DNA或单核苷酸多态性间接检测基因的突变。方法简便但需家族中至少两名患者的DNA样本，且父母必须是杂合子。②突变基因直接检测：根据PKD1和PKD2外显子核苷酸序列，聚合酶链反应扩增后进行单链构象多态性分析检出异常条带或采用变性高效液相色谱检测异常峰，再经测序检出突变基因，其中变性高效液相色谱法灵敏度高、检出率达95%以上，特异性强、成本较低，是应用最普遍的方法。

鉴别诊断 主要与遗传性肾囊肿疾病和非遗传性肾囊肿疾病鉴别。

非遗传性肾囊肿性疾病 ①囊肿性肾发育不良：是婴儿最常见的肾囊肿性疾病，存活者多为单侧病变。发育不良的一侧肾脏布满囊肿，无泌尿功能；对侧肾脏无囊肿，常代偿性肥大或因输尿管梗阻而出现肾盂积水可与

ADPKD 鉴别。②多房性囊肿：罕见的单侧受累的疾病，正常肾组织中存在孤立的、被分隔为多房的囊肿，有恶变可能。其特征为囊肿被分割为多个超声可透过的房隔。③髓质海绵肾：髓质集合管扩张形成囊肿，静脉肾盂造影的典型表现为肾盏前有刷状条纹或小囊肿。④单纯性肾囊肿：发病率随年龄上升。无家族史，肾脏体积正常，典型肾囊肿为单腔，位于皮质，囊肿周围通常无小囊肿分布，无肝囊肿等肾外表现。一般无症状，呈良性经过，通常不需要治疗。⑤获得性肾囊肿：见于肾衰竭长期血透患者，透析时间 10 年以上者 90% 并发肾囊肿，无家族史，一般患者无临床症状。

遗传性肾囊肿性疾病　①常染色体隐性多囊肾病：一般发病较早，多在婴幼儿期发病，合并先天性肝纤维化，导致门静脉高压、胆道发育不全等。发生于成人时，临床上与 ADPKD 很难鉴别，可行肝脏超声、肝活检鉴别，突变基因检测可确定诊断。②肾髓质囊性病：常染色体显性遗传，发病率较低。多于成年起病，肾脏囊肿仅限于髓质，肾脏体积缩小。B 超、CT 检查有助于诊断。③结节性硬化：常染色体显性遗传病。除双肾和肝囊肿外，还出现皮肤及中枢神经系统的损害，如血管平滑肌脂肪瘤、恶性上皮样血管平滑肌脂肪瘤、面部血管纤维瘤和色素减退斑等。临床主要表现为惊厥、反应迟钝。④脑视网膜血管瘤病（von Hippel-Lindau disease）：简称 VHL 病，常染色体显性遗传病。双肾多发囊肿，常伴肾脏实体瘤（如肾细胞癌、嗜铬细胞瘤）、视神经和中枢神经肿瘤，可与 ADPKD 鉴别。不伴实体瘤的 VHL 病与 ADPKD 相似，需检测突变基因进行鉴别。⑤Ⅰ型口-面-指综合征：X 连锁显性遗传病。男性患者不能存活，女性患者肾脏表现与 ADPKD 很难区分，但肾外表现可供鉴别。口腔异常如舌带增宽、舌裂、腭裂、唇裂、牙齿排列紊乱，面部异常如鼻根增宽、鼻窦、颧骨发育不良及手指异常。

治疗　无有效干预措施和治疗药物，主要是治疗并发症，缓解症状，保护肾功能。

一般治疗　不喝含咖啡因的饮料；病程晚期低蛋白饮食；避免应用非甾体类抗炎药和肾毒性药物；囊肿较大者应避免剧烈体力活动和腹部受创，防止囊肿破裂出血；控制妊娠次数。

对症治疗　针对常见症状治疗。

疼痛　急性疼痛首先针对病因进行治疗，剧痛者用麻醉镇痛药，阻断内脏神经，延长疼痛缓解时间。慢性疼痛者采取保守治疗，一过性疼痛可先观察，持续痛可短期应用阿片类镇痛药，若疼痛严重，镇痛药不能缓解可做囊肿穿刺硬化治疗、囊肿去顶减压术甚至肾脏切除术。囊肿穿刺硬化治疗是在 B 超引导下，对直径>5cm 囊肿行穿刺抽液术，并注入无水乙醇或四环素等硬化剂。直径<5cm 或囊肿位于肾盂旁不宜行囊肿穿刺术。囊肿去顶减压术可去除囊肿生长的内源性因素，缓解囊肿对肾组织的压迫，改善肾缺血且对肾功能无明显损害。

囊肿出血和血尿　囊肿出血或肉眼血尿多为自限性，卧床休息、镇痛、适当饮水防止血凝块阻塞输尿管等保守治疗效果较好。极少数情况下，囊肿出血破入后腹膜，引起大量出血需住院治疗。血管升压素可有效控制严重出血。保守治疗无效者可行选择性肾动脉栓塞治疗或肾脏切除。若血液透析患者出现反复发作性血尿，应选用小分子肝素或无肝素透析，并考虑经导管选择性肾动脉栓塞术。

高血压　ADPKD 患者降压目标值为 130/80mmHg。早期应限盐，保持适当体重，适量运动。药物首选血管紧张素转换酶抑制剂、血管紧张素Ⅱ受体阻断剂和钙通道阻滞药。其他降压药包括 β-受体阻断剂、中枢降压药和利尿药等。药物不能控制的高血压，可考虑肾囊肿去顶减压术或肾切除术。

泌尿道和囊肿感染　对发热、季肋部疼痛，影像学检查提示囊肿感染者，应在 B 超或 CT 引导下行囊肿穿刺术，囊液培养和药敏试验用于选择抗生素。仍有发热者应行感染囊肿引流；感染反复发作应检查有无梗阻、肾周脓肿或结石。

结石　尿路静脉造影和 CT 检查可确诊。治疗与非 ADPKD 患者相同，鼓励患者多饮水，有症状可采取体外震波碎石或经皮肾切开取石术。

多囊肝病　多数情况下不需治疗。治疗主要针对减少囊肿和肝体积，包括非侵入性措施和侵入性治疗，包括戒酒，避免肝毒性药物。女性患者禁用口服避孕药，停经后禁用雌激素替代治疗。非侵入性治疗无效者，可行经皮肝囊肿穿刺硬化治疗、腹腔镜下去顶减压术或开放手术去顶减压术，甚至肝部分切除。

颅内动脉瘤　对于 18～35 岁有动脉瘤家族史者，应进行磁共振成像或血管造影。若无阳性发现，则 5 年后复查。若有阳性结果，应通过血管造影确定动脉瘤大小。直径<5mm、无症状者可暂缓处理，应每年随访1次；直径>10mm者需手术或介入治疗。

肾脏替代治疗　延缓ADPKD肾衰竭进展的措施包括控制高血压，治疗高脂血症，低蛋白饮食，纠正酸中毒，预防高磷血症。进展至终末期肾衰竭者需采取替代治疗。选择血液透析、腹膜透析或肾移植。肾移植前切除囊肿肾的指征是囊肿感染、反复囊肿出血、严重高血压及巨大肾突入盆腔。

预后　影响预后的因素包括基因型、性别、年龄、发病时间、高血压、血尿、蛋白尿、泌尿系统感染、肾脏及囊肿大小、妊娠、激素等，其中的可变因素应积极预防、治疗，延缓病程发展，改善预后。

（梅长林　李　林）

chángrǎnsètǐ yǐnxìng duōnáng shènbìng

常染色体隐性多囊肾病（autosomal recessive polycystic kidney disease，ARPKD）

以肾脏集合管纺锤形扩张和先天性肝纤维化为主要特征的遗传性肾病。属罕见病。每20 000个新生儿中可能有1个患儿。父母均为致病基因携带者，1/4子代患病，男女发病率相等，不同种族间无明显差异。50%患儿出生后数小时至数天死于呼吸衰竭或肾衰竭，能度过新生儿期的患者，50%~80%在15岁前可保持正常肾功能。

病因及发病机制　2002年ARPKD致病基因PKHD1被定位克隆。位于6p21.1-p12，有多种剪切方式，最长开放阅读框编码的蛋白质产物称为Fibrocystin、Polyductin或Tigmin。确切发病机制不明。

临床表现　发病时间不定，症状可出现在围生期、新生儿期、婴儿期、青少年甚至成年。发病年龄与疾病轻重程度相关。临床表现多样，即使是同一家族的患者病情轻重也不尽相同。出生前表现为母体羊水过少，胎儿膀胱空虚，肾脏体积增大、回声增强，患儿常因肾脏体积巨大而难产；新生儿期除肾脏增大外，常伴肾衰竭和肺发育不良，伴纵隔积气和气胸，也可合并肺炎。30%~50%患儿出生后不久死于呼吸衰竭，是导致患儿围生期死亡的主要原因；婴儿和儿童期高血压常见，尤其在出生后数月较严重，常伴心肌肥大、充血性心力衰竭。患儿肾脏体积在1~2岁时最大，随年龄增加增速下降，4~5岁时达到稳定状态。肾浓缩功能受损，表现为尿频、尿量增多、低钠血症。30%~43%患者合并泌尿系统感染。肾衰竭进展较慢，15岁之前，20%~45%患儿进展至终末期肾衰竭，25岁以前70%患者进入终末期肾衰竭。肾衰竭常导致儿童生长迟缓、贫血和肾性骨病；也有相当比例成年患者保持正常肾功能。随着年龄增大，肝脏症状和体征日趋明显，包括门静脉纤维化、肝内胆管扩张等。门静脉纤维化常导致门静脉高压，表现为胃肠道出血、门静脉血栓和脾大，但肝内胆管扩张较少引起胆管炎，肝脏功能受累罕见。少数患者合并先天性肝内胆管扩张，可能进展为胆管炎或胆管癌。

诊断　诊断标准包括双肾体积增大、先天性肝纤维化等典型表现，隔代家族遗传史，患儿父母肾脏超声正常。不典型者靠肝活检确诊。直接检测致病基因PKHD1诊断更准确。

超声检查是最常用的初筛和产前诊断方法。严重病例孕12周即出现羊水减少、膀胱空虚；大部分患者在婴儿期或儿童期出现特征性表现，如肾脏体积增大，皮质、髓质回声增强，肾脏集合系统显示不清，肾脏与周围组织分界模糊；成年患者肾脏超声表现有所改变，如肾脏体积可能正常，但可见直径<1.5cm的多发囊肿。皮质、髓质分界模糊，扩张的集合管壁反射超声而使皮质回声增强。肝脏超声检查也具有诊断价值。静脉肾盂造影显示肾髓质条纹状扩张的集合管。CT和磁共振成像也是常用的检查手段。

鉴别诊断　此病主要需与常染色体显性多囊肾病鉴别。典型病例鉴别不难，不典型病例鉴别则较难。少数自发突变的常染色体显性多囊肾病无阳性家族史，极少数可能合并先天性肝纤维化，鉴别依靠基因诊断。其他需鉴别的疾病见以下内容（表）。

治疗　无根治方法，只有对症措施。

新生儿期的治疗　重点是纠正患儿呼吸衰竭，机械通气和支持治疗可有效提高存活率。其他并发症如纵隔积气、气胸、心力衰竭等应给予相应治疗。

婴儿期及青少年期的治疗　①高血压：大部分患者有高血压，有效控制血压能明显改善预后。患儿对治疗反应较好，首选限盐和血管紧张素转换酶抑制剂或血管紧张素Ⅱ受体阻断剂类降压药物。降压目标值是相同年龄正常儿童血压高限值的75%。②水肿：机制不明，可能与肝肾功能受损有关。限制食盐摄入，应用利尿药能减轻水肿，一般用袢利尿药。③肾衰竭：度过新生儿期的患者随着年龄的增加，肾衰竭的发生率逐渐升高。慢性肾衰竭患儿的治疗原则与其他疾病导致的肾衰

表　ARPKD 与几种疾病的鉴别

鉴别要点	常染色体隐性多囊肾病	结节性硬化	脑视网膜病变血管瘤病	肾髓质囊性病	髓质海绵肾	获得性肾囊肿	单纯性肾囊肿
遗传方式	常染色体隐性遗传	常染色体显性遗传，约 66%新发突变	常染色体显性遗传，<10%新发突变	常染色体显性遗传	无	无	无
染色体定位	6	9，16	3	2			
发病率	1/20 000	1/10 000	1/36 000	罕见	常见	>90%为长期透析者	11.5%为 50~70 岁成人
起病年龄	儿童/成人	成人/儿童	罕见	儿童/成人	成人常见	成人	成人
诊断方法	超声，偶需肝、肾活检	超声、脑 CT 或磁共振成像、基因连锁	超声、脑 CT 或磁共振成像、基因连锁	未知	静脉肾盂造影	CT、超声	超声
症状	腹部包块，高血压，终末期肾病，门静脉高压	肾出血，心律失常，皮损，脑力迟钝	视网膜、脑或肾肿瘤，嗜铬细胞瘤	多尿，贫血，终末期肾病	肾结石，感染	血尿，疼痛，恶变	偶尔 B 超发现
高血压	常见	偶发	嗜铬细胞瘤者	病程晚期	无	决定于其他疾病	无
肉眼血尿	偶发	偶发	肾肿瘤患者	罕见	常见	偶发	罕见
肾结石					常见		
肾脏体积	增大	正常或增大	合并肿瘤时增大	缩小	正常	正常或增大或缩小	缩小
肾外表现	先天性肝硬化	常见皮肤、脑、视网膜损害	常见视网膜、脑损害、嗜铬细胞瘤				
肾癌	无报道	偶见	常见	罕见	无	常见	罕见

竭患者相同，可选用透析或肾移植。④肝胆系统症状：5~10 岁患者门静脉高压常见，发生食管胃静脉曲张破裂可能危及生命，需及时处理。脾大常伴脾功能亢进，导致贫血、白细胞数和血小板减少。治疗原则与其他病因导致的门静脉高压相同，门-腔分流、脾-肾分流可有效降低门静脉压力，但手术风险明显高于一般患者。脾切除可纠正血液系统异常，但患者免疫功能降低，易并发感染。⑤泌尿系统感染：ARPKD 患者尿路感染率高，应避免不必要的尿路器械检查。治疗原则同常染色体显性多囊肾病。⑥其他并发症：重组人生长激素可纠正生长迟缓。重组人促红细胞生成素可纠正肾性贫血。

预后　发病时间与疾病预后直接相关，有效对症治疗可改善预后。新生儿期起病者病情较重，婴儿期患儿死亡率较高。能度过婴儿期的患者一般预后较好，50%~80%存活期超过 15 年。随着年龄增长，肾功能逐渐受损，肝脏系统症状加重。尚缺乏长期存活资料。

（梅长林　李　林）

qīngshàonián shènxiāohàobìng

青少年肾消耗病（juvenile nephronophthisis，JNPHP）　发生于青少年，以肾小管基膜不规则、肾小管萎缩伴囊肿形成和肾间质细胞浸润伴纤维化为主要病理特征的遗传性肾病。多在 20 岁前发生终末期肾病（end stage renal disease，ESRD），导致儿童和青少年 ESRD 的主要遗传性肾脏病之一。依据进入 ESRD 的时期可分为婴儿型、少年型和青年型，进入 ESRD 的平均年龄分别为 1~3 岁（<5 岁）、13 岁和 19 岁。发病较早、常见于儿童，男女患病概率略相等。

病因及发病机制　此病系常染色体隐性遗传。已知 JNPHP 可有 JNPHP1~JNPHP6 等 6 种基因突变，其中 60%~70%的 JNPHP 病例是 JNPHP1 的大片段缺失所致。JNPHP1 基因定位于 2q12-13，编码的蛋白是肾囊素，分布于肾小管上皮细胞的纤毛上，其功能可能与细胞黏附及其信号传导相关，故 JNPHP 也被归入纤毛病。发病机制尚未阐明。

临床表现　早期主要表现为肾小管损伤，肾功能进行性恶化。可单独累及肾脏或伴色素性视网膜炎、先天性肝纤维化等肾外病变。①肾脏受累：主要为尿浓缩和保钠功能障碍，多尿、遗尿、烦渴和生长缓慢较常见。若患者钠摄入减少，则易出现低钠血症、低血容量，若不及时补充，可引起循环障碍。约1/3患者在肾衰竭前即有贫血，与肾小球滤过率下降不平行。腰痛、血尿、高血压、尿路感染或肾结石少见。②肾外表现：见于10%～15%患者。最常见是视网膜色素部变形所致的症状：严重者眼球震颤、早期失明；损伤较轻者可有视力受损、色素性视网膜炎。其他的肾外表现有眼球运动障碍、智力障碍和骨骺锥体变形等。偶可发现先天性肝纤维化，但相关的胆小管增生常为轻度。

诊断 符合以下三条可初步诊断此病：①青少年患者，表现为隐匿性肾功能不全，早期肾小管损伤为主要临床表现。②有类似肾脏病家族史。③B超或CT等影像学检查肾脏皮质、髓质交界处有多发小囊肿形成。肾活体组织检查（简称肾活检）不是必备的检查，但影像学检查不典型或无肾病家族史、临床怀疑此病者，需进行肾活检明确诊断。肾组织病理检查显示肾小管多灶状或弥漫性萎缩，肾小管基膜增厚、分层及皱缩，肾小管囊性扩张，形成多发小囊肿（皮质、髓质交界处为著），部分管腔可见T-H蛋白管型。肾间质弥漫性纤维化，伴多灶状淋巴细胞、单核细胞浸润。疾病早期肾小球无明显病变，后期可见部分肾小球呈球性硬化或节段性硬化。特征病理改变对此病诊断是重要支持。基因诊断可提高此病的敏感性和准确性。

鉴别诊断 ①肾髓质囊性病：常染色体显性遗传病，发生于成人，比JNPHP少见，ESRD发生较晚。与JNPHP有共同的病理学三联征：肾小管基膜不规则、肾小管萎缩伴囊肿形成和肾间质细胞浸润伴纤维化。但二者的遗传方式、发病年龄和临床特征并不相同。②常染色体显性多囊肾病：肾脏体积常显著增大，皮质、髓质均有多发囊肿，常合并多发肝囊肿等可与此病鉴别，患者腰痛、血尿、高血压、肾结石或尿路感染等症状远较此病更常见。③髓质海绵肾：多不引起肾衰竭，囊肿多位于肾锥体和髓质内侧带，静脉肾盂造影见髓质集合管囊状扩张、呈扇形，肾髓质成簇的多发性结石在乳头区呈放射性排列，此特征有助于鉴别。

治疗 尚无特殊疗法，主要为对症处理，如纠正代谢紊乱、贫血及高血压，延缓肾功能恶化。应适当补充水和盐，防止失水、失盐的发生，肾小管性酸中毒应纠正。终末期肾衰竭应行肾脏替代治疗，尚未见移植肾复发的报道。

预后 此病预后差，多数患者在明确诊断时已发生肾功能不全，肾功能进行性下降，经过3～5年即需要透析或肾移植。

（章友康）

shènsuǐzhì nángxìngbìng

肾髓质囊性病（medullary cystic disease of kidney，MCKD）

发生于成人，以肾小管基膜不规则、肾小管萎缩伴囊肿形成和肾间质细胞浸润伴纤维化为主要病理特征的遗传性肾病。比青少年肾消耗病（juvenile nephronophthisis，JNPHP）少见，终末期肾病（end-stage renal disease，ESRD）发生较晚。JNPHP和此病具有共同的病理学三联征，故也被学者合称为青少年肾消耗病-肾髓质囊性病（JNPHP-MCKD），但二者的遗传方式、发病年龄和临床特征并不相同。

此病系常染色体显性遗传。致病基因已发现MCKD1、MCKD2两种，分别位于1q21和16p12，其中MCKD2编码T-H蛋白。仍有未知的突变基因尚待发现。基因突变在此病的发生、发展中的机制也有待进一步阐明。

早期主要表现为肾小管损伤，肾功能进行性恶化。起病年龄晚，在30～40岁进入ESRD。肾外表现较少，部分患者可有轻度高血压、高尿酸血症或痛风。

诊断依据：①青少年患者，表现为隐匿性肾功能不全，早期肾小管损伤为主要临床表现。②有类似肾脏病家族史。③B超或CT等影像学检查肾脏皮质、髓质交界处有多发小囊肿形成。

治疗及预后同青少年肾消耗病。

（章友康）

suǐzhì hǎimiánshèn

髓质海绵肾（medullary sponge kidney，MSK）

以肾髓质集合管囊性扩张为表现的先天性发育异常疾病。简称海绵肾。发生率约为1/5000，因外观酷似海绵而得名。多数为散发性，少数（<5%）表现为家族聚集性。

病因及发病机制 MSK系常染色体显性遗传病，多数累及双肾，少数仅累及单侧肾或部分肾盏，在受累的肾乳头偶可发现胚胎组织，且常合并其他先天性疾病，如先天性偏身肥大、先天性幽门狭窄等，故通常认为与髓质集合管发育异常有关，但具体发病机制尚未阐明。

临床表现 此病出生时即有，多数无症状，常在青中年后因发生结石、血尿、感染，或体检时偶尔被发现。高钙尿症、高草酸尿、尿pH降低及扩张的集合管内长期尿流滞缓和潴留是形成泌尿系统感染和结石的原因。泌尿系统感染常见于女性。结石主要位于髓质内或锥体部，为磷酸盐或磷酸盐与草酸盐混合物，多为小结石，常可自行排出。患者多有间断的光学显微镜下血尿，10%～20%可发生肉眼血尿。血尿原因不仅与结石和感染相关，也可能与MSK常有的高钙尿症和小血管脆性增加相关，因此部分患者可出现与结石或感染无关的无症状性反复血尿，若有血凝块形成，则可引起肾绞痛。部分患者有尿液浓缩功能或尿酸化功能下降，但不引起尿崩症或代谢性酸中毒。约1/3患者存在高钙血症，其机制不清。约1/4的患者伴另一种先天性发育异常——偏身肥大；反之，10%的偏身肥大患者伴MSK。也有少数其他先天性疾病，如先天性幽门狭窄、马方综合征（Marfan syndrome）等伴有MSK。

诊断与鉴别诊断 青中年如出现反复血尿、特别是肉眼血尿伴泌尿系统感染，时而发现小结石排出甚至肾绞痛，应疑诊MSK。X线腹部平片可见双肾大小正常或偏大，肾髓质区成簇的多发结石和（或）囊肿钙化，乳头区呈放射性排列。静脉肾盂造影可见髓质集合管囊性扩张，造影剂充盈呈葡萄串或花球样改变，管型内常有结石，呈扇形。B超和CT有助于此病与其他疾病肾乳头坏死及遗传性多囊肾病的鉴别。

根据此病特征影像，发病年龄、终末期肾病发生与否、临床特点及遗传方式，不难与遗传性多囊肾、青少年肾消耗病、肾髓质囊性病等鉴别。

治疗 以对症处理为主，无症状或无并发症者不需治疗。多饮水增加尿量，避免或减少结石形成。一旦结石形成，则应排石。尿路感染时应选用敏感抗生素，疗程应适当延长。对反复肾绞痛或尿路感染患者，除控制感染、排石治疗外，若病变限于一侧或节段者而治疗效果不佳，可做一侧或部分肾切除。

预后 预后良好，少数患者（<10%）因反复肾结石、尿路感染而影响预后。

（章友康）

dānchúnxìng shènnángzhǒng

单纯性肾囊肿（simple cyst of kidney）

来源于肾小管憩室、后天形成的单个或多个肾囊肿。非先天性或遗传性肾脏病。随着年龄增长，囊肿发生率增高，是成年人肾脏最常见的结构异常。

此病来源于肾小管憩室。随着年龄的增长，肾小管憩室逐渐增多，至90岁时，每条集合管憩室数可达3个，因此可以解释单纯性肾囊肿发病率随年龄增长的趋势。囊肿可为单侧或双侧，可单发或多发，一般位于皮质深层或髓质，直径约2cm，也有直径达10cm者。显微镜下囊壁被单层扁平上皮覆盖，周围肾组织受压。囊肿内容物与血浆滤出液类似，囊液更新率高达20次/日。憩室形成原因尚不清楚。

一般无症状，若囊肿压迫引起血管闭塞或尿路梗阻可出现相应表现。常因其他疾病做尿路影像学检查时偶然发现。曾认为单纯性肾囊肿并不影响肾功能，但有学者对一组肾脏CT检查的图像分析显示，经年龄、性别、原发肾脏病等校正后，有肾囊肿者比无肾囊肿者更易患高血压。诊断主要依靠影像学检查，如B超或CT检查。肾脏实质发现囊肿需与以下疾病鉴别：①肾脏实体肿瘤坏死液化。②在肾囊肿基础上发生癌变。③成人型多囊肾病。

无症状者，仅需定期随诊。若囊肿较大，压迫周围组织甚至尿路梗阻，则需行囊液抽吸术并囊内注射硬化剂。若囊肿巨大，则需手术治疗。预后良好。

（左　力）

huòdéxìng shènnángzhǒng

获得性肾囊肿（acquired cystic kidney disease）

终末期肾衰竭发生的肾内囊性疾病。长期透析患者更易发生。研究发现，透析患者此病的发生率为33%，透析时间越长囊肿的发生概率越高。透析后的囊肿发生率为：1～2年，约20%的患者出现肾囊肿；3年，约60%；5年以上，>90%。肾移植后囊肿不再增大增多。

尿毒症残存肾小管上皮细胞及囊肿内皮细胞中的肝细胞生长因子mRNA及其受体表达增加，且囊肿内皮细胞增生旺盛部位上述因子和受体的表达更强，提示其可刺激肾小管上皮代偿性增生，是产生囊肿的原因。囊肿内衬单层或多层上皮，可与肾小管相通，囊液清亮或血性。

一般无症状。可合并严重的并发症，如肾破裂和癌变。血小板减少、过量使用抗凝剂等是肾破裂的危险因素。癌变在男性、高龄和透析时间长者更易发生。

诊断主要靠影像学检查，在固缩肾基础上出现囊肿。囊肿通常较小，因肾脏纤维化，B超检查对囊肿的敏感性下降，CT检查可发现较小的囊肿。个别患者囊肿多而大，酷似成人型多囊肾病，但后者通常有家族史并合并其他脏器囊肿。囊肿位于皮质或髓质，直径一般为0.5～2.0cm。需排除单纯性肾囊肿。

无症状者不需治疗，发生囊肿破裂或癌变者需手术治疗。预后良好，患者生活质量和生存期取决于尿毒症的治疗。

（左　力）

xiāntiānxìng shèn fāyù yìcháng

先天性肾发育异常（congenital renal heteroplasia） 胚胎期肾脏发育出现的异常。

人类肾脏发育可分为三个阶段，即前肾、中肾及后肾，后肾最终发育为成年永久肾脏。前肾发生始于妊娠第22天，无任何排泄功能，并于第4周末开始逐渐退化。中肾发生始于妊娠第24天，从妊娠第4周开始有成熟的肾单位形成，中肾并无明显排泄功能，至妊娠第3个月末已大部分退化。后肾发生始于妊娠第28天，成年肾脏完全是在后肾的基础上生长、发育、分化而来。初始形成的后肾由输尿管芽、生后肾间充质组织及基质细胞三部分组成。输尿管芽系由中肾尾侧端的上皮细胞向其后侧凸出生长，侵入生后肾间充质组织并不断延伸，形成分支状，从膀胱三角区、输尿管、肾盂、肾盏、到最末端的肾单位的集合管，并与间充质细胞分化而来的远端小管融合。生后肾间充质组织分化出的肾小管与输尿管芽分化出的集合管融合；分化出的足细胞和肾小囊结构参与形成肾小球。后肾的基质细胞广泛分布于胚胎肾脏的皮质、髓质部分及输尿管芽周围，最后将形成肾脏包膜、肾内间质和肾内纤维结缔组织。

在人类肾脏发生过程中，妊娠第9周开始形成后肾来源的肾小球，这个过程一直延续至妊娠第36~38周。由于后肾发生起始于中肾嵴尾侧部，故肾脏的原始位置位于盆腔内。随着胚胎腹部的生长与输尿管芽分支的不断延伸，尤其是腰骶椎的不平衡生长，肾脏位置逐渐上升，至胎儿出生时已升至腰部。在此过程，非生理性的改变均可导致先天性肾发育异常。

先天性肾发育异常为一组疾病，常见的有：肾不发育、囊肿性肾发育不良、马蹄肾、异位肾、肾下垂等，临床表现各异。此病不同于遗传性肾发育异常。先天性肾发育异常是胎儿基因无异常，只在肾脏发育过程中出现异常，产前基因检查不能被发现；遗传性肾发育异常是基因突变导致的肾脏发育异常，产前基因检查可发现。

（左　力）

shèn bùfāyù

肾不发育（renal agenesis） 胚胎期单侧或双侧肾不发育。单侧肾不发育又称孤立肾。尸检资料推测单侧肾不发育发生率为1/1100，双侧肾不发育发生率1/4000。

正常肾的发育须有正常输尿管芽在人胚胎第5~7周时穿入后肾原基。若有引起形态或序列变化的因素如缺乏生肾嵴或未形成输尿管芽将阻碍肾的发生，导致肾不发育。有学者认为单侧或双侧肾不发育是先天性发育异常，但研究发现单侧或双侧肾不发育患儿的父母和兄妹中肾不发育的发生率为9%，存在明显的家族聚集倾向。

代偿肥大的孤立肾可负担正常生理功能，无不适，偶因对侧肾脏合并感染、外伤、结石、积水、结核，做泌尿系统检查才被发现。可发现输精管或附睾体尾缺如或阴道缺如，分隔或萎缩伴单角或双角子宫等。孤立肾患者进入中年后容易发生蛋白尿、高血压和肾功能减退。双侧肾不发育时，胎儿不产生尿，多合并孕妇羊水量过少，出现胎儿肺发育不全。新生儿呈现早衰面容，皮肤干燥而松弛，表现为未成熟的衰老状，鼻背扁平有时无鼻孔，耳郭低位，紧靠头侧，耳垂宽阔而拉向前方。

孤立肾常因其他疾病做影像学检查时偶然发现。B超不能发现。肾动态扫描或X线腹部平片加静脉肾盂造影检查可确诊。妊娠妇女羊水过少或缺乏时，应疑诊双侧肾不发育。孕期的第二及第三阶段即可通过超声检查发现，严重的羊水减少或缺乏而诊断。新生儿的特殊面容对诊断有提示价值，出生后24小时内无尿，查体或超声检查未发现膀胱扩张者应疑诊双侧肾不发育。大多双侧肾不发育新生儿在出生后24小时内均有严重呼吸障碍，易忽视无尿症状。

孤立肾不需治疗，但应告知患者采取措施减少肾脏负担，特别是合并蛋白尿、高血压和肾功能减退者。双侧肾不发育，可针对无尿、呼吸衰竭对症治疗。

孤立肾者预后良好。双侧肾不发育胎儿近一半为死胎；新生儿常合并肺发育不良，多在2天内死亡；其他患儿的存活时间与肺、肾功能情况有关，最长存活不超过30天。

（左　力）

nángzhǒngxìng shèn fāyù bùliáng

囊肿性肾发育不良（cystic dysplasia of kidney） 肾失去正常形态被不规则的囊肿替代的先天性发育不良。又称多囊性肾发育不良。是常见的完全性肾发育不良。多为单侧病变，少数为双侧，肾脏可大可小，但均无功能。此病无家族史，是新生儿腹部包块常见原因之一。

病理学家波特（Potter）根据肾脏病理切片将囊肿性肾脏病分为四型，其中Ⅱ型和Ⅳ型即为囊肿性肾发育不良范畴。Ⅱ型多囊肾病被认为是因输尿管芽未顺利侵入后肾间充质组织形成分支，而是在分支过程中在末端形成囊肿，且未与从肾小囊延伸来的肾小管接通。Ⅱ型有家族聚集倾向，可能与遗传有关。Ⅳ型多囊肾病被认为是慢性尿路梗阻导致肾小球滤出液不能正常排泄，久之肾小囊逐渐扩张形成囊肿。

受累肾脏常肿大。单侧者可无任何症状；因肾脏结构异常，患儿易患泌尿系统感染。双侧肾脏受累可较快出现肾功能不全。随着年龄增长，并发蛋白尿、高血压和肾功能不全。根据英国的报告，在儿童尿毒症患者中，先天性肾发育不良占40%。影像学检查是确诊此病的手段。此病不同于成人型多囊肾病，后者是遗传性疾病，且成年发病。成人一侧孤立肾可能有部分从囊肿性单侧肾发育不良发展而来。

此病主要是对症治疗蛋白尿、高血压、肾功能下降或泌尿系统感染等并发症。一般不需切除受累肾脏，除非患者出现疼痛、高血压及对周围脏器产生压迫。随着年龄的增长，受累肾脏逐渐萎缩，5岁后影像学检查不能查见。另一侧健康肾脏一般可负担患者健康生活。

（左　力）

mǎtíshèn

马蹄肾（horseshoe kidney）　双肾下极在脊柱大血管前互相融合形成马蹄形的先天性肾畸形。每600~1800人中有1例，其中1/3以上病例合并其他畸形，如肾盂输尿管连接部梗阻、膀胱输尿管反流及输尿管重复畸形等。在胚胎发育第4~6周，后肾组织相互靠近，此时许多影响因素均可导致其下极相融合，肾和输尿管常朝向前，导致引流不畅。

部分患者可全无症状。多数患者因神经丛、血循环或输尿管受压而发现上腹部、脐部或腰部疼痛，慢性便秘及泌尿系统症状（如慢性肾小球肾炎、肾盂肾炎、肾盂积水和结石），80%患者有肾盂积水。B超、CT等影像学检查可清楚显示两肾下极相连，横过下腔静脉和腹主动脉前方。

无症状及并发症者一般不需治疗。有尿路梗阻伴严重腰胁疼痛，影响工作和生活者，可考虑做输尿管松解，峡部切断分离两肾及肾盂输尿管成形固定术。此病预后与神经丛、血液循环或输尿管受压迫程度和手术治疗效果有关。

（左　力）

yìwèishèn

异位肾（ectopic kidney）　发育完好的肾不能达到腹膜后肾窝正常位置的先天性异常。肾源自盆腔，若未能正常上升则滞留于盆腔，称为盆腔异位肾；若过度上升进入胸腔，称为胸腔异位肾；若发生交叉异位，则肾越过中线到达对侧。尸检发生率1/3 000~1/2 000，孤立异位肾尸检发生率约1/20 000。90%以上的异位肾处于盆腔，少数位于对侧，不足5%位于胸腔。胎儿期肾胚芽在盆腔内，随着胎儿生长，肾逐渐上升至正常位置，若上升障碍或错误，即导致肾异位。

异位肾一般无症状。可合并输尿管狭窄而出现相应症状（尿路梗阻、反复泌尿系统感染），或泌尿生殖系统畸形（女性子宫阴道发育不全、双阴道等；男性隐睾、双尿道、尿道下裂等）。异位肾通过B超、肾盂造影、CT及肾放射性核素扫描，诊断不难。应与肾下垂鉴别。肾下垂患者有腰背痛，常有其他器官下垂、消化道甚至神经系统症状，根据病史、体检及各种辅助检查，鉴别不难。

无症状者不需处理，但应注意：①异位肾发生外伤、梗阻、肿瘤等疾病拟切除者，应评估肾功能及切除一个肾脏对整体肾功能的可能影响。②肾脏异位而被认为是肿瘤，被错误切除。③贸然切除孤立异位肾将立即导致无尿和透析依赖。

预后与是否发生梗阻、是否合并其他系统畸形、是否对周围器官产生压迫等有关。

（左　力）

shènxiàchuí

肾下垂（nephroptosis）　肾蒂松弛致直立位时肾下移超过正常活动范围。又称游走肾。正常肾位置是肾门对着第1、2腰椎横突，右侧略低于左侧。肾周脂肪囊下方是一个潜在的疏松间隙，正常肾脏在深吸气与呼气、站力位与平卧位时相差2~5cm。肾下垂时，肾可在腹部大范围移动，下降至下腹部、骨盆，有的跨过中线到对侧腹部。受到肝脏影响，右肾下垂更常见。女性占80%~90%，多为瘦高体型，尤其不经常参加体力劳动及体育锻炼者。

病因　肾下垂和肾蒂松弛的病因包括：体内结缔组织松弛、肾周脂肪囊减少、产后腹壁松弛导致腹压降低等。肾下移可致肾蒂受牵拉而扭曲，血管扭曲变形导致肾充血肿胀而出现蛋白尿、血尿、肾绞痛甚至急性肾损伤；也可因输尿管扭曲闭塞致肾盂积水和梗阻性肾病。易发生泌尿系统感染和结石。可伴其他器官下垂。

临床表现　此病按肾活动度分为轻、中、重度3类，分别指肾脏活动度超过1个椎体、2个椎体以内和超过2个椎体。肾活动度大者易出现腰痛、血尿、蛋白尿和泌尿系统感染。90%患者出现腰痛，平卧可减轻，严重者可出现肾绞痛和急性肾损伤。部分患者出现慢性泌尿系统感染。肾脏活动时牵拉腹腔神经丛，导致恶心、呕吐等消化道症状。

诊断 ①查体时可触及下垂的肾脏，且肾脏位置随体位而变化。②肾脏B超和静脉肾盂造影观察肾下垂程度及其活动度。③头低脚高位症状缓解、蛋白尿和血尿减轻。

鉴别诊断 ①异位肾：为先天性异常，位置固定，不随体位变化而改变。②肾外肿物：可压迫肾脏改变位置，有原发病的表现。

治疗 ①加强锻炼腰腹肌，提高腹压以对抗肾脏的下垂。②使用肾托、围腰兜带等固定游走的肾脏。③脂肪囊内注射海绵状制剂后取头低脚高卧位7天，造成肾周粘连，以固定肾脏。④手术治疗，直视下将海绵状制剂塞入肾周脂肪囊造成粘连。各种措施视具体情况选用。

预后 与肾蒂受牵连程度有关，亦与锻炼、注射或手术效果有关。仰卧起坐和直腿抬高可锻炼腰腹肌以防肾下垂。肾托固定肾脏可避免肾蒂扭曲。

（左　力）

gān-shèn zōnghézhēng

肝肾综合征（hepatorenal syndrome，HRS） 慢性肝病进展性肝衰竭和门静脉高压时，出现以肾功能不全、内源性血管活性物质异常和动脉循环血流动力学改变的临床综合征。肾无器质性病变，是重症肝病的严重并发症。

病因及发病机制 常见于肝硬化失代偿期，即有门静脉高压的晚期肝病患者，也可见于其他严重肝病，如急性重型肝炎、酒精性肝炎和肝肿瘤等。多发生在有循环功能障碍及肾脏低灌注的诱因者，较常见的是细菌感染、大量放腹水而未扩容、消化道出血。病理生理特点是肾血管收缩，发生机制尚不清楚，可能是多因素的，包括全身和肾血液循环功能及血管活性物质紊乱。

动脉扩张学说认为：门静脉高压相关的显著性内脏血管扩张，可引起全身血液循环严重的动脉灌注不足。机体为改善动脉过度低灌注，维持内环境稳定，导致缩血管系统激活，缩血管活性物质激活和分泌（如肾素-血管紧张素系统、交感神经系统和抗利尿激素），导致肾灌注和肾小球滤过率明显降低，还可导致晚期肝硬化，发生水钠潴留。晚期因动脉极度低灌注，最大限度地激活缩血管系统和（或）肾脏扩血管因子生成减少，造成肾血管显著收缩，诱发HRS。

临床表现 主要发生在肝硬化晚期，患者多有肝硬化主要并发症反复发作史，特别是腹水。钠潴留及稀释性低钠血症的腹水者尤其易发生此病。

肾衰竭 主要表现为少尿。血清肌酐水平在2周内成倍增至221μmol/L以上者为Ⅰ型HRS，进展未达此标准者为Ⅱ型HRS。Ⅱ型HRS血清肌酐稳定数周或数月后，肾功能进行性恶化，进展为Ⅰ型HRS。Ⅰ型HRS的主要临床特点是严重肾衰竭；Ⅱ型HRS的主要临床表现为反复发作性腹水，其原因为肾小球滤过率降低和抗尿钠排泄系统显著激活，对利尿药敏感性明显降低或无反应。

电解质紊乱 多数情况下，以钠水超负荷为特征的钠潴留在此征发生前即已存在，进而肾小球滤过率降低及抗利尿系统显著激活，肾排钠功能进一步受损，钠正平衡增强，兼之肾自由水清除能力受损，导致水较钠显著潴留，加剧腹水和外周组织水肿，引起体重增加和稀释性低钠血症。高钾血症也很常见，多数为中等程度。患者很少发生严重的代谢性酸中毒。

心血管受损 多数患者心排出量增加，也有少数降低；动脉压较低但能保持稳定。

肺水肿 是不伴肝病的急性肾损伤常见的严重并发症，但在HRS患者却较少见。

感染 严重感染，尤其是败血症（自发性或与留置导管有关）、自发性细菌性腹膜炎和肺炎，是HRS患者常见的并发症和主要死亡原因。

肝病相关并发症 多数患者有晚期肝衰竭和门静脉高压表现，特别是黄疸、凝血功能障碍、营养不良及肝性脑病，少数仅有中等程度肝损伤者有时也可发生HRS。腹水在HRS患者甚普遍，但对于无腹水的肝硬化患者出现肾衰竭，不宜轻率拟诊为HRS，应积极寻找其他原因，尤其是过度利尿引起血容量不足而诱发的肾前性氮质血症。

诊断 依据患者的临床表现和实验室检查，HRS的诊断并不很困难。慢性肝病患者肝功能进一步恶化并出现急性肾损伤，应考虑此病的可能，及时诊断。严重肝病患者出现氮质血症、少尿或无尿、尿浓缩（尿渗透压>血浆渗透压，尿比重>1.020）、低尿钠（<10mmol/L）、低血钠、肾小球滤过率显著降低、血清肌酐浓度升高，排除肾前性氮质血症、肾脏本身原有病变和假性肝肾综合征后，即可确诊。

鉴别诊断 HRS需与下述疾

表　HRS与肾前性氮质血症、急性肾小管坏死鉴别

检测指标	肝肾综合征	肾前性氮质血症	急性肾小管坏死
尿量	少尿	少尿	不一定
尿钠	<10mmol/L	<20mmol/L	>30mmol/L
尿渗透压	>血浆渗透压	>血浆渗透压	等渗
尿肌酐/血肌酐比值	>40∶1	>40∶1	<20∶1
肾脏对扩容的反应	一般无反应	好	无反应
肾功能变化过程	进行性恶化	双相发展	可改善
尿沉渣	正常	正常	管型、细胞沉渣

病鉴别。

肾前性氮质血症　与HRS在实验室指标有许多相似之处。鉴别主要依靠临床资料：①有无肾前性因素：如胃肠道体液丢失（呕吐、腹泻、鼻胃饲管引流）和肾性体液丢失（过度利尿）。②对试验性补液的反应：单纯肾前性氮质血症补液后肾功能迅速恢复，HRS则无效。

急性肾小管坏死　与HRS在治疗和预后均有明显不同，应注意鉴别（表）。

肝病合并慢性肾脏病　有明确的慢性肾脏病史，较长时间水肿、高血压，氮质血症病程长，尿常规有蛋白、管型及红细胞，尿比重低且固定，B超多显示双肾缩小等。

肝肾同时受累疾病　某些疾病可引起肝肾两个器官同时受损，又称假性肝肾综合征，较常见导致该病的疾病有：系统性红斑狼疮、淀粉样变性、脓毒血症、多囊肾病、多囊肝病和中毒等。

药物因素所致疾病　重症肝病患者使用非甾体类抗炎药，可因肾皮质血流量减少而出现肾功能损害。应用抗生素或非甾体类抗炎药也可能引起急性药物性间质性肾炎。

治疗　无特殊治疗，针对肝病及其并发症治疗，改善肝功能是必需的。应防治急性肾损伤的诱因。

支持疗法　给予低蛋白、高糖和高热量饮食，以降低血氨、减轻氮质血症，使机体组织蛋白分解降至最低限度。肝性脑病者应严格限制蛋白摄入。积极治疗肝原发病及并发症，如上消化道出血、肝性脑病，维持水电解质和酸碱平衡。减轻继发性肝损伤，积极控制感染，避免使用伤肝药物。

腹水的治疗　除限盐外，可给予适量利尿药，但应避免过度利尿。对肝硬化合并大量腹水者，适度放腹水可减轻腹内压和肾静脉压力，暂时改善肾血流动力学。大量放腹水，特别是不补充白蛋白或血浆扩容，可诱发或加重肾损伤，易发生肝肾综合征。

扩容治疗　有过度利尿、大量放腹水、出血、脱水等引起血容量减少因素者，可试用扩容治疗，以暂时改善肾功能，增加尿量。一般可用白蛋白、血浆、全血或腹水浓缩回输扩容。严重少尿者液体入量应限制在1000ml以内。过度扩容可引起肺水肿和曲张的静脉破裂出血，扩容时应严密观察。

糖皮质激素治疗　有报道用糖皮质激素可获得良好效果，但未得到更多研究证实。

利尿治疗　有研究显示，利尿药诱发肝硬化腹水患者肾损伤的发生率约为20%，过度利尿尤易发生肾损伤。因此确定最小有效利尿药剂量十分重要。利尿药致肾损伤较温和，及时发现、尽早停药可望迅速恢复。

缩血管药物及改善肾血流量的血管活性药物治疗　多数学者认为，改善肾血流量的血管活性药物的应用对HRS内科治疗有一定疗效，其基本原理是使内脏过度舒张的动脉血管床收缩，改善循环功能，并进一步抑制内源性缩血管系统活性，最终达到增加肾血流量和增加肾灌注的目的。

血管升压素类似物　鸟氨酸升压素虽然有效，但可引起约1/3患者发生缺血性肠病等严重缺血性并发症及泌尿系统感染所致的菌血症，故不主张使用或需谨慎使用。特利加压素是一种人工合成的血管升压素类似物，可在体内缓慢被酶裂解并释放出血管升压素，比天然血管升压素的生物半衰期长，使用较广泛。研究显示，静脉应用此药后，50%~75%患者的肾功能明显改善，血清肌酐含量下降。对此药敏感者可延长存活时间，不敏感因素包括高龄、重度肝衰竭及未联合使用白蛋白。

α-肾上腺素受体激动剂　去甲肾上腺素和米多君价廉、易得，且与特利加压素同样有效。

血管升压素 V_2-受体拮抗剂　新药托伐普坦可用于肝硬化腹水患者，可升高血压，排除体内多余水分，增强肾脏排水功能。

其他血管活性药物　奥曲肽是人工合成的8肽环状化合物，天然生长激素释放抑制因子的长效类似物，可引起内脏血管收缩，其作用是介导抑制某些内脏源性

舒血管肽，而非直接作用于血管壁平滑肌细胞，故单独应用无效。有研究显示，米多君和奥曲肽联合应用，并同时加用白蛋白，可改善肾功能，增加尿量和尿钠浓度，显著延长患者生存时间和提高生存率。多巴胺疗效无定论。米索前列醇、内皮素拮抗物、N-乙酰半胱氨酸的使用价值尚待研究。

外科手术　主要有肝移植和经颈静脉肝内门-体分流术。

经颈静脉肝内门-体分流术　经颈静脉插入连接门静脉和肝静脉的肝内支架，旨在降低门静脉压力。改善Ⅰ型HRS的循环功能，降低缩血管活性物质的活性，使60%患者缓慢、温和至显著地增加肾灌注，增加肾小球滤过率，降低血肌酐水平。治疗后生存时间为2~4个月，与缩血管药物联合应用可能改善肾功能并延长平均生存期，但可能导致不可逆的肝衰竭或慢性致残性肝性脑病，不适用于严重肝衰竭或严重肝性脑病患者。对Ⅱ型HRS可改善肾功能、控制腹水及降低发展为Ⅰ型HRS的风险，但不能改善生存期和减少肝性脑病的发病风险。

肝移植　可同时治愈肝病和与之相关的肾损伤，已成为有适应证的肝硬化并发Ⅰ型HRS的最佳治疗方法，常见禁忌证有高龄、酒精中毒及感染。对Ⅱ型HRS也是较好的选择性治疗方法。肝肾联合移植无优势。

血液净化治疗　常用于Ⅰ型HRS，尤其是拟接受肝移植者，旨在维持患者生命直至肝移植或自发性肾功能好转，但多数患者不能耐受，并可发生严重低血压、出血及感染，甚至导致治疗过程中死亡，早期治疗应以改善循环功能为目的，而非血液透析。连续性肾脏替代治疗，如连续性动静脉或静静脉血液滤过或血液透析滤过，可促成体液负平衡而不诱发低血压，对严重全身性水肿患者可能有帮助。

分子吸附再循环系统治疗　采用白蛋白透析液循环和灌注的改良透析方法，通过炭和阴离子交换柱，去除血浆中与白蛋白结合的非水溶性毒素（胆红素、胆汁酸等）。因仍保留血液透析循环，可同时去除血浆中水溶性毒素，可改善肝肾功能，提高生存率，但价格昂贵，结论尚待循证医学分析。

推荐治疗方案　依据患者的临床病情和分型，推荐下述治疗方案。

Ⅰ型HRS　有适应证者优先考虑尸体肝移植。给予缩血管药物加静脉输注白蛋白；肺水肿、严重低钾血症或代谢性酸中毒且内科治疗无效者考虑肾脏替代疗法；中度肝衰竭且治疗后肾功能好转者，若无肝源，可做亲体肝移植。

Ⅱ型HRS　肝移植。利尿排钠效果明显（尿钠排泄>30mmol/d）者，可用利尿药治疗腹水；饮食钠摄入应限制在40~80mmol/d；反复发作的大量腹水患者反复抽液并静脉输注白蛋白；低钠血症者，应限制液体入量；肝移植前进行缩血管药物或经颈静脉肝内门-体分流术治疗。

预后　此病是重症肝病的严重并发症，一旦发生，存活率很低，预后很差。若能早期发现并合理治疗部分急性肾损伤的诱因，常可改善预后。

预防　慢性重症肝病患者应避免大量抽腹水（尤其在不补充白蛋白或血浆扩容情况下）、过度利尿和防控感染，不用或慎用肾毒性药物如庆大霉素、新霉素和非甾体类抗炎药，防治消化道出血、低血压、低血容量及电解质紊乱，防止发生HRS。

（章友康）

xīn-shèn zōnghézhēng

心肾综合征（cardiorenal syndrome，CRS）　当心脏和肾脏其中某一器官发生急慢性功能异常从而导致另一器官急慢性功能异常综合征。2008年，急性透析质量倡议组织评估小组结合肾脏病学、重症医学、心脏外科与内科学及流行病学专家意见后发布以上共识。根据器官损伤发生的因果关系和病变性质，此征可分为5种亚型。①1型CRS（急性心肾综合征）：急性失代偿性心力衰竭导致急性肾损伤。②2型CRS（慢性心肾综合征）：慢性心功能异常，如慢性充血性心力衰竭，导致慢性肾脏疾病发展和恶化。③3型CRS（急性肾心综合征）：急性肾损伤导致急性心功能异常和病变，如心律失常、心力衰竭或心肌缺血。④4型CRS（慢性肾心综合征）：原发的慢性肾脏疾病，如慢性肾小球肾炎，诱发心功能损伤或加重、心室肥厚、舒张功能异常和（或）增加不良心血管事件的风险。⑤5型CRS（继发性心肾综合征）：系统性疾病，如败血症、系统性红斑狼疮等，导致心脏和肾脏功能异常。

CRS的发病机制是一个尚未阐明、复杂的病理生理过程，不同亚型CRS发病机制不尽相同，但均涉及心脏和肾脏间的交叉作用，通过血流动力学、神经、激素、免疫、炎症和生化等反馈途径，使某一器官的功能异常诱发另一个器官的功能损伤和持续病变。①1型CRS：心排出量迅速下降和（或）显著增加静脉压，导致急性肾脏低灌注，对利尿药反应性减低，单核细胞和血管内皮细胞活化，分泌炎症因子和激活细胞凋亡，最终导致急性肾损伤。②2 型 CRS：慢性心功能异常患者高血压、左心室肥厚、贫血、水钠潴留、钙磷代谢紊乱、动脉粥样硬化、肾素-血管紧张素-醛固酮系统活化、心排出量下降和静脉压的增加，可导致慢性肾脏疾病的发展和恶化。③3 型 CRS：急性肾损伤、肾脏缺血或肾小球肾炎等原发性急性肾损伤，诱发水钠潴留、酸中毒和电解质紊乱（如高钾血症）、肾素-血管紧张素-醛固酮系统和交感神经系统活化、高血压和炎症因子的活化，导致急性心功能紊乱和心脏疾病，如急性失代偿心力衰竭、心肌缺血、心律失常和心排出量减少。④4 型 CRS：贫血、营养不良、血管钙化、钙磷代谢紊乱、尿毒症毒素、高血压、脂质紊乱、高同型半胱氨酸血症、促红细胞生成素抵抗和慢性炎症，导致心功能损伤或加重、左心室肥厚、舒张功能异常、冠状动脉灌注减少，增加心肌缺血的危险和冠状血管及组织的钙化。⑤5 型 CRS：因某一急性或慢性系统性疾病，如败血症、血管炎、糖尿病和淀粉样变性等，同时导致心脏和肾脏二者的功能损伤，也可导致心脏或肾脏疾病再进一步诱发肾脏或心脏疾病。以严重败血症为例，此病可诱发急性肾损伤，同时产生严重的心肌损伤，机制尚不清楚，有研究认为与肿瘤坏死因子和其他介质作用于心脏和肾脏有关。败血症时，脂多糖、内毒素、单核细胞活化和炎症因子等可诱发心肌损伤，引起心排出量减少，导致急性肾损伤，与 1 型心肾综合征酷似；急性肾损伤的产生又可导致心功能受损，同时肾脏缺血又加重心脏受损，与 3 型心肾综合征酷似。这种恶性循环导致心脏和肾脏二者功能受损和病变的相互作用。

此征治疗困难，预后不佳，应引起内科医师，特别是心内科和肾内科医师的高度警惕。不同亚型心肾综合征应有不同的治疗方案和目标：①1 型和 3 型 CRS 急性病变者，应努力对原发或继发脏器功能损伤做到早期监测、早期诊断、早期防治，尽早打断这一恶性循环，这是改善其预后的关键。②2 型和 4 型 CRS 慢性病变者，应予以积极治疗，改善和稳定原发的慢性疾病，警惕和认真防治可能继发性导致另一脏器功能损伤和病变的恶化。③重症、复杂的 CRS 者，应提倡内科学科间，特别是心内科和肾内科医师的互相配合，发挥各自优势，改善患者预后，提高存活率。

（章友康）

mìniào xìtǒng gǎnrǎn

泌尿系统感染（urinary system infection） 各种病原生物侵袭泌尿系统所致的感染性疾病。简称泌尿系感染，又称尿路感染。是临床常见感染性疾病。细菌、真菌、支原体、衣原体、病毒、寄生虫等均可感染泌尿系统，以细菌感染最常见。多见于育龄期妇女、老年人、免疫力低下及尿路畸形者，以育龄期妇女的发病率最高。普通人群泌尿系统感染的发病率约为 1%，男女比例约为 1∶8。50 岁以下成年男性很少发生。无症状性细菌尿在老年人中更为常见，发生率约 10%。

20 世纪 90 年代，泌尿系统感染已成为仅次于呼吸道感染的第二位医院感染类型。随着广谱抗生素和免疫抑制剂的广泛应用，各种泌尿系统诊疗技术的不断进步与临床应用，使得泌尿系统感染发病率逐年上升，且条件致病菌及耐药菌株明显增加，应引起医务人员的足够重视。

泌尿系统感染的分类：①根据累及部位，分为上尿路感染和下尿路感染，前者又称肾盂肾炎，后者包括膀胱炎及尿道炎。②根据有无尿路功能或解剖异常及全身性疾病，分为复杂性及非复杂性两大类。③根据临床表现分为有症状性和无症状性。④根据发病情况分为初发性和再发性，后者又可分为复发和重新感染。

病因及发病机制 主要从病原体、感染途径、宿主因素等方面叙述。

病原体 ①大多数是革兰阴性杆菌，主要是大肠埃希菌，其次是副大肠埃希菌、变形杆菌、克雷伯菌、产气肠杆菌、产碱杆菌和铜绿假单胞菌。②约10%是革兰阳性细菌，主要是葡萄球菌和肠球菌，肠球菌感染率增高显著。③真菌性感染有上升趋势，主要是假丝酵母菌，多见于使用广谱抗生素的留置导尿管或应用免疫抑制剂者。④麻疹病毒、腮腺炎病毒、柯萨奇病毒及腺病毒也可引起尿路感染，但较少见。⑤滴虫、丝虫、阿米巴原虫可导致下尿路感染。

性传播疾病如淋菌性尿道炎及衣原体、支原体性尿道炎并不少见，多发生于有不洁性交史者。

感染途径 ①上行感染：占此病的绝大多数，以大肠埃希菌最常见。病菌从肠道移行并定植于尿道口或前尿道，抑或女性阴道，某些情况（如性生活、尿路梗阻、尿失禁、医源性逆行操作）可使细菌上行引发膀胱感染。如输尿管反流，病菌可从膀胱逆行，

引发肾盂肾炎。②血行感染：少见。病原菌从体内感染灶通过血液循环累及肾和泌尿系统其他部位。多发生于慢性疾病或免疫抑制者。常见的有金黄色葡萄球菌、沙门菌、假单胞菌、结核杆菌和假丝酵母菌等。球孢子菌病及芽生菌病的肾播散常见，若肾结构或功能受损，易感性明显增加。③淋巴道感染：下腹部和盆腔器官与肾特别是升结肠与右肾的淋巴管相通，故有些学者认为，患盆腔器官炎症、阑尾炎和结肠炎时，细菌可能通过淋巴道进入肾脏。

宿主因素　在泌尿系统抑菌与感染的平衡中起重要作用，包括防御因素和易感因素两部分。

宿主的防御屏障　①尿道口、外阴分布的正常菌群可抑制病原菌生长。②排尿、尿流的机械性冲洗作用。③输尿管膀胱连接处的活瓣，具有防止尿液、病原菌进入输尿管的功能。④尿pH值低，含高浓度尿素和有机酸，不利于病原菌生长。⑤尿中T-H蛋白可抑制细菌与尿路上皮的受体结合，并阻止其黏附。⑥膀胱移行细胞分泌的酸性葡萄糖胺聚糖及覆盖于膀胱黏膜的黏多糖均可作为非特异性抗黏附因子阻止细菌黏附于尿路上皮。⑦尿中IgG、IgA可抑制大肠埃希菌的黏附作用，并可被吞噬细胞杀灭。⑧男性前列腺液具有抗革兰阴性杆菌作用。

宿主的易感因素　①尿路结构及功能异常：是上、下尿路感染最重要的易感因素如尿路器质性梗阻、膀胱输尿管反流、神经源性膀胱、泌尿系畸形及结构异常。②医源性因素：逆行性操作如导尿、膀胱镜、逆行肾盂造影和留置导尿管等，留置导尿管是院内尿路感染的最常见诱因。医源性操作通过损伤尿道黏膜而导致感染。③机体免疫力下降：糖尿病、糖皮质激素及免疫抑制剂治疗，肝硬化和营养不良等。④妊娠：2%~8%妊娠妇女发生尿路感染，与孕期输尿管蠕动功能减弱、暂时性膀胱输尿管活瓣关闭不全及妊娠后期子宫增大致尿液引流不畅有关。妊娠期尿中葡萄糖及氨基酸等成分增加亦是重要原因。⑤遗传性因素：膀胱炎复发的女性，其一级女性亲属尿路感染发病率及复发率均明显增高。易感性与ABH血型及非分泌性体质关系密切。⑥其他：慢性肾病及绝经后女性，易感性增加。

临床表现　局部症状：尿路刺激征，如尿频、尿急、尿痛、尿道灼烧感及下腹不适，尿液浑浊有异味，严重者可出现肉眼血尿，主要见于下尿路感染患者；肾区不适症状：腰酸、腰痛、腰部不适；全身感染症状：发热、乏力，发展为败血症者则可出现相关的全身中毒症状，主要见于上尿路感染者。查体可有一侧或两侧肋脊角压痛和（或）肾区叩击痛。

并发症：①肾乳头坏死：是严重并发症，常发生于伴糖尿病或尿路梗阻的肾盂肾炎，主要表现为寒战、高热、剧烈腰痛或腹痛和血尿等，可伴发革兰阴性杆菌败血症和（或）急性肾损伤。若有坏死组织脱落，阻塞输尿管，可发生肾绞痛。静脉肾盂造影可见肾乳头区有特征性“环形征”。②肾周围脓肿：严重肾盂肾炎直接扩展所致，多有糖尿病、尿路结石等易感因素。除原有症状加剧外，常出现明显的单侧腰痛，且向健侧弯腰时疼痛加剧。超声、X线腹部平片、CT等检查有助于诊断。③感染性尿路结石：变形杆菌等分解尿素细菌可引起磷酸铵镁结石，常呈鹿角形，多为双侧性，在结石的小裂隙内，常藏有致病菌，抗生素不易到达，易导致尿路感染治疗失败。若感染合并尿路梗阻，可迅速导致肾实质损伤。

诊断　应根据临床表现、实验室及影像学检查综合作出病因诊断与定位诊断。

临床症状　有诊断意义的症状有尿频、尿急、尿痛、血尿、腰痛及发热，体征有耻骨上区压痛、肋脊角压痛及肾区叩击痛。

实验室检查　①尿常规：可有白细胞尿、血尿、蛋白尿。尿沉渣白细胞>5个/HP称为白细胞尿，对尿路感染诊断意义较大。多为镜下血尿，少数为肉眼性。蛋白尿多为微量至轻度。部分肾盂肾炎患者尿中可见白细胞管型或上皮细胞管型。②尿液或尿道分泌物涂片：用于细菌、真菌的检测，革兰染色可观察白细胞内、外有无革兰阴性双球菌。尿道拭子涂片可观察上皮细胞中的衣原体包涵体。③尿培养：包括普通细菌、真菌及淋球菌、结核杆菌培养，衣原体细胞培养和支原体分离培养。④分子生物学检查：聚合酶链反应用于结核杆菌及性病相关病原菌检查。

影像学检查　B超、X线腹部平片、静脉肾盂造影、排尿期膀胱尿路造影、逆行肾盂造影、放射性核素显像等，用于了解尿路情况，及时发现有无尿路结石、梗阻、反流、畸形等导致尿路感染反复发作的因素。

定位诊断　判断感染部位在上尿路还是下尿路，对于指导治疗、评估预后具有重要价值。首先根据临床表现定位：上尿路感染常有发热、寒战，甚至出现毒血症症状，伴明显腰痛，输尿管点和（或）肋脊点压痛、肾区叩击痛等。下尿路感染常以尿路刺激征为突出表现，少有发热、腰痛等。其次根据实验室检查定位。出现下列情况提示上尿路感染：①膀胱冲洗后尿培养阳性。②尿沉渣镜检有白细胞管型，并排除间质性肾炎、狼疮肾炎等疾病。③尿N-乙酰-β-葡萄糖苷酶升高、β_2-微球蛋白升高。④尿渗透压降低。还可根据疗效判断定位：单剂抗菌药治疗6周，治愈者为膀胱炎，失败者为肾盂肾炎。

鉴别诊断 此病需与下列疾病鉴别。①尿道综合征：间歇或持续出现尿频、尿急、尿痛症状，多为女性，尿培养无细菌。②无症状血尿和（或）蛋白尿：以单纯血尿或单纯性蛋白尿为主，少数患者偶有白细胞尿，无尿频、尿急和尿痛，经抗感染治疗后红细胞尿、蛋白尿继续存在。可行相差显微镜尿红细胞形态检查，必要时行肾活体组织检查鉴别。③全身感染性疾病：如流行性感冒、疟疾、伤寒、脓毒症等，上尿路感染的全身症状较突出，尿路局部症状不明显者，应通过详细询问病史、查体及尿液相关检查鉴别。

治疗 除一般治疗外，应积极抗感染，明确并控制复杂因素。

一般治疗 注意休息、多饮水、定期排空膀胱，用碱性药物改善尿路刺激症状。

抗感染治疗 ①选用敏感的抗生素：无病原学结果前，用抗革兰阴性杆菌的抗生素经验治疗，3天症状无改善调整用药。②抗生素在尿液和肾内的浓度要高。③选用肾毒性小、副作用少的抗生素。④单一药物治疗失败、严重感染、混合感染、耐药菌株出现时需联合用药。⑤针对不同类型感染确定合理疗程。

控制复杂因素 积极寻找可能导致泌尿系统感染反复发作或迁延不愈的复发因素。纠正或改善泌尿系统结石、肿瘤、前列腺肥大、神经源性膀胱、膀胱输尿管反流等尿路解剖及功能异常，合理留置导尿管、控制原发疾病。

（李　英）

xìjūnxìng niàolù gǎnrǎn

细菌性尿路感染（urinary tract infection）

细菌侵袭尿路所致的感染性疾病。

病因及发病机制 主要叙述致病菌及其致病力。感染途径与宿主因素见泌尿系统感染。

致病菌 革兰阴性杆菌最常见，主要是大肠埃希菌，其次是变形杆菌、克雷伯菌。革兰阳性细菌占5%～10%，主要是粪肠球菌和葡萄球菌。十多年来，致病菌谱正在变化，大肠埃希菌感染有所减少，肠球菌感染增多。但大肠埃希菌仍是无症状性细菌尿、非复杂性尿路感染或首次发生尿路感染的最常见致病菌。医院内感染、复杂性或复发性尿路感染、尿路器械检查后发生的感染，则多为粪肠球菌、变形杆菌、克雷伯菌和铜绿假单胞菌。其中变形杆菌常见于伴尿路结石者，铜绿假单胞菌多见于尿路器械检查后，金黄色葡萄球菌则常见于血源性尿路感染者。

细菌致病力 细菌进入膀胱后能否引起感染，与其致病力密切相关。以大肠埃希菌研究最多。①细菌的表面抗原成分是其重要致病因素。大肠埃希菌的荚膜抗原（K抗原）有抗中性粒细胞吞噬和血清的杀灭作用，易引起肾盂肾炎。细菌细胞壁抗原（O抗原）主要成分为脂多糖，有细胞毒性和免疫原性，可引起机体的炎症反应，与感染灶形成、进展密切相关。②细菌与尿路器官黏膜的黏附能力在尿路感染的发病中也起重要作用。大肠埃希菌可通过菌毛（如Ⅰ型菌毛和P菌毛）的黏附素将菌体附着于特殊的上皮细胞受体，导致黏膜上皮细胞分泌白介素-6、白介素-8并诱导上皮细胞凋亡和脱落。尿路上皮细胞的P菌毛受体越多，越易发生肾盂肾炎。③致病性大肠埃希菌还可产生溶血素、铁运载体、细胞毒性坏死因子等对人体杀菌作用有抵抗能力的物质。

临床表现 主要有膀胱炎、尿道炎、肾盂肾炎和无症状性细菌尿。

膀胱炎和尿道炎 下尿路感染，表现为尿频、尿急、尿痛、排尿不适、下腹部疼痛等，部分患者迅速出现排尿困难。尿液常浑浊，并有异味，约30%可出现血尿。一般无全身感染症状，少数患者出现腰痛、发热，但体温常不超过38℃。

肾盂肾炎 可发生于各年龄段，育龄女性最多见。临床表现与感染程度有关，通常起病较急。可有发热、寒战、全身酸痛、恶心、呕吐等全身感染症状，体温多在38℃以上，多为弛张热，也可是稽留热或间歇热。部分患者可出现革兰阴性杆菌菌血症。可有尿频、尿急、尿痛、排尿困难、下腹部疼痛、腰痛。腰痛程度不一，多为钝痛或酸痛。部分患者下尿路症状不典型或缺如。查体可发现一侧或两侧肋脊角或输尿管点压痛和（或）肾区叩击痛。

无症状性细菌尿 细菌感染尿路而无相应症状。致病菌多为大肠埃希菌，细菌尿可持续存在

或消失与存在交替。可长期无症状，尿常规无明显异常。

辅助检查 ①尿常规检查：见泌尿系统感染。②尿白细胞排泄率：白细胞计数>3×10^5/h为阳性，12小时尿阿迪斯（Addis）计数白细胞>10^6为阳性。③尿细菌学检查：包括清洁中段尿沉渣涂片，革兰染色用油镜或不染色用高倍镜检查，计算10个视野细菌数，取其平均值，若每个视野下可见1个以上细菌，提示尿路感染，检出率为80%～90%；*尿细菌培养*，清洁中段尿、导尿或膀胱穿刺尿细菌培养，中段尿细菌定量培养≥10^5/ml，称为真性细菌尿，可确诊尿路感染；导尿细菌定量培养（10^4～10^5）/ml，为可疑阳性，需复查，<10^4/ml者可能为污染；膀胱穿刺尿细菌定性培养有细菌生长，即为真性细菌尿。④尿亚硝酸盐还原试验：大肠埃希菌等革兰阴性细菌可使尿内硝酸盐还原为亚硝酸盐，后者与格里斯（Griess）试剂发生反应生成红色的可溶性偶氮色素，敏感性在70%以上，特异性超过90%。⑤尿其他检查：急性肾盂肾炎可有肾小管上皮细胞受累，出现尿N-乙酰-β-葡萄糖苷酶活性升高。慢性肾盂肾炎可有肾小管功能异常，尿比重和尿渗透压下降，甚至肾性糖尿、肾小管性酸中毒等。⑤影像学检查：急性期不宜做静脉肾盂造影，可做B超检查。反复发作或急性尿路感染治疗7～10天无效的女性患者应行静脉肾盂造影。男性患者无论首发还是复发，均应行尿路X线检查排除解剖和功能异常。

诊断 根据临床表现和实验室检查，诊断不难。凡有真性细菌尿者，均可诊断为尿路感染，但不能定位。区分上、下尿路感染，需进一步定位诊断。

诊断标准：①清洁中段尿（尿液需在膀胱停留4小时以上），菌落数≥10^5/ml。②中段尿沉渣白细胞数≥10个/HP或有尿路感染症状者。具备①②可诊断，若无②则应再做尿细菌计数复查，若仍≥10^5/ml，且两次菌种相同者可确诊。③膀胱穿刺尿培养细菌阳性亦可确诊。④若无条件做尿细菌培养，用治疗前清晨清洁中段尿沉渣涂片染色，细菌>1个/HP，结合临床尿路感染症状亦可确诊。⑤导尿细菌数在（10^4～10^5）/ml者应复查，若仍为（10^4～10^5）/ml，可结合临床表现或做膀胱穿刺尿培养确诊。若女性患者有明显尿频、尿急、尿痛，尿白细胞增多，尿细菌定量培养为≥10^2/ml常见致病菌，可拟诊，以此提高诊断的敏感性。

治疗 旨在改善局部及全身症状，清除潜在感染源，控制易发因素，预防远期并发症。抗生素的应用起关键性作用。产超广谱β-内酰胺酶的菌株甚至多重耐药菌的增多，给治疗带来新的困难。例如，大肠埃希菌对常用青霉素类（氨苄西林、哌拉西林）已表现出很高的耐药性，对氨苄西林的耐药率达70%，克雷伯菌对氨苄西林的耐药率甚至超过90%。1999年美国感染性疾病协会指南及2006年欧盟尿路感染治疗指南均推荐复方磺胺甲噁唑和喹诺酮类药物作为治疗女性非复杂性膀胱炎和肾盂肾炎的一线药物。上海瑞金医院的资料显示，大肠埃希菌对复方磺胺甲噁唑和环丙沙星的敏感率仅为57.4%和54.9%。喹诺酮类药物大量应用所致耐药问题也已引起全世界的关注。综合美国感染性疾病协会、欧洲微生物学及感染性疾病学会等组织共同更新修正的治疗指南，对不同类型的尿路感染提出下列治疗建议。

急性非复杂性膀胱炎 首选复方磺胺甲噁唑及喹诺酮。可选用单剂疗法或3日疗法均可有效杀灭膀胱内细菌，但前者的疗效不如后者且复发率较高。若该地区对于此药的耐药性已超过20%，需更换其他药物，如磷霉素单剂疗法，呋喃妥因5日疗法，β-内酰胺类抗生素如阿莫西林-克拉维酸，头孢克洛、头孢地尼、头孢泊肟等3～7日疗法等。β-内酰胺类抗生素因疗效稍差且副作用较多，一般不作为首选。阿莫西林及氨苄西林因疗效差、耐药性广，已不推荐使用。

急性非复杂性肾盂肾炎 首选对革兰阴性杆菌有效的药物。72小时未显效者按药敏结果换药。可选用的药物有喹诺酮类、氨基糖苷类、第二或三代头孢菌素。①轻至中度肾盂肾炎：常用复方磺胺甲噁唑、喹诺酮类、头孢菌素等。经2周治疗后，90%可治愈。②全身感染症状较重的重度肾盂肾炎：静脉给药。常用药物有喹诺酮类、第二或三代头孢菌素。氨基糖苷类也可慎用。若有效，可于退热后24小时或继续用药72小时后改用口服，以完成2周疗程。若治疗72小时无好转，应按药敏试验结果换药，疗程不少于2周。

复杂性尿路感染 指尿路和肾脏存在结构和功能异常的尿路感染。致病菌广泛，且多为耐药菌。按下列原则处理：①无症状者不需用药，但尿路器械操作前应防止感染，操作后3～7天药物预防。②由于致病菌的复杂性及易耐药性，治疗前均需做尿细菌学检查，在获药敏结果前应给予

广谱抗菌药或加 β-内酰胺酶抑制剂行经验治疗，严重者联合治疗。③抗感染同时尽可能纠正复杂因素，如去除异物、解除梗阻。若纠正复杂因素，应予以4~6周的长程治疗，兼予手术。若不能纠正复杂因素，则仅给予7~14天疗程治疗以控制症状。对反复发作的症状性尿路感染，可试行半年疗程的抑菌疗法。

再发性尿路感染　包括重新感染和复发。①重新感染：治疗后症状消失，尿菌转阴，但在停药6周后再次出现真性细菌尿，菌种与上次不同，称为重新感染。治疗方法与首次发作相同。对于频繁的再感染者（如半年内发生2次以上），可用长程低剂量抑菌治疗，可选用复方磺胺甲噁唑、呋喃妥因或氧氟沙星等，可每7~14天更换一次药物，连用半年。②复发：治疗后症状消失，尿菌阴转后在6周内再次出现，菌株与上次相同（且为同一血清型），称为复发。复发常见于肾盂肾炎，特别是复杂性肾盂肾炎患者更易复发。除治疗诱发因素（如梗阻、结石、尿路异常等），还应按药敏结果选择强有力的杀菌性药物，不少于6周。反复发作者，宜给予长程低剂量抑菌疗法。

预防　早期预防上行性感染。①多饮水，定时排尿。②注意阴部清洁，女性患者月经、妊娠和产褥期尤应注意。③尽量避免使用尿路器械，必要时应严格无菌操作。④与性生活有关的反复发作的尿路感染，于性生活后宜立即排尿，并可预防性服用1次剂量抗菌药。

（李　英）

zhēnjūnxìng niàolù gǎnrǎn

真菌性尿路感染（fungal urinary tract infection）　真菌侵袭尿路所致的感染性疾病。随着广谱抗生素、糖皮质激素、免疫抑制剂及细胞毒药物的广泛应用，以及慢性消耗性疾病、糖尿病人群的增多、有创诊疗技术的普及，此病的发生率逐年上升。中国的资料是从不足4.8%增至10%。

病因及发病机制　主要从致病菌、感染途径及易感因素等方面叙述。

致病菌　多种真菌可导致尿路感染，以假丝酵母菌多见，主要是白念珠菌，尚有光滑念珠菌、热带念珠菌、克柔念珠菌、近平滑念珠菌等。白念珠菌广泛存在于正常人群，但仅在机体防御机制破坏情况下导致感染。还有一些真菌也可导致原发性感染称地方性感染。常见的有组织胞质菌、球孢子菌、芽生菌等，使正常人及细胞免疫缺陷患者致病，经血源播散累及泌尿系统。

感染途径　①血源性感染：在播散性念珠菌病中，尿路可被累及，出现念珠菌尿，甚至少见的灶性肾盂肾炎或肾脏播散性感染。球孢子菌病的肾播散较为常见。芽生菌病常累及泌尿生殖系统。在免疫抑制患者中，播散性隐球菌感染可累及泌尿系统，甚至引起肾盂肾炎、肾乳头坏死。②上行性感染：潜伏在肠道、生殖道的念珠菌，侵入并感染下尿路，经膀胱输尿管上行侵入肾脏。

易感因素　①长期大量应用广谱抗生素，引起菌群紊乱。②慢性严重疾病，糖皮质激素、免疫抑制剂的应用，以及肿瘤患者的放射及化学治疗导致机体防御功能降低。③留置导尿、尿路畸形等致尿路局部抵抗力下降。④糖尿病患者，尤其是血糖>8.3mmol/L者，假丝酵母菌生长率明显提高。⑤正常尿液呈酸性，有利于假丝酵母菌生长。

临床表现　住院患者中，念珠菌尿并不少见，但多数无症状。尿路假丝酵母菌感染者，有下列表现。

肾盂肾炎　临床表现与细菌性肾盂肾炎相似，有两种形式：①多发性肾皮质脓肿。②集合管或肾乳头弥散性真菌浸润。两种形式可同时出现，可伴肾乳头坏死，真菌球形成，甚至出现肾功能损害。超声和CT检查可见肾内及肾周围脓肿，静脉肾盂造影可显示真菌球和肾乳头坏死。

膀胱炎　以女性多见，男女比例为1∶4，可有尿频、尿急、尿痛、排尿困难，脓尿或血尿，偶有气尿。膀胱镜可见类似鹅口疮的柔软、白色、轻微凸起的斑块，膀胱黏膜可有充血和炎症表现。

输尿管梗阻　真菌球或真菌性结石移行至输尿管，可发生肾绞痛、肾盂积水，若双侧完全梗阻则导致无尿及肾功能异常。

诊断　主要依据临床表现，以及反复血、尿标本培养。存在真菌感染的易感因素，出现尿路感染症状，尿中白细胞数增多而细菌培养阴性，或新鲜尿标本镜检有真菌者，均应考虑真菌性尿路感染可能。

诊断标准：导尿真菌定量培养菌落数≥10^4/ml，常为真菌性尿路感染。未经离心的新鲜导尿标本镜检10个视野，平均有真菌1~3个/HP者，相当于菌落数≥10^4/ml，有诊断意义。肾组织的影像学检查（CT、B超、排尿期膀胱造影、静脉肾盂造影等）等可确认肾脓肿、真菌球及泌尿系梗阻的存在。

治疗　早期诊断、恰当治疗可取得良好效果，关键是寻找并去除诱因，合理使用抗真菌药物，追踪并防止复发。参照美国感染病学会2009年更新的念珠菌病治疗临床实践指南，提出以下治疗建议。

无症状性念珠菌尿 非高危传播患者不需治疗，去除易感因素如取出留置导尿管、停用广谱抗菌药物等，可获得清除念珠菌尿的效果，并慎重使用肾脏影像学技术排除脓肿、真菌球或泌尿道异常。高危患者包括中性粒细胞减少症者、出生时低体重儿和即将接受泌尿道手术者，应采用针对侵袭性念珠菌病的治疗方法，常用药物包括氟康唑、两性霉素B等。

有症状性念珠菌尿 氟康唑是治疗念珠菌性膀胱炎和肾盂肾炎的首选药物。该药物的水溶性好，主要以其活性形式由尿液排出，其尿液中的药物浓度易超过对大多数念珠菌的最小抑菌浓度。对氟康唑过敏或耐药者，口服氟胞嘧啶、全身应用两性霉素B及用其进行膀胱冲洗均可作为备选治疗方案，但通常不建议患者进行膀胱冲洗，除非将其用于治疗唑类耐药菌（如光滑念珠菌和克柔念珠菌）所致难治性膀胱炎。对于出现真菌球的非新生儿患者，推荐采用外科手术干预，并给予氟康唑治疗，两性霉素B单独使用或与氟胞嘧啶联用可作为备选方案。若可进入肾脏集合系统，可采用两性霉素B溶液冲洗的辅助疗法。治疗应持续至症状消失，尿液念珠菌培养结果阴性。

（李　英）

zhīyuántǐ niàolù gǎnrǎn

支原体尿路感染（mycoplasmal urinary tract infection） 支原体侵袭尿路所致的感染性疾病。属于非淋球菌性尿道炎。自2001年以来，中国报告的非淋球菌性尿道炎发病率已超过淋球菌性尿道炎，居全国监测的8种性传播疾病之首。支原体是泌尿生殖道常见寄生菌之一，在特定环境下可以致病。其感染发病率已占非淋球菌性尿道炎致病菌的30%～40%，成为仅次于沙眼衣原体的又一重要致病微生物。多数患者无症状或症状轻微，常不重视或治疗不正规、不彻底，导致其感染广泛传播、病程迁延、耐药性增多，出现慢性输卵管炎、盆腔炎、慢性前列腺炎、附睾炎甚至不孕不育等严重并发症。

病因及发病机制 主要叙述病原体及传播途径，宿主因素见*泌尿系统感染*。

病原体 ①支原体广泛分布在自然界，已发现与人类有关的支原体有15种，其中解脲支原体、人型支原体和生殖支原体等7种与泌尿生殖道感染有关。②支原体是一种大小介于细菌和病毒之间的原核微生物，无细胞壁，是在人工培养基中生长繁殖的最小微生物。呈高度多形性（球形、杆形、丝状、分枝状），可通过除菌滤器，对抑制细菌细胞壁合成药物天然耐药。37℃下可生存7天以上，-70℃冻干状态下可保存数年。③支原体是泌尿生殖道上的正常寄居微生物，有研究报道，性活跃的健康人支原体分离率，男性为25%～53%，女性为40%～80%，但一般不致病。机体免疫力低下或黏膜受损者，支原体可大量繁殖而致病。也有学者认为，支原体的某个或某些血清型与疾病的发生有关。

支原体黏附于泌尿生殖道黏膜上皮后从宿主细胞膜获得脂质和胆固醇作为养料，并释放有毒代谢产物，如过氧化氢、NH_3和超氧离子，致宿主细胞损伤。

传播途径 主要是性接触传播和母婴垂直传播。通常成人男性的首发部位在尿道黏膜，女性在宫颈，新生儿主要引起结膜炎和肺炎。

临床表现 潜伏期多为1～3周，部分患者可长期呈无症状感染状态。典型的急性期症状与其他非淋球菌性生殖泌尿系统感染相似，男性表现为尿道刺痛、尿急及尿频，尿道口轻度红肿，可有少量浆液性或脓性分泌物，或仅有晨起痂膜封口。女性多数无明显自觉症状，若感染侵及尿道，尿频、尿急是引起注意的主要症状，可有尿道口潮红、充血，挤压尿道可有少量黏液性分泌物溢出。若感染局限于子宫颈，表现为白带增多、浑浊、宫颈水肿、充血或表面糜烂。上行感染还可导致肾盂肾炎，以及男性的前列腺炎、附睾炎，女性的子宫内膜炎、输卵管炎、盆腔炎等严重并发症。

诊断 诊断主要依靠实验室检查。若临床怀疑尿路感染但尿细菌培养反复阴性，应及时做支原体检查。无泌尿系统感染症状者易漏诊。①支原体分离培养：新鲜清洁中段尿，接种于支原体培养基，若有菌落生长，用同型特异性抗体抑制试验分型。②血清学检查：应用支原体制备抗原，与患者血清行补体结合试验。③分子生物学方法：采用聚合酶链反应及DNA探针技术检测支原体。其特异性和敏感性高，简便快速，但操作条件严格，有假阳性。

鉴别诊断 需与*淋球菌性尿道炎*及非特异性尿道炎进行鉴别。淋球菌性尿道炎潜伏期较短，尿道刺激症状明显，尿脓性分泌物较多，可见白细胞内革兰阴性双球菌，病原体培养有淋球菌生长。非特异性尿道炎与性接触无关，细菌培养有大肠埃希菌等细菌生长。

治疗 ①由于支原体耐药性明显增加，治疗前应尽可能做培养及药敏试验，选择有效抗菌药进行规范治疗。②支原体无细胞壁结构，对青霉素、头孢菌素等β-内酰胺类抗菌药物不敏感。③四环素、红霉素、链霉素及氯霉素可抑制或影响蛋白合成，有杀灭支原体的作用。首选四环素类（如四环素、多西环素、米诺环素），也可用大环内酯类（如红霉素、琥乙红霉素、罗红霉素、阿奇霉素）。④喹诺酮类抗菌药也可选用，但应注意日益增高的耐药性。⑤疗程为 7～14 天，若效果不佳，应考虑合并其他病原体感染的可能性。

（李　英）

lìnqiújūnxìng niàodàoyán

淋球菌性尿道炎（gonococcal urethritis） 淋球菌感染所致泌尿系统化脓性炎症。简称淋病。是最常见的性传播疾病之一。新中国成立后，政府实施强有力的性病防治政策，此病在 20 世纪 60 年代已基本消灭，但 80 年代后，其发病率又开始回升，被定为中国法定乙类传染病。人群普遍易感，但 20～39 岁发病率最高。耐药菌株大量出现是此病蔓延扩散的重要原因之一。

病因及发病机制 主要叙述致病菌及传播途径，宿主因素见*泌尿系统感染*。

致病菌 淋球菌，又称淋病奈瑟菌或淋病双球菌。①该菌为需氧型革兰阴性双球菌，对理化因素抵抗力弱。②该菌的外膜由脂多糖、外膜蛋白及菌毛构成。脂多糖为淋球菌的内毒素，与细菌毒力、致病性及免疫性有关；外膜蛋白可介导细菌黏附，并抵抗机体抗特异抗体的杀伤；菌毛有抗原性，可介导黏附及抑制白细胞的吞噬。③该菌主要侵犯泌尿生殖系统，单层柱状上皮细胞和移行上皮细胞，借助菌毛及外膜蛋白黏附于被侵袭的细胞，在细胞内繁殖导致细胞崩解，进入黏膜下层，通过其脂多糖与机体 IgG、补体等协同作用导致炎症反应。

传播途径 人是淋球菌的唯一天然宿主，患者是唯一传染源，性接触直接传播，无症状感染者也具有传染性。生活密切接触可间接感染。妊娠期可通过胎盘及羊膜腔内感染胎儿，或分娩时通过产道感染新生儿。

临床表现 潜伏期 1～14 天，多于感染后 2～5 天发病。急性尿道炎是男性患者的最主要临床表现。早期表现为尿道口红肿、灼痒、刺痛、排尿不适，并有稀薄或黏液脓性分泌物溢出。多数患者在感染 24 小时后出现尿痛，尿道口排出大量脓性分泌物，并可结成脓痂。部分患者于夜间可出现痛性阴茎勃起。尿道口可见小溃疡和糜烂。若不及时治疗，病变可上行蔓延引起后尿道炎、前列腺炎，以及附睾炎、睾丸炎，有时可见血尿或血性精液。累及附睾、睾丸可有阴囊或睾丸肿痛，感染严重时可出现两侧腹股沟淋巴结肿大甚至化脓破溃。全身症状较轻。

女性患者尿道炎症状常比男性轻，甚至可无症状。主要表现是轻度尿频、尿急、尿痛及尿血伴尿道口红肿，有脓性分泌物。但常伴淋菌性宫颈炎、阴道炎及前庭大腺炎，有腹痛、腰痛、月经及白带异常。可见宫颈充血，有脓性分泌物自宫颈口流出。病情进展可并发子宫内膜炎、输卵管炎及盆腔炎。

诊断 依据包括：①不洁性交史。②典型的尿路刺激症状和尿道及宫颈脓性分泌物。③病原学检查证据。尿道分泌物涂片革兰染色及淋球菌培养是最常用的检查手段。涂片检查取尿道分泌物行革兰染色，观察白细胞内、外有无革兰阴性双球菌，阳性者可初步诊断。淋菌培养及药物敏感试验应在取材后立即接种，根据菌落形态、氧化酶试验、糖发酵试验及细菌涂片染色镜检，阳性即可确诊。培养对症状轻或无症状患者的确诊意义更大。免疫学检查常用的方法是用混合的单克隆抗体做直接免疫荧光试验检查淋球菌，但某些淋球菌与此抗体不起反应，而一些非淋球菌性奈瑟菌却反应阳性，故判断结果应谨慎。聚合酶链反应的敏感性和特异性均较高，但操作要求较严格。

鉴别诊断 需与下列尿道炎鉴别：①非淋球菌性尿道炎：多见于*衣原体尿路感染*或*支原体尿路感染*，潜伏期稍长，尿频、尿急及尿痛症状轻微，尿道分泌物量少而稀薄。尿道或宫颈拭子涂片镜检及培养均未见淋球菌，衣原体或支原体病原学检查阳性。②非特异性尿道炎：尿路刺激征明显，但无尿道脓性分泌物，尿培养常有革兰阴性杆菌生长。

治疗 此病应早诊断、早治疗。1993 年中国卫生部防疫司制订了淋病治疗方案，可选用氟喹诺酮类、头孢菌素类或青霉素类药物，一般用药疗程为 5 天。氨基糖苷类药物大观霉素的疗效也十分确切。因耐药淋球菌株的不断增加，青霉素及喹诺酮类药物已不再推荐使用。2010 年美国疾病控制中心发布的最新治疗指南，对单纯性淋球菌性尿道炎及子宫颈炎、直肠炎推荐头孢曲松作为首选药物，替代治疗药物包括头孢泊肟、大观霉素、阿奇霉素，其治愈率均可达 95%以上。治愈标准：症状、体征全部消失，尿常规检查正常，疗程结束后第 4、7 天前列腺按摩液、尿道或宫颈分泌物涂片镜检及细菌培养连续 2 次阴性。

预防 ①普及性传播疾病知识。②使用安全套。③性伴侣同步检查及治疗。④注意个人卫生与隔离，患者污染物及时消毒处理。⑤加强淋球菌耐药菌株的监测，合理选用抗生素，降低细菌耐药性。

（李　英）

yīyuántǐ niàolù gǎnrǎn

衣原体尿路感染（chlamydial urinary tract infection） 衣原体感染所致泌尿系统炎症。20 世纪 60 年代以来，在世界范围内，沙眼衣原体所致泌尿生殖道感染逐渐增多。至 2000 年，其感染率已超过淋球菌，跃居性传播疾病的第一位。据世界卫生组织统计，2005 年全球新发沙眼衣原体性泌尿生殖道感染病例为 1.02 亿，已成为非淋球菌性尿道炎的最主要致病菌。发病人群主要是性活跃的青年人，男女比例近似。

病因及发病机制 主要叙述病原体及传播途径，宿主因素见泌尿系统感染。

病原体 ①衣原体是一类能通过滤器、严格细胞内寄生、在宿主细胞中有独特生活周期的微生物，呈球形，大小介于细菌和病毒之间。对热敏感，但耐低温。可致泌尿生殖道感染者为沙眼衣原体，分 3 个生物变种，19 个血清型，其中 D～K 血清型可引起泌尿生殖系统炎症，以及多发性对称性关节炎、结膜炎和尿道炎三联征，即莱特尔综合征（Reiter syndrome）等。②衣原体侵袭人体柱状上皮细胞，进入单核-巨噬细胞系统。在细胞内繁殖可逃避宿主免疫系统攻击，导致感染细胞死亡。其致病机制与抑制被感染细胞代谢、释放溶解破坏细胞、代谢产物的细胞毒作用及诱发变态反应和自身免疫反应有关。

传播途径 此病的传染源是隐性感染者和患者，性接触传播，性关系混乱、开始性生活年龄过早、不用安全套的不洁性交尤易被传染。母婴间可通过宫内、产道和产褥期等方式垂直传播。

临床表现 潜伏期数日至数月，多为 1～3 周。大多症状轻微，50%～70%患者无任何临床表现。①男性患者常表现为会阴部不适、尿道发痒、刺痛或烧灼感，伴尿频、尿急、尿痛。部分患者有尿道口红肿和尿道浆液性或黏液脓性分泌物，晨起或长时间不排尿时，尿道口可有痂膜，此表现与*淋球菌性尿道炎*相似，但程度较轻。部分患者可并发前列腺炎、附睾炎、睾丸炎及莱特尔综合征等。②女性患者尿道炎症状常不明显或无症状。半数患者表现为尿频、排尿不适，但尿痛无或很轻微，压迫尿道可有少量浆液性分泌物溢出。生殖道炎症以黏液脓性宫颈炎最为明显，常伴前庭大腺炎、阴道炎、外阴瘙痒、下腹不适。若治疗不及时、不彻底，还可并发子宫内膜炎、输卵管炎及盆腔炎，导致异位妊娠、流产和不孕。

衣原体感染患者半数以上可合并其他病原体感染，如支原体、假丝酵母菌、阴道毛滴虫、淋球菌等。约 1/3 的淋球菌性尿道炎患者能同时培养出衣原体。

诊断 依据包括：①不洁性交史。②尿道炎和（或）宫颈炎表现。③淋球菌镜检和培养阴性。④衣原体分离培养或可靠的非培养检查证实为衣原体感染。起病隐匿，且症状不典型，确诊依靠病原学检查。

实验室检查：①衣原体细胞培养法：McCoy 细胞或 HeLa-299 细胞培养，碘染色或荧光抗体染色观察增殖的包涵体。②衣原体细胞学检查法：感染细胞涂片，进行吉姆萨或碘染色，观察胞内包涵体。③直接免疫荧光法：检查细胞涂片中的衣原体，敏感性达 93%，特异性达 96%，简便、快速。④核酸扩增试验：可对衣原体靶序列进行特异性扩增，包括聚合酶链反应和连接酶链反应等。后者是在聚合酶链反应基础上发展起来的一种新型核酸扩增技术，敏感性、特异性均高达 95%以上，可检测尿道和宫颈拭子及晨尿等标本，被美国食品药物管理局批准为诊断泌尿生殖道衣原体感染最敏感的检测方法。

治疗 根据 2010 年美国疾病控制中心衣原体感染治疗方案，常用药物有：四环素类、大环内酯类、喹诺酮类。首选阿奇霉素、多西环素。替代方案包括红霉素、左氧氟沙星，疗程为 7～14 天。沙眼衣原体的复制周期长，抗菌药物治疗时可被暂时抑制，故治疗结束后 3～4 周需复查，判断是否被清除。治愈患者在治疗后 3 个月重复检测。

（李　英）

mànxìng shènyú shènyán

慢性肾盂肾炎（chronic pyelonephritis） 反复或持续感染所致肾

盂肾盏及肾实质活动性炎症与修复、纤维化及瘢痕形成为特点的慢性炎症。是泌尿系统的常见病与多发病。既往认为泌尿系统感染持续反复发作1年以上即可诊断慢性肾盂肾炎，但实际上部分患者即使多次发作，也未必会进展至慢性肾盂肾炎。此病有较独特的病理改变，若感染持续反复发作超过半年，并伴肾小管间质持续性功能和结构的改变，即可诊断为慢性肾盂肾炎。

病因及发病机制 此病并非均由急性肾盂肾炎反复发作演变而来。多发生于尿路解剖或功能异常者，且其致病菌群也与急性肾盂肾炎不同。

宿主因素 尿路有防御微生物感染的能力，最重要的是尿液冲刷作用。若其削弱，则感染难以控制或迁延不愈，导致肾永久性损害。削弱尿路抵抗力的因素称复杂因素，以膀胱输尿管反流和尿路梗阻最常见。膀胱输尿管反流是膀胱输尿管交接处结构异常导致尿液向输尿管反流，严重时可致反流性肾病，称非梗阻性萎缩性慢性肾盂肾炎。尿路梗阻继发上尿路感染又称梗阻性慢性肾盂肾炎，尿路结石是最常见原因。少数慢性肾盂肾炎未发现复杂因素，称特发性慢性肾盂肾炎。研究认为，黏膜的屏障破坏，免疫功能紊乱，可能是肾盂肾炎反复发作的重要原因。最终肾盂肾盏、肾乳头因瘢痕形成而变形，更利于致病菌潜伏，且瘢痕局部血运差，病灶内抗菌药物浓度不足均可导致感染迁延不愈，局部病变进行性恶化。

细菌因素 抗生素的广泛应用，使细菌细胞壁合成受阻，变为L型，其抗原性降低，可逃避机体免疫系统攻击而在髓质高渗环境长期存活，引发经久不愈的慢性间质性炎症。一旦机体免疫力下降，L型又可恢复为普通型，使感染症状加重。L型细菌可能是此病长期不愈的重要原因。最常见细菌为大肠埃希菌，其他还有铜绿假单胞菌、奇异变形杆菌和克雷伯菌等。其耐药性的增强，特别是产超广谱β-内酰胺酶的大肠埃希菌的出现，削弱了抗生素的作用，是尿路感染迁延不愈的原因之一。

临床表现 此病病程进展隐匿。①尿路感染表现：多数仅有轻度尿频、排尿不适或间歇性无症状性细菌尿，以及腰腹疼痛、反复低热等，少数可表现为间歇发作性症状性肾盂肾炎。②肾小管间质受损表现：症状明显，如高血压、多尿和夜尿、尿比重或尿渗透压下降，以及肾小管性酸中毒、低钾血症或高钾血症、肾性糖尿和氨基酸尿、肾小管性蛋白尿。

病理表现 肾组织活动性炎症与修复、纤维化及瘢痕形成。累及一侧或两侧肾脏，可见双侧肾大小不等，表面凹凸不平。肾盂肾盏的炎症、纤维化及变形，或有肾盏内积脓，不规则分布的纤维化瘢痕可导致肾脏萎缩和变形。光学显微镜下肾组织中可见大量肾小管萎缩和纤维化，间质可见淋巴细胞、单核细胞浸润，急性发作期可见中性粒细胞浸润。

诊断 此病与急性肾盂肾炎并非依靠病史长短划分。慢性肾盂肾炎常有尿路感染的发作，且几乎均为复杂性尿路感染，即伴尿路梗阻、结石、膀胱输尿管反流等尿路解剖与功能异常。尿液细菌学检查、肾小管功能检查、影像学检查等可为此病提供诊断依据。

尿液检查 可有间歇性细菌尿；可有白细胞管型，部分患者可有肾小管性蛋白尿，尿蛋白量达肾病综合征范畴提示预后不良；肾小管功能受损可有低渗尿、低比重尿及肾小管性酸中毒等；尿中肾小管性标志物检测判定肾小管功能损伤有重要意义，如β_2-微球蛋白、α_1-微球蛋白、视黄醇结合蛋白质。

影像学检查 静脉肾盂造影（intravenous pyelography，IVP）、^{99m}Tc-二巯丁二酸肾静态显像有重要诊断价值，IVP诊断尤为关键。其典型征象为：局灶、粗糙的皮质瘢痕，邻近肾乳头收缩和肾盏的扩张变钝。皮质的瘢痕常位于肾脏的上、下极，但IVP的敏感性较低，早期瘢痕等病变易漏诊，故除常规IVP外，国内外研究越来越趋于利用^{99m}Tc-二巯丁二酸肾静态显像发现肾盂肾炎病灶和肾脏瘢痕，其特异性表现是肾皮质的收缩和楔形缺损，特别是体层显像被认为是鉴别肾脏瘢痕最敏感且可靠的技术。

鉴别诊断 此病需与肾结核及缺血性肾病鉴别。肾结核的特征性表现是脓肿和钙化以及输尿管壁的增厚。缺血性肾病所致的肾萎缩仅有肾外形缩小，显影延迟，肾动脉造影检查可确诊。

治疗 一旦确诊，应早期治疗，主要目标是控制感染，纠正尿路梗阻、膀胱输尿管反流，延缓病情进展。

一般治疗 多饮水，以降低髓质渗透压、保证尿路冲刷作用；定时排尿，以减轻膀胱内压力及减少残余尿。尿路刺激症状明显者可给予碳酸氢钠碱化尿液。

控制和去除复杂因素 确定治疗方案前应寻找尿路结石、梗阻、反流等可能致病因素并予以去除。重度反流及反复发作经保守治疗无效的原发性膀胱输尿管反流，应给予手术治疗。保守治疗则包括定期排空膀胱，“二次排尿”，必要时给予长程低剂量抑菌药（见反流性肾病）。尿路结石或机械性梗阻应予以手术治疗以解除梗阻。

抗感染　应遵循以下原则：①急性发作时按照急性肾盂肾炎的处理原则治疗，无症状性细菌尿不需抗感染。②针对感染的细菌多为耐药菌，且病变部位瘢痕形成、局部血运差、病灶内抗菌药物浓度不足等特点，抗感染前应行清洁中段尿培养，根据药敏结果选用抗生素。若确需在培养出结果前用药，应选用广谱和耐β-内酰胺酶的抗菌药。重症者用氨苄西林加氨基糖苷类、亚胺培南+西拉司丁或哌拉西林+他唑巴坦，轻者用复方磺胺甲噁唑、喹诺酮类或加β-内酰胺酶抑制剂。③若能去除复杂因素，可采用4~6周较长疗程的抗生素治疗，以期达到彻底清除细菌的目的，但若短期内不能将复杂因素去除，则采用短程抗菌治疗控制症状。④对尿路梗阻等解剖因素难以去除而尿路感染反复发作者，可考虑采用低剂量长程抑菌疗法。

保护肾功能　有效控制血压，避免应用肾毒性药物及肾脏血流灌注不足。已出现慢性肾功能不全者，应给予低蛋白饮食、碱化尿液等综合护肾措施。

（李　英）

shènjiéhé

肾结核（tuberculosis of kidney）

结核分枝杆菌侵袭肾脏所致的慢性进行性破坏性疾病。是全身结核病的一部分。肾结核在泌尿系统结核中占有重要位置，泌尿系统其他器官的结核多数起源于肾结核。泌尿系统是肺外结核好发部位之一，其发病率仅次于淋巴结核、骨关节结核。20世纪80年代中期以来，全球结核病疫情又呈现上升趋势。世界卫生组织于1993年宣布“全球结核病处于紧急状态”。结核病发病率回升可能与人类免疫缺陷病毒感染的全球蔓延及结核病治疗不规范造成耐药结核菌株产生有关。多见于20~40岁青壮年，男女比例约为2∶1。老年人患病率有上升趋势。

病因及发病机制　此病最常见继发于肺结核，偶见继发于肠结核和全身粟粒样结核。结核分枝杆菌从原发病灶到达肾脏，引起肾结核的途径有：①血行感染：肺或其他部位的结核分枝杆菌随血液循环进入肾脏，其中90%发生在肾皮质，10%在肾髓质，80%以上为双侧同时感染。②淋巴途径感染：原发病灶的结核分枝杆菌经淋巴管到达肾周围的淋巴结，再感染肾脏。③直接蔓延：邻近肾脏的原发结核病灶如脊柱结核等，可直接蔓延侵犯肾脏。其中血行感染最常见，原发病灶的结核分枝杆菌进入肾脏后，多停留在肾小球周围的毛细血管丛内，形成结核病灶。若机体免疫力正常，病灶局限在肾皮质，形成多发微小粟粒结节，可愈合，不引起临床症状，称病理肾结核；若细菌量大、毒性强、机体免疫力下降，则病灶不愈合，扩展至肾髓质，成为慢性进行性结核病变，出现临床症状，即临床肾结核。

临床肾结核多为单侧性，其主要病变为肾髓质的肉芽肿，发生凝固性坏死即干酪样坏死，病灶破溃导致空洞和溃疡形成；肾组织纤维化导致尿路狭窄和梗阻；受损部位出现钙化，形成局部无功能区。一侧肾结核病灶向下蔓延可致输尿管、膀胱结核，继而累及对侧输尿管口，逆行感染对侧肾脏，严重时可导致输尿管狭窄、梗阻，膀胱挛缩。

临床表现　①早期：可无症状，仅在体检或其他检查时发现尿呈酸性反应，有少量蛋白、红细胞和白细胞，尿中可查出结核分枝杆菌。②尿频：是肾结核最早出现的症状之一。开始源于脓尿及含有结核分枝杆菌的尿液刺激膀胱，后期则是膀胱黏膜为结核菌感染直至膀胱挛缩所致，明显尿频伴尿急、尿痛。③血尿：多在尿频、尿急、尿痛后出现，表现为终末血尿，提示来源于膀胱炎症。部分患者也可首现无痛性血尿，提示来源于肾脏。④脓尿：尿液呈米汤样浑浊或脓血尿。⑤全身症状：不多见，若有发热、盗汗、消瘦、乏力，提示病变严重，肾脏积脓或合并其他脏器活动性结核。⑥局部症状：亦不多见，极少数患者可触及肿大肾脏并有腰痛，见于巨大脓肾、肾结核继发感染、肾周围脓肿者。⑦晚期症状：双肾结核或一侧肾结核合并对侧严重肾积水可出现贫血、水肿、恶心、呕吐。部分肾结核患者可出现继发性高血压，少数患者还可表现为肾性尿崩症、肾小管性酸中毒。

诊断　诊断的主要线索是逐渐加重的尿频、尿急、尿痛或伴血尿。

尿液检查　对肾结核诊断有决定意义。①尿常规：对于有慢性膀胱炎症状而尿中又有蛋白、红细胞、白细胞且尿液呈酸性者，应考虑结核的可能。②尿沉渣找结核分枝杆菌：尿沉渣直接涂片染色，阳性率35%~73%。③尿结核分枝杆菌培养：阳性率可达90%以上，但培养时间长达1~2

个月，通常难以满足临床诊治的需要，临床已较少应用。④聚合酶链反应：敏感性高、检出速度快，阳性率 50%~90%，已广泛应用于临床，但其假阳性与假阴性率高，应结合其他检查结果作出诊断。

影像学检查　可确定病变范围及破坏程度。①X线腹部平片：主要观察肾脏、输尿管及周围组织钙化影。肾结核钙化多呈云絮状、斑块状，干酪空洞型结核常见围绕空洞的圆形钙化，也可见肾蒂钙化、腹腔内淋巴结钙化影。后期肾脏完全钙化，外形明显缩小，肾功能丧失，即自截肾，为肾结核晚期的典型表现。②静脉肾盂造影（intravenous pyelography，IVP）：是诊断肾结核的首选影像学检查。典型表现有肾盏破坏、边缘不整如虫蚀状、肾盏变形消失，严重者形成空洞，肾盏完全不显影。局限的结核性脓肿可使肾盂、肾盏变形或出现压迹。输尿管结核造影表现为输尿管僵直，呈串珠样改变。发现空洞形成和尿路狭窄是诊断肾结核的强有力证据。③CT：可充分了解肾脏的破坏程度和范围，清楚显示空洞、钙化、增厚的肾盂和输尿管壁，以及肾周寒性脓肿的形成，尤其对于一些仅有输尿管壁增厚的不典型病例，CT 具有显著优势。④B超：缺乏特异性，但对无功能肾脏病变的了解，可与 X 线检查相辅相成。⑤逆行肾盂造影和经皮肾穿刺造影。

鉴别诊断　主要应在膀胱炎和血尿两方面与其他疾病鉴别。①非特异性膀胱炎、肾盂肾炎，有时可与肾结核合并存在。②男性患者的原发性膀胱炎几乎不存在，尤其是青年男性的慢性膀胱炎应考虑肾结核的可能。③抗生素治疗无效或虽症状减轻但尿检仍然异常也应考虑肾结核的可能。④血尿应与肾结石、肾肿瘤鉴别。无痛性间歇性血尿为泌尿系统肿瘤的特点，常见于中老年患者；肾结石引起的血尿多伴剧烈肾绞痛；年轻患者的无痛性血尿应考虑肾结核的可能。

治疗　链霉素是最早使用的抗结核药物。多种高效、低毒、廉价抗结核药物的应用，明显提高了疗效。异烟肼、利福平、吡嗪酰胺、链霉素为抗结核治疗的第一线药物，也是最常用的杀菌剂。乙胺丁醇、对氨基水杨酸钠及环丝氨酸为常用抑菌剂。

结核分枝杆菌易产生耐药性，因此单用一种有效药物，不仅容易导致治疗失败，还可能助长耐药菌的产生。①经典疗法：即长程疗法，多采用 3 种药物治疗 6 个月后，再联用 2 种抗结核药物治疗 1 年，总疗程 18 个月。此法疗效确定、复发率低，但服药时间长，患者难以坚持，导致耐药菌产生，疗效降低。②短程疗法：因其疗程比经典疗法显著缩短，减少药物用量和副作用，患者易于配合，治疗效果确切，是广泛应用的标准疗法。可应用异烟肼+利福平+吡嗪酰胺治疗 2 个月，后继续应用异烟肼+利福平 4 个月。对于不能耐受吡嗪酰胺者可应用异烟肼+利福平连续治疗 9 个月。③耐药菌感染或因副作用不能耐受 3 种杀菌剂者，采用异烟肼、利福平、吡嗪酰胺中至少 2 种杀菌剂联合一种抑菌剂如乙胺丁醇治疗 12 个月，或 1 种杀菌剂联合乙胺丁醇至少 24 个月的治疗。

在药物治疗期间，应定期查尿常规、结核杆菌培养和做药物敏感试验、IVP。若治疗后 6~9 个月仍无好转或肾脏已有严重破坏，应考虑手术治疗。肾切除仅用于输尿管狭窄、继发感染、高热不能控制的肾积脓或顽固疼痛、严重出血及难以控制的高血压。

预后　此病是进展性疾病，若未予治疗，5 年生存率不足 30%，10 年生存率不足 10%。若能早期诊断并及时治疗，死亡率可明显下降，且多可不必采用手术治疗。影响患者预后的关键在于提高早期诊断率。延误诊断致膀胱病变加重或双侧肾脏受累，以及其他部位合并活动性结核者，预后不良。

预防　根本措施是预防肺结核。①药物预防感染状态发展为临床疾病。②用分子生物学技术研究结核菌特异蛋白及特异性 DNA 探针有利于结核病的早期诊断。

（李　英）

niàodào zōnghézhēng

尿道综合征（urethral syndrome）

尿频、尿急、尿痛及耻骨上不适，但无尿路感染证据的临床综合征。又称无菌性尿频-排尿不适综合征。多见于已婚女性，约 30%患者被误诊为尿路感染。研究发现，膀胱尿道功能异常是此征发生直接原因，国外已较多使用尿流动力学来替代此名称。

病因及发病机制　尚未完全阐明，可能与下列因素有关。①尿道口解剖结构异常：如处女膜伞覆盖、尿道处女膜融合、尿道口肉阜；尿道外口与阴道口间距过短、尿道远端纤维化、狭窄等。②膀胱尿道功能失调：如尿道前括约肌痉挛，远端尿道肌肉痉挛，膀胱逼尿肌与尿道括约肌共济失调。③激素失衡：绝经后患者雌激素水平低下，导致膀胱颈周围纤维组织疏松无力，膀胱三角区和尿道的黏膜及黏膜下组织萎缩变薄，括约肌松弛，尿道闭合功能障碍。④下尿道上皮细胞功能障碍：细胞通透性增加，尿液的电解质弥散入膀胱间质，膀胱黏膜对尿液刺激过度敏感或盆腔神经过度兴奋，引起尿频和尿痛。⑤局部损伤与理化因素：如性交时尿道损伤，分娩时盆底会阴肌损伤，对尼龙衣裤、避孕药物或工具、会阴清洁剂、除臭剂等过敏，或长期使用导致局部黏膜变薄及皮下组织萎缩。⑥精神心理因素：焦虑、紧张、情绪低落及神经衰弱等。⑦女性前列腺疾病：实际上为尿道旁腺炎。19世纪末美国医师斯基恩（Skene）发现女性远段尿道壁上有两个管道开口，其近端有相连的腺管、腺体，遂命名为“斯基恩尿道旁腺”，后研究认为该腺体与男性前列腺的组织、功能具同源性，“女性前列腺疾病”可能是女性尿道综合征的重要病因。

临床表现 多为尿频、尿急、尿痛及排尿困难及尿道疼痛、耻骨上区疼痛、腰痛或性交痛。受寒、劳累、性生活、沐浴可引起急性发作，也可周期性发作或持续存在。部分患者有精神心理因素，注意力分散时尿频等症状可明显减轻。无任何体征，部分患者有尿道及膀胱颈部触痛，部分患者有尿道口解剖结构异常。

诊断与鉴别诊断 有尿路刺激征而无脓尿及细菌尿者应疑诊此征。对伴明显焦虑性神经症者更注意。诊断主要依靠排除法。①尿常规检查及中段尿普通细菌培养：排除尿路感染。②特殊病原体检查：排除病毒、结核杆菌、真菌、衣原体、支原体、滴虫等感染。③膀胱镜检查：排除结石、异物、尿道憩室、息肉等器质性病变。结合临床表现，并排除上述情况后可确诊。

根据国际尿检协会标准化定义及中国有关资料，此病可分为7种类型。①不稳定性膀胱：贮尿期出现压力>11mmHg（1.47kPa）诱发性逼尿肌收缩。②逼尿肌无力：最大逼尿肌收缩压<14.7mmHg（1.96kPa）。③远端尿道缩窄：最大尿道压>58.8mmHg（7.84kPa）。④膀胱颈梗阻：尿道压为双峰，膀胱颈压>29.4mmHg（3.92kPa）。⑤低顺应性膀胱：膀胱空虚静止压>7.4mmHg（0.98kPa），充盈静止压>11mmHg（1.47kPa），或膀胱容量少量增加即可出现明显压力增高。⑥膀胱逼尿肌与尿道括约肌共济失调：逼尿肌收缩排尿时，膀胱颈或膜部尿道不松弛或松弛不完全。⑦混合型：远端尿道缩窄加不稳定性膀胱，远端尿道缩窄加膀胱逼尿肌无力等。远端尿道缩窄型最多见。

治疗 采取个体化、综合性治疗。

药物治疗 ①抗感染药：首选喹诺酮类药物，次选磺胺类、呋喃妥因、红霉素等药物，用药2~4周。②解痉药：包括M-受体阻断剂、α-受体阻断剂、钙通道阻滞药，松弛膀胱平滑肌，降低活动度，调节舒缩功能，增加膀胱容量，缓解尿频尿急。③雌激素：适用于雌激素低下者。补充雌激素可改善膀胱及尿道黏膜上皮营养，增强尿道张力。④镇静及抗抑郁药：用于有精神症状者，亦可配合使用谷维素，减轻精神压力。

外科治疗 机械性原因所致尿道综合征，手术治疗常有较好疗效。常用方法有：①尿道扩张治疗，定期机械性扩张尿道，松解尿道，解除尿道梗阻。适用于远端尿道缩窄、远端尿道肌肉痉挛及远端尿路旁纤维增生者。②尿道外口重建矫形术，适用于尿道外口病变者。

其他治疗 ①通过膀胱三角区封闭及膀胱直接灌注缓解膀胱刺激症状。②心理治疗及健康教育指导。

（李　英）

fǎnliúxìng shènbìng

反流性肾病（reflux nephropathy, RN） 膀胱输尿管反流和肾内反流导致肾实质损害及肾瘢痕形成的肾病。为慢性进展性疾病，最终可导致肾衰竭。主要特点是形成肾瘢痕。多发生于儿童和青少年。是16岁以下患者慢性肾衰竭的最常见原因。膀胱输尿管反流（vesicoureteral reflux, VUR）的发生率为健康儿童0.4%~1.8%，尿路感染患儿15%~60%。北美地区的资料显示，RN是儿童透析与肾移植的第四大病因。第二及第三位病因分别为梗阻性肾病和先天性肾发育异常，也与RN密切相关。

病因及发病机制 20世纪60年代，赫德森（Hodson）与爱德华兹（Edwards）首次证实VUR与RN有关，70年代赫德森（Hodson）与伯恩（Bourne）又证实肾内反流（intrarenal reflux, IRR）部位与肾瘢痕形成部位相吻合，提示IRR可引起肾实质损害。IRR是指尿液反流至肾盂、肾盏，再向乳头管及集合管反流。这也是非梗阻性肾盂肾炎细菌上行导致肾实质病变的途径。肾瘢痕多分布在肾两极，这可能是肾两极的乳头多为复合乳头，其开口大而直，肾盏内尿液增多时开口内陷，导致尿液向乳头管内反流。

研究认为，此病的直接原因是VUR。正常人膀胱输尿管交接处具有活瓣功能，可防止膀胱内尿液反流入输尿管，此功能有赖于斜穿膀胱壁黏膜下段输尿管的长度、开口位置、膀胱三角区肌组织结构与功能是否正常。VUR可分为原发性和继发性。①原发性：多见于5岁以下婴幼儿或成年女性，源于膀胱黏膜下段输尿管的先天性发育异常，包括先天性膀胱黏膜下输尿管过短、开口异常、管腔长度与直径比例下降、膀胱三角部肌层薄弱或缺如。随儿童的生长发育，轻至中度VUR多可自动消退，成人VUR则导致RN发生。已证实VUR是多基因遗传疾病，家族性发病率为27%~51%，显著高于健康儿童。②继发性：多源于尿路梗阻，如泌尿系肿瘤、前列腺肥大、尿路结石等所致尿路梗阻，神经源性膀胱，膀胱结核，膀胱术后及放射性损伤等。

发病机制尚未完全明了，可能与下列因素有关。①感染：认为反流和感染共存是肾瘢痕形成的必备条件，IRR时感染源可进入肾实质引起急性细菌感染，导致受累肾乳头的纤维化。有学者证实，无菌反流尿也可导致肾损害，认为感染对肾瘢痕形成可促进但非必需。②尿动力学改变：IRR与VUR的严重程度密切相关，严重的VUR，膀胱极度充盈或排尿时，肾盂、肾盏内液压升至膀胱内压力40mmHg以上，高于其正常范围10~15mmHg，导致IRR。③免疫反应：反流尿液在肾间质的外渗可直接刺激或通过自身免疫反应导致炎症和纤维化。肾间质大量沉积的T-H蛋白是尿液成分渗入肾间质的标志，可作为抗原产生自身免疫反应，刺激受损局部发生小管间质性炎症。④血管损伤：肾间质炎症和纤维化可导致肾内血管闭塞及狭窄，引起肾内缺血性病变，并继发肾实质性高血压。⑤肾小球病变：肾单位的逐渐丧失可造成残存肾小球的血流动力学异常，引起局灶性节段性肾小球硬化和肾小球玻璃样变性。

临床表现 反复发作性尿路感染最常见，继之可出现夜尿、多尿及高血压等，早期尿检常无蛋白尿或仅有少量蛋白尿，多为肾小管性蛋白尿，后期发生局灶性节段性肾小球硬化后，尿蛋白量可达肾病综合征范畴。

尿路感染 15%~60%的尿路感染患儿可有VUR，其中8%~13%经造影证实存在RN。确诊VUR的患儿中尿路感染的发生率更高。尿路感染在新生儿与婴儿表现为发热、食欲缺乏、黄疸和生长发育延缓；年长儿童及成人则常有尿频、尿急和尿痛，严重者可表现为典型的肾盂肾炎。

高血压 30%~60%的成人患者合并高血压，多为良性，但随着肾功能的进展而加重。而RN也是儿童严重高血压的最常见病因，见于约20%的儿童患者。

夜尿和多尿 RN的常见症状，提示尿液浓缩功能减退。肾小管功能受损通常在肾功能受损早期已很明显，且程度重于肾小球损伤。还可有尿β_2-微球蛋白增加、肾小管性酸中毒等。

蛋白尿 RN预后不良的标志，提示可能在未受瘢痕累及的区域存在局灶性节段性肾小球硬化和玻璃样变性。蛋白尿可为RN的首发症状，但多发生于肾功能受损和严重的双侧肾瘢痕形成者，多<1g/d，为肾小管性或混合性蛋白尿。

妊娠时表现 妊娠时易发生尿路感染、妊娠早期高血压、典型妊娠高血压及先兆子痫等。

诊断 主要依靠影像学检查。存在以下情况：产前B超发现胎儿肾盂积水、有VUR家族史、5岁以下儿童的尿路感染、临床存在难以解释的高血压和肾功能减退，均应进一步检查。

排尿期膀胱尿路造影 是VUR诊断与分级的金标准。将无菌造影剂注入充盈膀胱，排尿过程中摄片，观察有无输尿管反流。该检查可同时测量膀胱压力和尿液流率，记录反流时的膀胱容量和IRR。国际反流研究委员会将VUR分为5级。Ⅰ级：尿液反流只达到输尿管；Ⅱ级：尿液反流到输尿管肾盂及肾盏但无扩张，肾盏形态正常；Ⅲ级：输尿管轻度或中度扩张和（或）扭曲，肾盂轻度或中度扩张但无或仅有轻度肾盏变钝；Ⅳ级：输尿管中度扩张和（或）扭曲，肾盂中度扩张，肾盏锐角完全消失但大部分肾盏尚保持乳头压迹；Ⅴ级：输尿管严重扩张和扭曲，肾盂、肾盏严重扩张，大部分肾盏看不到乳头压迹。

放射性核素检查 应用^{99m}Tc标记化合物可直接或间接检测VUR，还可通过静态肾显像检测RN的肾瘢痕，核素检查包括直接法放射性核素膀胱造影及间接法即静脉注射放射性核素膀胱造影。此检查比排尿期膀胱尿路造影更敏感，且可连续成像，患者接受放射量小，较适于儿童检查。肾瘢痕检测应用^{99m}Tc-二巯丁二酸肾显像技术。因其无创性、高敏感性、高特异性而被视为诊断急性上尿路感染和慢性肾损伤、肾瘢痕的金标准。

静脉肾盂造影 诊断RN的

传统方法，可清楚显示肾脏大小及皮质厚度，观察肾盂、肾乳头外形。杵状肾盂对应肾皮质萎缩，不规则瘢痕形成是 RN 的典型标志，但该法在肾功能受损后不宜采用。

B超　超声检查可观察肾解剖全貌，探测肾盂、肾盏及输尿管的扩张程度和其他异常，彩色多普勒超声还可提示输尿管的开口位置。因该法简便、无创，常作为 RN 的首选筛查方法。

鉴别诊断　儿童一侧肾脏缩小应与肾盂输尿管结合部梗阻造成的梗阻性肾病、输尿管失弛缓症和先天性肾发育异常鉴别。成人患者应与梗阻性肾病、镇痛药肾病及缺血性肾病鉴别。

治疗　VUR 有发生尿路感染的高风险，严重程度和感染均与 RN 的发生密切相关。防止反流、控制感染，预防肾瘢痕形成与肾功能受损是 VUR 和 RN 患者治疗的最终目标。

外科治疗　2007 年中国儿童尿路感染及原发性膀胱输尿管反流临床诊治专家共识指出，Ⅲ级以上 VUR 患儿若有下列情况，宜尽早手术：①预防感染不能有效控制尿路感染的反复。②就诊时即发现肾发育延迟。③随访中出现肾功能不全，产生新的瘢痕。成人 VUR 何时手术尚无定论，大多数学者认为，重度反流且出现内科治疗不能控制的反复肾盂肾炎应考虑外科治疗。轻度或中度患者常无输尿管扩张或肾盂积水，不会造成严重的肾实质病变，控制尿路感染后反流可消失，不需手术治疗。手术方法包括输尿管再植入术和内镜输尿管下注射术，后者即经膀胱镜将生物填充剂如聚四氟乙烯或聚糖酐/玻璃酸共聚物注入膀胱输尿管开口黏膜下，以阻止尿液反流。

内科治疗　对 VUR 有效，尤其是轻度反流而无输尿管扩张者。注意个人卫生，多饮水、定期排空膀胱。积极治疗尿路感染，减少肾瘢痕形成。建议应用长程低剂量抑菌疗法，常用抗菌药物有复方磺胺甲噁唑+甲氧嘧啶、氨苄西林、呋喃妥因等。每晚睡前排尿后口服，疗程长短尚无定论。关于长期低剂量抑菌治疗能否预防尿路感染，防止肾瘢痕及肾衰竭，业内存在分歧。2007 年英国国家临床最优化研究所指南指出，仅对反复尿路感染的患儿有必要考虑抗生素预防。对合并高血压、蛋白尿及肾功能不全者应采取积极控制血压，延缓肾功能恶化。高血压和蛋白尿均为肾脏损害的标志，并可促使肾功能恶化。尼尔德（Neild）认为血管紧张素转换酶抑制剂和（或）血管紧张素Ⅱ受体阻断剂应作为治疗首选，在疾病早期应用。

预后　VUR 和 RN 的预后与发病年龄、反流程度、医疗干预程度、有无高血压和蛋白尿、肾瘢痕形成及肾功能水平有关。VUR 可自发缓解，反流程度≤Ⅲ级者缓解率超过 70%，Ⅳ~Ⅴ级、反复或持续尿路感染、合并高血压、蛋白尿>2g/d 者预后不良，可进展至终末期肾衰竭。

（李　英）

gěngzǔxìng shènbìng

梗阻性肾病（obstructive nephropathy）

尿路梗阻、尿流障碍产生向后压力导致的肾功能和结构损害。是肾衰竭的常见病因之一。根据梗阻的时间、程度、范围、部位及是否持续，分为急性和慢性、完全性和部分性、双侧性和单侧性、上尿路和下尿路及间歇性和持续性的梗阻。肾受损与梗阻程度和持续时间有关，去除梗阻因素越早对肾的影响越小。晚期持续性梗阻可能使肾功能永久性丧失。

病因及发病机制　梗阻的原因很多：先天性或继发性、机械性或动力性、泌尿系统内或泌尿系统外。婴幼儿多源于先天性病变（如包皮口狭窄，后尿道瓣膜）；青壮年以尿路结石、感染或外伤性常见；女性需注意盆腔内病变；老年人需注意前列腺疾病和肿瘤。常见病因：①尿路结石、肾乳头坏死组织脱落、血凝块阻塞。②输尿管功能障碍：如输尿管-肾盂连接点功能障碍和输尿管-膀胱连接点功能障碍。③膀胱功能障碍（神经性）：先天性见于肌肉发育不全或脊髓功能障碍；获得性见于脊髓痨、糖尿病、多发性硬化、脊髓外伤、帕金森病和脑血管意外。④膀胱颈功能障碍：如膀胱内实质性肿瘤、腺性膀胱炎、感染后肉芽肿、输尿管疝。⑤尿路外因素：生殖系统病变男性有良性前列腺增生、前列腺癌，女性如妊娠后期、子宫病变、卵巢病变。消化系统病变有克罗恩病、憩室炎、阑尾脓肿、恶性肿瘤。血管系统有输尿管-肾盂连接点异位血管、腹主动脉和髂动脉血管瘤、卵巢静脉血栓形成、腔静脉后输尿管。后腹膜炎症、纤维化，手术后并发症，全身肿瘤转移（包括淋巴瘤、肉瘤），盆腔脂肪瘤等。

临床表现　表现多样，既可为急症，也可无症状。①尿量异常：少尿、无尿或多尿。少尿或无尿多源于双侧性完全性持续性梗阻，可伴下腹及腰部疼痛并有急性肾损伤表现。部分性梗阻者多尿。间歇性梗阻者少尿或无尿，与多尿反复交替出现。可能源于医源性操作或肿瘤压迫输尿管。②膀胱症状：排尿障碍包括尿流变细、尿流突发中断、力弱、终末滴沥、夜尿、尿急、尿痛、尿潴留等，源于下尿路梗阻。③疼痛：急剧肾绞痛，阵发性加剧的持续痛，并向外阴和腹股沟放射，可伴肠麻痹。慢性渐进性患者常仅有腰酸、不适。④包块：肾脏体积在急性梗阻者明显肿大，慢性者可缩小。部分下尿路慢性梗阻者因肾盂大量积水可使肾外形增大，皮质变薄，胁腹部出现包块。⑤慢性肾衰竭：慢性梗阻者早期可无症状，晚期出现乏力、食欲缺乏、恶心、呕吐、水肿、高血压等慢性肾衰竭表现。⑥肾小管功能缺陷：肾小管浓缩功能障碍，出现多尿、失水、失盐，甚至肾性尿崩症，严重者可有直立性低血压，晚期可伴高钾血症、肾小管性酸中毒。⑦泌尿系统感染：多为复杂性泌尿系统感染。⑧高血压：双侧肾盂积水者可发生容量依赖性高血压，单侧性尿路梗阻可发生肾素依赖性高血压。⑨红细胞增多症。

诊断 确定梗阻，查明梗阻原因、病变部位、程度、感染、并发症及肾功能损害的情况。①询问病史及现症：手术史、服药史、妇科和肠道疾病史、有无膀胱症状及尿量变化情况。②体格检查：胁腹部包块、下腹部膀胱浊音区大小，必要时行直肠指检和盆腔妇科检查。③辅助检查：尿常规、腹部B超及X线检查，必要时可做CT、磁共振成像、核素肾图。发现相应改变可明确诊断。

治疗 ①去除危及生命的病症：合并败血症者用针对性强的抗生素；急性肾乳头坏死常并发肾盂肾炎者必要时紧急手术解除梗阻，防止急性肾损伤；急性肾损伤或慢性肾衰竭合并高钾血症、酸中毒、急性左心衰竭者，药物对症治疗无效时应立即进行血液净化。②解除梗阻：根据梗阻部位和性质尽早采取综合措施防止肾功能进一步恶化；手术减低肾内压力，纠正解剖结构异常，用膀胱造瘘、肾盂造影、经皮输尿管手术和耻骨上膀胱手术等方法去除梗阻，尽快恢复尿路畅通；不能去除梗阻病因者，通过输尿管回肠吻合术或经皮输尿管造瘘，转移尿流，有时需考虑梗阻肾切除术。③治疗并发症：包括控制感染和高血压等。④定期随访。

（陈江华）

rènshēn yǔ shènzàng

妊娠与肾脏（pregnancy and kidney）

妊娠引起肾的病理生理性变化及在有肾病基础上发生妊娠而出现的特殊变化。妊娠与肾脏疾病包括两方面内容，即在慢性肾脏病的基础上发生妊娠，或妊娠期出现了肾脏病。妊娠期妇女泌尿系统的解剖、血流动力学和功能发生适应性改变，同时肾负荷明显增加，可引起疾病；若原有肾脏疾患，妊娠可使病情加重，妊娠并发的肾损害可危及母亲和胎儿生命。妊娠与肾脏是产科和肾脏病科共同关注和应处理好的重要课题。

妊娠期肾脏的解剖和生理可发生改变。肾脏增大，长度可增加1cm，体积增加1.0～1.5倍，重量可增加20%。肾有效血浆流量增加，使肾小球滤过率（glomerular filtration rate，GFR）升高，在妊娠的第3个月末达高峰，并维持到36周。GFR增加，血肌酐下降至（35.1±9.0）μmol/L，尿素下降至（2.9±0.5）mmol/L。妊娠早期血压轻度下降，中期舒张压下降（最大下降可达13mmHg），妊娠28周后血压开始上升至妊娠前水平，晚期血压轻度升高，脉压增大；分娩后血压再次下降，5天后恢复至正常水平。血压下降与血管扩张、胎盘动静脉分流、血液稀释有关。

妊娠期GFR增加，肾小球处于高滤过状态，尿蛋白滤过增加；脊柱前凸致肝脏压迫下腔静脉，肾静脉压升高，加之增大的子宫压迫肾静脉，也是妊娠期生理性蛋白尿的原因；妊娠期24小时尿蛋白定量为300～500mg。肾小管重吸收功能降低，表现为尿糖阳性，尿碳酸氢钠重吸收减少，尿氨基酸排出增多。血容量增加约40%，水的增加比钠的增加更显著。孕妇体内凝血因子、纤维蛋白原增加，血小板减少，血小板黏附率增加。

（吴　华）

rènshēnqī gāoxuèyā jíbìng

妊娠期高血压疾病（hypertension disorders in pregnancy）

妊娠期出现以高血压、蛋白尿为主要特征的一组疾病。国际分类：①妊娠期高血压：妊娠20周后新发高血压，血压≥140/90mmHg，可伴蛋白尿，可发展至先兆子痫。产后12周内血压多可恢复正常。②先兆子痫：妊娠20周后血压≥140/90mmHg，尿蛋白≥300mg/d；若血压≥160/110mmHg，尿蛋白≥2g/d，血肌酐≥106μmol/L，血小板<100×10^9/L，伴毛细血管内凝血、乳酸脱氢酶（LDH）、丙氨酸转氨酶（ALT）、天冬氨酸转氨酶（AST）升高，持续头痛、视觉障碍，或其他中枢神经系统症状，持续上腹部疼痛，为重度先兆子痫。③子痫：在先兆子痫的基础上发生了抽搐。④慢性高血压并发先兆子痫：患有高血压

的孕妇，孕20周内无蛋白尿，20周后出现尿蛋白≥300mg/d或(+)；或20周内蛋白尿少量，孕20周后尿蛋白突然增多，或血压突然升高，或血小板<100×10^9/L。⑤慢性高血压：妊娠前或妊娠20周内血压≥140/90mmHg，或妊娠20周后血压≥140/90mmHg，持续至产后12周不恢复。中国分类：根据血压、蛋白尿、水肿、头晕、胸闷等症状，分为轻度、中度、重度妊娠期高血压疾病。

病因及发病机制 仍不清楚。危险因素有：初产妇、高龄产妇、多胎妊娠、葡萄胎、家族史、慢性肾脏病、慢性高血压、糖尿病、胰岛素抵抗、肥胖、高凝血症、血栓性微血管病、抗磷脂综合征。

临床表现 妊娠20~24周后出现高血压、蛋白尿、水肿，随病情进展，尿蛋白可进行性增加呈现肾病综合征表现。严重者出现头痛、视力下降，抽搐甚至昏迷。肾功能可轻度或中度下降，通常产后迅速恢复。发生急性肾损伤的不多见。少数重症患者可伴有中枢神经系统症状、肝功能异常、溶血合并高肝酶及低血小板综合征、高尿酸血症、弥散性血管内凝血等。

病理表现 光学显微镜下显示肾小球体积增大，肾小球毛细血管内皮细胞增生、肿胀，毛细血管腔受压或闭塞；系膜细胞和系膜基质也可肿胀，或插入基膜内，形成“双轨征”。免疫荧光检查见少量IgG、IgM、C3在肾小球系膜区及毛细血管袢沉积。

诊断与鉴别诊断 诊断：在妊娠20周后，出现高血压、水肿、蛋白尿，并随着妊娠期逐渐加重，出现头痛、视物模糊、抽搐、肾功能异常，分娩后症状多可迅速恢复，血压多在12周内降至正常范围。

在妊娠的前20周内，出现水肿、蛋白尿，应该考虑妊娠前有慢性肾小球肾炎史，或在妊娠初期罹患肾小球肾炎。在妊娠初期，发生高血压，之后出现少量蛋白尿，并伴心肌肥厚、眼底血管的硬化表现，不除外此病。根据妊娠20周后血压、蛋白尿、水肿的程度，分为妊娠高血压、先兆子痫、子痫；若伴肝功能异常、溶血性贫血、黄疸、血小板减少，应除外溶血合并高肝酶及低血小板综合征。

治疗 降压、扩容、镇静、解痉、抗凝、适时终止妊娠，防止子痫或严重并发症的发生。妊娠期选择降压药物的理想目标：既应保证药物对母体的降压效果，又要兼顾药物对胎儿的影响。一线药物首选甲基多巴；拉贝洛尔作为甲基多巴的替代药物，在妊娠中晚期应用安全有效；肼屈嗪也是较理想的药物，但在妊娠晚期慎用。钙通道阻滞药作为二线药物，降压效果明显。α-受体阻断剂对妊娠的动物研究未见不良反应，提示为低风险。β-受体阻断剂在妊娠中晚期应用有风险。因新生儿有氰中毒危险慎用硝普钠。血管紧张素转换酶抑制剂及血管紧张素Ⅱ受体阻断剂是此病的禁忌。预防和治疗子痫首选硫酸镁。

预后 血压控制不佳可降低新生儿的存活率，平均动脉压>105mmHg，胎儿死亡风险增大10倍；肌酐升高>124μmol/L未成熟儿危险增加10倍。

（吴　华）

rènshēnqī jíxìng shènsǔnshāng

妊娠期急性肾损伤（pregnancy-associated acute kidney injury）

妊娠期发生的以肾功能急剧减退、肾小球滤过率下降为特征的疾病。急性肾损伤（acute kidney injury, AKI）和急性肾衰竭（acute renal failure, ARF）是产科极其严重的并发症，约2/3的患者由产科疾病引起。中国资料显示，因孕妇产前保健的改善，围生期管理水平的提高，妊娠合并AKI的发病率逐渐下降，为0.02%~0.05%，但严重的肾皮质坏死和产后溶血尿毒症综合征的发生率有所增加。

病因及发病机制 缺血和中毒是此病的主要原因。妊娠各期或分娩后均可发生AKI。妊娠期存在引起AKI的诱因，如严重脱水、胎盘早剥、前置胎盘、死胎、产后大出血等缺血性病变；感染性流产、宫腔内感染所致的败血症，先兆子痫、子痫、妊娠急性脂肪肝、溶血合并高肝酶及低血小板综合征等血栓性微血管病；子宫压迫双侧输尿管导致的肾后性梗阻；肾毒性药物的使用等。早期、中期多见于感染性流产引起脓毒血症性休克，也可为严重的妊娠反应脱水所致。中晚期多因宫内出血、胎盘早剥、宫腔内感染、妊娠高血压引起的先兆子痫或子痫诱发AKI。

临床表现 存在部分原发病的体征，如发热、贫血、黄疸、高血压、水肿。伴少尿或无尿，电解质紊乱。肾皮质坏死者，少尿期明显延长，伴血尿、腰痛、发热等。可有脑水肿、肺水肿。

少尿期　初期临床所见常被原发疾病掩盖，如不同原因引起的持续性休克、溶血、中毒症状等，经数小时或1~2天，即进入少尿期。少尿是指尿量<400ml/d，或<17ml/h，或尿量<0.3ml/(kg·h)，并且持续6~12小时。尿量<100ml/d，称为无尿。

多尿期　尿量增多，为3000~

4000ml/d，最多可达 6000ml/d，可伴电解质紊乱、低热，易发生感染。

恢复期 经过少尿、无尿期后，组织大量破坏、消耗，多数有程度不一的营养不足表现，表现为乏力、贫血、肌肉萎缩，体重可下降 10~15kg，多需 3~6 个月才能完全恢复。

病理表现 常见的病理改变是肾小管坏死。其病理和临床表现与非妊娠期肾小管坏死相似。肾皮质坏死在妊娠期较非妊娠期多见。也表现为血栓性微血管病，多见于产后急性肾损伤、产后溶血尿毒症综合征、妊娠急性脂肪肝、溶血合并高肝酶及低血小板综合征。病理见肾小球毛细血管内皮细胞增生肿胀，微血栓形成、毛细血管袢纤维素样坏死等改变。

诊断与鉴别诊断 通过详细询问病史、体格检查和血、尿检查，确诊不难。感染相关的 AKI，见外周血白细胞数增多；大出血所致的 AKI，表现为血红蛋白浓度下降；伴血栓性微血管病，血小板下降，肾功能异常；溶血者可见外周血破碎红细胞，乳酸脱氢酶水平升高，血红蛋白尿，肝酶升高；药物所致肾小管坏死或间质性肾病，表现为低比重尿，低渗透压尿；若严重感染，血培养可阳性；严重黄疸者表现为胆红素尿。B 超显示肾脏增大，或肾后梗阻。

少尿或无尿期，需鉴别肾前性或肾性 ARF。①肾前性 ARF：血容量不足或急性心力衰竭造成肾灌注不足出现少尿。患者有明确病因，如大出血、严重妊娠反应、严重感染。②肾性 ARF：患者有肾小球肾炎、肾病综合征、急性肾盂肾炎等病史，有妊娠高血压、先兆子痫、血栓性微血管病等。③肾后性 ARF：最常见于困难的产科手术，因解剖位置不清而误结扎双侧输尿管，术后无尿，肾盂扩张积水。

治疗 分为少尿期、多尿期与恢复期的治疗。

少尿期治疗 ①处理原发病变：纠正休克，补充血容量，密切监测肾功能及电解质，观察尿量。持续少尿 48 小时后，不论孕周长短，均应终止妊娠。尽可能静脉滴注催产素引产，避免施行剖宫产。同时防治妊娠期高血压疾病。②严格控制水分：准确计算出入量，防止水分过多摄入所致急性心力衰竭和脑水肿。每天补液量=显性失液量+不显性失液量（800~900ml）-内生水液量（300~400ml）。并结合临床观察，及时予以增减。③纠正水电解质紊乱：控制含钾多的食物及药物的补充，纠正酸中毒，防止低钠血症、低钙血症。血容量纠正后，外周血压恢复而肾血管痉挛仍存在者应给予利尿药，如 20% 甘露醇、呋塞米。④预防感染：ARF 时机体抵抗力减退，并发感染的风险极大，包括产道感染、肺部及尿路感染，严重感染引起的 ARF 死亡率为 10%~40%。感染一旦发生，应尽量选用对肾毒性小的广谱抗生素，可选用青霉素、氨苄西林、羧苄西林、头孢类抗生素、红霉素、林可霉素等。⑤透析疗法：纠正 ARF 尿毒症、水电解质紊乱、酸中毒。妊娠期血液透析可引起早产，应补充孕酮及防止低血压或低血糖的发生。

多尿期治疗 早期多尿阶段，肾功能尚未恢复，应注意水电解质紊乱。每天补液量以前一天尿量为根据。补液方法大致为：尿量的 1/4 补生理盐水，1/4 补等渗乳酸钠液，余 1/2 为 5% 葡萄糖液。血尿素氮下降，肾小管开始能回收盐分时，补液量应适当限制，一般每天入量不超过 3500ml。血尿素氮和肌酐浓度降低后，蛋白质和钠的摄入可不受限制。每天测体重、血尿素氮和血钾浓度。

恢复期治疗 应加强营养，予以高热量、高糖、高蛋白、高维生素饮食。

预防 ①对可能导致 AKI 的疾病如产科大出血、感染性休克、胎盘早剥、重症妊娠期高血压疾病、羊水栓塞等，应积极治疗。尽早发现少尿期，监测 24 小时尿量及尿比重。②预防急性肾小管坏死：胎盘早剥、子宫破裂、产后子宫收缩乏力等致大出血时，积极补充血容量；确定循环血量足够肾灌注之前，慎用利尿药治疗少尿，慎用血管收缩药物治疗低血压。对发生急性肾小管坏死者，严密监测出入量、电解质、酸碱平衡及肾功能，积极纠正各种代谢紊乱，防治肺水肿、脑水肿等严重并发症，若保守治疗效果不佳，应及时进行肾替代治疗，如血液透析、连续性血液净化等。③重症感染所致的 AKI，应积极控制感染，避免发生感染性休克。低血容量所致的肾前性 ARF，及时补液输血扩容治疗，多数可逆转肾功能，避免发展至急性肾小管坏死。一旦胎儿成熟，应尽快分娩。对于合并血栓性微血管病者，可采用血浆疗法，若无效应尽快终止妊娠。

（吴 华）

chǎnhòu jíxìng shènsǔnshāng

产后急性肾损伤（acute kidney injury after delivery） 妊娠及顺利分娩后出现少尿甚至无尿、肾功能急剧恶化的妊娠期肾病。又称特发性产后急性肾衰竭。病因不明。伴明显的微血管病性溶血性贫血和出凝血系统障碍，病理改变为血管痉挛、血管内皮损伤、血小板聚集与消耗、纤维蛋白沉积和终末器官缺血，与妊娠期高血压病理生理相似。可见肾小球毛细血管内皮细胞增生肿胀，毛细血管袢纤维素样坏死、微血栓形成等改变，与血栓性微血管病相同，故认为此病是特殊的产后溶血尿毒症综合征。

此病多发生于产后的第一天至数月。表现为在妊娠期及分娩过程顺利，无发生肾衰竭的危险因素，但产后发生少尿、无尿、恶心、呕吐、腰痛，黄疸、血压正常或轻重不等的增高，尿常规检查异常，肾功能急剧恶化，高钾血症，有些病例尚有与尿毒症、血容量负荷不成比例的心血管及中枢神经系统损害。伴微血管病性溶血性贫血或消耗性凝血异常表现。

根据妊娠期和产后的病史、临床表现、化验结果，仔细鉴别是否存在发生急性肾损伤的病因，如先兆子痫、严重胎盘早剥、妊娠急性脂肪肝、溶血合并高肝酶及低血小板综合征、产后大出血、宫内感染、产后溶血尿毒症综合征，若未找到任何病因，应疑诊此病。

及早诊断，尽早治疗。①积极寻找发病诱因，治疗原发疾病。②加强支持和对症治疗，合理的扩容、利尿，纠正水电解质紊乱及酸碱平衡失调，并以解痉、镇静、降压、对症治疗为原则。根据不同病情，可采取大剂量输注新鲜冷冻血浆、新鲜血制品、静脉内注射免疫球蛋白、糖皮质激素冲击治疗方法，部分患者病情可缓解。若病情较重，出现无尿、少尿、伴水钠潴留、电解质紊乱者，应及时行血液透析、连续性血液滤过，重症者需行血浆置换治疗。

（吴　华）

róngxuè hébìng gāogānméi jí dīxuèxiǎobǎn zōnghézhēng

溶血合并高肝酶及低血小板综合征（hemolysis, elevated liver enzymes, and low platelet count syndrome）　妊娠期高血压疾病患者并发溶血、肝酶升高及血小板减少的综合征。简称 HELLP 综合征。表现多变、无特异性，且常被妊娠期高血压疾病的症状所掩盖，导致医师对此征误诊。因延误诊断和治疗会对母婴预后产生严重影响，病死率高。中国发病率占所有妊娠的 0.12%～0.16%，国外为 4%～16%。多发生在妊娠中后期或产后，产前发病者占 69%，产后占 31%。经产妇发生率高于初产妇。患者平均年龄为 25 岁。

病因及发病机制　尚不清楚。其主要病理改变与妊娠期高血压疾病相同，属血栓性微血管病。因血小板被激活和微血管内皮细胞受损害，胶原组织暴露，血小板与之接触、黏附并被激活。前列环素（PGI_2）合成减少，血小板激活释放血栓素 A_2（TXA_2），TXA_2/PGI_2 比值上升，使血管进一步痉挛和血小板聚集消耗，血小板减少。血液黏度增加，血流缓慢，红细胞通过狭窄的微血管时破碎变形发生溶血；妊娠期高血压疾病脂质代谢异常，红细胞膜成分改变，致溶血的易患性增加。肝脏血管痉挛，血管内皮损伤和纤维素沉积使肝窦内血流受阻，肝细胞肿胀灶性坏死，细胞内酶释放至血液循环致肝酶升高。有学者认为此征的发生与自身免疫机制有关，可能与内皮素-1、一氧化氮、瘦素、凝血因子Ⅴ基因突变及肼屈嗪诱发肝损害有关，也可能与过量的固有脂肪酸氧化失调、人类内源型反转录病毒基因表达下降、抗磷脂抗体的效价升高有关。

临床表现　症状不典型，体格检查可无任何阳性体征。①主要表现：右上腹疼痛或不适感，恶心、呕吐、头痛、视觉异常、黄疸、皮肤黏膜出血，部分患者可有显著的体重增加和水肿。②高血压：与妊娠期高血压疾病的严重程度无一致性关系。85% 的病例存在高血压，66% 血压升高严重，但有 15% 的患者无血压升高而被忽视。③严重并发症：包括急性肾损伤、弥散性血管内凝血（disseminated inravascular coagulation, DIC）、胎盘早剥、肝包膜下出血、肝破裂、腹水、肺水肿等。此征常导致母婴病死率升高；因胎盘供血供氧不足，胎盘功能减退，可导致胎儿生长受限、死胎、死产、早产，增加围生儿死亡率。

诊断　妊娠期高血压疾病基础上出现右上腹部疼痛或不适感，应高度警惕此征的可能，通过实验室检查确诊。①血管内溶血：血红蛋白 60～90g/L，外周血涂片可见红细胞变形、破碎或见三角形、头盔形红细胞，血清总胆红素 ≥20.5μmol/L，以间接胆红素为主。②肝酶升高：天冬氨酸转氨酶（AST）≥70U/L，乳酸脱氢酶（LDH）≥600U/L。③血小板减少：PLT $<100\times10^9$/L。④D-二聚体：是亚临床凝血功能障碍的敏感指标，如妊娠期高血压疾病患者 D-二聚体阳性，发生此征的可能性较大，若同时纤维蛋白原 <3g/L，应疑及 DIC。

LDH 升高出现最早，是诊断早期溶血的敏感指标；AST 和丙氨酸转氨酶（ALT）升高多出现在血小板下降之前，与血小板减少的程度有关；PLT 和 LDH 水平与此征的严重程度关系密切，溶血在最后才表现出来；血细胞比容可能正常或降低，正常时结合珠蛋白减少可提示溶血；各种指标的变化常持续至产后第 2 天。

有两种分类方法，Tennessee 分类和 Mississippi 分类。①Tennessee 分类将分为：完全性，PLT<100×10^9/L，LDH ≥ 600U/L，AST ≥70U/L；不完全性，上述 3 项中至少 1 项或 2 项异常。②Mississippi 分类将分为：Ⅰ型，PLT≤50×10^9/L；Ⅱ型，50×10^9/L < PLT ≤100×10^9/L；Ⅲ型，100×10^9/L <PLT≤150×10^9/L。完全性较不完全性更易发生其他并发症，应在 48 小时内终止妊娠，而不完全性可保守治疗；Ⅰ型比Ⅱ型或Ⅲ型的孕产妇患病率和病死率更高。

鉴别诊断 此征起病时易误诊为胆囊炎、胃肠炎及特发性血小板减少症等，应注意鉴别。与腹痛有关的疾病：胃肠炎、胆囊炎、肾结石和肾盂肾炎等；与血小板减少有关的疾病：血栓性血小板减少性紫癜、溶血尿毒症综合征和系统性红斑狼疮等；与黄疸有关的疾病：妊娠急性脂肪肝、妊娠病毒性肝炎、妊娠胆汁淤积症等；还需与狼疮肾炎鉴别。

特发性血小板减少性紫癜 自身免疫病，妊娠前即有血小板减少，皮肤黏膜有出血史，实验室检查可有血小板减少，抗血小板抗体阳性。

溶血尿毒症综合征 以急性微血管病性溶血性贫血、消耗性血小板减少和急性肾损伤为特征，肌酐明显增高。

妊娠急性脂肪肝 多在妊娠晚期发病，起病急骤，黄疸进行性加重，消化道症状重，可有出血倾向，血胆红素明显升高，可达 171μmol/L，而尿胆红素阴性，白细胞数为（20～30）×10^9/L，持续低血糖，B 超可见脂肪肝，肝区弥漫性密度增高。

重症肝炎 重度黄疸，消化道症状重，肝功能明显异常，出现酶胆分离现象，血清中可检出肝炎病毒抗原抗体。

狼疮肾炎 虽其临床表现可有蛋白尿、溶血性贫血及血小板减少，类似此征，但实验室特殊的免疫学检查异常和多系统的临床受累表现可鉴别。

妊娠合并胆囊炎和胆石症 可出现右上腹痛，实验室检查转氨酶、胆红素可升高，血小板计数一般正常，B 超可见胆囊结石或胆囊炎症表现。

治疗 ①解痉、降压，并预防和纠正凝血功能障碍和 DIC。②确诊后短期使用糖皮质激素，防治血小板减少和肝酶升高，促进胎肺成熟。积极处理凝血功能异常，适当输注血小板、输注新鲜血浆、补充凝血因子，必要时给予血浆置换疗法等；若出现少尿、无尿，急性肾损伤不缓解，可进行肾脏替代治疗。③对妊娠不足 32 周、母胎情况稳定者，可给予大剂量糖皮质激素后分娩；对母体情况恶化、有胎儿宫内窘迫、可疑 DIC、妊娠已达 32～34 周者，应立即分娩。

此征分娩适应证是妊娠已超过 34 周或出现危及母胎生命者。非所有 HELLP 综合征均为立即剖宫产的适应证。Ⅰ型和Ⅱ型孕周 >34 周，应立即行剖宫产术；Ⅲ型在密切监测下，可选择择期剖宫产术或足月阴道分娩。剖宫产术前应纠正血小板减少，术后预防手术部位出血、血肿形成。产后仍应解痉、降压、糖皮质激素治疗，以促进病情的恢复。

预后 多数产妇在积极的治疗下，分娩 48 小时后症状逐渐减轻或消失。病情越重，恢复越慢。31%发生在产后 48 小时内，在产后亦应密切监测各项化验指标。国外报道此征孕产妇死亡率在 0～26%，围生儿死亡率 60.0% ～71.7%。再次妊娠者，发生此征的危险性增高，为 19% ～ 27%，妊娠期高血压疾病发生率为 43%。

预防 妊娠高血压的孕产妇，妊娠晚期和产后 48 小时内应密切监测肝功能、凝血功能、血小板计数和溶血现象，加强对此征的全面认识和鉴别诊断的能力，提高警惕性，减少误诊和漏诊。根据母胎情况掌握适时终止妊娠的适应证，积极预防和处理各种严重并发症及多器官功能障碍综合征，提高母胎存活率。

（吴　华）

rènshēn jíxìng zhīfánggān

妊娠急性脂肪肝（acute fatty liver in pregnance，AFLP）

妊娠晚期孕妇出现消化道症状及进行性黄疸加重，妊娠期或分娩后出现肝性脑病、急性肾损伤或多器官功能障碍的综合征。是发生于妊娠晚期的严重并发症。

病因及发病机制 病因不明。可能与妊娠晚期激素水平变化引起脂肪酸代谢异常有关，大量游离脂肪酸堆积在肝脏、肾脏、脑组织，造成多器官功能障碍。也可能与某些病毒感染、药物因素（如四环素、阿司匹林等）有关。

临床表现 多发生在妊娠晚期，特别是约 35 周的初产妇，伴妊娠期高血压、双胎、男胎等。常表现为无明显原因的恶心、呕吐、上腹痛、头痛，数日后出现黄疸，并伴高血压、蛋白尿、水肿，若不及时治疗，很快出现弥散性血管内凝血、神志障碍、昏迷、急性肾损伤，短期内死亡。

病理表现 肝活体组织检查是确诊妊娠急性脂肪肝的金标准。典型病理变化为肝细胞弥漫性、微滴性脂肪变性，肝细胞肿胀呈气球样变，炎症、坏死不显著，肝小叶结构完整。

诊断 妊娠晚期出现不明原因消化道症状等，伴血肌酐、尿酸升高者，应高度警惕，进行必要的实验室和影像学检查，以免误、漏诊。①妊娠晚期（30周后）出现不明原因的消化道症状，恶心、呕吐、食欲减退，伴腹痛、进行性黄疸、乏力。②特征性实验室检查发现血白细胞数升高、血小板数下降，血清转氨酶轻中度升高、血胆红素升高、血氨升高；伴凝血功能障碍，血肌酐、血尿酸升高，且血尿酸升高程度明显高于肌酐升高水平。尿胆素常阴性，是重要特点之一。持续重度低血糖也是此病的重要特征。血氨早期升高，发生肝性脑病时血氨可高于正常值的10倍。凝血酶原时间、活化部分凝血酶时间延长，抗凝血酶Ⅲ和纤维蛋白原减少，尿蛋白阳性。③影像学检查符合脂肪肝表现。B超示肝区弥漫性密度增高、呈雪花样、强弱不一，称为“明亮肝”；CT显示肝脂肪浸润、肝实质密度减弱。④排除病毒性肝炎、药物性肝炎、中毒性肝炎及妊娠合并其他肝损害。⑤肝穿刺活体组织检查应在出现弥散性血管内凝血之前及早进行。

鉴别诊断 应与病毒性肝炎、中毒性肝炎、药物性肝病、自身免疫性肝损伤和妊娠并发其他肝病如妊娠合并重症肝炎、溶血合并高肝酶及低血小板综合征、妊娠期肝内胆汁淤积症等鉴别。此病临床表现类似重型肝炎，极易混淆，应依据实验室及影像学特点和各自疾病的临床特征，必要时可行肝穿刺活体组织检查进行鉴别。

治疗 ①一旦确诊或高度怀疑此病，无论病情轻重，病程早晚，立即终止妊娠，以剖宫产为主。因严重的低蛋白血症及毒血症，组织水肿明显，经阴道分娩可造成软组织损伤且止血困难，故终止妊娠同时应做好子宫切除或子宫动脉栓塞准备。②终止妊娠前，纠正水电解质紊乱和酸碱平衡失调，纠正低血糖和积极补充凝血物质。行血浆置换清除体内的炎症因子，减轻血小板聚集，改善凝血功能，有利于促进血管内皮修复。③合并急性肾损伤、肝衰竭者，可行血液透析、人工肝替代治疗。多学科综合治疗有助于降低病死率，获得较好疗效。

预后 若妊娠期确诊急性脂肪肝，及时终止妊娠、积极救治，母婴存活率较高。若分娩后出现肝性脑病、急性肾损伤，抢救不及时可致其死亡。预后与多器官功能障碍综合征及肝性脑病的程度密切相关，肝性脑病程度重，受损脏器多，预后差，孕产妇及围生儿死亡率高。

（吴　华）

mànxìng shènzàngbìng hébìng rènshēn

慢性肾脏病合并妊娠（chronic kidney disease in pregnancy） 原有慢性肾脏病的患者妊娠后造成或加重肾损害而出现的各种并发症。患者在妊娠前有慢性肾脏病，如有原发与继发性肾小球肾炎、不同程度的肾功能不全、反复的尿路感染，或已经行透析或肾移植治疗。血肌酐升高和高血压是妊娠期肾脏病进展的危险因素。

原发性肾小球疾病 原有肾病的患者，在病情稳定后妊娠。若血压不高，肾功能正常，少量蛋白尿，成功妊娠分娩的概率约90%，但也有约1/2患者在妊娠期表现尿蛋白显著增多，1/4患者高血压程度加重、肾功能恶化，致胎盘损伤、早产，胎儿预后不佳。重者可出现严重水肿及肾病综合征。妊娠期出现并发症的概率显著增加。

既往不了解肾病史，妊娠早期出现蛋白尿（伴或不伴血尿）、水肿，或呈肾病综合征表现，或出现不能解释的突发的肾功能异常，妊娠32周前可行肾穿刺活体组织检查，若血压控制好、凝血功能正常，可保证肾穿刺安全。妊娠32周后不宜做肾活体组织检查。若血尿、蛋白尿不重，肾功能正常，可于产后行肾穿刺活检。

有些治疗肾脏疾病的药物可能对胎儿有不良作用。血管紧张素转换酶抑制剂、血管紧张素Ⅱ受体阻断剂和某些免疫抑制剂（特别是环磷酰胺），应在妊娠早期或准备妊娠前3~6个月停用。未妊娠但在育龄期的女性，应被告知此类药物潜在的不良反应。

血压控制不佳可降低新生儿的存活率。尽管有肾病，或轻度肾功能异常，只要妊娠期血压控制良好，存活胎儿出生率>90%。妊娠期平均动脉压>105mmHg者，胎儿死亡危险性是血压正常者的10倍。

继发性肾小球肾炎 系统性红斑狼疮最常见和最重要的脏器并发症，也是最常见的继发性肾小球疾病之一，严重的肾脏表现可影响系统性红斑狼疮患者的预后。见狼疮肾炎。

肾功能不全 轻度肾功能异

常，血肌酐<132μmol/L 者，妊娠期肾功能可下降 10%。肾功能中度异常者，血肌酐 132~255μmol/L，在妊娠的前半程肌酐可有一定水平的下降，肾小球滤过率可升高 50%。随着妊娠时间的推移，肌酐可升高至以前的水平。若患者血压控制不佳、平均动脉压>105mmHg，未成熟儿危险增加 10 倍。肾功能严重异常、血肌酐>265μmol/L 者，因闭经或排卵停止，月经周期紊乱，受孕和妊娠的可能性较低，但仍建议避孕。此时妊娠，可致肾脏病进展，发生先兆子痫的风险显著增加，并可提前发生在妊娠 6 个月时，表现为高血压、蛋白尿加重，伴血小板减少，肝酶升高。

终末期肾病或透析患者 孕龄透析妇女每年妊娠的发生率仅为 0.3%~1.5%。尽管死胎显著增加，但改善治疗后可使活胎出生率增加 40%~75%。具体措施：①伴终末期肾病的妊娠女性，通过增加透析次数（每周 4~6 次）或改为长夜间透析方案保证尿素维持在 17mmol/L 或以下，可改善预后。改善体内尿毒症环境可避免羊水过多，辅助控制血压，增加胎儿体重和孕龄，改善母体营养。②应用大剂量的促红细胞生成素，保证血红蛋白在 100~110g/L。③纠正代谢性酸中毒和低钙血症。④妊娠晚期注意监测胎心，避免透析中发生低血压，防止母体血流动力学不稳定，影响胎盘血供，致胎盘收缩。

肾移植术后 妊娠成功率恢复至 90% 以上。妊娠期前 3 个月自发流产轻度增加；第 5~6 个月时，胎儿宫内发育迟缓、早产儿发生率在 50%~75%。妊娠对移植肾的功能无显著影响，也不会增加排斥反应的发生。

（吴　华）

jíxìng shènsǔnshāng

急性肾损伤

急性肾损伤（acute kidney injury，AKI） 各种病因引起肾功能快速下降而出现的临床综合征。表现为肾小球滤过率（glomerular filtration rate，GFR）下降，伴氮质代谢产物如肌酐、尿素氮等潴留，水电解质紊乱和酸碱平衡失调，重者可出现尿毒症的系统并发症。与急性肾衰竭（acute renal failure，ARF）相比，AKI 更强调这一综合征的早期诊断、早期治疗的重要性。

为早期诊断、早期干预 ARF，2004 年急性透析质量倡议指导小组（Acute Dialysis Quality Initiative，ADQI）制定了 AKI 的“RIFLE”分层诊断标准，将 AKI 分为 5 期（表 1）：风险期（R）、损伤期（I）、衰竭期（F）、失功能期（L）、终末期肾病期（E）。血肌酐（serum creatinine，SCr）和 GFR 建立于基础值改变上，ADQI 推荐 MDRD 公式评估肾功能（eGFR：75~100ml/1.73m² 为正常值），简化 MDRD 公式：eGFR［ml/（min·1.73m²）］= 186×血肌酐$^{-1.154}$×年龄$^{-0.203}$（×0.742，女性）。

2005 年急性肾损伤网（Acute Kidney Injury Network，AKIN）颁布了新的 AKI 共识，AKIN 将 AKI 定义为：肾功能或结构方面的异常（包括血、尿、组织检测或影像学方面的肾损伤标志物异常），时限不超过 3 个月。RIFLE 和 AKIN对 ARF 的新定义显著提高了 ARF 诊断率，改善了 ARF 预后。

病因及发病机制 AKI 的病因多种多样，可分为肾前性、肾实质性（又称肾性）和肾后性三类。肾实质性 AKI 分为肾小管性、间质性、肾小球性和小血管病变性。

肾前性 AKI 占 55%~60%，指肾脏供血不足、循环不良等导致的 AKI。肾实质组织学上并无损伤，肾血流动力学恢复正常后，肾功能即可恢复。常见病因包括血容量减少（如各种原因的液体丢失和出血）、有效动脉血容量减少、低心排出量、肾内血流动力学改变（包括肾脏血管收缩、扩张失衡）和肾动脉机械性阻塞等。

肾后性 AKI 不足 5%，病因主要是急性尿路梗阻。在膀胱以上的梗阻除非为双侧性或一侧肾脏

表 1　急性肾损伤 RIFLE 标准

分期	GFR 标准	尿量标准
风险期（R）	短期内 GFR 下降>25%或 SCr 升高 1.5 倍持续 24 小时以上	尿量<0.5ml/（kg·h），持续 6 小时
损伤期（I）	GFR 下降>50%或 SCr 升高 2 倍	尿量<0.5ml/（kg·h），持续 12 小时
衰竭期（F）	GFR 下降>75%，SCr 升高 3 倍或 SCr 升高≥44.2μmol/L 并超过 353.6μmol/L	尿量<0.3ml/（kg·h），持续 24 小时或无尿 12 小时
失功能期（L）	持续 ARF，完全丧失肾脏功能>4 周	
终末期肾病期（E）	终末期肾病病程>3 个月	

已失功或单一肾脏，否则很少发生 AKI。膀胱和尿路梗阻可见于：结石、前列腺肥大、肿瘤（老年男性患者可有膀胱、前列腺肿瘤，女性可有盆腔肿瘤）、腹膜后纤维化、尿路损伤或各种原因所致神经源性膀胱和尿潴留。

肾实质性 AKI 占 35%～40%，是指肾实质损伤，包括：①急性肾小管-间质病变：如急性肾小管坏死（acute renal tubular necrosis，ATN）、急性间质性肾炎。②急性肾小球-小血管病变：如急进性肾小球肾炎、急性肾小球肾炎、血栓性微血管病、抗中性粒细胞胞质抗体（anti-neutrophil cytoplasmic antibody，ANCA）相关血管炎及急性肾小动脉胆固醇结晶栓塞等。③慢性肾脏病或慢性肾衰竭基础上的 AKI：指在慢性肾脏病（chronic kidney disease，CKD）或慢性肾衰竭（chronic renal failure，CRF）基础上 SCr 数天内较基础值上升 50%以上，内生肌酐清除率下降 15%以上。多见于原有肾病发展加重（如狼疮肾炎进展等）、治疗不当（如过度利尿等）、药物（如抗生素、造影剂、细胞毒药物、中药、非甾体类抗炎药或血管紧张素转换酶抑制剂等）、水电解质紊乱和酸碱平衡失调、手术、感染、并发恶性高血压或合并其他内科疾病等。

鉴于 AKI 病因的多样性，发病机制并不相同、甚至截然不同，此条目仅对肾性 AKI 中 ATN 的发病机制简述如下。①肾血流动力学异常：肾缺血或肾毒性物质等不同病因所致的 ATN 或 AKI，以肾皮质缺血为主，肾血流量、GFR、肾小球血浆流量急剧下降。②肾小管阻塞：缺血后 AKI 可发生肾小管阻塞，脱落坏死的小管细胞碎片阻塞肾小管。③渗漏：AKI 时肾小管上皮破坏，肾小球滤液在受损的肾小管处透过坏死的小管细胞向周围毛细血管弥散，回渗至间质造成间质水肿。④管-球反馈：AKI 时肾小管损伤，大量氯化钠到达致密斑，刺激血管紧张素Ⅱ分泌引起入球小动脉收缩，降低 GFR。

临床表现 肾前性 AKI 表现为细胞外脱水、低血压，体位改变时症状明显。尿液浓缩，尿量波动在 400～600ml/d；SCr 轻度增高（150～250μmol/L，很少超过 400μmol/L），血尿素氮（blood urea nitrogen，BUN）增高较 SCr 明显，BUN/SCr＞（10～15）∶1（BUN 和 SCr 均以 mg/dl 计算）。尿路梗阻者可表现为突然无尿，发病前多有肉眼血尿和肾绞痛史者提示尿路完全性梗阻，有少尿和多尿交替史者则提示尿路不完全性梗阻。此外尚有水电解质紊乱、酸碱平衡失调及各系统表现。

水电解质紊乱 ①高钾血症：少尿时钾排泄减少，组织分解代谢增加，有酸中毒等，常有高血钾（＞6.5mmol/L），低钾血症较少见。②低钠血症：多由于水分摄入过多（输入大量不含钠盐的液体）或内生水而产生，血钠多<130mmol/L。当有呕吐、腹泻或大面积烧伤时钠盐丢失，可加重低血钠。低钠引起脑水肿，表现为头痛、淡漠、定向力消失、抽搐、昏迷。高钠血症少见，水分的丢失和高渗盐的过多摄入所致，可造成严重的脑部并发症。③低钙血症：由于酸中毒游离钙浓度增加和高镁血症存在，不产生症状，若过快纠正酸中毒，可引起抽搐，甚至昏迷。低血钙加重高血钾时心肌毒性，AKI 早期伴明显低血钙应警惕重症急性胰腺炎和横纹肌溶解。

酸碱平衡失调 肾脏不能排泄 H^+ 和合成 HCO_3^-，血浆碳酸氢盐下降，体内有机酸迅速积聚，脂肪大量分解产生酮体，血浆碳酸氢盐较少降低至 15mmol/L 以下。若合并肺功能障碍、呼吸肌麻痹、气道阻塞、肺炎或肺梗死病变，肺部不能排出过多 CO_2，出现混合性酸中毒，此时血 pH 迅速降低至 7.10～7.20，严重威胁生命。

各系统表现 AKI 时 BUN 及 SCr 急剧上升，患者常在短期内出现症状。

消化系统 早期有厌食、恶心、呕吐、腹胀，随着水潴留和氮质代谢产物积聚症状加重。

呼吸系统 肺部感染在各器官感染中占首位，为 40%～70%。呼吸衰竭多继发于肺水肿和肺部感染。

心血管系统 血压多正常或偏低，补充过多钠盐可致血压升高，高血压伴眼底损害常提示肾小球性或肾血管性 AKI，心律失常多与血钾和血钙变化有关。

神经系统 神志淡漠或烦躁、定向力障碍、抽搐、昏迷，多为水钠代谢紊乱、酸中毒及氮质代谢产物积聚的结果。

血液系统 正细胞正色素性贫血，可有出血倾向，血小板功能异常，血小板Ⅲ因子降低，毛细血管脆性增加，表现为鼻出血、皮肤淤斑、注射部位血肿等，溶血亦为贫血的重要原因。

营养状况 因蛋白质高分解代谢，营养状况下降，易发生各种感染。

诊断 AKI 的诊断标准为：肾功能在 48 小时内突然减退。患者表现为 SCr 升高，其绝对值≥26.5μmol/L；或 SCr 较基础值升高>50%；或尿量减少（表 2）。

表2 急性肾损伤 AKIN 标准

分期	SCr 标准	尿量标准
Ⅰ期	↑≥26.5μmol/L 或增至 150%~200%	尿量<0.5ml/(kg·h)，持续6小时
Ⅱ期	↑>200%~300%	尿量<0.5ml/(kg·h)，持续12小时
Ⅲ期	↑>300%，或>353.6μmol/L 且急性↑>44.2μmol/L	尿量<0.3ml/(kg·h)，持续24小时；或无尿12小时

AKI 肾活体组织检查（简称肾活检）的意义在于早期作出病理诊断，针对病因及时进行有效治疗，改善预后。AKI 肾活检风险较大，应严格掌握适应证：①肾小球-小血管病变：肾活检绝对指征，早期明确病变程度、判断预后、及时治疗、改善预后。ANCA 阳性疑似急进性肾小球肾炎者，只要无明确禁忌证，应积极行肾活检，以协助确定治疗方案。②典型 ATN：不需肾活检，少尿期>3周怀疑肾皮质坏死者需肾活检。③肾小管性、肾间质性 AKI：原因不明或伴全身症状者，应扩大肾活检指征。④鉴别非典型性 ATN 和 AIN：因两者治疗与预后截然不同。绝对禁忌证：①肾前性 AKI（合并肾病综合征者除外）。②尿路梗阻性 AKI。相对禁忌证：①出血综合征。②高血压。

鉴别诊断 有无明确肾脏病史对于鉴别 AKI 与 CRF 十分重要。若病史不可得，肾脏大小是重要的鉴别诊断依据。腹部尿路平片或肾脏断层摄片（距离脊柱前6~8cm）可见 AKI 双侧肾脏对称，大小正常或增大。CRF 除多囊肾病、糖尿病或肾淀粉样变性等外，一般双肾缩小或不对称。此外，AKI 早期除高磷血症外大多无严重低钙血症和严重贫血（除非有失血因素参与）。

治疗 包括以下几个方面。

维持液体平衡 严格限制液体量，正确记录出入水量，观察体重。每日入水量原则上以前一日尿量加500ml。

保证营养 蛋白质摄入量为0.5~1.0g/(kg·d)，以优质蛋白质为主，以减少代谢废物蓄积。高分解代谢性 AKI，宜摄入高热量营养，每日供应126~168kJ/kg 及蛋白质1~2g/kg，严重消化道症状者宜口服或鼻饲，或采取静脉营养疗法。肠外高营养液由氨基酸和葡萄糖配成，必需氨基酸与非必需氨基酸比例以3：1为佳。

维持电解质和酸碱平衡 ①高钾血症是少尿期的主要并发症，必须严格限制钾盐摄入，纠正酸中毒；对创伤者应彻底清创，去除坏死组织，减少钾的释放。②轻度低钠血症者仅需限制进水量，若出现中枢神经系统症状，可用高渗盐水或透析治疗。③低钙血症无症状者无需治疗。纠正酸中毒时应同时补充钙剂。④高磷血症者进餐后服用盐酸司维拉姆或碳酸司维拉姆，阻止肠道内磷的吸收，禁忌摄入高磷食物，包括鸡、鱼、猪肝、黑木耳等。⑤代谢性酸中毒者，若血清碳酸氢盐浓度<15mmol/L 或 pH 7.25~7.30，可给予5% $NaHCO_3$ 100~125ml 静脉滴注，纠正碳酸氢盐达18mmol/L 为宜。过多的碱性药物可致抽搐和肺水肿，经补碱后酸中毒未纠正者可考虑透析治疗。

纠正高血压和心力衰竭 降压药物多选用β-受体阻断剂加钙通道阻滞药治疗，限制钠水摄入。急性左心衰竭者，应慎用洋地黄制剂，维持量减少1/2。透析可迅速去除体内过多水分，为最有效的治疗方法。

控制感染 继发感染为 AKI 死亡的主要原因之一，去除局部或深部感染病灶尤为重要。尽量选择无肾毒性的抗生素，并根据药物在体内清除速度决定首剂药物的剂量、给药间隔时间和维持剂量。透析患者应根据药物蛋白结合率和分布容积追加药物剂量。

治疗原发病 ①肾前性 AKI 补液后肾血流量可纠正，肾功能很快恢复正常，12小时内 GFR 增高，尿量增加，24~48小时内 BUN、SCr 降至正常范围。对于年轻既往无肾脏损害、心功能正常者，扩充容量即可纠正肾前性 AKI，过多的钠和水分可经肾脏排泄。对老年心功能减退者，需密切观察细胞外负荷过重的表现，监测中心静脉压和胸部 X 线片，以免突然发生急性肺水肿和脑水肿。使用利尿药可加重低血容量和钠的丢失，造成生命危险，故肾前性 AKI 应避免使用大剂量利尿药。②针对原发肾病，可给予糖皮质激素、细胞毒药物（环磷酰胺）、钙调磷酸酶抑制剂（环孢素、他克莫司）等治疗；对于活动性血管炎、血栓性微血管病、急进性肾小球肾炎等，可给予血浆置换疗法。③对于急性梗阻性肾损伤引流尿液、去除外源性或内源性梗阻是唯一重要的治疗方法。对尿路梗阻伴高热感染者，应行紧急手术解除梗阻，否则可

加重肾衰竭，引起败血症和脓毒血症。

透析治疗 建议早期透析治疗，特别是伴严重代谢性酸中毒、严重水钠潴留、难治性高血压、充血性心力衰竭、肺水肿、脑水肿等更需早期透析介入。对于重症AKI，如严重高分解代谢需用全静脉营养；合并多器官衰竭、严重代谢性酸中毒、近期腹部手术、呼吸困难、心血管系统不稳定（心力衰竭、低血压）或创伤后AKI，可使用连续性动静脉血液滤过或持续性静脉-静脉血液滤过治疗，维持机体内环境稳定。

预防 早期识别处于危险期的患者，消除对肾脏的潜在损害是防治AKI的原则。及时补充循环容量和细胞外容量对防止肾前性AKI进展为ATN非常重要。在肾脏处于慢性低灌注情况下，如慢性肾血管性病变、充血性心力衰竭、肝衰竭和肾病综合征者应避免容量缩减、低血压，以及使用非甾体类抗炎药、强利尿药或强力外周血管扩张药，若需应用，宜密切监测肾功能。积极治疗原发病，及时发现导致ATN的危险因素并去除，是防治AKI的关键。ADQI临床建议和指南：①尽可能避免使用肾毒性药物。②早期积极补充液体可减轻肌红蛋白尿的肾毒性。③高危患者应使用非离子等渗造影剂，静脉输入等张液体降低造影剂肾病的发生率。④危重患者预防AKI时胶体溶液并不优于晶体溶液。⑤及时有效的重症监护治疗病房复苏可降低AKI的发生率。

预后 ①痊愈。②进展为CKD。③进展为终末期肾病（end stage renal disease，ESRD）。④死亡。AKI所致间质血管损伤可能是导致肾间质纤维化进展至ESRD的重要原因。AKI患者群存在易于进展至ESRD的高危因素，如老年人、CKD患者、重症监护治疗病房患者及糖尿病患者等。

（陈 楠 张 文）

jíxìng shènxiǎoguǎn huàisǐ

急性肾小管坏死（acute tubular necrosis，ATN） 各种病因引起肾缺血和（或）肾中毒导致肾功能急骤、进行性减退而出现的临床综合征。是以*急性肾损伤*（acute kidney injury，AKI）为表现的威胁人们生命的疾病，占AKI的75%~80%。主要表现为肾小球滤过率（glomerular filtration rate，GFR）明显降低所致的进行性氮质血症，以及肾小管重吸收和排泄功能减退所致的水电解质紊乱和酸碱平衡失调。

病因及发病机制 病因多样，主要是急性肾缺血和肾中毒两大类，血管内溶血和某些感染引起者亦不少见，有时肾缺血和肾中毒因素可同时存在（表1、表2）。ATN的发病牵涉多个环节，以肾血流动力学改变和急性肾小管损害为主要因素。

肾血流动力学改变 在ATN早期起主导作用，且常是始动因素。出血性休克或严重血容量不足时，由于神经和体液的调节，全身血液重新分配，肾动脉收缩，肾血浆流量可明显减少，肾灌注压力降低和肾小球入球小动脉明显收缩，造成肾皮质缺血和ATN的发生。肾血流动力学异常的病理生理基础与下列因素有关：①肾神经的作用。②肾组织内肾素-血管紧张素的作用。③肾内前列腺素的作用。④内皮细胞源性收缩及舒张因子在ATN中的作用。⑤肾髓质淤血。

急性肾小管损害学说 ①肾小管阻塞学说：毒素直接损害肾小管上皮细胞（tubule epithelial cell，TEC），使TEC坏死、脱落并和微绒毛碎屑、细胞管型或血红蛋白、肌红蛋白等阻塞肾小管，

表1 缺血性ATN常见病因

细胞外液丢失	失血性休克、消化道体液丢失、大面积烧伤、利尿药过量
有效血容量减少	体液分布失调、肾病综合征、充血性心力衰竭、心脏压塞、严重肺栓塞、门静脉高压
急性毛细血管通透性增高	感染性休克、过敏性休克
肾内血管收缩	肝肾综合征、非甾体类抗炎药
肌球蛋白尿	
妊娠期高血压疾病	
血管病变	主动脉或肾动脉血栓形成、血栓性微血管病

表2 中毒性ATN常见病因

药物	氨基糖苷类抗生素、两性霉素B、格拉非宁、环孢素、他克莫司、顺铂、右旋糖酐、血管紧张素转换酶抑制剂
含碘造影剂	
抗肿瘤化疗药	
溶瘤综合征	
体外循环	
化学、生物毒素及重金属	有机溶剂、重金属、生物毒素（蛇毒等）、海洛因、苯丙胺、除草剂（百草枯等）
溶血	血型不合输血、葡萄糖-6-磷酸脱氢酶缺乏症

导致阻塞部近端小管腔内压升高，继而使肾小球囊内压力升高，当后者压力与血浆胶体渗透压之和接近或等于肾小球毛细血管内压时，引起肾小球滤过停止。TEC从基膜上脱落，源于肾小管细胞黏附力发生改变。已知TEC黏附分子家族中以整合素对ATN的发生影响最大。②返漏学说：肾小管上皮损伤后坏死、脱落，肾小管壁出现缺损和剥脱区，小管管腔可与肾间质直接相通，致使小管腔中原尿液反流扩散到肾间质，引起肾间质水肿，压迫肾单位，加重肾缺血，使GFR更降低。③管-球反馈机制：缺血、肾毒性等因素引起急性肾小管损伤，致使该段肾小管重吸收钠、氯等明显减少，管腔内钠、氯浓度增加，经远端小管时致密斑感应使入球小动脉分泌肾素增多，继之血管紧张素Ⅱ增加，使入球小动脉和肾血管收缩，肾血管阻力增加，GFR明显下降。此外，肾小管血供明显减少，使肾内前列环素释放到皮质内减少，肾血流量与GFR更进一步降低。④弥散性血管内凝血：败血症、严重感染、流行性出血热、休克、产后出血、胰腺炎和烧伤等原因引起的ATN，常有弥漫性微血管损害。血小板和纤维蛋白沉积在损伤的肾血管内膜，引起血管阻塞或血流不畅，红细胞流经受损的血管时易发生变形、破碎、溶解，导致微血管内溶血，上述病因又可激活凝血途径并抑制纤维蛋白溶解，造成微血管血栓形成。

临床表现 包括原发疾病、急性肾损伤引起代谢紊乱和并发症等方面。ATN病因不一，起始表现也不同，一般起病多较急骤，全身症状明显。临床上可分为少尿型、非少尿型和高分解型。

少尿型 一般经过少尿期（或无尿期）、多尿期及恢复期三个阶段。

少尿期 以往定义是尿量<400ml/d为少尿或尿量<100ml/d为无尿。新的AKI少尿的诊断标准为尿量<0.5ml/（kg·h），持续6小时以上。一般少尿期持续2~21天，个别可达1个月以上。①水钠潴留：水肿、血压升高、肺水肿、脑水肿及充血性心力衰竭。②电解质紊乱：*高钾血症*（血钾>6.5mmol/L），可有烦躁、嗜睡、恶心、呕吐、四肢麻木、胸闷、憋气等症状，以及心率缓慢、心律失常，甚至心室纤颤、心脏骤停；血钾6~7mmol/L时，心电图示T波高尖、QRS波增宽、PR间期延长；血钾>8mmol/L可出现房室传导阻滞，最后出现室颤和停搏。*低钠血症*，少尿期因水潴留引起稀释性低钠血症，可有头晕、定向力消失、惊厥，甚至昏迷；伴腹泻呕吐时可加重低钠血症。*高磷血症*，少尿致使磷排出减少或因大量细胞破坏释放磷均使血磷升高。*低钙血症*，因代谢性酸中毒存在，游离钙可不低，故很少出现低钙症状，但在纠正酸中毒之前若不补充钙剂，则可导致低钙性抽搐。③毒素中毒症状：因少尿致使各种毒素在体内蓄积引起全身各系统症状。消化系统：食欲减退、恶心、呕吐、腹胀、腹泻等；呼吸系统：呼吸困难、咳嗽、憋气、胸痛等；循环系统：因毒素潴留、高血压、高钾血症、酸中毒引起严重的心肌病变、心律失常和（或）心力衰竭；中枢神经系统：意识障碍、躁动、谵语、抽搐、昏迷等；血液系统：出血及贫血；病情危重者由于进食少，营养不良及免疫力低下，易合并呼吸道及泌尿系统感染。④*代谢性酸中毒*：酸性代谢产物在体内蓄积引起酸中毒，感染及组织破坏可加重酸中毒。表现为恶心、呕吐、疲乏、嗜睡、呼吸深大。心肌及周围血管对儿茶酚胺的反应性降低，使心肌收缩力下降，故常出现休克，低血压。⑤糖代谢变化：早期糖耐量降低，出现胰岛素抵抗现象。

多尿期 少尿期后尿量逐渐增多，可达2000ml/d以上，说明肾功能逐渐恢复，血尿素氮（blood urea nitrogen，BUN）、血肌酐（serum creatinine，SCr）开始下降，尿毒症症状逐渐改善。因大量水分及电解质随尿排出，可出现脱水及低钾血症、低钠血症等电解质紊乱。低血钾时，肌肉软弱无力、麻痹、呼吸困难、腹胀、心律失常，心电图出现T波低平、U波和QT间期延长。尿钠排出增多，可出现等渗性缺钠。由于肾小管浓缩功能不能很快恢复，尿尿素氮浓度较低，BUN及SCr亦有可能缓解上升。

恢复期 多尿期后肾小管上皮细胞再生、修复，肾功能逐渐恢复，肌酐清除率（creatinine clearance rate，CCr）逐渐升高，BUN、SCr降至正常范围，肾小管浓缩功能及酸化功能亦恢复。肾功能完全恢复约需1年时间。少数患者遗留不同程度的肾功能损害，甚至需长期透析以维持生命。

非少尿型 无少尿或无尿表现的急性肾小管坏死，患者平均尿量>1000ml/d，主要见于心脏手术后、应用氨基糖苷类抗生素和造影剂等。临床症状轻，预后比少尿型好。

高分解型 大面积外伤、烧伤或挤压伤、大手术后、严重感染、高热、败血症、多器官功能障碍综合征所致的ATN，病情危

重，组织代谢分解极度旺盛，致 BUN、SCr 及血钾迅速升高，每日 SCr 上升>177μmol/L，每日 BUN 上升>14.7mmol/L，血 HCO_3^-迅速降低致严重代谢性酸中毒。

病理表现 ①光学显微镜检查：肾小球损害不明显，部分肾小球毛细血管淤血、血栓、萎陷。肾间质不同程度水肿伴淋巴、浆细胞浸润。肾小管上皮细胞脱落、坏死，肾小管管腔扩张。细胞碎片和管型阻塞近端、远端小管和集合管。坏死的肾小管上皮细胞约1周开始再生，约2周复原，再生细胞初始呈立方形或低圆柱形，以后逐渐增高，坏死部位常出现钙化。②电子显微镜检查：肾小管上皮细胞改变轻者线粒体肿胀，线粒体嵴消失甚至线粒体膜破裂，并无增多的初级溶酶体和次级溶酶体及吞噬空泡。上皮细胞腔面的微绒毛断裂及脱落。重者各种细胞器崩解，呈现完全坏死及溶解状态。

诊断 诊断依据：①有引起 ATN 的病因。②突然出现少尿或无尿（部分为非少尿型）。③尿检异常，尿蛋白（+）~（++），镜检有红、白细胞，肾小管上皮细胞管型和（或）粗大管型，尿比重低，等渗尿，尿钠含量增加。④BUN、SCr 逐日升高，每日 BUN 升高>10.71mmol/L，SCr >176.8μmol/L。⑤有尿毒症症状。⑥B超显示肾脏体积增大或呈正常大小。⑦若诊断不明应做肾活体组织检查（简称肾活检）以协助明确诊断，决定治疗方案及估计预后。

鉴别诊断 诊断 ATN 应首先除外急性肾损伤肾前性少尿和肾后性尿路梗阻。确定为肾实质性时，尚应鉴别是肾小球、肾血管或肾间质病变引起。

肾前性少尿 患者常有容量不足或心力衰竭病史，单纯性肾前性氮质血症程度多不严重，补充血容量后尿量增多，SCr 恢复正常。尿常规改变也不明显，尿比重在 1.020 以上，尿渗透压>550mOsm/（kg · H_2O），尿钠浓度在 15mmol/L 以下，尿、血肌酐和尿素氮之比分别在 40∶1 和 20∶1 以上，但老年病例单纯肾前性 AKI 时若原先已有肾功能损害者，则亦反映出肾实质衰竭的改变。

肾后性尿路梗阻 有泌尿系结石、盆腔脏器肿瘤或手术史，突然完全性无尿或间歇性无尿（一侧输尿管梗阻而对侧肾功能不全可表现为少尿或非少尿），有肾绞痛与肾区叩击痛，尿常规无明显改变，B 型超声波泌尿系统检查和尿路 X 线检查常可较快作出鉴别诊断。

重症急性肾小球肾炎或急进性肾小球肾炎 重症肾炎早期常有明显水肿、高血压、大量蛋白尿伴明显镜下或肉眼血尿和各种管型等肾小球肾炎改变。对诊断有困难，拟用免疫抑制剂治疗者应做肾活检明确诊断。

急性肾间质病变 主要依据引起急性间质性肾炎的病因，如药物过敏或感染史，明显肾区疼痛。药物引起者尚有发热、皮疹、关节疼痛、血嗜酸性粒细胞增多等。与 ATN 鉴别有时困难，需依赖肾活检。

治疗 包括一般治疗、药物治疗、营养治疗和血液净化治疗。

一般治疗 分少尿期、多尿期和恢复期治疗。

少尿期 应以“量入为出”的原则控制液体入量。每日液体入量应≤前一日排尿量+排便、呕吐、引流液量及伤口的渗出量+500ml（为不显性失水量-内生水量）。发热者体温每升高 1℃，应增加入水量 0.1ml/（kg · h）。电解质紊乱、高钾血症是少尿期的主要死因，应将血钾控制在 6mmol/L 以下，应密切监测血钾、心率及心电图。降低及防止高钾血症的措施：①严格限制食物及药物中钾的摄入量。②积极控制感染，清除病灶及坏死组织、扩创、引流。氨基糖苷类和万古霉素并非使用的反指征，相反对于某些特殊革兰阳性球菌感染（如金黄色葡萄球菌和溶血葡萄球菌）应作为首选。此时应根据公式：肌酐清除率（ml/min）=［（140-年龄）×体重×（0.85 女性）］/（72×血肌酐），计算给药剂量或者延长给药间隔。③避免输注陈旧库存血液（2 周以上库存血）。④透析疗法是排出体内高钾的最快最有效的措施，口服阳离子交换树脂可使钾从消化道排出，钙型或钠型树脂中的钙或钠与钾交换，使钾排出体外。⑤纠正酸中毒，CO_2结合力≤15mmol/L 合并高钾血症时，静脉推注或滴注 5% $NaHCO_3$。补钠量（mmol/L）=（预计拟达到血清钠浓度-实测患者血清钠）×体重（kg）×0.6（女性为 0.5）。⑥纠正酸中毒同时静脉输入 10%葡萄糖酸钙 10~20ml 以防止低钙性抽搐，可拮抗钾对心肌的毒性作用。低钠血症、低氯血症亦常见于急性肾损伤，应予以纠正。

多尿期 大量利尿后要防止脱水及电解质紊乱（低钾血症、低钠血症、低钙血症、低镁血症等），多尿期约 1 周可见 BUN、SCr 逐渐降至接近于正常范围，此时饮食中蛋白质摄入量可逐渐增加，以利于损伤的肾小管上皮细胞修复与再生，并逐渐减少透析次数至停止透析。

恢复期　不需特殊治疗，避免使用肾毒性药物，若需要应根据 CCr 或 SCr 调整用药剂量及给药间期，以防肾中毒。

药物治疗　发生 ATN 后，减量或停用影响肾脏灌注或具有肾毒性的药物，防止 ATN 进一步加重。

血管升压药　①去甲肾上腺素：用于低动脉压患者，在充分补液的基础上使用。在败血症、全身循环血容量降低导致低血压休克状态时，需应用去甲肾上腺素以提高血压，保证肾脏血液灌注。②血管升压素：有临床试验显示，严重程度相对较小的感染性休克患者使用血管升压素后能改善预后，对于 RIFLE-R 级别的 AKI 患者，使用血管升压素者死亡率较使用去甲肾上腺素者低。

血管扩张药　①多巴胺：多巴胺通过扩张内脏血管，提高心排出量和灌注压增加肾血流，关于多巴胺预防 AKI 的研究较多。然而多数临床试验显示，多巴胺并不能预防高危患者发生 AKI，也不能改变 AKI 患者的病程、改善肾功能恢复和预后，而且即使小剂量多巴胺也有导致快速性心律失常、心肌缺血甚至坏死的危险。故不再主张多巴胺用于预防或治疗 ATN。②甲磺酸非诺多泮（fenoldopam meaylata）：非诺多泮是高选择性的 1 型多巴胺能受体激动剂，具有优先扩张肾血管和内脏小血管的作用。非诺多泮对 ATN 防治作用临床试验结果不尽一致，尚无肯定的结论，尚需更多大样本的可靠临床研究证实。③利尿钠肽：包括心房钠尿肽和脑钠肽，两者均为较强血管扩张药。大组的多中心前瞻性随机对照研究显示心房钠尿肽并不能改善 ATN 整体预后。一项小样本单中心的随机对照研究（61 例心脏外科手术后患者）提示小剂量人工合成心房钠尿肽与安慰剂相比，可减少透析、改善非透析依赖的生存率，但尚无结论。有临床试验显示心外科手术后使用脑钠肽能明显降低肌酐峰值，减少 GFR 下降幅度，降低患者病死率。

利尿药　①袢利尿药：临床上主要用呋塞米。大部分较为可靠的临床研究证实，呋塞米虽能减轻容量负荷，但对 AKI 的发生和肾功能的预后无正面效应，甚至有不利的影响，故临床工作中应慎用呋塞米，对于利尿药抵抗患者，减轻肺水肿、心力衰竭症状可选择血液滤过等手段。②甘露醇：渗透性利尿药，文献报道其可能通过减轻肾小管上皮细胞及肾间质水肿、抗自由基、促进肾内前列腺素类物质产生而使肾血管扩张等，减轻 ATN 时肾损伤，但高浓度的甘露醇可使肾血管收缩而引起 ATN，临床主要表现为无尿或严重少尿。

其他药物　①钙通道阻滞药（calcium channel blockers，CCB）：早期的动物学实验研究提示 CCB 具有血管扩张和肾脏细胞保护作用，小样本观察性研究也曾提示 CCB 可预防造影剂后 GFR 和肾血流量的下降，但在大样本临床研究中 CCB 的此项作用并未被证实。②腺苷拮抗药：茶碱类药物对造影剂相关 ATN 的保护作用研究结果不一致。尽管一项荟萃分析结果显示茶碱较安慰剂能抑制血肌酐的升高，但其分析的各研究中患者水化状态不同，其使用 SCr 变化作为疗效评价指标与临床 ATN 最终治疗目标差别较大。③N-乙酰半胱氨酸：是一种含巯基的抗氧化剂。有关 N-乙酰半胱氨酸在 ATN 中作用的研究主要聚焦造影剂肾病。循证医学证据表明，造影剂前后应用 N-乙酰半胱氨酸对于预防造影剂肾损伤是行之有效的，并呈剂量依赖性。

营养治疗　及早、合理的营养支持有助于预防和减少营养不良的发生，避免进一步的代谢紊乱和电解质失衡，支持免疫功能和降低炎症反应与氧化应激，最终降低病死率。尚无统一的营养标准，应根据患者的体质和肌肉量决定。一般每日热卡摄入量 146kJ/（kg·d），氮类 1.2g/d，糖类/脂类比值为 70/30，氨基酸尚有争议，多数学者不主张使用。无高分解代谢者应给予低蛋白高热量饮食，每日蛋白摄入量为 0.5g/kg；若有高分解代谢，应给予高蛋白、高热量饮食（每日蛋白质量>1g/kg），并主张给予静脉营养治疗。

血液净化治疗　血液净化有别于常规透析标准。CCr <13.9ml/min应准备透析。透析指征：①少尿或无尿 2 天。②尿毒症症状。③CCr较正常下降超过 50%，或在原肾功能不全基础上，CCr 下降超过 15%，或 SCr 升达 442μmol/L，BUN 升达 21mmol/L。④血钾≥6.5mmol/L。⑤代谢性酸中毒，二氧化碳结合力≤15mmol/L。⑥有肺水肿、脑水肿等先兆者。原则上应尽早进行透析，当存在高分解代谢，上述透析指征应放宽，一般主张 BUN>20mmol/L 应开始透析。容量负荷过多应选择血液滤过和血液透析交替进行，多器官功能障碍综合征应选择连续性肾脏替代治疗以持续去除炎症因子。

预后　ATN 是临床重危病，其预后与原发病性质、年龄、原有慢性疾病、肾功能损害的严重程度、早期诊断和早期治疗透析与否、有无多器官功能障碍和并发症等因素有关。部分病因引起的 ATN 是可以预防的，多数为可逆性，经及时治疗，肾功能可在数周或数月内完全恢复。随着透析疗法的不断改进和早期预防性透析的广泛开展，直接死于肾衰竭本身的病例显著减少，而死于原发病和并发症者有增多趋势。

（陈　楠）

zàoyǐngjì shènbìng

造影剂肾病（radiographic contrast nephropathy, RCN） 排除其他原因后，血管内应用造影剂 72 小时内出现肾功能明显降低、血肌酐浓度升高的肾病。又称对比剂肾病。血肌酐（serum creatinine, SCr）升高至少 44μmol/L 或超过基础值 25%。随着影像学的发展和介入诊治术中造影剂的广泛应用，此病导致约 12% 的医院获得性急性肾损伤（acute kidney injury, AKI），在医院获得性 AKI 病因中居第三位。美国此病发生约 15 万人/年；发病率在无危险因素的普通人群中为 1.2% ~ 1.6%，伴肾功能不全及其他危险因素者为 25%~60%。

病因 危险因素主要包括：肾功能不全、糖尿病、大剂量造影剂、多发性骨髓瘤及其他未控制的单克隆免疫球蛋白病、心力衰竭、脱水、影响肾小球滤过率药物（如非甾体类抗炎药或血管紧张素转换酶抑制剂等）、高龄、低钾血症、低蛋白血症等。肾功能不全是 RCN 最重要的独立危险因素，根据报道肾病患者 RCN 危险性是无肾病者的 6.6 倍，SCr 为 106.08~256.36μmol/L 者 RCN 发病率 4% ~ 20%，SCr > 442μmol/L 者约 50% 发生不可逆转的永久性 RCN。糖尿病也是 RCN 独立危险因素，总体 RCN 发生率 5.7% ~ 29.4%，若合并肾功能不全，发生 RCN 风险大幅增高。造影剂安全剂量范围 70~140ml，但原有肾功能不全者造影剂用量在 20 ~ 30ml 时也可发生 RCN。同时存在 1~4 种危险因素者 RCN 发病率为 1.2%~100%。

发病机制 ①血流动力学异常：肾脏血流动力学变化呈双向性，应用造影剂初期血浆渗透压增高、血管扩张、渗透性利尿，肾血管急性短暂扩张，水钠及其他电解质排泄增加，后期血容量降低，肾素、血管紧张素释放增加，多种缩血管物质如内皮素、血管升压素及腺苷释放增加，持续较长时间血管收缩，髓质缺血。②造影剂对肾小管上皮细胞直接毒性作用：破坏上皮细胞线粒体完整、干扰细胞代谢，Ca^{2+} 内流增加，胞质内 Ca^{2+} 浓度增高，细胞骨架破坏。③氧自由基损伤：超氧化物歧化酶和过氧化氢酶活性显著改变，脂质过氧化增加。④肾小管阻塞：肾小管上皮细胞坏死，脱落的上皮细胞及造影剂可与 T-H 蛋白结合，造成肾小管阻塞。

临床表现 造影后约 48 小时常发生一过性蛋白尿，主要为中、低分子蛋白，可伴不同程度光学显微镜下血尿，尿比重及渗透压降低。此病主要表现为造影后 72 小时内发生 AKI，SCr 升高在 3~5 天达高峰，其中 80% 为非少尿型，少数呈少尿型，甚至无尿。停药后肾功能可逐渐恢复（7~10 天），不可逆肾衰竭少见，但高龄、原有肾功不全者多不可逆而呈慢性肾衰竭。

诊断与鉴别诊断 主要根据其定义诊断，以及使用造影剂后 72 小时内发生的 AKI，SCr 升高至少 44μmol/L 或超过基础值 25%，但应排除其他原因如合并系统性红斑狼疮、系统性血管炎等活动所致 AKI。肾脏病理见肾小管上皮细胞颗粒和空泡变性，严重者崩解脱落，细胞碎屑阻塞于肾小管腔，肾髓质的髓袢和集合管病变尤为严重，肾间质弥漫水肿，肾小球病变不明显，但肾脏病理改变无特异性。

治疗 见急性肾损伤。

预后 肾功能正常者，多数 RCN 后肾功能可完全恢复，约 30%患者肾功能不能恢复到原水平，1%需透析治疗；基础肾功能异常者预后差，RCN 后透析治疗者住院死亡率为 45.2%，未透析治疗者住院死亡率为 35.4%。

预防 RCN 是可预防的疾病，对于高危人群应采用预防措施：①所有患者造影前均检查肾功能（评估 GFR 估计值）。②造影前评估发生 RCN 的危险因素。③造影前停用非甾体类抗炎药、血管紧张素转换酶抑制剂或血管紧张素Ⅱ受体阻断剂。④造影前计算造影剂安全用量，使用最小剂量，高危人群使用低渗或等渗造影剂。⑤高危人群避免使用造影剂，选择其他影像学方法代替。⑥两次造影间隔时间至少>1 周。⑦高危人群造影前水化，造影前 2 ~ 12 小时起以 1ml/（kg · h）的速度输注 0.9%氯化钠（门诊患者可口服），但应注意患者心功能。其他预防措施还包括碱化尿液、小剂量多巴胺、高选择性多巴胺受体激动剂非诺多泮、腺苷受体阻断剂茶碱、钙通道阻滞药、N-乙酰半胱氨酸等，但预防 RCN 效果均缺乏充足循证医学证据。对高危患者使用血液净化治疗预防 RCN 尚有争议，血液透析滤过或连续静脉-静脉血液滤过可能效果较常规血透好。持续少尿、无尿者需短期透析治疗，少数需维持性透析。

（陈　楠）

shènpízhì huàisǐ

肾皮质坏死（renal cortical necrosis, RCN）　肾血管痉挛、微血管损伤或血管内血栓形成，肾动脉灌注显著下降，血管供血区域肾皮质缺血坏死的特殊类型的急性肾损伤。多数病例的坏死范围广泛，通常为双侧，部分可呈局灶病变。种族、性别和年龄之间的发生率无明显差异，但新生儿、儿童和育龄期妇女高发。未经治疗者死亡率超过50%，早期透析可降低死亡率。

病因　有两类：①产科相关的病因：包括胎盘早剥、感染性流产、胎死宫内、羊水栓塞、重度子痫和产后出血、感染等。②非产科相关的病因：新生儿主要有先天性心脏病、围生期窒息、新生儿贫血、脱水及严重的溶血性疾病；儿童常见的有溶血尿毒症综合征（hemolytic uremic syndrome, HUS）、急性胃肠炎等；其他病因有脓毒血症、大面积烧伤、休克、蛇咬伤、超急性肾移植排斥反应及毒物、药物等因素。急性肾小管坏死（acute tubular necrosis, ATN）也是其病因。

发病机制　尽管发病机制尚不清楚，但推测启动因子是小血管强烈痉挛。若仅为短暂痉挛，肾血流很快恢复，则可能仅导致急性肾小管坏死；若血管痉挛持续时间延长，可引起远端肾小动脉坏死和血栓形成导致其所供血区的肾皮质坏死。另外，HUS、感染性流产除血管痉挛外，另一机制是内毒素介导的内皮细胞损伤导致微血管栓塞。胎盘早剥的肾皮质坏死可能同时合并高凝状态、内皮细胞损伤和血管内血栓形成。

临床表现　患者常表现有腰痛、血尿、少尿型急性肾损伤（acute kidney injury, AKI）。原发病的表现：如新生儿窒息、先天性心脏病；儿童水样血便，严重呕吐、腹泻导致脱水；妊娠妇女出现重度子痫、胎盘早剥、羊水栓塞、产后大出血、流产；感染性休克、蛇咬伤、大面积严重烧伤等。查体局部有腹部或双侧肋脊角压痛，或可触及肿大的肾脏并有触痛；可伴低血压、心动过速、末端毛细血管充盈延迟等全身表现和其他原发病的体征。

辅助检查　①实验室检查：尿液分析显示血尿、蛋白尿、红细胞管型和颗粒管型。肾功能和血清电解质检查有血肌酐升高、高血钾、低血钙和代谢性酸中毒等。凝血功能检查可有纤维蛋白原降低和纤维蛋白原降解产物增加。血常规和网织红细胞、破碎红细胞的检查有助于溶血性贫血的诊断，但上述实验室检查对此病的诊断不具特异性。②影像学检查：B超除双肾体积增大、肾血流减少外无特异性改变。X线特征性征象是在损伤4~5周后显示肾皮质变薄或坏死组织周围钙化形成的“轨迹线”。造影剂增强CT扫描是最敏感的显像形式，其特征是坏死肾皮质显示造影剂缺损。^{99m}Tc-二乙基三胺五乙酸（diethylenetriamine pentaacetic acid, DTPA）扫描显示肾脏灌注显著减少、延迟或无功能，此检查常用于无条件做增强CT者。③病理表现：根据病变范围和严重程度分为5种病理形式（表）。研究表明，累及动脉伴血栓性微血管病的HUS患者比主要以肾小球小血管内血栓性微血管病的患者更易进展至急性皮质坏死。

诊断　此病虽是AKI的一种少见病因，但诊断并不难。在AKI发生时若出现腰痛、血尿、少尿或无尿，肾脏增大、触痛，尤其是伴基础病变者应疑诊此病。肾脏增强CT是较敏感的影像学检查，肾活体组织检查（简称肾活检）提供可靠诊断，但后者不能确定病变范围和程度。

鉴别诊断　此病需与下列疾病鉴别。

急性肾小管坏死　ATN一般无明显血尿，而肾皮质坏死有明显血尿，甚至红细胞管型。若ATN少尿时间长超过2周，应注意肾皮质坏死发生，必要时行肾活检、CT增强造影。

肾梗死　源于肾动脉主干及其分支内血栓形成或栓塞导致肾动脉管腔狭窄或闭塞而发生的肾衰竭，病因多为创伤、动脉造影、肾病综合征和心脏病等。表现为腰痛、腹痛、恶心、呕吐、发热和血压升高等，实验室检查有血白细胞数增多，血尿、蛋白尿、白细胞尿，尿酶、血清酶（天冬氨酸转氨酶、碱性磷酸酶、乳酸

表　肾皮质坏死的病理分类

分类	病理表现
局灶病变型	肾小球局灶坏死，无血栓形成和肾小管坏死
小块病变型	坏死灶较大，有明显的血管和肾小球血栓形成
片状病变型	坏死灶占据皮质的2/3
大块病变型	坏死病变几乎累及整个肾皮质，肾动脉广泛血栓形成
混合病变型	有广泛的肾小球、肾小管坏死，但动脉无受累

脱氢酶）和血肌酐升高。典型的病理改变特点是凝固性坏死，确诊有赖于肾脏影像学检查。

肾静脉血栓形成 多发生在肾病综合征患者，也见于严重脱水、感染、恶性肿瘤及创伤者。肾病综合征患者突然出现腹痛、腰痛、发热、腹壁静脉怒张、血尿增多或肉眼血尿、尿蛋白突然增加和肾功能迅速下降，提示肾静脉血栓形成的可能。病理改变为肾内弓状静脉、小叶间静脉内血栓形成；肾小球毛细血管袢淤血扩张、微血栓形成，可见中性粒细胞节段性聚集、黏附于毛细血管壁；肾间质高度水肿。肾脏影像学检查有助于诊断。

治疗 基本治疗是恢复肾脏血流动力学稳定，建立早期透析和病因治疗。多数患者有严重的基础疾病，最初需要重症监护。恢复血流动力学稳定则需要通过静脉注入晶体、胶体液、输血等维持血压和心排出量。早期建立透析治疗对少尿型 AKI 者至关重要。见急性肾损伤。

预后 影响预后的重要因素是皮质坏死的程度、无尿的时间和基础疾病的严重程度。婴儿的成活率低，严重的先天性心脏病是其主要的死亡原因。因透析的早期介入，部分患者在无尿数月后肾功能可逐渐恢复；但 30%～50%患者进展至终末期肾病，需维持性透析或肾移植。

（陈 楠）

shènrǔtóu huàisǐ

肾乳头坏死（renal papillary necrosis，RPN） 肾内髓质区缺血和（或）严重感染所致肾乳头部缺血性坏死的肾病。又称坏死性肾乳头炎、肾髓质坏死。急性肾损伤（acute kidney injury，AKI）中 RPN 少见，发病率不明。

病因 病因主要有糖尿病、尿路梗阻、肾盂肾炎、镇痛药肾病，特别是含非那西丁的制剂或中毒，亦见于镰状细胞贫血、血管病变、肾移植排斥反应、巨球蛋白血症等，另有报道称长期无脂饮食也可发生。糖尿病是最常见的原因，美国占 RPN 总数的 50%～60%。一项静脉肾盂造影研究结果显示：在接受检查的 1 型糖尿病患者中 25%有 RPN。梗阻性肾病占 RPN 病因的 15%～40%。严重的肾盂肾炎是 RPN 的常见病因之一，特别是发生在糖尿病或尿路梗阻患者的肾盂肾炎。致病因素复杂，很难区分感染或糖尿病的作用，因此感染在 RPN 病因中所占的比例难确定。美国镇痛药肾病占 RPN 病因的 15%～20%；而在镇痛药滥用的国家，更高达 70%。接受镇痛药治疗的儿童也可发生 RPN。移植肾血管炎、肉芽肿性多血管炎和坏死性血管炎均因供应乳头的血管病变导致乳头缺血坏死。合并酒精性肝硬化者，RPN 可局限于少数乳头或发生在许多乳头可累及单侧或双侧肾脏，多数患者双肾受累通常在一侧肾脏发生 RPN 之后的 4 年内发生另一侧肾脏的乳头坏死。

发病机制 可能是各种病因所致的肾髓质血流量不足导致的缺血性坏死，如糖尿病引起的微血管病变或镰状细胞贫血引起的血流障碍等。生理情况下，肾脏血流量的 85%～90%分布在皮质，髓质仅占 10%～15%，越接近肾乳头血供越少。因此，肾乳头是缺血性坏死的常见部位。伴发的基础疾病如糖尿病、镇痛药肾病、高尿酸血症等本身即可引起慢性间质性肾炎和肾小血管病变，镇痛药肾病、镰状细胞贫血、巨球蛋白血症等致乳头区受高浓度酸性物质刺激及血液异常高黏滞，尿路梗阻时肾盂、肾盏及肾小管内压增加，均导致髓质乳头部严重缺血和坏死，泌尿系统感染进一步加重肾锥体血供障碍和组织坏死。临床发现约半数以上病例存在两种或更多（如糖尿病合并尿路感染）的致病因素，易患因素越多，发生率越高。

临床表现 疾病表现的轻重，取决于坏死的部位、范围和病变发展的速度。按起病方式和病程不同可分为 3 型。①急性肾乳头坏死：常突然起病，表现为寒战、高热、腰痛、肉眼血尿及尿路刺激征，严重者可致败血症。血块或脱落坏死组织块堵塞输尿管，可出现肾绞痛及少尿。严重双侧广泛性肾乳头坏死者可出现 AKI，病情进展迅速，预后差，多死于败血症或 AKI 的并发症，这类患者通常由于严重的全身情况而使局部症状不明显，不易及时诊断，临床上此型居多。②亚急性肾乳头坏死：病程较长，可达数周或数月。坏死的乳头脱落产生尿路梗阻，肾绞痛较多见，并有少尿和进行性肾功能不全。③慢性肾乳头坏死：起病隐袭病程可达数年。临床上表现类似慢性间质性肾炎或反复发作性慢性肾盂肾炎，并出现肾小管功能障碍，如尿频、夜尿增多、尿液浓缩功能和酸化功能障碍而引起肾小管性酸中毒等，可有持续血尿和脓尿及进行性肾功能减退终致慢性肾衰竭，也可无临床症状，行尿路造影或尸体解剖时被确诊。尿路造影可见乳头区有杵状或斑点状充盈点，或肾乳头区有空洞，或肾小盏呈虫蚀样边缘，甚至整个乳头区缺失等表现，有诊断意义。

诊断 诊断主要根据病史、症状、尿液中找到脱落的肾乳头坏死组织以及X线检查结果。包括：①有慢性间质性肾炎、肾盂肾炎、集合管出口受阻、上尿路梗阻等病变。②尿液检查可见坏死的乳头组织。③静脉肾盂造影肾乳头部位有环状阴影或缺损，髓质或乳头钙化阴影，肾影缩小和轮廓不规则。

鉴别诊断 需与慢性梗阻性肾病、肾结核、髓质海绵肾和其他引起髓质钙化的疾病鉴别；表现为长期尿频和夜尿增多的病例应与其他慢性小管间质性肾病（包括肾髓质囊性病）、肾小管性酸中毒、尿崩症等进行鉴别。如肾髓质囊性病表现为对称性受累，常合并肾功能显著下降。反流性肾病影像学明确证实输尿管受累，且在儿童期有反流病史。肾脏肿瘤，其发生在单侧而肾乳头坏死RPN通常是双侧性病变。肾结核者抗酸杆菌培养阳性可鉴别。

治疗 按病因施治。

治疗基础疾病 如积极控制血糖、血脂和血压；有尿路梗阻者尽早解除梗阻；服用镇痛药者应尽快停用；镰状细胞贫血或巨球蛋白血症者应治疗原发病、稀释血液降低血液黏度。

控制感染 无论是原有肾盂肾炎的基础疾病，还是在其他疾病基础上新发的肾盂肾炎应积极控制感染，伴有复杂因素如结石、血块、坏死组织块引起的尿路梗阻及留置的导尿管应积极处理。

增加肾脏血流量 RPN的病理基础是以肾乳头为中心的肾髓质血流障碍、缺血，因此应用活血化淤增加肾脏血流量，改善髓质血供，减轻肾脏损害。可用低分子右旋糖酐或肝素、尿激酶及小剂量多巴胺、双嘧达莫、维生素E等治疗。

对症治疗 肾乳头坏死组织脱落时，常出现血尿；出血明显时，应予以止血治疗；坏死组织、血块阻塞输尿管可出现肾绞痛，给予阿托品、哌替啶等解痉、镇痛；还可插入输尿管导管用尿激酶冲洗肾盂或留置引流，并可由此注入抗生素；若无水钠潴留鼓励患者多饮水加强输液促使坏死组织或血块排出。

血液净化治疗 双侧广泛肾乳头坏死出现AKI者，按AKI处理，必要时行血液净化治疗。

其他治疗 坏死脱落的乳头常能自动排出，对发生持续大量血尿的个别严重病例需行患肾切除治疗。中医治疗。

预后 肾乳头不能再生，预后主要取决于发病时肾乳头损害的严重程度。病因能否去除也决定预后；对感染和梗阻的有效治疗可防止此病进展。

（陈 楠）

héngwénjī róngjiě

横纹肌溶解（rhabdomyolysis）

挤压、运动、高热、药物、炎症等引起横纹肌破坏和崩解，导致肌酸激酶、肌红蛋白等肌细胞内成分进入细胞外液及血液循环，产生内环境紊乱、急性肾损伤等组织器官损害的临床综合征。

病因 可分为物理和非物理因素两大类。

物理因素 任何原因所致的躯体尤其是肢体长时间受压或过度活动，均可导致横纹肌溶解：①地震、塌方、战争、交通事故等灾害所致的挤压综合征，临床上常见。②一氧化碳中毒、酒精中毒、脑血管意外等所致的昏睡及肢体长期受压。③拷打和外伤等各种肌肉创伤。④剧烈运动或长时间不运动后的突然运动，如马拉松赛跑、武装越野、划艇、登山、举重、游泳、冲浪等。⑤高温、高湿环境下或高海拔地区进行剧烈运动。⑥痉挛性癫痫持续状态以及服用毒品后过度兴奋、持续运动。⑦高压电击伤和闪电击伤。⑧气温或体温过高或过低。⑨热射病尤其是劳力型热射病。

非物理因素 ①药物：奋乃静、氯丙嗪等抗精神病药和抗抑郁药，巴比妥类、苯二氮䓬类镇静催眠药，苯海拉明等抗组胺剂，他汀类和贝特类降脂药，可卡因、美沙酮、海洛因等成瘾药，利尿药、抗生素、免疫抑制剂等其他药物。一些药物直接导致横纹肌溶解，如使用大剂量他汀类调脂药及合用贝特类、环孢素、大环内酯类抗生素、华法林、地高辛等；另一些药物则通过利尿导致电解质紊乱或镇静昏睡导致长时间肢体压迫、兴奋导致肌肉过度活动而引起横纹肌溶解。②有机磷农药、重金属、昆虫毒液及蛇毒等中毒。③病毒和细菌感染：常见的有甲型、乙型流感病毒和肺炎球菌、嗜肺军团菌感染。④任何存在电解质丢失的疾病：如低钾血症、低磷血症、低钠血症。⑤糖尿病高渗性非酮症昏迷、甲状腺危象及嗜铬细胞瘤。⑥多发性肌炎和皮肌炎等自身免疫病：包括皮肌炎重叠系统性硬皮病、皮肌炎继发干燥综合征。⑦遗传代谢性疾病：如遗传性糖代谢紊乱、肌肉磷酸化酶缺乏症、先天性磷酸果糖激酶缺乏症和磷酸甘油酸变位酶缺乏症、肉毒碱棕榈酰基转移酶缺乏症等。

发病机制 不同原因所致的横纹肌溶解，发生机制不同。①挤压、创伤、剧烈运动或肌肉活动过度、电击，主要直接损伤肌细胞膜。②血管闭塞、受压、休克、高热及其他原因所致的肌细胞缺血缺氧，主要是肌细胞ATP耗竭，进而影响Na^+-K^+-ATP酶和Ca^{2+}-Na^+的交换。③低血钾、低血钠等电解质紊乱，也主要影响Na^+-K^+-ATP酶的功能。最终的共同途径是细胞外钙离子进入细胞内，钙超载对肌动蛋白和肌球蛋白产生病理性影响，并激活细胞内的蛋白酶。肌细胞内的物质进入细胞外液和血液循环，引起病理生理变化，表现为血清肌酸激酶（creatine kinase，CK）、肌红蛋白（myoglobin，Mb）、尿酸、钾和磷增高，影响内环境的稳定，导致急性肾损伤（acute kidney injury，AKI）。严重患者可出现昏迷、弥散性血管内凝血（disseminated inravascular coagulation，DIC）、肝损害、呼吸窘迫综合征、循环衰竭等多器官功能障碍，甚至死亡。

横纹肌溶解最常见的并发症是AKI，其机制主要包括：①Mb管型阻塞肾小管：大量骨骼肌细胞破坏后，Mb入血，经肾小球滤过，肾小管内Mb浓度升高，超过肾脏排泄的阈值，形成管型阻塞肾小管，引起管腔内压力增高从而阻碍肾小球的滤过。②Mb的直接肾毒性：在尿液酸性环境下，Mb分解为珠蛋白和亚铁血红素，后者可诱发氧自由基的形成，对肾小管上皮细胞产生脂质过氧化损伤。另外，亚铁血红素还是血管舒张因子一氧化氮的清除剂，可引起肾小管缺血性损伤。③肾脏缺血：有效循环血量不足、血液重新分配等导致肾脏缺血。低血容量或脱水、酸性尿是Mb尿导致AKI的诱因和加重因素。

临床表现 ①原发病的表现：如皮肌炎、一氧化碳中毒等。②横纹肌溶解本身的表现：局部表现为受累肌群的疼痛、肿胀、压痛、无力，如昏睡所致单侧肢体受压，表现为受压肢体比对侧明显肿胀、疼痛，甚至有急性筋膜间室综合征的表现；全身表现包括全身不适、乏力、发热、心动过速、恶心、呕吐等。横纹肌溶解典型的“三联征”：肌痛、乏力和深色尿。③并发症的表现：如电解质紊乱、AKI、DIC等。轻度或早期AKI可无症状或体征，明显的AKI可表现为深色尿（Mb尿）、尿色素管型、少尿、无尿及氮质潴留。

辅助检查 ①CK是反映肌细胞损伤最敏感的指标，不仅用于诊断，还可反映预后。血CK在肌肉损伤后12小时内开始升高，1~3天达到高峰，其后开始下降，若下降缓慢提示可能存在进行性肌损伤。血CK超过正常值上限5倍以上对横纹肌溶解有诊断意义，尤其是同工酶CK-MM增高者。②血Mb和（或）尿Mb增高是此征的特征性表现。正常时血清Mb含量很少。大量肌肉组织破坏时，Mb从细胞中释放入血并从肾脏滤过，使血、尿Mb浓度明显升高，出现深红棕色的Mb尿，尿隐血试验阳性而光学显微镜检可无明显红细胞，尿沉渣可见棕色色素管型。③合并AKI者，血肌酐、尿素氮、尿酸均可升高，尤以血肌酐增高为主。正常情况下血尿素氮与肌酐比值约为10∶1，横纹肌溶解时可降至6∶1或更低。④此征常合并血电解质紊乱及酸碱平衡失调，急性期主要表现为高钾血症、高磷血症、低钙血症及代谢性酸中毒，恢复期可发生高钙血症。

诊断 诊断包括病因、横纹肌溶解及并发症或合并症的诊断。具有病因或诱因，表现为肌痛、乏力、深色尿，实验室检查血CK和血、尿Mb增高，即可诊断。怀疑此征时，应及时检查血CK和血、尿Mb及肾功能。反之，若用药或其他原因行生化检查发现血CK明显增高，也应疑诊此征。Mb的血浆半衰期短，敏感性不高，因此血中Mb阴性不能排除横纹肌溶解，阳性对此征有诊断价值。若患者出现有效循环血量不足、肾前性少尿，诊断时应考虑AKI的肾前性因素。

鉴别诊断 包括与身体某些部位疼痛伴血CK增高疾病及病因鉴别，如胸痛合并CK增高应与心绞痛和心肌梗死鉴别。病史、心电图、CK同工酶分析、血和尿Mb检测，有助于鉴别诊断。

治疗 包括病因、对症、血液净化及针对并发症和合并症治疗。

病因处理 源于挤压者解除挤压，源于高热者给予降温，源于药物者停用可疑药物，源于皮肌炎者积极治疗皮肌炎等。长时间、大面积、严重挤压后解除压力前，应考虑、评估、预防解压后钾离子等细胞内物质突然、大量入血带来的危险。

对症治疗 主要是及时、积极补液，充分水化，维持生命体征和内环境的稳定，清除有害物质，维持水电解质及酸碱平衡，必要时行血液滤过、血液透析等肾脏替代、器官支持治疗。最重要的是尽早、尽快补液，开始以等渗盐水为主，液体复苏后给予一定量的低渗葡萄糖盐水，保持足够尿量，同时可用适量碳酸氢钠碱化尿液，促进Mb和代谢废物排出，也可用少量甘露醇利尿并减轻受损肌肉的肿胀。

血液净化治疗 持续性血液

滤过，不仅可清除尿素、肌酐等代谢废物和多余的钾离子，还可清除Mb、炎症因子等有害物质，有助机体内环境的稳定。

并发症及合并症治疗 ①高钾血症：可用钙拮抗钾对心脏的毒性，利尿及阳离子交换树脂聚磺苯乙烯口服促进钾的排泄，葡萄糖、胰岛素促进细胞外钾转移至细胞内，若无尿应积极透析清除血钾。②低钙血症：不需特殊处理，除非出现低钙的症状。③合并筋膜间室综合征：有创口者应积极彻底清创，无创口者尽量保守治疗，筋膜切开应慎重，以防大量渗液、出血、感染。④合并DIC或其他器官损害：给予相应处理。

预后 此征病因多样，病情轻重不等。轻者经休息和补液治疗后，可很快恢复；重者可出现严重的内环境紊乱、多器官功能障碍综合征，甚至死亡。若可早期发现，及时去除病因，积极、充分补液，保持足够尿量，多数患者常可好转、痊愈。随着血液净化技术的普及，患者抢救成功率有所提高。

（谢院生）

shèntòuxìng shènbìng

渗透性肾病

渗透性肾病（osmotic nephrosis） 高渗物质进入体内导致以肾小管上皮细胞肿胀、空泡变性为特征的肾脏疾病。主要表现为急性肾损伤（acute kidney injury，AKI），早期合理治疗通常可恢复，但长时间、持续损伤可导致不可逆肾损害。

病因及发病机制 常见病因有多种，发病机制因病因而异。

高渗葡萄糖 静脉输注大量高渗葡萄糖，可导致肾小管上皮细胞肿胀、空泡化、核皱缩等。其发病机制主要是，大量外源性溶质进入体内，通过肾脏排泄在肾小管内蓄积。溶质通过细胞膜内陷形成胞饮泡进入肾小管上皮细胞（此过程称为“胞饮”），此后胞饮泡相互融合，并与溶酶体结合，最终形成含水解酶和外源性物质的空泡。缺血、缺氧或原有肾损伤，均可能影响溶酶体功能而延缓溶质降解，对肾功能产生不利影响。严重的可出现肾小管坏死。

甘露醇 属渗透性脱水剂，是治疗急性脑血管意外、颅脑损伤，控制脑水肿的常用药物。甘露醇静脉滴注时几乎全部分布在细胞外液中，以原形从尿中排泄。当其静脉滴注速度超过肾脏最大排泄率时，其在细胞外液中逐渐浓集，引起细胞脱水，这既是甘露醇用于减轻脑水肿、降低颅内压的机制，也是肾损害的原因。甘露醇诱发AKI的机制包括：①甘露醇使血液及肾组织细胞处于高渗状态，直接引起近端小管上皮细胞刷状缘灶性脱落，肾小管上皮细胞因代谢障碍而发生肿胀、空泡变性等，最终肾小管上皮细胞从基膜脱落，堵塞肾小管。②降低近曲小管和髓袢的水、钠和钾的重吸收，引起远曲小管钠、钾含量增加引起强烈的管-球反馈、入球小动脉收缩、肾小球滤过率明显下降。原有肾脏损害或老年人、高血压、糖尿病患者，联合使用利尿药呋塞米、环孢素等肾毒性药物，是甘露醇诱导AKI的高危因素。

低分子右旋糖酐 低分子右旋糖酐（low-molecular-weight dextran，LMD）是脱水葡萄糖分子的聚合物，平均分子量40kD，广泛用于抗凝和扩容。LMD不在体内代谢，以原形从肾脏排泄。LMD引起AKI的可能机制是：①LMD从肾小球滤过，在肾小管内浓缩、凝集成管型堵塞肾小管。若肾内毛细血管受损，LMD可渗入肾间质，加重肾间质水肿，增加肾内压。②LMD为高分子聚合物，有抗原性，可导致抗原-抗体反应，有认为LMD引起的AKI可能与变态反应或过敏性肾小球肾炎及免疫介导的急性间质性肾炎有关。老年、高血压、高脂血症、糖尿病、系统性血管疾病、血管外科治疗、原有肾脏疾病及合用其他肾毒性药物是LMD诱导AKI的高危因素。

羟乙基淀粉 羟乙基淀粉（hydroxyethyl starch，HES）是一种常用的胶体容积扩充剂，具有扩充血容量、维持血压和改善微循环的作用，常用于缺血性心脑血管疾病。HES在体内不易分解，主要由肾脏排泄，给药后血中存留时间较长，且连续用药时易在肾小管内蓄积，使之处于高渗状态，致肾小管高渗性损害而发生AKI。HES引起AKI的危险因素包括：原有肾脏疾病或肾功能不全、老年、低血容量、脓毒症或败血症休克及肾移植患者。

静脉用免疫球蛋白 静脉注射免疫球蛋白（intravenous immunoglobulin，IVIg）中含有高纯度的免疫球蛋白（Ig）和稳定剂。Ig以IgG为主；常用的稳定剂包括：2%~5%葡萄糖、5%~10%蔗糖、10%麦芽糖等。IVIg导致AKI的可能机制：渗透性肾病所致肾小管肿胀及空泡变性，肾动脉收缩继发局部缺血，血浆胶体渗透压升高，肾小球血流动力学异常，免疫复合物在肾小球或间质沉积等。其中渗透性肾病主要与稳定剂（如蔗糖）有关。因近曲小管的刷状缘无蔗糖酶，蔗糖易在肾小管蓄积导致此病。≥60

岁、原有肾功能不全、糖尿病、低钾血症、大剂量注入IVIg及同时使用其他肾毒性药物（如造影剂等）是IVIg所致AKI的高危因素。

碘造影剂　包括离子型和非离子型两种。前者以泛影葡胺为代表，后者以碘海醇、优维显为代表。离子型造影剂在溶液中解离为阴离子（COO^-）和阳离子（H^+），其渗透压为1500～1700mOsm/（kg·H_2O），部分电荷与钙离子或蛋白质结合，可加重不良反应。非离子型造影剂水溶液性质稳定，溶水后不发生电离，渗透压为600～700mOsm/（kg·H_2O）。尽管非离子型造影剂副作用比离子型造影剂少，但大剂量使用造影剂均可能造成肾损伤。造影剂引起AKI的确切机制不清楚，有研究提示造影剂对肾小管上皮细胞的直接毒性效应为主要原因，造影剂除引起近端小管病变外，还可引起远端小管、集合管及肾小球脏层、壁层上皮细胞空泡变性。此外，还与肾髓质缺血性损伤和肾小管梗阻等有关。肾功能不全、糖尿病、脱水、高血压、肝硬化、充血性心力衰竭、肾病综合征、多发性骨髓瘤等均是造影剂导致肾功能不全的高危因素。同时存在3项以上高危因素者，AKI的发生率将明显增加。接受离子型造影剂者比接受非离子型造影剂者肾衰竭的发生率明显增高。此外，造影剂剂量与肾衰竭的发生也有直接正相关。

临床表现　通常不明显，主要表现为肾小管损害和肾功能不全。部分患者表现为非少尿型AKI。原有肾脏病患者，可表现为少尿型AKI，甚至发展为慢性肾功能不全。反映肾小管损伤的生物标志物如N-乙酰-β-葡萄糖苷酶、β_2-微球蛋白、肾损伤分子-1等增高。肾滤过功能指标主要表现为血肌酐、血清胱抑素C增高及肾小球滤过率下降。B超检查可见肾脏体积增大。

病理表现　肾小管上皮细胞肿胀、胞质淡染、细胞内有大量等体积的空泡，细胞核位于肾小管上皮细胞的基底部。病变通常累及近端小管。肾小球壁层上皮细胞、足细胞和间质细胞可出现相似的空泡。渗透性物质亦可发生肾小管萎缩、间质纤维化和炎症细胞浸润。肾免疫组化证实，空泡为溶酶体。电子显微镜（简称电镜）可见肾小管上皮细胞顶膜下细小囊泡，随病情进展，囊泡数目和体积逐渐增加。

诊断　依据：①静脉应用高渗性物质的病史。②有AKI的证据，用药后出现肾脏损害，血肌酐较基础水平升高25%，或较基础水平升高44μmol/L。③除外其他肾损害的原因。

鉴别诊断　此病主要临床表现是肾小管损害和肾功能不全，在临床上需与高渗性物质以外的其他药物所致的肾小管损害及过度利尿、有效循环血量不足所致的肾前性、肾性肾功能不全鉴别。病史和尿钠排泄分数是重要的鉴别点。

此病的主要病理改变是肾小管空泡变性，病理上需与表现为肾小管空泡样变的疾病鉴别，病史和相应检查可提供重要的鉴别诊断依据。①环孢素所致的肾小管空泡变性：通常为弥漫性，电镜下可见内质网扩张。②泡沫细胞：通常见于肾病综合征、奥尔波特综合征，其本质是脂质在肾小管上皮细胞和间质细胞贮积形成泡沫细胞，油红O染色有助于鉴别。③缺血性肾损伤所致肾小管上皮细胞空泡：体积大小不等，且常伴随刷状缘脱落、水疱形成及肾小管上皮细胞与基膜剥离，其他肾小管上皮细胞则可见再生样改变。④低钾性肾病近端小管空泡：内不含脂肪或糖原，边界清晰，有时空泡巨大，集合管上皮细胞有时见过碘酸希夫染色阳性颗粒，远端小管仅有局灶性病变；电镜观察可见肾小管上皮细胞胞质中内质网扩张。⑤乙二醇中毒和西罗莫司治疗者：近端小管也可出现大空泡，甚至巨大空泡，乙二醇中毒患者常伴草酸钙结晶。⑥糖原贮积症和肾透明细胞癌：糖原悬浮于细胞液中，不与膜性结构结合，光学显微镜下可见受累的肾小管细胞胞质空无一物。

治疗　①严格掌握高渗性物质临床应用的适应证，避免非适应证用药及过度用药。②避免或减少高危因素状态下使用高渗性物质。③一旦发生渗透性肾病应停用或减量使用高渗性物质，同时选用低渗或等渗制剂中和，或同时水化治疗以维持足够血容量。④必要时采用血液净化治疗清除体内高渗性物质，HES的分子量较大，血液透析难以清除，宜选用血液透析滤过等方法，肾脏替代治疗对于促进肾损伤的修复和肾功能的逆转也有好处。⑤避免使用其他肾毒性药物加重肾损害。

预后　若及时停用或清除高渗性物质、维持足够的血容量和充分地休息，肾损害通常可逆，肾功能可以恢复。若长时间、持续损伤可导致不可逆性肾损害，尤其是老年人、原有肾脏损害者，此病可诱发或加重慢性肾脏病，甚至慢性肾衰竭。

（谢院生）

xuèhóngdànbáiniào suǒzhì jíxìng shènsǔnshāng

血红蛋白尿所致急性肾损伤

（acute kidney injury induced by hemoglobinuria） 各种原因所致血红蛋白尿，通过对肾小管上皮细胞的直接毒性作用、形成管型堵塞肾小管及收缩血管致肾缺血等导致的急性肾损伤。

病因 血红蛋白尿所致急性肾损伤（acute kidney injury，AKI）与红细胞溶解有关。可引起血管内红细胞溶解的原因很多，包括两类。

红细胞自身异常 ①遗传性红细胞膜缺陷：如遗传性球形红细胞增多症。②获得性血细胞膜糖基磷脂酰肌醇锚蛋白异常：如阵发性睡眠性血红蛋白尿症。③遗传性红细胞酶缺乏：如葡萄糖-6-磷酸脱氢酶缺乏症、丙酮酸激酶缺乏症等。④遗传性血红蛋白病：包括珠蛋白肽链量的异常和肽链结构的异常，如不稳定血红蛋白病等。⑤血色素异常：如先天性红细胞卟啉代谢异常所致的红细胞生成性原卟啉病等。

红细胞周围环境异常 ①自身免疫性溶血：包括温抗体型或冷抗体型、原发性或继发性自身免疫性溶血，如系统性红斑狼疮等。②同种免疫性溶血：如血型不合的输血反应等。③血管因素所致溶血：包括微血管病性溶血、血管壁异常和血管壁受到反复挤压，如溶血尿毒症综合征、血栓性血小板减少性紫癜、弥散性血管内凝血、败血症、血管炎、心脏瓣膜病或人工心瓣膜、行军性血红蛋白尿等。④生物因素所致溶血：如蛇毒中毒、疟疾、黑热病等。⑤理化因素所致溶血：大面积烧伤、血浆渗透压改变，化学因素如亚硝酸盐类中毒等。⑥药物所致溶血：如利福平等。

大量溶血导致血清游离血红蛋白（hemoglobin，Hb）增多，既可形成 Hb 尿，也可造成 AKI。Hb 尿导致 AKI 可能的机制：①红细胞代谢产物的直接毒性作用。血管内溶血，肾脏含铁血黄素沉着，对肾小管产生毒性。这种毒性作用与溶血程度相关。大量或慢性血管内溶血时，产生过多的游离 Hb 由肾脏排出，出现 Hb 尿，其中部分被肾小管上皮细胞重吸收并降解为亚铁血红素和珠蛋白。铁负荷超出上皮细胞输送能力时，在肾小管上皮细胞内沉积变为含铁血黄素。亚铁血红素的细胞毒性作用包括脂溶性、氧化性、促炎症和促细胞凋亡作用。血红素可损伤线粒体的呼吸作用，也可促使受伤的线粒体被自噬泡吞噬、溶酶体溶解。暴露在肾小管上皮细胞内外的血色素和 Hb，通过诱导单核细胞趋化蛋白-1 和转化生长因子-β_1的表达，募集单核-巨噬细胞并刺激肾间质纤维化。②尿中大量 Hb 与 T-H 蛋白相互作用形成管型堵塞肾小管管腔，引起 AKI。③含铁血黄素清除肾脏微循环内的一氧化氮，导致血管收缩，肾脏缺血。④溶血过程中也可并发血栓形成加重肾脏损害。红细胞破裂释放出磷脂及其他促凝物质，加速血液凝固，且溶血时释放出的红细胞基质通过膜上磷脂或通过激活补体旁路，使血小板Ⅲ因子释放而激活凝血系统，以及血小板功能失常，促进凝血。肾脏毛细血管的内皮细胞长期溶血所致损伤，易使血小板黏附、聚集而形成血栓，造成毛细血管管腔狭窄，肾小球滤过率下降。

临床表现 包括溶血所致 Hb 尿的表现和 AKI 的表现。溶血所致 Hb 尿可以是急性的、一过性的，也可以是慢性的；部分患者合并贫血、血小板减少和脾大等。AKI 有轻有重，严重的表现为高分解型急性肾小管坏死，如少尿、血尿素氮和肌酐快速升高。

辅助检查 ①血网织红细胞升高。②外周血涂片可见红细胞畸形或红细胞碎片。③血清游离 Hb 增高、血清结合珠蛋白水平下降，伴血清乳酸脱氢酶升高。④血胆红素升高，尤其是以间接胆红素升高为主。⑤尿潜血阳性而尿红细胞阴性。⑥血肌酐和尿素氮升高。

病理表现 肾小管病变较肾小球病变明显。苏木精-伊红染色可见肾小管上皮细胞胞质内圆形、大小不一、棕黄色颗粒（含铁血黄素），马松（Masson）染色下颗粒嗜银。可见多灶性肾小管上皮细胞扁平、刷状缘脱落甚至裸膜，灶性小管上皮细胞细小空泡变性，管腔内见红细胞碎片、颗粒及管型。普鲁士蓝染色见肾小管、间质细胞大量蓝色颗粒沉积。免疫荧光阴性或可见 IgA、IgM、C3 在肾小管上皮细胞内非特异性沉积。电子显微镜下可见肾小管病变明显，小管上皮细胞胞质内大量溶酶体，灶性的肾间质炎症细胞浸润和纤维化。

诊断与鉴别诊断 包括 Hb 尿的诊断和 AKI 的诊断。①Hb 尿：尿潜血阳性而尿红细胞阴性，有助于 Hb 尿的诊断，但应与肌红蛋白尿鉴别。血管内溶血，尤其是溶血性贫血、血清游离 Hb 增高、血清结合珠蛋白水平下降、间接胆红素升高，有助于溶血所致 Hb 尿的诊断。②AKI的诊断依据：血肌酐和尿素氮急剧升高，并除外其他肾损害的原因。典型病例诊断不难。病因诊断不明确、治疗效果不好的AKI，肾活体组织病理检查技术有助于明确病因、指导治疗和判断预后。

治疗 包括两个方面。

溶血治疗 ①控制溶血发作：急性溶血可口服或静脉滴注5%碳酸氢钠，以缓解病情；糖皮质激素对部分患者有效，可减轻溶血发作。抗氧化药物对细胞膜有保护作用，如大剂量维生素E、阿维酸钠等，但疗效不肯定。②输血：严重的溶血性贫血可输血治疗，为避免输入补体成分，宜采用洗涤红细胞。输入的红细胞对补体敏感性正常，且能抑制患者自身制造补体敏感的红细胞，减轻或缓解溶血。③促进红细胞生成的药物：主要有促红细胞生成素、雄激素、铁剂等。由于一些患者的红细胞对铁剂的氧化损伤作用颇为敏感，有诱发溶血的可能，宜小剂量开始治疗。④抗T细胞的免疫抑制治疗：部分溶血患者常合并骨髓再生障碍，免疫抑制治疗可减少T细胞对正常细胞凋亡的促进作用，使正常骨髓造血干细胞再生。⑤化学治疗及骨髓移植：包括骨髓干细胞移植。适应于难治性、激素抵抗或有激素禁忌证的血液病者。⑥脾切除：部分患者脾切除后可延长红细胞寿命，减轻溶血和贫血。

AKI治疗 ①一般性治疗：包括营养支持、维持水电解质及酸碱平衡等。②肾小管Hb管型的防治：主要是水化、碱化尿液和甘露醇利尿。水化可提高肾脏血流灌注，增加尿量，防止肾小管内管型形成或冲刷已形成的管型。但是，无尿、老人及心功能差者，水化应慎重。用碳酸氢钠保持尿液pH≥6.5可防止管型形成。尿量正常者，可用甘露醇利尿，防治肾小管Hb管型形成；少尿或无尿者，用袢利尿药后尿量增加，也可适当使用甘露醇；若尿量不增加，则不宜使用。③促进肾小管上皮细胞修复：可应用冬虫夏草制剂、促红细胞生成素等促进肾小管上皮细胞修复。④肾脏替代治疗：AKI患者应用肾脏替代治疗效果显著，有助于纠正水电解质紊乱及酸碱平衡失调。同时透析过程中使用抗凝药，可有效防止血栓栓塞事件。

预后 主要取决于导致溶血、Hb尿的原发病。急性大量溶血，若抢救不及时常危及生命。度过危险期后，肾功能是否恢复与基础疾病密切相关。单纯Hb尿所致AKI预后好，如血型不合的输血，无肾脏基础疾病，肾功能可完全恢复；若引起溶血的基础疾病已损伤肾脏如系统性红斑狼疮、溶血尿毒症综合征，或原有肾脏疾病如糖尿病肾病、慢性肾小球肾炎等，肾功能则不容易恢复，甚至变成慢性肾衰竭。

（谢院生）

mànxìng shènzàngbìng

慢性肾脏病（chronic kidney disease，CKD） 出现肾脏病理学异常或血、尿或影像学等相关检查异常的肾损害，或肾小球滤过率低于60ml/（min·1.73m^2）持续至少3个月。是严重危害人类健康和生命的常见病。大部分CKD患者，当肾小球滤过率（glomerular filtration rate，GFR）下降时，其肾损害呈进行性发展，有时呈快速进展或急剧恶化。

分期 1999年美国肾脏病基金会肾脏病预后质量倡议工作组（Kidney Disease Outcomes Quality Initiative，KDOQI）提出CKD定义及分期标准（表1）。1992年中华医学会肾脏病学分会提出慢性肾衰竭（chronic renal failure，CRF）的分期方法（表2）。

CKD进展的危险因素 CKD进展具有较大的变异，即病情进展有时可很缓慢或长期相对稳定，有时也因危险因素导致肾功能短期内急剧恶化甚至进入终末期肾衰竭。客观评价、正确认识、避免及积极治疗危险因素和深入了解可能机制是防治其进展的关键。

CKD进行性发展的危险因素，分为“不可逆因素”和“可逆因素”。“不可逆因素”，主要指难以通过干预手段改变的因素，包括种族或基因背景、性别、年龄、肾脏病的病理类型、基础肾功能水平等。“可逆因素”，指可引起病情的进展延缓或逆转的因素，主要包括高血压、糖尿病、蛋白尿、感染、低白蛋白血症、贫血、高尿酸血症、高蛋白饮食、某些尿毒症毒素、肾毒性药物等。食盐摄入过多、吸烟、肥胖、血脂异常、高同型半胱氨酸血症、严重营养不良等，也可在CKD的病程进展中起较重要作用。CKD急剧恶化的危险因素：肾脏原发疾病的复发或急性加重、严重高血压未能控制、急性血容量不足、肾脏局部血供急剧减少、重症感染、组织创伤、尿路梗阻等、其他器官衰竭（如严重心力衰竭、严重肝衰竭）、肾毒性药物的使用不当等。急性血容量不足主要发生在胃肠道液体丢失过多、大出血或大手术、休克等情况。肾脏局部血供急剧减少可在肾动脉严重狭窄者应用血管紧张素转换酶抑制剂或血管紧张素Ⅱ受体阻断剂或非甾体类抗炎药等情况下发生。

CKD进展的机制 涉及诸多方面。

肾单位高滤过 高灌注和高滤过状态是导致肾小球硬化和残余肾单位进一步丧失的主要原因。

表 1 美国 KDOQI 专家组对 CKD 分期方法的建议

分期	特征	GFR（ml/min）	防治目标及措施
1	已有肾病 GFR 正常	≥90	CKD 诊治；缓解症状；减慢 CKD 进展
2	GFR 轻度降低	60~89	评估、减慢 CKD 进展；降低心血管病患病危险
3	GFR 中度降低	30~59	减慢 CKD 进展；评估、治疗并发症
4	GFR 重度降低	15~29	综合治疗；透析前准备
5	终末期肾病（肾衰竭）	<15	出现尿毒症者及时替代治疗

表 2 中国 CRF 的分期方法

分期	肌酐清除率（CCr）（ml/min）	血肌酐（SCr）	
		（μmol/L）	（mg/dl）
肾功能代偿期	50~80	141~177	1.6~2.0
肾功能失代偿期	20~50	186~442	2.1~5.0
肾衰竭期	10~20	451~698	5.1~7.9
尿毒症期	<10	≥707	≥8.0

高滤过可促进系膜细胞增殖和基质增加，导致微动脉瘤形成、内皮细胞损伤和血小板集聚增强、炎症细胞浸润、系膜细胞死亡等，肾小球硬化的过程不断发展，肾单位损伤进一步加重。

肾单位高代谢 是肾小管萎缩、间质纤维化和肾单位进行性损害的重要原因。高代谢致肾小管氧消耗增加和氧自由基增多，小管内液 Fe^{2+} 的生成和代谢性酸中毒所引起补体旁路（C3 途径）激活和膜攻击复合物（C5b-9）形成，均可造成肾小管-间质损伤。

肾组织细胞死亡 CKD 动物肾小球内细胞死亡增多与肾小球硬化及 CRF 程度成明显正相关。在 5/6 肾切除、单侧输尿管结扎、慢性药物肾毒性（如马兜铃酸肾病）等动物模型中，均发现细胞死亡与小管萎缩和间质纤维化有密切联系。

细胞表型转化 肾小管上皮细胞的表型转化，在肾组织纤维化过程中起重要作用。在某些生长因子（如转移生长因子-β）、细胞因子（如白介素-1）的刺激或诱导下，肾间质成纤维细胞可转变为肌成纤维细胞，肾小管上皮细胞可经过上皮间充质转化的机制转变为肌成纤维细胞，后者可分泌大量细胞外基质。

细胞因子-生长因子的作用 CRF 动物肾组织某些生长因子（如血小板衍生生长因子、转移生长因子-β、碱性成纤维细胞生长因子等）、细胞因子（如白介素-1、肿瘤坏死因子-α 等）、某些炎症介质或化学趋化因子包括单个核细胞趋化蛋白-1 等，均参与肾小球和肾小管-间质的损伤过程，并在促进细胞外基质增多中起重要作用。

血管活性物质及凝血-纤溶因子的作用 CRF 动物肾组织内某些血管活性物质（如血管紧张素Ⅱ、内皮素-1 等）均参与肾小球和肾小管-间质的损伤过程，并在促进细胞外基质增多中起重要作用。醛固酮过多也参与肾小球损伤和肾小球硬化的过程，并也可刺激转移生长因子-β 的过度表达与细胞外基质的增多。

某些降解细胞外基质的蛋白酶如基质金属蛋白酶表达的变化、丝氨酸蛋白酶的抑制，金属蛋白酶组织抑制物、纤溶酶原激活抑制物等表达上调，在肾小球硬化和肾间质纤维化的发生与发展中均有重要作用。

CKD 进展的干预措施 改进 CKD 防治措施是提高 CKD 防治水平的客观需求。对易患 CKD 的高危人群，首先应做好初级预防（一级预防），即防止 CKD 的发生。对已患早中期 CKD 的人群，应做好二级预防，即通过各种干预措施，达到延缓、阻止或逆转 CKD 发展的目标。干预措施主要有下列内容。

调整生活方式 戒烟、控制体重、限制盐的摄入，均可使 CKD 者蛋白尿减轻、延缓病程进展，并降低心血管病发生的危险。体质指数：女性 $<23kg/m^2$、男性 $<25kg/m^2$，盐摄入为 5~6g/d。

防治基础肾脏病 ①积极有效防治各种原发性肾脏疾病（如各种肾小球、肾小管-间质、肾血管性疾病等）。②消除或控制引起肾损害的危险因素（如糖尿病、高血压病、自身免疫病、肾毒性药物等）。

控制高血压 ①降压必须达标。对 CKD 第 1~4 期和糖尿病患者，其降低血压目标值 < 130/80mmHg；对 CKD 第 5 期患者，血压应≤140/90mmHg。②根据患者高血压程度和全身情况，合理选用降压药物，在血管紧张素转换酶抑制剂（ACEI）、血管紧张素Ⅱ受体阻断剂（ARB）、钙通道阻滞药（CCB）、利尿药或β-受体阻断剂、血管扩张药等各类降压药中选用。既应重视发挥各类降压药的优势（如 ACEI/ARB 兼有

减轻蛋白尿的作用，CCB 降压作用较强），也应重视不同类型降压药的联合使用（选用两种或两种以上降压药），做到用药个体化。

控制血糖水平　糖尿病患者血糖目标值是空腹水平 5.0～7.2mmol/L，睡前水平 6.1～8.3mmol/L，平均糖化血红蛋白（HbA1c）<7.0%。

控制蛋白尿　尽可能将患者蛋白尿控制在 0.3g/d 以下乃至正常范围。这是改善患者长期预后的重要环节之一。

防治感染　针对中国的实际情况，加强对上呼吸道感染、乙型病毒性肝炎、丙型病毒性肝炎、获得性免疫缺陷综合征（简称艾滋病）、结核病等方面的防治，可在延缓或逆转 CKD 进展方面发挥重要作用。

保持肾脏灌注　避免和及时纠正血容量不足（低血压、脱水等），或及时纠正严重肾动脉狭窄或肾脏局部血供急剧减少，可避免或减轻肾单位低灌注、低滤过状态，防止或延缓 CKD 快速进展的作用。

维持电解质和酸碱平衡　及时纠正代谢性酸中毒（包括肾小管性酸中毒）等酸碱平衡紊乱，纠正钠、钾等电解质代谢紊乱，可缓解临床症状，肾组织保护。

防治钙磷代谢紊乱与甲状旁腺功能亢进症　GFR<60ml/min 者应适当限制磷的摄入量（<800mg/d）。GFR<30ml/min，除限制磷摄入外，可口服磷结合剂（如碳酸钙、醋酸钙等）。血磷水平应控制在相对较低水平（CKD 3～4 期 1.13～1.78mmol/L）。对明显高磷血症（>2.26mmol/L 或钙磷乘积>4.52mmol^2/L^2）者，则应考虑应用不含钙的磷结合剂，如短期服用氢氧化铝制剂，或使用树脂型磷结合剂司维拉姆或碳酸镧。对无高钙血症或有明显甲状旁腺功能亢进症患者，可口服骨化三醇或其类似物阿法骨化醇，并监测血全段甲状旁腺激素水平。

低蛋白饮食和相关饮食治疗　GFR<60ml/min 者可开始应用低蛋白［0.6～0.8g/（kg·d）］、低磷饮食。应用低蛋白饮食者，饮食中动物蛋白与植物蛋白应保持合理比例，一般两者约各占一半；同时必须摄入足量热卡，一般为［126～147kJ/（kg·d）］。在低蛋白［0.4～0.6g/（kg·d）］饮食的基础上，同时补充适量的必需氨基酸［0.1～0.2g/（kg·d）］和（或）复方 α-酮酸，可改善患者蛋白营养状况，减轻高磷血症与甲状旁腺功能亢进症，延缓病程进展。

纠正贫血　血红蛋白<110g/L 或血细胞比容<33%者，应检查贫血原因。若有缺铁，应予补铁治疗（多数透析患者需静脉补铁）。大多数 CKD 贫血患者需应用红细胞生成刺激剂治疗，如重组人促红细胞生成素、达依泊汀-α 等，至血红蛋白上升至 110～120g/L。同时，需注意纠正各种导致贫血或影响红细胞生成刺激剂疗效的因素，如出血、感染以及营养不良等。

纠正低白蛋白血症和营养不良　低白蛋白血症和营养不良的程度，与透析前 CKD 患者肾功能损害的进展有密切关系，故应积极预防，必要时需强化营养治疗（包括口服或肠道外补充营养素）。

纠正高尿酸血症与高脂血症　可通过控制饮食（如低嘌呤饮食）、减少尿酸的产生和（或）促进尿酸的排泄等措施，使血尿酸水平降至合理水平。GFR 正常者血尿酸水平宜保持在 355μmol/L（女性）和 430μmol/L（男性）以下。纠正高脂血症，使血清胆固醇<5.7mmol/L，血清三酰甘油<1.5mmol/L。

口服肠道吸附剂　应用口服肠道吸附剂（如特殊分子结构的药用炭、氧化淀粉制剂等）或有特定功能的缓泻剂（如甘露醇、半乳糖及某些中药制剂等），通过肠道途径增加尿毒症毒素的排出。

其他措施　避免使用肾毒性药物（如氨基糖苷类、两性霉素 B、马兜铃酸类等）；减少使用影响肾血流量的药物（如非甾体类抗炎药）；已有肾功能不全者，需根据 GFR 下降的程度，合理调整部分药物的剂量和疗程。

（郑法雷）

mànxìng shènshuāijié

慢性肾衰竭（chronic renal failure, CRF）　慢性肾脏病引起的肾小球滤过率下降和肾其他功能损害，及由此产生的代谢紊乱和临床症状组成的综合征。简称慢性肾衰。根据 1992 年黄山会议座谈会纪要，CRF 可分为四个阶段：①肾功能代偿期。②肾功能失代偿期。③肾衰竭期（尿毒症前期）。④尿毒症期（见慢性肾脏病）。

慢性肾脏病（chronic kidney diseases, CKD）的发病率有上升趋势。美国成人 CKD 的发病率为 11.5%，CRF（CKD 3～5 期）的发病率为 5.2%。据中国部分报告，CKD 的发病率约为 10.8%，CRF（CKD 3～5 期）的发病率为 1.7%，其确切发病率尚待进一步调查。CRF 透析患者的 5 年生存率为 70%～85%，10 年生存率为 35%～55%。CRF 的病死率已有明显下降，但它仍在人类主要死亡原因中占第 5～9 位，可见 CRF 是人类生存的重要威胁之一。

病因及发病机制 主要原因有高血压肾小动脉硬化、糖尿病肾病、原发性肾小球肾炎、继发性肾小球肾炎、肾小管间质病变（如慢性肾盂肾炎、高尿酸血症肾病、梗阻性肾病、药物性肾损害等）、缺血性肾病、遗传性肾脏疾病（如多囊肾病、遗传性肾炎）等。糖尿病肾病、高血压肾小动脉硬化已成为发达国家 CRF 的主要病因，如在美国，上述两种疾病分别占第一、第二位；在中国，这两种疾病仍位居原发性肾小球肾炎之后，但也有明显增高趋势。

研究认为，尿毒症的症状及体内各系统损害的原因，主要与尿毒症毒素（uremic toxins）的毒性作用有关，也与多种体液因子或营养素的缺乏有关。

尿毒症毒素的作用 据报告，尿毒症患者体液内有 200 多种物质的浓度高于正常，但已经证实具有尿毒症毒性作用的物质约 30 余种。尿毒症毒素可分为小分子（分子量<500D）、中分子（分子量 500~5000D）和大分子（分子量>5000D）三类。小分子毒性物质以尿素最多，占“非蛋白氮”的 80%或更多；其他如胍类（甲基胍、琥珀胍酸等）、各种胺类、酚类等，也占有重要地位。中分子物质主要与尿毒症脑病、某些内分泌紊乱、细胞免疫低下等有关。大分子物质如核糖核酸酶、β_2-微球蛋白等也具有某些毒性，糖基化 β_2-微球蛋白与尿毒症骨病、腕管综合征、继发性淀粉样变性的发病有关。

体液因子的缺乏 肾脏是分泌激素和调节物质代谢的重要器官。CRF 时主要由肾分泌的某些激素如促红细胞生成素（erythropoietin，EPO）、1,25-二羟胆钙化醇［1,25-$(OH)_2D_3$］的缺乏，可分别引起血液系统和骨骼系统的病变。EPO 不足则可引起红细胞系统生成障碍，主要表现为红细胞系统祖细胞集落形成单位的大量死亡及分裂、增殖障碍，导致肾性贫血。1,25-$(OH)_2D_3$ 的缺乏可引起钙吸收、利用障碍和骨代谢障碍，导致继发性甲状旁腺功能亢进症和骨营养不良（肾性骨病）。某些“血管保护性蛋白”（如胎球蛋白 A、基质 Gla 蛋白、骨形成蛋白-7）缺乏可引起的血管钙化。

营养素的缺乏 尿毒症时某些营养素的缺乏或不能有效利用，也可能与某些症状有关，如蛋白质和某些氨基酸、热量、水溶性维生素（如 B 族维生素等）、微量元素（如铁、锌、硒等），可引起营养不良、消化道症状、免疫功能降低等。又如，铁和（或）蛋白质的缺乏，可使肾性贫血加重；L-肉碱缺乏可致肾衰竭患者乏力、食欲缺乏、贫血加重。

代谢紊乱 CRF 患者常有蛋白质、糖、脂肪、维生素和各种电解质、矿物质代谢紊乱及酸碱平衡失调，其中以蛋白质代谢紊乱最突出。

水电解质紊乱 ①水钠代谢紊乱：表现为水钠潴留，有时也可为低血容量和低钠血症。肾功能不全时，肾脏对钠负荷过多或容量过多，适应能力逐渐下降。水钠潴留可表现为不同程度的皮下水肿和（或）体腔积液，易出现血压升高、左心功能不全和脑水肿。低血容量主要表现为低血压和脱水。低钠血症，主要因水过多或其他因素所引起（假性低钠血症），也可因缺钠引起（真性低钠血症），两者的情况与处理完全不同，故应注意鉴别。②钾代谢紊乱：肾小球滤过率（glomerular filtration rate，GFR）降至 20~25ml/min 或更低时，肾脏排钾能力下降，易出现高钾血症；钾摄入过多、酸中毒、感染、创伤、消化道出血等情况发生，更易出现高钾血症。严重高钾血症（血清钾>6.5mmol/L）有一定危险。有时也可出现低钾血症，主要与钾摄入不足、胃肠道丢失过多、应用排钾利尿药等因素有关。③钙磷代谢紊乱：主要表现为钙缺乏和磷过多。钙缺乏主要与钙摄入不足、活性维生素 D 缺乏、高磷血症、代谢性酸中毒有关，明显钙缺乏时可出现低钙血症。GFR 下降、尿内排出减少，血磷浓度逐渐升高，肾衰竭的中晚期（GFR<20ml/min）时才会出现高磷血症。④镁代谢紊乱：若 GFR<20ml/min，肾排镁减少，常有轻度高镁血症，患者常无症状，但仍不宜使用含镁的药物，如含镁的抗酸药、泻药等。低镁血症也偶可出现，与镁摄入不足或过多应用利尿药有关。

代谢性酸中毒 CRF 患者常存在酸碱平衡失调，其中尤以代谢性酸中毒最常见。①若 GFR<25ml/min或血肌酐（serum creatinine，SCr）>350μmol/L，某些酸性代谢产物因肾的排泄障碍而潴留，可发生高氯血症性（或正氯血症性）高阴离子间隙性代谢性酸中毒，即“尿毒症性酸中毒”。②部分轻中度慢性肾衰竭（GFR>25ml/min，或 SCr<350μmol/L），主要以肾小管-间质损伤为主的患者，肾小管分泌氢离子的功能缺陷或肾小管 HCO_3^-的重吸收能力下降，可发生正常阴离子间隙的高氯血症性代谢性酸中毒，即肾小管性酸中毒。③HCO_3^-<15mmol/L 者可有明显症状，如虚弱无力、食欲缺乏、呕吐、呼吸深长，严

重者可血压下降、心力衰竭或昏迷。

蛋白质代谢紊乱　表现为蛋白质代谢产物蓄积（氮质血症），也可有血清白蛋白水平下降、血浆和组织必需氨基酸水平下降、某些非必需氨基酸水平增高等。主要与蛋白质分解增多和（或）合成减少、负氮平衡、肾脏排出障碍有关。

热量和其他营养素代谢紊乱　糖代谢异常主要表现为糖耐量低减和低血糖症两种情况，前者多见，后者少见。糖耐量减低主要与胰高血糖素升高、胰岛素受体障碍有关，可表现为空腹血糖水平或餐后血糖水平升高，但较少出现自觉症状。高脂血症常见，其中多数患者表现为轻到中度高三酰甘油血症，少数患者表现为轻度高胆固醇血症，或二者兼有；有些患者血浆极低密度脂蛋白、脂蛋白-a 水平升高，高密度脂蛋白水平降低。

维生素代谢紊乱　相当常见，如血清维生素 A 水平增高、维生素 B_6 及叶酸缺乏等，常与饮食摄入不足、某些酶活性下降有关。

临床表现　CRF 的不同阶段临床表现各不相同。代偿期和失代偿早期，患者可无任何症状，或仅有乏力、腰酸、夜尿增多等轻度不适；少数患者可有食欲减退、代谢性酸中毒及轻度贫血。中期以后，上述症状更趋明显；进入尿毒症期则进一步加重，有的可出现急性心力衰竭、严重高钾血症、消化道出血、中枢神经系统障碍等，可有生命危险。

消化系统表现　胃肠道症状常见，主要表现有食欲缺乏、恶心、呕吐、口腔有尿味。胃与十二指肠的炎症、溃疡、出血较常见，其发生率比正常人明显增高。出血多是胃肠黏膜糜烂或消化性溃疡引起，前者更常见。

血液系统表现　①肾性贫血：多数患者均有轻至中度贫血，与促红细胞生成素缺乏有关，故而得名；若伴缺铁、营养不良、出血，可加重贫血程度。②出血倾向：CRF 晚期出现，多与血小板功能降低或凝血因子Ⅷ缺乏有关；轻者仅有皮下或黏膜出血点、淤斑，重者则可发生胃肠道出血、脑出血等。

呼吸系统表现　体液过多或酸中毒时均可出现气短、气促，严重酸中毒可致呼吸深长。体液过多、心功能不全可引起肺水肿或胸腔积液。部分重症患者可伴尿毒症肺水肿、尿毒症胸膜炎、尿毒症肺钙化。各系统感染中肺部感染（肺炎、支气管炎、肺结核等）最多见。

心血管系统表现　①心血管病变：CRF 主要并发症和最常见的死因。临床研究发现，尿毒症患者心血管不良事件及动脉粥样硬化性心血管病比普通人群高 15~20 倍。终末期肾病阶段，心血管病的死亡率占死因的 45%~60%。美国普通人群中心血管病的年死亡率是 0.27%，血液透析患者则高达 9.5%，为前者的 35 倍。②心力衰竭：尿毒症患者常见死亡原因。随着肾功能的不断恶化，心力衰竭的患病率明显增加，至尿毒症期可达 65%~70%，多与水钠潴留、高血压、贫血、尿毒症心肌病有关。

神经系统及肌肉表现　早期可有失眠、注意力不集中、记忆力减退。尿毒症时常有反应淡漠、谵妄、惊厥、幻觉、嗜睡、昏迷、精神异常。周围神经病变也很常见，感觉神经障碍尤为显著，多以下肢远端为甚，常见的是肢端袜套样分布的感觉减低、肢体麻木、烧灼感或疼痛感、深反射迟钝、肌无力；也可有神经肌肉兴奋性增加，如肌震颤、痉挛、不宁腿综合征等。初透析患者有时可发生透析失衡综合征，主要是血尿素氮等物质降低过快，导致细胞内、外液间渗透压失衡，引起颅内压增加和脑水肿，出现恶心、呕吐、头痛，重者可出现惊厥。

骨骼病变　低钙血症、高磷血症、活性维生素 D 缺乏等可诱发继发性甲状旁腺功能亢进症及肾性骨营养不良（即肾性骨病），包括纤维囊性骨炎（高转化骨病）、骨软化症（低转化骨病）、骨生成不良、骨质疏松症及混合性骨病。在透析前患者中 X 线骨骼平片发现异常者约 1/3，但出现骨痛、行走不便和自发性骨折少见；骨活体组织检查（骨活检）约 90% 可发现异常，故早期诊断要依靠骨活检。透析相关性淀粉样变骨病只发生于透析多年以后，可能是 β_2-微球蛋白淀粉样变性沉积于骨所致，X 线片见腕骨和股骨头有囊肿性变，可发生自发性股骨颈骨折。

内分泌功能紊乱　主要表现为肾脏本身内分泌功能紊乱：如 1,25-$(OH)_2D_3$、EPO 不足和肾内肾素-血管紧张素Ⅱ过多；同时，可有其他外周内分泌腺功能紊乱，多数患者均有继发性甲状旁腺功能亢进症、胰岛素受体障碍、胰高血糖素升高等。约 1/4 患者有轻度甲状腺素水平降低。下丘脑-垂体内分泌功能紊乱也较常见，如泌乳素、促黑素、促黄体素、促卵泡激素、促肾上腺皮质激素等水平增高等。部分 CRF 晚期患者可有性腺功能减退，表现为性腺成熟障碍或萎缩、性欲低下、闭经、不育等。

其他 有些患者可伴皮肤症状，如色素沉着、排汗困难、钙沉着、瘙痒、溃疡等。

主要并发症 水钠潴留、高钾血症、高血压、心力衰竭、心包炎、贫血、出血、感染、肾性骨病、中枢和周围神经病变等。其中急性左心衰竭、重度高钾血症、尿毒症脑病、尿毒症性心包炎、重症感染、急性出血（消化道出血、脑出血等）等严重并发症，通常对患者生命造成威胁。

辅助检查 常用检查项目包括尿常规、肾功能、血电解质（钾、钠、氯、钙、磷、镁）、血糖、血尿酸、血脂及动脉血液气体分析、24 小时尿蛋白定量、肾脏影像学检查。

检查肾小球滤过功能的主要方法：检测 SCr、肌酐清除率（creatinine clearance rate，CCr）、放射性核素法测 GFR。中国 CCr 正常值为（90±10）ml/min。不同人群的SCr、CCr 值可能有显著差别，需正确判断。血尿素氮测定常作为肾功能的辅助指标，但应排除高蛋白饮食、脱水、低血容量、胃肠道出血、创伤、应用某些药物（如四环素、西咪替丁）等因素引起的单纯性血尿素氮升高。影像学检查需做 B 超，以除外肾结石、肾结核、囊肿性肾脏病。某些特殊情况下，可能需做放射性核素肾图、静脉肾盂造影、肾脏 CT 和磁共振成像检查等。肾图检查对急性肾损伤和 CRF 的鉴别诊断有帮助。

诊断 诊断要点：①CKD病史。②GFR＜60ml/min（老年人 GFR＜50ml/min）超过 3 个月。③GFR下降过程中出现与肾衰竭相关的各种代谢紊乱和临床症状。以上 3 条中，①是诊断的重要依据之一，但少数患者可能无明确 CKD 病史；根据②做诊断时宜慎重或从严掌握；若 3 条同时具备，则诊断依据更充分。

鉴别诊断 需与下列疾病鉴别。①急性肾损伤（acute kidney injury，AKI）：多数情况下鉴别不难，有时根据患者的病史即可判断。病史不详者，可借助于影像学检查（如 B 超、CT）结果进行分析，双肾明显缩小支持 CRF 的诊断；或根据肾图检查结果进行鉴别。若 CRF 较轻，但 AKI 较突出，且其病程发展符合 AKI 演变过程，可称慢性肾衰竭合并 AKI，其处理原则基本上与 AKI 相同。若 CRF 较重或其病程加重过程未能反映 AKI 演变特点，则称为慢性肾衰竭急性加重。②肾前性氮质血症：有效血容量补足 48～72 小时后肾前性氮质血症患者肾功能即可恢复，CRF 则肾功能难以恢复。

治疗 包括营养治疗、药物治疗和替代治疗。

营养治疗 营养疗法在提高 CRF 患者生活质量、改善预后方面发挥重要作用。CRF 患者蛋白摄入量为 0.6～0.8g/（kg·d），饮食中动物蛋白与植物蛋白比例，约各占一半。患者必须摄入足够热量，一般 125.6～146.5kJ/kg。如果有条件，在低蛋白饮食［0.4~0.6g/（kg·d）］的基础上，可同时补充适量的必需氨基酸［0.1～0.2g/（kg·d）］或复方 α-酮酸，此时饮食中动物蛋白与植物蛋白的比例可不必限制。

纠正代谢性中毒 ①碳酸氢钠（$NaHCO_3$）：一般口服，中、重度患者可静脉输入。对有明显心力衰竭者，应防止 $NaHCO_3$输入总量过多，输入速度宜慢，以免使心脏负荷加重甚至心力衰竭加重。②纠正水钠紊乱：限制钠摄入量，应不超过 5g/d，个别严重病例可限制为 1～2g/d。也可根据需要应用袢利尿药（呋塞米、布美他尼等）。噻嗪类利尿药及保钾利尿药对 SCr＞220μmol/L 的 CRF 者疗效甚差，不宜应用。对急性心力衰竭严重肺水肿者，需及时给予血液透析或持续性血液滤过，以免延误治疗时机。③对轻、中度低钠血症，不必处理，应分析其不同原因，只对真性缺钠者进行谨慎补充钠盐；对严重缺钠的低钠血症者，也应有步骤地逐渐纠正低钠状态。④对已有高钾血症者，除限制钾摄入外，还应采取各项措施：积极纠正酸中毒，必要时（血钾>6mmol/L）可静脉滴注 $NaHCO_3$；给予袢利尿药，如呋塞米、布美他尼；应用葡萄糖-胰岛素溶液输入；口服降钾树脂，以聚苯乙烯磺酸钙更适用；严重高钾血症（血钾>6.5mmol/L）且伴少尿、利尿效果欠佳者，应及时给予血液透析治疗。

药物治疗 目的：①缓解 CRF 症状，减轻或消除患者痛苦，提高生活质量。②延缓 CRF 病程的进展，防止其进行性加重。③防治并发症，提高生存率。

高血压 及时、合理的治疗，控制高血压的某些症状，保护靶器官（心、肾、脑等）。血管紧张素转换酶抑制剂（ACEI）、血管紧张素Ⅱ受体阻断剂（ARB）、钙通道阻滞药（CCB）、袢利尿药、β-受体阻断剂、血管扩张剂等均可应用，以 ACEI、ARB、CCB 的应用较广泛。透析前 CRF 患者的血压应＜130/80mmHg，维持透析患者血压不超过 140/90mmHg 即可。

贫血 血红蛋白＜110g/L 或血细胞比容<33%者，应检查贫血

原因。若有缺铁，应予补铁治疗，必要时可应用红细胞生成刺激剂治疗，包括重组人红细胞生成素、达依泊丁等，直至血红蛋白上升至110~120g/L。红细胞生成刺激剂疗效欠佳者，应针对不同原因调整治疗方案。重组人红细胞生成素皮下或静脉注射，皮下注射更理想。

钙磷代谢紊乱和肾性骨病 GFR<50ml/min 者，即应适当限制磷摄入量（<800~1000mg/d）。GFR<30ml/min 者，限制磷摄入的同时，需口服磷结合剂，以碳酸钙、枸橼酸钙和醋酸钙较好。明显高磷血症（血磷>1.45mmol/L）者，则应暂停应用钙剂，可服用司维拉姆或短期服用氢氧化铝制剂。明显低钙血症者，可口服骨化三醇。治疗均需监测血钙、磷、甲状旁腺激素（parathyroid hormone，PTH）浓度，保持透析前 CRF 患者血全段 PTH 在 35~110ng/L；透析患者血 PTH 在 150~300ng/L。

感染 防止感冒，预防各种病原体的感染。抗生素的选择和应用原则，与感染相同，唯剂量要调整。在疗效相近的情况下，应选用肾毒性最小的药物。

高脂血症 透析前 CRF 患者与高血脂者治疗原则相同，但对维持透析患者，高脂血症的标准宜放宽，如血胆固醇水平保持在6.5~7.8mmol/L，三酰甘油水平保持在3.9~5.2mmol/L 为宜。

吸附疗法和导泻疗法 利用胃肠道途径增加尿毒症毒素的排出，可口服氧化淀粉、药用炭制剂，或口服大黄制剂，也可应用结肠透析等。主要用于透析前 CRF 患者，对减轻患者氮质血症起到一定辅助作用，但不能作为治疗尿毒症的主要手段。

其他 ①糖尿病肾衰竭患者随着 GFR 不断下降，必须相应调整胰岛素用量，应逐渐减少。②轻度高尿酸血症通常不需治疗，有显著高尿酸血症或痛风者，应用别嘌醇或非布司他以减少尿酸合成，并依据肾功能调整剂量。

尿毒症期的替代治疗 CRF 患者 GFR 6~10ml/min 或 SCr >707μmol/L，并有明显尿毒症临床表现，经治疗不能缓解，应透析治疗。糖尿病肾病可适当提前（GFR 10~15ml/min）透析。

血液透析 简称血透。血透前3~4周，应预先给患者做动静脉内瘘（位置一般在前臂），以便易于穿刺建立血流通道。每周3次，每次4~5小时。若能坚持合理的透析，多数血透患者的生活质量显著改善，不少患者能存活15年以上，但是，透析治疗间断清除溶质的治疗方式使血容量、溶质浓度的波动很大，不符合生理状态，且透析患者每年的死亡率仍在15%~20%。

腹膜透析 简称腹透。持续不卧床腹膜透析（continuous ambulatory peritoneal dialysis，CAPD）应用腹膜的滤过与透析作用，持续地对尿毒症毒素进行清除，设备简单，操作方便，安全有效。CAPD 对尿毒症的疗效与血液透析相似，但在残存肾功能与心血管的保护方面优于血透，费用也较低。随着 CAPD 的装置和操作的显著改进，腹膜炎等并发症已大为减少。CAPD 尤其适用于老人、糖尿病肾病、小儿、有较重心血管合并症或做动静脉内瘘有困难者。

肾移植 患者通常应先行一个时期透析，待病情稳定并符合有关条件后，考虑肾移植。成功的肾移植可恢复正常的肾功能（包括内分泌和代谢功能），使患者几乎完全康复。移植肾可由尸体或亲属提供（由兄弟姐妹或父母供肾），亲属肾移植的效果更好。应在 ABO 血型配型和人类白细胞抗原（human leukocyte antigen，HLA）配型合适的基础上，选择供肾者。肾移植需长期使用免疫抑制剂，以防排斥反应，常用药物为糖皮质激素、环孢素、硫唑嘌呤和（或）麦考酚乙酯等。移植肾的1年存活率约为85%，5年存活率约为60%。HLA 配型佳者，移植肾的存活时间较长。肾移植后并发感染、恶性肿瘤者显著增加。

预防 分为三级预防。

一级预防 又称初级预防。通过健康检查或疾病普查，早期发现各种肾脏疾病或可能引起肾损害的常见病（高血压、糖尿病等），并及时进行有效治疗。肾脏专科医师、内科医师乃至全科医师，均需仔细询问病史和查体，重视肾功能的检查，努力做到早期诊断，防止漏诊。预防开始越早，患者的健康与劳动力得到保护的程度越高，个人、家庭和社会的损失越小。

二级预防 对已有轻、中度 CRF 者及时治疗，延缓、停止或逆转 CRF 的进展，防止尿毒症的发生。基本措施：坚持病因治疗，长期、有效地控制基础肾脏病；避免或消除 CRF 急剧恶化的某些危险因素；阻断或抑制肾单位损害进行性发展的各种危险因素，控制或减慢肾小球硬化及肾间质纤维化进展的速度，保护健存肾单位；对患者血压、血糖、尿蛋白定量、GFR 下降幅度等指标，均应当控制在理想范围。

三级预防 对尿毒症患者及早采取治疗措施，防止尿毒症的

某些严重并发症的发生，提高生存率和生活质量。

（郑法雷）

niàodúzhèng dúsù

尿毒症毒素（uremic toxin） 肾衰竭患者体液中浓度明显升高、并与代谢紊乱或临床表现密切相关的具有毒性作用的物质。这些物质在体内积聚，是引起肾衰竭患者尿毒症症状和多个系统功能失调的主要原因之一。凡被称为尿毒症毒素物质，应符合以下标准：①该物质的化学结构、理化性质及其在体液中的浓度必须认知。②尿毒症患者体内该物质的浓度显著高于正常。③高浓度的该物质与特异的尿毒症临床表现相关，而体内该物质浓度降至正常时则尿毒症症状、体征应同时消失。④其浓度与尿毒症患者体内浓度相似时，动物实验或体外试验可证实该物质对细胞、组织或观察对象产生类似毒性作用。

来源 ①体内矿物质、微量元素或稳定内环境的物质，因肾衰竭造成浓度过高，如钾、磷、氢离子、铝。②体内正常代谢产物因肾衰竭造成浓度过高，如尿素、肌酐、尿酸、胍类、酚类、胺类。③体内正常多肽激素，因肾衰竭造成浓度过高。④体内某些物质，其分子结构因肾衰竭而发生变化或被修饰，如氨甲酰化氨基酸、终末氧化蛋白产物等。⑤细菌代谢产物由肠道进入血液，如多胺、酚类、酚酸等。

分类 根据分子量的大小可分为：①小分子毒素：分子量<500D（表1）。②中分子毒素：分子量500～5000D。③大分子毒素：分子量>5000D（表2）。根据毒素是否与蛋白结合的不同性质，可分为“蛋白结合毒素”（表3）及“非蛋白结合毒素”。

毒性特点 只列部分尿毒症毒素。

氢离子 多数肾衰竭患者均有肾脏酸性物质排出障碍及碱（HCO_3^-）丢失增多，可出现氢离子、酸性物质过多与代谢性酸中毒。代谢性酸中毒对体内蛋白质代谢、钙磷代谢、食欲和消化、红细胞生成、骨骼发育、肌肉功能、心血管功能、神经系统功能、免疫功能等均可带来损害。

磷 因肾小球滤过率的降低和磷摄入过多，慢性肾衰竭患者常伴高磷血症。磷潴留可抑制肾脏1α-羟化酶的活性和1,25-二羟胆钙化醇［1,25-（OH）$_2$D$_3$］的合成，降低血钙水平；直接或间接刺激甲状旁腺激素（parathyroid hormone，PTH）分泌增多及甲状旁腺细胞增殖，导致继发性甲状旁腺功能亢进症（简称甲旁亢）、高转化骨病及广泛的血管

表1 主要小分子尿毒症毒素

电解质和调节酸碱平衡的物质	氢离子、钾、磷
微量元素	铝、钒、砷等
氨基酸及其类似物	同型半胱氨酸、N-乙酰精氨酸、二甲基甘氨酸、咪基牛磺酸等
被修饰的氨基酸	氨甲酰化氨基酸、甲硫氨酸-脑啡肽
氮代谢产物	尿素、肌酐、肌酸、尿酸、胍类（甲基胍、胍琥珀酸、胍乙酸）、一氧化氮、黄嘌呤、次黄嘌呤、黄蝶呤、尿嘧啶核苷、假性尿嘧啶核苷等
胺类	甲胺、二甲胺、多胺（尸胺、腐胺、精胺等）、氯胺、不对称二甲氨酸
酚类	二甲基氧间苯二酚、对苯二酚、对甲酚、苯酚、三氯甲烷
吲哚类	3-醋酸吲哚、犬尿素、喹啉酸、犬尿喹啉酸、褪黑激素、硫酸吲哚酚
马尿酸类	马尿酸、o-羟马尿酸、p-羟马尿酸
晚期糖基化终产物	戊糖苷、N-羧甲基赖氨酸
脂质类	3-羧-4-甲-5-丙-2-呋喃丙酸、丙二酸乙醛赖氨酸
其他	草酸

表2 主要中分子、大分子尿毒症毒素

多肽类	甲状旁腺激素、胰高糖素、心房钠尿肽、瘦素、内皮素、肾上腺髓质素、血管生成素、肾小球升压素、缩胆囊素、神经肽Y、δ-睡眠诱导肽
蛋白质类	$β_2$-微球蛋白、白介素-1、白介素-6、肿瘤坏死因子-α、核糖核酸酶、免疫球蛋白轻链、趋化抑制蛋白、粒细胞抑制蛋白-Ⅰ、粒细胞抑制蛋白-Ⅱ、中性粒细胞脱颗粒抑制蛋白-Ⅰ、中性粒细胞脱颗粒抑制蛋白-Ⅱ、补体D因子等
被修饰的蛋白质类	氨甲酰化蛋白质或多肽、终末氧化蛋白产物、晚期糖化终产物修饰的蛋白质
脂质类	脂质氧化终产物修饰的蛋白质

表3 蛋白结合的尿毒症毒素（D）

酚类	二甲基氧间苯二酚（140）、对苯二酚（110）、对甲酚（108）、苯酚（94）
吲哚类	3-醋酸吲哚（175）、犬尿素（208）、犬尿喹啉酸（189）、褪黑素（126）等
多胺	四甲烯二胺（88）、精脒（145）、精胺（202）
糖基化终末产物	3-脱氧葡萄糖醛（162）、乙二醛（58）、甲基乙二醛（72）、果糖赖氨酸（308）、羧甲赖氨酸（204）、戊糖素（342）
肽类	瘦素（16000）、视黄醇结合蛋白（21200）
马尿酸盐	马尿酸（179）、对羟基马尿酸（295）
其他	同型半胱氨酸（135）、3-羧-4-甲-5-丙-基呋喃戊酮酸（240）

注：括号内数字表示分子量（D）

钙化。

铝　若透析液中铝含量高（高于 5μg/L），或口服含铝凝胶，均导致肾衰竭患者铝负荷增加。长期铝负荷增加可引起铝中毒。严重铝中毒者可出现透析性脑病、急性神经系统铝中毒、铝相关性骨病、小细胞性贫血等。铝相关骨病是一种低转化骨病，表现为骨质软化，其发病机制主要是阻断骨的矿化过程，是一种对成骨细胞的直接毒性。

尿素与氰酸盐　尿素为蛋白质代谢的主要终产物，分子结构为 CO（NH_2）$_2$，分子量 60D，其中含氮 46.7%（28/60）。正常人体内的尿素可转变为氰酸盐，通过氨甲酰化被清除。肾损害时，尿素及氰酸盐在体内堆积。尿素本身的毒性较弱，可导致乏力、头痛、嗜睡、抑郁、瘙痒、恶心、呕吐；氰酸盐毒性较强，可引起软弱、困意、腹泻、肠出血、体温下降、昏迷，在一定程度上抑制中性粒细胞内氧化物的释放，干扰其杀灭微生物的功能。

氨甲酰化氨基酸　尿毒症时，氨甲酰化氰酸盐积聚，引起血液中氨基酸和蛋白质氨甲酰化。氨甲酰化的氨基酸无自由的氨基，不能与另一个正常氨基酸的羧基结合，引起蛋白质合成障碍，是造成尿毒症患者营养不良的因素之一，也可引起某些物质代谢的障碍及影响组织、器官的功能。例如，血红蛋白中缬氨酸的氨基端被氨甲酰化时，形成与氧亲和力高的氨甲酰血红蛋白，氧解离曲线左移，减少氧的释放，造成组织缺氧。

胍类　蛋白质代谢产物，包括胍、甲基胍、二甲基胍、肌酐、胍乙酸、胍基琥珀酸和 1,3-二苯胍等。甲基胍升高可引起恶心、呕吐、腹泻、贫血、糖耐量降低、胰腺分泌减少、淋巴细胞活性降低、抽搐和意识障碍等。胍基琥珀酸可抑制血小板活化因子Ⅲ的活性及腺苷二磷酸诱导的血小板结构的改变，抑制腺苷二磷酸、肾上腺素诱导的继发性血小板聚集，并引起血小板微细结构的改变，是引起尿毒症患者凝血障碍的原因之一。

同型半胱氨酸　肾功能不全时水平升高。其血清浓度升高不仅与肾衰竭有关，且与营养素（如蛋氨酸、叶酸、维生素 B_6 和维生素 B_{12}）的摄入不足、遗传因素等有关。血中同型半胱氨酸（homocysteine，Hcy）大多以结合形式存在，透析仅能清除部分（11%～50%）Hcy，水平难以降至正常。高 Hcy 血症可引起内皮产生的一氧化氮减少、刺激平滑肌细胞增殖、增加血栓调节素的表达、抑制内皮细胞生长、破坏多种与血管壁相关的抗凝作用、加速血栓形成等。高 Hcy 血症是心血管疾病的独立的危险因素之一，随着血 Hcy 水平增高，颈动脉狭窄、颈动脉内膜增厚、冠状动脉疾病、心肌梗死和深静脉血栓的患病率升高。

不对称二甲氨酸　肾衰竭患者血中水平明显升高，为正常人的 2～6 倍。分子量小（202D），较易经血液透析或腹膜透析清除，血液透析后水平可下降约 60%。竞争性抑制一氧化氮合成，可导致血管收缩、高血压、肾小球局部缺血和神经系统的损害。

酚类　包括甲酚、4-羟苯丙酸、4-羧基苯甲酸、二羧苯甲酸等。酚类系酚在肝内与葡萄糖醛酸或硫酸结合生成，有些是在肠道细菌酶的作用下生成。酚类化合物与尿毒症患者中枢神经的抑制相关；高浓度的酚类还可引起体内酶如 Na^+-K^+-ATP 酶、Mg^{2+}-ATP 酶、Ca^{2+}-ATP 酶活性抑制，也可抑制肝、脑细胞活性，间苯二酚酸也可干扰血小板活化因子Ⅲa 的作用，并抑制继发性血小板聚集。

吲哚类　主要有羟甲基吲哚、吲哚乙酸、吲哚和吲哚酚等，系色氨酸侧链在结肠通过细菌氧化作用生成的化合物，并在结肠重吸收，被重吸收后在肝脏与硫酸盐酯化形成硫酸吲哚酚从尿中排出。普通透析膜和高通量透析膜均难以清除此类物质。硫酸吲哚酚有促进肾小球硬化及肾小管间质纤维化、抑制促红细胞生成素生成、损伤血管内皮细胞、神经功能异常、抑制药物与蛋白结合等方面作用。

多胺　包括精胺、亚精胺、腐胺、尸胺等胺类，都是氨基酸的代谢产物；鸟氨酸、赖氨酸分别是腐胺和尸胺的前体，在甲硫氨酸提供丙氨基和有关酶的作用下，腐胺又可转变为亚精胺和精胺。多胺增高可引起厌食、恶心、呕吐、蛋白尿、贫血、血管通透性增强等作用，可通过干扰促红细胞生成素受体、抑制红细胞生成、缩短红细胞寿命等途径引起贫血。微循环血管的通透性增强，可使尿毒症患者发生心包渗出、肺水肿、脑水肿以及顽固性的“肾性腹水”。多数尿毒症伴肺水肿的肺毛细血管压力均低于血浆渗透压，提示这些患者肺水肿的产生原因并非肺毛细血管压力增加，而是肺毛细血管通透性增加之故。

马尿酸　主要是苯甲酸在肝脏解毒的代谢产物，也可由肠道细菌直接分解苯甲酸产生。马尿酸浓度升高，可明显抑制骨髓红细胞系，也可影响糖耐量及血小板环加氧酶的活性，抑制白细胞摄取葡萄糖过程中的氧释放。

3-羧-4-甲-5-丙-2-呋喃丙酸 呋喃脂肪酸之一，它有很强的亲脂结构，可抑制肾脏摄取对氨马尿酸，并减少肾脏对药物的排泄、代谢及内源性有机酸的产生，抑制肝脏谷胱甘肽-S-转换酶、抑制线粒体呼吸及甲状腺素的脱碘等。

草酸 溶解性很低，高浓度时可引起草酸钙在软组织沉积及尿路草酸钙结石，也可在肾组织和心肌中形成草酸钙结晶。心肌草酸钙沉积过多可引起充血性心力衰竭。血液透析可清除草酸。

甲状旁腺激素 肾衰竭时，高磷血症、低钙血症、1α-羟化酶缺乏、1,25-$(OH)_2D_3$不足及其受体障碍、甲状旁腺组织钙敏感受体功能障碍、甲状旁腺自主分泌等多种因素，均致PTH的合成、分泌增加。肾脏对PTH的清除减少也是血全段PTH水平升高重要原因。PTH过度升高（比正常血浓度高几倍甚至几十倍）可致体内广泛的功能紊乱和组织损伤，包括血管钙化、心肌钙化和广泛的软组织钙化（如角膜、皮肤、周围神经、肺、肝脏、脂肪）、肾性骨病、骨髓纤维化和骨硬化症、尿毒症肌病、免疫功能受损、神经系统功能紊乱等。

瘦素 脂肪细胞分泌的肽类激素，由167个氨基酸组成，分子量16kD。非肥胖尿毒症患者血清水平明显升高，与高胰岛素血症、C反应蛋白升高及肿瘤坏死因子-α、白介素-1增多刺激其合成增加及排泄障碍有关。高瘦素血症可引起食欲下降、营养素摄入减少、热量消耗增加，是尿毒症患者食欲减退、营养不良的原因之一；可增强交感神经的兴奋性，参与高血压的形成，促进心血管并发症的发生。透析对瘦素的清除作用较弱，效果较差。

羰基应激终产物 包括晚期糖基化终产物（advanced glycation end-products，AGE）和脂质氧化终产物（advanced lipoxidation end-products，ALE）。AGE主要有戊糖苷、N-羧甲基赖氨酸等，ALE主要有丙二酸乙醛赖氨酸等。90%以上的戊糖苷和N-羧甲基赖氨酸与白蛋白结合，剩余部分为自由形式，常规血液透析膜和腹膜透析仅能清除自由形式，对血AGE总浓度无明显影响，而高通量透析膜则有可能降低其血浆水平。尿毒症患者AGE和ALE主要来源于血浆中的羰基化合物，即高浓度的、分子较小的AGE前体和ALE前体，故血浆蛋白和胶原（如动脉组织）中的AGE、ALE水平均明显升高。羰基应激可造成多个系统的组织受损，导致与慢性肾衰竭和透析相关的多种并发症。例如，羰基应激可引起透析相关性淀粉样变性发生和发展，此种病变以羰基化终产物修饰的β_2-微球蛋白沉积在关节为特征，尤以滑膜为突出，且主要发生在长期血液透析患者；关节病变主要表现为：关节囊变厚，关节腔渗出，软骨、滑膜、软骨下的骨关节损伤。

终末氧化蛋白产物 尿毒症患者血中存在的氧化损伤的蛋白产物，尿毒症患者终末氧化蛋白产物（advanced oxidative protein product，AOPP）水平可高达正常人3倍。高分子量的AOPP为600kD，是蛋白质的集合体；低分子量约为80kD，白蛋白是其主要成分。AOPP的积聚可反映尿毒症时清除受损伤蛋白的能力下降。AOPP可起到前炎症介质作用，引起免疫紊乱和炎症损伤。

（郑法雷）

shènxìng pínxuè

肾性贫血（anemia in chronic kidney disease）

肾功能受损尤其是肾小球滤过率低于30ml/min或血肌酐浓度高于300μmol/L者血红蛋白浓度降低所致的贫血。是慢性肾脏病（chronic kidney disease，CKD）的常见的并发症。贫血的特征是正色素、正细胞性（除非合并缺铁）及增生低下性贫血（骨髓红细胞生成活性降低）。多数慢性肾衰竭（chronic renal failure，CRF）患者有明显贫血，需要透析时，97%的患者血红蛋白（hemoglobin，Hb）降低，大部分在60~80g/L。

临床表现 长期肾性贫血的患者出现疲乏、食欲缺乏、嗜睡、怕冷、肌无力、活动能力下降、注意力难集中、记忆力和智力下降、休息或活动时气短、心悸、心绞痛及性欲下降等。脑电生理测试表明患者认知功能受损。①贫血的严重程度有时与肾衰竭病因有一定关系。伴明显肾小管间质损害和代谢性酸中毒者，其贫血通常出现较早，或程度较重。多囊肾患者通常贫血出现较晚，因其囊壁细胞可产生较多的促红细胞生成素（erythropoietin，EPO），其血红蛋白浓度也相对较高。②贫血也是造成肾脏病患者心血管病患病率高的主要原因之一，50%以上死于心血管疾病。肾性贫血患者需增加心排出量以代偿血液携氧能力的下降，通过增加每搏量和加快心率实现。低氧血症所诱导的代偿性血管扩张使外周血管阻力下降，肌代谢的变化引起运动时乳酸产生的增加。③肾性贫血者网织红细胞计数与贫血的程度常不成比例地降低，但外周血涂片除偶见破碎红细胞外，常显示正常。对血容量的研究表明红细胞总体积下降，但总血容量正常。④贫血使尿毒症患者的出血趋向加重，源于血小板黏附和聚集功能受损；同时由于血液流变学的改变，血小板和血管壁之间的相互作用使血管受损。

诊断与鉴别诊断 中国的贫血诊断标准相对严格，有学者指出，在中国海平面地区，成年男性 Hb < 120g/L，非妊娠女性<110g/L，妊娠女性<100g/L 即诊断为贫血。评估贫血时，检测 Hb 浓度比检测血细胞比容更稳定和可靠。

若肾小球滤过率<30ml/min 或血肌酐（serum creatinine，SCr）>300μmol/L，应考虑其贫血是肾衰竭所致。尽管如此，排除与贫血有关的其他原因仍然不可忽略，尤其是缺铁性贫血。对于贫血与肾脏损害程度不成比例者（如 Hb 为 90g/L，而 SCr 仅 200μmol/L），应寻找贫血的其他原因，如肾小管性酸中毒、多发性骨髓瘤等。若不能肯定贫血与肾衰竭的关系，可根据血清 EPO 的检测结果分析贫血原因，若其水平相应升高，几乎可肯定存在其他的原因。

治疗 直到 20 世纪 80 年代中期，对肾性贫血的治疗还只包括雄激素、补铁、补充维生素和反复输血。1985 年首次重组人促红细胞生成素（recombinant human erythropoietin，rHuEPO）的临床试验开始后，肾性贫血的治疗已完全改观。推荐 Hb<100g/L 时即应开始 EPO 的治疗。关于肾性贫血治疗的目标值，认为女性 Hb>110g/L，男性 Hb>120g/L。但 Hb 不宜>130g/L，否则，威胁生命的不良事件风险显著增加。肾性贫血的治疗，主要包括 3 个方面：①补充红细胞生成刺激剂（erythrocyte-stimulating agent，ESA），如 EPO、达依泊汀-α 等。②几乎所有肾性贫血患者均需补铁。③纠正各种促进贫血或影响 ESA 疗效的因素（出血、感染、营养不良等）。

ESA 的应用 ESA 是治疗肾性贫血的基本措施。

rHuEPO 治疗可分为矫正期（Hb 上升时期）和维持期（Hb 达标后）治疗。①矫正期 rHuEPO 的皮下注射初始剂量一般为 50~100U/kg，每周 1 次。②主要有皮下和静脉注射两种，对透析前及腹膜透析患者主张皮下给药，血液透析患者可根据患者意愿选择皮下或静脉给药（即透析结束前从管路静脉端注入，减少患者因皮下注射而导致的疼痛，但用量稍大）。③rHuEPO的半衰期较短，通常应每周给药 2~3 次。有的学者应用“大剂量”rHuEPO 每周 1 次皮下注射治疗肾性贫血，但给药之初过高的药物浓度会造成药物浪费，因为骨髓造血祖细胞的 EPO 受体在此时已饱和，而后当受体恢复至可用时，血清 EPO 水平却已下降，且可能增加一些不良反应。

达依泊汀-α 此药已在美国、欧洲、日本等国家应用于临床多年，广泛用于治疗肾性贫血。它由 165 个氨基酸组成的蛋白质（分子量 37kD），并含有 5 条以 N 末端相互连接的寡糖链（比 rHuEPO 多两条糖链），其刺激红细胞生成的机制与内源性 EPO 或 rHuEPO 相同，但治疗作用更持久，使用比 rHuEPO 更方便，大多数患者一般只需每 2 周甚或 3~4 周注射 1 次。EPO 不良反应的发生率很低，偶有血压升高、发热、恶心、腹泻、头痛、肌痛等，多为一过性反应。个别患者因应用剂量较大，可发生血栓形成，需注意避免。

铁剂的应用 铁储备不足和（或）铁利用障碍是血红蛋白生成不足或 ESA 反应性降低的主要原因之一。大部分 CKD 患者均不同程度地存在铁缺乏，原因多方面，主要与铁的摄入减少、肠道失血和铁的吸收障碍、血液透析过程中失血和频繁取血化验、与尿毒症有关的慢性炎症及因 ESA 的使用而加速铁的利用等因素有关。针对 CKD 贫血患者缺铁的问题，在诊断治疗中应掌握 3 个要点：①是否缺铁及程度如何。②补铁的途径和剂量。③补铁效果。

判断缺铁及其程度 常用于反映铁代谢水平的参数主要有血清铁蛋白（serum ferritin，SF）和转铁蛋白饱和度（transferrin saturation，TS），SF 反映铁储存状况，TS 则反映循环中可利用铁的水平。CKD 贫血患者缺铁表现有“绝对缺铁”和“功能性缺铁”。肾功能正常成年人若 SF<15μg/L（男性）或 10μg/L（女性），提示存在绝对缺铁；CKD 患者，若 SF<100μg/L（血液透析患者<200μg/L），TS<20%，视为绝对缺铁。功能性缺铁是指体内不能迅速动员和释放足够的铁以满足骨髓造血需求，患者铁储存正常甚或升高，表现为 SF>100μg/L，TS<20%。应用 ESA 的患者功能性缺铁尤为多见。建议 CKD 血液透析患者 SF 的水平为 200~500μg/L，TS 的水平以 30%~50% 为宜。

补铁的途径和剂量 口服铁

剂生物利用度很差，故多数 CKD 患者（主要是 1~4 期）按 100~200mg/d 的元素铁进行补充，小儿按 2~3mg/（kg·d）元素铁给予。血液透析及腹膜透析患者多数均需定期静脉补铁，可使铁剂与转铁蛋白结合、迅速供给骨髓造血，较快发挥 ESA 作用，且可降低 ESA 的剂量，节约医疗开支。临床使用的静脉铁剂主要有蔗糖铁（氢氧化三铁蔗糖复合物）、右旋糖酐铁、葡萄糖酸铁等，疗效相似，但不同铁剂不良反应发生率有所不同，蔗糖铁、葡萄糖酸铁的不良反应发生率相对较低，尤以蔗糖铁安全性为好。CKD 血液透析患者若静脉补铁，其铁总需要量为 15~30mg/kg，可在 6~10 周内分多次给予，个体化给药，单次剂量可在每次血液透析结束前缓慢输入。

评估补铁效果　对接受 ESA 和铁剂治疗的患者，应及时评估补铁效果。若效果满意，SF 及 TS 水平每 3 个月评估 1 次，并按维持剂量补铁；若效果欠佳，则每个月评估 1 次，及时分析原因，并采取相应措施。补铁效果欠佳的原因可能有：①剂量偏小。②铁的吸收差。③铁的利用障碍。必须小心防止铁负荷过度，SF 不应>500ng/ml，TS 不应>50%。应用铁状态指标及判断结果时，至少应停用静脉补铁 1 周再抽血检测铁代谢指标。

其他事项　对使用 ESA 疗效不佳的肾性贫血患者，除注意是否存在 ESA 剂量不足或铁缺乏等因素之外，尚需注意有无其他情况：①感染和炎症。②慢性失血。③继发性甲状旁腺功能亢进症。④铝中毒。⑤产生抗 EPO 抗体。⑥其他，如血红蛋白病、叶酸和维生素 B_{12} 缺乏、多发性骨髓瘤、严重营养不良、溶血和血管紧张素转换酶抑制剂的应用等因素均可影响 EPO 的疗效。若存在上述因素，应予纠正或相应治疗。

（郑法雷）

mànxìng shènshuāijié kuàngwùzhì hé gǔdàixiè yìcháng

慢性肾衰竭矿物质和骨代谢异常（mineral and bone metabolism disorders in chronic renal failure）

慢性肾衰竭期活性维生素 D 水平降低所致低钙血症、高磷血症、继发性甲状旁腺功能亢进症和骨代谢异常。2003 年美国肾脏病预后质量倡议工作组（Kidney Disease Outcomes Quality Initiative，KDOQI）发布实践指南，为提高对慢性肾脏病继发性甲状旁腺功能亢进症和矿物质代谢异常的治疗水平和认识，提出了防治策略和靶目标值，降低血管钙化的风险和死亡率。2009 年改善全球肾脏病预后组织（Kidney Disease：Improving Global Outcomes，KDIGO）再次发布慢性肾脏病-矿物质和骨异常（chronic kidney disease-mineral and bone disorder，CKD-MBD）实践指南。

病因及发病机制　包括下列几个方面。

高磷血症　①肾功能不全时，磷从肾脏的排泄减少，是高磷血症的主要原因。②高血磷促进骨的吸收增加，磷从骨组织中释放入血增多。③磷的摄入增加，按摄入蛋白质 1.0~1.2g/（kg·d）计算，磷的摄入量为 800~1400mg/d。④服用活性维生素 D 后，促进肠道对磷的吸收，使磷与结合剂的亲和力降低 30%~40%，还可使磷从肾脏的排泄减少。⑤透析清除有限，单次血液透析仅能清除约 800mg 的磷，腹膜透析每天可清除磷 300~315mg。高磷血症可降低钙离子水平，抑制 1,25-二羟胆钙化醇［1,25-$(OH)_2D_3$］的合成，还可直接作用于甲状旁腺细胞，促进甲状旁腺细胞增生，合成分泌甲状旁腺激素（parathyroid hormone，PTH），使血中 PTH 水平升高。

低钙血症　慢性肾功能不全时，肾脏 1α-羟化酶活性降低，致 1,25-$(OH)_2D_3$ 产生减少，影响了肠道对钙的吸收，血钙水平开始下降。高磷血症和高水平的血清成纤维细胞生长因子（fibroblast growth factor，FGF）-23，均参与抑制 1,25-$(OH)_2D_3$ 的合成过程。肾衰竭低血钙时，甲状旁腺细胞上的钙敏感受体（calcium-sensing receptor，CaSR）高表达，快速强力促进 PTH 释放。低钙血症快速调节 PTH 的分泌，数秒和数分钟内 PTH 的分泌增加，数小时内 PTH 基因表达增加，数周或数月内刺激甲状旁腺细胞增殖。

继发性甲状旁腺功能亢进症　CKD 3 期以后，出现高磷血症和 1,25-$(OH)_2D_3$ 水平下降致低钙血症，刺激甲状旁腺细胞增殖和 PTH 分泌增加。肾功能不全时甲状旁腺细胞上维生素 D 受体（vitamin D receptor，VDR）和 CaSR 数目减少，加重对维生素 D 和钙的抵抗。PTH 分泌增多，促进骨的吸收和形成，导致高转化骨病。骨吸收增加致骨钙游离入血，血钙浓度升高，使骨的矿化减少，导致囊性纤维性骨炎的发生。中晚期慢性肾衰竭患者中 PTH 升高血钙的作用显著降低，提示存在 PTH 抵抗。PTH 抵抗为低钙血症的原因之一。

维生素 D 缺乏　肾衰竭时，肾脏近端小管细胞内线粒体中的 1α-羟化酶合成减少；近端小管细胞内磷含量的增高抑制 1α-羟化酶的活性；酸中毒也是 1,25-$(OH)_2D_3$合成减少的原因，其降低肠道对钙的吸收，也减少骨钙的释放，导致低钙血症发生，继而强力刺激 PTH 分泌。1,25-$(OH)_2D_3$作用在甲状旁腺的 VDR，抑制 PTH 转录，但是不抑制 PTH 的分泌。低维生素 D 水平可直接增加 PTH 的生成，间接地通过低钙刺激胃肠道介导 PTH 分泌增加。1,25-$(OH)_2D_3$水平的降低也可致甲状旁腺主细胞胞质 VDR 受体下调（数量减少），尿毒症毒素直接抑制 VDR 的合成，二者可能通过非基因效应直接促进甲状旁腺主细胞增生和结节形成。

FGF-23　肾功能下降，血磷水平升高，FGF-23 的生成和释放增加，其可抑制肾脏近曲小管对磷的重吸收和促进磷的排泄，通过抑制肾脏 1α-羟化酶活性，FGF-23 可降低体内 1,25-$(OH)_2D_3$水平，加重 PTH 的过度分泌，致甲状旁腺功能亢进。

临床表现　表现为骨痛、肌无力、骨骼畸形，皮肤瘙痒，皮肤、血管、软组织和血管的钙化，外周组织的缺血性坏死，皮肤溃疡和小动脉钙化坏死综合征。

骨病　常采用骨转换（T）、骨矿化（M）和骨容积（V）为基础的 TMV 分类系统分类。肾性骨病包括高转化骨病、低转化骨病及混合性骨病。

高转化骨病　以囊性纤维性骨炎伴骨质疏松、骨硬化为特征；PTH 显著升高、血钙降低、血磷和骨特异性碱性磷酸酶升高是其生化特点。通常无明显症状，少数患者可有骨痛，骨折风险增加。X 线检查表现为骨膜下吸收、骨硬化等特征。骨活检可见破骨细胞和成骨细胞数目增多，骨吸收和骨形成活跃，骨小梁出现大小不等的腔隙，周围骨小梁纤维化面积≥0.5%，骨髓腔纤维组织增生。

低转化骨病　以无细胞性骨样组织大量增生、骨形成率和骨矿化率下降为特征。骨组织学上分为骨软化症和无动力性骨病。源于继发于甲状旁腺被过度抑制。老年患者常见。①骨软化症：骨矿化障碍较骨形成障碍更明显，骨骼易变形；骨活检特征为骨形成率降低，成骨和破骨细胞数目和活性下降，骨量变化不定，骨矿化异常，骨铝染色在骨小梁和类骨质交界处铝呈线性沉积；生化检查表现为血钙正常或升高，血磷升高，血铝可升高，骨特异性碱性磷酸酶及 PTH 降低；X 线表现为假性骨折。②无动力性骨病：骨形成障碍与骨矿化障碍程度一致；骨组织学表现为骨细胞活性明显降低，骨总量减少，骨形成率低于正常；骨铝染色在骨小梁表面和类骨质-骨质交界处有铝沉积；生化检查表现为血钙正常或稍低，血磷多数正常，骨特异性碱性磷酸酶和 PTH 大多正常或偏低；是由于对继发性甲状旁腺功能亢进症的治疗过度，抑制了 PTH 的合成分泌，而低水平的 PTH 不足以维持正常骨转化的需求。

混合性骨病　表现为高转化和低转化性骨病的组织学特点并存，常为纤维性骨炎和骨软化症并存。多是继发性甲状旁腺功能亢进症、骨矿化缺陷引起，骨形成率正常或降低，骨总量变化不定。骨组织学表现为骨细胞活性增加，骨髓纤维化，类骨质覆盖面积增加，骨铝染色部分阳性，铝含量不高。

血管钙化　高血钙、高血磷或高钙磷乘积，可导致全身软组织钙化、心肌钙化、动脉粥样硬化和动脉钙化的加重，可带来所有原因的死亡和心血管死亡风险的增加及生存率的下降。对 CKD 3~5 期患者，侧位 X 线腹部平片检查可发现是否存在腹主动脉钙化，超声心动图检查可发现心脏瓣膜的钙化，彩色超声多普勒检查可发现颈动脉、椎动脉、下肢动脉的粥样硬化斑块及血管狭窄情况。脉搏波传导速度可以了解大动脉的硬化程度。

诊断　CKD-MBD 是 CKD 引起的矿物质和骨代谢系统紊乱，包括以下一项或多项：①钙、磷、PTH 或维生素 D 代谢异常。②骨转换、骨矿化、骨容积、骨线性生长或骨强度异常。③血管或者其他软组织钙化。

生化指标　对成人患者，推荐从 CKD 3 期开始监测血清钙、磷、PTH 及血清碱性磷酸酶活性、骨特异碱性磷酸酶、骨胶蛋白、25-羟胆钙化醇［25-(OH) D_3］水平。

骨形成生物学标志物　血清碱性磷酸酶、骨特异性碱性磷酸酶、骨胶蛋白、Ⅰ型前胶原 C 端肽在高转运骨病均升高。骨吸收的生物学标志物：血清胶原分解产物、酸性磷酸酶。

骨活检　适应证：①相关生化指标不一致，无法合理解释。②无法解释的骨折和骨痛。③严重的进展性血管钙化。④无法解释的高钙血症。⑤怀疑铝或其他金属过量或中毒。⑥进行甲状旁腺腺瘤切除术前，若既往有铝暴露史或生化指标与继发性或散发性甲状旁腺功能亢进症不一致。⑦给予双膦酸盐治疗前。

治疗　旨在降低高磷血症、高 PTH 血症，预防和治疗甲状旁腺功能亢进症及骨病，预防血管钙化。以联合方案治疗为主，包括限制饮食磷的摄入，应用磷结合剂（含钙及不含钙）、维生素 D 类似物和（或）拟钙剂。CKD 3~5 期未透析者，尚无最佳优化治疗方案，建议维持血 PTH、钙、磷水平在正常范围；若血钙、血磷水平高于正常值，暂不用维生素 D。根据 2009 年 KDIGO 发布的实践指南，对透析患者，建议靶目标值：PTH 为 150~300ng/L；血磷为 1.13~1.78mmol/L；血钙为2.10~2.37mmol/L。

降低血磷 限制磷的摄入 800~1000mg/d，控制蛋白质的摄入，如奶制品、肉类、谷物、家禽、豆类、鱼、虾、蛋、软饮料等。①含钙的磷结合剂：有碳酸钙、葡萄糖酸钙、醋酸钙、枸橼酸钙、乳酸钙等，随餐服用。醋酸钙溶解度高，与磷的结合能力高于碳酸钙，且因离子钙含量低，发生高钙血症的概率小于碳酸钙。不良反应：有增加正钙平衡的危险。若与活性维生素 D 同时使用，可降低血 PTH 水平，但较易发生高钙血症，加重血管钙化和动脉病变；应限制每日元素钙的摄入<2000mg（含钙药物<1500mg，食物含钙<500mg）。患者存在持续低 PTH 水平（<150ng/ml）、动脉钙化、无动力性骨病、高钙血症时，应限制含钙的磷结合剂的使用。若持续存在高钙血症，则建议限制含钙的磷结合剂和（或）骨化三醇或维生素 D 类似物的使用。②不含钙的磷结合剂：用于高血钙者、有软组织钙化者及血 PTH 水平偏低的透析患者；常用药物有盐酸/碳酸司维拉姆、碳酸镧、碳酸镁和含铁的磷结合剂。③含铝的磷结合剂：仅可用于严重的高磷血症者，长期应用可导致铝在骨骼和神经系统的蓄积。

应用活性维生素 D 是治疗甲状旁腺功能亢进症和高转化骨病的主要药物。包括骨化三醇、阿法骨化醇和维生素 D 类似物（度骨化醇、帕立骨化醇）。在 CKD 3~5 期未透析者补充维生素 D 预防和改善维生素 D 缺乏，降低 PTH 水平。若血清 25-(OH)D_3 <30nmol/L，应开始给予维生素 D 制剂。若血钙>2.55mmol/L，PTH 水平持续降低，应停用所有种类的维生素 D。帕立骨化醇：选择性激活维生素 D 通路。主要作用于甲状旁腺，对肠道、骨骼的影响小，升高血钙、血磷的副作用低于骨化三醇。CaSR 激动剂：增加甲状旁腺主细胞膜上的 CaSR 对细胞外钙的敏感性，可快速有效降低 PTH 水平，不升高血钙、血磷。西那卡塞是新一代 CaSR 激动剂和拟钙剂。若血钙<2.10mmol/L，可同时应用维生素 D、补钙和（或）磷结合剂。

降低 PTH 水平 ①CKD 3~5 期未接受透析者，若 PTH 进行性升高，且在纠正可调节因素后仍持续高于正常值上限，用骨化三醇或维生素 D 类似物治疗。②CKD 5期者，将全段甲状旁腺激素（iPTH）水平维持在正常值上限的 2~9 倍。③对于 PTH 升高的 CKD 5 期者，使用骨化三醇或维生素 D 类似物或拟钙剂，亦可将拟钙剂与骨化三醇或维生素 D 类似物联合使用。④出现高钙血症、高磷血症者，推荐骨化三醇或其他维生素 D 制剂减量或停用。⑤出现低钙血症者，推荐根据病情严重程度及临床症状和体征，可减量或停用拟钙剂。

其他治疗 针对具体情况采取不同方法。

低转化骨病的治疗 表现为无动力性骨病或铝相关性骨病。①去除铝中毒。②降低血磷。③应用低钙透析液。④适度补钙。⑤合理应用维生素 D，避免过度抑制 PTH 的合成与分泌。⑥iPTH 水平低于正常值上限的 2 倍时，骨化三醇、维生素 D 类似物和（或）拟钙剂减量或停用。

增加透析充分性 延长每次的透析时间或增加透析频率，可增加磷的清除。用高通量透析器、增加透析血流量、加大透析膜面积，联合*血液灌流*或*血液滤过*等方法，可辅助降低 PTH 水平。

甲状旁腺切除术 对顽固的、严重的甲状旁腺功能亢进症（PTH>800ng/L）者，经规范药物治疗失败，并伴持续进展的高血钙、高血磷者，排除铝中毒后，有进行性骨痛、关节痛、骨骼畸形、转移性钙化或出现钙化性小血管病变及影像学证实甲状旁腺增大或可疑腺瘤时，行甲状旁腺切除术。手术方式：①甲状旁腺腺瘤切除术。②甲状旁腺次全切除术。③甲状旁腺全切+少部分组织前臂移植。④单纯甲状旁腺全切术。

（吴　华）

mànxìng shènshuāijié xīnxuèguǎn bìngbiàn

慢性肾衰竭心血管病变（cardiovascular disease in chronic renal failure） 慢性肾衰竭导致心功能异常、冠状动脉硬化，心脏瓣膜、心包及外周血管病变的临床综合征。是*慢性肾衰竭*（chronic renal failure，CRF）死亡的首要原因。

病因 危险因素：①传统因素，如糖尿病、高血压及肥胖。CRF 患者中，此类因素比普通人群更常见，但是，纠正传统的危险因素并不能改善尿毒症患者心血管疾病的死亡率。②非传统的心血管危险因素，如高水平的 C

反应蛋白和同型半胱氨酸、贫血、矿物质代谢紊乱、炎症因子的增多、氧化应激、尿毒症环境及血管钙化等。

发病机制 尚未明确。病变主要源于肾功能减退后毒性代谢产物堆积、水电解质紊乱及酸碱平衡失调的直接病理作用及高血压、贫血因素等对心血管的长期损害。CRF患者存在多种形式的组织重建，包括严重的向心性和离心性心肌肥厚、动脉硬化及弥漫性内膜与中膜钙化。①普通人群中，随年龄增长及肾功能下降，冠状动脉钙化的发生率升高，并与心血管病死亡率有关。从组织学上看，慢性肾脏病（chronic kidney diseases，CKD）及终末期肾病患者的血管钙化是一个主动的、受到调控的过程，受钙化促进因素与抑制因素的影响；CRF患者钙化促进因素与抑制因素的平衡被打破。②旨在纠正矿物质代谢紊乱（如高磷血症）的治疗或干预是CKD患者所特有，其可能促进或加重血管钙化。以含钙的磷结合剂形式存在的钙超载现象被证实与血管钙化和血管硬化有关。③心源性猝死被认为是终末期肾病患者的主要死亡原因之一。继发于阻塞性冠状动脉疾病的心肌缺血可能是心源性猝死的一个重要原因。与冠状动脉粥样硬化性心脏病（简称冠心病）相比，充血性心力衰竭病史使死亡风险增加。左心室肥厚所致的心血管事件及死亡率逐渐增加，心肌病是心源性猝死的一个重要危险因素。心源性猝死的潜在病因还包括电解质紊乱、内皮功能障碍、心肌纤维化、QT间期延长，继而可导致严重的心律失常。④透析患者猝死的原因除上述因素外，缺血后的再灌注损伤是其重要原因。大多数情况下，CRF患者可出现多种类型的血管病变。

临床表现 CRF心血管病变，主要表现为左心室肥厚、心力衰竭、冠心病、心律失常、心脏瓣膜和心包的病变及血管钙化等。透析患者表现包括心律失常性心源性猝死、血管钙化及急性冠脉综合征。

左心室肥厚 引起CRF患者左心室肥厚的原因很多，其中高血压、贫血和容量负荷过重是其主要原因。左心室肥厚分为离心性左心室肥厚和向心性左心室肥厚。前者主要表现为左心室腔增大；后者表现为室壁厚度的增加。左心室肥厚所致的功能障碍在临床上常表现为心力衰竭、心律失常等。超声心动图可较好地反映左心室肥厚。

心力衰竭 诱因包括容量负荷过多、高血压、贫血、心肌缺血、心包炎和尿毒症心肌病变等。心力衰竭可分为收缩性心力衰竭与舒张性心力衰竭。前者主要是左心室收缩无力、体循环缺血，表现为左心室增大、左心室射血分数<45%；后者主要是左心室舒张功能不全、肺循环淤血，主要表现为气促、呼吸困难等，但心脏不一定增大，室壁也不一定增厚。充血性心力衰竭主要临床表现为胸闷、气短等劳力性呼吸困难，以及端坐呼吸、面色发白、发绀、烦躁伴频繁咳嗽、咳粉红色泡沫痰等。

冠心病 缺血性心脏病的主要类型，症状可隐匿或表现为心绞痛或心肌梗死。部分患者即使有严重的冠状动脉狭窄，也不一定有明显的症状。

心律失常 CRF患者发生心律失常的原因有：左心室肥厚、心肌缺血、心肌钙化、电解质紊乱及酸中毒等。常见的心律失常包括房性期前收缩、心房扑动、心房颤动、室性期前收缩、房室传导阻滞，甚至心室颤动等。

心脏瓣膜及心包病变 CRF患者心脏瓣膜病变，主要是心室、心房增大导致瓣膜关闭不全，或瓣膜钙化或炎症导致粘连狭窄。尿毒症性心包炎多为急性心包炎，早期主要表现为胸痛伴心包摩擦音，后期出现低血压、心界扩大、心包积液、心脏压塞等。

血管钙化 包括内膜钙化和中膜钙化。血管钙化可导致动脉僵硬、脉搏波速度增快、脉压增大、左心室肥厚、缺血性心脏病、心肌梗死、充血性心力衰竭、心脏瓣膜功能不全。外周血管钙化可导致组织血液灌注不足、间歇性跛行、肢端坏死等。

诊断 主要依据病史、症状、体征及实验室检查结果。血生化检查及生物标志物的检测、心电图、超声心动图、X线、CT、核素心肌扫描和冠状动脉造影等有助于诊断。①血生化检查及生物标志物检测：肌酸磷酸激酶和乳酸脱氢酶有助于了解心肌受损的情况；超敏C反应蛋白和肌钙蛋白T水平可以预测CRF患者心血管事件的发生；血浆同型半胱氨酸、晚期糖基化终产物和晚期氧化蛋白产物可预测心血管病变的预后；脑钠肽水平是反映心脏负荷过重导致心脏功能不全的敏感指标；血钙、血磷和血清甲状旁腺激素有助于评估钙磷代谢。②心电图：有助于证实左心室肥厚、心肌缺血、心律失常和传导异常，对高钾血症等电解质异常的诊断也有帮助。③超声心动图及血管超声：可评价心脏大小、心室和心房壁的厚度、瓣膜钙化，检测收缩、舒张功能及血流动力学改变，是诊断左心室肥厚和左心室功能障碍（包括收缩功能障碍和舒张功能障碍）最有效的方法。血管超声可了解颈动脉、肾动脉等血管内膜的光滑度、中膜厚度、硬化斑块、血管内径、狭窄程度及血流动力学改变。④X线：可反映心影大小，有无肺淤血、肺动脉压力增高及有无血管钙化等。⑤CT：可无创性地显示血管及瓣膜钙化的程度；螺旋CT还可进行冠状动脉三维重建。⑥放射性核素扫描：主要用于判断心肌缺血。通过对左、右心室射血分数的检测可以判断心肌收缩功能。⑦血管造影：是诊断冠状动脉等血管病变的金标准，可确定动脉狭窄的范围和程度，但有一定风险。⑧血管内超声成像：可显示血管壁的形态和结构、病变的性质和大小。

治疗 包括危险因素干预和心血管本身病变治疗。

危险因素干预措施 ①生活习惯的调整：低盐、低脂、低蛋白饮食加复方α-酮酸，给予足够的热卡，保持足够尿量，避免使用肾毒性药物。②控制血压：使用血管紧张素转换酶抑制剂（ACEI）、血管紧张素Ⅱ受体阻断剂（ARB）、钙通道阻滞药、β-受体阻断剂等控制血压，并减轻心室重构；合并水肿者，使用利尿药既可减轻水肿、降低血压，又有助于减轻心脏前负荷。降压的目标值根据尿蛋白排泄量、年龄、基础血压、肾功能状况不同而异；尿蛋白>1g/d者，血压应控制在125/75mmHg以内；尿蛋白<1g/d者，血压应控制在130/80mmHg以内。③纠正贫血：给予促红细胞生成素（erythropoietin，EPO）、铁剂、叶酸及B族维生素等。CRF患者，血红蛋白宜维持在约110g/L，不宜太高或太低。EPO的用量不宜过大，否则易导致高血压；使用足量EPO贫血仍不能纠正者，应考虑是否有造血原料（铁和蛋白质等）的缺乏及感染、炎症等易导致EPO抵抗的因素，必要时补充叶酸和维生素B_{12}。④维持水电解质和酸碱平衡：CRF患者，既应避免入量过多加重心脏负担，又要避免脱水加重肾功能的进一步损害；避免高钾饮食（包括富含钾的中药）及慎用易导致钾蓄积的药物（如ACEI、ARB、保钾利尿药），必要时使用聚磺苯乙烯降低血钾。有代谢性酸中毒者，可用碳酸氢钠纠正酸中毒；无酸中毒的肾衰竭患者，不需补充碳酸氢钠。⑤纠正钙磷代谢紊乱：低钙高磷者，在低磷饮食的基础上，可用醋酸钙或碳酸钙控制高磷血症；血钙正常或偏高的高磷血症者，可选用不含钙的磷结合剂。尽量将血钙维持在2.1~2.4mmol/L、血磷1.1~1.8mmol/L、钙磷乘积<4.52$mmol^2/L^2$、全段甲状旁腺激素150~300ng/L的水平。对严重继发性甲状旁腺功能亢进症伴药物难以控制的高血钙、高血磷者，可考虑甲状旁腺切除。⑥纠正脂代谢紊乱：调整饮食以减少饱和脂肪酸摄入，若经生活方式调整后血总胆固醇及低密度脂蛋白仍高者可选用他汀类调脂药，低密度脂蛋白胆固醇的靶目标值是2.6mmol/L以下；三酰甘油增高者可给予贝特类药物治疗；应注意调脂药的肝损害及横纹肌溶解副作用。⑦终末期肾衰竭者则需进行肾脏替代治疗。

心血管病变的治疗 ①冠心病：CRF患者出现冠状动脉狭窄导致缺血性心脏病时，处理原则与一般人群一致；出现稳定型心绞痛时，采用正规抗心绞痛治疗；出现心肌梗死时，若患者耐受，可使用β-受体阻断剂；左心室功能障碍时，使用ACEI类药物；有急性缺血性心脏病表现时，可用阿司匹林。必要时可行冠状动脉血运重建术，如经皮冠状动脉血运重建及冠状动脉旁路移植术，以降低患者的死亡率，但需注意：血管造影或手术中不良事件的发生率高，包括血管损伤、假性微动脉瘤的形成、胆固醇栓塞及造影剂过敏等；血管造影或手术可能损害甚至丧失残余肾功能；合并症多、围术期者死亡率高等。②心肌肥厚与心力衰竭：CRF患者常合并高血压、贫血和水钠潴留。治疗原则和措施即解除这些因素的存在，包括利尿、降压和纠正贫血。慢性肾功能不全早期，噻嗪类利尿药和醛固酮拮抗剂具有一定的利尿作用，后者还可降低蛋白尿；但CRF晚期需使用袢利尿药，如托拉塞米、呋塞米等。对于左心室射血分数低于35%的无症状者及心肌梗死后射血分数在40%以下者，应给予ACEI、ARB或卡维地洛等药物预防心力衰竭。心功能3级以上经过常规降压、利尿等措施无效者，应尽早选择透析疗法。③心律失常：应注意导致心律失常基础心脏病的治疗，防治血钾、镁、钙等电解质紊乱及酸碱平衡失调。同时予以抗心律失常药物和心脏起搏治疗。对有心源性猝死可能的患者，应重视植入式心脏除颤器及β-受体阻断剂的应用。④尿毒症性心包炎：应积极透析，必要时进行每日透析或连续性肾脏替代治疗或血液透析滤过治疗，若出现心脏压塞征象，应紧急做心包穿刺或心包切开引流。⑤血管钙化及外周血管疾病：控制血压、

血脂、血糖等动脉硬化的传统危险因素；使用非含钙的磷结合剂降低血磷而不升高血钙；使用维生素 D 类似物，并避免活性维生素 D_3 导致的高钙血症和高磷血症；应用血管舒张药；必要时进行血管重建。

预后 CKD 患者与健康人群比较，其心血管病变的患病率高、死亡率高、预后差。CRF 患者与肾功能正常的 CKD 患者比较，其心血管病变的患病率更高、死亡率更高、预后更差，部分患者尚未进入透析期就因心血管疾病而死亡。冠心病、左心室肥厚和心力衰竭的发生率随肾功能下降而增加。终末期肾病患者心血管病患病率高达 86%，心血管疾病相关病死率 44.2%，是 CRF 的首要死亡原因，其中以心力衰竭、心肌缺血和心律失常最常见。

（谢院生）

mànxìng shènshuāijié shénjīng xìtǒng bìngbiàn

慢性肾衰竭神经系统病变

（nervous system lesions in chronic renal failure） 慢性肾衰竭导致神经毒性代谢产物潴留，损害中枢、周围和自主神经系统，出现相应精神和神经症状的临床综合征。此外，还包括透析相关的神经系统病变。

病因及发病机制 慢性肾衰竭（chronic renal failure，CRF）时，肾小球滤过率下降和肾小管排泌功能降低，导致有毒的机体代谢产物在体内蓄积，其中包括尿素和肌酐等小分子物质、甲状旁腺激素（parathyroid hormone，PTH）和 β_2-微球蛋白等中分子物质。一些物质具有神经毒性，符合下列 5 个条件的物质称尿毒症神经毒素：①可识别的化学物质。②在尿毒症患者的血液中浓度升高。③在血中的水平与神经功能障碍呈正相关。④适当的浓度可引起实验动物神经功能障碍。⑤从血液中除去可改善神经功能障碍。血清钾符合尿毒症神经毒素的所有条件，神经轴突膜功能和血清钾水平密切相关；正常血钾可维持细胞膜的静息电位和神经稳态，高钾可致神经去极化，引起神经轴突膜功能障碍。尚无确切证据证明哪些物质为真正的神经毒素。CRF 的神经系统病变，包括中枢、周围和自主神经病变。

中枢神经系统病变 如尿毒症脑病，其发生与多种因素有关，包括贫血、糖代谢受损、营养不良、辅酶的缺乏、水电解质紊乱和酸碱平衡失调、激素紊乱、活性氧增多等。①尿毒症毒素、营养不良和内分泌紊乱可使一些氨基酸通过血脑屏障转移时发生障碍，导致脑脊液和血浆的氨基酸比值发生改变。氨基酸代谢紊乱及其引起的神经递质失衡可造成精神、神经运动及激素功能的紊乱。例如，谷氨酰胺缺乏可引起卡尼汀水平降低，导致运动障碍和认知功能障碍；甘氨酸水平升高和丝氨酸水平下降可造成脑功能的异常及癫痫发作、反应迟钝和脑电图异常等；脑中无苯丙氨酸羟化酶，苯丙氨酸/酪氨酸增加可造成苯丙酮酸、苯乳酸和苯乙酸增加，导致认知和运动功能异常；持续低水平的 γ-氨基丁酸、高水平的甘氨酸、5-羟色氨/多巴胺的比值与尿毒症脑病的许多晚期症状如痴呆、震颤、癫痫发作有关。尿毒症时多巴胺代谢异常，其水平降低可使应激和运功能力下降。②肾脏病患者出现无症状的脑血管病发病率高，并与肾损害的程度有关。这些改变可表现为孤立的腔隙性脑梗死或融合的白质高密度病变，其脑白质损伤可能与局部缺血有关。③研究发现继发性甲状旁腺功能亢进症和贫血可能是 CRF 患者认知功能损害的危险因素。动物实验已经发现 PTH 具有神经毒性，PTH 水平升高使脑钙含量增高，可能影响中枢神经系统的神经传导。

周围神经系统病变 如不宁腿综合征，咖啡因、酒精及多巴胺拮抗剂、锂、选择性 5-羟色胺摄取抑制剂、三环类抗抑郁药等药物可使不宁腿综合征症状加重。已发现原发性不宁腿综合征的发生与多巴胺能神经递质传递失调有关，但在肾衰竭患者中可能与高磷血症或铁缺乏有关。

透析相关的神经系统病变 包括失衡综合征、腕管综合征和透析性脑病等。失衡综合征多发生在透析的初期，主要表现为急性认知功能障碍，其发生与脑细胞尿素水平及 H^+ 水平快速变化、渗透压升高导致脑水肿有关。腕管综合征主要见于长期透析患者，β_2-微球蛋白在腕部沉积、压迫正中神经导致手指感觉异常、掌部运动障碍。透析性脑病见于长期透析患者，主要与透析液的铝污染造成铝中毒有关，现已少见。进行前臂动静脉造瘘者可在造瘘几小时内发生急性乏力和感觉功能障碍，累及多个周围神经，称之为缺血性单肢神经病，是上肢远端血液分流造成急性周围神经缺血，同时影响多个上肢神经远端，多见于糖尿病或严重周围血管疾病的患者。

临床表现 包括中枢、周围、自主神经和透析相关的神经系统症状。

中枢神经系统症状 主要表现为认知功能障碍，如记忆力和

执行功能下降，类似于阿尔茨海默病和血管性痴呆的结合。早期主要表现为感觉迟钝、行动笨拙，常伴失眠、疲乏、情感淡漠、近期记忆力丧失及注意力不集中；随病情加重，逐渐出现意识模糊、感觉不良，可出现扑翼样震颤、肌阵挛及手足搐搦；严重者可出现幻觉、兴奋、癫痫发作甚至昏迷。

周围神经症状　主要表现为手掌足底感觉异常、远端肢体的烧灼感及不宁腿综合征。不宁腿综合征患者主诉为主观想要动双腿，常伴感觉迟钝，长时间休息后加重，活动后可缓解，夜间明显，常伴入睡困难。分为原发性和继发性，肾衰竭患者症状较原发性严重，间歇性的肢体运动也更加频繁。尿毒症性周围神经病变，常表现为时间依赖性多神经病，其最早的特征为髓鞘的纤维密度减低，在长轴突远端阶段性脱髓鞘及轴突变性，引起感觉异常和麻木；临床检查显示下肢远端感觉缺失，踝反射消失；随着病情加重，累及运动系统，导致乏力和肌肉萎缩，远端更明显，甚至造成瘫痪等。

自主神经功能障碍　是CRF常见的、可致命的并发症。多数患者存在自主神经功能异常，尤其是副交感神经功能。①其心血管自主神经功能障碍与心律失常和心源性猝死的风险升高有关。②阳痿也是自主神经功能障碍的常见症状，见于多数男性。③膀胱和大肠功能障碍、排汗异常和直立性低血压。④动脉钙化可降低动脉壁上调节血压的压力感受器的敏感性，加重自主神经功能障碍的症状。压力反射敏感性降低也与透析相关性低血压有关，后者是指在透析过程中血压突然下降，无心率的代偿性加快。⑤透析相关性低血压是尿毒症患者死亡的独立危险因素，症状包括眩晕、视物模糊、肌肉痉挛、恶心、呕吐等。

透析相关的神经系统症状　①透析失衡综合征特征为透析期间或结束后不久出现头痛、恶心、呕吐、震颤、意识模糊等症状。②腕管综合征主要表现为手指感觉异常（麻木和疼痛）、掌部运动障碍甚至肌肉萎缩。③透析性脑病主要表现为语言交流困难、认知和运动功能损害及性格改变。早期表现为语言迟钝，表达能力降低；后期可有痴呆、肌肉阵挛、癫痫发作及行为异常等；脑电图表现为弥漫性多灶性慢波及额中区双侧同步性棘慢综合波。

诊断与鉴别诊断　CRF的患者出现神经精神症状、认知功能障碍，应疑诊尿毒症脑病，但可依靠CT和磁共振成像除外脑血管病和肿瘤。①诊断尿毒症性神经病变的第一步是排除其他原因引起的神经病，对发生快速进展性乏力者进行血清学检测；神经传导检测是诊断的金标准。②时间依赖性尿毒症性神经病变的特征为轴突型全身性神经病变，感觉波幅减低，较小程度的运动波幅减低，传导速度相对正常。在多个神经传导参数中，腓肠肌感觉波幅是尿毒症性神经病最敏感的指标。③与轴突型时间依赖性尿毒症性神经病变不同，出现脱髓鞘性神经病变的肾脏病患者主要表现为神经传导减慢，疾病早期感觉和运动波幅常正常。④有明显运动系统受累或数日内进展至乏力者，应考虑炎症性脱髓鞘性神经病。

治疗　包括肾移植、血液透析、药物干预和其他措施。

肾移植　治疗CRF神经系统病变的有效措施。①研究发现移植术后6个月认知功能恢复到基线水平，记忆方面的改善尤为突出。②可改善精神状态等神经心理学测验及诱发电位潜伏期和脑电图等神经生理学指标。③出现进展性神经病变的尿毒症患者是肾移植的适应证，移植后临床症状和神经传导参数即可迅速缓解，临床症状恢复主要发生在术后3~6个月，部分患者在术后2年还在不断改善。④糖尿病肾病患者，肾脏和胰腺联合移植可显著改善临床和神经生理学表现。⑤可很大程度改善自主神经功能障碍的症状。重度神经病变很难完全回复，因此预防很重要。

血液透析　标准的每周3次的透析疗法可延缓神经病变的进展，但不能改善已经发生的神经病变。出现进展性神经病是开始透析治疗的指征，也是透析不充分的重要指标，因此必须遵循指南充分透析。部分病例常规透析改为每日透析或高通量透析及增加血液滤过后，可改善神经病变或预防神经病变的恶化。对于初导入透析及高代谢型尿毒症患者，增加透析次数、缩短每次透析时间及减少透析器面积和透析流量，可预防透析失衡综合征的发生。

药物干预　①尿毒症的惊厥者：选择适当的抗惊厥药时，需考虑低蛋白结合率及水溶性高的药物易在血液透析中被清除，因此在透析期间应增加剂量。此类药物包括新型抗惊厥药如加巴喷丁、托吡酯和左乙拉西坦；苯妥英、丙戊酸钠和卡马西平等药物蛋白结合率高，仅小部分处于游离的活性状态。终末期肾病并发惊厥发作时可优先使用。②骨化三醇改善继发性甲状旁腺功能亢进症、促红细胞生成素纠正贫血可改善认知功能。贫血与不宁腿综合征的发生有关，静脉补铁可减轻症状。③多巴胺激动药和左旋多巴是治疗不宁腿综合征的一线用药，但长期使用应慎重。④出现脱髓鞘性神经病者：标准的免疫调节治疗如静脉注射免疫球蛋白已取得一些疗效，但必须权衡肾毒性的风险。这一问题对仍有部分残余肾功能者及肾毒性并发症可促进其透析治疗的患者尤为重要。血浆置换和激素治疗可替代静脉免疫球蛋白治疗。⑤出现疼痛性神经病者：可用阿米替林等三环类抗抑郁药或丙戊酸钠、加巴喷丁等抗惊厥药治疗。补充维生素 B_6 和甲钴胺素也可改善患者的神经性疼痛。⑥勃起功能障碍者：可用西地那非治疗。⑦透析相关性低血压者：可在透析前 15～30 分钟口服 α_1-肾上腺素受体激动药米多君。⑧轻型腕管综合征：可用夹板疗法或局部注射糖皮质激素，保守治疗无效者可用外科减压术；通过扩大的腕管松解术可明显改善临床症状，但术前有运动和感觉丧失者预后较差。

其他　严格控制饮食中钾的摄入，不仅对透析患者非常重要，在透析期间保持血钾在正常水平可预防神经病变的进展，也适用于早期慢性肾脏病患者，有助于预防神经病变的发生。体育锻炼可改善肌力、心脏功能、呼吸功能和工作能力。

预后　神经系统并发症是 CRF 患者残疾和生活质量严重受损的主要原因。尿毒症脑病者预后不良。自主神经功能障碍与血管钙化、心律失常和心源性猝死有关。

（谢院生）

mànxìng shènshuāijié xiāohuà xìtǒng bìngbiàn

慢性肾衰竭消化系统病变（digestive diseases in chronic renal failure）　慢性肾衰竭所致消化系统的临床综合征。终末期肾衰竭患者几乎均有消化道症状，但该症状无特异性，早期容易误诊为消化系统疾病。

病因及发病机制　①食欲减退：慢性肾衰竭（chronic renal failure，CRF）时体内毒素的蓄积，尤其是中分子物质的积聚可引起食欲缺乏。高瘦素水平、高胰岛素血症，也影响食欲。尿毒症时代谢性酸中毒也可引起恶心、呕吐、食欲下降。②消化性溃疡：低钙血症可使促胃液素分泌增加，导致胃酸升高，促进消化性溃疡的发生。CRF 时前列腺素合成分泌减少，影响胃黏膜的血流供应；血尿素升高，促进质子反流弥散，引起胰腺分泌，胃蛋白酶原释放，胃黏膜抵抗力降低，胃黏膜损伤；高促胃液素可致胆汁反流，损伤胃十二指肠黏膜。③消化道出血：浅表性胃黏膜病变、消化性溃疡、胃和十二指肠血管畸形或发育不良、血管钙化致血管狭窄，均可致消化道出血。应用损伤胃肠黏膜的药物（非甾体类抗炎药、糖皮质激素、阿司匹林、铁剂）、血液透析中应用的抗凝剂，也是诱发消化道出血的因素。

临床表现　根据部位不同表现多样。

上消化道疾病　①口腔和食管炎：尿毒症代谢废物的蓄积、电解质紊乱等因素，患者表现为口中尿味、异味，口腔黏膜出血、溃疡及继发感染；部分患者有口腔干燥症、味觉异常、牙齿松动，影响咀嚼功能，进食减少，导致营养不良；尿毒症毒素对支配食管的神经肌肉产生毒性作用，引起食管运动异常，表现为下食管括约肌及贲门括约肌松弛，胃排空延迟，胃内容物反流。②胃炎、十二指肠炎及消化性溃疡：表现为晨起恶心，进食无味，上腹烧灼感、饱胀感；饥饿时反酸、上腹痛，少许进食后可稍缓解；呃逆。③胃轻瘫、胃排空延迟：表现为腹胀、恶心、频繁呕吐，可引起或加重水电解质紊乱，营养不良；在糖尿病肾病患者多见。

下消化道疾病　①憩室病与憩室炎：便秘是导致憩室病高发的原因之一；透析患者发病率高于一般人群；憩室病可并发憩室炎或结肠穿孔。②自发性肠穿孔：见于憩室病、淀粉样变性、便秘、肾移植术后应用免疫抑制剂合并感染者、结节性血管炎，缺血性肠病，出现突发性腹痛、急性腹膜炎时，应疑诊肠穿孔。③结肠溃疡：透析患者在盲肠或升结肠部位发生单一溃疡，症状类似阑尾炎或结肠癌，也可表现为直肠出血。④结肠癌：发病和症状同普通人群一样；排便习惯的改变，腹泻或便秘，粪便带血，或粪便隐血试验持续阳性，贫血较难纠正。⑤肠坏死：CRF 者接受口服或直肠给予聚磺苯乙烯，引起小肠或结肠黏膜坏死。⑥血管畸形：是消化道的获得性疾病，主要侵犯黏膜和黏膜下层血管，好发于直肠和右半结肠，引起急性或慢性失血；诊断需依靠血管造影或内镜检查；可通过结肠镜对出血部位电凝止血治疗。⑦下消化道出血：见于下消化道憩室炎、结肠癌、结肠溃疡、小肠和结肠的毛细血管扩张症、缺血性肠病、炎症性肠病、肠嵌顿、肠梗死、自发性肠穿孔、痔出血等。⑧缺血性肠病：透析患者普遍存在血管钙化及动脉粥样斑块，易引起肠黏膜缺血或梗死；表现为腹痛、血便、血性腹水、低血压，或不明原因的败血症。⑨疝：老年、腹膜透析患者易发生。⑩腹泻：尿毒症患者在未进行透析治疗前常易发生顽固性腹泻，与尿毒症毒素对肠道黏膜的刺激、服用通便润肠的中成药物、肠道黏膜的缺血性病变、糖尿病自主神经病变有关。血液透析过程中出现腹痛、低血压、血便，多提示缺血性肠病或肠梗死；腹膜透析者出现腹泻，可能是腹腔感染的表现，应进行腹膜透析液和粪便的病原学检查。

腹水　血液透析患者腹水的发生率不到5%。①血液透析相关性腹水：排除心力衰竭、肝硬化、腹部和盆腔肿瘤等常见原因后，可称为血液透析相关性腹水，原因不明。②肝硬化腹水：可发生在肾衰竭之前，或维持性透析后出现。因腹腔的隐性感染和蛋白质的丢失，患者对腹膜透析常耐受不良。血液透析也常发生低血压。可采用单纯超滤或连续性动静脉超滤的方法，或在每次透析前静脉输注血浆或白蛋白，以减少低血压的发生。

肝胆疾病　CRF 患者伴肾性贫血，20 世纪 90 年代前，因无促红细胞生成素药物，许多患者依赖静脉输血维持全身状况，导致血行感染肝炎病毒；通过血液透析体外循环的多个环节的操作、透析器的复用等，使血液透析患者的乙型病毒性肝炎和丙型病毒性肝炎的发病率明显高于腹膜透析患者；肾移植术后的患者应用免疫抑制剂，可发生药物性肝损伤，以及因抵抗力低下继发巨细胞病毒或 EB 病毒性肝炎。由于乙肝疫苗、促红细胞生成素的广泛应用，显著减少了输血的机会，减少了透析器的复用，严格的操作规程和传染病透析隔离制度的执行，传染性肝病发生率下降。①乙型病毒性肝炎：透析患者中乙型肝炎病毒（hepatitis B virus，HBV）携带者多无明显症状，肝功能正常。出现肝酶异常、HBV DNA 升高者，应在专科医师的指导下，应用抗病毒药物（如拉米夫定、替比夫定、阿德福韦、恩替卡韦）及干扰素等治疗。最重要的是在血液透析中心预防乙肝病毒的传播，定期在工作人员、透析患者中检测 HBsAg 和肝酶，严格执行对乙肝患者的隔离透析制度和规范的操作流程，不复用透析器，对血液透析机进行热消毒，有血迹污染应及时擦拭和清除。对已经污染乙肝患者的血液或体液者，且缺乏抗-HBs 者，应给予乙型肝炎免疫球蛋白和全程免疫接种。乙肝免疫球蛋白在接触传染源后 48 小时内使用效果最佳，最迟应在 7 天内使用。所有透析患者，除乙肝患者和抗-HBs 阳性者，均应接种乙肝疫苗。接种剂量是正常人的 2~3 倍，在 0、1、2、6 个月时分别注射。②丙型病毒性肝炎：血液透析患者其发生率明显高于普通人群和腹膜透析患者。其发生与输血量的多少、透析龄的延长、血液透析中无菌操作的各个环节相关。患者为抗丙型肝炎病毒（hepatitis C virus，HCV）抗体阳性时，应进一步行 HCV RNA 和肝酶学指标、肝形态学及组织学检查，若异常可应用 α-干扰素治疗。③胆囊炎、胆石症：透析患者中不少见，症状多不典型，急性发作者可伴发热、腹痛、黄疸，墨菲征（Murphy sign）阳性。

胰腺疾病　可能的原因：胰腺小动脉粥样硬化；甲状旁腺功能亢进症，使血管钙化；严重的高三酰甘油血症；尿毒症时的代谢异常及肠道激素的变化。CRF 患者急性胰腺炎的发病率高于普通人群，腹膜透析患者比血液透析患者更常见。甲状旁腺功能亢进症、高钙血症、急性溶血均可诱发胰腺炎，表现为腹痛、恶心、呕吐，持续血清淀粉酶升高，达正常值的 3 倍以上，腹部 CT 检查有助于胰腺炎诊断。腹膜透析或有腹水患者，腹腔引流液胰酶存在，有助于胰腺炎诊断。治疗同普通人群，预后较差。

全消化道病变　①血管功能不良：CRF 患者全身血管病变较重，表现为动脉粥样硬化或血管钙化，导致全消化道的缺血性病变，腹痛、腹泻或便秘、消化性溃疡和出血。②淀粉样变性：长期透析患者由于中大分子毒素的清除不佳，β_2-微球蛋白在内脏蓄积，导致继发性透析相关的淀粉样变性，表现为腹泻、消化功能不良和消化道出血。

治疗　①恶心、呕吐、食欲缺乏：若存在未纠正的电解质紊乱和酸中毒，应给予积极的纠正。对于低钠血症给予适当的高盐饮食或高钠透析；对于代谢性酸中毒给予碳酸氢钠口服或静脉滴注，或透析时给予较高浓度的碳酸氢盐透析液；可给予胃肠动力药物，对症治疗。②消化性溃疡或反流性食管炎、胃炎：经胃镜检查确诊后，给予 H_2-受体阻断剂或质子泵抑制剂抑制胃酸的分泌，并可联合服用抗生素，根除幽门螺杆菌；还可加用胃黏膜保护剂减少溃疡的复发；对于有恶心、反酸、反流性食管炎的患者，可加用胃肠动力药，促进胃肠排空，减轻症状。③消化道出血：给予抗酸、止血治疗，透析时禁用肝素等抗凝剂，必要时行胃肠镜检查，了解出血部位和性质，除外胃十二肠溃疡、消化道肿瘤、缺血性病变等。药物止血不佳时，可行胃镜下止血治疗或外科手术。④胆囊炎、胆石症：急性发作时，伴发热、腹痛、恶心、黄疸，应积极抗感染治疗；若症状持续不缓解，应请外科会诊，考虑是否需要手术干预。⑤乙型和丙型病毒性肝炎：若肝酶升高，伴肝炎病毒复制指标阳性，应该积极给予抗病毒治疗。⑥腹水：少量腹水，可以通过利尿、静脉补充白蛋白、减少入量、限盐、增加透析脱水量治疗；大量腹水伴明显的腹胀不适，可给予抽放腹水、腹水浓缩回输等方法。

（吴　华）

mànxìng shènshuāijié hūxī xìtǒng bìngbiàn

慢性肾衰竭呼吸系统病变（respiratory disease in chronic renal failure）　慢性肾衰竭时尿毒症毒素、内环境的失调和外环境影响累及呼吸系统的临床综合征。肺是尿毒症常见受累器官之一，可表现为肺水肿、胸腔积液、肺部感染、呼吸衰竭、低氧血症、呼吸窘迫综合征、肺栓塞等。

尿毒症肺　*尿毒症毒素*诱发的肺泡毛细血管通透性增加、肺充血引起肺水肿，X线肺部检查可出现特征性的“蝴蝶翼”征。又称尿毒症肺水肿、尿毒症肺炎。是尿毒症呼吸系统中特征性的危重症病变。

发病机制：①尿毒症时的毒性物质使肺泡毛细血管壁通透性增加，水分和纤维素渗出。②未限制水的摄入，容量负荷增加。③大量蛋白尿、低蛋白血症、营养不良使血浆胶体渗透压下降。④左心功能不全引起肺毛细血管静水压升高。⑤氧自由基产生增多，抗氧化能力下降，加重肺组织的损伤。⑥细胞因子产生增多和黏附分子表达增加，溶酶体释放。⑦尿毒症时的贫血，使肺毛细血管血流量减少，影响肺的弥散功能。⑧贫血、酸中毒、高磷血症，均可使氧解离曲线右移，氧释放增加。

临床表现为咳嗽、咳痰、胸闷、气短、呼吸困难，平卧时气急、喘憋加重，严重时出现发绀、呼吸深大；少数人表现为咯血；肺部可听到干、湿性啰音，可伴胸腔积液，偶有血性胸腔积液。

外周血白细胞数不升高，合并感染时白细胞数可增多。痰细菌培养阴性。血气分析示低氧血症和代谢性酸中毒。X线胸片分为5期：肺泡性肺水肿期、肺淤血期、间质性肺水肿期、肺间质纤维化期、心脏扩大期。典型的胸片以肺门为中心，呈蝶形或蝙蝠样阴影，短期内变化迅速，随充分透析脱水阴影迅速消失。肺部CT表现为磨玻璃样密度阴影，或单发，或多发小片状或大片状密度增高影。肺功能表现为限制性通气功能障碍和弥散功能障碍。

治疗上监测中心静脉压、血氧饱和度、血压等重要体征；吸氧，控制水摄入和静脉补液量及补液速度，尽早透析及充分透析，适当增加超滤脱水量，或进行序贯透析、*血液透析滤过*等。可给予强心、扩血管药物，若症状不能缓解、持续低氧血症，可采取面罩给氧、无创呼吸机辅助通气或持续气道内正压通气等方法，以纠正低氧血症。

胸腔积液　尿毒症患者因多种原因常并发胸腔积液，发生率为15%~20%。

发生机制：尿毒症毒素对胸膜的刺激，使毛细血管通透性增加；容量负荷过多、水钠潴留使肺血管静水压升高；贫血、酸中毒、毒素等各种原因致心肌收缩力下降，心功能不全出现胸腔积液；低蛋白血症、营养不良时，血浆胶体渗透压下降；炎症、免疫系统疾病等均可发生胸腔积液；血小板功能不良、凝血障碍及血液透析时的肝素化，促进血性胸腔积液的发生；腹膜透析患者出现胸腔积液，与先天性膈肌功能异常有关，导致胸腹交通性胸腔积液，以右侧多见，女性多发。因免疫力低下，继发结核性胸膜炎、特发性胸膜炎。

胸腔积液以单侧多见，常为中等量，部分为漏出性胸腔积液，但多为渗出液，偶呈血性。若为纤维素性胸膜炎，表现为胸痛伴呼吸困难加重，可有发热、咳嗽、血痰、气急等。

治疗应充分透析，加强超滤。可行序贯透析、高钠透析、*血液滤过*等方式。出现血性胸腔积液者，应采用无肝素透析。大量胸腔积液者应行胸腔穿刺抽液，并同时补充血浆或白蛋白。对于顽固性胸腔积液，应除外结核、肿瘤等病因。

肺部感染　是CRF常见的并发症，也是其死亡的重要原因。

病因及发病机制：尿毒症时免疫功能低下，易并发各种病原微生物的肺部感染。也可因高龄、营养不良、严重贫血、透析不充分、容量负荷过多、糖尿病、原有肺部疾病等多种因素致肺部感染。常见的肺部感染有肺炎、支气管炎、支气管肺炎，发生率为60%~70%。痰培养以革兰阴性菌为主；若是社区获得性肺炎，以球菌感染为主；还应注意除外军团菌肺炎、结核菌感染及其他特殊病原菌感染。若治疗不及时，可发展为菌血症、脓毒血症。因此，出现肺部感染者，应及早积极选用有效抗生素治疗，纠正贫血和低蛋白血症等。尿毒症患者发生肺结核的感染率是一般人群的10~16倍。可疑结核感染的线索有：既往有未经恰当或足量治疗的活动性结核史；近期有与活动性结核患者的密切接触史；经正规抗生素治疗后症状仍不缓解；X线胸部检查有陈旧或活动结核病变；红细胞沉降率增快；血清抗结核抗体阳性；结核菌素试验强阳性等。

临床表现常不典型，症状轻微，低热，轻咳，老年人表现为精神淡漠、食欲减退等。

对于发热、咳嗽、咳痰者，应及时进行血常规、X线胸片或CT胸部平扫、痰液细菌学检查，尽早给予抗生素治疗，并根据病原学检查结果随时调整抗生素种类和剂量。积极改善营养、贫血状况，充分透析。

透析中低氧血症 尿毒症患者接受血液透析或腹膜透析治疗，因透析液、透析膜或患者本身肺部疾病等原因，可导致低氧血症。

病因为应用醋酸盐透析液、生物相容性较差的铜仿膜透析器或透析器首次使用综合征等。严重的肺部感染、肺水肿、心力衰竭也可出现低氧血症，但与透析时间无显著关系。初始进行腹膜透析者，尤其体重较轻、身材较矮、腹腔容积不大或原有肺部疾病者，腹腔内灌注2L透析液后，氧分压可下降，排出透析液后，氧分压可恢复正常，随时间推移，患者可逐渐适应，或初始适当减少腹透液灌注量，以缓解血氧分压下降的幅度。腹膜炎发生时膈肌运动减弱，肺活量的下降，也可出现低氧血症。

透析中发生低氧血症通常发生在开始血液透析的15~30分钟时，氧分压可下降10%~20%，发生率约为60%；表现为胸闷、呼吸减慢、呼吸困难、发绀等。应除外心律失常、肺水肿、心肌缺血及肺栓塞等疾病所致。

血液透析时给予吸氧；使用碳酸氢盐透析液；使用生物相容性好的透析器。发生首次使用综合征时，较重者立即更换其他品种透析器，并静脉给予糖皮质激素和抗过敏药物，适度重复使用透析器。对于腹膜透析患者应根据患者状况，减少初始腹膜透析液灌注量至约1L，适应后逐渐增大灌注量。

肺栓塞 尿毒症患者并不少见，发生病变的血管小、症状轻微，常漏诊或误诊，其确诊率远低于实际发生率。多见于中心静脉留置导管者，合并肿瘤、低血压、营养不良者，糖尿病合并动脉粥样硬化者，严重脱水者，以及高黏滞血症、高丙种球蛋白血症者。表现为突发呼吸困难、低氧血症、发绀、胸痛、咯血。立即行心电图、胸片、超声心动图、肺动脉CT血管成像、肺通气-灌注放射性核素扫描等检查，并做血常规、血乳酸脱氢酶、血气分析、凝血功能检查。治疗时应转入监护病房，连续监测血压、心率、呼吸、心电图和动脉血气等。吸氧，小分子肝素抗凝，若诊断明确可予溶栓治疗。

空气栓塞 血液透析过程中，静脉端管路破损或管路与穿刺针连接不紧密，血液透析结束时用空气回血过程操作不当误将空气侵入血管中，透析中经静脉管路输液时液体走空，均可使空气进入血管。少量空气进入，患者出现喘憋症状，可即刻给予患者头高脚低、右侧卧位，使空气处于肺尖部位，并逐渐经肺泡排出。大量空气进入血管时，可因突发呼吸衰竭致死。故务必小心操作，并密切观察透析患者，防止任何意外发生。

肺纤维化和肺动脉高压 尿毒症时的酸中毒，可增加肺结缔组织的弹性纤维，促进肺纤维化、胸膜纤维化、肺动脉硬化。肺动脉高压也可继发于肺动脉钙化，致心肌肥厚。

呼吸衰竭 各种肾脏替代治疗方法均可影响肺功能，如血液透析时的低氧血症、空气栓塞；腹膜透析时腹腔内的腹膜透析液使膈肌上抬，影响呼吸功能；肾移植术后免疫抑制剂的使用，常并发肺部感染，或药物导致肺间质纤维化。严重的肺部感染或全身感染、肺水肿、大量胸腔积液、严重低蛋白血症、贫血、透析不充分等常可致肺功能下降，出现严重的低氧血症。若既往有慢性阻塞性肺气肿，也可伴有二氧化碳潴留。尿毒症时营养不良、贫血、活性维生素D缺乏，低钙血症、低钾血症、高钾血症，均可导致肌无力、肌纤维能量利用障碍；高甲状旁腺激素血症、高磷血症可干扰肌细胞内线粒体的功能，表现为最大吸气压、最大呼气压和跨膈肌压降低；尿毒症时活性维生素D缺乏、甲状旁腺功能亢进症、营养不良等，致肾性骨病，累及胸壁，使其顺应性下降，呼吸道功能发生障碍。

阻塞性睡眠呼吸暂停低通气综合征 多数学者认为阻塞性睡眠呼吸暂停低通气综合征（obstructive sleep apnea hypopnea syndrome, OSAHS）的定义：睡眠时口鼻气流停止≥10 秒，每小时呼吸暂停加低通气 5 次以上，即睡眠呼吸紊乱指数>5 次，或每晚 7 小时呼吸暂停加呼吸低通气达 30 次以上。发病率为 1%～4%，65 岁以上发病率为 20%～40%，男性发病率明显高于女性。有报道 CRF 维持性血液透析者 OSAHS 发病率为 40% 以上，远高于正常人群。

主要病因有上呼吸道的狭窄和阻塞、呼吸中枢神经调节障碍。CRF 患者代谢性酸中毒、体内中分子毒性物质蓄积、水钠潴留致咽喉部水肿使上气道阻力增加、血液透析时渗透压失衡、体内支链氨基酸水平偏低等与其 OSAHS 高发病率有关。

临床表现：①睡眠中打鼾，特点为鼾声音量大，鼾音不规则，时而间断。②日间极度嗜睡。③睡眠中常发生异常行为和症状，如惊醒，甚至突然坐起，大汗淋漓，有濒死感，拍击样震颤样四肢运动及梦游症。④夜间遗尿症。⑤头痛。⑥性格变化、智力和记忆力减退及性功能障碍等。⑦严重者多伴心血管系统和其他重要器官的疾病表现。⑧可导致蛋白尿和肾功能恶化。

治疗应充分血液透析，尤其是清除中分子和小分子毒素效果较好的血液透析滤过、清除中分子毒素较好的腹膜透析和血液滤过，均能改善症状。戒烟戒酒，肥胖者减肥，控制饮食。分为非手术治疗和手术治疗。非手术治疗：①经鼻连续气道正压通气。②各种矫治器。③吸氧及各种药物治疗。手术治疗旨在减轻和消除气道阻塞，防止气道软组织塌陷。根据气道阻塞部位、严重程度、是否有病态肥胖及全身情况决定。

肺钙化 尿毒症伴发的器官异位钙化，多见于肺、肾、胃和心脏，发生率为 10%～60%，其中肺钙化为 5%。病因不明。表现为进行性气短、气促、急性呼吸衰竭、低氧血症、血钙升高，常易误诊为肺炎。患者常 X 线胸片正常、血常规正常，肺部 CT 或磁共振成像检查显示中、上肺野多个小叶间结节，有时结节呈指环状，可同时累及肺动脉壁、支气管、胸壁皮下血管。肺组织学检查可证实为肺钙化。肺功能变化与钙化程度呈负相关。治疗以纠正甲状旁腺功能亢进、改善高磷血症、充分透析、应用低钙透析液为主，部分肺钙化可逆转。

（吴　华）

mànxìng shènshuāijié nèifēnmì gōngnéng shītiáo

慢性肾衰竭内分泌功能失调

（endocrine dysfunction in chronic renal failure） 慢性肾衰竭累及内分泌系统导致其功能失调的临床综合征。一方面，某些内分泌腺可发生功能障碍、激素水平下降，典型表现为肾脏内分泌功能明显不足，如促红细胞生成素（erythropoietin, EPO）缺乏、1, 25-二羟胆钙化醇［1, 25-（OH）$_2$D$_3$］缺乏等；另一方面，可表现为某些内分泌腺功能亢进、激素水平升高（如甲状旁腺激素等），这方面的紊乱更常见。

慢性肾衰竭（chronic renal failure, CRF）时，尿毒症毒素的作用及各系统组织的损害，可引起多种激素受体或受体后障碍。肾脏是多肽类激素的主要降解部位，肾衰竭时这些激素的降解明显降低；即使尿毒症患者的内分泌器官或腺体本身某种激素的分泌并无增多，其血清和体液内多种多肽激素水平均也可有不同程度的升高。因此，某种内分泌功能究竟是减低、亢进或无变化，不仅取决于某种激素水平的高低，而且与该激素受体及受体后功能是否正常有关。

内分泌功能障碍或减退 较突出的表现有 EPO 缺乏、1, 25-（OH）$_2$D$_3$缺乏等，其他如甲状腺功能减退症（简称甲减）、性腺功能减退症等也较常见。

EPO 缺乏　EPO 是维持骨髓红系统祖细胞增殖与分化的激素。肾小管周围调节 EPO 合成与分泌的细胞丢失，引起循环血中 EPO 水平降低，成为肾性贫血的主要原因之一。其他因素可导致或加重肾性贫血。因此，肾性贫血与激素缺乏状态有关。EPO 缺乏与铁缺乏、失血等其他因素共同引起 CRF 患者的贫血，但多数情况下 EPO 缺乏是主要因素。

1, 25-（OH）$_2$D$_3$缺乏　CRF 患者肾小管（主要是远曲小管）线粒体 1α-羟化酶活性降低，导致 1, 25-（OH）$_2$D$_3$的生成减少，引起肠道对钙的重吸收减少、低钙血症和肾性骨病。在某些肾功能不全患者中，1, 25-（OH）$_2$D$_3$的靶器官（骨骼及肠道）亦对其作用产生抵抗。

甲状腺功能减退症　CRF 患者甲减者并不少见，其发生率为 1.0%～9.5%，但多数为亚临床型。有临床表现者，其症状与原发性甲减者酷似，主要有乏力、畏寒、食欲下降、皮肤干燥、便秘、反应迟钝、高胆固醇血症等；患者血清总三碘甲腺原氨酸、总甲状腺激素、游离三碘甲腺原氨酸、游离甲状腺激素、反三碘甲腺原氨酸水平均可下降。血清甲状腺激素结合蛋白（thyroxine-binding protein，TBG）下降，促甲状腺激素（thyroid-stimulating hormone，TSH）对促甲状腺激素释放激素（thyrotropin-releasing hormone，TRH）的反应降低，TSH水平一般正常，这与原发性甲减患者TSH水平升高、TSH对TRH反应增强、TBG水平正常的表现有所不同。

性腺功能减退症　CRF患者性腺功能（如睾酮、雌激素等）减退者也较常见。男性发生率明显高于女性。男性主要表现有性成熟延迟、性欲下降、部分或完全性阳痿、睾丸萎缩、少精或无精、下丘脑-垂体-性腺轴功能紊乱、男性乳房发育（偶有乳汁异常分泌）等。女性主要表现有性成熟延迟、月经失调、闭经、功能性子宫出血、少孕或不孕、自发性流产等。性功能障碍，除与患者性激素（睾丸素或雌激素）水平下降有关外，与血清甲状旁腺激素及某些尿毒症毒素的作用、贫血、营养不良（锌缺乏、蛋白缺乏）、心理障碍等因素也可能有关。

也有学者认为，部分CRF患者（尤其透析患者）可存在垂体和肾上腺对急性应激反应减低、醛固酮水平降低或受体障碍、胰岛素受体障碍、血管紧张素Ⅱ受体障碍、黄体生成素和促卵泡素对黄体生成素释放激素的反应减低、睾丸对黄体生成素释放激素和绒毛膜促性腺激素的反应降低等。

内分泌功能亢进或激素水平升高　CRF患者均存在内分泌功能或激素水平升高，其中以继发性甲状旁腺功能亢进症（甲状腺激素过多）最典型，其他如肾素-血管紧张素-醛固酮水平升高，胰岛素、瘦素水平升高，生长激素、胰高血糖素、心房钠尿肽、肾素、醛固酮、肾上腺髓质素、脑钠肽、血管活性肠肽水平升高等，也相当常见。

甲状旁腺激素过多　继发性甲状旁腺功能亢进症（简称甲旁亢）是CRF患者中最常见的病理生理现象或并发症，主要与1,25-$(OH)_2D_3$缺乏、低钙血症、高磷血症、肾小球滤过率下降等因素有关。继发性甲旁亢可引起转移性软组织（如皮肤、黏膜、关节、肌肉、骨骼、心血管、神经、肺、肾）钙化及各系统结构损害和功能障碍。继发性甲旁亢还可影响多种营养素代谢障碍，如促进蛋白分解、糖耐量减低、代谢性酸中毒加重等。

肾素-血管紧张素-醛固酮系统亢进及儿茶酚胺水平升高　CRF时，肾素-血管紧张素-醛固酮水平升高。同时，接受血液透析或者持续性不卧床腹膜透析治疗的患者血管升压素水平升高，血浆儿茶酚胺水平也升高，特别是肾上腺素水平升高明显。上述物质水平升高均可引起血管收缩、血压升高。此外，肾脏前胰激肽释放酶及胰激肽释放酶活性下降，激肽水平降低，前列腺素（prostaglandin，PG）合成障碍，PGI_2和PGE_2水平降低，机体对抗肾素-血管紧张素反应的能力及肾脏排水、排钠能力下降，也可能与高血压有关。

下丘脑-垂体功能-多肽激素紊乱　垂体位于颅底的蝶鞍内，通过垂体柄与下丘脑保持密切的血管和神经联系，接受下丘脑激素的神经内分泌调节，又对下丘脑激素发挥反馈调节作用。垂体激素均为蛋白或多肽激素，这类激素在血循环中的半衰期多为数分钟，其主要代谢部位多在肝脏，代谢产物多自肾脏排出。肾脏与多种蛋白激素和多肽激素的代谢过程相关，故CRF时可出现多种垂体功能紊乱。①CRF患者生长激素（growth hormone，GH）水平升高，这主要源于患者GH的肾清除率降低。血GH水平的升高，可能有升高血糖和加强脂解的作用，还可能有增加肾血流量、保护残余肾小球的滤过功能的作用。CRF患者血中GH水平虽然升高，但因营养不良和肾功能受损，或同时存在某种尿毒症毒素的作用，CRF儿童通常伴生长发育障碍，表现为身材矮小、发育延迟。临床实践表明，尿毒症患儿应用重组人生长激素治疗有效，故其发育障碍可能与GH相对不足有关。②CRF患者肾脏对垂体蛋白激素的廓清率下降，血中黑色素细胞刺激素或者促肾上腺皮质激素半衰期延长，可使皮肤出现色素沉着而色变得灰暗。③CRF患者血清催乳素（prolactin，PRL）水平常升高，升高的程度与血肌酐水平成正比，而与所采取的透析方式关系不大。有学者认为，高PRL血症是造成CRF患者性腺功能障碍的原因之一。PRL升高在男性患者尤为明显，个别患者可有乳汁异常分泌。

（郑法雷）

mànxìng shènshuāijié shuǐ-diànjiězhì wěnluàn

慢性肾衰竭水电解质紊乱

（fluid and electrolyte disturbances in chronic renal failure）

慢性肾衰竭导致水电解质紊乱的临床综合征。慢性肾衰竭（chronic renal failure，CRF）可引起各种水电解质紊乱。尿毒症患者水电解质紊乱，不仅与肾衰竭有关，还可能与透析本身有关。

水钠代谢紊乱　肾功能正常

时，尿钠排出量可随钠摄入量的增加而成比例地相应增加。当肾小球滤过率（glomerular filtration rate，GFR）下降、肾小球滤过钠总量减少时，肾小管钠重吸收也相应减少，但肾功能损害严重时，肾脏对钠、水超负荷的适应能力下降，出现水钠潴留和血压升高，甚至急性左心衰竭和肺水肿。

水钠潴留　主要是肾脏不能充分排泄水分和钠或入液量过多所致。轻者可有乏力、头晕、食欲缺乏、体重增加、下肢水肿、静脉压轻度升高；严重者可表现为全身水肿、体腔积液、高血压、脑水肿、充血性心力衰竭和肺水肿。若患者无明显钠潴留，以水过多为主，则出现上述表现又称为“水中毒”。若治疗代谢性酸中毒时输入较多碳酸氢钠，常可加重容量负荷，导致充血性心力衰竭和急性肺水肿。

低钠血症　血钠<135mmol/L，肾病患者中较常见，多表明缺钠或水过多，病情危重、需紧急透析者尤为常见。可分为稀释性低钠血症、缺钠性低钠血症和假性低钠血症。①稀释性低钠血症：最常见，常伴低血浆渗透压，表明水的摄入超过肾脏排出的能力。是水潴留多于钠潴留所致，其主要原因有：水分或低渗钠摄入过多、内生水蓄积及肾外失钠（呕吐、腹泻、引流、渗液、大汗及应用利尿药等）。常有水肿、体重增加，严重时可伴脑水肿，抽搐、头痛、癫痫样发作、昏迷。②缺钠性低钠血症：为体内钠绝对缺乏，多是呕吐、腹泻所致，可有血压偏低、脱水貌、体重下降等。上述两者的鉴别十分重要，因为稀释性低钠血症是补钠的绝对禁忌证，此时补钠只会加重水钠潴留，甚至加重急性左心衰竭和肺水肿，导致死亡危险。③假性低钠血症：可由严重高脂血症、巨球蛋白血症、氮质血症等因素引起，临床上也无须给予补钠。

对透析患者的低钠血症，应分清轻重缓急，因人而异地进行处理。对急性低钠血症，处理应积极、果断、迅速，及早静脉给予高渗盐水，必要时适当提高透析液的钠浓度。对慢性低钠血症则宜缓慢加以纠正（分阶段分次补钠），不宜操之过急。对假性低钠血症或稀释性低钠血症，则一概不予补钠，有时可通过调整超滤量、透析液钠浓度解决。

高钠血症和脱水　高钠血症（血钠>145mmol/L）代表失水或摄入钠过多，但多源于失水或不能摄入足量水，故常有细胞脱水。水分丢失超过钠丢失可能发生高钠血症。病因主要有：含钠高渗液输入过多、应用高钠透析液、脑外伤、水分大量丢失后补液不足等。血液透析（简称血透）患者高钠血症的发生率较低，其发生多为脱水或透析不当所致。腹膜透析（简称腹透）患者若短时间内用高糖腹透液快速清除多余液体，可因滤过腹透液的水多于钠而致高钠血症。高钠血症使细胞外液渗透压升高，细胞内水分移至细胞外，致细胞内失水，脑细胞极易受脱水损害，出现一系列神经精神症状，表现为淡漠、嗜睡或烦躁不安，严重者可发生昏睡、惊厥、抽搐甚至昏迷或死亡。

高钠血症时，由于内源性渗透物质的产生，将细胞脱水的影响减少到最小。因此，不宜过快地纠正高钠血症，否则有可能发生危险，因为已经“适应”的细胞将在低张环境下明显肿胀，脑组织更是如此。必须强调，水的补充应缓慢进行，24小时内血钠水平的降低不能超过12mmol/L，故口服液体补充最安全。静脉补充液体时，其液体 Na^+ 的浓度必须低于任何同时排出的尿液的 Na^+ 浓度。糖代谢的速度较快，故补充5%葡萄糖溶液的总量受到限制，通常不应超过0.3L/h。

透析失衡综合征　透析后水从血液（钠浓度和渗透压低于透析前）进入相对高渗的组织间隙时，血浆体积渗透性减小，可引起低血压；组织间隙水分过快增多可引起组织（肌肉、神经、心脏、肺脏、胃肠道等）水肿，出现透析失衡综合征。轻者可出现乏力、嗜睡、恶心，有时引起肌肉痉挛、呕吐，重者可出现脑水肿症状（如头痛、意识障碍、抽搐）、肺水肿等。透析前血尿素氮水平较高（>35.7mmol/L）者，应避免使用低钠透析液，最安全的途径是透析液的钠浓度与血钠水平接近，必要时再缓慢给予等渗或稍低渗钠液。

血液透析液钠浓度的调节与水钠平衡的关系　血透在调节机体钠平衡中起重要作用。理想的透析液钠浓度应是使透析中清除的钠与透析间期增加的钠相等。透析液钠浓度的选择一方面根据透析超滤量，另一方面根据患者的残余肾功能、水钠摄入量和血压等具体情况而定。

无残余肾功能、水钠负荷重、血压较高者，宜选用钠浓度较低的透析液，但使用低钠透析液血透纠正高钠血症有一定风险。透析液钠浓度低于血钠3~5mmol/L时，某些透析并发症的发生率将明显增加：当水从透析过的血液（含钠较以前低）进入相对高渗的组织间隙时，可引起低血压及透析失衡综合征。两次透析间期体重增加不明显，无明显水钠潴留者，血钠、血压偏低者，可用高钠透析，以避免低钠透析导致低血压。①轻度低钠血症：即透析前血钠水平高于125mmol/L，要使常规4小时血液透析的患者透析后血钠为140mmol/L，透析液钠浓度应为140+（140-透析前血钠值）。如透析前血钠130mmol/L，要使透析后血钠水平正常，透析液钠浓度应为140+（140-130）=150mmol/L。②中重度低钠血症：即透析前血钠水平<125mmol/L，尤其是低钠血症持续时间较长者，过快使血钠水平升至正常有发生血容量增加、高血压、心力衰竭、脑水肿及渗透性脱髓鞘症的潜在危险。③长期严重低钠血症：透析液钠浓度高于血钠水平不应超过20mmol/L。为避免高钠透析的副作用，宜采用可调钠透析，即前3小时用高钠（145~150mmol/L）透析液，以提高血浆渗透压，并耐受大量超滤，达到预定脱水量，防止发生低血压；后1小时改用低钠（130~135mmol/L）透析液，以清除体内过多 Na^+，防止透析间期口渴、饮水过多、体重增加过多、高血压、心力衰竭等。

腹透的水钠平衡　接受持续不卧床腹膜透析（continuous ambulatory peritoneal dialysis，CAPD）治疗的终末期肾病患者，腹透时钠的平衡主要通过弥散和对流来调节，弥散取决于细胞外液和透析液之间钠浓度梯度。其血钠浓度与水钠摄入及透析对其清除的量有关。腹透可不断地缓慢清除液体，其纠正低钠血症作用温和持久，因此腹透患者过多饮水虽可引起容量负荷过多，但很少引起低钠血症。低钠血症一旦出现，通常较难纠正。腹透时，通常钠经血液进入腹腔的量明显多于水分，且不成比例，因而有时可造成相对性高钠血症，并使血渗透压增加。若患者透析前血钠水平过高，应避免短时间内用高糖快速清除液体，以免加重高钠血症。

钾代谢紊乱　CRF患者常见。高钾血症为血钾浓度>5.5mmol/L，但其增加的速度比绝对值更为重要（除非在浓度>7mmol/L时）。低钾血症指血钾浓度<3.5mmol/L。

高钾血症　尿毒症患者肾脏调节钾的能力明显降低，如摄入大量高钾食物，不适当给予钾盐，服含钾高的中药，以及感染、外伤、组织坏死、输库存血、烧伤、手术、胃肠道出血等均可致内源性或外源性钾负荷增加，引起高钾血症。透析不充分或高钾透析液是引起高钾血症的另一个原因。尿毒症患者多伴代谢性酸中毒，细胞外液中的 H^+ 进入细胞内被缓冲，为维持体液电中性，同时有 K^+、Na^+ 被释放到细胞外，致高钾血症。胰岛素不足或抵抗，影响细胞膜 Na^+-K^+-ATP 酶功能，妨碍钾进入细胞内，也可引起高钾血症。此外，使用血管紧张素转换酶抑制剂、肝素、环孢素等抑制醛固酮分泌，均导致肾排钾减少，过量应用β-受体阻断剂或洋地黄制剂等干扰细胞内钾的吸收，亦可引起高钾血症。

对GFR<25ml/min或血肌酐>309μmol/L者，应限制钾的摄入（一般为1500~2000mg/d）。对GFR<10ml/min或血清钾浓度>5.5mmol/L时，则应严格限制钾摄入（一般低于1000mg/d），防止高钾血症发生。对已有高钾血症者，应采取积极的降钾措施：①及时纠正酸中毒。②给予袢利尿药：最好静脉或肌内注射呋塞米或布美他尼。③应用葡萄糖-胰岛素溶液输入（葡萄糖4~6g中，加胰岛素1U）。④口服降钾树脂，增加肠道钾排出，聚苯乙烯磺酸钠或聚苯乙烯磺酸钙，后者更为适用，因为离子交换过程中只释放钙，不致增加钠负荷。⑤及时静脉推注氯化钙以平衡心肌膜电位和（或）$β_2$-受体阻断剂（静脉或吸入）。⑥对严重高钾血症（血钾浓度>6.5mmol/L），且伴少尿、利尿效果欠佳者，应及时给予血透治疗。血透是治疗高钾血症最有效的方法。对高钾血症尤其是伴高分解代谢者，应每天多次反复测定血钾水平，随时根据血钾水平给予相应治疗。

低钾血症　因摄入不足、胃肠道丢失、K^+ 转移入细胞内、过多应用利尿药和（或）碱性药物等，CRF患者发生低钾血症者并不少见。低钾血症时，24小时尿 K^+ 的排出可明显减少（<20mmol），并少于 K^+ 的摄入。透析前血钾正常及伴代谢性酸中毒的患者透析期间易出现低钾血症。透析的前2小时血钾迅速下降，有发生低钾血症倾向，心脏病患者心律失常的发病率明显增加，尤其是服用洋地黄者，应密切观察。低钾血症时不仅可出现乏力、腱反射降低或消失、腹胀、恶心，还可出现多种心律失常，甚至引起心室颤动和死亡。治疗取决于低钾血症的持续时间。①慢性低钾血症时，钾缺乏至少可达100mmol，可通过口服钾补充；若需要静脉补充钾，则补钾的速度应<20mmol/h。②若低钾血症与代谢性酸中毒同时存在，应先纠正低钾血症，后纠正代谢性酸中毒；或在同时纠正低钾和代谢性酸中毒时优先纠正低钾血症。

血液透析液钾浓度的调节　透析液中理想钾浓度应根据患者

饮食摄钾量、透析器类型、膜面积、透析频率与时间、透析前血钾水平而定。①长期血透患者透析液钾浓度多为 2mmol/L，无钾透析液很少用于长期透析者，以免出现透析后低钾及心律失常。②透析前有代谢性酸中毒者透析期间随着酸中毒的纠正，血钾明显下降，但两次透析间期每天从食物中得到的 H^+，因摄入蛋白质过多而增加，H^+蓄积又可致酸中毒、高钾血症。故应增加透析频率，必要时可口服 $NaHCO_3$以预防高钾血症。③高流量透析结束后，若透析期间血钾发生明显变化，则透析后 1～3 小时内血钾将上升 0.5～1.0mmol/L，因而透析 2～3 小时后，即过了反弹期后，方可对血钾水平作较为客观的判断。

腹透患者的钾平衡 腹透液中多不含钾，使用无钾腹透液 CAPD 时有 10%～36%的患者发生低钾血症。因此，对刚开始腹透的患者应定期查血钾浓度，避免出现低钾血症。最好的方法是增加含钾高的食物摄入量，必要时在腹透液中加入适量氯化钾，2～3 小时内常可使血钾增加 0.44mmol/L。需要注意的是，透析后 1～2 小时内，血钾水平可有明显反弹性升高，因而透析患者在补钾治疗时应谨慎。血透、腹透均可用于治疗高钾血症，但血透降钾作用迅速，腹透作用温和持久，适于缓慢降钾。腹透过程中不仅可通过弥散作用降低血钾，也可将细胞外钾转移至细胞内使血钾水平降低。纠正代谢性酸中毒，应用含葡萄糖的腹透液，均可使细胞外钾转移至细胞内。手术或炎症引起腹膜粘连、硬化性腹膜炎等可致透析膜面积减少，低血压等可降低透析液流量或血流量，均影响腹透对钾的清除。

钙磷代谢紊乱 肾病患者中，钙、磷代谢紊乱很常见。高磷血症、低钙血症和继发性甲状旁腺功能亢进症（简称甲旁亢），少数情况下可发生高钙血症和低磷血症。

负钙平衡与低钙血症 肾功不全时常有低钙血症，但血钙一般不低于 1.7mmol/L；但在急性胰腺炎或横纹肌溶解所致急性肾小管坏死时，严重的低钙血症较常见。低钙血症的原因是 1,25-二羟胆钙化醇［1,25-$(OH)_2D_3$］不足及高磷血症，使骨骼对甲状旁腺激素（parathyroid hormone，PTH）的敏感性下降所致。肾功不全常伴代谢性酸中毒，故患者虽然血清总钙浓度降低，但游离钙浓度并不降低，因此较少出现低钙性抽搐。在治疗过程中，若只注意纠正酸中毒而忽略补钙，则可出现低钙性抽搐。

高磷血症 主要是肾功不全时肾脏对磷的排泄减少所致。GFR 轻度下降时并未出现高磷血症；GFR＜25ml/min 后，肾脏排磷能力明显下降，此时可出现血磷水平升高。尿毒症透析患者普遍存在高磷血症，且程度较重。摄入大量高蛋白饮食、服含磷酸的泻药、未服用足量磷酸结合剂或服用方法不当（未按时于餐中服）、服用不正规的“钙剂”、透析不充分等，均可加重高磷血症。高磷血症是维持性血透患者的常见并发症，控制透析患者高磷血症，可防止肾性骨营养不良和转移性钙化等并发症。此外，消化道出血、溶瘤综合征和横纹肌溶解时将细胞内的磷释放入血，可以导致严重的高磷血症。

低磷血症和高钙血症 蛋白和磷摄入不足严重营养不良或过度透析，均可发生低磷血症；伴急性胰腺炎等急性炎症时，也可出现低磷血症。由于维生素 D 中毒、原发性甲旁亢伴肾功能不全时，常有高钙血症存在；纠正低钙血症过程中，若给予活性维生素 D_3和钙剂剂量较大，也可出现高钙血症；多发性骨髓瘤、肿瘤骨转移伴肾功不全者，常易发生高钙血症。

继发性甲状旁腺功能亢进症 低钙血症、高磷血症、1,25-$(OH)_2D_3$不足、代谢性酸中毒、肾脏对 PTH 清除减少、骨骼对 PTH 抵抗、甲状旁腺钙敏感受体障碍、甲状旁腺增生和自主分泌等因素，患者可发生继发性甲旁亢，此时血清全段甲状旁腺激素（iPTH）明显升高，并进一步导致肾性骨营养不良（肾性骨病）和全身多系统的各种损害。“三发性”甲旁亢，是指在长期继发性甲旁亢的基础上，甲状旁腺受到强烈和持久的刺激，部分继发性甲状旁腺增生组织转变为腺瘤，自主地分泌过多的 PTH。此时均为重度继发性甲旁亢，血清 iPTH 水平常达到 1000ng/L 左右或更高，且肾性骨病、心血管钙化和全身多系统损害相当严重。①继发性甲旁亢相关的肾性骨营养不良（肾性骨病）主要为纤维性骨炎，属于高转化骨病。该病的生化和组织学异常出现在临床症状之前，且无特异性。高转化骨病主要表现为关节和关节周围炎症（关节肿痛、僵硬和功能障碍）、骨痛、自发性骨折及肌痛、肌无力、自发性肌腱断裂和皮肤溃疡、坏死等。②继发性甲旁亢和无动力性骨病均可伴广泛的软组织钙化（如角膜、皮肤、血管、周围神经、心脏、肺、肝、脂肪和睾丸等组织内钙化），其中尤以血管、心肌、神经系统的钙化危害更大。③心血管钙化的表现主要有：动脉钙化、钙化防御、心肌钙化致传导系统结构破坏、血管平滑肌细胞增殖、血管内膜增厚等。④神经系统的钙化可致尿毒症脑病（包括脑电图异常）、运动神经传导障碍、周围神经病变等。

治疗包括限制磷摄入及使用钙剂、调节透析液钙浓度。

限制磷摄入：控制饮食中磷的摄入（600~800mg/d），对于透析前的慢性肾脏病（chronic kidney disease，CKD）患者，是降磷的一种有效方法，欲使源于食物的磷减少，需降低蛋白质摄入[<1.0g/（kg·d）]，但这可使CKD患者尤其维持性透析患者存在发生蛋白质营养不良的风险。

药物治疗：对GFR<30ml/min者，除限制磷摄入外，可口服磷结合剂，主要以钙剂（如碳酸钙、醋酸钙、枸橼酸钙、葡萄糖酸钙等）最常用，树脂类国外应用较多。①对明显高磷血症（血清磷水平>2.3mmol/L）或血清钙磷乘积>5.20mmol^2/L^{2}者，则应暂停应用钙剂，避免加重转移性钙化，此时可短期服用氢氧化铝制剂，待钙磷乘积<5.20mmol^2/L^{2}时，再服用钙剂。②对明显低钙血症患者，可口服骨化三醇；若血钙和症状无改善，可加大用量；对血钙不低者，则宜隔日用药。口服骨化三醇者，治疗中均需要监测血钙、磷、PTH浓度，使透析患者血钙磷乘积尽量接近目标值的低限（<4.52mmol^2/L^2），血PTH保持在150~300ng/L，以防止再生不良性骨病。此外，可口服钙敏感受体激动剂，该类制剂可降低iPTH、血钙、钙磷乘积等。

透析液钙浓度的调节：标准CAPD透析液钙浓度为1.75mmol/L，血清中可弥散的游离钙为1.15~1.29mmol/L，因而通过弥散，血钙升高。CAPD患者每天用1.5%葡萄糖透析液交换3次，4.25%葡萄糖透析液交换1次，腹透液钙浓度为1.75mmol/L，可促进腹膜钙吸收，并快速使血总钙及游离钙达到正常水平，可减少骨钙丢失，防止肾性骨病进展。为避免高钙血症发生，对高磷血症患者倾向于使用低钙（1.5mmol/L或更低）腹透液，同时口服碳酸钙作为磷结合剂。

镁代谢紊乱 GFR降至20~25mg/min或更低，肾脏排镁能力逐渐下降，尤其当镁摄入过多、酸中毒、创伤、消化道出血或使用含镁的药物（抗酸药、泻药）时，更易出现高镁血症。有时镁摄入不足、胃肠道丢失过多等因素，也可出现低镁血症。

血透患者的镁代谢 维持性血透患者高镁血症的危害比低镁血症大，应尽量避免高镁血症，故不用含镁的药物，用低镁透析液透析。透析患者血镁水平与透析液镁浓度有直接关系，若透析前血镁浓度为1.5~2.0mmol/L，应用较低浓度的镁透析液（0.5~0.7mmol/L）。为了减少铝中毒而用含镁的磷酸螯合剂[如$MgCO_3$、$Mg(OH)_2$代替$Al(OH)_3$]或使用含镁的抗酸药抑制磷吸收时，可用含镁更低的透析液，如0.3mmol/L或无镁透析。若透析时间短，镁潴留增加，透析液中镁在0.2~0.3mmol/L较为合适。

腹透患者的镁代谢 CAPD清除镁的作用较弱，常可致高镁血症，推荐使用含镁0.5mmol/L的低镁透析液。CAPD透析液含镁0.25~0.75mmol/L，血镁正常值为0.65~0.98mmol/L，其中可弥散浓度为55%~60%。用含镁0.75mmol/L、1.5%葡萄糖的透析液透析，会有少量镁通过弥散作用被吸收，出现高镁血症；而用含镁0.75mmol/L，4.25%葡萄糖的透析液透析，对流作用抵消了弥散作用，将镁透出，则不出现高镁血症。镁的转运受腹透液停留时间和渗透力影响。为纠正高镁血症，诺夫（Nolph）等建议用低镁（0.25mmol/L）腹透液，可使多数人血镁降至正常范围，并不引起低镁血症。

（郑法雷）

mànxìng shènshuāijié suān-jiǎn pínghéng shītiáo

慢性肾衰竭酸碱平衡失调

（acid-base imbalance in chronic renal failure） 慢性肾衰竭所致酸碱代谢障碍的临床综合征。代谢性酸中毒最常见。

代谢性酸中毒 肾功能异常，肾小管功能障碍或肾小球滤过率（glomerular filtration rate，GFR）下降，致有机酸排出障碍和（或）碱丢失过多，是慢性肾衰竭（chronic renal failure，CRF）患者代谢性酸中毒最常见的原因。①部分轻中度CRF下降：GFR>25ml/min或血肌酐（serum creatinine，SCr）<350μmol/L患者，肾小管分泌H^+障碍或肾小管HCO_3^-的重吸收能力下降，发生正常阴离子间隙的高氯血症性（或正氯血症性）代谢性酸中毒，即肾小管性酸中毒。②中重度CRF下降：GFR<25ml/min或SCr>350μmol/L患者，GFR下降、肾脏排泄功能障碍，某些酸性代谢产物潴留，可发生高氯血症性高阴离子间隙性代谢性酸中毒，即尿毒症性酸中毒或肾小球性酸中毒。

轻度慢性酸中毒时，多数患者症状较少。若动脉血HCO_3^-<15mmol/L，则可出现明显食欲

减退、呕吐、虚弱无力、呼吸深长等。慢性代谢性酸中毒也可引起全身多系统损害，如营养不良、负钙平衡和肾性骨病、继发性甲状旁腺功能亢进症、肌无力与肌萎缩、红细胞寿命缩短、小儿发育障碍、肾组织补体系统激活与肾组织损伤等。

处理主要为口服 $NaHCO_3$，必要时可静脉输入。可将纠正酸中毒所需的 $NaHCO_3$ 总量分 3～6 次给予，72 小时或更长时间（3～6 天）后可基本纠正。对有明显心力衰竭者，应防止 $NaHCO_3$ 输入过量，输入速度宜慢，以免心脏负荷加重；也可根据患者情况同时口服或注射呋塞米，以增加尿量，防止钠潴留。

血液透析患者的代谢性酸中毒 因终末期肾病而透析的患者，均有不同程度的代谢性酸中毒。透析是最有效方式，透析液中一般加入碱性缓冲液。血液透析（简称血透）可清除 H^+、补充 HCO_3^-，使血液 pH 和缓冲能力正常。①碳酸氢盐是正常血浆的缓冲碱，不需代谢可直接入血，增加细胞外液中碳酸氢盐，其纠酸作用比醋酸盐透析迅速且充分，并可使患者较大量的超滤，但透析液制备麻烦，易有细菌生长，不宜久置，且成本相对较高。常用浓度为 35～38mmol/L。血透纠正酸中毒应适度，过度纠正严重代谢性酸中毒（血碳酸氢盐浓度<10mmol/L）是危险的，可致脑脊液异常酸化。透析后血碳酸氢盐浓度目标值为 18～20mmol/L。②应用醋酸盐透析时，常用浓度为 35～40mmol/L，醋酸根离子通过透析膜进入血中，经肝脏代谢产生碳酸氢盐，以纠正酸中毒；但在透析开始 1～2 小时内，血中碳酸氢盐可弥散至透析液，可能导致酸中毒暂时加重，故重度代谢性酸中毒不能用醋酸盐透析。随着碳酸氢盐的不断增加，酸中毒得以纠正，血透结束后，因积蓄的醋酸盐继续代谢，可导致血碳酸氢盐浓度持续升高超过 2 小时，但透析过程中可出现低血压、恶心、呕吐等醋酸盐不耐受现象，可使心肌供氧减少、心肌灌注不足，发生低氧血症。因此，心血管功能不稳定、糖尿病、肝功能异常、老年人、对醋酸盐尤其不耐受者，已基本停用醋酸盐透析。

腹膜透析患者的代谢性酸中毒 与血透相比，持续不卧床腹膜透析纠正酸中毒作用较温和，可使患者体内酸碱状态更为稳定。①碳酸氢盐：不引起血管扩张、间皮细胞损害、腹膜结构改变，生物相容性好，是比较理想的腹膜透析（简称腹透）碱基，但配制透析液时易发生钙、镁沉淀，需改进配制方法。②乳酸盐：曾经是腹透的常用碱基，进入体内经肝代谢，生成碳酸氢盐而起作用。自 2000 年以来的研究发现，乳酸盐腹透液除对腹膜细胞有损害外，也不能完全纠正代谢性酸中毒。长期用乳酸盐的不良反应是血管扩张、心肌收缩力下降、血压降低，现已停用。③醋酸盐：纠正酸中毒作用优于乳酸盐，但可引起硬化性腹膜炎，并使腹膜超滤功能减退，现亦停用。

呼吸性酸中毒 伴严重的急性或慢性呼吸系统疾病者可出现 CO_2 潴留和呼吸性酸中毒，此时动脉血的 CO_2 分压（$PaCO_2$）通常明显升高（>46mmHg）。肾功能正常的呼吸性酸中毒患者，其动脉血的 HCO_3^- 水平可代偿性增高（>26mmol/L）。终末期肾病血透患者若伴呼吸性酸中毒，虽然 $PaCO_2$ 水平明显升高，透析前的 pH 明显降低（pH＜7.35），但 HCO_3^- 水平可能并不升高甚至降低（可仅为 20mmol/L），这可能与患者同时伴代谢性酸中毒有关。

代谢性碱中毒 透析患者较少出现代谢性碱中毒，尤其是醋酸盐透析者。①透析患者出现碱血症最常见的原因是呕吐，频繁呕吐或胃液引流者，富含 HCl 的酸性胃液大量丢失，来自胃壁及肠液的 HCO_3^- 得不到足够的 H^+ 中和而被吸收入血，致血浆 HCO_3^- 浓度升高，发生代谢性碱中毒。②碱性物质摄入过多，如口服或输入过量 $NaHCO_3$，摄入乳酸钠、枸橼酸钠等，均可在体内氧化产生 $NaHCO_3$，致代谢性碱中毒。③尿毒症贫血患者若输入大量库存血，也可引起代谢性碱中毒。④$Al(OH)_3$ 与聚磺苯乙烯树脂合用时，有时可引起代谢性碱中毒，因为树脂可结合铝而不再结合、分离胰腺分泌的 HCO_3^-，HCO_3^- 重吸收过多致代谢性碱中毒。⑤亦可出现于重复用枸橼酸盐做抗凝剂者。轻度碱血症患者可耐受，仅少数较重病例需迅速纠正。

呼吸性碱中毒 腹透患者可出现呼吸性碱中毒，尤其是血糖水平高或用高渗透析液透析，细胞外液暂时减少时易出现。呼吸性碱中毒多出现于透析初期，因患者透析前处于酸中毒状态，腹透补充缓冲碱后，细胞外液酸中毒逐渐缓解，而碳酸盐入血脑屏障相对缓慢，导致脑脊液呈相对酸性，刺激呼吸中枢，维持高通气状态和过度换气，故引起呼吸性碱中毒，但这种状况可因体内酸碱平衡迅速建立而消失。

一些需紧急透析的患者已存在呼吸性碱中毒，此时肾脏排泄 HCO_3^- 很少，为避免碱血症，不能用标准透析液（HCO_3^- 35～40mmol/L），即使透前 HCO_3^- 正常或下降者亦不宜。透析液中碳酸氢盐或醋酸盐含量应低于常量，以使透后 HCO_3^- 达到所期望的相对低值（低于正常值下限）。治疗的目的是使 pH 值正常，而不是 HCO_3^- 正常；若 pH 值正常，HCO_3^- 16～20mmol/L 即可。

（郑法雷）

mànxìng shènshuāijié yíngyǎng zhuàngkuàng pínggū

慢性肾衰竭营养状况评估（nutrition evaluation of chronic renal failure） 用物理检查和生化检查方法评估慢性肾衰竭患者的营养状况。慢性肾衰竭（chronic renal failure，CRF）患者营养不良发生率为 30%～60%。因此，应及时检查和评估这些患者的营养状况。评估方法主要有物理检查、生化检测等方法；对少数患者，也可应用生物电阻抗、核医学、磁共振成像等方法（表 1）。

物理检查评估营养状况的方法 主要方法有半定量主观全面营养评价法（Subjective Global Assessment，SGA）、体力量表（Physical Component Scale，PCS）、精神智力量表（Mental Component Scale，MCS）、DMS（Dialysis Malnutrition Score）评分、综合营养不良炎症评分（Malnutrition Inflammation Score，MIS）体系等。SGA 主要根据患者病史及体重变化等 5 方面，每个方面分 3 个等级（A. 营养良好；B. 轻、中度营养不良；C. 严重营养不良）进行评分（表 2）。DMS 评分是在 SGA 基础上发展起来的针对透析患者、包含全部七项 SGA 评定内容的定量评分体系。

尿素氮生成率和氮表现率蛋白相当量 尿素氮生成率（urea nitrogen appearance，UNA）、标准化的蛋白氮出现率相当蛋白质（normalized protein equivalent of nitrogen appearance rate，nPNA），也是反映营养状况和蛋白摄入水平的较好指标。蛋白分解率（protein catabolic rate，PCR）的含义与 nPNA 相似，概念较含糊，已较少应用。UNA 的测定与计算比较简便，只要收集 24 小时尿标本，测定尿尿素氮浓度（g/L），将该浓度乘以尿量（L），即得出 UNA 的数值（g/L）。需要指出的是，为防止氮产物被细菌分解，应在留取尿标本的容器中预先加入防腐剂。

nPNA 用于评价饮食氮摄入，透析处方剂量（Kt/V）与 nPNA 之间具有数量相关性，但不够精确，存在着 Kt/V≥1.5，但 nPNA 仍低的情况。有些研究认为对 Kt/V>1.2 的患者来说，nPNA 和血清白蛋白能预示预期住院及病死率，nPNA、Kt/V 与每日蛋白质摄入和临床表现之间有着相互作用，说明即使透析量充分，蛋白质摄入是否充分仍会影响营养状况。必须强调，用 nPNA 推算饮食蛋白质摄入、估计血液透析患者的蛋白质营养状况时，应当注意避免过高估计 nPNA 的。只有当患者病情相对稳定、无高分解代谢因素时，方可应用 nPNA 计算；当机体合并高分解代谢的因素时，常导致内源性的蛋白分解和尿素廓清增加，产生外源性蛋白质摄入“充分”的假象，此时常出现 nPNA 过高估计，即此时蛋白质实际摄入量通常低于 nPNA 数值。

UNA、nPNA、PCR 的计算

表 1 CRF 营养状况监测与评估的方法

物理检查
1. 病史（包括饮食史）
2. 查体：体重、面容、肱三头肌皮肤皱折厚度、实际干体重/理想干体重
3. 体质指数（BMI）= 体重（kg）/身高（m）^{2}
常用生化指标
1. 血清白蛋白、总蛋白、转铁蛋白、前白蛋白；补体、免疫球蛋白
2. 尿素氮生成率
总氮排出率蛋白相当量或氮表现率蛋白相当量
蛋白分解率
不常用生化指标
1. 血清氨基酸谱、血清 L-肉碱、血清胰岛素样生长因子-1
2. 肌肉的氨基酸谱
人体成分的特殊检测方法
生物电阻抗法、双能 X 线吸收法、磁共振成像、中子激活分析

表 2 半定量主观全面营养评价法（SGA）

项目	评价内容	评价等级		
		A	B	C
体重下降程度	观察时净体重与发现尿毒症前体重（排除水肿和超滤不良）	<5%	5%～10%	>10%
饮食变化		无变化	轻度减少	明显减少>2 周
消化道症状	厌食、恶心、呕吐、腹泻等	无	偶有	持续>2 周或频繁出现
生理功能状况	是否有乏力、活动不便	无	明显乏力、活动减少	活动不便，多卧床
皮脂肌肉消耗	根据体检及外测量结果	正常	轻至中度营养不良	重度营养不良

公式：

UNA（g/d）=UUN（g/d）+△BUN×BW×60%

或UNA（g/d）=UUN（g/d）+DUN（g/d）+△BUN×BW×60%

nPNA（g/d）=PNA=7.62×UNA（g/d）+19（g/d）

或nPNA（g/d）=0.272×UNA（mmol/d）+19（g/d）

或nPNA（g/d）=0.261×UNA（mmol/d）+13（g/d）+透析液蛋白丢失量

PCR（g/d）=10.76（UNA+1.46）

或PCR（g/d）=9.35UNA+0.29×0.58×IBW（理想体重）

式中：UUN=尿尿素氮量（尿尿素氮浓度×24小时尿量）；DUN=透析液尿素氮量（透析液尿素氮浓度×24小时内透析液总量）；BW=体重（透析患者的体重，应在血液透析结束后或在腹透液排出后再测定）；△BUN=血尿素氮（blood urea nitrogen，BUN）变化/d（g/d）。BUN=（BUNf－BUNi）÷间隔天数，BUNf=最后日BUN，BUNi=开始日BUN。

MIS方法　MIS体系是可综合、定量地评价的评分体系（表3）。共计10条标准，按严重程度分为4个级别，分别计0分（正常）、1分、2分、3分（严重异常），总计0（正常）~30分（严重营养不良），评分越高反映营养不良、炎症的程度越严重。与DMS相比，MIS的改进之处是增加了BMI、血清白蛋白（albumin，Alb）和血清总铁结合力（total iron-binding capacity，TIBC）这3项指标，因为该3项指标的恶化都与终末期肾病患者的预期死亡率有一定相关性，同时血清Alb和TIBC能反映透析患者的炎症状态。与SGA、DMS这两种评价体系相比，这一新的评分体系与患者住院日、预期住院率和死亡率均具有显著的相关性，而其他各项指标也比SGA及DMS具有更高的相关性，并且只有MIS方法与血细胞比容、血肌酐（serum creatinine，SCr）和C反应蛋白（C reactive protein，CRP）有显著相关性。

CRF患者营养不良诊断　主要根据患者血清Alb、总蛋白、TIBC、总胆固醇（total cholesterol，TC）等指标及nPNA、PCR等进行诊断（表4）。必须指出，血清Alb水平应当以>40g/L为正常。此外，血清前白蛋白（prealbumin，PA）、转铁蛋白（transferrin，TF）水平低、nPNA<0.8g/(kg·d)、体重低等表现，也可作

表3　综合营养不良炎症评分（MIS）的标准

项目	0分	1分	2分	3分
病史				
1. 透析后体重变化（近3~6个月）	干体重未减少或体重丢失<0.5kg	轻度体重丢失0.5~1.0kg	体重丢失>1.0kg，<5%	体重丢失>5%
2. 膳食摄入	食欲良好，无衰退	尚能摄食普通饮食	可进流质	能进流质，不充足
3. 胃肠症状	食欲好无不适	轻微不适，食欲下降，偶感恶心	偶有呕吐和中度胃肠症状	经常腹泻，呕吐和严重胃肠症状
4. 身体功能	正常	偶感基本活动受限，或经常疲乏	独立活动困难，如洗澡	基本坐卧不动
5. 合并症（含透析年数）	开始透析不超过1年	透析1~4年，只有轻度合并症，除外MCC*	透析>4年，或有中度合并症（含一种MCC*）	任何严重、多发合并症（两种或更多MCC*）
体格检查				
6. 脂肪储存减少或皮脂变薄	正常（无变化）	轻度	中度	严重
7. 肌肉消耗（颞部、锁骨、肩胛、肋骨、四头肌、膝、骨间）	正常	轻度	中度	严重
8. 体质指数（kg/m^2）	≥20.00	18.00~19.99	16.00~17.99	<16.00
实验室检查				
9. 血浆白蛋白（g/L）	≥40	35~39	30~34	<30
10. 血清总铁结合力（μmol/L）	≥44.8	35.8~44.7	26.9~35.7	<26.9

注：MCC：严重合并症

为诊断营养不良的依据。PA 是反映营养状况的敏感指标，若 PA <300mg/L，透析患者的发病率和病死率均上升，血清 PA 浓度的变化能先于血清 Alb 较早而准确地显示蛋白质营养状况的变化。

表 4 蛋白营养不良的常用指标

血清 Alb<40g/L
PA 浓度<290mg/L
TF 浓度<2g/L
PCR<0.8g/（kg·d）
TC 浓度<1.5g/L
SCr 和 BUN 水平低（无残余肾功能情况下）
胰岛素样生长因子-1<300μg/L
透析前血钾低（可能有低磷）
人体测量值的显著减少
体重<80%理想体重

（郑法雷）

mànxìng shènshuāijié yíngyǎng zhìliáo

慢性肾衰竭营养治疗（nutrition treatment of chronic renal failure）

慢性肾衰竭（chronic renal failure，CRF）主要表现之一是各种营养素代谢失调，尤以蛋白质代谢紊乱最为突出，水电解质及酸碱平衡失调十分常见，也常有糖、脂肪、维生素、L-肉碱和某些微量元素的代谢失调。蛋白质代谢紊乱的主要特点，即蛋白质代谢产物（尿毒症毒的主要组成部分）的蓄积发生氮质血症和营养不良。营养不良表现为血清白蛋白、前白蛋白、补体等蛋白水平下降，血浆和组织的必需氨基酸水平下降、某些非必需氨基酸水平增高等。明显的营养不良可造成 CRF 患者生活质量下降、贫血加重、免疫力下降、感染增多、多个系统功能紊乱和病死率的增高。CRF 的营养治疗已有六十多年的历史。在 CRF 各种替代治疗逐渐普及的今天，CRF 营养治疗仍然受到肾脏病学家和营养学家的高度重视。

作用 CRF 营养治疗的主要作用是缓解尿毒症症状、改善营养状况和改善预后。透析前的“改善预后”包括延缓 CRF 病程进展、改善替代治疗透析后的生活质量和存活率等。应用低蛋白饮食（low-protein diet，LPD）加必需氨基酸（essential amino acid，EAA）或复方 α-酮酸（α-keto acid，α-KA）疗法，补充患者所需的必需氨基酸，可使蛋白质合成增加、营养状况改善，氮代谢产物生成减少；还可减轻代谢性酸中毒、高磷血症、甲状旁腺功能亢进症（简称甲旁亢）、胰岛素抵抗；减少蛋白尿排泄，延缓 CKD 进展。

原则 ①合理的 LPD。②充分的热量摄入。③必需氨基酸、复方 α-KA 的合理摄入。④各种营养素摄入的综合平衡和某些特殊营养素（如铁、锌等微量元素、L-肉碱等）的额外补充。⑤改善食欲，以保证营养素的足量摄入。⑥改善机体内环境，纠正各种营养素的代谢紊乱，保持其营养代谢基本正常。

此外，应注意各种非透析治疗的综合应用，包括控制病因、增加尿毒症毒素清除、纠正水电解质紊乱及酸碱平衡失调、纠正内分泌失调、改善消化吸收功能，及时治疗感染、贫血、出血、心功能不全等各种并发症，消除患者微炎症状态，改善患者心理-精神状况等。必要时可考虑适当应用外源性生长激素或胰岛素样生长因子-1。为了落实 CRF 营养治疗方案，肾内科医师、营养师、护士和患者本人及其亲属，均需掌握其方法，并密切合作，才能真正达到营养治疗的目标。对患者进行相关的教育，并使其掌握这些方法，也是一项重要工作。

方法 包括下列方面。

合理的低蛋白饮食 透析前 CRF 患者，应给予合理的 LPD，蛋白摄入量 0.6~0.8g/（kg·d），不宜过低，以避免因限制过严引起营养不良（表 1）。若 CRF 患者血肌酐水平>133μmmol/L，应考虑开始低蛋白、低磷（<900mg/d）饮食的治疗。若有可能，应加用必需氨基酸和（或）复方 α-KA 制剂。

适当的动物蛋白和植物蛋白比例 蛋白质/氨基酸的来源和构成应合理，动物蛋白和植物蛋白（包括谷类蛋白和豆类蛋白）的比例要适当。应保证足够的动物蛋白（50%或稍多），以保证充足的必需氨基酸摄入，但植物蛋白比例也不宜过低，因植物蛋白（尤其是豆类蛋白）可能具有减轻肾小球高滤过和抗自由基的作用，适当选用豆类蛋白，可发挥其潜在的保护肾功能的作用。有关研究表明，若动物蛋白和植物蛋白的比例不加限制，则 CRF 患者对 LPD 的依从性较好，易于接受和坚持。

适当补充必需氨基酸/复方 α-KA 应用适当的动物蛋白和植物蛋白加 EAA/复方 α-KA，可能是最佳选择之一。对于应用 EAA/复方 α-KA 者，动物蛋白和植物蛋白的比例则不必限制。适当的 EAA 和（或）复方 α-KA 比例更有利于改善蛋白质代谢。复方 α-KA 制剂的主要成分如下（表 2）。

充足的热量摄入 改善营养素代谢，需要摄入足量热卡，以减少蛋白质分解，增加蛋白质的合成。给患者提供足够的热量，应当以摄入糖类为主，同时保证一定的脂肪，包括足量的多不饱和脂肪酸。对于透析患者，此问

表 1　CRF 患者蛋白摄入量（推荐量）

类别	肾功能水平		蛋白质摄入量（体重 70kg）	
	肌酐清除率（ml/min）	血肌酐（μmol/L）	g/（kg·d）	g/d
轻中度 CRF	30~59	141~265	0.6~0.9	40~60
中重度 CRF	10~29	274~619	0.6~0.8	40~55
应用 EAA/α-KA	<60	>133	0.5~0.7	30~50
血液透析患者	一般<10	一般>619	1.0~1.2	80~90
腹膜透析患者	一般<10	一般>619	1.0~1.3	80~100

表 2　复方 α-KA 制剂的主要成分

成分	含量（mg）
DL-异亮氨酸 α-酮酸（KA）钙盐	67
L-亮氨酸的 α-KA 钙盐	101
L-苯丙氨酸的 α-KA 钙盐	68
L-缬氨酸的 α-KA 钙盐	86
DL-甲硫氨酸的 α-羟酸	59
L-赖氨酸（醋酸盐）	75
L-苏氨酸	53
L-色氨酸	23
L-组氨酸	38
L-酪氨酸	30
α-KA 和氨基酸	600
总氮量	36
钙盐	50

题更为突出，有人建议多不饱和脂肪酸与饱和脂肪酸的比例一般应不低于 1~2，即前者总量应相当于后者的 1~2 倍。

矿物质等营养素的充分摄入　①钠的摄入量因人而异，但高血压、水肿、肾功能严重损害者，钠的摄入量的限制必须严格，一般应为 0.5~1.5g/d。对肾功能严重损害者，钾、磷的摄入也必须限制，钾摄入量一般为 0.4~0.8g/d，磷摄入量一般为 0.5~0.7g/d。②尤其对透析患者，应当注意定期检测血清铁、锌的浓度，及时给予口服制剂；部分透析患者常需静脉补铁；随诊中应当根据血清铁、转铁蛋白饱和度、铁蛋白水平调整铁剂的剂量。③补充维生素 B_6、维生素 B_{12}、叶酸等，可显著改善高同型半胱氨酸血症，降低发生心血管疾病的危险。④透析前 CRF 患者中 L-卡尼汀缺乏相对少见，但进食红肉较少者也可发生 L-卡尼汀缺乏。因此，应鼓励患者适当增加红肉的摄入；对少数 L-卡尼汀明显缺乏者，应给予 L-卡尼汀制剂口服或静脉滴注。

（郑法雷）

niàodúzhèngxìng yíngyǎngbùliáng-yánzhèng-dòngmài yìnghuà zōnghézhēng

尿毒症性营养不良-炎症-动脉硬化综合征（uremic malnutrition-inflammation- atherosclerosis syndrome）　尿毒症患者同时存在营养不良、炎症、动脉粥样硬化的综合征。又称尿毒症性营养不良-炎症复合体综合征。此征是导致慢性肾衰竭和透析患者生活质量降低、死亡率高的重要原因之一。此征病因：①尿毒症性蛋白营养不良主要与蛋白摄入不足（食欲减退或限制不当）、尿毒症毒素的作用、微炎症状态、内分泌失调、蛋白质分解增多和（或）合成减少、透析液蛋白质丢失等因素有关。②微炎症状态，可能与体内白介素-1、白介素-6、肿瘤坏死因子-α 水平等多种炎症介质增高有关，而这些因子水平增高常导致蛋白质分解增多和（或）合成减少，使部分长期透析患者（约占透析患者的 20%~50%）中存在此征。③心血管病的危险因素，不仅与高胆固醇血症等营养过度表现有关，而且与低胆固醇血症等营养不良表现有关，其中最突出的表现是进行性血管钙化，这种血管钙化通常与动脉粥样硬化并存。这是尿毒症患者心血管病的患病率高、死亡率高的主要原因之一。

（郑法雷）

mànxìng shènshuāijié miǎnyì gōngnéng shītiáo

慢性肾衰竭免疫功能失调（immunological disorders in chronic renal failure）　慢性肾衰竭所致免疫功能降低或激活。包括两方面：①可发生某些功能低减，表现为抵抗病原微生物的能力降低，感染性疾病患病率、病死率高，尤其是伴营养不良者此种紊乱更常见。②可表现为某些功能激活（如补体、炎症因子水平升高），常与动脉粥样硬化、心血管病的发生有关。慢性肾衰竭（chronic renal failure，CRF）时出现的多种免疫功能失调，主要源于尿毒症毒素、营养不良的作用及某些治疗方式（如免疫抑制药物、透析治疗）引起多种免疫系统受损或激活。终末期肾病（end stage renal disease，ESRD）患者免疫功能紊乱（表）。

免疫功能减退 *尿毒症毒素*的长期毒性作用和营养不良的不利影响，使 CRF 患者存在免疫功能减退，主要表现：①单核-巨噬细胞与中性粒细胞吞噬功能减弱，中性粒细胞凋亡。②淋巴细胞转化功能降低，固有 T 细胞和中央记忆 T 细胞数量减少，T 细胞 $CD4^+$/$CD8^+$T 细胞比例降低，辅助性 T 细胞功能降低，抑制性 T 细胞增加。③B细胞数明显减少，体液免疫受损。④树突状细胞抗原提呈活性下降，高密度脂蛋白的抗炎作用减弱。尿毒症营养不良者淋巴器官有明显结构改变，中至重度营养不良可造成单核细胞在炎症反应中的活性降低，淋巴细胞转化功能降低，循环 T 细胞数量减少。

多种尿毒症毒素与免疫功能减退有关。①甲状旁腺激素过度增高，可增加中性粒细胞弹性蛋白酶释放，影响细胞迁移；可致机体细胞免疫功能低下、皮肤迟发型超敏反应试验减弱及单核-巨噬细胞吞噬功能减弱。②粒细胞抑制蛋白（granulocyte-inhibitory protein，GIP）-Ⅰ、GIP-Ⅱ、趋化抑制蛋白（chemotactic inhibitory protein，CIP）、中性粒细胞脱颗粒抑制蛋白（degranulation inhibitory protein，DIP）-Ⅰ、DIP-Ⅱ、免疫球蛋白轻链等均有减低免疫功能的作用。GIP-Ⅰ通过抑制趋化性肽（甲酰-甲硫氨酰-亮氨酰-苯丙氨酸）影响中性粒细胞的功能，抑制中性粒细胞的趋化性，抑制葡萄糖的摄取、氧化代谢及细胞内的杀菌作用。GIP-Ⅱ则抑制由佛波醇酯刺激的糖摄取。DIP-Ⅰ和 DIP-Ⅱ均由尿毒症规律血液透析患者的血浆超滤液中提出。DIP-Ⅰ可抑制自发性及刺激后的 PMN 脱颗粒，抑制中性粒细胞的乳铁传递蛋白、胶原酶、明胶酶、弹性硬蛋白酶释放。DIP-Ⅱ分子量为 24kD，可作为补体 D，在血液透析患者中比正常人高约 10 倍，可引起刺激后的剂量依赖性的乳铁传递蛋白脱颗粒减少。

维持性血液透析患者长期接触非生理性的透析膜和透析液，对机体免疫系统反复刺激，也可引起患者中性粒细胞对微生物的杀伤能力下降，外周血淋巴细胞对有丝分裂原刺激的反应减弱，产生白介素（interleukin，IL）-2 能力下降。

免疫功能活跃与微炎症 CRF 患者普遍存在免疫功能的激活或活跃，因而诱导体内出现“微炎症状态”。免疫功能激活的主要表现：单核细胞数量增多；单核细胞的基础整合素增多；Toll 样受体（Toll like receptor，TLR）-2 及 TLR-4 表达上调；细胞因子和活性氧产物（reactive oxygen species，ROS）增多；调节性 T 细胞的抑制作用减弱；多种组织内细胞 ROS 产生增多，并诱导某些非免疫细胞活化参与炎症过程。某些尿毒症毒素可能与免疫功能激活有关，如 GIP-Ⅱ可刺激人体单核细胞分泌 IL-1β 和 IL-6。由于肾脏清除率下降、反复感染与透析膜的刺激，患者体内细胞因子，如 IL-1、IL-6 和肿瘤坏死因子（tumor necrosis factor，TNF）-α 水平明显增高。低密度脂蛋白的前炎症因子作用增强，在“微炎症”中发挥作用。

维持性血液透析患者受到透析膜和透析液的长期反复刺激，透析膜材料和透析液的生物不相容性可引起细胞免疫机制的激活。血液与生物相容性差的透析膜接触，可通过补体旁路途径激活补体，诱导 C3a 和 C5a 形成，触发中性粒细胞活化，释放颗粒酶和黏附分子（CD11、CD18）增多，

表　ESRD 患者免疫功能紊乱

免疫功能	ESRD 患者出现的紊乱
先天性免疫	
模式识别受体	
分泌性	上调
内吞作用	上调
信号通路	下调
细胞	
单核细胞	反应性下降
中性粒细胞	杀菌能力下降
细胞因子	水平增高（由于肾脏清除率下降、反复感染与透析膜的刺激）产物不能有效防止感染
补体	激活
适应性免疫	
T 淋巴细胞	活性受损，Th1/Th2 比例增加
B 淋巴细胞	细胞数减少
抗原提呈细胞	有一定激活

ROS 大量生成。醋酸盐透析液可刺激单核细胞活化，产生 IL-1 和 TNF-α 增多，对醋酸耐受性差者更易受到刺激产生细胞因子。

（郑法雷）

shènshuāijié yòngyào yuánzé hé gěiyào fāngfǎ

肾衰竭用药原则和给药方法

（principles of drug dosing and prescribing in renal failure） 大多数药物完全或部分经肾脏代谢、清除，故肾衰竭时肾小球滤过率（glomerular filtration rate，GFR）的下降通常引起药代动力学和药效动力学的变化，并可能由此引起药物的疗效和不良反应发生变化。GFR 重度下降的肾衰竭患者在透析治疗期间，药物清除还受透析或其他血液净化治疗的影响。

药代动力学和药效动力学的变化 肾衰竭患者体内药物的吸收、分布和代谢、清除均可发生变化。

药物吸收与分布的变化 GFR 显著下降，尤其是终末期肾病者，胃肠道水肿、恶心、呕吐、自主神经病变等因素均可使药物的吸收下降。患者水肿、血容量发生变化，药物的分布容积也会发生变化。尿毒症患者营养不良时常有血清蛋白水平降低，某些尿毒症毒素可降低白蛋白与多种药物的亲和力，因而慢性肾衰竭患者体内药物与蛋白结合减少。代谢性酸中毒时，由于有机酸可与酸性药物竞争蛋白结合位点，酸性药物（如头孢菌素、万古霉素、环丙沙星）与蛋白的结合可能减少；但碱性药物（如妥布霉素）与血清蛋白的结合增加，其游离水平降低。慢性肾衰竭时常存在低蛋白血症、酸中毒及尿毒症毒素蓄积等情况，在药物总浓度不变的情况下，常可有药物的血浆游离浓度的升高。

药物代谢与清除的变化 ①药物的血浆清除率常用下述公式表示：$C_p = C_r + C_{nr}$（C_p 为血浆清除率，C_r 为肾清除率，C_{nr} 为非肾清除率）。肾对药物的清除，取决于 GFR 和肾小管的转运。多数药物是部分原形、部分代谢物形式经肾小球滤过，其滤过率取决于 GFR 和药物与血浆蛋白的结合程度。肾衰竭患者药物的 C_r 明显下降，若肾外其他清除途径可充分代偿，则 C_p 变化较小或保持不变。②药物排泄减少可能使药物的有效浓度和中毒浓度间的差距缩小，易出现药物的不良反应。肾衰竭患者通常应用多种药物，药物的相互作用也经常发生。

药效动力学的变化 肾衰竭时靶器官的敏感性增高，某些药物如麻醉药、镇静剂等透过血脑屏障增加中枢神经系统中毒的机会增多；胃肠黏膜对阿司匹林等药物的敏感性增加；因 K^+ 和 Ca^{2+} 等电解质变化，心肌细胞对洋地黄类药物的敏感性增高。

透析对药物清除的影响 透析膜是药物清除的重要途径之一。药物的分子大小、蛋白结合率、分布容积（distribution volume，Vd）、水溶性或脂溶性的不同、透析膜的性质/面积、药物-透析膜的电荷作用与结合程度等，均影响透析对药物的清除。分子量 <1000D的药物，大部分通过透析清除，小部分通过弥散清除；蛋白结合率高的药物通过透析清除的量很少。Vd 大的药物通过透析清除相对较慢、较少，半衰期延长。Vd<1L/kg 的药物透析清除率相对较大；Vd 为 1~2L/kg 者透析清除率居中；Vd>2L/kg 者通过透析清除的量则较少。

对多数口服或静脉所用药物，腹膜透析的清除率通常低于血液透析，源于持续性腹膜透析期间腹透液的流速较低。影响血液透析清除的药物特性同样也影响腹膜清除；腹腔给药吸收入血液循环较显著，因腹腔 Vd 较小，故结合药物的蛋白也较少。

用药原则与剂量调整方法 掌握用药原则，确定给药的负荷量和维持量。

用药原则 ①了解常用药物的药代动力学和药效动力学特点，必要时仔细阅读药品说明书或有关临床药理专著。②了解患者的肾功能情况及其他病理生理状况（如肝功能、血清蛋白水平、酸碱平衡及电解质代谢状况）。③熟悉肾衰竭患者用药方法，首选肾毒作用较小的药物；若确需应用某些有肾毒性的药物，则应根据相应方法减少药物剂量，或延长用药间隔；对某些治疗窗（指低于中毒浓度的有效浓度范围）较窄的药物，若有条件，可测定药物血清或血浆浓度（如地高辛、氨茶碱、氨基糖苷类抗生素等）；应按肾功能减退的程度调整某些药物特别是以原形经肾排泄的药物的剂量，个体化用药。④注意药物的相互作用。应认真进行临床观察，及时发现某些不良反应，及时进行恰当处理。

确定给药的负荷量和维持量 确定肾衰竭患者药物的负荷量，同肾功能正常者。确定药物维持量：有些药物可以与正常人剂量相似；主要经肾脏排泄的药物，其维持给药量则常需调整，一是调整给药剂量，二是调整给药间期，或二者同时调整。

减少每天或每次给药剂量而给药间期不变 ①肾功能轻、中和重度损害时分别给正常量的 1/2~2/3、1/5~1/2、1/10~1/5。

②若某些药物基本上全部经肾排泄，则每天或每次量除以患者的血肌酐值（mg/dl）即为患者每天或每次应用的剂量。

延长给药间期而每次给药量不变　①根据肾功能减退程度延长给药间期。②若某些药物基本上全部经肾排泄，则以正常人给药间期乘以患者血肌酐值（mg/dl）为患者给药间隔时间。

根据公式计算出应调整的给药剂量或时间间隔：$I_{RF}=I_{NL}[1-F_K(1-K_f)]^{-1}$，即：$I_{NL}/I_{RF}=1-F_K(1-K_f)$ 或：$D_{RF}=D_{NL}[1-F_K(1-K_f)]$，即：$D_{RF}/D_{NL}=1-F_K(1-K_f)$。式中 I_{NL} 为正常人药物间期；D_{NL} 为正常人药物剂量；I_{RF} 为肾衰竭患者药物间期；D_{RF} 为肾衰竭患者药物剂量；F_K 为原形药物经肾脏排泄的百分比；K_f 为肾衰竭患者肾功能为正常肾功能的百分比；$K_f=Cl_{RF}/Cl_{NL}$=肾衰竭患者肌酐清除率/正常人肌酐清除率=$Cl_{RF}/100$。

以地高辛应用为例：该药经肾脏排泄约占70%（0.7），若患者 Cl_{RF} 为20ml/min，则此患者给药剂量应为：$D_{RF}=D_{NL}[1-F_K(1-K_f)]=0.25mg\times[1-0.7(1-20/100)]=0.25mg\times[1-0.7\times0.8]=0.25mg\times0.44=0.11mg$。即每天给予的剂量为0.11mg，或每周剂量为 $0.11mg\times7=0.77mg$，可按每周给药3次，每次0.25mg。

透析清除后的剂量补充　对血液透析或腹膜透析清除显著的药物，则在透析后需补充剂量。可根据透析清除的多少确定每天或每次透析后应补充的剂量。药物补充剂量=（药物理想血浆水平-目前血浆水平）×Vd×体重（kg）。应用时需认真阅读药品说明书。

常用药物用药的剂量及方法调整　主要叙述抗菌药、心血管病药物、神经精神药物和调节代谢药物。

抗菌药物　①基本上不调整剂量者，如多西环素、利福平、红霉素、青霉素G、哌唑西林钠、异烟肼、咪康唑等。肾功能减退时，多西环素大部分由肠道排出；利福平、异烟肼不在体内蓄积；红霉素及其他大环内酯类抗生素血浆半衰期稍延长，但不需减量。②一般不用或尽量避免使用者，包括四环素类、磺胺类、呋喃类、奈啶酸类、头孢噻啶等。③需调整剂量或延长给药间隔时间者，有林可霉素、两性霉素B、氨基糖苷类、万古霉素、多黏菌素类、头孢菌素类（多数）、乙胺丁醇、环丙沙星、氧氟沙星等。氯霉素的血半衰期在肾功能严重减退时仅稍有延长，但其代谢产物葡萄糖醛酸衍生物可能在体内蓄积，故应酌情减量；林可霉素、青霉素等的半衰期有一定延长，但因其毒性较低，故仅需略减少剂量。

肾衰竭和蛋白结合减少可使β-内酰胺类抗生素的神经毒性增加，重者可发生神志障碍、昏迷、抽搐等脑病表现。许多抗菌药有后效应，如氨基糖苷类、碳青霉烯类等，故在给药间期可不必将血药浓度维持在最小抑菌浓度之上。肾衰竭时，应用氨基糖苷类、万古霉素和红霉素等多种抗生素时，可出现耳毒性和前庭毒性。药物及其代谢产物的蓄积，加之尿毒症患者潜在的尿毒症神经病变可影响第Ⅷ对脑神经。由于腹腔Vd小，结合蛋白少，腹腔给药的大多数抗生素可全身吸收，腹膜炎时吸收增加。

心血管病药物　肾衰竭患者高血压的治疗原则与非尿毒症患者大致相同，但药物的选择有所不同。水负荷多的患者选用利尿药控制血压时，常选袢利尿药，且常需加大给药剂量（2~10倍），因GFR<30ml/min时，噻嗪类利尿药通常无作用；应避免使用保钾利尿药，以防出现高钾血症。β-受体阻断剂对有心绞痛或近期心肌梗死的患者疗效较好。血管紧张素转换酶抑制剂（ACEI）或血管紧张素Ⅱ受体阻断剂可引起少数患者发生高钾血症，有时也可出现血肌酐升高，应密切观察。除贝那普利、福辛普利等药是经肝、肾双通道排泄外，多数ACEI类药物均经肾排泄，故肾功能不全者应用ACEI的治疗通常以低剂量开始。

神经精神药物　大部分麻醉药、镇静药等神经精神用药经肝脏代谢，但肾衰竭时药物治疗和毒性作用的敏感性增加，这可能源于药代动力学的变化及尿毒症毒素的作用等多种因素的影响。因此，肾衰竭时可不调整剂量，但最好减量使用，并根据临床反应调整剂量。①应用盐酸哌替啶时应特别小心，因长期应用可引起去甲盐酸哌替啶蓄积（该产物可兴奋中枢神经系统，诱发癫痫）。②肌肉松弛药氯琥珀胆碱的作用是使细胞膜极化，将 K^+ 排出到细胞外，可使正常人血 K^+ 轻度升高，但可使肾衰竭患者血 K^+ 升高到致命的水平。

与代谢有关的药物　①糖尿病肾功能不全患者，在应用胰岛素和某些口服降糖药物时应慎重，因这些药物或其代谢产物在肾衰竭时可蓄积，引起低血糖或乳酸性酸中毒等严重并发症。严重肾衰竭患者胰岛素用量应减少1/4~1/3，并注意根据血糖水平调整用

量。②磺脲类药物在肝脏代谢为活性或非活性代谢产物，药物原形及代谢产物主要经肾排泄，肾衰竭时磺脲类药物如妥拉磺脲、醋磺己脲、格列本脲的原形或代谢产物易蓄积，导致严重低血糖。③二甲双胍主要在肾清除，代谢甚少，肾衰竭时可蓄积引起乳酸性酸中毒，应慎用。④甲苯磺丁脲、格列吡嗪、格列齐特和格列喹酮极少引起低血糖，因其代谢产物是非活性代谢产物或降血糖作用很弱。⑤阿卡波糖是一种 α-葡萄糖酐酶抑制剂，肾功能不全者应用比较安全。

其他药物　①肾衰竭患者常应用调脂药，但应避免用胆酸分离剂，因此药可能加重酸中毒；他汀类调脂药（如洛伐他汀）、克劳贝特等可使横纹肌溶解增加，应注意观察。②肾衰竭患者高尿酸血症和痛风的发生率升高，应根据肾功能水平调整抗痛风药的剂量；肾衰竭时应用秋水仙碱可能引起肌痛和多发性神经病变。③肾衰竭患者常伴发消化性溃疡等胃肠道疾病，某些胃肠道用药常引起不良反应。长期应用含铝制剂可引起铝吸收和蓄积；H_2-受体阻断剂主要经肾排泄，特别是西咪替丁可使血肌酐假性升高，肾衰竭时则需调整剂量；大部分胃肠动力药和止吐药肾衰竭时不需调整剂量；但肾衰竭时应用甲氧氯普胺易引起锥体外系症状，应减量使用。

（郑法雷）

xuèyè tòuxī

血液透析（hemodialysis，HD）　利用弥散、超滤和对流原理清除血液中有害物质和过多水分的肾脏替代治疗方法。简称血透。最常用，且比较成功。20 世纪 80 年代以来出现一些特殊血液净化技术，如血液滤过、高通透血液透析、血液透析滤过、血液灌流、连续性肾脏替代治疗等，明显改善了急性肾损伤和慢性肾衰竭患者的疗效，提高了血透患者生活质量和生存时间。此外，血透的模式也有新的进展，例如，每日透析通过增加透析频度（每日透析 3 小时），也可较好地改善慢性肾衰竭患者的预后。对逐年增加的因年龄、依赖性及合并症等原因不适于其他肾脏替代治疗模式的患者，血透常被当作首选的治疗方法。

血透时需要通过体外循环装置将患者血液引出体外，进入透析器中与透析液进行物质交换，达到清除体内代谢废物、排出体内多余的水分和纠正电解质紊乱、酸碱平衡失调的目的。通过扩散和对流进行跨半透膜的物质交换，改变体液的组分。①扩散转运有赖于溶质的分子量和电荷、跨膜浓度梯度、血液和透析液的流速及透析膜的特性。对小分子物质（如尿素氮）清除较好。②对流是指溶剂和溶质（在溶剂的带动下）顺跨膜静水压梯度的跨膜转移。对流可改善不易扩散的中分子物质（如 β_2-微球蛋白）的清除。③超滤是指水分的跨膜对流运动。

适应证　终末期肾病：非糖尿病肾病肾小球滤过率估算值（estimated glomerular filtration rate，eGFR）<10ml/（min·1.73m^2），糖尿病肾病 eGFR<15ml/（min·1.73m^2）。以下情况可酌情提前透析：①容量过多（包括急性心力衰竭）、顽固性高血压、高钾血症、严重代谢性酸中毒、高磷血症。②急性肾损伤。③药物或毒物中毒。④严重水电解质紊乱和酸碱平衡失调。⑤非透析治疗难以纠正的恶心、呕吐等胃肠道症状。⑥尿毒症脑病（如谵妄、抽搐、昏睡、昏迷）。

禁忌证　无绝对禁忌证，但下列情况应慎用：①颅内出血或颅内压增高。②药物难以纠正的严重休克。③严重心肌病变并有难治性心力衰竭。④活动性出血。⑤精神障碍不能配合血透治疗者。

主要工作流程　血液透析机与血液管道、透析液管道组成体外循环系统。①在蠕动泵驱动下，血液从动静脉瘘的动脉端流出，经过透析器，最后回到动静脉瘘下游的静脉端，肝素从动静脉瘘的下游泵入血液。②静脉压监测器监测和防止循环管路中的失血及静脉端的血流阻塞。③空气捕获水平探测仪可防止空气栓塞。④动脉压监测器可监测过度负压以保护动静脉瘘。⑤透析器内有半透膜将血液和透析液分隔于相邻的通路；为尽可能维持溶质跨膜浓度梯度，两者按相反的方向循环。因透析膜的组成、表面积、通透特性（弥散系数和超滤系数）及生物相容性（反应血液与滤膜接触后补体激活及细胞因子释放的程度）的不同，其功能也有所不同。透析膜由再生纤维素、改良纤维素或合成材料制成。

透析室（中心）基本要求　①应具备透析区、水处理区、治疗室、候诊室等基本功能区域；应有符合规格的透析机、水处理装置及抢救的基本设备；必须建立并执行消毒隔离制度、透析液及透析用水的质量检测制度、技术操作规范、设备检查及维修制度；有完备的病历档案管理制度：包括透析治疗患者知情同意书、首次病历、透析治疗记录、化验单、用药记录等。②透析室（中心）对技术人员资质基本要求：持有执业证书的医师（应当是肾脏病专科医师）、护士和技师。新上岗人员应在血液净化管理中心指定的单位或三级医院的透析中心接受不少于3个月的透析专业培训，由培训单位进行技术及理论考核，合格后方可上岗。③设有透析室（中心）的医疗单位，应当具有急、慢性透析并发症处理及综合抢救能力，有麻醉科、重症监护室、放射科、检验科及内科（心血管、呼吸、血液、内分泌、消化）等的医疗技术支持。

（郑法雷）

xuèyè tòuxījī

血液透析机（hemodialysis machine） 血液透析时维持体外循环、提供透析液配比、实现超滤并保障安全的装置。简称血透机。包括血路控制系统、水路控制系统和自动化管理系统。

血路控制系统 维持体外循环，调节血流量并保障安全。需与一次性动、静脉血液管路一起使用，以提供血泵段、动静脉壶、压力监测接头和输液口。①血泵：为体外循环提供动力。通常为挤压式蠕动泵，通过转子上的滚动轴挤压血路管的血泵段，并滚动产生泵前负压和泵后正压，分别将血液引出体外和送往透析器。转子可卸下清洁，其上嵌有手摇柄或外置手柄的插入口，以备手动驱血之需。血泵盖有闭合监测装置，未完全关闭时血泵不运转。血泵转速由人工调节，需事先设定所使用的血泵段内径，血流在0～500ml/min范围内可无需调节。②动脉压和静脉压监测器：测定动、静脉血管路上的压力变化。动脉压监测在血泵之前的动脉壶处，为负压；静脉压监测在回流体内前的静脉壶处，为正压。动、静脉压过高或过低时产生声光报警，并停止血泵。③空气探测组件：包括超声探测器、静脉壶和静脉夹。当超声探测器感知进入静脉壶的血流有气泡，或壶中血液平面过低时，产生声光报警，停止血泵，夹闭静脉回路。④肝素泵：用于注射肝素抗凝。在血泵之后将肝素持续或追加量注入动脉血路，根据注射器规格和肝素稀释浓度设定肝素泵注射速度。

水路控制系统 将透析用水与浓缩透析液（A液和B液）混合配比成符合要求的透析液，输送到透析器；实时监测透析液的各种参数及有无漏血；控制透析液的流向、流量和超滤；对透析液管道进行清洗消毒。

透析液配比 通过热交换器和加热器将透析用水加热至设定的温度（一般为37℃），将热水中气泡用负压抽吸排除，先后与A和B浓缩液按设定比例混合稀释。Na^+浓度可根据临床需要在130～150mmol/L的范围内调节，HCO_3^-浓度在25～40mmol/L的范围内调节，其他离子浓度则需通过改变浓缩液的成分比例来调节。

透析液监测 ①电导度：与总离子浓度成正比。在浓缩液不变的情况下，通过减去偏差值可计算Na^+浓度。②温度：通常设置在36.5℃～37.0℃，可在一定范围内调节。改变透析液温度会影响电解质浓度。③pH值：在机器内部设定和监测，结果不显示。浓缩透析液异常或误用消毒剂等情况下可发出警报。

漏血探测器 用红外线检测透析器流出液中是否含有血液，以判断透析器有无破膜。当透析器破膜时，血液进入透析液，漏血探测器发出漏血报警，透析液旁路，同时停止血泵。若有空气排出，也会产生报警。

流向控制 透析液通道在进入透析器之前设有旁路通往流出道。正常情况下，符合要求的透析液被送往透析器，弥散交换后的透析液从回路排出；在单纯超滤模式下，透析液不经透析器而从旁路进入回路排出；透析液的电导度、温度或pH值出现异常，或透析液压力异常、漏血报警等情况下，控制系统关闭通往透析器的通道，打开旁路，透析液绕过透析器从旁路通过，以保证患者安全。

流量和超滤控制 透析液流入和流出透析器由两个流量泵分别控制，保证流入量和流出量相等，以维持血容量的恒定。透析液流量可以根据需要调整，通常在500ml/min，上调可达600～800ml/min，用于增强溶质清除和交换；下调可至200～300ml/min，常用于长时透析和身材小的患者。在流出泵和透析器之间设有超滤泵，从这段水路上抽出的液体量，相当于经透析膜从血中所滤出的超滤量。超滤控制的准确性取决于测量抽出液体容量的精度，可用固定容积的装置来测定流经的液体量，也可用测定流经固定内径管道的液体流速来计算液体量。

清洗消毒 透析后透析液管道需要清洗和消毒，清除钙镁沉淀和血中排出的物质在管道上沉积，避免影响各种监控装置的性能，防止传染病的传播。透析机提供的清洗消毒方法包括脱钙、化学消毒和加热消毒，消毒前后有清洗和冲洗过程，可根据实际需要选择单项或多项组合。

自动化管理系统 透析机的所有功能均由微处理器进行自动管理，除血路和水路控制系统外，还包括开机自检、感应预充血液、收集透析参数、实时计算显示和输出、异常报警、对应动作及自动关机等。此外，还提供下列程序式管理：①可调钠透析：在透析期间的多个时间段，快速或缓慢地自动调高和（或）调低透析液钠浓度。可选用机器预设方案，也可由操作者根据患者病情自行设置。适用于透析过程中发生的超滤耐受性差或其他与水钠分布相关的异常情况。②程式化超滤：在透析期间的不同时段，根据患者病情，设置逐渐加大或立即加大、减小或停止超滤，使超滤率适应预估的患者血管再充盈率。③联机清除率测定：利用透析液进出透析器前后钠浓度的变化，计算钠清除率，间接反映尿素清除率。可用于判定透析期间是否需要调整血流量、透析液流量和判定透析膜弥散功能。

（梅长林　张翼翔）

tòuxīqì

透析器（dialyzer）　血液和透析液进行溶质交换的管道和容器。是血液透析的关键部分。主要由支撑结构和透析膜组成，后者是其重要组成部分，为半透膜，只允许小于膜孔径的分子通过，膜材料为改良的纤维素膜和合成膜两种。前者较薄，壁厚 6~15μm，在天然纤维素膜基础上，将其表面的自由羟基用氨基酸或醋酸等替代，替代比例越高，生物相容性越好；后者为人工合成，厚度在 35μm 以上，包括聚砜膜、聚丙烯腈膜、聚甲基丙烯酸甲酯膜、聚碳酸酯膜和聚胺膜等，生物相容性较好。两种膜都可制成高通量的透析器。

结构　由空心纤维、外壳、密封层和端盖组成。将透析膜制成的细长空心纤维合成一束，置于透明的圆柱形外壳中，两侧用无毒的医用聚氨酯胶黏剂密封并与外壳固定，空心纤维开口于密封层外，外端再用穹隆形盖旋闭，形成血室，盖顶开口，用于连接血路管。透析器外壳和两侧密封层形成的空间，由透析膜分成血室和透析液室，两室各有入口和出口。使用时，血室出口、入口分别与血路的静脉和动脉管连接，透析液进出的流向与血液流向相反。透析膜的面积小者可至 $1m^2$ 以下，大者可达 $2m^2$ 以上，根据临床需要及经济条件选择。

性能　取决于透析膜的特性和透析器的制作工艺，并以此影响水和溶质的清除以及生物相容性等。

膜的特性　包括膜的有效面积、厚度、孔径大小、密度、表面带电性和亲水性等。①厚度越小、孔径越大，溶质越易通过透析膜。②膜孔通道的超微结构较规整的，阻力小，利于分子透过。③孔径的平均大小和孔径密度的乘积决定膜的有效面积，因此透析器标示的膜面积并不能直接反映膜的有效面积。④膜的带电性和亲水性对不同溶质的透过有一定影响，因此某些透析膜用不同材料组合制成，以改善透析膜对溶质的透过性能和生物相容性。

制作工艺　空心纤维的排列、张力和疏密及两端开口的切割等均影响透析器的性能。①排列整齐、张力和疏密适中的空心纤维束，血流阻力小，血液能顺利通过，透析效果好。若纤维束排列不齐发生扭转，张力过小发生弯曲、过大牵拉损伤纤维，疏密不均发生漂移或相互紧贴，均影响弥散功能。②同种材料可以制作成不同性能的透析膜，同种膜也因制作工艺的不同，实际使用效果亦有很大差异。因此，透析膜材料的种类或膜的面积单一因素并不能决定透析器的性能，应综合其他参数及临床需要，选择合适的透析器。

水的通透性　膜两侧从血室到透析液室的压力差（跨膜压），包括静水压和渗透压。每毫米汞柱每小时可清除水分的毫升数［ml/（mmHg·h）］，即该透析器的超滤系数（Kuf），与膜的有效通透面积和厚度有关，Kuf >12ml/（mmHg·h）为高通透性膜。临床应用时，超滤率受患者的耐受性和抗凝效果影响。

溶质清除率　血液中的溶质顺透析膜两侧的浓度梯度进入透析液清除，称为弥散；或随水分的移动进入透析液清除，称为对流。①某种溶质的转运系数（K_0）为：在不限制血流量和透析液流量的条件下，透析膜通过膜孔所能转运该溶质的最大理论值。②面积相关溶质转运系数（K_0A）为 K_0 和膜面积（A）的乘积，用于定量测定某种透析器对特定溶质（如尿素）的清除效率，K_0A 值越大，该透析器对这种溶质的清除越多。K_0A 值与膜面积和膜孔大小、密度成正比，若膜面积过大，则相关性不成线性。③小分子溶质以尿素（分子量 60D）清除率为指标，>260ml/min 者为高效透析膜；中分子溶质以 β_2-微球蛋白（分子量 11.8kD）清除率为指标，>20ml/min 者为高通量透析膜，<10ml/min 者为低通量透析膜。

吸附清除　某些透析器可利用透析膜表面的吸附作用清除部分分子量较大的溶质，但清除量有限，且吸附容易饱和。另外，蛋白质吸附在透析膜上会降低对水和溶质的清除率。因此，对于中大分子物质，仍需用高通量透析器方可得到较为有效的清除。

生物相容性　指血液通过透

析器后，机体对膜的反应。生物不相容包括补体和白细胞的激活、凝血机制的激活和消毒剂（环氧乙烷）反应。合成膜的生物相容性较好，但与改良纤维素膜比较，尚未证实可改善长期透析患者的生活质量和提高生存率。

影响清除率的临床因素 ①临床治疗时，实际清除率取决于溶质的分子大小和结构、脂溶性和分布容积、带电性、蛋白质结合率等。分子量大、四级结构疏松的溶质，不易通过膜孔，清除率小；脂溶性高、分布容积大的溶质不易进入血管，无法维持高的跨膜浓度差，清除率降低；分子带电性与膜表面相同的溶质，以及与蛋白质结合形成大分子的，均不易通过膜孔。②透析时加大血流量可使血液侧的溶质维持较高浓度，加大透析液流量则降低透析液侧的溶质浓度，两者均增大透析膜两侧溶质的浓度差，促进弥散；患者的血细胞比容高，溶质的弥散阻力加大，会影响清除率；透析中超滤可通过对流清除部分溶质，清除量与溶质的血浓度和超滤量呈正相关，但远比弥散清除的少。相反，若超滤率过大，使流经透析器的血液浓缩，有高凝倾向和（或）抗凝效果不佳者，清除率则会降低。③透析的抗凝效果可影响水和溶质的清除。血液与透析管和透析膜的表面接触可激活凝血酶，若抗凝效果不佳，使纤维蛋白生成增多，附于透析膜表面，会减少有效透析面积。④温度对可自由通过透析膜孔径的小分子溶质的弥散有一定影响，尤其是电解质。温度升高，血液中分子的运动速度加快，碰撞进入膜孔的机会增大，弥散量增加。

血室预充量 为空心纤维管腔内总容积与两端血室容积之和，常用的透析器预充量约为100ml。相同系列的透析器，膜面积越大，预充量也越大。儿童、体重较轻及心血管极不稳定者宜选用预充量小的透析器。

消毒方式 环氧乙烷消毒方便，成本低，但易出现过敏反应；γ射线和高压蒸汽消毒需要专门设备，成本高，但生物相容性好。

（梅长林　张翼翔）

tòuxīqì fùyòng

透析器复用（dialyzer reuse）

使用过的血液透析器经过标准化的处理和检测流程，达到相关规定的要求，可以重复使用。复用主要基于经济原因，少数情况下为减少首次使用综合征而复用透析器。规范的透析器复用已被证实是安全和有效的，但仍呈逐年下降趋势。

利弊 ①优点：能更多使用优质但昂贵的透析器；减少暴露于新透析器残余消毒剂的机会；减少透析相关症状的发生率；提高透析器生物相容性，减少免疫系统的激活；降低治疗成本。②缺点：增加患者和医务人员接触化学制剂的机会；增加透析器污染细菌和内毒素的机会；透析器溶质清除率和超滤系数可能下降；复用过程中感染原在透析器之间播散；某些复用技术会降低β_2-微球蛋白的清除率。

方法 可用手工操作或自动复用机完成，步骤相同。

识别 透析器使用后必须标上易于辨认的标签，内容包括患者姓名、使用次数、透析器容量、处理人员姓名。

水冲洗 旨在洗去残余血液，保持中空纤维的有效性及减少易于生长细菌的有机物质。①透析结束回血后，在透析机上立即开始用生理盐水冲洗透析器，并透析液反超滤，尽量清除残余血液。②透析器从机器上卸下后，应即送复用室用水冲洗血室和透析液室。冲洗包括正冲和反冲：正冲是水源接透析器血路，冲洗血室，水压为1.45kg/cm^2，冲洗至清洁；反冲是水源接透析器的透析液入口，塞紧透析液出口，水压为1.45kg/cm^2，使水从血室两端口流出，冲洗3~10分钟。③用于冲洗透析器和制备消毒剂的水应符合透析用水标准，以减少复用时产生炎症因子。

化学清洗 用于清除水冲洗未能除净的血凝块和蛋白质沉淀，注意透析器两端盖处是否清洗干净。常用的化学清洗剂有次氯酸钠、过氧乙酸和瑞得林（Renalin）等。①次氯酸钠：用1%以下浓度。次氯酸钠复用后透析器超滤系数会增高，纤维素透析膜易受损伤。对高通量的三醋酸纤维膜，次氯酸钠清洗后会增加白蛋白的丢失。②瑞得林：是过氧乙酸、过氧化氢和乙酸的混合物。单用过氧乙酸（浓度在3%以下）或瑞得林均无法彻底清除透析膜上的蛋白质沉淀，处理后透析器超滤系数会降低。

测试 透析器清洗后应测试膜的完整性、清除率和超滤性能。①破膜测试：在膜两侧生成跨膜压梯度，可在血室用空气或氮气产生正压，或在透析液侧产生负压，观察两侧压力下降速度。完整的湿透析膜只有极少量空气能透过；有损伤的纤维加压后会破裂，压力梯度迅速下降。破膜测试还能探测透析器外壳、垫圈和端盖有无破损。②血室容量（total cell volume，TCV）：间接测试透析膜对小分子物质如尿素的清除率变化。用空气将充满血室的液体驱出，测定所得容量。该容量包括纤维容量和两端腔容量。透析器第一次使用前均应测定TCV，作为此类透析器的TCV基础值，以后每次复用后测定TCV的变化。若TCV下降20%，相当于尿素清除率下降10%，则透析器不应继续使用。TCV测试不能用于平板型透析器。若患者的透析器反复发生因TCV测试失败而无法复用，提示透析中有大量凝血，应检查肝素用量。③体外超滤系数（Kuf）测试：透析器Kuf的改变反映膜的阻力和表面积变化，可间接反映溶质转运性能。体外Kuf可用水在给定压力和温度下通过膜的容量来测试。

消毒 透析器清洗后必须用物理或化学方法消毒灭菌。消毒与灭菌不同，即使高效消毒剂也无法杀死芽胞，但均常规应用高效消毒，透析设备的灭菌在实践中难以做到。①消毒剂：常用的有Renalin、甲醛、戊二醛、过氧乙酸等。血室和透析液室的消毒剂需保持24小时。甲醛应使用4%的浓度，在室温下保留24小时；甲醛蒸汽能有效消毒透析器纤维，并且使纤维不直接接触液态甲醛；过氧乙酸浓度应为0.2‰，需在低温下保存；瑞得林能达到灭菌剂的效果，但不能杀灭芽胞。②消毒剂测试：必须保证透析器被有效消毒，故最好在每个透析器复用前测试消毒剂浓度。用甲醛消毒时，可在甲醛中加入特殊染料作为指示剂，当甲醛注入透析器后呈淡蓝色，可不必测试每个透析器，只需每日监测每批甲醛溶液的浓度。③加热灭菌：高温灭菌避免了使用化学制剂消毒的许多弊端。改进的方法为加用1.5%枸橼酸溶液，加热至95℃，经20小时可达到理想的消毒效果，且减少透析器结构的损坏。聚砜膜是唯一可以耐热的透析膜，而且外壳也必须同时符合特定的设计要求。④使用前外观检查：若有任何不正常现象，如颜色变化、纤维束或端盖凝血等，则该透析器不可使用。

保存 必须保证消毒剂浓度准确和消毒时间充分。①不同种类的消毒剂保存条件不同。②保存期限应根据消毒剂浓度的测定结果而定，若超过期限或测定浓度低于有效浓度，应重新灌注消毒液。③保存期间若有气泡产生应重新消毒。

透析前清除消毒剂 透析器应用前必须彻底清除消毒剂，可用手工或由机器自动清除。先将透析器中消毒剂排出，冲洗血室和透析液室，然后上机使37℃透析液单向流过透析器，用生理盐水在血室中循环15分钟。空气进入血室或透析液室会影响消毒剂清除效果，故循环前管路中的空气需排除，以免进入血室，轻拍或不时旋转透析器以利透析液室的空气排除。血液循环中的消毒剂残余量必须低于允许标准，应在透析器即将使用前由两人进行测试。

质量监控 保证复用透析器的有效、安全。①应定期由非复用操作者进行检查。②标签应标明患者唯一的识别码和复用次数，能识别每一复用步骤的操作者，记录每个透析器以往及当前使用的信息。③保存所有复用材料的进货日志。④记录每周对所贮存的消毒剂进行浓度测试的结果。⑤若复用透析器的清除率未常规测定，则应经常抽查。⑥每周对一定比例的复用透析器进行细菌培养、测试消毒剂浓度。⑦定期检查所有复用设备的性能，制订预防性维护措施，减少设备的故障。⑧透析器在消毒期间需要保持一定温度，需用仪器24小时监测，保证温度恒定。⑨详细记录与复用透析器有关的副作用。⑩治疗中计算实际超滤系数，观察其变化。⑪定期测定尿素清除率。

（梅长林 毛志国）

tòuxī yòngshuǐ chǔlǐ

透析用水处理（water treatment for hemodialysis） 自来水经净化后生成纯净的透析用水，通过供水管道送入透析机，用于稀释浓缩液以生成最终透析液的过程。透析用水还用于透析后透析机的清洗。

水源 应保证不间断和足够的水压，城市多取自公用的自来水。最好有两路来源不同的进水，以备断水时之需。需用压力泵和减压回路维持稳定的进水压力，并在压力泵前后安装压力表以便监测。进入砂滤过前设排水口，以防污染水源进入，如水箱清洗和管道维修等情况。寒冷地区应注意水管保暖以免水温过低影响产水量甚至结冰。

水处理系统组成 主要包括砂滤过、活性炭吸附、离子交换树脂软化及反渗透和（或）去离子。

砂滤过 为水处理系统的第一道工序，用于清除水中悬浮杂质，包括胶体物质。砂滤罐中由上至下为直径从大到小的多层砂砾，自来水由上至下逐层滤过，产水通过罐内由下至上的产水管道引出。产水管处设采样口用于取水样测定。进入下一工序之前常装5μm砂芯过滤器，以滤过未被清除的杂质。进水管和产水管各装有压力表，压力下降过大时需冲洗或更换砂砾。进水管设常闭旁路通往产水管，以备应急之需。砂滤罐需定期冲洗，冲洗时将自来水经产水管送入罐底，反向冲洗砂砾，由顶部排水管排弃。进水管、产水管和排水管的开闭及流向转换，由控制箱在设定时间按要求自动转换。

活性炭吸附　活性炭能吸附水中砂滤无法清除的游离氯和氯胺及带色素或气味的有机物质。活性炭罐的进水管、产水管、排水管、旁路管、采样口、进出口压力表、定期冲洗及控制箱均与砂滤罐相同。活性炭的吸附效果用测定余氯含量判断，若持续超标则需更换活性炭，冲洗无法使活性炭再生。

树脂软化　树脂为钠型阳离子交换树脂，将树脂上的钠离子与水中的二价阳离子交换，吸附钙、镁等，释出对反渗膜损害较小的钠离子，产水中增高的钠离子由后续的反渗透和（或）去离子装置清除。树脂结合二价阳离子后，需要在非工作时段，用饱和氯化钠液重新将二价阳离子置换出来，即为再生。再生需要一个加有足够氯化钠的盐缸，由控制箱自动加水生成饱和盐水，吸入树脂罐进行交换，再生后，含钙镁等二价阳离子的废水由排水管排出。树脂罐的进水管、产水管、排水管、旁路管、采样口、进出口压力表、定期再生及控制箱亦与砂滤罐相似。树脂的吸附效果通过测定产水的硬度判断。

反渗透　利用只允许比水小的分子通过的渗透膜（又称反渗膜），由增压泵在进水侧加压，使水从高渗向低渗方向移动，经产水管送往储水箱或直接供应透析机。电解质等其他物质被截留经排水管排出。由于排水量比例很大，排水管有分流通往进水管，部分再利用以节约用水，保证进水量。反渗透机的进水和产水都有压力计、流量计和电导度测定表，通过进水和产水的电导度观察和流量调节，在反渗水的质量和产量之间取得平衡。为提高透析用水的质量，可将反渗水进行二次反渗。反渗膜需经常清洗和定期消毒，消毒方式有化学消毒和加热消毒，热消毒无消毒剂，较安全但成本很高。若渗水产水量和（或）水质明显下降，清洗消毒后未能改善，需换反渗膜。

去离子　将电渗析与离子交换结合，在电渗析器的隔膜之间装填阴阳离子交换树脂，除通过阴阳电极膜截留阳离子和阴离子外，还通过树脂上的氢离子和氢氧根离子分别与水中阴离子和阳离子交换，水质可达到电导度0.1μS/cm以下，而且可通过电离产生的氢离子和氢氧根离子自动对树脂再生，不需停机用酸碱或盐再生。去离子无法清除有机物质和其他杂质，对进水温度和水质要求较高，需反渗膜作为其前处理。与反渗透机相似，进水和产水管都有压力计、流量计和电导度测定。去离子机也需要定期消毒，在产水水压和流量减少、电导度上升的情况下需进行清洗，若未改善则应更换电极膜和树脂。

水处理系统配置　①根据透析机数量和每日透析时数计算用水量，需考虑当地最低气温下产水量减少的程度和反渗透、去离子产水效率随时间降低等因素，决定整套水处理的产水量。②根据自来水水质，决定砂滤罐、碳滤罐和软化罐的容量，如水中悬浮杂质较多的自来水需加强砂滤，地下水矿物质较高者需加强软化等。③根据对产水水质的要求，可选择一级反渗、二级反渗或反渗加去离子，逐级提高。④储水箱的设置是在系统产水量不足或系统故障率高时的补救措施，以非透析时间的产水补充透析时的不足，但水箱难以做到严格的清洗消毒，且占地较大。在砂滤、炭滤和软化的产水管道上通常安装10~50μm的砂芯滤过器，滤过冲洗时可能漏出的细砂、炭粒或树脂及未清除的杂质。反渗或去离子之后安装紫外线或臭氧消毒装置及5μm以下的砂芯滤过器，以杀灭细菌及滤过较大的微生物和细菌团。

透析用水通过加压泵送往透析机，管道的铺设应避免盲端，应有循环回路到加压泵前。有压力表监测压力，通过减压阀和单向阀保证管道压力的恒定。管道的定期清洗消毒可用化学消毒法或热消毒法，热消毒需铺设耐高温管道及加装保温外层，成本较高，但消毒效果好，无化学消毒剂残留，较为环保。

水质检验　每天检查炭滤之后水的余氯和树脂软化后水的硬度；每月在输水管道的加压泵之后及循环回路上取样检查细菌培养及内毒素；反渗机和（或）去离子机及纯水输送管道，包括水箱，在化学消毒后应测定消毒剂的残余量；每年检查反渗或去离子水的各种微量元素含量，中国水质检验标准正在制定中，现参照美国医疗器械促进协会血透水处理2006年版的指标。

（梅长林　张翼翔）

tòuxīyè

透析液（dialysis solution）

血液透析时与血液在透析膜两侧通过弥散进行溶质交换需借助的液体。透析液中含有 K^+、Na^+、Ca^{2+}、Mg^{2+}、Cl^-、HCO_3^- 和醋酸。常规透析时透析液流量需要 500ml/min，每次透析 4 小时，最少需要 120L 以上的透析液，因此透析液是以浓缩液的形式制备和储存的，浓缩倍数多为 35 倍左右。HCO_3^- 与 Ca^{2+}、Mg^{2+} 易形成沉淀，故将 HCO_3^- 分开，以浓缩碳酸氢钠的强碱液形式单独制备和储存，称为 B 液；其余成分合在一起为强酸性浓缩液，称为 A 液。使用时，血液透析机将加热至 37℃的透析用水先后与两种浓缩液混合稀释到所需浓度后，输送至透析器。A 液和 B 液均可制成干粉剂型，以专用容器包装保存，使用时直接安装到相应的透析机上自动稀释。

组成 包括以下基本成分。

钠 使用高钠或低钠透析时，应以患者实际血钠浓度为参考值，增高或降低透析液钠浓度，否则一概以 140mmol/L 为基准，可在透析机上调节，临床通常在 135～145mmol/L 范围内调节。①提高透析液钠浓度：可提高血液渗透压，加速外周水分进入血管，对心血管状态不稳定、超滤引起的低血压或反射性高血压者均有益；但也可能造成透析后口渴及容量性高血压。②降低透析液钠浓度：可使水分移出血管，有效血容量减少，造成低血压，引起组织和器官供血不足；低渗可使细胞水肿，造成中枢神经系统异常和自主神经损害。

钾 常用终浓度为 3mmol/L，在透析机上无法直接改变透析液钾浓度，可在 0～4mmol/L 选择所需浓度，制备固定钾浓度的浓缩 A 液以备更换。钾可自由通过透析膜，而在细胞膜内外的移动速度则是限制其清除率的主要因素。①透析液钾浓度过高或过低，会影响患者酸碱状态。无钾透析液使血钾排除增多，H^+ 进入细胞增多，血液 HCO_3^- 浓度升高；相反，透析液钾浓度过高则酸中毒不易被纠正。②酸碱状态也影响钾在细胞膜内外的移动。患者酸中毒时，钾移出细胞，增大跨透析膜钾的浓度差，容易被透析清除；酸中毒纠正后，或透析液 HCO_3^- 浓度增高，钾移入细胞，透析清除率降低。③应用含糖透析液或注射葡萄糖及外源性胰岛素，均可使钾转入细胞，减少钾排出。④低钾透析能使全身血管阻力增大，包括骨骼肌、皮肤和冠状动脉血管床，增强钙对心肌的收缩作用。血管阻力增加会减少肌肉组织中的血流量，可能影响毒素的清除，增加全身再循环。透析早期血钾的快速下降和透析后期低血钾，可发生 QT 间期改变，有心脏疾病，尤其服用洋地黄患者易发生心律失常。根据患者的血钾浓度采用动态钾透析，维持恒定的血钾和透析液钾的浓度差，可减少心律失常的发生而不影响钾的清除。

钙 透析机不能直接调节透析液钙浓度。正常血清总钙浓度为 2.25～2.75mmol/L，有生理活性的离子钙为 1.25～1.50mmol/L，而透析液中的钙为离子钙，鉴于含钙的磷结合剂及活性维生素 D_3 的广泛应用，故应常规使用钙浓度为 1.25～1.50mmol/L 的透析液。①对低钙血症患者，可配制 1.75mmol/L 的高钙透析液；对高钙血症患者可使用 1.25mmol/L 的低钙透析液。②选用透析液钙浓度时，还应考虑对代谢性骨病、血流动力学稳定性及超滤耐受性和血管钙化的影响，需在透析液钙浓度、活性维生素 D_3 剂量、含钙或不含钙的磷结合剂和拟钙剂的应用之间取得平衡。

镁 一般使用 0.5mmol/L 的浓度，常规透析很少需要改变。使用碳酸镁或氢氧化镁结合磷时，可用低镁或无镁透析液；每日透析或夜间长时透析患者，可能引起低镁血症，可增加透析液镁浓度或补镁。

碱基 用于维持酸碱平衡和纠正酸中毒，由 Cl^-、HCO_3^- 和 CH_3COOH^- 组成。①Cl^-（浓度为 100～110mmol/L，与血浓度相近）来自氯化钠、氯化钾、氯化钙和氯化镁，是透析液中的主要阴离子。②HCO_3^-（浓度为 25～40mmol/L）来自 B 液的碳酸氢钠，是纠正酸中毒的主要离子，其浓度可通过透析机调节。浓度过高，造成血 pH 值升高，患者可出现头晕；血中游离钙和钾降低，可能引起抽搐，不耐受超滤。③CH_3COOH^-（浓度 2～3mmol/L）经肝脏代谢生成碳酸氢根，个别肝功能异常或对醋酸敏感者会出现不耐受现象，如头痛、疲乏、呕吐和低血压。可用柠檬酸替代醋酸，避免醋酸不耐受，同时加强对透析膜的局部抗凝作用，增强透析效果。A 液中的醋酸则提供 H^+，与 HCO_3^- 通过生成水和二氧化碳的平衡来调节透析液 pH 值，且可防止钙、镁沉淀。

磷 因尿毒症患者大多数为高血磷，故透析液中不含磷。即便如此，普通血液透析仍难以充分清除磷，需控制饮食和使用磷结合剂，但下列情况部分患者会出现低血磷：①营养不良或某些慢性疾病。②长期应用每日透析或长时间透析的治疗模式。③非尿毒症的透析患者等。在透析液中加磷酸盐是治疗低磷血症的有效方法，可不必使用胃肠外营养。磷酸盐需加入 B 液中，以免形成磷酸钙沉淀。

葡萄糖 常规使用无糖透析

液。少数患者在无糖透析中因渗透压降低，影响血管再充盈，易发生低血压；或血糖丢失较多发生低血糖。对需经常静脉推注高渗糖者，可在透析液 A 液中加入葡萄糖，使葡萄糖终浓度为 5.55mmol/L。葡萄糖应在制备浓缩液时加入，否则无论水剂或粉剂均会因容积增大而降低其他离子浓度。

质量控制 透析液的制备、分装、运输和保存过程均应严格无菌；每个批次的浓缩液需检测最终透析液的各成分浓度及 pH 值是否在正常范围；使用时应注意生产日期和保质期，B 液水剂开封后应在 24 小时内使用，过期会因二氧化碳挥发使 HCO_3^- 浓度降低。

（梅长林　张翼翔）

xuèyè tòuxī kàngníng jìshù

血液透析抗凝技术（anticoagulation in hemodialysis） 针对血液透析患者的凝血状态，个体化选择合适的抗凝剂和剂量并定期监测、评估和调整的技术。抗凝是血液透析的重要组成部分。旨在维持透析管路和透析器中血液的流动状态以保证血液净化顺利实施，避免体外循环凝血引起血液丢失；预防因体外循环引起血液凝血活化所诱发的血栓栓塞性疾病；防止体外循环过程中血液活化所诱发的炎症反应，提高血液透析的生物相容性，保障血液透析的有效性和安全性。

适应证 不同抗凝剂适应证有所不同。①普通肝素：无出血风险；无显著脂代谢和骨代谢异常；血浆抗凝血酶Ⅲ（AT Ⅲ）活性>50%；血小板计数、血浆活化部分凝血活酶时间（activated partial thromboplastin time，APTT）、凝血酶原时间（prothrombin time，PT）、国际标准化比值（international normalized ratio，INR）、D-二聚体正常或升高。②低分子肝素：无活动性出血性疾病，血浆 AT Ⅲ活性>50%，血小板计数基本正常；但脂代谢和骨代谢的异常程度较重；APTT、PT 和 INR 轻度延长。③枸橼酸钠：存在明确的活动性出血性疾病或明显的出血倾向；APTT、PT 和 INR 明显延长；合并肝素诱导的血小板减少症（heparin-induced thrombocytopenia，HIT）；先天性、后天性 AT Ⅲ活性<50%。④阿加曲班：同枸橼酸钠。⑤无抗凝剂：同枸橼酸钠。

禁忌证 不同抗凝剂禁忌证有所不同。①肝素及低分子肝素：存在肝素或低分子肝素过敏史；曾诊断为 HIT；合并明显出血性疾病；血浆 AT Ⅲ活性<50%且尚未得到纠正。②枸橼酸钠：严重肝功能障碍；低氧血症（动脉氧分压<60mmHg）和（或）组织灌注不足；代谢性碱中毒、高钠血症。③阿加曲班：合并明显肝功能障碍。

抗凝方法 包括下列方法。

普通肝素 依据患者的凝血状态个体化调整剂量。①血液透析（hemodialysis，HD）、*血液滤过*（hemofiltration，HF）或*血液透析滤过*（hemodiafiltration，HDF）：首剂量 0.3~0.5mg/kg，追加剂量 5~10mg/h，持续静脉注射或间歇静脉输注；血液净化结束前 30~60 分钟停止追加。②*血液灌流*（hemoperfusion，HP）、血浆吸附（plasma adsorption，PA）或*血浆置换*（plasma exchange，PE）：首剂量 0.5~1.0mg/kg，追加剂量 10~20mg/h，持续静脉注射或间歇静脉输注；预期结束前 30 分钟停止追加。实施前给予 40mg/L 的肝素生理盐水预冲、保留 20 分钟后，再给予生理盐水 500ml 冲洗，有助于增强抗凝效果。③*连续性肾脏替代治疗*（continuous renal replacement therapy，CRRT）：采用前稀释的患者，首剂量 15~20mg，追加剂量 5~10mg/h，持续静脉注射或间歇静脉输注；采用后稀释者，首剂量 20~30mg，追加剂量 8~15mg/h，持续静脉注射或间歇静脉输注；治疗结束前 30~60 分钟停止追加。治疗时间越长，给予的追加剂量应逐渐减少。

监测：推荐采用活化凝血时间（activated clotting time，ACT），也可采用 APTT 进行监测。理想的状态应为血液净化过程中，从血液净化管路静脉端采集的样本 ACT/APTT 维持于治疗前的 1.5~2.5 倍，治疗结束后从管路动脉端采集的样本 ACT/APTT 基本恢复治疗前水平。

低分子肝素 给予 60~80U/kg 静脉注射。HD、HP、PA 或 PE 的患者不需追加剂量；CRRT 患者每 4~6 小时给予 30~40U/kg 静脉注射，治疗时间越长，给予的追加剂量应逐渐减少。监测：采用抗凝血因子Ⅹa 活性进行监测，根据测定结果调整剂量。建议无出血倾向者抗凝血因子Ⅹa 活性维持在 500~1000U/L，伴出血倾向者维持在 200~400U/L。

枸橼酸钠 浓度为 4.0%~46.7%，以临床常用的 4%枸橼酸钠为例，4%枸橼酸钠 180ml/h 滤器前持续注入，控制滤器后的游离钙离子浓度 0.25~0.35mmol/L；在静脉端给予 0.056mmol/L 氯化钙生理盐水（10%氯化钙 80ml 加至 1000ml 生理盐水中）40ml/h，控制患者体内游离钙离子浓度 1.00~1.35mmol/L；直至血液净

化治疗结束。也可采用枸橼酸置换液实施。应考虑患者实际血流量、并依据游离钙离子的检测相应调整枸橼酸钠（或枸橼酸置换液）和氯化钙生理盐水的输入速度。监测：除滤器后和患者体内游离钙离子浓度，还应监测 ACT 或 APTT，标准同普通肝素监测。

阿加曲班　HD、HF、HDF 或 CRRT 患者，首剂量 250μg/kg，追加剂量 2μg/（kg · min），或 2μg/（kg · min）持续滤器前输注；CRRT 患者给予 1～2μg/（kg · min）持续滤器前输注；血液净化治疗结束前 20～30 分钟停止追加。监测：采用 APTT 进行监测，标准同普通肝素监测。

无抗凝剂　HD、HF、HDF 或 CRRT 患者，血液净化实施前给予 40mg/L 的肝素生理盐水预冲、保留 20 分钟后，再给予生理盐水 500ml 冲洗；血液净化治疗过程每 30～60 分钟，给予 100～200ml 生理盐水冲洗管路和滤器。

并发症及处理　主要是抗凝不足、出血及药物不良反应。

抗凝不足　可引起透析器和管路凝血，或透析过程中或结束后发生血栓栓塞性疾病。常见原因为透析过程中未使用抗凝剂或抗凝剂剂量不足，AT Ⅲ不足或缺乏的患者应用普通肝素或低分子肝素抗凝。预防与处理：对于合并出血或出血高危风险者，应尽可能选择枸橼酸钠或阿加曲班抗凝；采用无抗凝剂时应加强滤器和管路的监测和生理盐水的冲洗；应尽可能在血液净化治疗前检测患者血浆 AT Ⅲ的活性，明确是否适用肝素或低分子肝素；发生滤器凝血后应及时更换滤器；出现血栓栓塞性并发症应给予适当的抗凝、促纤溶治疗。

出血　常见原因为抗凝剂剂量使用过大。预防与处理：应根据患者的凝血状态确立个体化抗凝方案。针对不同的出血病因给予相应处理。针对不同的抗凝剂给予相应的拮抗剂治疗，肝素或低分子肝素过量可给予适量的鱼精蛋白；枸橼酸钠过量补充钙制剂；阿加曲班过量可短暂观察，严重过量可给予凝血酶原制剂或血浆。

抗凝剂本身的药物不良反应　①HIT：源于机体产生抗肝素-血小板 4 因子复合物抗体。应用肝素类制剂治疗后 5～10 天内血小板下降 50% 以上或降至 10×10^9/L 以下，合并血栓、栓塞性疾病、HIT 抗体阳性可以临床诊断 HIT；停用肝素 5～7 天后，血小板数可恢复至正常则更支持诊断。停用肝素类制剂，并给予抗血小板、抗凝或促纤溶治疗；禁止再使用肝素类制剂。②高脂血症、骨质脱钙：为长期使用肝素或低分子肝素所致。与肝素相比，低分子肝素较少发生。预防与处理：在保障充分抗凝的基础上，尽可能减少肝素或低分子肝素剂量；对存在明显高脂血症和骨代谢异常者，优先选择低分子肝素；给予调脂药物、活性维生素 D 和钙剂治疗。③低钙血症、高钠血症和代谢性碱中毒：源于枸橼酸钠使用剂量过大或使用时间过长。预防与处理：采用无钙、无碱、无钠的置换液；治疗过程中密切监测游离钙离子浓度、调整枸橼酸钠输入速度和剂量，发生后应改变抗凝方式，并调整透析液和置换液的成分，给予积极纠正。

（梅长林　戎　殳）

xuèyè tòuxī xuèguǎn tōnglù

血液透析血管通路（hemodialysis vascular access）

血液透析过程中血液从体内引出，经过体外循环部分再返回体内的出入通道。是血液透析患者的生命线。建立和维持有效的血管通路是进行血液透析治疗的必要条件。血管通路可分为：①临时性血管通路：主要指中心静脉留置导管，包括颈内静脉、锁骨下静脉和股静脉置管。②半永久性血管通路：即长期带涤纶套的留置导管。③永久性血管通路：包括自体动静脉内瘘、移植血管搭桥内瘘。

中心静脉留置导管　分为临时性和长期带涤纶套留置导管。

临时性留置导管　①适应证：初次透析者无永久通路，长期透析者永久通路失功能；血管通路感染；急性肾损伤；中毒抢救；血浆交换疗法；因漏液、感染或疝等而必须停止腹膜透析者。②导管类别：常用的留置导管有 12cm 的颈静脉导管和 15cm 的股静脉留置导管；为了方便治疗减少穿刺，多采用双腔导管。③留置方法：最常用颈内静脉穿刺置管（图 1），也可采用锁骨下静脉上或下入路穿刺、股静脉穿刺和颈外静脉穿刺。超声定位或引导下穿刺插管可提高成功率。

长期带涤纶套的留置导管　旨在延长留置使用时间，并克服临时导管容易感染、导管太硬容易损伤中心静脉等缺点（图 2）。长期导管是用更软的硅胶材料、特夫龙或硅胶塑料制成，常采用扩张器将导管置入血管腔内。①适应证：永久性瘘管尚处于成熟期而需立即血液透析；肾移植前过渡期血液透析；预期寿命较短；因各种原因如血管条件差等无法建立内瘘；因低血压不能维持瘘管血流量；严重慢性心力衰竭。②留置方法：留置部位与临时导管相同。插管可以在手术室、放射介入室或透析操作室中进行，

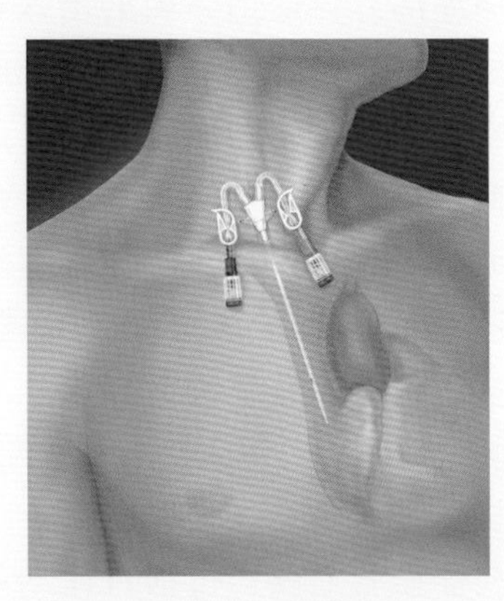

图 1　颈内静脉置管

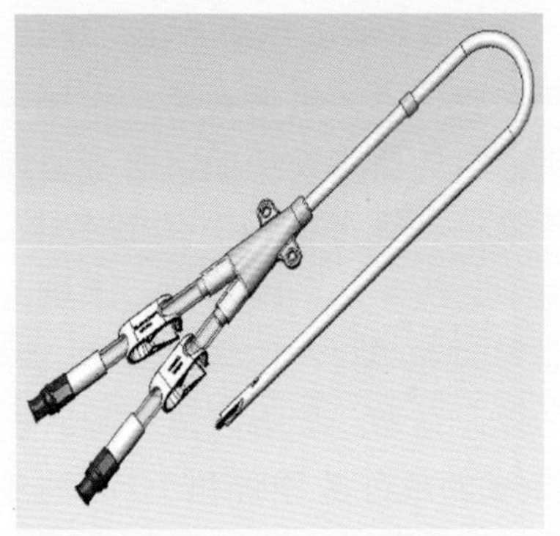

图 2　带涤纶套长期导管

应严格无菌操作。可用静脉切开插管法或经皮穿刺插管法。采用静脉切开法时，必须游离静脉，切开后插入导管。经皮穿刺法则是利用经皮肾动脉造影术，通过引导钢丝将导管插入，术中使用两种不同的扩张器，小扩张器与临时性留置导管穿刺相同，大的扩张器带有撕脱型外鞘，留置导管通过撕脱型外鞘送入血管。细探条引导建立弧形皮下隧道，导管涤纶套距皮肤出口处 2～3cm，必要时行 X 线透视或胸片检查以帮助纠正位置。

留置导管的并发症及处理　因涤纶套导管外接管（动静脉端）在体外，血液透析过程经常接卸，管腔与外界接触机会多，导管长期留置过程可能出现下列并发症。

导管相关感染　是导管拔除的主要原因。①导管出口感染：导管与外界相通，并不断摩擦皮肤，出口部位易发生炎症或感染。表现为局部发红、硬结、渗出，无全身症状，血培养阴性。需对该部位的任何导管出口排出物进行培养。多数情况下局部感染经局部或口服抗生素后即可控制，不需拔除导管。②隧道感染：导管留置皮下太浅，导管涤纶套露出，或皮下隧道皮肤有破损，或导管出口感染未及时有效处理，可导致隧道感染。表现为导管隧道表面皮肤红、肿、热、痛，皮下积脓，导管口可同时出现感染症状，流脓或溢液，可伴发热等全身症状，血液透析时可出现寒战等菌血症症状。需全身使用抗菌药，原则上需拔除导管。③导管腔内感染及导管相关性败血症：导管腔内感染可无临床症状或出现菌血症/败血症，导管内细菌定植可无临床症状。导管内感染败血症的典型表现包括透析过程中寒战、发热，血白细胞计数明显升高，血细菌或真菌培养阳性。部分患者在透析间期体温正常，只在透析过程中因导管内血液循环将细菌和毒素带入体内引起发热，体温可高达 40℃以上，严重者可能导致败血症低血压、休克及死亡。败血症及隧道感染是最终导致拔除导管的主要原因，糖尿病和免疫缺陷病患者发生感染的危险性也增加。导管腔内感染的治疗最具临床意义，治疗是否及时和能否继续保留导管关系密切。治疗大多数采用全身用药，或加用抗菌药封管。使用长期导管血液透析的患者，一旦出现透析过程中发热、寒战等不适症状，特别是开始血液透析后数分钟至半小时出现症状，应首先考虑导管腔内感染，必须立即查血常规、双份血培养，并同时静脉使用抗生素，抗生素尽量从导管腔内滴注，可达到最好杀菌效果，力求使患者不再反复出现症状，以后根据患者的治疗效果和血液培养结果再调整用药，疗程至少 2～3 周。若开始治疗后患者症状仍持续 72 小时以上无好转，则必须拔管。

导管失功能　此并发症导致拔除导管的患者比例为 17%～33%。导管失功能是指不能获得或维持充分透析的体外循环血流量，最低血流量不能达到 250～300ml/min，中国最低血流量为 150～200ml/min，在儿童和体重小的患者可适当放宽标准。①术后即刻或早期功能丧失：常由于置管技术操作问题，导管在皮下隧道扭转、结扎过紧，导致狭窄；或导管位置异常，太深或太浅；血管腔内开口错位、贴壁等。应根据不同情况做调整或重新手术改变导管位置。②导管后期功能丧失：常与导管腔内血栓、导管表面形成纤维蛋白鞘及血管内皮损伤形成附壁血栓有关，导管再次错位或扭折也是可能的原因。③治疗：导管栓塞大多数采用经导管腔内注射溶栓药物，效果良好，溶栓药物在导管腔内应有充足的滞留时间，具体用法可根据临床经验实施。

中心静脉狭窄　是比较严重的后期并发症，明显影响导管血流量。若为锁骨下静脉狭窄可改为颈内或对侧血管入路置管；若为上腔静脉狭窄，可改为下腔静脉入路置管。也可采用球囊扩张后再置管。

导管破损　发生在皮外段，导管长期使用后的磨损，也可能是针头或锐器损伤。若是针眼样漏气（开血泵后导管内气泡），可消毒后用粘胶修补；若裂口较大，应通过导丝更换导管。

其他并发症　①隧道出血：主要见于手术后使用肝素，建议手术当日不行血液透析，局部压迫即可。②心律失常：可见于病情较重者或扩张导管插入太深刺激心房或上腔静脉根部所致，导丝在心房内也可能诱发心律失常，穿刺插管时需密切注意，必要时行心电监护，轻度异常可暂停插管，严重者需积极抢救。

永久性动静脉内瘘　包括自体动静脉内瘘、移植血管内瘘。

自体动静脉内瘘　维持血液透析患者需制作长期血管通路，因深静脉置管有较多并发症，应尽可能给患者制作自体内瘘（图3）。①建立内瘘前的血管评价：制作内瘘的静脉腔直径应≥2.5mm，静脉无狭窄或阻塞，动脉直径应≥2.0mm。造瘘部位的肢体水肿、有锁骨下静脉插管、有起搏器植入史及有颈部或上臂外科手术或多次内瘘手术史者在建立内瘘前应行静脉造影。②选择内瘘建立部位的优先次序：首选腕部（桡动脉-头静脉）动静脉内瘘；次选肘部（肱动脉-头静脉）动静脉内瘘。若无法建立上述两种类型的内瘘，可采用合成材料移植物或移位贵要静脉建立内瘘。③常见内瘘术式：腕部有桡动脉-头静脉、桡动脉-贵要静脉、尺动脉-贵要静脉、尺动脉-头静脉、鼻烟窝内瘘；肘部有肱动脉-贵要静脉、肱动脉-头静脉、肱动脉-肘正中静脉内瘘；其他部位内瘘如踝部、大腿部内瘘，腋静脉内瘘等，很少采用。

移植血管内瘘　依材料与术式而不同（图4）。

移植血管材料　①人尸动脉：具有管壁厚、弹性好、支架作用强、生物相容性佳等优点，但长度和管径受一定限制，特别是做袢式血管移植时，常需两条人尸动脉，长期通畅率及穿刺使用时间均不如人造血管，血管瘤发生率较高。②人造血管：具有生物相容性好、长期通畅率高、血流量大、口径和长度可任选、能反复穿刺及使用时间长等优点，缺点是价格昂贵、手术难度高及术后易发生血肿。③同种异体和自体大隐静脉、人尸静脉、胎盘脐静脉：缺点是血管壁薄易塌陷、内膜增生硬化而致的弥漫性狭窄发生率高、长期通畅率低；自体大隐静脉移植手术复杂，破坏了大隐静脉的连续性，临床上多用来做短距离移植血管搭桥。④异种血管如牛颈动脉。

移植血管术式　①直桥式（J形）吻合：配对动静脉相距较远或远端静脉纤细，可采用该术式，移植血管两端与动静脉通常做端侧吻合或端端吻合。②袢式（U形）吻合：在前臂、上臂或大腿处通过U形皮下隧道，将其两端分别与所选的动静脉端侧或端端吻合，透析时内瘘针穿刺选在移植血管袢上进行，主要选用人造血管。③间插式吻合：原内瘘通路上的某一部分因血栓形成、狭窄、堵塞、感染及动脉瘤形成做节段性切除后，选用相应长度的移植血管在两个断端间插入搭桥。④跨越式吻合：利用适当长度的移植血管跨越原内瘘病变部位在其两端正常血管部分之间搭桥。

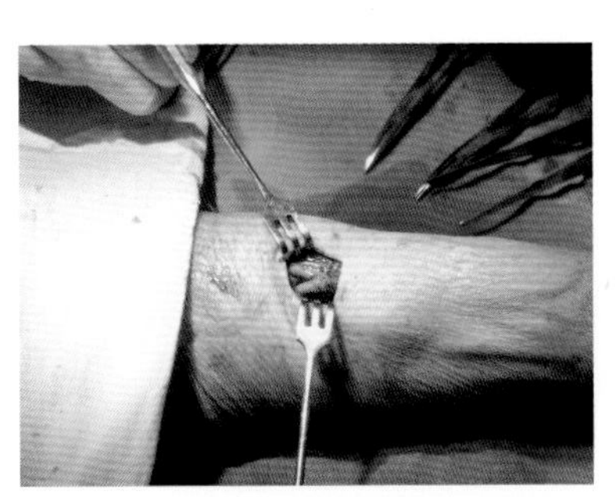

图3　自体动静脉内瘘

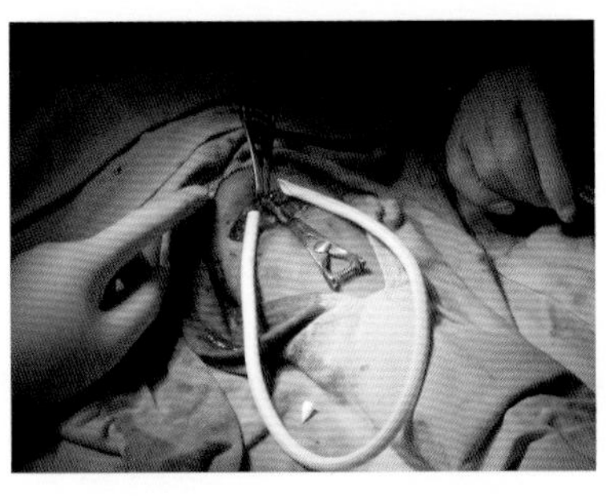

图4　移植血管内瘘

血管内瘘的并发症　主要有下列并发症。

出血　易发生在术后24小时内，局部出血常源于手术操作，全身出血常源于尿毒症血小板功能紊乱及肝功能受损，术前应加以纠正，如改善贫血及充分透析。迟发性出血见于动脉瘤形成及感染，急诊处理应对出血点进行压迫并适时手术。

血栓形成　是内瘘失败的常见原因，且常发生在血管狭窄处，用多普勒超声可准确测定血栓部位，可使用经皮血管成形术或血管内扩张术进行治疗。血栓形成的其他因素有过度脱水及低血压、不正确的穿刺方法导致局部出血等。血栓的部位及血管类型与预后相关，桡动脉-头静脉吻合或肱动脉-头静脉吻合瘘口形成血栓时，在血栓部位可重新手术，应尽可能在血栓机化前行取栓术。血管内溶栓术是在X线下将导管插入血栓部位灌注溶栓剂，也可用带气囊的导管取栓，手术成功率近90%。

感染　血管手术应严格无菌，术后应用抗生素，尤其在糖尿病等易感患者。术后的伤口感染应引起足够重视以免引起继发性出血，治疗应在病原微生物监测的基础上进行，化脓性伤口应行清创，尽量引流脓液，用生理盐水及抗生素冲洗，若血管发生感染应将血管结扎，若为特殊菌的感染应每天换药，视情况结扎瘘口。

静脉窃血综合征　瘘口的动脉远端肢体发生低灌注，全身性动脉硬化及糖尿病者易发生，术后患者常感手部发冷或无力，重者感手部疼痛及麻木、手背水肿或发绀。术中对动静脉进行仔细的吻合可减少窃血综合征的发生，瘘口的血流量与动脉端血流量和瘘口长度有关，一般吻合口控制在5mm。术前存在动脉损伤也易发生窃血综合征。轻者术后约1个月可自行改善，较重者应重新手术以减少瘘口血流量。

血管狭窄　易发生在瘘口和反复穿刺部位，与手术操作不当或局部纤维增生有关，瘘管狭窄多用血管扩张术进行治疗，经皮腔内血管成形术可使30%～40%的患者瘘管保持通畅90天以上，但因再狭窄发生率高，价格较贵，中国多采用手术修复。

血管瘤　瘘口及穿刺部位易形成假性血管瘤，可用人造血管做旁路移植，血管瘤部位易发生感染。静脉端易发生血管扩张。

肿胀手综合征　又称内瘘静脉高压征，因回流静脉被阻断或动脉血流高压力的影响，造成肢体远端静脉回流障碍，若血管吻合后静脉流出道梗阻，动脉血流通过侧支循环流经手部静脉或尺侧静脉（贵要静脉）或深静脉，严重影响手部静脉的回流，出现肿胀手。早期可通过握拳增加回流，减轻水肿，长期肿胀必须重新制作内瘘。

心力衰竭　一个成熟的内瘘血流量可达400～2000ml/min，上臂内瘘和股部内瘘因血流量大，较易引起心力衰竭。前臂内瘘发生较少见，一旦发生，可采用内瘘包扎压迫，也可用外科手术缩小瘘口。

（梅长林　叶朝阳）

xuèyè tòuxī chōngfēnxìng

血液透析充分性（adequacy of hemodialysis）　与血液透析相关的发病率和死亡率降至最低水平所给予的透析量。又称最理想透析。

标准　①患者自我感觉良好。②适当的肌肉组织肌酐产生率［至少为125mmol/（kg·d）］。③血压控制良好（<140/90mmHg）。④无明显的液体负荷（<4%体重）。⑤轻度酸中毒（血HCO_3^-≥22mmol/L）。⑥血清白蛋白≥40g/L。⑦血红蛋白110～120g/L。⑧轻度肾性骨病。⑨周围神经传导速度和脑电图正常。⑩尿素清除指数（Kt/V）≥1.4，尿素下降率（urea reduction ratio，URR）≥70%，校正的蛋白质分解率（normalized protein catabolic rate，nPCR）>1g/（kg·d）。

测定方法　包括尿素清除率测定和β_2-微球蛋白下降率测定。

尿素清除率测定　包括透析液侧和血液侧两个方面。

透析液侧　透析旨在清除机体内废物，通过透析液来测量尿素清除率，以评估血液透析充分性，有两种方法。①透析液收集法：评估一次透析是否充分，可由透析液中所能回收的尿素量推测人体清除尿素的确切量。建立透析液侧的尿素动力学模型（urea kinetic model，UKM）有多种方法，包括测量总透析液尿素含量，部分透析液或一系列透析液标本的尿素量。该法可通过Kt/V和溶质清除指数两个动力学参数监测血透效果，在临床上还未常规应用。②在线电导测定法：通过血液透析机的在线电导度监测计算尿素清除率，其原理是尿素的跨膜转运特征、清除率与Na^+基本一致，而透析过程中透析液电导度的改变主要由Na^+跨膜运动产生，所以通过监测透析液中电导度的数值改变可在线计算尿素清除率，这一计算结果与实际值相关性较好，具有可多次在线监测、不需采集血标本等优点。不足是结果非直接测定所得，可能存在一定的个体差异。

血液侧　①UKM法：血液透析过程中，患者与透析器构成一个质量平衡体系，通过建立这一体系的动力学模型，可以监测透析剂量，从而保证充分透析及提高患者的生存质量。戈奇（Gotch）和萨金特（Sargent）提出的单室Kt/V可以通过正规的血液侧UKM技术精确测知。该原理是基于血尿素氮（blood urea nitrogen，BUN）在透析过程中呈对数形式下降，这一对数下降的斜率为Kt/V。UKM主要用于制订慢性血液透析治疗方案，可制订个体血透治疗方案，检查透析量的错误，考虑残余肾功能，允许计算nPCR等优点，但其计算公式复杂，需要计算机和软件协助，且动力学参数K、V难以精确测定，很大程度上限制了该法在临床上的广泛运用。②URR：计算公式为URR=100×（1−C1/C0）。式中C1为透析后BUN浓度，C0为透析前浓度。以往认为URR在0.65以上即可达到充分透析，2006年肾脏病预后质量倡议工作组要求充分透析的URR在0.7以上。URR与Kt/V之间存在密切关系，由URR可直接推导出计算Kt/V的简便公式。URR未考虑超滤量

（ultrafiltration，UF）的影响，导致针对每一个 URR，其对应的 Kt/V 并非是一个特定的值，而是一个较宽的范围。URR 尚无法确切测量血液透析剂量。③Kt/V 的自然对数公式：为避免应用计算机来测定 Kt/V，已有一系列相对简单的公式来计算 Kt/V。其中由多格达斯（Daugirdas）提供的公式较为精确而被广泛使用。其公式为：$Kt/V = -\ln(R-0.008t) + (4-3.5R) \times UF/W$。式中 ln 为自然对数；R 为透析后 BUN 浓度/透析前 BUN 浓度；t 为透析时间（h）；UF 为超滤量（L）；W 为透析后体重（kg）。以往认为处方 Kt/V 在 1.3 以上即可达到充分透析要求，但 2006 年肾脏病预后质量倡议工作组要求充分透析的 Kt/V 处方应达到 1.4 以上。

β_2-微球蛋白下降率测定　β_2-微球蛋白（β_2 microglobulin，β_2-MG）相对分子量为11 818D，对流清除大于弥散清除，β_2-MG 下降率测定反映中、大分子物质的清除效率。低通量透析器 β_2-MG 下降率极少，高通量透析器下降率为 30%~60%。计算公式如下：β_2-MG 下降率（%）=（β_2-MG_{Pre} − β_2-MG_{Post}）/β_2-MG_{Pre}

血标本采集方法　采集透析前和透析后的标本，所有标本一起送检，同批测定，以减少误差。①透析前：进针后立即从自体内瘘或移植血管内通过瘘管针采集血样本，瘘管针不要预冲。若瘘管针已预冲或通过留置导管透析，先抽出 10ml 血液，再收集血样本，以免污染。②透析后：透析后样本被再循环或回血生理盐水污染，将过高估计透析剂量。应在透析结束时，将超滤率设置为零，血流量减至 100ml/min，15 秒后，从动脉端瘘管针、血路动脉端采样口或留置导管的动脉端采集透析后血标本。

影响因素　包括下列因素。

蛋白质分解率　20 世纪 80 年代，美国国家合作透析研究会推荐应用尿素的时间平均浓度（time average concentration of urea，TACurea）和 nPCR 两个指标估计透析效果。研究证实 TACurea 和 nPCR 与预后关系密切，提出将 nPCR＞1g/（kg·d）和 TACurea ＜50mg/dl者作为血透充分的指标。

残余肾功能　几乎所有慢性肾衰竭患者开始透析时都存在一定的残余肾功能（residual renal function，RRF），但随着维持透析时间的延长，RRF 会逐渐丧失。因血液透析时间短暂，RRF 对治疗过程中 BUN 浓度的影响很小；但血透间期相对较长，RRF 对 BUN 的影响较明显。研究证实 RRF 与判断透析充分性的指标呈正相关，RRF＞2ml/min，即可明显减少所需透析时间。无 RRF 时，需延长透析时间。总尿素清除率（K）应为透析器对尿素的清除率（Kd）和 RRF 对尿素的清除率（Kr）的总和。由于 RRF 在血透过程中会逐渐丧失，患者在 RRF 丧失后延长透析时间不易做到，RRF 丧失不易识别而易导致透析不充分，故建议计算 Kt/V 时不考虑 RRF。

透析器复用　一般认为透析器随复用次数的增多，有效透析膜面积随之减少，水和溶质的清除率降低。透析器复用致 Kt/V 下降程度与各血液透析中心的复用技术有关。

超滤量　在血液透析过程中，由于存在超滤量，造成 V 减少和溶质对流清除增加，因此 Kt/V 可随 UF 而增加，但是另一方面，UF 过量又可导致低血压，继而使 Kt/V 下降。

血管通路再循环　通路再循环（access recirculation，AR）是指静脉端已透析过的血液沿血液透析血管通路逆流至动脉端，再次进入体外循环的过程。由于存在 AR，已透析过的血液未经体循环而进入透析器，造成无效透析，降低血透效果。一般的血管通路无 AR，只有透析器血流速度超过血管通路血流速，才会产生 AR。越来越多的患者要求高效短时透析，但高血流速度在血管通路条件不好的患者难以达到，且有 20%患者会出现 AR，因之降低透析效率。

透析后尿素反弹　Kt/V 和 R 值的计算均是根据透析前后的 BUN 浓度比值计算所得，特别是透析后的 BUN 值应力求准确，否则会使 Kt/V 和 R 值明显偏离实际值，导致错误的判断。因存在透析后尿素反弹（post dialysis urea rebound，PDUR），透析结束后 BUN 很快回升，采血检测的 BUN 浓度偏低，计算出的 Kt/V 值偏高。PDUR 主要有三个阶段：①透析结束至透析结束后 20 秒，主要是 AR 所致的含低 BUN 血液的反弹，若不存在 AR，则无该阶段。②心肺再循环指从透析器出口流出、进入体内、未与组织进行交换，又进入透析器入口进行透析。在血透治疗过程中造成动、静脉 BUN 浓度差异，透析结束后，高浓度的 BUN 由静脉向动脉弥散，这种弥散形成透析结束后 20~120 秒的快速尿素反弹。不过这种再循环因素在 PDUR 仅是次要原因。③房室间尿素分布的不平衡是局部血液流量和经细胞尿素的转运系数差异所决定，透析结束后 2 分钟，房室间不平衡分布的尿素开始由高浓度房室向低

浓度房室缓慢弥散。该过程是PDUR的主要原因。

PDUR约需30分钟才能达到平衡状态，透析结束时立即采血检测BUN浓度所计算的非平衡状态Kt/V（Kt/Vsp）值偏高；而透析后等待30分钟再采血检测BUN浓度，明显给医师和患者带来极大不便。为了准确评估透析剂量，应用三种方法将Kt/Vsp校正为平衡状态的Kt/V（Kt/Veq）。①Smye法：Ceq＝C0×（Ct/Cint）t/（t-tint）。式中Ceq为平衡状态的BUN浓度；C0为透析前BUN浓度；Ct为透析结束时BUN浓度；Cint为透析中BUN浓度；t为透析时间；tint为透析中采血测BUN浓度的时间。Smye等推荐在血液透析进行早期（70～90分钟）采第三个血样本来计算消除PDUR影响的BUN浓度，已证明该法准确可信，但由于需要采集三个血样本，限制了该法的临床应用。②Daugirdas法：Kt/Veq＝Kt/Vsp-（0.6×Kt/Vsp/t）+0.03。此法被证实能有效清除PDUR对Kt/V的影响，已普遍应用。③透析结束前30分钟法：持续监测血液透析过程中尿素浓度的变化发现，透析结束前30分钟与结束后30分钟采血所测的BUN浓度密切相关（r＝0.996），其分别计算的Kt/V值也高度相关（r＝0.93）。该研究提供了一种新型简便的方法校正PDUR的影响。

其他影响因素　①血流量。②透析液流量。③透析时间：尿素的清除量与透析时间长短及透析器的尿素转运面积系数（mass transfer-area coefficient，KoA）有关，如应用高KoA透析器能在2.5～3.0小时内清除血浆尿素量达到与常用的低KoA透析器及低血流量透析4～6小时内清除尿素量一样，但是这种短时高KoA尿素清除模式是否绝对安全尚有争论，透析时间越长越有利于中分子的清除。④透析频率：研究表明在每周透析总时间一样的情况下，透析频率越多越有益，如每天1次比每周3次或每周2次更好，这可能与透析频率高、时间短，体内波动性小，稳定性好有关。⑤透析低血压：透析过程中超滤过大、贫血、心脏病变或其他因素造成的低血压会导致血流量减少，透析时间缩短，结果导致透析不充分。

评价频率　每个月进行1次，但出现以下情况者，应增加评价次数：①患者对血液透析治疗顺应性差，迟到、提前结束或透析次数减少。②透析中因低血压或心绞痛发作而缩短透析时间。③几次测定的数据偏差大。④调整血液透析方案后。

（梅长林）

xuèyè tòuxī jíkè bìngfāzhèng

血液透析即刻并发症（acute complications during hemodialysis）

普通血液透析治疗中常见即刻并发症有：透析中低血压（发生率25%～55%）、肌肉痛性痉挛（5%～20%）、透析相关性恶心呕吐（5%～15%）、透析相关性头痛（5%）、透析相关性低氧血症及透析相关性发热（<1%）。不常见但严重的并发症有：透析失衡综合征、透析器反应、透析相关性心律失常、透析相关性心脏压塞、透析相关性颅内出血、透析相关性空气栓塞及透析相关性溶血等。即刻并发症可影响透析效率，导致患者器官损伤，严重者甚至造成死亡。

血液透析即刻并发症的发病机制仍不明确，通常由多个相关的机制造成，由于通常数个并发症可同时出现，因此发病机制更加复杂。如透析低血压本身发病机制众多，可能同时伴恶心、呕吐、头痛和（或）胸部疼痛等症状，同样肌肉痛性痉挛也可伴低血压，因此治疗较困难。处理原则以预防为主，如根据患者病情个体化设置透析参数，透析中密切监护患者生命体征，严格按照规范进行透析相关操作等。一旦发生，应积极去除病因，迅速对症处理，可暂停透析，待缓解后再继续透析，重者应停止透析，按照相应治疗原则积极抢救。

（梅长林　戎　殳）

tòuxīzhōng dīxuèyā

透析中低血压（intradialytic hypotension，IDH）

血液透析中收缩压下降≥20mmHg，或平均动脉压下降≥10mmHg，并伴临床症状的并发症。是血液透析患者常见的并发症。患者可出现头昏、眩晕、烦躁、焦虑、面色苍白、打哈欠、恶心、呕吐、胸闷不适、心率增快、腹部不适、冷汗，严重者可有呼吸困难、黑蒙、肌肉痉挛甚至一过性意识丧失。长期IDH引起超滤不佳及补液引起的容量超负荷，左心室肥厚和透析间期高血压，最终可导致透析患者死亡率增加。IDH发生率约25%，并随着老年和糖尿病透析患者数量的逐渐增加而呈上升趋势，高危因素为糖尿病、心血管疾病、营养不良、低蛋白血症、尿毒症自主神经病变或功能障碍、严重贫血、年龄≥65岁、透析前收缩压<100mmHg等。

发生机制　主要是有效血容量不足、血管收缩功能障碍及心脏因素综合作用。

有效血容量不足　①超滤速度过快：若超滤率大于液体从周围组织间隙到血管腔的再充盈率，

将导致有效血容量不足。②目标干体重设置太低：导致超滤量过大，有效血容量下降。③透析液钠浓度过低：透析液钠浓度低于血浆钠浓度时，血浆渗透压下降，血液中水分从细胞外进入细胞内，引起有效血容量急剧降低。④血浆渗透压变化：血液透析过程中尿素、肌酐等代谢废物被排出，血浆渗透压迅速下降，并与血管外液形成一个渗透压梯度，驱使水分向组织间或细胞间移动，使有效血容量减少，常发生于初次血液透析、血液透析不充分及透析间隔时间长的患者。⑤大量失血、出血。⑥重度贫血：此类患者对血液透析的耐受性差，血容量减少时，更易引起血压下降。

血管收缩功能障碍　①醋酸盐透析液：可致心肌抑制、血管扩张，易引起 IDH。②透析液温度过高：可强烈刺激血管，导致静脉和动脉扩张。③透析中进食：引起内脏血管扩张，导致外周阻力下降及内脏静脉容量增加。④组织缺血：引起腺苷释放，腺苷可阻滞去甲肾上腺素释放，并引起内源性血管扩张。⑤自主神经病变：尿毒症尤伴糖尿病者自主神经病变常见，此类患者血容量减少时，动脉收缩能力也受损，导致心排出量下降后，患者维持血压的能力也下降。⑥血管活性物质失衡或反应异常：部分患者对血浆肾素、醛固酮、血管升压素等收缩血管物质的应答下降，而体内心房钠尿肽、一氧化氮及腺苷等舒张血管物质水平升高，引起血管扩张。

心脏因素　左心室肥大、缺血性心脏病、限制性心包炎、尿毒症心肌病变、心瓣膜疾病、心包积液、严重心功能不全及心律失常等器质性心脏疾病可影响心脏每搏输出量或心率，使心排出量不足，造成低血压。

其他　败血症、对透析膜反应、溶血、空气栓塞及不恰当使用降压药及镇静剂等。

处理原则　①降低超滤率，调整患者体位至头低足高位，以增加回心血量。②若有呕吐，可将头偏向一侧，以保持呼吸道通畅，必要时给予吸氧。③若低血压无改善可予 0.9% NaCl 溶液或高渗 NaCl 溶液、葡萄糖、甘露醇或白蛋白静脉滴注。④必要时使用血管活性药物。⑤连续监测血压至平稳后再改为常规监测。⑥对于严重持续性 IDH 患者，应结合心电图、心脏超声及相关实验室检查排除心律失常、心肌梗死、肺栓塞、心脏压塞、出血、溶血等急症。常用于治疗透析中低血压的药物有：麻黄碱、氟氢可的松、血管升压素、咖啡因、左旋肉碱、舍曲林、米多君。

预防　IDH 是多因素综合作用的结果，应根据具体病情采取针对性措施，进行个体化治疗。①维持血容量：严格控制透析间期体重增加不超过体重的4%，定期客观评价干体重，进行适当调整。②提高心血管反应性：改善血管收缩性，治疗慢性充血性心力衰竭，提高血浆白蛋白水平，当日透析前不服用降压药和镇静药，避免在透析过程中进食。③调整透析处方：控制患者透析间期体重增长以减少透析超滤量，超滤率控制在 0.5kg/h 左右；应用容量超滤控制的血透机，监测血容量和联机清除率，避免过度超滤；延长透析时间；增加透析次数；采用序贯超滤或可调钠血液透析；使用高钙透析液；低温透析（透析液温度设在 35.5℃）等。特殊患者还可考虑改为血液滤过、血液透析滤过及连续性血液净化方式来过渡，也可改为腹膜透析。④药物干预：降低 IDH 发生的理想药物标准为可恢复心血管系统对容量减少的正常代偿反应；药理学作用与去甲肾上腺素相似，但保留 α_1-受体作用，无 β_1-受体激动作用；口服吸收快速完全，生物利用度高；不透过血脑屏障；药物仅在透析中或透析后短时内发挥作用；耐受性好，副作用少。

（梅长林　戎　殳）

tòuxī shīhéng zōnghézhēng

透析失衡综合征（dialysis disequilibrium syndrome，DDS）　血液透析中或透析后发生的以恶心、呕吐、烦躁不安、头痛甚至癫痫发作、反应迟钝及昏迷为主要表现的急性并发症。常出现特征性脑电图表现。1962 年肯尼迪（Kennedy）首次提出此概念。因尿素透过血脑屏障的速度相当缓慢，其转运系数比水低，故而认为血浆中尿素氮清除快于颅内，形成血脑尿素浓度差，脑组织潴留的尿素成为暂时有效的渗透分子，导致血脑屏障两侧渗透压的梯度，进而引起渗透性脑水肿。

DDS 原因存在争议。透析中，血浆尿素浓度的快速下降被认为是透析相关颅内压增高的主要原因。其实，在失衡状态下，不仅只有脑细胞内液体与血液之间液体在渗透压驱动下的移动，液体同样可以进入渗透压较低的组织和肺内，临床可以出现腔隙水肿和肺水肿。此外，还有说法提示细胞内酸中毒、特发性渗透物质及其他相关因素，包括患者血浆钠浓度、血浆白蛋白水平、透析液钠浓度、心功能状态、血氧分压、酸中毒状态，还有脑组织钙过高、甲状旁腺功能亢进症、低血糖也容易发生失衡综合征。

临床可表现为头痛、肌痉挛、恶心、呕吐、血压增高、焦躁、嗜睡等，严重者表现为抽搐、癫痫发作、谵妄、昏迷甚至死亡。检查发现，透析后脑脊液 pH 值下降、碳酸氢根浓度降低、二氧化碳分压升高，与同期血浆相应值比较有显著性差异。脑电图可表现为脑波强度异常增加。

预防和处理：①对于终末期肾病患者尽量不要太迟透析，应根据不同的病情而采取不同的诱导方案。首次透析使用低通量透析器，低效透析方案，逐步过渡到规律性透析。②根据表现给予针对性治疗。对于轻度失衡者，采取对症治疗，降低血流量，以减少溶质清除速率和减慢 pH 值的变化，可应用高渗氯化钠和葡萄糖溶液，必要时考虑提前结束透析。对于严重失衡者，若在透析过程中出现癫痫发作、反应迟钝或昏迷，需立即停止透析，对症处理，治疗过程注意气道管理，必要时需进行机械通气，静脉使用甘露醇可能有效。患者一般在 24 小时内可恢复。

（左　力）

jīròu tòngxìng jìngluán

肌肉痛性痉挛（muscle cramps）

*血液透析*过程中出现以肌肉组织痉挛性疼痛为主的并发症。简称肌肉痉挛。以腓肠肌多发，多出现在 5%～20% 的透析治疗过程中，常在透析后半程。部分患者需提前终止血液透析，是透析不充分的重要原因。

发生机制 可能与以下因素有关：①血液透析中低血压：肌肉痉挛的发生常与低血压有关，可与低血压同时发生，也可出现在血压恢复以后，但极少数发生肌肉痉挛者先前无低血压倾向。②低血容量：透析患者干体重设定过低，低于实际干体重，在透析中后期，血管收缩致肌肉灌注不足，容易诱发肌肉痉挛。③过度超滤：透析过程中若超滤脱水量设置过多，脱水速度过快，患者在透析后期可出现严重、持续的肌肉痉挛。有报道，痛性痉挛与超滤量密切相关，严重而持续的痉挛始于透析后期，透后可持续一段较长时间。④使用低钠透析液：血浆 Na^+ 浓度急性下降导致肌肉血管收缩，致肌肉痉挛的发生。此外，低镁血症、低钙血症或低钾血症均有可能导致肌肉痉挛的发生。

处理原则 及时变换体位、局部按摩和热敷、强迫受累的肌肉伸展（如屈曲踝关节对抗腓肠肌痛性痉挛）、适当调整超滤率、降低血流速度、补充高渗溶液（10%氯化钠注射液、50%葡萄糖注射液、50%右旋糖酐铁），高渗溶液能使水从周围组织中渗透性地转移至血管腔，帮助维持血容量。若仍不能缓解，则应及时回水、提前终止血液透析。

预防 应着眼于降低透析导致的血容量的剧烈下降和渗透压的剧烈改变。具体措施：①减少透析间期的体重增长，可试用血管紧张素转换酶抑制剂抑制渴觉中枢。②怀疑干体重不合适者，适当提高干体重。③预防透析中低血压的发生。④试用可调钠曲线/可调超滤曲线透析。⑤透析液的 Na^+ 浓度应等于或高于血浆 Na^+ 浓度，或同时应用钠递减曲线和超滤速度递减曲线透析，但应注意，提高 Na^+ 浓度达到比透析后出现口渴感时的 Na^+ 浓度稍低的水平是有益的。⑥避免透析前低镁、低钙和低钾也可能有效。有个例报道，同时给患者补充左卡尼汀、维生素 E 或奥沙西泮，也可预防肌肉痛性痉挛。

（左　力）

tòuxī xiāngguānxìng fārè

透析相关性发热（fever during dialysis）

*血液透析*时出现的以相关性发热为主要表现的并发症。可出现在透析中，表现为透析开始后 1～2 小时出现；也可出现在透析结束后。

发生机制 透析过程中的发热原因主要可分为三大类：①致热原反应，透析管道、透析器、内瘘针等复用过程中处理不严，致热原进入体内所致。②透析时无菌操作不严，病原体感染或原有感染透析后扩散。③患者高敏体质且透析耗材的生物相容性差。

鉴别诊断 ①致热原反应引起的发热一般透析前体温正常，透析后 1～2 小时出现发热、畏寒、寒战，体温约 38℃，个别超过 39℃，持续 2～4 小时消退；血白细胞与中性粒细胞数均不增高，血培养阴性。②感染所致发热在透析后 2～3 天体温升高，可达 39℃以上，血白细胞和中性粒细胞数常显著升高，血培养可阳性。对透析耗材过敏者可呈现过敏表现，包括发热、关节痛、皮疹、外周血嗜酸性粒细胞增多等。

处理原则 ①对于出现高热患者，首先给予对症处理，可采用物理降温、口服退热药等，并可酌情适当调低透析液温度。②考虑细菌感染时做血培养，并给予抗生素治疗。通常致热原引起者 24 小时内好转，若无好转应考虑源于感染，应继续寻找病原体证据和抗生素治疗。③非感染引起者，可应用小剂量糖皮质激素治疗。

预防 ①在透析操作、透析

管路复用和透析器复用中应严格规范操作，避免因操作不当引起致热原污染。②有条件者可使用一次性透析器和透析管路。③透析前应充分冲洗透析管路和透析器。④加强透析用水及透析液监测，避免使用受污染的透析液进行透析。

（左　力）

tòuxīqì fǎnyìng

透析器反应（dialyzer reaction）

使用未经处理的新透析器透析时发生的以胸痛、背痛、呼吸困难、皮肤瘙痒等为主要表现的并发症。又称首次使用综合征。严重者可导致死亡。

发生机制　主要原因有3种。①透析器消毒剂环氧乙烷：是最常见病因，学者在患者血中发现环氧乙烷的IgE抗体。②生物相容性不好的透析器，如铜仿膜透析器。③合用的某些药物的影响。

鉴别诊断　需与下列情况鉴别：①透析用水问题：表现为透析室大部分患者出现症状。②透析失衡综合征：一般出现在透析的后半程或透析结束后。③胸背痛和呼吸困难者应与肺栓塞、心肌梗死、心力衰竭等鉴别。

处理原则　①认真分析发生原因，预防再次发生，如透析前用大量生理盐水冲洗透析器，或按复用程序处理透析器，可预防环氧乙烷所致此征。②发生此征时，轻症者对症处理即可缓解；重症者需立即停止透析，体外的血液丢弃，同时使用糖皮质激素；对于发生低血压者，按照过敏性休克处理。

（左　力）

tòuxī xiāngguānxìng xīnlǜ shīcháng

透析相关性心律失常（intradialytic cardiac arrhythmias）　血液透析开始以后出现的心律失常，或在血液透析前已有心律失常的基础上血液透析后又出现另一类型的心律失常。发生率约为30%，较常见的为自限性室性心动过速、阵发性心房颤动和频发室性期前收缩。伴随症状主要有胸闷、心悸、大汗、心前区疼痛、头晕、头痛、恶心、呕吐、喘憋，严重者可有低血压、意识丧失。严重的透析相关性心律失常通常导致透析治疗不能正常进行，影响血液透析充分性，造成患者痛苦甚至死亡，是维持性血液透析患者发生猝死的重要原因之一。透析相关性心律失常的高危因素包括心脏合并症、服用洋地黄类药物、透析不充分、严重贫血、电解质紊乱和酸碱平衡失调、继发性甲状旁腺功能亢进症、透析中低血压等。

发生机制　①血容量快速变化：血容量的急剧变化对心血管系统血流动力学、血压、血管活性物质产生极大的影响，易诱发心律失常，如体外循环血流量过快，导致血流动力学不稳定；透析中超滤过多或速度过快，血管再充盈速率远低于超滤速率，导致血容量下降；透析中低血压。②内环境紊乱：电解质急剧变化，如血清电解质浓度快速变化，尤其是钙离子和钾离子，可导致包括室性心动过速的严重心律失常、心力衰竭甚至猝死；酸碱环境的快速变化，如酸中毒快速纠正后可出现低钾血症。③心脏因素：合并冠心病、高血压、心肌病、心力衰竭等基础疾病；尿毒症心脏并发症，如心肌钙化、心肌淀粉样变性、尿毒症心包炎等。④其他因素：如肝素引起的游离脂肪酸水平增高，心肌能量代谢所必需的血清左卡尼汀浓度下降等因素。

处理原则　①吸氧、心电监护、减慢血流量、降低超滤率或暂停超滤、调整透析液电解质浓度。②对低血压患者应适当补充生理盐水或葡萄糖溶液。③需紧急处理的情况如室性心动过速、心室颤动、室上性心动过速等，给予相应抗心律失常药物治疗。④去除可纠正诱因如低血钾。⑤经上述处理不能缓解者应终止血液透析。

预防　①积极治疗原发性心脏病，改善心功能。②加强营养、纠正贫血。③限制透析间期体重增加。④个体化调整透析方案：如增加透析次数，延长透析时间，调整透析液离子浓度等。⑤对于反复发作严重心律失常者可改腹膜透析治疗。

（梅长林　杨　丽）

tòuxī xiāngguānxìng xīnzàng yāsāi

透析相关性心脏压塞（intradialytic cardiac tamponade）　血液透析过程中心包腔内液体迅速大量增加导致的急性循环衰竭。是极危险的并发症，需紧急救治。表现为透析中突然出现低血压和心力衰竭征象，血压进行性下降，心率加快、烦躁不安、皮肤湿冷、面色苍白或意识丧失；中心静脉压升高，可达15～20mmHg，伴颈静脉怒张、肝大和奇脉；心脏增大，搏动不明显，心音遥远；超声检查见大量心包积液。

血液透析中及透析后短时间内发生的心脏压塞多为出血性，常在原有尿毒症性心包炎基础上应用肝素引起心包出血，心包腔内液体短时间大量增加，致腔内压力迅速上升，心脏受压使回心血量下降，心排出量减少，甚至血压下降。

透析中发生心脏压塞者应立即停止透析，以鱼精蛋白中和肝素，并严密观察病情变化。严重者可予心包穿刺引流减压或直接行外科引流减压。

主要针对怀疑有尿毒症心包炎，尤其是心前区可闻及心包摩擦音者，使用低分子肝素或无肝素透析。

（梅长林　杨　丽）

tòuxī xiāngguānxìng lúnèi chūxuè

透析相关性颅内出血（intracerebral hemorrhage during hemodialysis）　血液透析中出现以持续性剧烈头痛为主要表现的颅内出血。是血液透析过程中的严重并发症。发生率为1.6%~2.3%。硬膜下血肿多见，其次为脑出血和蛛网膜下腔出血。维持性血液透析患者颅内出血的发生率明显高于正常人，主要源于血液透析患者合并高血压、糖尿病或多囊肾病导致脑动脉瘤出现概率增高、透析过程中抗凝药的使用、血液透析患者血小板功能异常造成血小板积聚障碍及血液透析患者血管脆性增加和通透性增高。

发生机制　①高血压：血液透析患者大多合并高血压，且在血液透析前容量负荷增加造成血压难以控制，部分患者在透析过程中超滤激活肾素-血管紧张素系统而发生透析中血压进行性升高，透析过程中对降压药物的清除也是发生透析中高血压的原因。②头部外伤：在透析前有头部外伤史的患者血液透析抗凝后易发生硬膜下血肿。③抗凝：血液透析过程中抗凝药使用过量可能导致颅内自发性出血。④其他因素：高渗透析使细胞外脱水，引起脑膜皱缩以致硬膜下血管断裂；促红细胞生成素的使用除可引起高血压副作用外，尚有增加颅内出血的危险性。

鉴别诊断　透析颅内出血主要表现为持续性剧烈头痛，应注意与透析失衡综合征的头痛症状鉴别。透析失衡综合征头痛多发生于初次透析患者和透析间期长导致透析前毒素水平高的患者，多伴恶心、呕吐、烦躁不安、肌肉痉挛等症状，一般患者头痛在透析后不久即可消失。颅内出血患者头痛剧烈呈持续性，并伴头昏、恶心、呕吐、意识障碍，体检有高血压，多数患者脑膜刺激征阳性，是维持性血液透析患者死亡的最主要原因之一。

处理原则　①立即终止血液透析，行头颅CT或磁共振成像检查以确诊。②脑出血量>30ml、进行性脑出血或脑出血破入脑室造成梗阻性脑积水者，理论上应积极手术治疗。③降压、止血、降颅压等对症支持治疗。④后续透析治疗尽量改用腹膜透析，或采用无肝素透析，对不宜搬动者采用床旁血液透析治疗。

预防　①透析前后应有效控制高血压。②透析前有头部外伤史者应完善头颅CT检查排除出血。③透析中注意充分超滤和严格维持干体重。④根据患者病情，严格掌握抗凝药的使用。⑤透析完毕，尤其是透析后24小时内，应强调卧床休息，避免或减少活动及情绪波动。⑥对有潜在出血倾向者，宜尽早改用腹膜透析。

（梅长林　杨　丽）

tòuxī xiāngguānxìng róngxuè

透析相关性溶血（intradialytic haemolysis）　血液透析相关因素导致红细胞迅速破坏的并发症。主要表现为胸闷、心悸、心绞痛、气急、乏力、头晕、烦躁、畏寒、发热、腰背痛、恶心呕吐、腹痛等，甚至可导致昏迷、休克。检查可发现面色苍白、皮肤色素沉着加重、静脉管路颜色变深变黑、低血压、血液离心后血浆呈粉红色、血细胞比容明显下降。透析时急性溶血的发生率不高，一旦发生则为严重的急性并发症。若大量的溶血不能被早期发现，破裂红细胞释放的钾可导致心律失常而死亡；少量溶血不易被发现，可导致患者贫血逐渐加重。急性溶血还将引起残余肾功能进一步恶化。

发生机制　①机械因素：管道内表面对红细胞的机械破坏。主要发生在血路、导管或针阻塞、狭窄，另外在血流速度高而导管针孔相对小时也可出现亚临床型溶血。②透析液因素：透析液温度过高，透析液温度在47℃~51℃，数小时或48小时内可发生溶血，超过51℃可立即发生严重溶血，一般发生在恒温器失灵情况下；透析液低渗，红细胞在低渗环境下可破裂溶血，主要源于配方或比例错误；透析液污染也可导致溶血，如甲醛、漂白剂、氯胺、游离铜、硝酸盐等；透析膜破裂引起较多透析液进入血液。③异型输血：透析过程中输入血型或抗体不合的血制品可能导致溶血。

处理原则　①必须立刻停止血泵，夹住血路导管，溶解的血液中含钾量很高，不能再回输患者体内。②注意吸氧等支持治疗。③对症治疗高钾血症、低血压、脑水肿等。④贫血较重者必要时输新鲜血。⑤明确溶血原因后尽快恢复透析。

预防　①避免血路阻塞或血泵误操作。②避免使用细针。③及时处理机器动脉压负值报警。④避免透析液过度加热。⑤严格保证透析液质量，避免污染。⑥上机前机器质检。⑦定期检测血液透析机和水处理系统。

（梅长林　杨　丽）

tòuxī xiāngguānxìng kōngqì shuānsè

透析相关性空气栓塞（air embolism during hemodialysis） 血液透析过程中空气进入人体内引起以血管栓塞为主的并发症。是严重的透析操作事故之一。虽然发生率较低，但若发现不及时，常引起患者死亡。其临床表现与进入人体内空气的量、速度及栓塞的部位有关。小量气体缓慢进入人体，可能不引起症状；大量气体快速进入体内，阻塞心、肺、脑等重要器官的主要血管，影响心脏的排血功能、肺部和脑部的血供，患者会突然出现惊叫、呼吸困难、咳嗽、胸闷、胸痛、面色苍白、发绀，重者可出现抽搐、昏迷甚至死亡。栓塞部位部分取决于患者当时的体位，坐位时空气通常进入脑部静脉系统而不进入心脏，平卧位时空气通常先进入心脏，然后到达肺部。因此，发生空气栓塞的坐位患者可能会出现意识丧失、脑卒中，而平卧患者最先可能出现呼吸困难、咳嗽及胸部紧迫感等症状，随后由于空气进入动脉系统、交叉性栓塞，或较大的空气栓子不能完全通过肺毛细血管排出而导致患者出现急性神经系统症状和心功能异常。

发生机制 空气栓塞大多数是技术操作失误与机械装置故障造成，主要原因有：①管路或静脉穿刺针连接不良或有破损，使气体从连接部或破损处进入人体。②动脉穿刺针斜面未完全进入血管，中心静脉透析导管部分脱出或断裂，或封管帽脱落。③连接管路与静脉穿刺针前未预冲管路。④通过透析管路补液，液体输完未及时关闭输液器，空气被吸入管路进入体内。⑤透析液内的气体在温度改变时，溶解度会发生变化，加温时空气会释放出来，通过透析器进入人体。⑥静脉壶空气监测器污染或与静脉壶接触不紧密。⑦透析结束回血时，操作者失误，使空气随血液进入患者体内。

处理原则 若发现空气进入人体，应立即夹住静脉管路，关闭血泵。同时迅速使患者处于头低脚高左侧卧位，必要时医护人员可高举患者双下肢，旨在使进入体内的空气积存于右心房的顶端，不致进入血液循环产生栓塞症状，少量空气可逐渐溶解于血液内排出，若空气量较多，必要时可行心室穿刺排气。禁忌心脏按压，以避免空气进入肺血管和左心室。应通过面罩或气管插管给患者吸入纯氧，必要时施行高压氧舱治疗。

预防 对于空气栓塞预防最重要，主要措施有：①密封连接透析管路。②定期维护透析机监测系统。③尽量避免在透析管路上输液，若需输液，则派专人看护。④回血时，按照要求规范操作。⑤透析过程中按时巡视，及时发现隐患。

（梅长林　戎　殳）

tòuxī xiāngguānxìng dīyǎngxuèzhèng

透析相关性低氧血症（intradialytic hypoxemia） 原有心肺功能障碍或心肺储备功能不足者血液透析（简称血透）中因动脉血氧分压降低导致心肺功能不全的并发症。血透时动脉血氧分压下降5~30mmHg，并持续到血透结束后2小时。对于一般的患者通常不会引起临床症状，但对原有心肺功能障碍的患者则可引起明显临床症状，甚至发生危及生命的心肺功能不全。另外老年人若有心肺储备功能不足，也易在低氧血症时出现症状。低氧血症常引起低血压、醋酸盐不耐受及心肺功能不全等相关症状。

发生机制 尚不完全明了，可能与以下因素相关。①肺通气功能下降：醋酸盐透析时血中CO_2与HCO_3^-向透析液中弥散，引起低碳酸血症，因代偿作用而引起肺通气量降低以维持二氧化碳分压接近正常，故导致氧分压因通气不足而下降；醋酸盐透析时，醋酸在体内代谢，耗氧量增加而CO_2产生不足，以致呼吸商减低使肺通气功能下降而产生低氧血症；用碳酸氢盐进行血透时，若透析液中碳酸氢盐浓度过高（超过35mmol/L）时，血HCO_3^-提高过快，以致发生碱中毒，可引起呼吸抑制肺通气量降低而发生低氧血症。②肺内弥散障碍：使用铜仿膜及醋酸纤维膜透析器时，透析膜所含羟基（—OH）基团能激活补体，引起白细胞在肺毛细血管积聚及通气和换气功能失调，使肺泡及动脉氧含量减低。使用生物相容性好的高分子合成膜及复用透析器时，可避免透析中发生低氧血症；血透时体外循环血液中纤维蛋白、血小板、白细胞可能聚集形成微小栓子，嵌塞在肺毛细血管内可能引起肺循环障碍。③醋酸盐透析液：醋酸盐对心肌及呼吸中枢有直接抑制作用，可导致低氧血症。

处理原则 多数患者吸氧治疗有效。对于CO_2潴留者，应给予面罩吸氧。

预防 ①原有心肺功能不良者透析时吸氧。②供给葡萄糖（在行醋酸盐透析时供给葡萄糖可增加醋酸池和脂肪酸合成，防止醋酸盐灌注引起的呼吸商减低及低氧血症）。③使用碳酸氢盐透析液。④提高透析膜生物相容性。

（梅长林 戎 殳）

tòuxī xiāngguānxìng tóutòng

透析相关性头痛（hemodialysis-related headache） 血液透析过程中后期出现3次以上头痛的并发症。通常在透析后72小时内缓解，是透析常见并发症。

发生机制尚不明确，通常出现于发生透析失衡综合征的情况下，其初始症状常为头痛。也可为透析高血压或透析中低血压的伴随症状。咖啡因可被透析迅速去除，对于嗜饮咖啡的患者应考虑咖啡因戒断性头痛。另外，反复发作时还应考虑代谢紊乱（如低血糖、高钠血症和低钠血症）、尿毒症毒素、硬膜下血肿及药物等所致头痛。有时可能与眼压增加（如青光眼）有关。此外部分患者的头痛可能与心理因素相关。若头痛明显或剧烈，应注意鉴别有无中枢神经系统病变，如脑出血等。

处理相应原发病因，如透析失衡综合征、透析高血压或透析中低血压等，考虑为中枢神经系统病变者应及时进行头颅CT等检查，确诊后给予相应治疗。可调整相关透析参数如降低血流速度及改变透析液 Na^{+} 浓度等。头痛剧烈者可给予镇痛药。经治疗仍不能耐受者考虑暂停透析。

（梅长林 戎 殳）

tòuxī xiāngguānxìng ěxīn ǒutù

透析相关性恶心呕吐（hemodialysis-related nausea and vomiting） 血液透析中患者出现恶心、呕吐的并发症。发生率约10%。

其发生常源于多因素，病情稳定的透析患者出现恶心、呕吐症状的可能原因有透析中低血压、透析失衡综合征或透析器反应等。电解质紊乱、急性溶血、硬水综合征等也可引起恶心、呕吐症状。

处理原则：①及时处理透析中低血压、透析失衡综合征或透析器反应等引起恶心呕吐的原发病因。②停止超滤，降低血流量，必要时补充生理盐水或高渗盐水。③及时调整干体重。④严格透析用水处理，严密检测浓缩液及稀释后透析液的电解质含量。

（梅长林 戎 殳）

xuèyè tòuxī yuǎnqī bìngfāzhèng

血液透析远期并发症（long-term complication of hemodialysis） 慢性肾衰竭患者长期接受血液透析治疗过程中出现的临床综合征。可累及各个系统和器官、影响患者生存质量与生存时间。

发生机制 血液透析虽然能够部分替代病肾延长患者生存期，但不能完全清除体内的尿毒症毒素，也不能替代肾脏的内分泌功能。随着透析时间延长，毒素累积，代谢紊乱和内分泌失调所引起的问题逐渐加重，从而引发一系列远期并发症。透析本身导入的问题、某些药物、微炎症或重金属蓄积也是造成透析患者远期并发症增多的原因之一。

临床表现 长期血液透析患者可出现各系统器官功能障碍。①心血管系统：常见的有高血压、心力衰竭、冠心病、心律失常等。②呼吸系统：常见的是肺水肿、胸腔积液和呼吸系统感染等。透析还可引起低氧血症和呼吸衰竭，轻者造成患者呼吸困难，严重者可危及生命。③消化系统：常见症状有食欲减退、恶心、呕吐、消化不良、便秘、腹泻、呃逆、味觉异常、口中异味等，可出现消化道、胰腺、肝脏等器官的病变。因血液透析患者体外血液操作频繁，血源传播性疾病特别是肝炎病毒感染风险明显增加，常见有乙型和丙型肝炎病毒感染。④神经系统：包括中枢神经系统、周围神经系统和自主神经系统病变，主要表现为认知能力、感觉运动功能异常及睡眠障碍。⑤血液系统：贫血最常见，还可出现溶血或凝血功能异常。⑥内分泌系统：钙磷代谢紊乱、活性维生素D缺乏导致的继发性甲状旁腺功能亢进症是最常见的内分泌系统并发症，还可见性腺功能异常及其他一些内分泌激素紊乱。⑦皮肤：主要表现为皮肤色泽变化、瘙痒、干皮症、尿素结晶及钙盐沉着、毛发指甲变化等。⑧透析相关淀粉样变性：是长期透析患者常见而严重的并发症，多发生于透析后5~10年。主要表现为关节和关节周围骨组织的淀粉样沉积，导致骨和关节的致残性病变。临床特点为腕管综合征、肩部疼痛和手指屈曲活动障碍三联征。⑨其他：营养不良、恶性肿瘤在透析患者中也十分常见。

诊断与鉴别诊断 根据临床表现、体征及相关的实验室检查综合分析即可诊断，诊断标准、方法与普通人群无异。鉴别诊断主要是对并发症的病因鉴别，以针对病因进行治疗。

处理原则 ①评估血液透析充分性，透析不充分者可能更早更频繁的出现并发症。通过制订合理的透析方案保证患者透析充分，以减少或减轻并发症。②应早期积极纠正慢性肾脏病的相关并发症，如控制血压，纠正贫血、钙磷代谢紊乱，补充活性维生素D等。③根据不同并发症，给予针对性治疗，但用药时需注意药物的代谢方式及透析清除率，以免因药物蓄积产生毒副作用。

（梅长林 汤晓静）

wéichíxìng xuèyè tòuxī xīnxuèguǎn bìngfāzhèng

维持性血液透析心血管并发症（cardiovascular complications in maintenance hemodialysis） 维持性血液透析（简称血透）患者并发的心血管临床综合征。心血管并发症是维持性血透患者死亡的首要原因，40%～50%血透患者的死亡与心血管并发症相关。常见心血管并发症包括高血压、心力衰竭、缺血性心脏病、心包疾病、心律失常和感染性心内膜炎等。

高血压 在透析充分的情况下，患者透析前收缩压>140mmHg和（或）舒张压>90mmHg，平均动脉压>106mmHg。有研究表明，70%以上维持性血液透析患者发生高血压，且发生高血压者仅有30%血压得到控制。部分患者在改善生活方式和联合三种或三种以上降压药后仍未能使血压控制在正常水平，称为难治性高血压。高血压可加重血透患者心血管疾病的进展。研究显示透析患者心血管疾病死亡率与血压呈U型曲线关系，血压过高（收缩压>180mmHg，舒张压>90mmHg）或过低（收缩压<110mmHg）均与心血管疾病的死亡率增加密切相关。

病因及发病机制：①水钠潴留：是血透患者高血压的最主要原因。因血透患者残余肾功能减退、水钠摄入增加及透析未能有效清除水分，使得循环容量增加，心排出量增多，外周血管阻力增高，导致血压升高。②交感神经系统激活：因容量负荷增加及自主神经系统反射弧压力感受器受损，维持性血透患者常可出现交感神经系统活性增高，血管活性物质如肾上腺素、去甲肾上腺素、血管收缩活性肽Y释放增加，增加血管阻力，引起血压增高。③肾素-血管紧张素系统活性增高：该系统的激活通过直接收缩血管及兴奋交感神经等机制使外周血管阻力增加，并通过增加肾小管对钠的重吸收，导致水钠潴留，血压升高。④内皮细胞功能障碍：内皮细胞能产生和释放多种血管活性物质，其中一氧化氮具有调节血管张力的作用，内皮素则具有收缩和促进细胞增殖活性。维持性血透患者体内不对称二甲基精氨酸和活性氧族蓄积，导致一氧化氮产生减少、内皮素表达增高，使血管收缩，血压增高。⑤促红细胞生成素（erythropoietin，EPO）治疗：EPO纠正贫血，使得血细胞比容上升、血容量增高、血液黏稠度增加，引起外周血管阻力增加；消除了低氧血症的舒血管效应；增强了阻力血管对内皮素、去甲肾上腺素等缩血管物质的敏感性；使维持性血液透析患者体内一氧化氮水平减少，内皮素水平增加。EPO还具有直接收缩血管的作用。⑥其他：动脉钙化引起血管顺应性下降、甲状旁腺功能亢进症引起细胞内钙离子水平增高导致血管收缩、内源性洋地黄样物质增多等。

常用治疗：①减少水、钠摄入，维持理想的干体重：即患者可以忍受、透析期间未发生低容量性低血压和无明显水肿时的体重，即透析后患者体内水分恢复正常容量，达到细胞内、外既无容量负荷增加，也无容量过低的状态。患者的干体重评估每年至少4次。患者每次透析间期体重增加不应超过2.5%～3.0%，每天钠盐摄入应控制在2～3g。②调整透析方案：不同的透析方案对患者血容量的影响也不尽相同。增加透析时间或透析频率，如缓慢透析（每次透析6～8小时）或每日透析，采用低钠透析、可调钠透析、血液滤过、血液透析滤过或改为持续不卧床腹膜透析等，均可减少维持性血液透析高血压的发生。③合理应用降压药：控制水、钠摄入和调整透析方案后血压仍不能控制者，应加用降压药。常用降压药包括血管紧张素转换酶抑制剂（ACEI）、血管紧张素Ⅱ受体阻断剂（ARB）、钙通道阻滞药（CCB）、β-受体阻断剂、α-受体阻断剂联合β-受体阻断剂、作用于中枢的降压药及血管扩张药等。使用降压药应综合考虑药理作用、透析影响及患者个体情况选用合适降压方案，避免引起透析中低血压及影响透析间期的血压控制。

心力衰竭 30%～50%维持性血透患者可能出现心力衰竭，许多患者在开始透析前已出现左心室功能减退和心力衰竭，透析可进一步加重疾病进展。左心室肥厚是心力衰竭的早期表现，与患者过早死亡、心脏事件、透析中低血压和心律失常等密切相关，可进一步发展为收缩和（或）舒张功能减退，最终表现为症状性心力衰竭。

病因及发病机制：①高血压：30%的心力衰竭是顽固性高血压所致。②容量负荷过重。③肾性贫血：长期贫血使心肌缺氧，心功能减退，同时使心排量代偿性增加，加重心脏负担。④动静脉内瘘：动静脉分流量大，静脉血流量过多，使回心血流量增加，加重心脏负担。⑤电解质紊乱和酸碱平衡失调：可抑制心肌收缩力，导致心律失常，加重心力衰竭。⑥其他：包括冠状动脉粥样硬化性心脏病、心肌钙化等。

临床表现：①慢性心力衰竭：

左心衰竭以肺淤血和心排出量降低为主要表现，症状为呼吸困难、咳嗽、咳痰、咯血，体征有肺部湿啰音、心率增快、心脏扩大、肺动脉瓣第二心音亢进和舒张期奔马律。右心衰竭以体循环淤血为主要表现，有消化道症状和呼吸困难；水肿是典型体征，首先发生在身体下垂部位，此外还可出现肝颈静脉反流征、肝大和压痛、右心室扩大及右室舒张期奔马律。②急性心力衰竭：主要表现为突发严重呼吸困难、端坐呼吸、发绀、极度烦躁、大汗淋漓，伴咳嗽、咳大量白色或粉红色泡沫样痰。极重者可因脑部缺氧而致神志不清。查体示两肺布满湿啰音和哮鸣音，心尖部可闻及舒张期奔马律。

临床表现结合辅助检查可确诊。超声心动图为最主要的辅助检查，可诊断左心室肥厚程度、区分左室肥厚的结构类型、评估心室的收缩和舒张功能。左心室质量指数是反映左室肥厚的重要指标，因受容量负荷的影响，超声心动图对其检测应在干体重时进行。

治疗：①减轻容量负荷、控制血压：对于容量负荷重的患者，应控制水、钠摄入和进行透析超滤，以减少容量负荷，减轻心脏负担；对无尿的血透患者定期评估干体重。急性左心衰竭容量负荷过重时，可先单纯超滤 1~2L 水，再行血液透析；对于合并高血压患者，若限盐、限水、超滤仍未能控制血压，应使用降压药物，使血压达到目标值。②积极纠正贫血：维持性血液透析患者血红蛋白应维持在 100~120g/L。应用 EPO、铁剂、叶酸及 B 族维生素纠正贫血，可改善心肌缺氧，减轻左心室肥厚，降低心力衰竭病死率和住院率。③药物治疗：ACEI/ARB 可改善心肌的收缩和舒张功能，减轻心脏前、后负荷，改善心肌重构，降低病死率；洋地黄类药物对部分左心室扩张、收缩功能不全者有益，但易在体内蓄积，增加心律失常的危险，宜选用短效制剂；舒张功能不全者可使用 CCB 及长效硝酸酯类药物；透析期间出现急性心力衰竭者，可静脉使用硝酸甘油。④其他：内瘘吻合口过大、感染、水电解质紊乱和酸碱平衡失调等因素均可诱发或加重心力衰竭，应及时处理，包括对血流量超过 1500ml/min 的内瘘口进行结扎、有效抗感染治疗、纠正电解质紊乱和酸碱平衡失调等。

缺血性心脏病 约 1/3 慢性肾衰竭患者透析时发生缺血性心脏病，包括冠状动脉粥样硬化性心脏病和非动脉粥样硬化性心脏病，以前者多见。

病因及发病机制：除高血压、糖尿病、脂代谢紊乱、吸烟等传统危险因素外，与肾功能下降相关的因素包括：①高同型半胱氨酸血症：与维持性血透患者同型半胱氨酸清除排泄能力下降及清除半胱氨酸所需维生素减少有关。②钙磷代谢异常引起血管钙化。③血小板功能异常及促凝血因子水平增加。④透析患者体内活性氧产生增加而抗氧化能力下降：营养不良、*尿毒症毒素*、炎症因子均可加重氧化应激。⑤慢性炎症：与人工血管或瘘管感染、透析膜生物不相容性、透析液内毒素污染有关。上述因素均可加重动脉粥样硬化和内皮功能障碍。非动脉粥样硬化性心脏病可能源于微血管病变或基础心肌疾病等。此外，肾性贫血可引起氧的运输和利用障碍，加重心脏缺血程度。

临床上多表现为心绞痛和心肌梗死，也有症状不典型者，临床表现隐匿，以低血压、休克、急性心力衰竭和心律失常为主要临床表现，而无典型胸痛。

对于疑似缺血性心脏病的血透患者应及时做心电图、心肌酶谱等检查，必要时行冠状动脉造影以确诊。约 25% 有缺血症状的维持性血透患者并无冠状动脉狭窄，为非动脉粥样硬化性缺血性心脏病。

治疗：①一般防治：适度锻炼、戒烟戒酒、控制血压、血糖；纠正贫血、补充左卡尼汀，改善心肌功能；调节血脂，对于低密度脂蛋白胆固醇增高者，应用他汀类调脂药，可降脂、稳定斑块、改善血管内皮功能、减轻炎症；纠正钙磷代谢紊乱，应通过减少磷摄入、合理使用磷结合剂及活性维生素 D，控制高磷血症，并避免高钙血症，维持血清钙磷水平在正常范围内；甲状旁腺功能亢进症不能控制其进展，可行甲状旁腺切除术；补充叶酸、维生素 B_6 及维生素 B_{12}，改善高同型半胱氨酸血症；抗炎治疗，可改善氧化应激，减少心血管事件的发生，治疗包括他汀类调脂药、ACEI/ARB 类降压药、抗血小板聚集的药物及使用生物相容性好的透析膜和超纯透析液等。②缺血性心脏病发生时治疗：心电监护、卧床休息、吸氧；若缺血性心脏病的发生与低血压有关，需提高血压。正在血透过程中者，应减慢血流量、暂停超滤；若无血压下降，可予以硝酸酯类、β-受体阻断剂、ACEI/ARB 等药物；应用肝素抗凝、阿司匹林抗血小板聚集。③冠状动脉重建术：包括冠状动脉旁路移植术和冠状动脉介入治疗。冠状动脉介入治疗创伤小，临床应用广；冠状动脉旁路移植术更适合广泛冠状动脉病变（左主干或广泛的三支血管病变）且能耐受手术风险的血透患者。严重心功能不全（NYHA分级Ⅳ级）的透析患者围术期死亡率高达20%，故对左心室功能严重受损者不宜手术。

心包疾病 按其发生的时间与透析治疗的关系，分为尿毒症性心包炎和透析相关性心包炎。发生率为10%~15%，致死者占死亡率3%~6%。

尿毒症性心包炎是尿毒症毒素和水钠潴留所致，维持性血透2~3周后常可好转，为纤维素性心包炎。透析相关性心包炎指维持性透析患者发生的心包炎，多为血性心包积液，发病因素有氧化应激、感染、高分解代谢、容量负荷过多、甲状旁腺功能亢进症、血小板和凝血功能障碍、营养不良等，多认为与透析不充分有关。

典型表现有胸痛伴心包摩擦音，积液较多者可伴心力衰竭症状，部分患者血透过程中可出现不能以其他原因解释的低血压。重者可出现心脏压塞，表现为颈静脉怒张、动脉压下降、奇脉。

结合辅助检查可确诊。X线检查心影扩大，呈“烧瓶样”改变；心电图表现为低电压和ST-T改变；超声检查可发现液性暗区，有助于观察心包积液量的变化和诊断无症状患者。

少量心包积液（<100ml）且无症状者仅需临床观察。一旦确诊有明显心包积液，需严格限盐、限水、加强透析及改善营养，多数患者症状可缓解。心包炎患者透析时应减少肝素用量或无肝素透析以减少出血，超滤不宜过多、过快以防止体重低于干体重。大量心包积液会发生心脏压塞，需心包穿刺抽液，反复出现大量积液可置管引流。对于缩窄性心包炎可考虑行心包切除术。

心律失常 见透析相关性心律失常。

感染性心内膜炎 较腹膜透析者多见，感染主要来源于血液透析血管通路。临床表现与非尿毒症患者心内膜炎相似。因大部分血透患者体温偏低，感染时体温升高并不明显。部分患者仅表现为体位性眩晕，偶可伴轻度神经系统表现而被误诊为尿毒症脑病或透析失衡综合征。超声心动图检查有助于诊断。治疗：①加强护理，防止血管通路感染。②明确病变与导管感染相关者，必须拔除导管。③根据细菌培养和药敏试验结果选择敏感抗生素，用药应足量，疗程一般4~6周。④瓣膜置换术的适应证包括进行性瓣膜损伤、进行性心力衰竭、反复血栓形成和抗生素不能控制的感染。

（梅长林　高　翔）

wéichíxìng xuèyè tòuxī hūxī xìtǒng bìngfāzhèng

维持性血液透析呼吸系统并发症（respiratory complications in maintenance hemodialysis） 维持性血液透析并发的呼吸系统临床综合征。尿毒症本身及血液透析中的透析膜、透析液等因素均会影响呼吸系统。最常见的呼吸系统并发症有肺水肿、胸腔积液和呼吸系统感染，其他并发症有透析过程中出现的低氧血症及呼吸困难、呼吸衰竭、睡眠呼吸暂停综合征等。

肺水肿 尿毒症时尿毒症毒素等综合因素引起、非感染性、以肺水肿为主要特征的综合征，发生率为50%~80%。

病因及发病机制：①尿毒症时毒性物质使肺毛细血管通透性增加，水分和纤维渗出。②未限制水分的摄入，容量负荷增加，加之排出减少导致容量增加。③各种原因所致血浆胶体渗透压下降，如大量蛋白尿、营养不良、贫血等，即使患者静水压不高，也易诱发肺水肿。④左心功能不全引起肺毛细血管静水压升高。⑤尿毒症患者体内氧自由基增加，加剧肺组织的损伤，易导致肺水肿。⑥细胞因子和黏附分子等介导白细胞释放溶酶体酶导致肺组织损伤。

临床表现可有咳嗽、咳痰、呼吸困难、咯血、发绀等，肺部干（湿）啰音，但部分患者可无啰音。

肺水肿的早期变化是肺淤血，毛细血管渗出到肺间质，故早期X线胸片表现以肺间质为主，可有肺血管纹理增多、增粗、模糊和肺门影增大的表现，也可伴胸腔积液、心影增大等，并可有小叶间胸膜增厚或Kerley B线。肺水肿加重，可发生肺实变，有小片或大片状融合阴影，典型表现是以肺门为中心两肺中下野中内带不均匀大片、对称密度增高影，即“蝶翼征”。CT表现可有磨玻璃样密度阴影，单发或多发性小片状或大片状密度增高影。

治疗：①监测中心静脉压、心电图、血压及血氧饱和度，吸氧，严格控制水分摄入等。②肺水肿伴少尿或无尿者应尽早采用血液透析或腹膜透析，清除体内毒素，排出过多水分，减轻心脏负荷，可迅速改善肺水肿症状。③对心血管功能不稳定者，应采用单纯超滤除水、缓慢持续性超滤或连续性静静脉血液滤过治疗。④对左心功能不全者可使用强心、利尿、扩血管药物纠正心力衰竭。⑤对伴低氧血症者可行气管插管，采取持续正压通气及无创双水平正压通气纠正低氧血症。

胸腔积液 导致胸腔液体和蛋白质回流受阻的各种原因均可导致胸腔积液，①水钠潴留：体内水分过多所致胸腔积液多为渗出液，蛋白质和乳酸脱氢酶含量高，有时呈血性；而非尿毒症患者体液过多所致胸腔积液多为漏出液。治疗上首先是超滤脱水，充分透析有利于胸腔积液的消除。②尿毒症毒素：导致胸膜转运功能受损，其滤过大于吸收导致积液。可加大超滤量或使用高通量透析膜，清除过多的毒素。③心力衰竭：尿毒症患者贫血、毒素等各种原因导致心肌收缩力下降致心力衰竭，左心衰竭和右心衰竭均可出现胸腔积液。治疗上应纠正心力衰竭，改善心肌泵血功能。④低蛋白血症：血液胶体渗透压下降，水分从血管渗出到胸腔形成积液。可加强营养支持，必要时静脉补充白蛋白。⑤炎症：导致胸膜的滤过增加，如结核性胸腔积液。可采取积极抗感染及支持治疗。⑥抗凝剂：血液透析患者使用肝素导致凝血异常也可导致胸腔积液，调整抗凝方案可逐渐消退。⑦免疫异常：尿毒症患者体内存在免疫异常，易发生风湿免疫病，侵犯胸膜导致胸腔积液。可适当使用激素治疗控制。透析中出现胸腔积液者，无论透析或超滤效果均较差，需增加透析次数或提高透析效率。序贯透析-超滤或高钠透析可有助于胸腔积液的吸收，血液滤过对不明原因渗出性胸腔积液的治疗效果满意。胸腔积液过多、产生显著压迫症状者，可行治疗性胸腔穿刺抽液术。

低氧血症及呼吸困难 临床上血液透析引起的低氧血症多无明显症状。患者氧分压虽有轻度下降，一般降低 5～15mmHg，但经透析超滤使水负荷过多得以纠正。因此，透析期间多不会引起呼吸困难，但对于心肺功能已有损害者，透析低氧血症有可能造成危害。

病因及发病机制：①透析器生物相容性：多在透析 15～30 分钟后发生，持续约 1 小时。源于透析膜的生物相容性较差，与血液接触后激活补体，释放白介素-1、肿瘤坏死因子-α、脂多糖等生物活性因子，可促使单核-巨噬细胞和肺毛细血管内皮细胞释放白介素-8，促使降脂素在肺毛细血管内聚集、黏附。白介素-8 还可促使降脂素脱颗粒，释放白三烯、氧自由基、溶酶体等，引起肺毛细血管通透性增加，通气功能下降，气体弥散阻力上升，继之出现低氧血症。患者可有胸闷、呼吸困难等临床表现。②透析器反应：多在透析开始后 5～30 分钟内发生，亦源于激活补体系统。C3 被激活后，经过一系列反应，形成膜攻击复合物，该复合物刺激肥大细胞释放组胺，导致平滑肌发生收缩，血管通透性增加。其突出表现为呼吸困难，应立即停止透析，给予吸氧、抗组胺药物或糖皮质激素，复用透析器或新透析器使用前充分冲洗可减少该类反应的发生。③透析液：透析液引起低氧血症的发生主要是二氧化碳分压（$PaCO_2$）降低后肺通气减少造成。醋酸盐透析液透析时，血液内的 CO_2 向透析液内扩散的量较大，血 $PaCO_2$ 下降明显，肺通气量减少，出现低氧血症。碳酸盐透析液的 $PaCO_2$ 平均为 35mmHg，透析时 $PaCO_2$ 基本保持恒定，透析时无低 CO_2 血症，引起肺通气量减少的机会较少，故无低氧血症发生，但透析液中碳酸氢盐的浓度较高时，pH 值升高仍可导致换气功能降低，可能会引发低氧血症。

治疗：①吸氧。②使用碳酸氢盐透析液，避免醋酸盐透析液。③采用生物相容性较好的透析膜，如聚丙烯腈膜、聚砜膜等，以减少补体激活。

其他呼吸系统并发症 包括下列方面。

肺部感染 高龄、营养不良、严重贫血、透析不充分、容量负荷过多，或基础疾病（如糖尿病）的影响，尿毒症透析患者的淋巴细胞和粒细胞功能存在多方面的损害，发生细菌性感染比非尿毒症患者更常见，且病情进展快、缓解慢。肺部感染中，肺炎及肺结核的发生率明显增加，应定期进行胸部 X 线检查，及时诊断和治疗，同时积极改善贫血及营养状况，透析应充分。

睡眠呼吸暂停低通气综合征 夜间 7 小时睡眠中反复发生呼吸暂停 30 次以上或呼吸暂停低通气指数≥5 次/小时，是常见的睡眠障碍性疾病，其中阻塞性睡眠呼吸暂停低通气综合征最常见，占 80%～90%。国外报道透析患者发病率为 50%～60%，中国报道该病发病率为 14%。发病机制仍不清楚，研究显示与患者的咽部解剖结构异常（如睡眠期间咽部肌肉塌陷）和遗传因素有关，尿毒症患者的慢性代谢性酸中毒、尿毒症毒素对呼吸控制中枢的敏感性产生影响也可能参与此征的形成。表现为反复出现呼吸暂停，口鼻气流中断≥10 秒，伴血氧饱和度下降≥4%。患者清晨头痛，白天嗜睡、疲劳，伴反复打鼾、睡眠时伴明显的低氧血症和心律失常。治疗可根据患者具体情况通过外科手术改变解剖结构，增大通气道，或使用经鼻持续气道正压通气。应定期询问透析患者的睡眠习惯，对病史中存在睡眠呼吸暂停可能性的患者应避免服用导致呼吸抑制的药物。

高血钾和低血磷引起的呼吸衰竭 ①高钾血症：严重的高血钾（血清钾>6.5mmol/L）引起呼吸肌无力出现急性呼吸困难，若伴体内液体超负荷，发生率增加，治疗给予低钾透析液或口服降钾树脂等。②低磷血症：透析患者出现低磷血症常见于高营养和长时间透析，尤其是使用大面积透析器。严重的低磷血症（血清无机磷<0.17mmol/L），将损害组织的氧合作用（血红蛋白对氧的亲和力减低）和呼吸功能，导致呼吸衰竭。血液透析前血磷水平低或正常偏低者可在透析液中加入适量磷酸盐纠正，严重低血磷者可通过静脉输入磷酸盐制剂以预防。

空气栓塞 血液透析时回血管路破损，血泵的抽吸作用致使空气入血，或透析结束时，回血操作不当，致使空气侵入血管，或透析中有静脉输液空气进入血管。空气进入血管可引起空气栓塞、呼吸衰竭乃至死亡（见透析相关性空气栓塞）。

（梅长林 张 彤）

wéichíxìng xuèyè tòuxī xiāohuà xìtǒng bìngfāzhèng

维持性血液透析消化系统并发症（digestive complications in maintenance hemodialysis） 维持性血液透析并发的消化系统临床综合征。长期接受血液透析（简称血透）的慢性肾衰竭患者可出现各种消化系统症状，如恶心、呕吐、食欲减退、消化不良、便秘、腹泻、呃逆、腹痛等，体检和实验室检查可发现一系列消化系统并发症。发生率为 77%～79%。根据不同部位可分为：胃肠道疾病、肝脏疾病、胰腺疾病及血液透析相关性腹水。

胃肠道疾病 消化内镜有助于胃肠道疾病的诊断及鉴别诊断，并鉴别消化道出血的原因及部位。需注意血透采用全身肝素抗凝者，透析结束数小时后方可行内镜检查，或在透析前检查，检查后透析使用无肝素或局部枸橼酸钠抗凝。血透时出现急腹症者，应考虑憩室炎、肠穿孔、缺血性肠病、肠梗阻等疾病。鉴别诊断主要依据病史、临床表现及相关的实验室检查。

食管炎 毒性代谢产物蓄积及电解质紊乱，对支配食管的神经或肌肉产生毒性作用，引起食管运动异常。透析患者糜烂性食管炎更常见，主要表现为下食管括约肌松弛、胃内容物反流。治疗类似于普通人群食管炎的治疗，但应注意避免使用含铝制剂，以免透析患者发生铝中毒。

胃炎和十二指肠球炎及消化性溃疡 胰液、碳酸氢钠分泌减少和胃蛋白酶分泌增加，是透析患者胃肠黏膜损害的主要原因；精神紧张、尿毒症毒素及服用刺激性药物如阿司匹林、泼尼松、非甾体类抗炎药和铁剂等均可能加重胃肠黏膜炎症；几乎所有胃炎患者均可合并幽门螺杆菌感染，而尿毒症患者幽门螺杆菌的感染率与非尿毒症患者相比并不增高。主要表现为上腹部烧灼感、恶心、呕吐和消化不良等。血透患者出现明显的消化道症状时，表明可能存在透析不充分。加强透析是缓解临床症状的有效手段。药物可用酸分泌抑制剂和胃黏膜保护剂。常用的酸分泌抑制剂有 H_2-受体阻断剂和质子泵抑制剂。合并幽门螺杆菌感染者可选用 1～3 种抗生素和质子泵抑制剂联合用药。应避免使用含铋、含铝的制剂。

胃排空延迟 尿毒症毒素潴留，胃自主神经和胃壁肌肉运动功能受损，引起胃张力下降和胃蠕动减慢。主要表现为腹胀、恶心、频繁呕吐，常引起或加重水电解质紊乱和营养不良。诊断可采用核素胃排空技术。早期透析及充分透析可改善胃排空延迟。治疗时可应用促动力药物，如多巴胺受体阻断剂多潘立酮、甲氧氯普胺等。静脉滴注红霉素可能有效。药物应在餐前 30 分钟和睡前给予。

憩室病与憩室炎 透析患者的发生率高于普通人群，多囊肾病患者发病率可高达 86%。可并发憩室炎或结肠穿孔。便秘是导致憩室病高发的原因之一。发生憩室炎者可出现腹痛、发热和白细胞数增多，易与肾囊肿出血或感染混淆。因此，对于多囊肾病患者，需注意憩室炎与肾囊肿感染鉴别。以抗感染为主，疑诊憩室穿孔者应及时手术治疗。

肠穿孔 常见于伴憩室病、淀粉样变性、便秘者，无以上易患因素者也可发生结肠穿孔，病因不明，推测与结节性血管炎有关。急腹症表现，即突然出现的腹痛，并伴明显腹部压痛、肠鸣音消失等腹膜炎征象，X 线腹部透视或平片可发现气腹。病死率高，应及时手术治疗。

血管畸形 透析患者胃、小肠和结肠血管畸形发病率显著增加，原因包括肠道血管钙化、便秘、容量负荷过多引起静脉充血等。可引起急性或慢性失血，诊断主要依靠血管造影或内镜检查。

消化道出血　上消化道出血的主要原因是胃肠道浅表黏膜病变；下消化道出血的主要原因是憩室炎、肿瘤及结肠单发溃疡等。虽然血管畸形在慢性肾衰竭患者的发生率并不高于普通人群，但血透患者需使用抗凝或抗血小板药物则较易引起出血。临床表现一般取决于病变性质、部位和出血量与速度。主要是呕血、黑粪、血便等。大量失血由于循环血容量减少而导致周围循环衰竭，出现头晕、心悸、口渴、心率加快、血压降低等。严重者呈休克状态。治疗与一般消化道出血相同，包括留置胃管、输血及静脉使用抑酸药物等。避免使用含铝、镁的抗酸剂。血透治疗应采用无肝素法或局部枸橼酸钠抗凝。

缺血性肠病　透析患者肠道血管普遍存在动脉硬化，若合并较长时间低血压，易引起肠缺血或肠梗死。血透患者多因脱水过多或过快而诱发该病。临床表现为剧烈腹痛、恶心、呕吐、腹胀、血性腹泻及休克等。其特点是早期严重的症状与体征不相称，早期腹部平软，有轻度压痛，肠鸣音活跃或正常。病程晚期，随着肠坏死和腹膜炎进展，腹胀渐明显，肠鸣音消失，出现腹部压痛、腹肌紧张或腹膜刺激征。呕出暗红色血性液体，或出现血便。腹腔穿刺液为血性，血白细胞计数增高，X 线腹部平片显示小肠或结肠胀气扩大。若仅是肠缺血，补充血容量后可较快缓解；若治疗后不缓解，应怀疑肠梗死，行肠系膜血管造影确诊后宜手术治疗。

肠梗阻　透析患者肠梗阻和假性肠梗阻发生率高于普通人群，易患因素包括慢性便秘、药物（如含铝制酸剂、硫酸亚铁）等。电解质紊乱和自主神经病变也损害肠道蠕动功能，引起肠梗阻。肠道肿瘤也是重要原因之一。临床表现为腹痛、呕吐、腹胀、肛门停止排气排便。腹部体检有肠型和蠕动波，肠鸣音亢进，有气过水声或金属音，肠麻痹者肠鸣音减弱或消失。X 线腹部立位或侧位片可见液平及胀气肠袢。防治方案：调整饮食、软化粪便及使用轻泻剂；给予高纤维饮食和渗透性轻泻剂乳果糖，避免使用含镁轻泻剂；适当活动以促进肠蠕动、减轻便秘；必要时可给予灌肠通便；应避免使用含磷灌肠液和山梨醇灌肠，因前者会引起磷吸收过多，后者可诱发肠梗死；经上述处理仍不能缓解者可能需要手术治疗。

肝脏疾病　①肝炎病毒感染：血透患者最常见的肝脏疾病是乙型肝炎病毒及丙型肝炎病毒感染，感染与透析患者的肝脏疾病相关。②其他肝脏疾病：单纯疱疹病毒、EB 病毒或巨细胞病毒感染、心力衰竭引起的肝淤血、含铁血黄素沉着症、药物因素等均可引起肝损害。促红细胞生成素的广泛使用使得输血量减少，透析患者出现肝脏铁负荷过度的情况已较少见。任何药物都可能成为引起肝损害的潜在因素，可以表现为肝细胞性或胆汁淤积性肝损害。

透析患者肝损害主要表现为血清转氨酶水平升高，少数可有黄疸，消化道症状常被尿毒症症状掩盖，体检可发现肝大。肝脏疾病临床表现类似，主要根据相关病史、肝炎病毒标志物检测、血清铁蛋白测定、血铝测定等，对肝脏疾病的病因进行鉴别。主要针对不同病因进行治疗。病毒性肝炎治疗见维持性血液透析肝炎病毒感染并发症。药物性肝损害者停用相关药物后，肝功能多能恢复正常。肝内铁过多者可服用去铁胺，并加强血透治疗。

胰腺疾病　胰腺的形态和分泌功能异常在透析患者中常见，约 70%的患者存在胰腺分泌功能异常。透析患者常有血清淀粉酶水平升高，但一般不超过正常值上限的 2～3 倍。急性胰腺炎在透析患者的发生率高于普通人群，可能与胰腺小动脉硬化、甲状旁腺功能亢进症、高钙血症和急性溶血有关。主要表现为上腹部疼痛、恶心、呕吐与腹胀，体检有腹部压痛，肠鸣音可减弱。透析患者的临床表现通常与慢性肾衰竭症状重合，表现不典型。与一般患者相比，病变更严重，并发症较多，预后也较差。透析患者出现急腹症伴淀粉酶水平升高至正常值上限 3 倍以上，应高度怀疑胰腺炎。腹部 CT 有助于诊断胰腺炎。治疗与一般患者相同，包括卧床休息、禁食、胃肠减压、补液、镇痛、抑制胰液与胰酶分泌及抗菌治疗等。

腹水　原因不明，可能与慢性水潴留及毛细血管通透性增加有关。腹水中蛋白质含量较高，多在 18～28g/L，甚至高达 30～60g/L，很难通过血透超滤排除。

临床可表现为气促、呼吸困难、颈静脉怒张、肝大及肝颈静脉回流征阳性。部分患者可伴少量心包积液。上述症状、体征与容量过多有关。几乎所有患者均有肝大。肝大与容量过多和中心静脉压升高有关，故经血透超滤体重减轻后通常可见肝显著缩小。虽然维持性血透患者腹水量较大，但是下肢水肿可不明显。腹水检查多为渗出液，含有较高浓度的蛋白质，白细胞计数一般不增高，腹水细胞学检查、细菌和真菌培养均可为阴性。

患者在血透治疗过程中发生腹水，除外感染、充血性心力衰竭、肝硬化和腹部肿瘤等其他常见病因后即可诊断。

鉴别诊断：①结核性腹膜炎：血透患者机体免疫功能降低极易发生结核杆菌感染，且病情隐匿、病程长、中毒症状不明显。常表现为无明显原因的持续发热，伴厌食、恶心、呕吐和体重减轻。结核菌素试验常为阴性。鉴别方法是腹腔穿刺做腹水涂片、培养、聚合酶链反应及结核杆菌DNA检查。腹腔镜检查可发现腹膜严重充血和间质粘连。抗结核治疗多有效。②肝硬化并发腹水：多为漏出液。可伴肝脾大，有其他门静脉高压表现如食管胃静脉曲张和腹壁静脉曲张等。实验室检查可发现血浆白蛋白减少、凝血功能异常等。③恶性肿瘤并发腹水：血透患者机体免疫功能紊乱，易并发各种恶性肿瘤。血性腹水者应警惕恶性肿瘤可能。腹水细胞学、肿瘤标志物检查有助于鉴别诊断。

治疗上严格限制水、钠摄入，加强血透超滤，纠正低白蛋白血症。经上述处理后，部分患者腹水可逐渐消退。腹水量较大者可行腹腔穿刺放液缓解症状。对于合并顽固性腹水者，一般疗法效果欠佳，除外感染性、血性或癌性腹水后，可使用腹水回输。常用方法有体外浓缩法、体内浓缩法、腹水透析、腹水体外超滤回输腹腔等。操作过程中需严格无菌操作，通过滤网输入静脉回路，注意容量平衡。对伴心力衰竭或严重心律失常、近期有食管静脉曲张破裂出血或有凝血障碍者暂时不宜做腹水回输。另外，肾移植是有效的治疗方法。

（梅长林　汤晓静）

wéichíxìng xuèyè tòuxī gānyán bìngdú gǎnrǎn bìngfāzhèng

维持性血液透析肝炎病毒感染并发症

（hepatitis virus infection in maintenance hemodialysis） 维持性血液透析并发的病毒性肝炎。慢性肾衰竭患者在接受血液透析（简称血透）过程中可出现各种肝炎病毒感染，最常见的是乙型肝炎病毒（hepatitis B virus，HBV）及丙型肝炎病毒（hepatitis C virus，HCV）感染。中国属于HBV高度流行区，乙肝表面抗原（HBsAg）阳性率显著高于欧美等低度流行区域。中国部分地区的血透中心报道HBV感染率为5.0%~14.1%。血透患者HCV感染率在国内外都比普通人群高。2002年美国估计血透人群中HCV的感染率为8%，是普通人群的5倍。中国各血透中心调查的HCV感染率波动较大，为7.2%~84.1%。也可并发甲型、丁型、戊型、庚型肝炎病毒感染，但较少见。

病因及发病机制 HBV和HCV均通过血液或体液经由破损的皮肤和黏膜进入机体而获得感染。成人间的传播以输血、密切接触及注射途径最为常见。慢性肾脏病患者免疫力低下，对病毒感染的抵抗力较差，血透患者常通过接触污染的血液、体液或血透中心内污染物而使感染风险增加。HBV在室温下可存活1周以上。工作人员、患者、周围环境之间互相频繁接触增加HBV的传播机会，这可能是血透患者HBV感染率远高于普通人群的主要原因。HCV在血液中水平较低，血清中的HCV在室温下迅速消亡，仍是维持性血透患者主要的传染源。HCV感染率的高低与输血次数、血液透析时间及透析中心HCV的感染率密切相关。

临床表现 HBV及HCV感染均可造成急性或慢性肝炎。HBV急性感染的潜伏期为45~160天（平均120天），HCV为14~180天（一般6~7周）。血透患者发病常隐匿，临床多无症状，主要为乏力、食欲下降等非特异性表现，黄疸罕见。有时仅表现为无法解释的、轻度的血清转氨酶水平升高，血清胆红素和碱性磷酸酶水平可正常或轻度升高。透析患者肝炎病毒感染病程常迁延，多数发展为慢性。部分患者长期感染后出现肝硬化或肝癌，是血透患者合并肝炎病毒感染的常见死亡原因。

诊断与鉴别诊断 根据临床表现、肝功能及病原学检查综合分析确诊。肝穿刺检查可为判断病原、病因、炎症活动度及纤维化程度提供依据，有利于临床诊断和鉴别诊断，但慢性肾脏病患者多伴血小板或凝血功能异常，行肝穿刺活组织检查风险较大。

此病应与其他原因引起的肝脏损害鉴别，如酒精性肝炎、脂肪肝、药物性肝病、自身免疫性肝炎等。

治疗 对血清持续HBsAg阳性而肝功能正常、HBV DNA阴性者，可仅进行生化和病毒学监测。对伴血清HBV DNA复制的HBsAg阳性者，应进行抗病毒治疗。常用的药物是干扰素和拉米夫定，其他较新的抗病毒药物有阿德福韦、恩替卡韦、替比夫定、替诺福韦等。干扰素在肾衰竭患者中半衰期延长，副作用明显增加，患者大多无法耐受。拉米夫定对HBV DNA清除率高，耐受性较好，但长期使用可能产生HBV耐拉米夫定变异，其变异率与药物使用时间有关。

HCV 感染的血透患者抗病毒治疗前应进行评估、权衡利弊。建议在发生急性 HCV 感染的患者中，可等待 12 周观察病毒是否自发清除，若未清除必须开始抗病毒治疗。常用的抗病毒治疗以干扰素为基础，但副作用较多，如出现头痛、乏力等流感样症状及骨髓抑制和肌痛等。利巴韦林在血透患者中的清除率降低，应尽量避免使用，必须使用时，应注意小剂量应用、每周监测血红蛋白水平、大剂量促红细胞生成素治疗预防贫血等。

预防 包括三个方面。

严格的预防和隔离措施 ①接触患者或血透室的设备时应戴一次性手套，接触下一位患者前洗手并更换手套。②清洗被血液或体液污染处时，应穿戴围裙或隔离衣；血液、体液或碎片组织可能飞溅于颜面部时，应戴眼部防护用具；锐器应统一收集在安全的锐器盒中。③所有单剂量注射的药品只能一次性用于一位患者，使用后的药瓶应及时丢弃。若同一药瓶内的药物欲用于多位患者，应在与透析室隔离的清洁医疗区域集中分装，并分别发放。④有用于存放、处置及准备药物及不用设备的清洁区域，并与污染区域隔离。带入血透点的物品使用后应丢弃，若需带回清洁区域或用于另一位患者，应先清洁消毒。⑤血透两班之间应清洁和消毒透析单元，包括透析机、器械及桌椅。透析中心必须配备足够的洗手设备、防护用具、机器和充足的空间。在班次转换间，确保有充分时间用于进行清洁消毒。⑥HBV感染或存在 HBV 感染高危风险的患者应在与主要透析单元隔离的区域使用专机透析。两班患者之间透析机的标准消毒不能减少 HBV 传播，只有在透析机经过彻底消毒后，才能用于非乙型肝炎患者。若透析前不了解患者血清 HBsAg 结果，也应在隔离区域内使用专机透析，明确 HBsAg 阴性或机器未彻底消毒之前，不能用于其他患者。照料 HBV 感染患者的工作人员不能同时接触非感染患者。⑦HCV感染者不需在隔离区域内使用专用透析机，但应该分配有经验的工作人员进行此类患者的透析。⑧HBsAg阳性者不复用透析器，HCV 感染患者可复用透析器，但是必须严格执行和遵守感染控制程序。

加强 HBV 及 HCV 监测和评估 ①HBV 监测：对乙肝免疫有应答者（HBsAb > 100mU/ml）每年检测 1 次 HBsAb，无应答者每 3 个月检测 1 次。有高危因素者应增加检测频率，包括最近使用过违禁药品者、有其他血源性病毒感染者、不能解释的转氨酶水平异常升高者、最近接受有血源性病毒感染的供者肾脏进行移植、性伴侣有血源性病毒感染者。一旦发现以往未确认的 HBV 感染病例，透析中心应对所有源头患者最后 1 次阴性检测后进行过透析的非完全应答患者（在过去 1 年中 HBsAb < 100mU/ml）加强 HBV 监测，并对 HBsAb 效价在 10 ~ 100mU/ml 的患者给予乙肝疫苗加强免疫。先前乙肝疫苗无应答者（HBsAb < 10mU/ml）应给予乙型肝炎免疫球蛋白。②HCV 监测：所有血透患者在首次透析或转到新透析中心前必须筛查抗 HCV 抗体及丙氨酸转氨酶（ALT）水平，HCV 易感者应每半年重复检测抗 HCV 抗体，每月检测 ALT 水平。一旦发现以往未确认的 HCV 感染病例，透析中心应对所有源头患者最后 1 次阴性检测后进行过透析的未接种的患者加强 HCV 监测。首次检测阴性者建议 2 ~ 12 周内重复检测。

免疫接种 需接受肾脏替代治疗者均应接种乙肝疫苗，并尽可能在其病程早期。血透患者对乙肝疫苗反应性比普通人群低，仅 50% ~ 60% 可产生保护性抗体。因此，疫苗接种应使用大剂量和多次剂量。除常规在第 0、1 和 6 个月注射外，还需在第 9 个月给予双倍剂量疫苗加强疗效。若完成疫苗接种 8 周后 HBsAb 效价 > 10mU/ml，应视为“有应答”。对免疫接种有应答者，若年度监测 HBsAb 效价 < 100mU/ml，应接受进一步的加强剂量。临床上与乙型肝炎患者接触的工作人员应予以接种，并检测是否应答或者有无病毒感染。未接种的工作人员最好不要接触 HBV 感染患者。至今尚无抗 HCV 疫苗。

（梅长林　汤晓静）

wéichíxìng xuèyè tòuxī shénjīng xìtǒng bìngfāzhèng

维持性血液透析神经系统并发症（neurologic complications in maintenance hemodialysis） 维持性血液透析并发的神经系统临床综合征。包括大脑紊乱、脑血管紊乱、肌肉神经病变等，其中大脑紊乱包括尿毒症脑病、*透析失衡综合征*、透析性痴呆、韦尼克脑病、药物诱发的脑病和钠代谢紊乱；脑血管紊乱主要包括高血压脑病、宾斯旺格病、脑血管疾病和中枢神经系统感染；肌肉神经病变包括尿毒症多发性周围神经病、单神经病变、尿毒症性自主神经病和尿毒症性肌病。此条主要阐述透析性痴呆、癫痫和多发性周围神经病。

透析性痴呆 又称透析性脑病，多发生于有2年以上血液透析（简称血透）史者，是进行性发展的表现为多系统疾病的临床神经综合征。随着水处理系统的改进，其发生率已明显下降。

研究普遍认为该病与铝中毒密切相关，尤其与透析用水中铝含量超标直接相关。铝是选择性神经毒剂，易在脑组织蓄积而不易被清除。铝在体内通过转铁蛋白运载穿过血脑屏障进入脑细胞内，干扰DNA复制，减少脑组织的能量供应并影响神经递质合成，引起氧化损伤。

早期可无症状或仅表现为注意力不集中、记忆力减退，典型的症状是口吃，可出现高度特异性的进展性肌阵挛，还可出现计算障碍、人格改变和各种精神异常等；后期全脑功能受损进行性加重，引起严重智能障碍。常死于机体的极度衰竭、吸入性肺炎和植物状态。脑电图可显示特征性的多灶δ或θ波活动。脑脊液检查铝含量升高，为1.5～1.8μmol/L。神经影像学检查多数患者正常，部分可有大脑皮质及皮质下多发性脑梗死。

出现行为和智能障碍者，若血清铝浓度>（10.85±2.76）μmol/L，结合脑电图特征性变化可基本确诊。进行去铁胺输注实验，可帮助评价体内铝负荷。此病需与下列疾病鉴别。①阿尔茨海默病：也常有血清铝升高，若痴呆不伴语言或运动障碍，主要表现为认知功能和情感障碍，阿尔茨海默病的可能性大。②其他导致痴呆的疾病：慢性硬膜下血肿、多发性脑梗死、代谢紊乱包括药物中毒等，根据病史及各自所具有的临床特征通常不难鉴别。

对已经出现痴呆者，使用地西泮和有关药物对症处理有暂时性疗效。驱铝剂可选用去铁胺，于每次血液透析结束时静脉滴注。依地酸钙钠、喷替酸钙钠和二巯丙醇等解毒剂也有一定疗效。

预防应定期监测血清铝，以血清铝<1μmol/L为度，各种使用水铝含量应<0.5μmol/L；应减少铝的摄入，尽量不使用铝炊具和铝容器；最好选用碳酸钙降低血磷，避免使用含铝的抗酸药；使用带有反渗透装置的透析水处理系统。

癫痫发作 血透患者癫痫发作常见。癫痫大发作是进展性尿毒症脑病的特征，也可能是严重透析失衡综合征的临床表现。颅内出血通常引起局灶性癫痫，大部分其他原因导致的癫痫则引起全身抽搐。儿童肾衰竭患者中癫痫发病率比成年人高。

铝相关性脑病和严重高血压均可导致此病。透析前低钙血症者，由于酸中毒快速纠正引起的血清离子钙水平降低，透析中或透析后可发生抽搐。透析患者使用青霉素和头孢菌素等药物时更易诱发癫痫，特别是在大剂量给药时。透析患者的各种中毒也可表现为癫痫。

临床表现主要有肌肉抽动和意识丧失。肾衰竭患者很少有脑电图完全正常，透析患者癫痫发作时，脑电图诊断价值有限，不能区分癫痫病因。最常见的变化是低电幅，α波活动消失，出现周期性、系统性和通常为额面的δ慢波。应寻找有无铝中毒、潜在代谢因素、透析过程并发症或颅内器质性病变。

抽搐的急症处理应首先停止透析，保持气道通畅。立即检测血糖、血钙和其他电解质。怀疑低血糖可静脉推注葡萄糖液。若癫痫持续，可缓慢静脉注射地西泮，而后可继续给予苯妥英钠负荷剂量，心电监护防止苯妥英钠所致心动过缓、房室传导阻滞或其他心律失常。

应预防透析失衡综合征。血清离子钙水平较低者可在透析开始时静脉注射葡萄糖酸钙，并使用含钙浓度较高的透析液。在促红细胞生成素治疗初始阶段，需严密监测血压，必要时增加降压药物剂量。苯妥英钠、卡马西平、丙戊酸钠对预防反复发生的抽搐最有效。透析性脑病对苯二氮䓬类药物反应最好，尤其是氯硝西泮。

尿毒症多发性周围神经病 是远端的、系统性的、感觉和运动神经混合性的多神经病变，多发生于尿毒症的终末期或开始透析治疗后。在同时存在糖尿病的患者中，神经病变的进展可以非常迅速，且难以鉴别其诱发因素。

病因及发病机制尚不清楚，某些中分子物质等*尿毒症毒素*在尿毒症患者体内积聚对周围神经有毒性作用。临床表现为肢体远端（尤其是足部）对称性的、以感觉障碍为主的多发性周围神经病，典型的病例累及下肢较上肢多。临床表现包括脚部感觉异常、痛感觉迟钝、共济失调和疲倦。位置觉和振动觉也经常受到损害。可检测到运动神经传导减慢和感觉神经动作电位降低。

根据临床表现，并排除其他原因的疾病如糖尿病、药物中毒、维生素B_1缺乏病、感染性多发性神经根神经炎后，可确诊此病。神经组织活检和肌电图检查很有价值。

治疗包括神经营养药物，如维生素B_1、维生素B_6、维生素

B_{12}、神经节苷脂等。改用高通量透析膜或改行血液透析滤过治疗可改善症状。成功的肾移植可有效逆转神经病变。

其他神经系统并发症 ①单神经疾病：最常见的是腕部正中神经病变（腕管综合征）。典型者累及内瘘侧上肢，也可以是双侧。透析过程中长期卧床者可发生尺神经和腓神经病变。②睡眠障碍：41%~52%的透析患者有一种或多种睡眠障碍，通常主诉与焦虑或抑郁无关的失眠，可表现为入睡困难或夜间易醒。阻塞性睡眠呼吸暂停低通气综合征在维持性血液透析患者中发病率也较高。

（梅长林　张　彤）

wéichíxìng xuèyè tòuxī xuèyè xìtǒng bìngfāzhèng

维持性血液透析血液系统并发症

维持性血液透析血液系统并发症（hematological complications in maintenance hemodialysis） 维持性血液透析并发的血液系统临床综合征。包括肾性贫血、溶血和凝血功能异常及粒细胞和单核细胞的变化。

肾性贫血 促红细胞生成素（erythropoietin，EPO）生成不足是最主要原因。肾脏是产生EPO最主要的场所，随着内生肌酐清除率的下降，EPO的产生也相应减少。其他因素在贫血的发生中也起一定作用，如红细胞寿命缩短、出血、缺铁、感染、继发性甲状旁腺功能亢进症、铝中毒和骨髓纤维化等。

溶血 多种原因引起红细胞破坏增加，是导致或加重血液透析（简称血透）患者贫血的因素之一。慢性肾衰竭患者红细胞的平均寿命比健康人缩短30%，主要是尿毒症内环境紊乱所致。

病因及发病机制：①氯胺：作为透析用水的消毒剂，比氯气的环境污染小。它是导致溶血少见但重要的原因。正常情况下，透析用水被消毒后再经活性炭吸附使最终生成的透析液不含氯胺。一旦氯胺污染透析液，它可作用于红细胞，使血红蛋白发生氧化反应生成高铁血红蛋白和海因小体聚集的氧化血红蛋白。透析前检测透析液中氯胺的含量可预防溶血的发生。②透析液渗透压低或温度过高：影响红细胞的渗透脆性，使红细胞破坏。③血透管路扭曲、变形：穿刺针针面与红细胞接触，静脉导管功能异常所致红细胞破坏与微血管内溶血的情况相似，红细胞丧失正常的双凹圆盘状，呈碎屑状、钢盔样或三角形。④铜：透析液被铜污染后可发生溶血。铜制管路的淘汰显著降低这种溶血的发生。⑤甲醛：可通过影响ATP的代谢直接破坏红细胞，也可诱导抗红细胞抗体生成间接破坏红细胞。

临床表现与其他疾病导致的溶血相似，严重溶血时可出现低血压、背痛、神志改变，有时可继发胰腺炎。对大剂量红细胞生成刺激剂低反应的维持性血透患者，若伴血浆乳酸脱氢酶和间接胆红素水平升高，或结合珠蛋白水平异常，则高度疑诊慢性溶血。需鉴别包括全部溶血性疾病在内的疾病。

一旦疑诊合并急性溶血，应立即停止透析，并保持生命体征平稳，行心电监护以了解有无高钾血症和心肌缺血改变，尽快采集血样进行血细胞比容、血红蛋白的检测。透析质量的严格控制是预防溶血的关键。

凝血功能异常 血管损伤后血栓形成是一个复杂的过程，尿毒症患者透析前的出血倾向较明显。透析治疗在一定程度上改善了出血和凝血功能，但淤斑、内瘘出血及偶发的严重出血仍会发生。

多种机制参与尿毒症的凝血功能异常，其中血小板功能异常最重要。血小板聚集功能的异常可能与血小板内腺苷二磷酸和5-羟色胺水平低下，局部一氧化氮产生增加及血栓素A_2生成减少有关。血小板糖蛋白Ⅱb/Ⅲa复合物在调控血小板栓子形成过程中起重要作用。尿毒症患者该复合物受体功能常受损，透析后可部分逆转。此外，贫血本身会影响止血功能，血细胞比容纠正至30%以上后，出血时间延长的现象可改善。

评估患者的凝血功能需参考其临床表现和皮肤的出血时间。若患者发生淤斑、内瘘出血或其他任何出血情况（包括出血性心包炎）时应查血小板计数，测量凝血酶原时间、出血时间。血小板数减少、功能异常或血管壁受损者出血时间会受到影响，出血时间延长10分钟以上时出血的危险性显著增加。

透析患者有出血现象时，进行治疗的同时，需评估患者出血的严重程度、血流动力学的稳定性、是否需输注血制品、明确出血的来源，了解是否合并血小板功能异常或血液系统其他病变。增加透析充分性可改善患者的出血倾向，但尚不足以减少出血的危险性。必要时重新调整透析处方，减少肝素的应用。急性出血者可使用精氨酸升压素。长期慢性出血者，人工合成的雌激素治疗效果较好，凝血机制可能与改变一氧化氮合成途径有关。严重贫血伴出血倾向者，应首先输血提高血细胞比容，再应用促红细胞生成素治疗。冷沉淀物（含高浓度冯·维勒布兰德因子）虽可显著改善凝血功能，但作用时间短暂。

粒细胞和单核细胞的变化 维持性血透患者会出现粒细胞和单核细胞功能受损，导致感染发生。①中性粒细胞：尿毒症时，血浆中存在某些抑制因子，使中性粒细胞趋化性减弱。尽管中性粒细胞计数正常或轻度升高，但炎症时不能及时趋向炎症部位，血透后这种趋化性进一步受抑制。②单核细胞：血透时，单核细胞活性明显增加，释放白介素-1、肿瘤坏死因子等细胞因子参与尿毒症时炎症、免疫缺陷和动脉硬化的发生。③淋巴细胞：尿毒症时T细胞数目减少，功能下降，细胞免疫受损；体液免疫受损则相对较轻。

（梅长林　张　彤）

wéichíxìng xuèyè tòuxī pífū bìngfāzhèng

维持性血液透析皮肤并发症

（skin complications in maintenance hemodialysis） 维持性血液透析并发的皮肤疾病。主要表现为皮肤瘙痒、皮肤坏死和感染、色素沉着。皮肤疾病有时与肾脏基础病变有关，但更可能与尿毒症直接或间接有关。皮肤疾病是患者最常见的主诉，影响患者的生活质量，引发严重不适如焦虑、抑郁或睡眠障碍。

皮肤干燥与异常角化 有皮肤干燥症的透析患者常有脱屑，引起皮肤鱼鳞样改变，多出现在四肢伸肌侧，脱屑面积大，鳞屑边缘翘起使皮肤表面粗糙，常伴糠疹。超过50%患者出现皮肤异常角化，现存的或临床表现显著的皮肤老化异常明显增多，包括弹性组织变性、老年斑、老年性紫癜。弹性组织变性导致皮肤广泛皱纹（常位于颈部）和法弗尔-雷克肖综合征（Favre-Racouchot syndrome）样黑头粉刺形成。发病机制尚不清楚，可能与维生素D代谢异常有关。软化剂对早期皮肤干燥有轻微疗效，但对严重病变无效。

皮肤瘙痒 较常见。随着透析时间延长，症状逐渐加重。

尿毒症皮肤瘙痒的发病机制尚不明确，包括尿毒症因素和非尿毒症因素。①干燥：尿毒症透析患者常有皮肤干燥，与皮脂腺、汗腺萎缩，外分泌功能受损有关，皮肤角质层水合程度降低，经皮肤丢失的水分增加。②代谢异常及继发性甲状旁腺功能亢进症（简称甲旁亢）：甲旁亢刺激肥大细胞释放组胺，促进钙盐和镁盐在皮肤微量沉积，但并非所有严重的继发性甲旁亢的尿毒症患者均有瘙痒，部分患者在甲状旁腺激素下降后瘙痒仍不能缓解。③相关假说：尿毒症患者皮肤中钙、镁、磷离子等的浓度显著升高，可能造成磷酸钙或磷酸镁在皮肤沉积，引起瘙痒；镁还可能通过调节神经传导及肥大细胞释放组胺而导致皮肤瘙痒。④血液透析（简称血透）相关因素：物质的接触，包括用于消毒的碘、高锰酸钾、穿刺针中含有的镍、消毒防腐药、环氧树脂、赛璐玢（胶粘剂、橡皮膏）、福尔马林、环氧乙烷及甲醛等；体外循环设备（如透析器、管路）可活化循环中的粒细胞，并释放出多种生物活性物质，如组胺等。⑤内源性阿片肽样物质：阿片类受体激动剂吗啡可通过刺激脑内及外周神经末梢的受体，导致瘙痒。阿片类受体阻断剂纳曲酮可缓解尿毒症皮肤瘙痒。

50%~90%的血透患者存在皮肤瘙痒。严重的瘙痒使患者烦躁不安，干扰患者睡眠，持续抓挠常致严重的机械性皮肤损伤，出现表皮脱落和抓痕，重叠感染。①苔藓化：为局部苔藓化，由孤立局限的斑块组成，为2~10cm，常在前臂伸侧、阴囊、腹股沟及会阴区出现。②结节性痒疹：灰褐色结节上覆盖鳞屑，结痂或破损。③皮肤角质化：呈红色或紫罗兰色的皮损，为3~12mm，有典型的中央栓，常分布于肢体伸侧及手掌、足底。

治疗：①局部治疗：皮肤润滑剂、辣椒素软膏、报春花油、沙利度胺和他克莫司软膏有一定疗效。②物理治疗：每周3次全身紫外线延长照射疗法及针灸均有助于减轻瘙痒。③透析治疗：控制高磷血症，可进行血液灌流、血液滤过或长时间血透；纠正贫血；必要时可进行肾移植。④全身治疗：纠正钙磷代谢紊乱，低蛋白饮食；抗组胺药被广泛使用，但缺乏有效性的依据；沙利度胺、阿片类受体阻断剂、药用炭、小剂量加巴喷丁有助于缓解皮肤瘙痒。

其他皮肤病变 长期透析患者尚有弥漫性皮肤色素沉着、皮肤卟啉病等。

（梅长林　钱一欣）

wéichíxìng xuèyè tòuxī nèifēnmì xìtǒng bìngfāzhèng

维持性血液透析内分泌系统并发症

（endocrine complications in maintenance hemodialysis） 维持性血液透析并发内分泌系统功能紊乱的临床综合征。患者在诸多复杂机制作用下，常可出现多种内分泌系统功能紊乱，包括生殖功能紊乱、胰岛素抵抗、甲状腺功能异常、皮质醇和甲状旁腺激素异常等。

男性生殖功能异常 主要表

现为性欲减退、阳痿和不育。约30%患者存在男子乳腺发育，在透析初始出现，随着透析时间延长，上述表现逐渐减退。发病机制与下列因素有关。①睾丸功能：慢性肾衰竭常伴生精障碍和睾丸功能受损，导致不育。精母细胞数目减少，生精小管受损、间质纤维化与钙化，导致精子数目减少或无精，精子活动能力降低。随着透析时间延长，附睾和阴茎海绵体间质可发生纤维化和钙化。②性激素：总睾酮和游离睾酮水平降低，人绒毛膜促性腺激素刺激睾酮分泌作用在尿毒症患者中减弱，这些改变与尿毒症毒素作用于睾丸间质细胞有关。血浆总雌激素水平升高，雌二醇水平多在正常范围。③下丘脑-垂体功能：黄体生成素（luteinizing hormone，LH）在男性又称间质细胞刺激素，可促使睾丸间质细胞产生睾酮。促卵泡激素作用于曲细精管，促使精子发育成熟。由于睾酮负反馈抑制 LH 的释放，在尿毒症患者中，睾丸间质细胞的睾酮释放减少，故尿毒症患者血 LH 升高。④高催乳素血症：约30%透析患者可出现此症，血清催乳素（prolactin，PRL）水平呈中等程度升高，通常为正常人的3~6 倍。PRL 的释放受到多巴胺抑制性调节，而在慢性肾脏病患者，PRL 的分泌为自主性，不受刺激因子或抑制因子的调节。例如，灌注多巴胺或口服左旋多巴不能减低 PRL 基础水平。慢性肾脏病患者 PRL 水平升高可能与继发性甲状旁腺功能亢进症有关。此症主要表现为不育、性欲低下、循环睾酮水平低下。溴隐亭可降低 PRL 的分泌，但患者仍可有性功能低下和性欲降低，并伴高血压等边缘效应。

胰岛素抵抗 透析患者普遍存在糖代谢异常，其中重要的因素为胰岛素抵抗（insulin resistance，IR）。IR 伴血浆游离脂肪酸水平升高、内脏脂肪代谢异常、血尿酸升高、血细胞比容升高、内皮功能异常及糖皮质激素水平异常。IR 在动脉粥样硬化发病中有重要作用，是透析患者动脉粥样硬化高发病率和导致死亡的重要原因。IR 和高胰岛素血症与肾脏的基础病变无关。透析患者的胰岛素生成发生障碍后，患者的糖耐量出现异常。透析患者胰岛素抵抗有多种原因，包括含氮废物积聚、脂联蛋白排泄减少、炎症状态、促炎症因子如肿瘤坏死因子-α 增高、甲状旁腺功能亢进症、使用促红细胞生成素等。此外，胰岛素和脂肪细胞因子经肾脏和肾外途径排泄减少，胰岛 B 细胞对高血糖的反应能力受损等因素对糖代谢都有一定影响。充分透析、纠正甲状旁腺功能亢进及应用活性维生素 D_3 治疗可部分纠正上述代谢异常。

甲状腺激素异常 肾脏参加甲状腺素在外周组织中的代谢，包括甲状腺素（T_4）向三碘甲状腺原氨酸（T_3）及碘化甲状腺原氨酸降解过程。透析患者血清总甲状腺素水平正常或降低。①生理情况下，肾脏通过肾小球滤过，清除大部分碘。在慢性肾衰竭患者，碘的清除率减少，血浆碘水平升高，甲状腺对碘的摄取增加，阻断了 T_4 的产生，即沃尔夫-柴科夫效应（Wolff-Chaikoff effect），因而慢性肾衰竭患者甲状腺肿大和甲状腺功能减退的发生率较高。②患者 T_3 水平降低，T_4 向 T_3 转化减少，因血清甲状腺结合球蛋白水平降低，总 T_3 水平降低。尿素、肌酐、酚类等可抑制 T_4 与甲状腺球蛋白的结合。透析患者因使用肝素抗凝，肝素可抑制甲状腺球蛋白与 T_4 的结合，故透析患者血清 T_4 水平通常较低。③T_3 水平与透析患者营养、炎症相关。控制感染，抑制透析患者的微炎症状态，可升高血 T_3 水平。④慢性肾衰竭患者血清促甲状腺素（thyroid-stimulating hormone，TSH）水平一般正常，但对外源性促甲状腺素释放激素（thyrotropin-releasing hormone，TRH）反应迟钝，可能与慢性肾衰竭者肾脏清除 TSH 和 TRH 减少有关。

主要表现：①多数患者甲状腺功能正常，TSH 水平在正常范围，基础代谢率正常。②慢性肾衰竭患者甲状腺功能减退症的发生率比正常人群高，慢性肾衰竭与甲状腺功能减退症在临床表现上有互相重叠，主要表现为怕冷、水肿、皮肤干燥、嗜睡、易疲劳、便秘，实验室检查有血浆 TSH 水平升高，T_4 水平降低，腱反射迟钝。③终末期肾衰竭患者甲状腺肿发生率较高，甲状腺结节和甲状腺癌的发生率稍高于正常人。

女性生殖功能异常 ①慢性肾衰竭女性患者普遍存在月经周期紊乱和生育功能紊乱，终末期肾病通常导致患者闭经。女性透析患者月经不规则，量少，甚少妊娠。②月经为无排卵性，子宫内膜活检显示其缺乏孕前期的改变，预测排卵期时基础体温无升高，排卵期前无 LH 和雌激素的浓度峰，外源性雌激素不能刺激 LH 的释放。③血 PRL 水平升高，影响下丘脑-垂体功能，患者表现为性功能低下、溢乳。口服溴隐亭可使 PRL 的水平降低，但月经周期很难恢复，患者仍可有溢乳表现。

每次月经周期末几天给予孕

酮，可恢复月经周期。月经可能会加重贫血，尤其有出血者，此种情况下，可在整个月经周期口服孕酮，终止月经。尿毒症不育症的发生率虽然很高，但部分患者也能受孕，尤其是透析充分和营养状况良好者，不愿生育者仍应采取避孕措施。

皮质醇异常 肾小球滤过率降低使糖皮质激素在体内积聚，血浆水平高出正常范围。慢性肾衰竭患者血浆皮质醇的半衰期延长，患者血浆总皮质醇和游离皮质醇水平升高。透析患者外周血2型11β-羟类固醇脱氢酶活性减弱，使皮质醇、可的松水平升高，四氢皮质醇、5α-四氢叶酸和四氢可的松等代谢产物水平显著升高。透析患者血浆皮质醇水平升高与促肾上腺皮质激素的激活有关，地塞米松抑制试验有助于鉴别诊断促肾上腺皮质激素的被激活程度，但患者对常规剂量地塞米松敏感性降低。

甲状旁腺激素异常 透析患者存在钙磷代谢紊乱，出现高磷低钙血症。高血磷刺激甲状旁腺素的分泌，其与游离钙离子结合，形成钙磷复合物，抑制残余肾组织生成1,25-二羟胆钙化醇[1,25-$(OH)_2D_3$]，导致肠道对钙的吸收减少，骨组织对甲状旁腺素产生抵抗，加重低钙血症。临床表现与治疗见慢性肾衰竭内分泌功能失调。

（梅长林 钱一欣）

tèshū xuèyè jìnghuà jìshù

特殊血液净化技术（special blood purification technology） 每日透析、连续性肾脏替代治疗、血液滤过、血液透析滤过、血液灌流、高通量透析、血浆置换、免疫吸附、血脂分离、人工肝支持系统等非常规的血液净化技术。旨在实现应用普通血液净化所达不到的目的或要求，或为适应机体需要、减少合并症和提高疗效。

普通血液净化通常指使用低通量透析器，利用溶质弥散原理进行的血液透析，每周透析3次，每次4小时。普通血液净化或普通血液透析，只能清除小分子量非蛋白质结合的溶质。需通过血液净化清除的物质多种多样，有的分子量较大，低通量透析不能清除，需使用高通量透析；有的蛋白质结合率太高，即使高通量透析也不能清除，需使用血液灌流；有的物质对人体危害极大，需迅速从血浆中清除，这就需做血浆置换，将患者血浆分离丢弃，同时补充血浆或其代用品。对于危重患者，连续性肾脏替代治疗模拟人肾脏缓慢工作，保证内环境稳定，为进一步强化治疗创造条件。每日透析，其原理也是尽量维持内环境稳定，减少透析急性合并症、改善患者长期预后。

（左 力）

měirì tòuxī

每日透析（daily hemodialysis, DHD） 每日血液透析1次的透析模式。每周透析5~7次，按照每次透析时间的长短，划分为短程（每次透析2~3小时）日间血液透析和长程（每次透析6~8小时）夜间血液透析。

优点：与每周透析3次，每次4小时的普通血液透析方法相比，越来越多的临床证据显示每日透析可增加透析患者小、中分子毒素的清除，更好控制血压、改善左心室肥厚和左心室功能；增加对磷的清除，可改善高磷血症，减少血液透析相关并发症；增加对尿素氮的清除和造血干细胞的基因表达，有利于贫血的改善；通过改善内环境，改善营养状况，提高血液二氧化碳分压，改善睡眠质量。总的来讲，每日透析从诸多方面改善透析质量，提高血液透析患者的生活质量，改善患者的预后。

缺点及注意事项：每日透析除带来治疗费用的增加之外，尚存在某些不足，需调整透析方案时注意：①血液透析次数的增加可能伴随透析中凝血发生率的增加，导致经透析管路和透析器失血增多。②某些研究提示每日透析与传统透析相比，动静脉内瘘功能不良或长期管功能不良的发生率增加。③透析膜的生物不相容性一直是血液透析患者面临的一大难题，每日透析必然增加血液与透析膜的接触次数，可能会进一步导致体内补体途径的激活，加重炎症状态，增加心血管系统疾病的风险。④每日透析导致每周透析时间的延长，尤其是长程夜间血液透析，将增加肝素的用量，增加透析患者的出血风险。⑤随着透析过程的延长，血磷清除逐渐增加，尤其是长程夜间血液透析，更易引发低磷血症，透析过程中必须定期监测血磷。

（左 力）

liánxùxìng shènzàng tìdài zhìliáo

连续性肾脏替代治疗（continuous renal replacement therapy, CRRT） 通过特殊的血液净化设备，对危重患者施行的长时、持续、缓慢的血液净化技术。主要针对危重患者的急性肾损伤（acute kidney injury, AKI）或全身炎症反应综合征（systemic inflammatory response syndrome, SIRS）及多器官功能障碍综合征（multiple organ dysfunction syndrome, MODS）的救治。与间断血液透析相比，CRRT血液循环更稳定，更利于肾功能的恢复，并可降低危重患者的死亡率。

适应证 ①循环不稳定的AKI者。②重症感染伴AKI者。③SIRS、脓毒症者。④MODS者。⑤严重水负荷增加：肺水肿、充血性心力衰竭者。

禁忌证 无绝对禁忌证。相对禁忌证：①严重出血和凝血障碍者。②严重低血压者。

方法 多使用中心静脉双腔透析管路作为血管通路，专用透析机实施治疗。模式有持续血液透析、持续血液滤过、持续血液透析滤过和缓慢持续超滤。因为血液滤过有良好的血流动力学稳定性和有效清除炎症介质等大分子物质的作用，连续静静脉血液滤过是用于抢救炎症反应严重的危重患者的最常用模式。通常血流速可比较缓慢（100~200ml/min），置换液的量要求至少达到35ml/(kg·h)。CRRT通常要求使用生物相容性好的高通量膜，以满足大量超滤的需求，并减少膜本身对白细胞的活化，减少炎症因子的产生。CRRT通常比间断血液透析要求更高品质的置换液或透析液，可采用商品化置换液或利用注射用液体配置，或使用腹膜透析液。CRRT治疗会丢失较多的氨基酸、水溶性维生素和微量元素，应注意补充。CRRT治疗3天以上易发生低磷血症，也应给予补充。缓慢持续超滤适用于单纯水负荷较重者。

（左　力）

xuèyè lǜguò

血液滤过（hemofiltration, HF） 血液净化过程中不使用透析液，而是在血流管路中持续补充一定量的置换液，与血液充分混合后再以相同速度进行超滤的血液净化技术。可使单次治疗中对流量比普通透析高数十倍，达到较大程度地清除尿毒症中、大分子毒素如β_2-微球蛋白、糖基化终末产物或其他炎症介质的目的。对小分子毒素也有较好的清除。HF比血液透析有更好的血流动力学稳定的特点，治疗中更易于维持循环稳定。

适应证 ①普通血液透析对控制尿毒症神经系统症状、继发性甲状旁腺功能亢进症、贫血等不满意者。②普通血液透析时水钠平衡维持不佳、高血压控制不满意、心功能较差、血透时易出现低血压、严重甲状旁腺功能亢进症、周围神经病变明显者。

禁忌证 同血液透析。

方法 治疗中需使用高通量血液滤过器。置换液可分别从滤过器前或后的血液管路入血，分别称为前稀释HF和后稀释HF，二者也可同时进行，称为混合HF。后稀释方式对流效率较高，但因血液滤过器中血液浓缩而易发生凝血，故需充分抗凝。前稀释方式清除效率相对稍低，但不易发生凝血，适用于高凝或因病情限制而抗凝不足者。新型的血液滤过器可采用中稀释，即血液在滤器内折返流动，置换液在血液折返处，即血流中部入血，可弥补前稀释或后稀释的缺点。HF的置换液可使用商业化产品，也可透析机在线生产。在线置换液要求使用超纯透析用水，并使透析液进一步通过清除细菌和内毒素的滤器后才可作为置换液直接进入血液。后稀释HF置换液流速通常最高可达到有效血流速的25%~30%，前稀释置换液可提高到有效血流速的50%。一次治疗总置换液量可>30L，增加对大分子毒素的清除能力。HF要求透析膜对水和大分子物质有较高的通透性能，需使用大面积的血液滤过器，并要求透析机有精确的容量控制系统。

（左　力）

xuèyè tòuxī lǜguò

血液透析滤过（hemodiafiltration, HDF） 血液透析和血液滤过结合的血液净化技术。既有透析液在透析器膜外流动、通过扩散清除小分子毒素，又有置换液进入血液增加对流、增加大分子毒素的清除。对小分子毒素与中分子毒素均有较好的清除，因此HDF是较理想的方式。

适应证 ①维持性血液透析患者的常规透析。②危重患者的连续性肾脏替代治疗。

禁忌证 同血液透析。

方法 使用高通量血液滤过器、血液透析滤过机进行。血液滤过器膜外给予透析液，滤过器前或后的血液管路补充置换液入血，分别称为前稀释HDF和后稀释HDF，二者也可同时进行，称为混合HDF。HDF的置换液要求与血液滤过技术相同。治疗中同时使用膜外透析液与血流管路中的置换液置入，弥补血液滤过对小分子毒素清除不足的缺点、血液透析对中大分子无清除的缺点。长期HDF治疗可降低透析并发症，降低维持性血液透析患者的病死率。

（左　力）

xuèzhī fēnlí

血脂分离（lipid apheresis） 用特制的纤维膜分子筛或特殊吸附血脂材料通过体外循环直接清除血浆中脂类物质的血液净化技术。此法使严重升高的血脂水平短时间内大幅度下降，改善微循环，阻断动脉粥样硬化的发展，降低高危患者的心血管事件发生率。

适应证 ①家族复合高脂血症：药物治疗通常无效，青少年

期即发生心血管事件者。②其他原发性高脂血症，对药物治疗无效或不能耐受者。

实际应用中，专家建议开始血脂分离的时机：①纯合子家族复合高脂血症者，从7岁起即应接受血脂净化治疗，除非其血清胆固醇通过药物疗法可降低50%以上和（或）≤9mmol/L。②杂合子家族复合高脂血症或有早发性冠心病阳性家族史者，患有进展的冠心病而通过最大剂量药物治疗后低密度脂蛋白仍>5mmol/L或降低幅度<40%。

禁忌证 ①血流动力学不稳定、低血压者。②凝血机制障碍、出血倾向或正在使用抗凝药物者。③对血脂分离治疗使用的药物或器材过敏者。

方法 包括血浆置换和滤过、免疫吸附和化学吸附、脂蛋白的体外沉淀。

血浆置换 将患者血液经离心或膜滤过器分离，弃去具有过高浓度脂质的血浆，补充冻干血浆或血浆蛋白部分，将分离出的血液有形成分回输体内，每次置换血浆2.0~4.5L，每2~3周进行1次，可使血浆胆固醇下降40%~65%，但效率低，且需输入血液制品，存在血源传播疾病的风险；若用血浆替代品回输，会导致原始血浆中的有益成分丢失，致免疫球蛋白缺乏、凝血因子缺乏，增加患者感染和出血风险。

双重血浆滤过 第一次滤过使用血浆分离器，分离血浆和血细胞有形成分。第二次使用血浆成分分离器，因三酰甘油、极低密度脂蛋白和低密度脂蛋白（对人体有害）颗粒直径较大，而高密度脂蛋白（对人体有益）颗粒直径较小，采用适当的血浆滤过膜，原始血浆流经血浆成分分离器的血浆滤过膜一侧，小分子高密度脂蛋白通过滤过膜并回输患者体内，低密度脂蛋白等大颗粒不能通过滤过膜，流出分离器后被直接丢弃，每次治疗可处理3~4L血浆，仅丢弃其中的1/10，大部分回输体内。

免疫吸附 利用人低密度脂蛋白在山羊体内免疫反应产生的多克隆抗载脂蛋白B或抗脂蛋白a特异性抗体与琼脂球混合作为吸附剂，外用丙烯酸酯包裹制作成圆柱形的吸附柱，以吸附含极低密度脂蛋白和低密度脂蛋白。见*免疫吸附*。

化学吸附 最早是将肝素固定于琼脂糖上制备的化学吸附剂选择性清除低密度脂蛋白。后来发展出硫酸右旋糖酐纤维素吸附法和直接血脂吸附法。①硫酸右旋糖酐纤维素吸附分离技术：需通过离心或膜滤器将血浆分离出来，血浆再进入装填有硫酸右旋糖酐纤维素珠（硫酸右旋糖酐共价交联于珠状多孔纤维素上）的吸附柱进行低密度脂蛋白的吸附分离。②直接吸附血脂使用的吸附柱：内含多孔的聚丙烯酰胺微球，允许低密度脂蛋白扩散通过微孔进入微球内部，但血细胞却因直径过大而被排除在外不能进入微球内。这一方面增加了低密度脂蛋白的吸附面积，有利于吸附；另一方面减小了血细胞与吸附材料的相互作用而使吸附剂有好的血液相容性。

肝素诱导的低密度脂蛋白体外沉淀 操作时将患者的血浆和血液中的有形成分分离，血浆中加入含肝素的醋酸钠缓冲液，低密度脂蛋白和纤维蛋白原等与肝素结合形成不溶于水的颗粒，用过滤装置将颗粒滤除，并用肝素吸附器去除过量肝素，再经过血浆透析清除醋酸，纠正血浆pH值，经过超滤恢复血浆容量，最后血浆与血细胞混合回输体内。

（左　力）

xuèjiāng zhìhuàn

血浆置换（plasma exchange）

患者体内的血浆分离丢弃并以同等速度补充替代液的体外循环血液净化技术。用来清除血浆中明确或不明确的致病物质，如致病性免疫球蛋白、循环免疫复合物等以达到治疗目的（表）。

适应证 已知存在于血浆中的某物质导致患者症状，可能出现危及患者生命的并发症，保守治疗无效或虽有效但起效缓慢、错过最佳抢救时机者，均可采用血浆置换治疗。例如，某些外源性毒物中毒（蛇咬伤、有机磷农药中毒、毒蘑菇中毒）、某些重症肾病（狼疮肾炎危象、肺出血-肾炎综合征）、自身免疫病（系统性红斑狼疮危象、重症肌无力）、溶血尿毒症综合征、家族性高胆固醇血症、甲状腺危象等。

禁忌证 ①活动性出血，严重出、凝血障碍者。②血流动力学不稳定者。③对血液制品过敏者。

方法 主要技术是离心式方法及膜式血浆分离，完成置换还需其他措施。

血浆置换技术 ①离心式方法：利用血液中成分的比重和密度不同，在离心力的作用下将血浆与血液细胞成分分离。优点是可进行某种血液细胞的清除。缺点：易丢失血小板导致血小板减少；使用枸橼酸抗凝，易发生低血压和低钙血症；需特殊的机器。②膜式血浆分离：利用高通透中空纤维分离血浆与血细胞。其优点是不会丢失血细胞成分，并可进一步进行双重血浆置换。

表 血浆置换治疗机制

治疗机制	疾病	清除或补充物质
清除异常循环因子	抗肾小球基膜病	清除抗肾小球基膜抗体
	吉兰-巴雷综合征、重症肌无力	清除抗鞘磷脂抗体、乙酰胆碱抗体
	多发性骨髓瘤、瓦氏巨球蛋白血症肾病	清除单克隆蛋白
	系统性红斑狼疮、类风湿关节炎、冷球蛋白血症	清除循环免疫复合物
	溶血尿毒症综合征-血栓性血小板减少性紫癜、局灶性节段性肾小球硬化	清除 H 因子抗体，通透因子
	家族性高脂血症	低密度脂蛋白
补充缺乏血浆因子	血栓性血小板减少性紫癜	补充血管性血友病因子裂解酶、H 因子

置换液 ①新鲜冷冻血浆：需与患者的 ABO 血型一致，其成分和渗透压与生理水平一致，可补充凝血因子、白蛋白、免疫球蛋白及患者缺乏的“有益”的血浆成分，不易引起低血压、出血等。缺点是易发生过敏反应和传染疾病，以及血浆中的枸橼酸导致低钙血症。②人白蛋白溶液：常用生理盐水配制成浓度为 4%~6%的溶液。较少发生过敏反应，但价格昂贵，持续治疗易发生凝血因子和免疫球蛋白缺乏。治疗后可输注适量新鲜血浆以补充丢失的凝血因子。③其他：生理盐水、林格液、右旋糖酐、羟乙基淀粉等均可作为置换液，但是不良反应较多，不适于连续使用。随着血浆置换量的增加，每份置换液对物质清除效率下降，超过 2 倍于血浆容量的置换量时效率下降更显著，因此每次采用 1.0~1.5 倍血浆容量的置换剂量为宜。

血管通路 离心式分离技术需要的血流速低，可经外周静脉穿刺进行。膜式分离要求血流速>50ml/min，常为 100~150ml/min，需要使用中心静脉透析管路以提供充足的血流。

抗凝 所需肝素或小分子肝素量大于普通透析，监测并维持活化凝血时间于 180~220 秒（正常值的 1.5~2.0 倍）。枸橼酸常被用于离心式血浆置换，也可用于膜式血浆置换，低钙血症发生率高，治疗中需补充钙剂。

血流速 膜式血浆置换理想的血流速为 100~150ml/min，血浆滤过的速度要求小于血流速的 25%~30%，通常可达到 30~50ml/min。过高的血浆分离速度易导致溶血。常用的血浆分离器要求跨膜压<150mmHg，高跨膜压易发生破膜。

治疗频率与疗程 每次进行一个血浆容积的血浆置换治疗后，IgG 浓度约降至治疗前的 35%。致病性物质的量、血管内外分布比及半衰期决定每次血浆置换治疗后的浓度变化，决定治疗频率与总疗程。清除 IgG 型致病抗体的血浆置换可间隔 24~48 小时进行，以达到较好的清除效率。半衰期较短的免疫球蛋白如 IgM，其体内合成速度相对快于半衰期长者，总疗程应长于以清除 IgG 为目的的治疗。通常总疗程根据不同疾病治疗目的、病情缓解程度或致病物质是否转阴的要求而不同。

（左 力）

miǎnyì xīfù

免疫吸附（immunoadsorption，IA）

用抗原-抗体反应方法清除致病介质的血液净化技术。利用抗原-抗体的免疫反应原理，将抗原或抗体固定在特定载体上制成吸附柱，当分离后血浆流经吸附柱时，血浆中的相应抗体或抗原可被吸附柱所吸附，达到被清除的目的。

适应证 肾脏疾病约占所有血浆净化适应证的 25%。常见肾脏疾病：①抗肾小球基膜病。②溶血尿毒症综合征-血栓性血小板减少性紫癜。③系统性红斑狼疮危象。④寡免疫复合物沉积型新月体肾小球肾炎。⑤局灶性节段性肾小球硬化。⑥肾移植者。

禁忌证 ①活动性出血、严重出凝血障碍者。②血流动力学不稳定者。

方法 IA 是利用抗原、抗体等致病物质与吸附剂之间的理化、生物亲和性，制成吸附柱。血浆经过吸附柱时，血液中的致病因子被选择性地清除。优点是清除特异性高，不损失血浆，因此也不需要补充置换液。通常采用膜式血浆分离技术。根据吸附原理，将免疫吸附剂分为 5 类。①抗原-抗体结合型：固定抗原，将特异性抗原结合在吸附柱的载体上，可以吸附血浆中相应的抗体；固定抗体，将抗体结合在载体上，可吸附血液中的抗原。②Fc 结合型：蛋白 A 是金黄色葡萄球菌细胞壁上的一种蛋白组分，其氨基末端有 4 个 Fc 结合区，可结合人血清中 IgG1、IgG2、IgG4 的 Fc 段；其羧基端可与琼脂糖珠、硅胶等载体交联结合制成吸附柱。③补体结合型：C1q 是补体经典活化途径成分之一，其胶原样片段可吸附含 IgG、IgM 的免疫复合物、DNA、纤维蛋白原、C 反应蛋白等分子，也可清除 C1q 抗体。④静电结合型：吸附剂结构富含的阴离子与被吸附物以静电结合。如硫酸葡聚糖的多聚阴离子结构可静电结合抗双链 DNA 抗体、抗磷脂抗体等，对白蛋白、总蛋白和补体的影响则很小。白蛋白的阴离子可吸附脓毒症患者血液中的内毒素与炎症因子。⑤疏水结合型：疏水性氨基酸苯丙氨酸和色氨酸交联固定在聚乙烯醇凝胶上，通过疏水性结合血液中的抗体。苯丙氨酸可吸附抗 DNA 抗体、类风湿因子、循环免疫复合物。色氨酸与 IgG 的铰链区结合，对抗乙酰胆碱受体抗体有很好的吸附效率。

临床意义 ①用蛋白 A 或抗人 IgG 吸附柱进行 IA 治疗可快速、有效清除抗肾小球基膜病患者循环中的抗体并改善肾功能和肺部病变。同时配合免疫抑制剂治疗，以抑制抗体的进一步合成。②对于体内有抗自身抗体的血栓性血小板减少性紫癜患者 IA 治疗可能有效，但是对大多数患者不主张用进行 IA 治疗。③IA对清除系统性红斑狼疮危象患者的抗 DNA 抗体、冷球蛋白、抗磷脂抗体和循环免疫复合物有很好的效果。用于治疗系统性红斑狼疮的吸附剂有多种，包括硫酸葡聚糖、苯丙氨酸、色氨酸、蛋白 A 等。④一些小样本的寡免疫复合物沉积型新月体肾小球肾炎临床研究中，用免疫抑制剂联合 IA 治疗抗中性粒细胞胞质抗体（anti-neutrophil cytoplasmic antibody，ANCA）相关小血管炎取得较好疗效。用 Ig 抗体吸附柱治疗肉芽肿性多血管炎，治疗后 ANCA 转阴，病程短者肾功能恢复。用蛋白 A 吸附柱治疗，也可使患者血 ANCA 转阴，肾功能好转。⑤蛋白 A 可吸附局灶性节段性肾小球硬化（focal segmental glomerulosclerosis，FSGS）患者血液中的通透因子。对糖皮质激素和细胞毒药物治疗无效的原发性或移植后复发的 FSGS 患者用蛋白 A 吸附柱进行 8~10 次的 IA 治疗后，多数患者尿蛋白下降>50%，但是治疗前通透因子水平正常者无效。⑥对于高水平的人类白细胞抗原特异性群体反应性抗体及 ABO 不合移植者，在移植前进行预防性 IA 可使 90%以上的患者顺利接受肾移植并达到 50%以上的 1 年肾脏存活率。抗肾小球基膜病患者移植前抗体仍阳性者也可进行 IA 治疗。对于移植后复发的肾脏疾病，如抗肾小球基膜病，应及时强化免疫抑制和 IA 治疗直至抗体消失。FSGS 患者移植后约 30% 患者复发，IA 联合环孢素或环磷酰胺治疗可降低尿蛋白、保护肾功能。

（左　力）

xuèyè guànliú

血液灌流（hemoperfusion，HP）

利用灌流器中吸附剂的吸附作用，清除血液中透析不能清除的外源性或内源性毒素、药物及代谢废物的血液净化技术。是临床上抢救急性中毒的常用方法。

适应证 ①急性药物、毒物中毒：经洗胃、输液、利尿、使用拮抗剂等措施无效者，可通过血液净化方法清除。血液透析与 HP 可同时进行以清除尿毒症毒素和纠正水电解质紊乱。HP 指征：药物浓度达到或超过致死剂量；药物/毒物有继续吸收的可能；严重中毒致呼吸衰竭、循环衰竭、低体温，经积极治疗病情仍然在恶化；中毒性脑功能不全；严重肝、肾功能不全导致药物排泄能力下降；可产生代谢障碍或延迟效应的严重药物中毒，如甲醇、百草枯。②肝性脑病与黄疸型肝炎：HP 可清除血液中的氨、假性神经递质、芳香族氨基酸等致肝性脑病的毒素，并调节支链氨基酸与芳香族氨基酸的比例，提高脑脊液中的环腺苷酸浓度，用于治疗肝性脑病。③脓毒症：革兰阴性杆菌败血症易发展为脓毒症导致多器官功能障碍综合征和高死亡率。细菌内毒素脂多糖（lipopolysaccharide，LPS）活化免疫系统，产生大量炎症因子如白介素-1、白介素-6、肿瘤坏死因子-α 等致全身炎症反应综合征，发展到脓毒症时发生休克、多器官功能障碍综合征。药用炭、树脂通过微孔吸附与疏水作用吸附 LPS，但是吸附效率较低。LPS 带有大量负电荷，可与阳离子吸附剂大量结合被清除。带有大量阳离子的多黏菌素 B 制作的吸附柱不仅可以吸附 LPS，还可以抑制 LPS 的生物活性。

禁忌证 除已知不能由 HP 清除的药物或毒物外，无绝对禁忌证，但下列情况应在密切监护下进行灌流：①严重出血倾向包括弥散性血管内凝血、大手术后、脑出血等，灌流时应予以体外肝素化或减少肝素用量，以防加重出血。②血小板$<5\times10^9/L$和白细胞减少症患者，灌流前应输入浓缩血小板或全血。

方法 常用的吸附剂有药用炭、树脂等，要求具有无毒、无过敏反应、稳定、良好的机械强度、不发生微粒脱落、生物相容性好等特点。①药用炭：多为椰子壳、木材、石油副产品等原料经过特殊加工而成，具有疏松多孔的结构和很强的吸附活性。应该具有表面积大、孔隙大、孔径分布范围宽的特点。比表面积要求达到 $1000m^2/g$ 以上，孔径分为微孔、中孔和大孔，直径分别为 2nm、2~50nm 和>50nm。其中以微孔分布最多，是吸附的主要部位。药用炭的吸附作用是非特异性的。②合成树脂：具有网状结构的高分子聚合物，比表面积约 $500m^2/g$，易吸附脂溶性物质，如胆红素、有机磷等。具有化学稳定、不易脱落、机械强度高、生物相容性好的优点，还可通过调节孔径分布增强其吸附特异性。③特异性吸附剂：如多黏菌素 B 带有的阳离子对内毒素有很强的吸附能力，并可中和内毒素的生物活性，且具有较好的生物相容性。多黏菌素 B 与甲基聚苯乙烯纤维共价交联制作成的吸附柱结合稳固，用于治疗脓毒症。

HP 治疗需建立体外循环，血液流经含有吸附材料的灌流器来实现吸附目的。可使用血液透析机、输液泵、甚至自身动脉的压力驱动血液在体外管路中流动，血流速 100~200ml/min，持续 2~4 小时。血流速过快会降低吸附效率，过慢可引起凝血。一般 2 小时后吸附能力达到饱和，若需继续治疗应更换新的灌流器。因吸附剂表面较粗糙，与血液透析相比，需更多的抗凝剂。

（左　力）

fùmó tòuxī

腹膜透析（peritoneal dialysis，PD）　利用腹膜的半通透性膜特性，向腹腔内规律、定时注入透析液，进行血液与透析液之间溶质交换，清除体内潴留的代谢废物和过多的水分，纠正酸中毒和电解质紊乱，补充所必需物质的肾脏替代疗法。简称腹透。膜一侧毛细血管内血浆和另一侧腹腔内透析液借助溶质浓度梯度和渗透梯度，通过弥散、对流和超滤的原理来实现。腹透用于临床治疗急性肾损伤、慢性肾衰竭及中毒患者已有 70 多年历史。已成为肾脏替代疗法的重要组成部分。

优势　确定透析效果的重要指标是生存率。较早研究认为腹透发病率和死亡率高于血液透析（简称血透），但进一步相关研究表明腹透和血透的发病率和死亡率相似，甚至在透析开始后的 1 年内腹透的生存率高于血透。透析开始后 90 天内腹透和血透的死亡率分别为 5.3%和 13.0%。有学者对新开始透析患者进行配对研究，发现腹透和血透的 1、2、3 和 4 年累积生存率分别为 85.8%、80.7%、71.1%、68.0%和 58.1%、56.7%、48.4%、47.3%，腹透的整体死亡率比血透低约 8%。腹透对残余肾功能的影响比普通血透小。与血透比较，腹透患者贫血容易纠正，可减少促红细胞生成素用量；腹透患者生活质量较高。腹透不需特殊设备且操作简单，腹透不需建立体外循环，适合居家进行治疗；肝炎发生率较低；对中分子物质清除效果好；对血流动力学的影响较小；生化指标波动较小；不需建立血管通路等，这些均为腹透优势所在。

适应证　①慢性肾衰竭：研究认为慢性肾衰竭患者仅 20%适合于血透治疗，20%适合于腹透治疗，60%既适合于腹透又适合于血透治疗。腹透时残余肾功能减退速度相对较缓，且透析开始后 1~2 年与血透比较具有生存率优势，是终末期肾病（end stage renal disease，ESRD）患者最佳初始治疗和家庭或自我透析方式。亦较适用于儿童及青少年 ESRD 患者。②急性肾损伤（acute kidney injury，AKI）：20 世纪 70 年代始，腹透用于临床治疗 AKI。早期研究发现，腹透治疗 AKI 死亡率较低，肾功能恢复率较高，其疗效与血透相似。由于体外血液净化方法（如血管通路、多种出血风险较小的抗凝技术）的进步、特殊血液净化技术（如血液滤过、血液透析滤过及连续性肾脏替代治疗）的应用、早期透析和充分透析可改善患者临床结果等，重危 AKI 较少采用腹透，但腹透价格较便宜，且不需使用抗凝剂，故经济欠发达地区及灾难性事件大量患者需治疗时，腹透仍是治疗 AKI 的常用方法。③中毒：腹透对大部分毒物均有较好清除效果，尤其对于婴幼儿中毒、血管通路建立困难、严重低血压或偏远地区无血透设备可用时，腹透是抢救中毒的有效方法。④慢性肝病和急性肝衰竭：由于腹透持续缓慢超滤，对患者血流动力学影响较小，适用于易发生透析低血压的肝硬化患者。⑤难治性充血性心力衰竭：腹透可有效改善临床症状，对于充血性心力衰竭患者可暂时应用，待患者心功能改善，能自行排尿或对利尿药反应良好可停止透析，对于病情难以改善的患者可考虑长期或反复腹透。⑥急性胰腺炎：腹透可有效清除内源性毒性物质。有学者认为急性胰腺炎特别是重症急性胰腺炎在外科和内科治疗无效的情况下，应考虑早期进行腹透，并持续透析 7 天。⑦银屑病：1976 年麦克沃伊（McEvoy）等首次尝试采用血透治疗银屑病，此后特瓦尔多夫斯基（Twardowski）

等报道腹透治疗银屑病有效，其机制尚不清楚。学者建议用其他治疗方法无效的银屑病患者可采用腹透治疗。

禁忌证 临床上，约20%的患者腹透受到限制。腹膜的结构和功能完整性是成功腹透的前提条件。

绝对禁忌证 ①慢性或反复发作的腹膜炎。②腹腔内肿瘤广泛腹膜转移。③既往腹腔内手术可导致腹腔内粘连，有可能导致腹膜插管失败或插管时损伤腹腔内器官，但学者认为既往腹膜手术并非腹透绝对禁忌证。④存在精神神经问题，患者有明显智力缺陷、认知功能障碍或运动能力丧失或手眼不协调，不能成功进行透析液交换，透析依从性差，不能有效识别或解决透析过程中可能出现的问题。

相对禁忌证 ①腹部手术3天内，腹腔置有外科引流管者。②腹腔有局限性炎症病灶，如阑尾周围脓肿、胃肠穿孔所致腹膜炎等，应待炎症控制后再进行。③肠梗阻、腹部疝未修补和椎间盘疾病。④腹腔内血管病变，如多发性血管炎、严重的动脉硬化、硬皮病等弥漫性的血管病变导致腹透效果下降。这些患者在开始透析前腹腔血管病变程度难以检测，腹透效果不满意者若疑有严重血管病变，可考虑做血透治疗。⑤晚期妊娠、腹内巨大肿瘤及巨大多囊肾患者腹腔容量明显缩小，透析效果不好，但多数多囊肾病患者仍可进行腹透，在美国接受持续不卧床腹透治疗的患者约10%为多囊肾病患者。⑥严重肺功能不全，如慢性阻塞性肺气肿，进行腹透灌注透析液时会使膈肌抬高影响肺通气，加重患者呼吸困难，且膈肌抬高肺组织受压，易并发肺部感染，若必须做腹透可行少量透析液灌注。⑦严重营养不良者，其伤口愈合困难，可能致导管功能障碍，因腹透每天从透析液中丢失蛋白质5~15g，可能进一步加重营养不良。⑧高分解代谢，小分子代谢产物的生成加速，对小分子物质的清除效能血透优于腹透。⑨硬化性腹膜炎，如反复发作的腹膜炎、难治性的真菌性腹膜炎及长期使用高渗腹膜透析液均可致硬化性腹膜炎，腹透效果下降及失超滤。⑩膈肌有裂孔者，腹透时可突然引发大量胸腔积液，导致严重的呼吸功能障碍。⑪过度肥胖，皮下脂肪组织过厚，置管存在一定困难，且腹透液渗漏发生率较高，再者长期腹透时葡萄糖吸收增加可能加重肥胖。

方法 中国能接受长期透析治疗的患者占全部有透析指征患者的10%以下，经济条件限制成为阻碍透析广泛应用的重要原因，广泛使用进口装置及透析液体使腹透价格与血透几乎无明显差别，所以研制优质的国产腹透装置及透析液、降低成本是当务之急。具体方法见腹膜透析置管术。

（刘伏友）

fùmó tòuxī fāngshì

腹膜透析方式（peritoneal dialysis modes） 为了获得腹膜透析的最佳疗效，根据不同的患者腹膜转运特性及临床需要、透析液留腹时间、程序及操作方法实施的不同腹膜透析方法。

腹膜透析方式有：持续不卧床腹膜透析（continuous ambulatory peritoneal dialysis，CAPD）、连续循环腹膜透析（continuous cycling peritoneal dialysis，CCPD）、间歇性腹膜透析（intermittent peritoneal dialysis，IPD）、夜间间歇性腹膜透析（nocturnal intermittent peritoneal dialysis，NIPD）、潮式腹膜透析（tidal peritoneal dialysis，TPD）、日间不卧床腹膜透析（daytime ambulatory peritoneal dialysis，DAPD）和持续流动式腹膜透析（continuous flow peritoneal dialysis，CFPD）等。其中CCPD、CFPD、IPD、NIPD、TPD由腹膜透析机辅助完成，又称为自动腹膜透析（automated peritoneal dialysis，APD）。临床应根据患者的腹膜转运功能、尿素清除指数及内生肌酐清除率、营养状态和残余肾功能等选择不同的透析方式。

间歇性腹膜透析 物质交换的停留弥散期是间歇性进行的方式。标准的IPD是指患者卧床休息，每次向患者腹腔内灌入1L透析液，腹腔内停留弥散30~60分钟后引流出所有的透析液。一个IPD的透析周期（注入期、停留弥散期和引流期）约需1小时，每个透析日透析8~10小时；或每周透析时间不少于36~42小时，分为4~5个透析日进行，一般夜间和透析间歇期腹腔内不保留透析液。

溶质清除率和超滤 腹膜透析中尿素氮腹膜清除率主要受腹膜血流量、透析液流量和溶质转运面积系数的影响。腹膜透析对小分子物质的清除（如尿素、肌酐）依赖于透析液流量，对中分子物质的清除则依赖于透析液与腹膜的接触时间及有效的腹膜透析面积。IPD透析液与腹腔接触的时间少于持续性腹膜透析，透析液流率亦较其他间歇性透析方式低，其对小分子毒素及中分子物质的清除均差于其他透析方式，长期IPD常导致透析不充分。IPD治疗中，透析液在腹腔内停留弥散时间短，超滤率大，

IPD脱水效果比CAPD好。对于某些腹膜为高转运者，行CAPD时透析液中葡萄糖快速被吸收，透析液内渗透压迅速下降，透析液长时间留置腹腔通常造成超滤失败，此时缩短透析液留腹时间，甚至改做IPD可解决超滤失败的问题。

适用范围　慢性肾衰竭的长期维持治疗基本不用IPD。临床上IPD主要用于以下情况：①新插管的腹膜透析患者，一般手术插透析管后，开始7～12天进行小剂量IPD，有利于患者置管处伤口的愈合。②慢性腹膜透析患者并发腹膜炎、腹腔出血等，可采用IPD，以达到腹腔灌洗，防止堵管。③腹膜溶质转运为高转运，行常规CAPD治疗不能达到超滤要求的患者。④做CAPD患者，出现明显腰背痛不能耐受者及有疝气、腹膜透析管周漏液者，可暂时改做IPD或NIPD。⑤对急性肾损伤及某些药物急性中毒者，无条件做血液透析时，宜选做IPD，尽快纠正代谢失衡，一般每天透析8～10小时，或根据病情决定透析时间。⑥患者仍有残余肾功能，仅需偶尔行腹膜透析治疗者。⑦有严重水钠潴留、水中毒、充血性心功能不全者，若无条件做血液透析可采用IPD治疗。

持续不卧床腹膜透析　在腹膜透析系统中，假定透析液在腹腔内停留的时间足够长，理论上可认定在透析液能与血浆达到尿素完全平衡，尿素经腹膜透析的清除率相当于透析液流量。研究证实，对大多数患者，透析液在腹腔内停留4小时后尿素可在透析液与血浆间达到完全平衡。由此形成了CAPD标准治疗方案。常规CAPD每天交换透析液4～5次，每次使用透析液1.5～2.0L，透析液白天在腹腔内留置4～5小时，晚上留置10～12小时。白天患者只在更换透析液的短时间内不能自由活动，其他时间患者可自由活动或从事日常工作，这就是不卧床透析；而一天24小时，患者腹腔内基本上都留置有透析液在与血液进行透析交换，这就是持续性透析。CAPD实施中，可调节透析液渗透压以满足患者对超滤的需要。CAPD相对于IPD方案来说最主要的不同是患者不需卧床，并持续进行透析。

溶质清除率　CAPD最显著的特点是透析周期中停留弥散时间长，每周总透析时间累积可长达168小时，这在很大程度上克服了腹膜溶质转运系数低所致的腹膜透析低效问题。CAPD对各种分子量大小物质的周清除率均优于传统IPD。CAPD方法对尿素的清除率与血液透析相当，对中分子毒素的清除效果亦明显优于IPD。

超滤　腹膜透析超滤受血液和透析液间的渗透梯度，腹膜溶质转运功能、血管张力状态、腹膜水化程度、腹膜淋巴吸收速度、腹腔内透析液容量等因素的影响。临床常通过调节腹膜透析液葡萄糖浓度改变透析液的渗透压，形成不同的血液与透析液间的渗透梯度。1.5%的葡萄糖浓度透析液的超滤效果稍差。一般1.5%透析液2L留置腹腔4小时产生约300ml超滤液，而4.25%透析液2L可产生约1L的超滤液。4.25%葡萄糖浓度每分钟可产生超滤液15～25ml，随着透析液中葡萄糖逐渐被腹膜吸收，以及滤出的低渗超滤液对透析液的稀释作用，透析液的渗透压逐渐下降，最终超滤作用消失，留置的前3～4小时内发生净值正超滤。2.5%和3.5%葡萄糖浓度透析液的超滤效果介于上述两种渗液之间。使用2.5%透析液的优越性是患者不会出现腹胀，使用4.25%透析液由于大量超滤液的形成，部分患者偶尔出现腹胀不适。血液和透析液之间最终达到等张平衡时，超滤率下降或消失，但淋巴吸收继续存在，腹腔内的等张透析液会以（1.0±0.5）ml/min的速度吸收入血液，每小时减少净超滤约60ml。

适用范围　是临床最常应用的维持性腹膜透析方式，适用于大多数终末期肾病患者。尤其对于尚未能开展血液透析的偏远地区及广大农村，CAPD将起到越来越重要的作用。随着腹膜透析技术的不断进步，CAPD患者生存率和技术生存率都大幅提高，生活质量亦明显提高，少数患者维持CAPD已超过20年。

自动腹膜透析　泛指所有利用腹膜透析机进行腹膜透析液交换的腹膜透析形式。2007年，美国腹膜透析患者中59%选择APD，已成为肾脏替代治疗中增长速度最快的方法。欧洲肾脏病协会2006年的资料显示选择APD的腹膜透析患者在逐渐增多，在比利时、丹麦、芬兰等欧洲国家，APD是腹膜透析的最主要方式，约60%腹膜透析患者选择了APD。APD方式主要包括CCPD、IPD、NIPD、TPD等。临床上还可将各种透析方式组合使用，以提高透析效果。

优势　①利用机械装置自动完成腹膜透析过程中透析液的交换：为最明显的优点。简化为每天两次的操作，即打开并准备腹膜透析机，患者腹膜透析管与机器相连接开始一天的透析，透析结束后关闭腹膜透析机，患者与腹膜透析机脱离，结束一天的腹膜透析操作；长期维持透析患者可利用腹膜透析机在家进行自动腹膜透析，且对患者或其助手的负担不会太重；可在晚上患者休息时进行，白天患者及助手可不受任何牵制地从事日常活动甚至参加工作，使患者在某种程度上恢复到健康人的作息节律，对调整患者的社会角色，缓解患者的精神压力大有好处。②降低腹膜炎的发病率：由于减少了大量交换透析液过程中的手工操作，减少了污染的机会，腹膜炎的发生率明显下降。随着 CAPD 患者双联双袋系统的应用，腹膜透析相关性腹膜炎的发生率较前明显降低。

主要模式 ①CCPD：借助于腹膜透析机帮助注入和排出腹膜透析液的平衡式腹膜透析形式。具有 APD 的主要优点和缺点。其方法是患者在夜间入睡前与腹膜透析机连接，先将腹腔内透析液引流干净，进行 3~4 次透析液交换，每次使用 2~3L 透析液，夜间每个透析周期透析液糖浓度 1.5%~2.5%，在腹腔内留置 2.5~3.0 小时，末袋透析液糖浓度 4.25%，灌入腹腔后关闭透析机，患者与机器脱离，白天末袋透析液在腹腔内留置 14~16 小时，患者可自由活动，直到晚上患者又与腹膜透析机连接，先将腹腔内液体全部引流出来，再开始新一天的透析。某种程度上可以说 CCPD 就是借助自动腹膜透析机进行的颠倒的 CAPD 形式，故其临床适应证和临床疗效与 CAPD 有极大的相似性，但两者仍有细微区别。②TPD：在透析开始时向患者腹腔内灌入一定容量的透析液，灌入患者腹腔内的透析液容量称为总灌入量，一般是患者能耐受的最大透析液量，常为 2~3L；每个透析周期只引流腹腔内部分透析液，灌入一定量新鲜透析液，保证腹腔内腹膜组织始终与大部分透析液接触，重复此循环，透析治疗结束后再将腹腔内所有的液体尽可能引流出来。因此 TPD 时腹膜与腹膜透析液最大程度接触时间在所有腹膜透析方式中是最长的，仅在透析开始和透析结束时没有最大程度接触。③IPD：前已述及。④NIPD：是在晚上进行的 IPD 模式，通常使用腹膜透析机每晚交换 8~10 次，每次灌液量 2L，每次约 1 小时，整个腹膜透析过程持续 8~12 小时，每周透析 7 天，透析液量及透析周期均根据患者的腹膜转运功能制订。适合于行 CAPD 伴腹内压升高出现腰背痛、疝气、腹膜透析管周漏液者及腹膜高转运者。由于透析时间较短，对大、中分子物质如维生素 B_{12} 等的清除较差。有低钠血症者，若不降低透析液中钠的含量，易引起水钠潴留。

应用范围 对于慢性腹膜透析患者是选择 APD 还是 CAPD，受多种因素的影响，包括患者的喜厌、主管医师的偏爱、是否有腹膜透析机及其配套设备等。对于有条件的患者，APD 由于其操作简易、安全、腹膜炎发生率低、患者可夜间透析白天可自由活动的便利性及弹性治疗空间，使患者治疗更趋个体化，合理化，选择 APD 的优势是不言而喻的。在大规模的透析中心 APD 已逐渐被用于慢性肾衰竭患者的长期肾脏替代治疗，但因经济原因，限制了它的广泛应用。

选择 APD 更为合适方便的情况：①需要他人帮助才能进行透析治疗的患者。②白天需参加工作或进行其他活动的患者。③腹膜为高转运和低平均转运的患者。对于腹膜为高转运的患者，需要缩短透析液留置时间，更频繁地交换透析液以达到充分透析而又超滤合适的目的，应选择腹膜透析机辅助下的高效腹膜透析方式，尤其取消白天循环的 NIPD 或 TPD 更合适。对于腹膜为低平均转运的患者，宜选择高流量 APD 且最好为持续性腹膜透析方式如 CCPD；若在增加 CCPD 透析液用量或透析次数仍不能达到充分透析时，选择夜间高流量 NIPD 或 TPD 加白天持续透析循环。④体形高大和喜爱进食高蛋白质饮食的患者或合并机体高分解代谢状况的患者。⑤腹膜炎发生率高的患者。⑥出现腹内高压相关并发症的透析患者。限制 CCPD 白天循环的腹腔内容量在 1.5L 或控制在约 30ml/kg，可明显降低腹内高压相关并发症的出现，甚至可完全取消白天循环，改做 NIPD 或 TPD，但需注意的是对有腹内压高相关并发症的患者，医师在调节透析处方应尽可能减少腹内压，同时保证在足够清除率和充分透析的基础上调整处方。

（刘伏友）

fùmó tòuxī zhìguǎnshù

腹膜透析置管术（peritoneal dialysis access techniques） 选择最适当的腹膜透析置管点，准确将导管腹腔段末端置于膀胱直肠窝或子宫直肠窝的技术。建立通畅的腹膜透析（简称腹透）通路是进行腹透的首要条件。要保持腹透引流通畅，减少置管并发症的发生，就必须熟悉腹部前侧壁的解剖结构。

遵循的原则 ①体表置管点应避开腹壁的大血管，以免引起出血。②导管的第一袖套最好置于腹壁肌肉内，确保导管固定和组织迅速长入袖套内。③应将腹透导管末端置于骨盆内即膀胱直肠窝或子宫直肠窝。④应避免隧道口的方向朝上。⑤置管点首选左半腹部，因为右侧腹有阑尾，一旦阑尾有炎症，则大网膜包裹的机会多；另右侧有升结肠，其蠕动方向朝上，易引起导管引流不畅。

腹透导管体表定位 ①脐下2~3cm经左旁正中切口（经腹直肌）：这一置管位置是中国以往有关腹透书籍所描述的定位方法。导管的第一袖套埋置于腹直肌内，组织长入涤纶袖套后，对导管起着良好的固定作用。避开了腹壁的大血管走向，如腹壁下动脉。有文献报告，该法出现腹透引流障碍发生率一般约10%，可能与患者脐至耻骨联合上方距离存在个体差异有关。脐至耻骨联合上方距离较长者，腹透导管末端难于抵达膀胱直肠窝或子宫直肠窝。中国有关该定位方法的描述尚欠清楚，脐下2~3cm处是作为置管点还是作为皮肤切口的起点未明确说明。②脐下2cm经正中穿刺点：该处无大血管，亦无肌肉组织，穿刺引起出血的机会比较少。其缺点为是部分患者导管末端可能难于抵达膀胱直肠窝或子宫直肠窝，易出现漂管致腹透液引流障碍，未经过肌肉层易并发腹疝。③反麦氏点切口：左侧髂前上棘与脐连线中、外1/3处。有学者认为经反麦氏切口部位置管者，置管部位偏外、偏低，此部位大网膜分布少而稀疏，被大网膜包裹的机会较少。其缺点为手术操作难度较大，需分离三层肌肉（腹外斜肌、腹内斜肌和腹横肌），因其导管是斜行置于膀胱直肠窝或子宫直肠窝内，易发生漂管，致腹透液引流不畅，据有关文献报道，发生率约为10%。④左髂前上棘与正中线之间的中点：该点通过左侧腹直肌鞘的外侧缘，此处无腹壁大血管，亦无太多的肌肉组织，有学者认为可作穿刺法置管点，但此处肌肉组织不多，对第一涤纶袖套的固定作用较差。⑤以耻骨联合上缘为起点垂直经左腹直肌的定位方法：该法考虑到直型标准Tenckhoff腹透导管的第一袖套至导管腹腔段末端距离为14~15cm，而成年人耻骨联合上缘至脐之间距离存在个体差异，以及膀胱直肠窝或子宫直肠窝位于腹腔的后下部，以耻骨联合上缘作为基准位置。垂直向上经左腹直肌，若为标准直管则向上8~10cm处作为置管点，若为卷曲管则可向上12~13cm（图）。具体定位方法：先确定耻骨联合上缘并用甲紫标记，再标记出白线（正中线），以垂直向上8~13cm确定为置管点，以该置管点为中点，腹正中线左旁开约2cm，标记切口位置。中南大学湘雅二医院采用此体表定位方法置管（Tenckhoff直管）700余例，其腹透液引流不畅的发生率<3%。

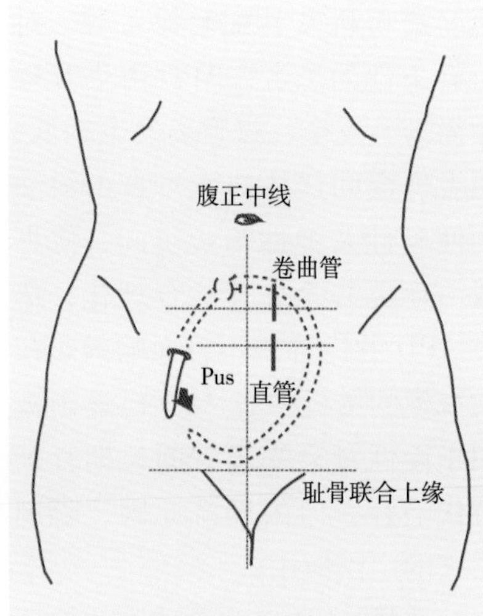

图 以耻骨联合上缘为基准点的定位方法

置管方法及评价 放置腹透导管方法主要有下列几种。

解剖法置管 即手术法置管，为慢性腹透患者导管置管首选方法。优点：①均在直视下手术操作，腹壁各层解剖结构清楚，未使用尖锐的套针或导针，肠穿孔和出血的危险性较小。②腹透导管放置时，可根据患者及操作者感觉和经验，较准确地将导管末端置于膀胱直肠窝或子宫直肠窝，引流不畅的发生率较低。③直视下正确的腹膜口荷包结扎极少发生管周漏液现象。④肾脏病专科医师经过适当培训，均能掌握解剖法置管技术。⑤对于不能搬动者，亦可在床旁进行操作。⑥操作者技术熟练，30分钟至1小时可完成置管过程。缺点：与盲插法置管相比，解剖法置管创口较大，手术创伤较大，麻醉药使用较多，操作时间相对较长。

盲插法置管 即穿刺法置管。进行此操作有一些特殊要求，如必须先向患者腹腔灌一定量的液体或滤过气体，以免穿刺时误伤腹腔内器官。有学者认为该法适用于急性腹透患者。优点：①多数情况下可在床旁操作，患者不需去手术室。②操作所需时间较短。③创口较小，手术操作创伤较小，患者因操作带来的痛苦较少。缺点：①因为是盲插，若操作稍不谨慎或技术不熟练，易刺破血管和肠管引起大出血及肠穿孔。②导管末端常难以到达膀胱直肠窝或子宫直肠窝，置管后引流不畅的发生率高。③因不可能将腹膜固定于导管上，早期管周漏液发生率高。

内镜辅助下置管 ①微型套管针与腹腔镜置管除盲插穿刺法的优点外，最主要的优点是在直视下将导管末端放置膀胱直肠窝或子宫直肠窝；其缺点基本同盲插法置管。②内镜辅助下解剖法置管法除解剖法置管的优点外，最主要的优点亦能在直视下将导管放置膀胱直肠窝或子宫直肠窝；其缺点同解剖法置管。有学者将膀胱镜引入腹腔，进行腹透导管置管，这实际上与腹腔镜的作用相同。

（刘伏友）

fùmó tòuxī yíngyǎng zhìliáo

腹膜透析营养治疗（nutrition therapy during peritoneal dialysis）

改善腹膜透析患者蛋白质-能量营养不良及消耗状态。腹膜透析（peritoneal dialysis，PD）可有效清除尿毒症毒素，使终末期肾病（end-stage renal disease，ESRD）患者的营养和代谢达到健康人水平。然而蛋白质丢失、透析不充分、个体差异及与PD相关和非透析性相关因素的存在，仍有部分患者存在营养和代谢异常。据资料统计，营养不良在持续不卧床腹膜透析（continuous ambulatory peritoneal dialysis，CAPD）患者中的发生率为18%～75%，主要表现为体重下降、进行性消瘦或水肿、皮下脂肪减少，常伴多器官系统不同程度的功能紊乱。慢性肾脏病PD患者营养和代谢异常的原因诸多，且这些异常单纯通过增加饮食蛋白质和能量摄入不能得到纠正，出现蛋白质-能量营养不良（protein-energy malnutrition，PEM），而尿毒症和透析相关因素，特别是炎症可导致PEM持续进展，最终导致患者体重减轻和肌肉萎缩，即蛋白质-能量消耗（protein-energy wasting，PEW），二者统称为蛋白质-能量营养不良及消耗（PEM/PEW）。营养不良患者通常发生感染、心脑血管疾病和尿毒症性营养不良-炎症-动脉粥样硬化综合征等严重并发症，影响生存质量和长期生存率，导致PD高死亡率。已证实PEM/PEW与PD患者的发病率和死亡率明显相关，为PD发病率和死亡率的强效预报因子。

PEM/PEW病因及发病机制

在不同个体，营养不良的原因可能不完全相同，有些为单一因素所致，但多数为多种因素综合作用所致。炎症和糖尿病是最重要原因。

微炎症状态　①炎症通过活化ATP-泛素-蛋白酶体水解复合通路途径促进蛋白质水解和肌肉蛋白分解。肿瘤坏死因子-α有脂解作用，可致胰岛素细胞内信号通路缺陷和脂连蛋白产生减少，致胰岛素抵抗。慢性炎症所致胰岛素抵抗，肌肉胰岛素敏感性降低，胰岛素作用于骨骼肌时的合成代谢作用下降，导致透析患者体内肌肉消耗。②对慢性肾脏病和透析患者进行研究表明，炎症与静息能量消耗（rest energy expenditure，REE）明显相关，炎症时REE明显增加，与透析患者PEM/PEW有关。③微炎症状态时存在高水平肿瘤坏死因子-α、白介素-1β和白介素-6等炎症因子，可引起PD患者厌食和食欲显著下降、高瘦素水平和高分解代谢状态，导致营养不良。④透析患者炎症和营养不良互为因果，最终导致患者动脉粥样硬化，即尿毒症性营养不良-炎症-动脉粥样硬化综合征，这可能为透析患者高心血管发病率和死亡率的重要危险因素。

糖尿病和其他合并症　糖尿病为严重全球性公共健康问题，为终末期肾衰竭的主要病因。糖尿病透析患者蛋白质丢失和肌肉萎缩的风险明显增加，PEM/PEW的发生率比非糖尿病透析患者明显升高。糖尿病本身及尿毒症均可导致胰岛素抵抗，是加速蛋白质分解代谢的主要介质，这可能是透析患者出现PEM/PEW的重要原因。ESRD患者透析前常存在循环淤血，常存在更多慢性炎症、肌肉萎缩和较高REE，与厌食-恶病质综合征相似，活动时能量消耗及能量和蛋白质摄入也较低。与长期慢性心力衰竭时存在营养不良相似，透析患者合并存在心力衰竭也可导致PEM/PEW。

能量摄入不足　蛋白质的利用有赖于能量的摄取，低能量摄入使蛋白质利用减少，促进蛋白质的分解代谢，而高能量的摄取有利于蛋白质合成。CAPD患者能量摄入量均<147kJ/（kg·d），因此能量缺乏是引起饮食蛋白质利用过低的重要因素。此外，糖尿病肾衰竭患者PD时，体内具有生物利用价值的蛋白质、前白蛋白和多种氨基酸会与小分子代谢废物如尿素氮、肌酐等同时向腹膜透析液中转运，造成丢失；糖尿病患者饮食控制等导致能量摄入不足，发生营养不良。糖尿病所致外周神经病变，导致糖尿病性胃轻瘫和糖尿病肠病变，使患者食欲缺乏，引起能量和蛋白质摄入不足，进一步加重患者的营养不良。

残余肾功能　正常肾组织参与氨基酸代谢，其中包括苯丙氨酸羟化或酪氨酸转变为丝氨酸。肾组织广泛损坏是导致氨基酸代谢异常的重要原因。透析过程中残余肾功能的丧失，可使氨基酸代谢异常更为突出。PD患者残余肾功能下降，每天饮食蛋白摄入也相应减少，提示残余肾功能下降与营养不良发生紧密相关。

腹膜透析时蛋白质和氨基酸

的丢失　CAPD 时每天丢失的氨基酸为 1.2~3.4g，其中 30%为必需氨基酸。稳定 CAPD 患者每天蛋白质的丢失量为 5~15g，腹膜炎时蛋白质从腹膜透析液的丢失可进一步增加。PD 时蛋白质的丢失主要是通过间接作用而影响患者的营养和代谢，使患者发生营养不良。

透析不充分　肾小球滤过率降至 25~50ml/min 时，患者会自发减少蛋白质的摄入，随着残余肾功能进一步降低，患者的体重、脂肪体积、血清白蛋白及转铁蛋白浓度也随之下降。透析开始时的营养状况影响 PD 患者开始后的存活率。即使患者开始进行透析，若透析不充分，中分子产物潴留，患者可出现恶心、呕吐等消化系统症状，能量和蛋白质的摄入不足，也可发生蛋白质-能量营养不良。

其他　PD 时，随着透析时间延长，部分患者腹膜转运特征发生改变，导致超滤能力下降。腹膜功能衰竭时，水分在体内潴留，可发生高血压和充血性心力衰竭，而心力衰竭时胃肠道淤血可使患者的食欲减退；另一方面通过限制患者的日常活动，也减少饮食的摄入，患者能量摄入不够，导致营养不良。其他如贫血、肿瘤、心理社会因素、患者的经济状况等也可致患者发生 PEM。尿毒症患者维生素和微量元素的缺乏，影响蛋白质、葡萄糖、脂肪的代谢，可使患者的营养不良进一步加重。

改善腹膜透析患者营养状态的措施　PD 时应对患者的营养状况应进行严密监测，尽可能去除导致患者营养不良的原因，对已发生的营养不良应及时进行纠正。

加强教育　PD 是居家进行透析治疗的方式，定期了解、指导、再培训患者，不断提高患者整体综合治疗水平是不断提高患者透析充分性、改善患者营养状态、降低透析并发症的核心环节，应定期每月对患者进行 1 次包括电话在内的指导与随访。

去除诱因　积极治疗伴发的疾病，如心力衰竭、急性和慢性全身或局部感染、消化系统疾病等。糖尿病时常见的并发症是周围神经病变和自主神经病变，可导致胃轻瘫，影响饮食中营养成分的摄入，宜尽可能控制血糖在正常范围之内，并用胃动力药，如多潘立酮、西沙比利等。此外，维生素 D_3 和甲状旁腺激素异常可导致胰岛素抵抗，导致血糖和血脂代谢异常，可补充维生素 D_3，通过纠正钙磷代谢失衡、甲状旁腺切除术等使血甲状旁腺激素维持在 150~200ng/L。此外，可使用重组人促红细胞生成素，使血红蛋白维持在 90~110g/L。

适时和充分透析　许多肾衰竭非透析患者采用低蛋白饮食，一定程度上可延缓肾功能的恶化，而这些患者肾小球滤过率 25~50ml/min 时而有自发性蛋白质摄入减少，这两方面因素可使患者的营养状态恶化。透析前营养状态欠佳者其透析后的发病率和死亡率较高。因此，ESRD 患者一旦出现自发性蛋白质摄入减少，在排除导致蛋白摄入减少的其他因素并予以相应治疗后，若患者症状无改善，应考虑透析治疗。老年和糖尿病 ESRD 患者因合并症较多，病情进展较快且耐受性较差，应早期透析治疗，根据患者临床表现而非肾小球滤过率确定透析时机。前瞻性研究显示，透析充分与否可直接影响蛋白质摄入量。PD 患者的尿量减少，提示患者的残余肾功能下降，应及时重新评估尿素清除指数和每周肌酐清除率，确定患者透析是否充分。若患者不能得到目标透析剂量，可增加透析剂量或调整 PD 的方式。若通过上述措施仍不能达到充分透析，建议改行血液透析或进行肾移植。

纠正代谢性酸中毒　对慢性肾衰竭的动物模型及尿毒症患者的研究发现，代谢性酸中毒可使蛋白质降解增加。因此，为降低蛋白质的分解代谢，应尽可能纠正代谢性酸中毒。

改善微炎症状态　已证实有多种药物具有抗炎作用，可能对改善患者的营养状态有一定益处，如血管紧张素转换酶抑制剂、血管紧张素Ⅱ受体阻断剂、他汀类药物、维生素 C 及抗生素等。此外，使用生物相容性较好的新型腹膜透析液也被证实可显著降低患者的炎症指标，并改善患者的营养状况。

积极营养管理　控制和调整热量及营养物质摄入量。

热量　稳定而无并发症的成年 PD 患者所需热量为 147~159kJ/（kg·d），不过应根据患者的体重及营养状态进行调整。常规 CAPD 时，从透析液葡萄糖吸收产生的热量平均为 25kJ/kg，占总需要量的 19%。不足部分由饮食中的糖和脂肪进行补充。糖和脂肪供给热卡的比值为 3∶1。尿毒症和 PD 时有明显脂代谢紊乱，心血管疾病的发病率升高，故 CAPD 患者进食的脂肪应以不饱和脂肪酸为主。

蛋白质　血液透析有促进蛋白质分解作用，因此血液透析患者所需蛋白质量为 1~1.5g/（kg·d）。PD 时由于透析液中蛋白质和氨基酸的丢失，蛋白质的需要量超过血液透析。CAPD 患者摄入量至少 1.2g/（kg·d）。有学者认为 CAPD 患者蛋白质摄入量 1.2~1.3g/（kg·d）比较安全。应以优质蛋白为主，若口服不能补充足够的蛋白质，应静脉补充。

维生素和微量元素　PD 时，有多种维生素和微量元素的丢失，而这些微量元素与蛋白质、糖和脂肪代谢有关，有必要进行补充。

补充具有抗炎作用的食物　植物雌激素可有效阻断炎症基因表达，含植物雌激素丰富的豆类食物具有明显抗炎特性，因此 PD 患者进食豆类食物可能具有一定价值，但尚无有关豆类食物 PD 患者营养状态和炎症方面影响的相关研究。虽然正常人群研究发现鱼油具有降低 C 反应蛋白和白介素-6 作用，但 PD 患者进食鱼油是否也有类似作用尚不清楚。

补充必需氨基酸　口服必需氨基酸可促进正氮平衡及蛋白质合成，营养组织细胞，促进组织和细胞损伤的修复，增强机体免疫力。补充必需氨基酸或复方 α-酮酸可代偿尿毒症的氨基酸缺乏。研究发现，PD 患者每天摄入蛋白质 0.6~0.8g/kg 辅以复方 α-酮酸治疗，可有效保护患者残余肾功能，同时可避免患者出现营养不良和炎症，因而口服补充必需氨基酸或复方 α-酮酸可能是预防和治疗 PD 患者营养不良的有效方法。

应用重组人生长激素和胰岛素样生长因子-1　重组人生长激素可改善有分解代谢时表现的危重患者氮平衡，维持内脏蛋白质水平，促进脂肪动员和蛋白质合成代谢的作用。据报道，重组人生长激素可加快 CAPD 患儿的发育速度，亦可减少其尿素的生成，从而有利透析患者饮食蛋白质的利用，避免体内蛋白质的分解代谢。其副作用为高三酰甘油血症和高血糖，但未见长期作用的研究。研究表明胰岛素样生长因子-1 与瘦体重相关，使用它也可能改善患者的营养状态。

应用刺激食欲的药物　醋酸甲地孕酮、赛庚啶具有刺激食欲作用，对于治疗 PD 患者营养不良可能有效。有文献报道，醋酸甲地孕酮用于 PD 患者营养不良，通过刺激食欲作用，对透析患者营养不良有作用，但是，醋酸甲地孕酮可能导致一些严重不良反应，如性腺功能减退、男性阳痿和血栓形成等，因此在使用该药时应严密监测不良反应及密切观察治疗。

（刘伏友　袁　芳）

fùmó tòuxī guǎnlǐ

腹膜透析管理（management of peritoneal dialysis）　保证腹膜透析规范、有序、质量、效果而实施的透析中心、患者、患者康复和患者资料管理。腹膜透析（peritoneal dialysis，PD）打破了传统的患者依赖医院及医务人员进行治疗的医疗模式，使终末期肾衰竭患者得以重返家庭、重新回归社会。其成败与管理质量密切相关。PD 管理分四个方面：PD 中心管理、患者自我管理、患者康复和患者资料管理。加强管理的最终目的是患者康复。

PD 中心管理　即在医院、科室和 PD 中心内对人、财、物及时间等资源进行合理有效的计划、组织、领导和控制。除了中心硬件设备，还包括对中心管理制度即软件设备进行规划安排。

PD 室（中心）建立和资格认证　开展 PD 治疗的单位必须是经过县或县级以上卫生行政部门批准的医疗机构，并通过该级卫生行政部门校验。新建 PD 室（中心）应向县或县级以上卫生行政部门提出申请，并经该级卫生行政部门认可的专家委员会审核合格后经县或县级以上卫生行政部门审批后开业。①工作人员管理：科室主任承担引领、指导与协调的职责，主管 PD 中心科研与医疗的全面发展，领导医师和护士开展 PD 工作。合理分配工作领域，加强医护合作是发挥团队最佳功能状态的基础。开展 PD 的单位必须配备 PD 专职医师和专职护士，门诊随访患者20~30 例以上者要求配备专职医师和专职护士各 1 名，每增加 50 例患者增加专职护士 1 名，每增加 80 例患者需增加专职医师 1 名。②患者管理：主要目标是提高患者的透析质量和生活质量。透析前全面了解患者的情况并进行整体评估，为患者选择适合的治疗方案。向患者及其家属讲解各种肾脏替代方法，帮助选择透析方式。减轻患者对于透析治疗的恐惧和焦虑，帮助患者适应并配合治疗。PD 必须培训患者，直到掌握安全换液、保持清洁、保护透析管、异常情况处理、居家透析注意事项、简单透析方案的调整等知识。患者出院后，由专职 PD 医师和护士负责定期随访、病例总结整理、病例（死亡）讨论，向患者进行信息反馈并预约下次随访时间。随访方式包括电话随访、家访、门诊随访、住院随访和网络随访等。透析室（中心）应为新进入腹膜透析患者建立随访病历档案，并指定专人负责填写。PD 患者病历信息必须录入国家卫计委全国 PD 网络登记系统。

医疗质量管理　在管理中广泛运用持续质量改进和全面质量管理。应建立包括日常操作规程、卫生消毒制度、患者随访及门诊、查房制度、培训常规、物品和病历的管理制度及岗位责任制度等。目标是建立病房式的门诊管理。同时应对PD患者的透析充分性、感染率、导管并发症和技术生存率等进行指标管理。在医师的指导下，治疗团队应在充分掌握患者病情的前提下，考虑患者经济状况与愿望，将三者完美地结合，制订治疗与护理措施。

患者自我管理 PD治疗的成功很大程度上依赖于医务人员对患者或其家属的教育和培训。患者可以自行观察到液体摄入、营养状态等方面的动态变化，及时准确地进行调整。研究证实，自我管理教育可提高PD患者的自我管理能力和自我效能，改善患者的整体健康状况。教育内容涉及疾病相关知识和处理问题的技巧两部分。

疾病相关知识和技能 包括：①原发病与终末期肾衰竭的相关知识。②PD相关知识（如原理、环境准备、换液技术、清洁与无菌操作观念、水盐调控技巧、出口护理技术、淋浴技术及营养和饮食指导）。③常用药物的作用及副作用。④监测体重、血压、出入量平衡的方法。⑤预防、辨识并处理PD相关并发症（如腹膜炎、外口感染、充血性心力衰竭）。⑥化验检查结果和临床生理状况的关系。⑦合理运动。对于糖尿病患者，教育内容还包括检测血糖、调整胰岛素剂量、评估和护理糖尿病足等并发症。

处理问题的技巧 根据病情务实地设置目标和行动计划，正确管理负性情绪，寻求和建立社会支持网络，提高对用药等治疗方案的依从性并减少药物不良反应，应用认知技巧管理临床症状，有效利用各种医疗资源（如网络、热线电话、透析手册），与医护人员进行有效的沟通。

患者自我管理教育的方法 从患者的年龄、文化程度、认知能力出发，结合患者基础原发病和目前身体状况，进行适当的评点和反馈；开展集体教育活动、小组讨论和个别指导等多种形式的自我管理教育活动；确保医患之间有效沟通；定期进行操作考核（换液及出口护理技术等）、PD相关知识的考核；欢迎家属参加并与患者共同接受PD自我管理教育。

患者康复 肾脏病康复治疗内容包括鼓励（encouragement）、教育（education）、运动（exercise）、工作（employment）、评估（evaluation），简称“5E”。PD患者康复不仅取决于医护人员的努力，尚需要家庭、社会的理解和支持及患者的自身配合和参与，这样才可能让患者真正享受生活的乐趣并实现自己的社会价值。

患者资料管理 PD是治疗终末期肾衰竭的有效措施，但仍存在一定问题，如腹膜透析充分性、腹膜溶质转运、营养不良防治、透析管道和透析液的改良、腹膜炎防治及腹膜功能衰竭等。因此，从事肾脏病及腹膜透析医护人员需不断探索，注意资料收集、整理和分析，解决PD治疗中所出现的问题，以提高PD患者生存率和生活质量。资料收集又包括回顾性收集、前瞻性收集、调查收集。资料的记录需建立患者档案卡片，一般分为：①PD患者姓名、性别、住址、年龄、职业、工作单位、电话、PD时间、换液系统等一般项目。②记录主要内容：PD前一般资料、每日透析记录卡、每月透析记录卡。③操作者或主管医师签名。

（刘伏友）

fùmó tòuxī chōngfēnxìng

腹膜透析充分性

腹膜透析充分性（adequacy of peritoneal dialysis） 与腹膜透析相关的发病率和死亡率降至最低水平所给予的透析量。一般认为，腹膜透析充分性应包括如下含义：①透析剂量足够或透析效果满意。②一定透析剂量时患者的发病率和死亡率不会增高，再增加剂量发病率和死亡率也不会下降，低于此剂量则发病率和死亡率均会增高。③透析后患者自我感觉良好、食欲良好、体重增加、体力恢复、慢性并发症减少或消失，尿毒症毒素清除充分。

终末期肾衰竭肾脏替代治疗的最终目标是透析治疗过程中患者无任何并发症、生活质量良好，发病率和患病率及预期寿命等同于无肾脏疾患的健康人群。腹膜透析（简称腹透）作为替代治疗方式，只能部分替代肾脏滤过功能，并不能替代肾脏的内分泌和代谢功能，且存在腹透时生物不相容性透析液对人体不利影响、透析技术不完善及医疗费用限制等因素，不可能达到上述理想状况。肾小球滤过率正常的健康者每周尿素清除指数（Kt/V）可达20，而腹透患者每周Kt/V只要在1.7以上，则可无明显尿毒症症状和体征，且生活质量较高。

标准 腹透充分性不能采用单一量化指标评估，除临床常用的小分子溶质清除指标（尿素清除分数和肌酐清除率）外，更重要的有无临床症状或体征，有无影响患者生存时间和生活质量的相关合并症或并发症存在。腹透充分者应临床状态良好，应达到的标准：①无尿毒症症状和体征，如恶心、呕吐、失眠、乏力和不宁腿综合征等尿毒症毒素潴留表现，食欲良好，能维持较好的生活能力。②处于正常循环容量状态，无水钠潴留表现，干体重稳定，患者应无容量依赖性高血压、心力衰竭、肺水肿、胸腔积液和外周水肿表现。③营养状态良好，血清白蛋白≥35g/L，主观综合性营养评估正常，无明显贫血。④无明显代谢性酸中毒和电解质紊乱的表现，钙磷乘积维持在2.82~4.44mmol²/L²，全段甲状旁腺激素维持在150~300ng/L。

尽管临床表现是评估患者透析充分性一个关键指标，但透析不充分较长时间后才能出现临床表现，且临床表现隐匿，无特异性，故临床表现不能作为评估透析充分性的早期指标，仅能反映透析不充分的最终结果。既往研究证实腹透时溶质清除与患者发病率和死亡率密切相关，因而反映小分子毒素清除的指标如Kt/V和肌酐清除率（creatinine clearance rate，CCr）也是反映透析充分性的重要指标，且是反映透析充分的早期指标。透析充分时小分子溶质清除应达到最低靶目标值：持续不卧床腹膜透析（continuous ambulatory peritoneal dialysis，CAPD）患者要求每周总Kt/V≥1.7，每周总CCr≥50L/1.73m²，但注意即使小分子溶质清除达到最低目标值，若患者有尿毒症症状或体征，也应考虑透析不充分。

残余肾功能与透析充分性

临床上残余肾功能（residual renal function，RRF）一般指终末期肾衰竭患者的残余肾小球滤过率，可用残余肾清除率或尿量评估。多数腹透患者RRF呈下降趋势，每个月下降0.05~0.30ml/min。腹透时RRF下降速度比血液透析慢24%~80%，腹透患者RRF丧失的风险比血液透析低约65%。导致RRF丧失的原因包括透析相关性因素、导致尿毒症的原发病和尿毒症本身并发症等，其中透析相关性因素是导致RRF丧失最重要的原因。RRF不仅可清除小分子溶质，而且在保持液体平衡、控制钙磷代谢及清除中分子尿毒症毒素中也发挥重要作用。RRF与透析患者血管钙化及心肌肥厚有关，是影响腹透患者透析充分性的重要因素。

腹膜溶质转运特性与充分性

腹膜功能存在个体差异，长期透析患者由于透析液或腹膜炎等也可引起腹膜功能改变，适合于一个患者的透析方法不一定适合另一患者，而某些患者开始采用某种方法透析，但经过一段时间的透析后采用原透析方案又会出现透析不充分。为改善患者透析临床结果，应采用合适方法对患者腹膜功能进行准确评估，借此实现个体化透析，达到最佳透析效果。腹膜溶质和水转运特性主要取决于腹膜有效面积、腹膜内在通透性及水孔蛋白-1功能。

腹膜平衡试验　国际上普遍采用腹膜平衡试验（peritoneal equilibration test，PET）评估腹透患者腹膜转运特性。标准PET采用特瓦尔多夫斯基（Twardowski）提出的4小时腹膜平衡试验法：PET前夜予2.5%葡萄糖透析液2000ml，留腹8~12小时。晨起患者取坐位，在20分钟内引流出隔夜留腹透液，测量其容量。患者取卧位，将2.5%葡萄糖透析液2000ml，以每2分钟400ml的速度在10分钟内将透析液全部灌入腹腔，完毕后计时，腹透液在腹腔内停留4小时后，在20分钟内排空腹腔内的透析液。在上述过程中，分别在0、2、4小时留取透析液及灌液后第2小时抽取血液标本。计算透析液留腹2小时和4小时时间点透析液与血浆尿素和肌酐浓度比（D/Pcr）及透析液留腹2小时与透析液留腹开始时透析液内葡萄糖浓度比（D/D_0）。根据上述结果，将患者腹膜转运特性分为高转运、高平均转运、低转运和低平均转运4种类型（表，图）。标准PET操作比较繁琐，而快速PET检测标本数量较少，并能节省时间，可初步判断患者腹膜转运特性。快速PET方法与标准PET方法相似，留取4小时透析液和血液标本测定肌酐和葡萄糖浓度，根据D/Pcr和透析液葡萄糖浓度综合判断腹膜转运特性。

腹膜转运特性与死亡率　有研究显示低转运、低平均转运、高平均转运、高转运者腹透时2年生存率分别为91%、80%、72%和68%，提示腹膜溶质转运特性是影响患者生存率的重要危险因素。与低腹膜溶质转运患者比较，低平均转运、高平均转运和高转运患者死亡风险分别增加21.9%、45.7%和77.3%，但腹膜溶质转运状态与患者技术失败率无关。

高转运状态患者高死亡率可能是多因素共同作用的结果。①腹透患者可能本身伴糖尿病、心血管疾病及营养不良，这些因素共同作用，导致高转运患者死亡率升高。②高转运患者由于透析液葡萄糖快速吸收，导致透析液渗透压梯度消失和超滤能力下降，易出现循环容量增加，此情况在患者RRF丧失时尤为明显。③高转运患者由于超滤减少后细胞外水潴留，可出现收缩压和舒张压升高，心血管疾病是患者死亡的重要原因。④高转运与血清胆固醇、低密度脂蛋白、极低密

表　快速 PET 时腹膜转运特性分类

转运特性分类	4 小时肌酐（D/Pcr）值	4 小时葡萄糖 D/D_0 值
高转运	0. 81～1. 03	0. 12～0. 25
高平均转运	0. 65～0. 80	0. 26～0. 37
低平均转运	0. 50～0. 64	0. 38～0. 48
低转运	0. 34～0. 49	0. 49～0. 61

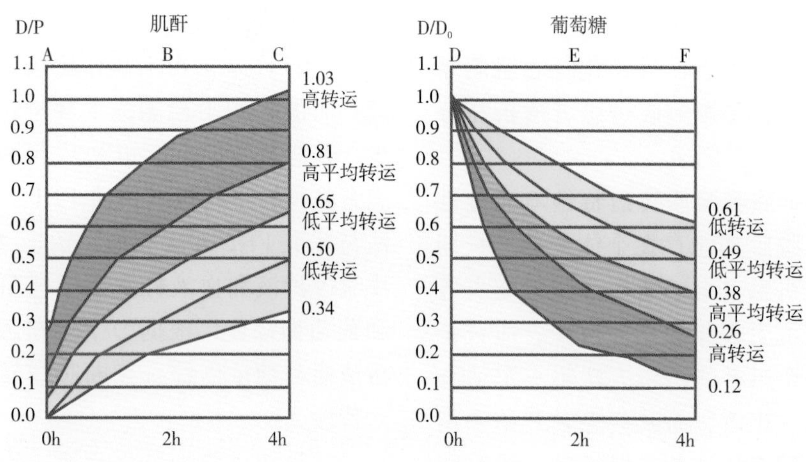

图　PET 曲线图

度脂蛋白、三酰甘油和载脂蛋白 B 呈正相关，与高密度脂蛋白呈负相关。脂质代谢异常是腹透患者发生心血管疾病的重要危险因素，可能与患者死亡率升高有关。⑤高转运患者透析液蛋白质丢失，可致患者低白蛋白血症、脂质代谢异常、水肿，加重患者营养不良，导致患者死亡率升高。

提高透析充分性的策略　按照肾脏病预后质量倡议工作组指南。①透析开始后 2～4 周（一般为 4 周）应行 PET，此时，PET 值作为基础参考值，以后每 6 个月复查 1 次 PET。若临床怀疑腹膜功能改变，应及时复查 PET。腹膜炎应在炎症控制 1 个月以后才行 PET 检查。②开始透析后 6 个月内，每 2～3 个月测定总 Kt/V 及每周总肌酐清除率 1 次。6 个月后每 2 个月测定 1 次残余肾 Kt/V，直至残余肾 Kt/V <0. 1。③除非调整处方或临床状态明显出现改变，宜每 4 个月测定一次 Kt/V，总肌酐清除率、蛋白氮呈现率。④透析开始后第 1 个月和以后每 6 个月测定 1 次血清白蛋白、前白蛋白、主观综合性营养评估和蛋白氮呈现率，以评估患者营养状态。⑤应每 2～3 个月复查电解质、血常规，每 6 个月测定全段甲状旁腺激素和血清铁蛋白 1 次。若在透析过程中出现透析充分性的改变，应寻找原因并调整透析方案。

增加溶质清除　小分子溶质清除率与腹透患者的临床后果相关，反映指标是小分子溶质清除率（Kt/V 和 CCr）。①增加透析液交换量：理论上体表面积与透析液与腹膜接触最佳时的理想透析液量呈线性关系，此时溶质面积转运系数达到峰值。CAPD 时透析液交换量由 2L 增加至 3L，透析液留腹 4 小时尿素和肌酐清除率增加 40%。②增加透析液交换总量：虽然多数患者采用标准 CAPD 可达到充分透析，但体表面积较大或 RRF 完全丧失的终末期肾病患者则可能会出现透析不充分。通过增加交换次数以增加透析液交换总量，患者 Kt/V 及 CCr 可显著增加。

保护 RRF　腹透时，由于腹膜炎时炎症介质释放、高蛋白饮食、肾脏的异位钙化、肾毒性药物的使用、原发性肾脏疾病进展及伴发疾病的存在，使残余肾功能不可避免最终丧失。RRF 对于患者容量控制及患者生存率起十分有益作用，应采用一切措施尽可能保护残余肾功能，延缓残余肾功能的减退。对于腹透患者，应避免肾毒性药物使用，如非甾体类抗炎药、造影剂及氨基糖苷类抗生素等。腹膜透析相关性腹膜炎是长期维持性腹透患者的常见并发症，有研究表明可出现 RRF 快速减退，氨基糖苷类抗生素使用可能是重要原因。对于慢性维持性腹透患者，有证据表明使用血管紧张素转换酶抑制剂和血管紧张素Ⅱ受体阻断剂可延缓 RRF 丧失。尿毒症本身异常，如钙磷代谢异常、继发性甲状旁腺功能亢进症、氧化应激、贫血及慢性炎症状态等，也是导致 RRF 减退的重要因素，应及时进行处理。新开始透析患者逐渐增加透析剂量、使用生物相容性较好透析液等也有助于 RRF 保护。

预防容量负荷异常　维持性腹透患者常见细胞外容量负荷过多，患者可出现高血压、左室肥厚与扩张甚至心力衰竭。部分患者可出现亚临床型容量负荷过多，临床表现不典型，应定期对患者容量状态进行评估，每个月对透析患者透析液引流情况、RRF 及血压进行监测和回顾。对于维持性透析患者强调钠水清除，靶目标是维持患者处于正常容量状态（干体重）。在慢性腹透时，确定透析处方时应注意预防患者出现容量负荷异常。不适当透析处方可致患者超滤不足，最终导致患者出现水钠潴留。排除导管功能异常且腹膜功能正常情况下，制订透析处方时，下述因素可导致超滤不充分：①未根据腹膜转运特性确定透析处方。②透析液留腹时间较短。③未考虑患者尿量。④未考虑钠平衡情况。为适当超滤，在确定透析液浓度和透析液留腹时间时有必要对患者腹膜转运特性进行评估。高转运时由于透析液中葡萄糖快速吸收，导致超滤能力下降和最大超滤量降低，出现容量负荷过多的危险性增加。对此类患者采用高葡萄糖浓度透析液和缩短透析液留腹时间，是临床上预防容量负荷增加的常用方法。高转运 CAPD 患者，采用一袋或更多高浓度透析液短时间（不超过 2 小时）留腹可有效增加超滤。自动化腹透时采用高渗透析液短腹腔内停留时间也可有效超滤。对自动化腹透联合 CAPD 治疗者在短腹腔内停留时使用高渗透析液也可增加超滤。

预防腹膜损伤　长期腹透可导致腹膜形态结构和功能异常，主要与生物不相容性透析液长期使用有关。研究认为葡萄糖降解产物、高葡萄糖环境中产生晚期糖基化终产物及乳酸盐缓冲剂是导致腹膜损伤的重要因素。在透析时避免长期使用高葡萄糖浓度透析液，使用生物相容性较好透析液可避免腹膜损伤，这对于提高腹透充分性、减少并发症发生具有重要意义。

（刘伏友）

fùmó tòuxī bìngfāzhèng

腹膜透析并发症（complications of peritoneal dialysis）　包括早期与透析导管相关的并发症、腹膜透析相关性腹膜炎、导管隧道及皮肤出口感染及与透析相关的非感染并发症。

腹膜炎是腹膜透析（简称腹透）最常见的并发症，各腹透中心持续不卧床腹膜透析患者腹膜炎发生率不尽相同，多数与细菌感染有关。随着自动化腹透的开展及导管连接系统的改进，腹膜炎的发生率已有明显下降。皮肤隧道口及隧道感染也是较常见的感染并发症，在持续不卧床腹膜透析过程中任何时候都可以发生，通常被认为是腹透的严重并发症，是导致腹透患者死亡的主要因素之一。导管相关的并发症主要有切口感染、腹腔器官损伤、出血、腹痛、肠梗阻、腹透液渗漏、腹透液引流不畅等。一旦发现腹透液引流不畅，应积极寻找原因，一般保守性治疗，如加强活动、加压冲洗导管、尿激酶封管，可收到良好的效果，必要时可重新手术置管。部分患者在长期维持性腹透的过程中还可能出现消化系统的并发症，以及由于蛋白质-能量营养缺乏、代谢异常，出现蛋白质-能量营养不良的情况。及时发现并处理这些并发症对改善透析患者生存质量，提高腹透患者的生存率有重要意义。

（刘伏友　袁　芳）

fùmó tòuxī xiāngguānxìng fùmóyán

腹膜透析相关性腹膜炎（peritoneal dialysis-related peritonitis）

腹膜透析过程中患者出现腹痛、发热或透析液浑浊等腹膜炎表现的并发症。是腹膜透析（简称腹透）最常见的并发症，也是导致腹透失败的常见原因。随着腹透技术的改进，腹膜炎的发生率已有明显下降。国际腹膜透析学会提出，一个腹透中心的腹膜炎发生率不应高于 0.67 次/（患者·年）。此病的发生率可控制在每个患者 40~50 个月 1 次，但是，中国的发生率并不一致，难治性腹膜炎在许多腹透中心依然存在。腹膜炎大致可分为细菌性腹膜炎、真菌性腹膜炎、硬化性腹膜炎、化学性腹膜炎等。细菌性腹膜炎占总数的 70%~95%。

病因及发病机制　腹膜炎最主要的原因是污染，常发生于腹透交换时，患者的培训与再培训是预防污染所致腹膜炎的关键。外口感染可导致隧道炎和腹膜炎。最常见的致病菌是凝固酶阴性金黄色葡萄球菌和革兰阴性菌。分枝杆菌与真菌性腹膜炎较少见。主要发生机制如下。

危险因素　金黄色葡萄球菌相关性腹膜炎发生与患者携带此菌有关。低血清白蛋白与营养不良增加了腹膜炎的风险。抑郁症患者腹膜炎发生率增加，具体机制不清。自动化腹透腹膜炎发生率低于持续不卧床腹透，可能与连接系统不同有关。

机体抵抗力下降　①体液因素：IgG 和 C3 是腹腔中的重要调理素，在腹腔防御中起重要作用，腹透液中正常的调理需要较高浓度的 IgG 和一定浓度的 C3。纤维连接蛋白也是一种重要的调理物质，其表面有表皮葡萄球菌和化脓性葡萄球菌的结合部位，对杀灭一些葡萄球菌起重要作用。腹膜炎发生率高者，巨噬细胞产生纤维连接蛋白的量明显低于腹膜炎发生率低者。②细胞因素：随着透析时间的延长，巨噬细胞逐渐减少，1 年后稳定。部分持续不卧床腹透的患者腹腔巨噬细胞结构和功能缺陷，抵御微生物侵袭能力降低，腹膜炎发生率高。间皮细胞及肥大细胞在腹腔防御中也可能有一定调节作用。

各种因素对腹腔防御机制的影响 腹透操作使腹腔与外界相通，皮肤和腹腔的防御机制被破坏。频繁交换透析液改变腹腔的生理环境，稀释正常腹腔液中的调理素（IgG、C3、纤维连接蛋白）达50～100倍，并损伤腹膜中性粒细胞及其他吞噬细胞功能。肠源性腹膜炎不常见，但症状严重，源于腹腔内器官病变（如胆囊炎、缺血性肠病和憩室炎）微生物透壁迁移。便秘、灌肠等均可诱发肠源性腹膜炎。其他少见原因有菌血症、妇产科相关原因、牙科操作及结肠镜检查等。腹透导管钛接头处脱落或该处导管破裂，或换药时锐器损伤腹腔外导管等，均可导致细菌性腹膜炎的发生。

临床表现 主要表现为腹痛、发热、恶心、呕吐、透析液浑浊等，疼痛程度轻重不一，与致病微生物有关。

诊断与鉴别诊断 诊断标准：①腹透患者出现腹痛、发热、恶心、呕吐，腹膜透析液浑浊。②透析液常规检查白细胞计数 $>100\times10^6$/L，且中性粒细胞比例占50%以上。③透析液培养发现病原体。3条中符合2条即可确诊。在临床实际工作中，一旦发现腹透患者出现腹透液的浑浊即应高度疑诊腹膜炎，但也应注意鉴别一些非感染性因素致腹透液浑浊的情况，如化学性因素对腹膜的刺激、过敏等因素导致嗜酸性粒细胞增多、各种原因导致腹腔内出血、胸导管阻塞产生乳糜性腹水及腹腔内肿瘤等。

治疗 患者若有可疑腹膜炎症状，应尽快寻找有否导致腹膜炎的原因，了解排便习惯是否有改变，有无腹膜炎或管道相关感染史等。必须仔细检查外口和隧道。尽快对透出液进行细胞计数分类、革兰染色和微生物培养。透出液需进行需氧和厌氧培养，若培养阴性，除需考虑培养技术是否正确外，还需考虑患者近期是否应用抗生素。严重的腹膜炎与急需静脉镇痛和输液者，应住院治疗。

因病原微生物的培养需一定时间，腹膜炎早期治疗需使用广谱强效抗生素，覆盖绝大多数革兰阳性和阴性菌。抗生素的使用途径多采用经腹腔内用药，每日1次，并强调抗生素在腹腔内作用应在6小时以上。无肠穿孔依据者，不建议抗厌氧菌治疗。酵母菌革兰染色阳性需抗真菌治疗。若透析液甚浑浊，可腹腔内注入肝素防止管腔堵塞。48～72小时获得微生物培养和药敏实验结果后，选用针对性抗生素。若培养阴性，停用氨基糖苷类药物，继续单用第一代头孢菌素或万古霉素。抗生素的使用疗程应至少2周，对于金黄色葡萄球菌、革兰阴性菌和肠球菌等导致的腹膜炎则需至少3周。

真菌性腹膜炎死亡率高，假丝酵母菌是最常见的致病病原体，常需立即拔管，继续抗真菌治疗至少10天，建议1~2个月后可考虑重新置管。对服用抗生素者预防性应用制霉菌素可成功降低假丝酵母菌腹膜炎的发生。

难治性腹膜炎是指在开始应用恰当抗生素治疗5天无改善，有时抗生素治疗后腹膜炎症状可缓解，但透出液细胞计数无明显改善。难治性腹膜炎需尽快拔管，全身使用抗生素继续控制感染，必要时借助血液透析维持透析治疗，否则将导致腹膜功能衰竭和增加患者死亡风险。

复发性腹膜炎是指停用抗生素4周内由相同病原体所致的腹膜炎再次发作。与管道感染或感染性生物膜有关。若腹水白细胞计数 $<100\times10^6$/L，可拔管并在原位重置新管，这可使许多患者避免转为血液透析。

预防 腹透中心需监测和定期回顾腹膜炎的发生，明确问题所在。主要预防措施包括患者强化再培训、双卡夫导管的选择、导管腹外段管口方向朝下、导管连接系统的改进、管道及外口护理、认识接触污染的处理方法、高危操作的预防性用药及平时对腹透导管外管的保护等。

（刘伏友 袁 芳）

dǎoguǎn suìdào jí pífū chūkǒu gǎnrǎn

导管隧道及皮肤出口感染（infection of catheter tunnel tract and exit-site） 腹膜透析时导管隧道及皮肤出口处感染导致发热、相关局部红肿热痛和（或）肉芽组织增生的并发症。隧道是指腹膜透析（简称腹透）导管从腹膜外经肌肉、皮下组织至皮肤出口处的通道；对双袖套导管而言，隧道即指两袖套之间的距离。皮肤出口结痂并不意味着感染，无炎症但细菌培养阳性也不等于感染。此病通常被认为是腹透的严重并发症，是导致腹透患者死亡的主要因素，亦是拔除导管的常见原因。在持续不卧床腹透过程中任何时候均可发生，有时呈慢性反复发作，可致反复发作的腹膜炎、置管失败及住院时间延长。在美国，持续不卧床腹透的导管3年生存率为6%～36%，有8%～39%的导管因隧道及皮肤出口感染而拔除，每年由腹透转为血液透析的比例与拔除导管率相近，其主要原因并非腹膜炎而是隧道及皮肤出口感染。隧道及皮肤出口感染的主要致病菌为金黄色葡萄球菌，占该类患者总数的25%～85%。16%～35%患者可分离出其他微生物，包括大肠埃希菌（7%～14%）、表皮葡萄球菌（5%～14%）、假单胞菌（8%～12%）、真菌（1%～3%）。7%～11%的隧道及皮肤出口感染并无细菌生长。

病因及发病机制 ①导管周围渗漏：腹透液渗漏可致隧道及皮肤出口愈合延迟，不利于组织修复，为细菌的侵入提供了机会。②机械因素：机械的压力、导管的经常牵拉可减慢皮肤出口和隧道的愈合过程。这要求置管后至隧道及皮肤出口愈合期间避免经常牵扯导管，应将导管的外段用胶布稳妥固定在腹壁上。最好不用缝线将导管固定在皮肤上，避免缝线过紧而导致隧道张力高所引起的组织挤压坏死。要求操作者在进行更换腹透液时动作轻柔，尽量减少导管摆动和牵拉。③微生物入侵：保持隧道及皮肤出口的无菌性在其早期愈合期尤为重要。几乎所有的皮肤出口即使无感染迹象也寄居着细菌。进入隧道深部的细菌数目取决于皮肤出口处的细菌数和种类，皮肤导管出口方向及未受损的表皮和肉芽组织所具有的防御细菌侵袭的能力。抗生素很难渗入凝块，因此在凝块形成前，就必须保持血液和组织液有足够的抗生素浓度，要求在置管前使用抗生素。④皮肤出口方向：皮肤出口的方向朝上时，将会由于汗液下流，水和脏物造成出口处的污染。出口一旦感染则难以治疗，而且这些脓液由于重力的作用向隧道深部渗透。⑤全身性因素：皮肤出口愈合过程中，部分肉芽组织可被逐渐吸收，由纤维组织取代。这部分纤维及肉芽组织均由表皮覆盖。有营养不良、糖尿病、长期使用泼尼松者及尿毒症本身因素，可通过破坏组织的纤维化而减慢创口的愈合。

临床表现及诊断 ①皮肤出口感染：急性感染者导管出口处疼痛，局部组织红肿，有分泌物排出，可伴全身症状如畏寒发热等；慢性感染者可见出口有肉芽组织增生且炎症持续时间>4周。②隧道感染：大多数隧道感染源于皮肤出口感染处理不及时或处理不当，炎症向深部发展，极少数是置管过程中无菌操作不严格所致。隧道感染早期症状较为隐蔽，可仅有低热，可表现为沿隧道走向有压痛，周围组织肿胀硬结，隧道周围皮肤有灼热感。一旦脓肿形成，患处触之有波动感，可伴高热和全身中毒症状，常合并腹膜炎的发生。

治疗 一旦发现感染应及早处理，否则会有腹膜炎及被迫拔除导管终止腹透的可能。①局部处理：用络合碘、过氧化氢溶液、生理盐水清洗伤口，每天换药1～2次。对隧道口周围肉芽组织可用硝酸银烧灼。可采用如下方法：局部络合碘消毒后，感染部位用过氧化氢溶液冲洗，再用生理盐水冲洗，庆大霉素用生理盐水稀释后，在感染部位周围进行局部浸润注射，若疑诊隧道感染可沿隧道做局部注射，采用庆大霉素稀释液浸湿的纱布条缠绕出口处的导管，湿敷感染处，并予以包扎固定导管，并配合全身用药。②全身用药：根据感染处分泌物细菌培养结果，选用敏感药物，在培养结果未出来之前，首选抗革兰阳性菌的药物，同时应联合使用抗革兰阴性菌的抗生素，最好静脉用药。③拔除导管：经上述处理2周，临床表现无明显改善并有继续恶化者，应考虑拔除导管。重新置管的时间，应根据患者的具体情况而定。

预防 ①定期清洗皮肤出口：可采用双氧水+肥皂水或络合碘+双氧水或单用络合碘定期清洗消毒皮肤出口，并以无菌纱布覆盖，清洗消毒间隔不超过1周。②导管维护和出口处护理：妥善固定导管，避免过多牵拉导管。皮肤出口处不洁或潮湿者，应及时更换敷料，保持导管出口处的清洁及干燥。避免使用对皮肤出口处有刺激或可引起皮肤过敏的药品，不要强行去除出口处的痂皮防止创伤的发生。出口处有创伤者应及时应用抗生素，金黄色葡萄球菌鼻腔携带者应使用抗生素。出口愈合期及感染期避免盆浴及游泳。一般认为出口愈合期至少需2～3周。

（刘伏友）

fùmó tòuxī jīxiè bìngfāzhèng

腹膜透析机械并发症（mechanical complications of peritoneal dialysis） 导管位置不良、移位、堵塞或被包裹所致腹腔器官穿孔、透析液渗漏及引流不畅的并发症。可发生在腹膜透析置管术的早期和晚期。

腹腔器官穿孔 ①肠穿孔：少见，但后果严重，一旦发生应及时诊断，进行有效处理。多见于穿刺法置管（盲插法置管），少见于解剖法置管，在腹腔镜置管术中发生率为0.8%。置管过程中在套管针、腹膜透析（简称腹透）导管内出现粪便样物质或闻及恶臭气体，可立即诊断为肠穿孔。既往腹腔手术者可能存在腹腔内粘连，是肠穿孔的重要危险因素。

另一个危险因素为腹胀所致腹部张力过高，因此术前晚上灌肠或使用泻药可预防此并发症发生。为避免盲肠穿孔，一般应选择左侧插入腹透导管。采用穿刺置管时，切记先向腹腔内灌注一定量的腹透液，并尽量避免采用穿刺置管。临床上腹透置管所致肠穿孔一般较小，在术后 24~48 小时因网膜包裹自行愈合。术后当天应严格禁食，静脉联合使用覆盖革兰阳性、革兰阴性和厌氧菌的抗生素，同时给予胃肠外营养治疗并维持水电解质和酸碱平衡。术后第 2 天，若患者情况稳定，可适当口服摄入液体，缓慢过渡到正常饮食。若病程中出现发热、呕吐或腹膜刺激征，应及时进行外科手术干预。②膀胱穿孔：少见。术中难以诊断，术后进行透析液交换时出现下腹部不适、尿路刺激征或灌入透析液后患者需立即排尿，应高度疑诊膀胱穿孔。尿糖显著升高或透析液中加入亚甲蓝后尿为蓝色可确诊。为预防膀胱穿孔发生，术前应确保患者完全排空膀胱。糖尿病或其他既往有神经系统病史者可能有神经源性膀胱，部分男性患者有严重前列腺肥大，易出现尿潴留，术前应考虑留置导尿管。术中操作时动作应轻柔。一旦确诊应及时外科手术干预。

腹痛 可表现为局限性或弥漫性腹痛。置管后出现的切口周围疼痛，可用镇痛药控制。3%~4%的患者可出现会阴部及肛周部位的疼痛，尤其在灌入腹透液或引流腹透液即将结束时更明显，这主要源于置管时导管腹内段末端刺激该部位的腹膜，一般于置管后 1~2 周自动消失。处理方法：减慢灌入液体和引流液体的速度；疼痛严重且持续的时间较长者应将导管腹内段向外拔出约 1cm。透析液温度过高或过低可引起弥漫性腹痛，因此最好将透析液温度控制在约 37℃。个别患者可能因腹透液偏酸性而导致透析液灌入时的疼痛，可加用碳酸氢盐提高透析液的 pH 值。

早期腹透液渗漏 置管后的 30 天内发生的腹透液渗漏。与手术相关，常见于腹膜荷包口结扎不紧，或结扎线靠近导管壁之间无腹膜组织，或咳嗽导致腹膜撕裂等。据文献报道，在行正中切口置管的患者中，可有 7%~29% 发生此症，经旁正中切口者中仅占 6.5%，与术者的操作熟练程度和缝扎腹膜荷包的技巧有关。危险因素包括：肥胖、糖尿病、年龄>60 岁、多产妇、长期应用糖皮质激素、多次置管等。表现为导管周围渗漏，前腹壁局限性水肿及引流量减少，严重者可表现大阴唇、阴囊、阴茎水肿。出现早期渗漏增加隧道感染和腹膜炎的危险性，常需预防性使用抗生素，可暂停持续不卧床腹透，改小剂量卧位间歇性腹透或夜间间歇性腹透。若渗漏较多，可停止腹透 2 周，改做*血液透析*。难治性渗漏少见，一旦发生，需行 CT 检查明确渗漏部位，并进行必要的外科手术修复，必要时需重新置管。

切口感染 较少见，但一旦发生则有可能影响置管的质量。致病菌主要为金黄色葡萄球菌及假单胞菌属。预防措施：预防性应用抗生素；术中止血彻底；缝合紧密不留死腔；术后及时换药更换敷料。

出血性并发症 少见，开放手术时发生率为 1%~23%，出血较多的发生率约为 2%。*尿毒症毒素*潴留导致凝血功能障碍、术前使用抗凝药是该症的高危因素。对有潜在出血倾向者，术中止血不彻底是置管出现该症的重要原因。一般开放手术时手术切口部位选择腹中线旁开 2cm 处，过于靠外侧则可能损伤腹膜动脉及其分支；打开腹直肌前鞘及分离腹直肌时易损伤小动脉，此时止血不彻底或结扎丝线滑脱可能是导致患者出血的重要原因。此外，建立皮下隧道时也可能损伤皮下小动脉，这也可能是术后出现该症的重要原因。出血部位以腹前壁血肿多见，部分患者可见腹透导管出口处出血。如腹膜外或腹直肌内血管的损伤导致腹膜外持续出血，通过未缝扎紧或撕裂的荷包口流向腹腔，或切除大网膜后，未予以充分肯定的缝扎或缝扎不紧、结扎线脱落亦可导致腹腔内出血，表现为血性透析液。

根据患者出血部位和出血程度采用不同处理措施。①出现血性引流液，可采用未加温的腹透液反复冲洗腹腔，可使腹腔内血管收缩，同时减少出血部位的出血；避免使用抗凝药物；向腹腔内灌注冷的腹透液后，用腹带加压包扎腹部；经过上述处理后，仍为血性引流液，则应打开伤口找出出血部位加以止血。②腹壁和出口处出血，最主要处理是压迫止血。

术前应评估患者凝血状态，停用可能影响患者凝血的药物，凝血功能障碍者术前预防性使用血管升压素；选择合适切口部位，避免手术切口部位过度靠外；术中避免损伤血管及彻底止血；术后防止患者剧烈咳嗽。

肠梗阻 腹透导管置入后可发生不完全性肠梗阻，一般在置管后 24~36 小时内发生。

导管功能障碍 主要表现为

腹透液注入或引流障碍。根据发生时间早晚可分为早期导管功能障碍和晚期导管功能障碍。前者指在术中置管后立即出现引流障碍，后者指磨合期后任何时候出现的透析液注入或引流障碍，其发生率为0.5%~20.0%。正常情况下腹透导管置入到膀胱直肠窝或子宫直肠窝后透析液注入和引流通畅，为确定透析导管位置，将导管放入到腹腔后应立即试水，以确定导管是否到位。将肝素盐水注入腹腔，若引流呈线状而非滴状、引流量超过注入量的1/2~2/3，提示导管功能正常。否则提示透析导管功能障碍，可能导管位于骨盆外、网膜和肠道间或导管内有血凝块堵塞。应特别注意腹腔内粘连、肠胀气或肠腔内容物过多，均可能导致导管不能放入到正确位置。采用小切口开放手术或盲插技术（套管针、经皮直接穿刺）等难于确定原因，术中腹部X线片或腹腔镜有助于诊断和确定其原因。一旦发现，应再次确认体表定位，再次放置腹透导管并试水，确保导管到正确位置。绝大多数患者采用上述方法均能避免该症，最终不能完全纠正者应采用腹腔镜技术重新置管。特别注意导管扭曲或腹膜荷包结扎过紧或导管受压也可能导致该症。

腹透液引流不畅 主要源于导管阻塞、移位及被包裹。

大网膜阻塞导管临床表现透析液进出不畅。通常发生在手术置管后不久，可能与新的腹透导管的生物相容性有关。腹透导管置入腹腔，经过一段时间，导管外表的蛋白生物薄膜形成后，可减少大网膜对导管的包裹。大网膜阻塞导管中部以下侧孔并将导管内腔阻塞，则出现单向阻塞。通常直型管比卷曲管更多见。因此有的透析单位在采用直型管置管时，常规将腹膜口部位膨出的大网膜切除或将大网膜末端置入腹膜荷包口一并结扎固定于导管周围，可减少包裹的发生率。保守治疗（加强活动、加压冲洗导管）无效，通常需重新手术置管。

蛋白凝块或纤维块阻塞导管，早期常是血块等阻塞，几天后可以缓解。纤维块阻塞可见于以后的腹透过程中，尤以发生腹膜炎时常见；腹膜炎后或曾多次置管的患者，组织残缺或粘连物也可阻塞导管，但不是常见原因。可以采用生理盐水或肝素盐水加压冲洗导管，生理盐水加尿激酶注入导管内保留12~24小时后重新开管，常收到较好的效果。

女性患者导管引流不畅可为活动度较大的输卵管伞阻塞导管侧孔或导管内腔所致，表现与大网膜包裹相似。便秘或膀胱充盈可使部分患者出现暂时性腹透液引流障碍，这是充盈的膀胱或充盈的结肠压迫导管腹腔段末端所致。

导管移位指导管的腹腔段漂移出真骨盆，俗称漂管，多发生在术后2周内。表现透析液灌入正常而出水障碍。相当一部分导管移位是由于置管时其导管末端并未置于膀胱直肠窝或子宫直肠窝，或大网膜牵拉或升结肠的蠕动，或不断牵拉腹腔外腹透导管导致腹腔内导管的摆动等，造成腹透导管的漂移。腹膜导管内有一条不透X线的含钡条纹，因此可通过腹部X线检查证实导管是否移位。可以试用以下非手术方法使导管复位：①服用泻药或灌肠促进肠蠕动。②在X线荧光屏下进行腹部按摩或采用福格蒂导管引导归位。③腹腔镜直视下复位。若上述方法无法使导管复位，可考虑重新外科手术置管。

其他原因尚有置管技术不熟练，造成皮下隧道与腹膜导管出口处形成直角扭曲或荷包结扎过紧等原因均可造成导管引流不畅。有报道，在长期腹透时导管内可形成结石而发生堵管。

晚期腹透液渗漏 腹透开始30天以后出现的腹透液渗漏。较少见，多与机械因素有关。腹透液皮下渗漏可发生于任何时期。早期常因引流量减少而误诊为超滤失败。当渗漏部位不明时，可注入2L含核素的腹透液，或注入2L含造影剂的透析液，让患者站立、行走、收腹、咳嗽及弯腰等，至少30分钟，以增加腹压，然后行核素扫描或CT检查，可探明渗漏的部位。晚期渗漏的处理同早期渗漏，但保守治疗通常无效，常需手术治疗。

（刘伏友）

fùmó tòuxī xiāohuà xìtǒng bìngfāzhèng

腹膜透析消化系统并发症

（gastrointestinal complication of peritoneal dialysis） 腹膜透析并发的消化系统疾病。

食管反流 部分持续不卧床腹膜透析（continuous ambulatory peritoneal dialysis，CAPD）患者常有腹胀、反酸、嗝逆等症状。腹膜透析时高容量腹膜透析液灌入腹腔，腹内压升高，使食管下端贲门处压力升高，导致食管下段痉挛，从而发生食管反流，患者出现腹胀、反酸及嗝逆。膈下脓肿、淀粉样变性、电解质紊乱等也可导致患者出现上述表现。出现上述症状者应行食管压力测定、腹部B超、电解质检查。可用胃动力药物，必要时减少每次腹膜透析液交换量，待患者症状消失后酌情增加透析液交换量。

肠穿孔 少见，常与腹膜透析导管有关。腹膜透析时，透析导管长时间压迫小肠壁，导致小肠出现压迫性坏死、穿孔。患者常出现渐起性腹痛，但不如急性腹膜炎剧烈，可能与溢出的部分肠液被大量腹膜透析液稀释有关。腹膜透析患者出现腹膜炎时，应排除本并发症的可能。一旦确诊需外科手术处理。肠血管发育不良、缺血性结肠炎、盲肠憩室炎等也可导致病变肠道出现穿孔。腹膜透析患者出现肠穿孔后预后欠佳，死亡率较高；症状与腹膜透析相关性腹膜炎相似，两者难以鉴别，临床应引起高度重视。出现腹膜炎表现，治疗24~48小时后症状加重或症状改善不明显者，应高度疑诊该症。

肠道出血 极少见。有报道腹膜透析患者肠道出血时改行血液透析，患者出血症状减轻，提示腹膜透析相关因素可导致患者发生肠道出血。腹膜透析可能出现肠道血流低灌注，血管内压力降低，导致肠道黏膜缺血，这可能是肠道出血的重要原因。改用高浓度葡萄糖透析液可引起肠出血，可能与高渗腹膜透析液致肠黏膜血管扩张破裂有关。

胰腺炎 CAPD患者并发急性胰腺炎少见。腹膜透析时，腹膜透析液通过网膜孔进入胰腺所在部位的小网膜囊中，透析液中某些成分，如高渗糖、细菌代谢产物及某些毒性物质、透析液低pH等可刺激胰腺，引起急性胰腺炎。此外，高三酰甘油血症、补钙或给予维生素D_3所致高钙血症也是急性胰腺炎的危险因素。临床主要表现为腹痛、体温升高伴恶心、呕吐等，并可反复发作。部分患者可无症状，仅尸解发现胰腺纤维化、钙化和囊性变方确诊。有时急性胰腺炎的诊断较困难，常误诊为腹膜透析相关性腹膜炎，临床上应引起高度重视。若拟诊为腹膜炎，但病原菌检查为阴性，且腹痛局限在上腹部时应疑诊该病。可测定血、尿淀粉酶，血淀粉酶高达正常值上限的8倍以上有诊断价值，轻度增高则难与慢性肾衰竭本身所致血淀粉酶升高鉴别。影像学检查如CT、超声可显示胰腺充血、水肿或假性囊肿形成。CAPD患者急性胰腺炎治疗与非透析患者相同，但死亡率更高，需早期诊断与及时治疗。

肝脓肿 长期腹膜透析，特别是糖尿病腹膜透析患者，机体抵抗力下降，肠袢长期浸泡在透析液中，肠道屏障功能降低，肠腔内细菌经黏膜侵入血流，沿门静脉侵入肝脏，可形成肝脓肿。此外，腹膜炎特别是病程较长的难治性腹膜炎，腹膜透析液中细菌可直接侵入肝实质形成脓肿。最常见临床表现为寒战和发热，可伴右上腹痛、右上腹包块、食欲缺乏、恶心、呕吐、嗝逆。最常见的部位是肝右叶（占70.4%），其中74.1%表现为孤立性。克雷伯菌为最常见病原菌，血培养占51.9%，脓肿穿刺引流培养占37%。CT、B超有助于诊断。确诊后可给予强有力的抗生素，脓肿较大者可在B超引导下穿刺排脓。治疗效果欠佳者可行手术治疗。死亡率可高达33.3%。

肝包膜下脂肪沉积 见于糖尿病腹膜透析患者，多因腹腔内使用胰岛素所致，CAPD主要病变位于肝脏与腹腔内透析液接触的外表面部分。其厚度与人体肥胖程度及使用胰岛素的剂量成正比。脂肪沉积处的胰岛素浓度高于外周组织，故引起该部位脂肪重新代谢酯化，有时可引起脂肪性坏死，但多不引起严重病变，肝功能大多正常。临床上常易误诊为肝转移癌。

其他并发症 ①血性透出液：常见原因有置管操作中对腹膜及网膜血管的损伤；患者剧烈咳嗽，腹内压升高使腹膜破裂，损伤腹膜血管；女性患者行经期内经血流入腹腔；腹腔慢性炎症粘连后粘连带破裂出血等。通常采用低温腹膜透析液进行透析，使用腹带保持一定的腹内压，必要时使用止血药。若无效应请外科协助探查止血。女性行经期内的血性透析液不需处理。②乳糜性透出液：透出液呈乳白色，患者无腹痛及发热，透析液常规检查可有极少的白细胞，细菌培养阴性，乙醚试验阳性。多与静脉补充白蛋白或进食动物高蛋白质或高脂肪饮食有关，或源于腹腔淋巴管内的乳糜液漏出。

（刘伏友）

fùmó tòuxī dàixiè bìngfāzhèng

腹膜透析代谢并发症（metablism complications of peritoneal dialysis）

腹膜透析过程中出现的蛋白质-能量营养不良及其他营养物质代谢异常并发症。腹膜透析（简称腹透）患者营养物质缺乏程度和导致营养成分缺乏的因素不同，对各种营养成分的需求也不同。

葡萄糖和胰岛素代谢 尿毒症患者由于尿毒症毒素潴留，可出现葡萄糖和胰岛素代谢异常，如糖耐量降低、高胰岛素血症及胰岛素抵抗等。甲状旁腺激素（parathyroid hormone，PTH）对胰岛B细胞分泌胰岛素有抑制作用，使尿毒症患者糖耐量降低。1,25-二羟胆钙化醇［1,25-$(OH)_2D_3$］的缺乏也可能对之具有一定作用。持续不卧床腹膜透析（continuous ambulatory peritoneal dialysis，CAPD）者由于葡萄糖透析液的使用，每天持续吸收的葡萄糖可达100~200g。热量摄入不足时可借此途径进行补充，并可预防低血糖的发生，但持续长时间使用高糖透析液患者可出现血脂异常，肥胖、终末期糖基化终末产物的形成，还可损害患者的腹膜功能。有报告表明，CAPD时由于高葡萄糖的应激作用，可导致患者的胰岛B细胞衰竭，诱发患者出现糖尿病。一般CAPD时不主张长时间使用高糖透析液。

脂代谢 在尿毒症时，某些脂溶性酶如脂蛋白脂酶、肝三酰甘油脂肪酶及卵磷脂-胆固醇乙酰转移酶的活性降低，出现脂质代谢的异常。CAPD开始时，许多患者表现为高三酰甘油血症，且大部分患者的血清胆固醇水平正常。CAPD第1年，特别是透析开始后的第1个月内，血三酰甘油和胆固醇水平升高。此改变以透析开始即有高脂血症者最显著。长期CAPD患者高三酰甘油血症的发生率为60%~80%，但不同透析方式和不同透析个体的脂代谢异常的发生率不同，可能与高糖透析液的使用及饮食能量摄入不同有关。

CAPD时矿物质代谢 尿毒症时肾小球滤过率下降，磷的排泄受阻，同时维生素D的相对和绝对缺乏，肠道钙吸收减少，出现高磷低钙，导致继发性甲状旁腺功能亢进症，PTH分泌增加。CAPD增高PTH可使患者出现胰岛素抵抗，影响患者的血脂代谢。研究表明，血PTH水平与患者血清白蛋白和肌酐水平呈正相关，提示初始PTH水平较高者营养状况较好。血PTH可反映透析患者的营养状况，但并不意味透析开始血PTH较高有益，因而主张血PTH水平应保持在150~200ng/L。

促红细胞生成素和贫血 慢性肾功能不全时，尿毒症毒素的潴留、肾脏促红细胞生成素（erythropoietin，EPO）的减少、造血物质的摄入不足、血液的慢性丢失等因素，导致患者出现贫血。虽然充分透析可从一定程度上纠正贫血，但最理想纠正贫血的方法是使用EPO。重组人促红细胞生成素（recombinant human erythropoietin，rHuEPO）通过纠正贫血，可改善透析患者的营养不良。此外，rHuEPO在纠正尿毒症患者贫血的同时，对患者的内分泌有一定的调节和改善作用，如减轻胰岛素抵抗、改善性功能、部分纠正生长激素、甲状腺素和血管活性物质的异常，而改善患者的营养状态。

维生素和微量元素缺乏 腹透时，饮食摄入不足及透析液丢失，可致维生素缺乏，尤以水溶性维生素为明显，腹透患者维生素B_6、维生素C、维生素B_1及叶酸均降低，但维生素A和维生素E水平正常。应警惕大量使用维生素C可出现高草酸血症。总之，腹透时除蛋白质和能量的缺乏外，尚有多种其他营养物质的缺乏，应进行补充。

（刘伏友）

chāolǜ shuāijié

超滤衰竭（ultrafiltration failure，UFF）

腹膜本身失去超滤功能而出现的并发症。是维持性腹膜透析（简称腹透）患者的严重并发症。腹透过程中，通过在腹透液中添加具有一定渗透性的物质，形成腹透液与血液之间的跨膜渗透压差，从而清除血液中多余的水分，这一过程称为腹膜透析超滤。据统计腹透患者1年内超滤能力丧失者占2.6%，第3年时为9.5%，6年以后超过30%。日本学者报道，腹透超过8年的患者，半数以上可发生UFF。

发生机制 与下列因素有关。①腹膜有效表面积和通透性降低，是主要的发病机制。②腹膜的淋巴重吸收率增高。③跨腹膜细胞转运孔道功能选择性受损。

诊断 腹透患者水盐控制能力良好，但出现持续性水肿、体液超负荷，应考虑UFF。国际诊断标准：①4.25%葡萄糖腹透液，4小时交换，净超滤量<400ml。②每天应用4.25%葡萄糖腹透液2~3次或以上，仍不能稳定维持干体重，存在水肿，但应排除治疗本身所引起的问题，包括患者因素（如饮食失控）、医师因素（如不合适的透析处方）、机械问题（如透析管移位、腹透液外渗）等。

分型：UFF可分为膜性和非膜性，其中前者可分为三种类型：Ⅰ型为高通透性腹膜，此类患者具有高腹膜溶质转运率，透析液中的葡萄糖及水分被迅速吸收；Ⅱ型为低通透性腹膜，腹腔内多发性粘连和腹膜硬化导致溶质转运率低下；Ⅲ型为淋巴回流过多型，表现为溶质和水分清除不充分。渗漏和导管功能异常等机械原因也可导致非膜性超滤显著降低。

处理 ①暂停腹透使腹膜得到休息。②使用生物相容性较好的腹透液。③药物：如在透析液中加入透明质酸可提高腹透效率，并可显著降低腹膜炎期间超滤量和溶质清除减少的程度，改善腹膜免疫功能，保护腹膜。其他如糖皮质激素、肝素等，可抗炎、增加腹膜水孔蛋白表达而改善腹膜超滤功能。

（刘伏友）

shènyízhí nèikē wèntí

肾移植内科问题（medical management of kidney transplantation）

肾移植前、后及远期所涉及临床内科相关的问题。终末期肾病是严重威胁人类健康的重大慢性疾病之一。常规的透析治疗不仅有较多并发症，且患者生活质量差、社会回归率低、治疗费用昂贵、长期生存率低。肾移植已成为终末期肾病患者的最佳治疗方法。相对已经较为成熟的移植术技术而言，肾移植内科问题能否得到及时正确的处理，对延长移植物长期存活有着更为重要的临床意义。

肾移植内科问题主要涉及：①术前供者、受者全面客观评估和受者围术期药物的合理选择。②术后长期随访、免疫抑制剂的合理应用及个体化治疗方案的实施。③随访过程对各种内科并发症进行早期干预和及时诊疗。

术前对受者充分全面的评估 对于保证肾移植取得成功至关重要。临床医师需要严格掌握受者的适应证和禁忌证（见肾移植受者选择）。评估受者的一般情况、重要脏器功能、原发疾病和伴随疾病、既往疾病史等。全面权衡肾移植、血液透析和腹膜透析哪种治疗方法更适合患者，预测每种治疗可能会发生的并发症和对患者产生的不利影响，积极预防术后并发症。

术前供者的筛选 以保证供肾质量，为提高移植肾的长期存活奠定良好的基础。根据供体来源，供肾可分为活体供肾和尸体供肾（见肾移植供者选择）。活体供肾具有组织相容性好、缺血时间短、质量有保证、手术时机可选择性、术后受者排斥反应发生率低等优点而成为理想的供肾来源，但活体肾移植手术是以损害健康人的利益为代价来挽救其他人生命的治疗方法，违背了基本的“不伤害”的医学原则，因此活体肾移植手术一定要遵循“自愿、无偿捐献”的原则，禁止器官买卖，同时在选择供者时除关心其存活和康复外，还应对其健康状况和心理状态进行定期的全面评估。尸体供肾需缩短缺血时间，减少缺血-再灌注损伤，尽可能保证供肾质量，以获得最好的移植效果，必要时根据尸体肾的来源、死因、取肾条件、人类白细胞抗原配型等对受者进行合适的预处理。

术后早期并发症的处理与免疫抑制剂的应用 急性排斥反应和感染是最常见的内科并发症，也是影响移植物和受者存活的主要原因。如何从临床和病理等角度进行及时准确的诊断和治疗成为临床医师的研究热点。此外，肾移植免疫抑制剂（如糖皮质激素、抗代谢类药物、钙调磷酸酶抑制剂、生物制剂等不同作用机制药物）如何进行合理搭配和临床应用，对预防和治疗急性排斥反应、减少免疫抑制药物的毒副作用、延长移植物和受者长期存活，均有非常重要的临床意义。与此同时，对特殊的移植受者包括排斥高危受者、已发生移植肾延迟复功的受者、移植术后发生特异性感染的受者，均需极丰富的内科临床经验和用药技巧。尤其是器官移植术后发生的特异性感染，感染的病原菌种类繁多、临床表现不典型、病情复杂多变而呈现特殊的感染特点，其诊断和治疗可严重影响受者的长期存活。因此肾移植术后如何预防和控制感染，仍是临床移植医师关心的重要问题。

术后远期内科并发症的预防与处理 同样是取得良好人/肾长期存活的关键。肾移植受者需长期服用免疫抑制剂，机体免疫力一直处于较低水平，其血流动力学及血液生化指标均会受到免疫抑制剂及手术本身、原发疾病的影响，因此移植受者比普通人群更易发生一些慢性疾病。移植后远期并发症主要包括心血管疾病（移植后高血压和缺血性心脏病）、移植后代谢性疾病（移植术后糖尿病、甲状旁腺功能亢进症、高尿酸血症和高脂血症）、骨骼系统疾病（骨质疏松、骨软化、骨坏死）、消化系统疾病（肝功能损害、消化性溃疡和出血、胃肠道功能紊乱）、血液系统疾病（真性红细胞增多症、移植术后血小板和白细胞减少症）、移植术后皮肤疾病、移植后肿瘤，包括实体器官肿瘤（泌尿系肿瘤、皮肤口唇肿瘤、肉瘤、原发性肝癌和颅内肿瘤）和血液系统肿瘤等。而移植肾肾病也是影响移植肾长期存活的关键问题之一，需与免疫抑制剂慢性肾毒性鉴别，对肾移植术后远期并发症的预防和处理应包括合理使用免疫抑制剂、定期监测各种并发症才能做到早发现、早治疗。

肾移植内科并发症的预防和治疗需要内科医师在术前进行详细而周密的评估，围术期采取合适的免疫抑制剂方案和预防感染的策略以减少术后感染等内科并发症的发生，术后定期随访以及时预防、诊断和治疗各种内科并发症，最终达到延长人/肾长期存活的治疗目的。

（陈江华）

shènyízhí shòuzhě xuǎnzé

肾移植受者选择（selection of kidney transplantation recipient）

肾移植受者需有适应证、无禁

忌证并可经受手术。中国开展肾移植已经有40多年历史，长期存活患者的数量逐年增加，选择合适的肾移植受者是提高移植肾长期存活的关键。因此对有肾移植愿望的尿毒症患者应该严格掌握适应证和禁忌证。

肾移植的适应证 ①慢性肾脏病进入终末期即尿毒症或急性肾脏病导致的不可逆转的肾衰竭者。②全身情况良好者，年龄不超过70岁，但年龄并非绝对。③心肺功能良好能耐受手术者。④活动性消化性溃疡术前已治愈。⑤恶性肿瘤新发或复发经手术等治疗稳定2年后无复发。⑥肝炎活动已控制，肝功能正常者。⑦术前无结核活动，对有结核者，应正规抗结核治疗，经检查明确无结核活动者。⑧无精神障碍或药物成瘾者。

肾移植的绝对禁忌证 ①未治疗的恶性肿瘤患者。②结核活动者。③获得性免疫缺陷综合征或肝炎活动者。④药物成瘾者（镇痛药或毒品）。⑤进行性代谢性疾病（如草酸盐沉积症）。⑥近期心肌梗死。⑦存在持久性凝血功能障碍者如血友病。⑧估计预期寿命不足2年者。⑨其他器官功能存在严重障碍包括心肺功能、肝功能严重障碍者。

肾移植的相对禁忌证 ①周围血管病。②精神性疾病、精神发育迟缓或心理状态不稳定者。③癌前病变。④基础疾病为脂蛋白肾病、镰状细胞肾病、瓦氏巨球蛋白血症肾病等肾移植术后易高复发机会者。⑤淋巴细胞毒抗体或群体反应性抗体（panel-reactive antibody，PRA）强阳性者未经预处理的尿毒症患者。⑥过度肥胖或严重营养不良。⑦严重淀粉样变性。⑧合并复发或难控制的复杂性尿路感染。⑨患者年龄超过70岁。

肾移植受者的评估 包括原发病种类、年龄、受者健康状况和术前检查。

原发病的评估 ①慢性肾小球肾炎：最常见。有些肾小球疾病在移植后可能复发。复发原肾疾病而导致移植肾失功能者仅占几个百分点，得益于肾移植手术后的免疫抑制药物的治疗。对肾衰竭进展快者应慎重考虑手术时机，对局灶性节段性肾小球硬化、急进性肾小球肾炎、膜增生性肾小球肾炎、狼疮肾炎或有高效价免疫复合物及抗肾小球基膜抗体阳性者，应至少等待6~12个月，以确保其原发病在术前已达到稳定状态。②糖尿病肾病：此类病患者的移植数已逐年上升。年轻糖尿病患者做肾移植，其移植肾的存活率并不比其他原发病低，所以不是肾移植的禁忌证；老年晚期糖尿病患者选择透析治疗可能效果更好。③高血压肾病：肾移植后复发不多，加之降压药物的进展，多数患者的血压可得到良好控制。④遗传性肾脏疾病：以奥尔波特综合征（Alport syndrome）移植后效果较好；多囊肾病患者发展至肾衰竭者一般年龄较大，且易感染，存活率相对较低。⑤免疫性疾病：狼疮肾炎所致肾衰竭，在全身其他器官病变被控制后做移植的患者逐年增加。由于原发病治疗与肾移植后应用免疫抑制剂基本一致，复发并不多见。⑥慢性肾盂肾炎：肾移植前必须彻底控制感染。肾盂肾炎有反复发作者，可考虑在移植前切除无功能的双肾。⑦慢性间质性肾炎：首先应查清病因，如感染、药物过敏、毒性物质损害、缺血、代谢异常、物理因素、尿路梗阻、肿瘤、遗传性疾病等，原发病控制后才能考虑移植，以防原发病在移植肾复发。⑧含马兜铃酸中药所致肾衰竭（见马兜铃酸肾病）者，术后容易发生泌尿系肿瘤，长期存活相对较差。⑨肾肿瘤患者做移植后1年内复发率较高，但在肿瘤治愈1年后进行移植并非禁忌，主要是肾移植后长期应用免疫抑制药物，易致肿瘤复发。

年龄 移植受者的年龄范围在不断扩大。4~15岁儿童移植后的存活率已与青年受者相仿。儿童做肾移植有利于青春期发育。因肾移植术后发病率及死亡率的降低，进行肾移植的年龄范围逐渐增宽，年龄的上限已无明显界限，即使年龄在70岁以上，只要仔细地选择也可获得满意效果。绝大多数老年肾移植受者术后头发变黑，生活能力增强，肾移植效果比透析好。肾移植成功后，因老年受者免疫功能低下，移植肾排斥反应机会相对较少，抗排斥治疗效果好。对于这些患者，术前应仔细检查是否存在可以治愈的冠状动脉、颈动脉或周围血管病变；若存在不能纠正的病变，或病变恢复有限的老年患者，应劝其继续行透析治疗；若已查出有冠状动脉病变者应在术前给予纠正；心肌梗死进行冠状动脉介入或旁路移植术后病情稳定者亦可行肾移植。

受者健康状况评估 选择肾移植受者时，应注意其全身的健康状况，以减少移植后并发症。①心血管系统：尿毒症患者通常有心血管系统的并发症，经透析治疗，其高血压、心力衰竭等多数可被控制，但有少数患者虽经足够的透析，仍不能纠正高血压，可能源于血浆内肾素增高，若做肾移植，需考虑在移植前摘除病肾。②消化性溃疡：移植后应用大剂量糖皮质激素和免疫抑制剂可引起消化性溃疡出血、内脏穿孔，增加移植受者的死亡率。应先治愈溃疡，再考虑移植。有溃疡病史者，移植后可预防性使用抗 H_2-受体阻断剂或质子泵抑制剂预防复发。③感染：移植前必须详细检查患者的呼吸道及泌尿道有无感染病灶存在。腹膜透析患者需详细检查腹膜透析导管周围有无感染。血液透析者应注意动静脉瘘处有无感染，若存在感染应予以治愈。乙型肝炎病毒（hepatitis B virus，HBV）感染的尿毒症患者仍然是肾移植的高危人群，HBV DNA 阳性者必须抗病毒治疗转阴后再考虑肾移植，术后免疫抑制剂治疗会降低患者的抗病毒能力，易引起慢性活动性肝炎、肝硬化和肝癌，增加死亡率。若患者转氨酶水平升高，应继续进行观察，推迟手术，待转氨酶水平降低或平稳后再行移植。一般认为人类免疫缺陷病毒（human immunodeficiency virus，HIV）感染者不应进行肾移植，因为应用免疫抑制剂而加重病情，但已有 HIV 感染者接受肾移植手术的报道。术前应对活动性结核进行正规抗结核治疗，明确无活动后再考虑肾移植。④尿路解剖和功能异常：尿道狭窄、膀胱挛缩、神经源性膀胱等病变均可致尿路梗阻，排尿不畅，若移植前无法纠正，术后将影响移植肾功能恢复。⑤恶性肿瘤：多数非转移性肿瘤，治愈后 2 年无复发者，可考虑做肾移植；若有肿瘤转移或有转移倾向者绝对禁止做手术。⑥无精神障碍或药物成瘾。

术前检查　①实验室检查：包括血常规、凝血功能、血生化；病毒和真菌筛查如 HBV、丙型肝炎病毒、HIV、巨细胞病毒抗原和抗体、梅毒血清学、EB 病毒抗体等筛查，儿童需筛查水痘，在孢子菌病流行地区需筛查孢子菌感染；尿液分析和培养；50 岁以上男性或有前列腺癌家族史的年轻男性测定前列腺特异性抗原；组织相容性检查如血型、免疫学检查（组织相容性抗原、群体反应性抗体、抗内皮细胞抗体、供体特异性抗体）测定；粪常规和隐血试验。②辅助检查：X 线胸片（正侧位）；心电图；腹部超声；年龄>18 岁女性行巴氏涂片检查；年龄>40 岁女性或有乳腺癌家族史的年轻女性行乳腺 X 线检查；年龄>50 岁受者行结肠镜检查。③心脏检查：对于有糖尿病、年龄>55 岁、有心脏病史的受者常规行心脏负荷试验和（或）超声心动图检查；某些中心对所有糖尿病患者行心导管检查，而某些中心只对负荷试验阳性患者行心导管检查。④牙科检查：排除存在任何牙齿或牙龈感染。⑤心理评估：心理社会因素同样会影响肾移植手术成败，术前必须进行评估，内容包括社会支持系统的可获得性、处理复杂病情变化的能力、经济来源、保险状况及依从性等。

肾移植前组织配型检查　用以确定供肾与受体组织是否相配。常用的组织配型项目：①ABO 血型配型：施行肾移植手术前必须进行严格的血型化验，使供肾与受者血型相符；O 型的患者只能接受 O 型血的人捐献的肾脏，B 型接受 B 型或 O 型，A 型接受 A 型或 O 型，AB 型的患者可接受 A 型、B 型、AB 型的人捐献的肾脏。②淋巴细胞毒试验（交叉配型试验）：主要用于测定受体血清内是否含有针对供者淋巴细胞的抗体。将供受者淋巴细胞和受者血清相互交叉混合孵育一段时间后，受者血清中的抗体与供者细胞表面的抗原结合，激活补体，损害细胞膜可引起细胞溶解，这将使渗入的染料得以进入细胞内而着色。根据着色的细胞数来评估淋巴细胞毒的强度。10%以下为阴性，10%～20%为弱阳性，>20%为阳性。阳性者说明受者血清中有针对供者人类白细胞抗原（human leukocyte antigen，HLA）的抗体，移植后极有可能发生超急性排斥反应。尽量选择数值最低的受者接受肾移植。③HLA：HLA 在同种移植中起着十分重要的作用。其中供受者的 HLA-DR 抗原是否相合最重要，HLA-A 和 HLA-B 抗原次之；若有可能，要求有尽可能多的 HLA 位点相同。PRA 阳性者要确定针对性抗体，在 HLA 配型时尽量避开有阳性位点抗原的供体。④PRA：用于判断肾移植受者的免疫状态和致敏程度，致敏程度分别为：无致敏 PRA 0～10%，中度致敏 PRA 11%～50%，高致敏 PRA>50%，移植肾存活率依次下降。特别是 PRA>80%者，肾移植后很可能会发生排斥甚至是超急性排斥反应，是移植的禁忌证，除非术前积极预处理并找到 HLA 相配的供肾。

（陈江华）

shènyízhí gōngzhě xuǎnzé

肾移植供者选择（selection of kidney transplantation donor）　供肾必须与受者血型匹配并无禁忌证，活体供肾应是年满 18 周岁的健康志愿者。肾移植供者包括尸体供肾和活体供肾。又称肾移植供体选择。多数发展中国家以尸体供肾为主；随着活体供肾的逐年增加，其已成为解决供者短缺的有效途径。

活体供肾的选择和评估 活体供肾肾移植包括血缘相关的活体供肾肾移植和血缘无关的活体供肾肾移植。前者包括父母与子女之间、兄弟姐妹之间的肾移植；后者主要是指夫妻间的肾移植，还包括朋友及社会热心人士自愿捐肾者。在欧美、东南亚等国家，活体肾移植占相当大的比例。而中国由于受传统观念的影响，活体供肾肾移植占肾移植总数不到1%，虽数量有明显增加，但总体数量仍低于国际水平。

活体肾移植供者范围 根据中国《人体器官移植条例》，3类人群可成为活体器官移植的供体：活体器官的接受人限于活体器官捐献人的配偶、直系血亲或3代以内旁系血亲，或有证据证明与活体器官捐献人存在因帮扶等形成亲情关系的人员。对于帮扶形成的亲情关系仅限于养父母和养子女之间的关系、继父母与继子女之间的关系。提倡兄弟姐妹、父母子女及夫妻等亲属之间进行器官移植。不考虑陌生人之间的器官移植。另外，夫妻之间仅限于结婚3年以上或婚后已育有子女的。任何组织或个人不得摘取未满18周岁公民的活体器官用于移植。所有的器官捐赠者均应在自愿、无偿的前提下进行。

活体肾移植优越性 活体肾移植是切除自愿捐献器官供体的一侧肾脏，并将其移植入特定受者的过程。以亲属活体供肾最多见，其中移植效果以同卵双胎为最佳。活体肾移植与尸体肾移植相比有较多的优越性：①可根据患者的需要及身体情况合理安排手术时间。②亲属活体肾移植不需要等待供者，避免长期透析带来的各种并发症及处理并发症带来的经济费用，缩短了移植前透析的时间，不必因长期等待供体而丧失移植时机，同时有资料显示透析时间越短越有利于移植肾的长期存活。③活体供肾有更好的质量保证，术前通过检查了解供肾动脉、静脉、肾盂及输尿管有无解剖变异，保证所取供肾的完整性，同时活体供肾冷、热缺血时间可明显缩短，有助于术后移植肾功能早期得到良好的恢复。④术前有足够的时间做详细的移植前免疫检查，在有较多供体可选择时，可筛选出最为理想的供体，使术后移植肾排斥反应的发生明显减少。⑤亲属供体与患者具有相似的遗传背景，术后移植肾排斥发生机会减少，与尸体肾移植比较可获得更好的人/肾长期存活率。⑥亲属活体供者的生物学特点和较好的组织相容性，可降低肾移植排斥反应发生率，术后免疫抑制药物用量可以相对减少，减轻了患者的经济负担，同时可减少药物对机体的毒副作用。⑦促进家庭间的亲情关系。⑧对部分群体反应性抗体阳性的高敏患者或2次移植的病例，亲属活体供肾移植术是较好的选择。

活体供者的绝对禁忌证 根据2004年阿姆斯特丹论坛制定的捐献者安全评估项目及标准，下列情况不适于捐赠肾脏。①年龄<18岁。②严重高血压或伴高血压所引起的器官终末期损害，高血压以24小时动态血压为准，24小时动态血压监测提示高于140/90mmHg者不被接受为捐献者。③有糖尿病病史或两次空腹血糖>7mmol/L或口服葡萄糖耐量试验2小时血糖>11.1mmol/L者不适于捐赠。④任何情况下，尿蛋白>300mg/d者。⑤与年龄不符异常的肾小球滤过率。⑥有持续性镜下血尿者。⑦体质指数>35kg/m^{2}的肥胖症者。⑧精神状态不稳定、人类免疫缺陷病毒（human immunodeficiency virus，HIV）阳性者，以及乙型肝炎病毒（hepatitis B virus，HBV）、丙型肝炎病毒（hepatitis C virus，HCV）感染阳性者。⑨双肾结石史。⑩存在栓塞性疾病的高危因素。⑪有下列恶性肿瘤病史者：黑素瘤、睾丸癌、肾细胞癌、绒毛膜癌、血液恶性肿瘤、支气管癌、乳腺癌和单克隆免疫球蛋白增高怀疑有恶性肿瘤病史者，符合下列条件也可能被接受：该种癌症是可治愈的，且有理由排除该癌症转移的可能性。⑫有慢性病变者（如慢性肺病、心脏病）。⑬未控制的精神疾病。⑭身体情况差，不能耐受取肾手术者。

活体供者的相对禁忌证 ①慢性感染活动（如结核、乙型病毒性肝炎、丙型病毒性肝炎、寄生虫感染）。②肥胖症。③精神障碍者。④以下肿瘤非活体供者的绝对禁忌证：声带原位细胞癌、宫颈原位细胞癌、基底细胞癌、皮肤未转移的棘细胞癌。

活体供者的评估 ①年龄：18~55岁较为合适，年龄大者取肾手术有一定风险，且随着年龄的增长，硬化肾小球增多，有效肾单位减少。②病史及体格检查：无慢性病及全身性疾病，如高血压及心血管疾病、糖尿病、肾脏病、肝炎等，精神状况不稳定者不予考虑。③供者家族史：若有家族性肾脏病病史和遗传性肾脏疾病患者，则不适合作为供肾者。④实验室检查：血、尿、粪常规检查均需在正常值范围。⑤感染方面检查：尿、痰、粪的细菌和真菌检查，口咽部分泌物涂片和培养，血中病毒感染化验如巨细胞病毒抗体（IgG 和 IgM）、EB 病毒等检查；抗-HIV 阳性者不应作为供者；常规做 HBV、HCV 检查；有关结核菌感染的测定有抗纯化蛋白衍生物及聚合酶链反应检查。⑥血液生化检查：血电解质（如钾、钠、氯、钙、磷）、肾功能测定（如肌酐、尿素氮、肌酐清除率、双肾发射型计算机断层扫描仪）、血气分析（如二氧化碳结合力）、血糖、肝功能测定（如转氨酶、碱性磷酸酶）等。⑦影像学检查：X 线胸腹部平片、肝肾 B 超检查、心电图检查。⑧泌尿系统检查：可对供肾及残存肾功能良好与否进行估计，可进行双肾泌尿系静脉造影，肾动脉造影、肾血管 CT 三维成像。男性供者一般采用左肾，因左肾动脉易暴露，静脉较长，易摘取；未生育的女性供者以取右肾为宜，因女性妊娠时右肾易发生肾盂积水，而摘取右肾可减少供者泌尿系统发病。⑨供者的心理状态和精神状态评估。

活体供者的随访 供肾切除术后供体近期并发症包括出血、肺梗死、感染、肝炎、心肌梗死等，发生率约 1.8%。远期并发症较常见的有高血压，对供者 10 年以上随访显示：约 25% 发生高血压，男性供者发生率高于女性，但与普通人群无统计学差异；捐肾以后不会引起肾功能进行性恶化倾向，发生尿毒症的机会跟正常人群相比无明显增加，但为了更好地保障供者的安全，希望捐赠者定期监测血压，术后定期复查血常规、肾功能、尿常规、尿蛋白和肌酐清除率，定期到医院随诊。

尸体供肾的选择和评估 尸体肾供者是以脑死亡作为供者的条件，包括有心跳的脑死亡供体和无心跳的脑死亡供体，以脑外伤供体最为适宜，是保证提供移植用器官的质量及提高移植器官存活的关键。尸体供肾是世界上多数移植中心的供肾来源，中国肾移植多数也是尸体供肾。

尸体供肾的评估 ①供者年龄：20 ~ 55 岁，但并非绝对。②脑死亡之前供者的健康状况：死亡之前有全身性疾病，如糖尿病、高血压、心血管疾病、传染性疾病、血液系统疾病病、感染性疾病、恶性肿瘤等应不考虑为供肾者；有心跳的脑死亡供体在供肾切除前血压最好维持在 90mmHg 以上，避免使用收缩血管和肾脏损害的药物，可使用呋塞米或甘露醇利尿；对于无心跳的脑死亡供体，为保证供肾质量应注意供者休克时间不能过长，供肾热缺血时间最好不超过 10 分钟，快速摘取肾脏后马上冷灌注，冷缺血时间最好不超过 24 小时。③尸体供肾生前检查：ABO 血型应相容，O 型供者可供给任何血型的受者，AB 型尿毒症受者可接受各个血型的供者，其要求与临床输血原则相同；必须进行肝炎病毒及肝、肾功能检查；供受者组织相容性检查。

尸体供肾的绝对禁忌证 ①感染性疾病：如抗-HIV 阳性。②存在不能控制的败血症。③结核。④急性肝炎。⑤不明原因的病毒感染。⑥确定的恶性肿瘤。⑦药物滥用或 2 个月前有不安全性生活史。

（陈江华）

shènyízhí miǎnyì yìzhìjì

肾移植免疫抑制剂

（use of immunosuppressive drugs during kidney transplantation） 旨在减少肾移植排斥反应的抑制免疫反应药物。免疫抑制是指用物理、化学或者生物的方法或手段来降低机体对抗原物质的反应性。器官移植发展的历史过程中，曾经使用放疗、胸导管引流及脾切除术等方法，但由于不良反应严重、效果不理想，现已摒弃。临床上使用各种免疫抑制药物治疗来减少器官移植后的排斥反应，且随着免疫抑制剂不断开发和应用，移植肾长期存活率显著提高，其合理应用极大地推进了器官移植的前进步伐和提高了临床效果。

种类 ①糖皮质激素（简称激素）：常用药物包括泼尼松、泼尼松龙、甲泼尼龙、地塞米松等。②烷化剂：如环磷酰胺、苯丁酸氮芥、左旋溶血瘤素。③抗代谢类药物：包括硫唑嘌呤、吗替麦考酚酯、咪唑立宾等。④生物制剂：常用的有抗淋巴细胞球蛋白、抗胸腺细胞球蛋白、单克隆抗体，如抗人 T 细胞 CD3 鼠单抗（OKT3）、白介素（interleukin，IL）-2 受体单抗等。⑤钙调磷酸酶抑制剂：环孢素、他克莫司、西罗莫司等。⑥中药制剂：雷公藤总苷、人工冬虫夏草菌粉等。

作用特点和常用组合 常用免疫抑制剂特点：①多数药物免疫抑制作用缺乏选择性和特异性，常同时影响机体正常免疫应答，导致机体免疫功能降低。②抑制初次免疫应答比再次免疫应答的效果好。③部分免疫抑制剂需进行血药浓度监测，药物疗效、毒副作用与血药浓度有一定相关性。临床使用的免疫抑制剂常需要联合使用以提高治疗效果，同时可减少毒副作用。肾移植术后最常用的免疫抑制剂组合为：他克莫司（或环孢素）+吗替麦考酚酯+激素，或他克莫司（或环孢素）+硫唑嘌呤+激素。

常用免疫抑制剂 主要介绍

下列几种。

激素　最早也是最常用的免疫抑制剂。1951 年可的松的应用使小鼠及家兔皮肤移植物存活时间延长，1963 年激素与硫唑嘌呤联合使用建立了经典的移植免疫抑制方案，直至后来被环孢素为基础的免疫抑制方案所取代。激素作为基础免疫抑制剂仍广泛应用于器官移植领域。激素可通过减弱增殖的 T 细胞对特异性抗原及同种异体抗原的作用而达到抑制炎症反应及移植物免疫反应的结果。临床常用的激素均为人工合成的制剂，其抗炎活性增强，而水钠潴留效应减弱。

泼尼松在肝脏中代谢活化成泼尼松龙，生物利用度为 80%，且为口服制剂，价格便宜，是免疫抑制维持治疗的基本药物。甲泼尼龙不需经肝脏代谢，且抗炎强度最强，水钠潴留最弱，可口服，也可注射，其静脉制剂是急性排斥反应（acute rejection，AR）冲击治疗的首选药物。氢化可的松盐皮质激素作用较强，在临床已少用。激素主要在肝内代谢，由肾脏排泄，经胆汁及粪便的排泄量极微。手术日及术后 3 天静脉滴注甲泼尼龙或琥珀酰氢化可的松作为冲击治疗；术后第 4 天起改为口服，逐日递减；3～6 个月逐渐减至维持量。在 AR 时可使用大剂量甲泼尼龙静脉滴注冲击治疗。

激素的不良反应：①常见不良反应：药物性库欣综合征，表现为体重增加、满月脸、水牛背、脂肪沉积、肌肉萎缩、向心性肥胖、皮肤紫纹、易生痤疮和皮肤感染；水钠潴留；高血压；低血钾和低钾性碱中毒；药物性糖尿病或糖耐量异常；脂代谢异常，发生高脂血症；骨代谢异常，表现为骨质疏松等。②少见不良反应：增加患者对细菌及真菌的易感性；发生消化性溃疡甚至出血、穿孔，也可使原有的消化性溃疡不易愈合，发生再出血；偶见病理性骨折、无菌性股骨头坏死等；白内障，青光眼；精神异常；月经紊乱及生殖功能减退等。

吗替麦考酚酯　又称霉酚酸酯（mycophenolate mofetil，MMF），为非核苷类似物，与硫唑嘌呤同属抗代谢类药物。MMF 胶囊、片剂均能够快速吸收，且不受胃排空影响，具有稳定的药代动力学特性。口服吸收后，迅速、完全地被转换为具有生物活性的霉酚酸（mycophenolic acid，MPA）。血浆中不能检测到 MMF，平均口服生物利用度近 94%。MPA 在肝脏中被代谢成葡萄糖苷 MPA，通过肾脏排泄，半衰期近 18 小时。MPA 是单磷酸次黄嘌呤脱氢酶可逆、非竞争性抑制剂，抑制鸟嘌呤核苷酸的经典合成途径，淋巴细胞代谢缺乏补救合成途径，淋巴细胞增殖被阻断在细胞周期 S 期，发挥对淋巴细胞的免疫抑制效应。MPA 对抗体合成也具有抑制作用。MMF 与他克莫司或环孢素、激素联合成为应用最广泛的免疫抑制方案。MMF 主要不良反应：①胃肠道反应：常见为腹泻、恶心、呕吐和胃肠炎。②骨髓抑制：主要表现为白细胞减少、血小板减少及贫血。③感染：可使机会性感染发生率增高，大剂量时易发生病毒感染。

硫唑嘌呤　属咪唑类 6-巯基嘌呤（6-MP）衍生物。经口服生物利用度为 55%，其中 15% 为原形，40% 为 6-MP。硫唑嘌呤进入人体后经肝药酶转化为 6-MP，进一步转化为 6-巯代次黄嘌呤核苷酸，整合进入细胞内的 DNA 分子中，通过竞争性地反馈抑制嘌呤合成酶，阻止次黄嘌呤核苷酸转变为 AMP、GMP，抑制嘌呤核苷酸的合成，使染色体断裂、核酸扭曲、干扰 DNA 的修复，抑制淋巴细胞的增殖。肾功能不全不影响其使用，不需调整剂量。对初次免疫反应有很强的抑制作用，但对再次免疫反应几乎无作用。仅作为移植术后排斥反应的预防治疗，不能用于抗排斥治疗。不良反应：①通常为剂量相关性，有骨髓抑制，可引起白细胞、血小板减少和巨幼红细胞性贫血。②可引起恶心、呕吐和胃肠道及口腔溃疡、肝功能损害、脱发等。③可增加感染和肿瘤的发生率。④偶有男性精子减少及致畸效应。临床应用逐渐被 MMF 所替代。

环磷酰胺　是烷化剂，属于细胞周期非特异性药物，对迅速增殖的 T、B 细胞均有较强的抑制作用，特别对 B 细胞抑制作用更强。临床有时用环磷酰胺短时替代硫唑嘌呤。毒副作用包括胃肠道反应、口腔炎症、骨髓抑制、出血性膀胱炎等。很少应用于肾移植领域。

环孢素　1970 年由土壤中的多孢子木霉菌中提取获得，1978 年被用于临床肾移植，使肾移植存活率明显提高，移植并发症明显减少。是肾移植患者临床应用主要的强效免疫抑制剂。通过抑制钙调磷酸酶所致细胞因子转录、分泌，阻止 T 细胞激活、分化，达到抑制免疫反应的作用。对 T 细胞有高度选择性抑制作用。作用于细胞周期 G_1 早期阶段，其主要作用靶细胞为辅助性 T 细胞和细胞毒性 T 细胞，对 T 抑制细胞无作用；另外，环孢素可抑制 B 细胞增殖，诱发或促进 B 细胞凋亡。口服后由小肠上段吸收，服药后2~4小时（平均2.8小时）血药浓度达到峰值。在肝内由肝细胞内质网及细胞色素P450微粒体酶系统代谢，代谢产物达30余种，大部分经胆道排泄，仅6%由尿中排泄，生物半衰期为14~27小时。环孢素药物治疗窗较窄，药物吸收、代谢变异度较大，为达到安全有效的治疗效果，应对患者定期进行血药浓度监测，并根据血药浓度调整剂量。

不良反应：①常见为肾毒性，机制主要为其阻断钙调蛋白后诱导产生肾血管收缩，从而引起肾血流减少，降低肾小球滤过率。急性期环孢素肾中毒有可逆性。长期环孢素肾毒性可使肾小动脉增生及肾间质纤维化引起慢性移植物肾病。②其他常见如感染、肝毒性、高血压、糖尿病、高胆固醇血症、高尿酸血症、高钙血症、多毛、痤疮、牙龈增生、面部变形等。③少见如肌痛、血小板减少、视听障碍、贫血、盗汗、便秘、胃炎、溃疡、出血、血尿、精神障碍等。

他克莫司　即FK506，是从链霉菌属中分离出的发酵产物，其化学结构属23元大环内酯类抗生素，具有很强的免疫抑制作用，其强度约为环孢素的50~100倍。FK506与环孢素同属钙调磷酸酶抑制剂。口服吸收很快，但吸收不完全，生物利用度为10%~60%，平均20%。主要吸收部位在小肠，吸收过程类似环孢素。血药峰浓度出现在口服后0.5~3.0小时；半衰期3.5~40.5小时，平均8.7小时，主要经肝脏细胞色素P4503A系统代谢，主要经胆汁清除，清除率较低，且可广泛分布于肺、心、肾、胰腺、脾和肝等器官内，因此临床上药物剂量的调整需要数天时间才能达到稳定的血药浓度。经吸收后与胞质中的免疫啡啉又称FK506结合蛋白的特异性受体结合，形成具有生物活性的复合物，该复合物主要作用于钙离子及钙调磷酸酶（即钙调素依赖性蛋白磷酸化酶），从而阻断细胞膜信号转运至细胞核，阻断IL-2基因转录，抑制T细胞活化。此外，他克莫司还具有其他免疫抑制效应，可抑制原发性和继发性细胞毒性T细胞的增殖；还可抑制B细胞的活化，包括抑制诱导B细胞免疫球蛋白的产生和抑制受刺激后B细胞的增殖。根据血药浓度调整剂量。

常见不良反应：①神经毒性：包括震颤、失眠、肢体感觉异常，为剂量相关性，严重并发症如昏迷、惊厥等的发生率很低。②肾毒性：可引起肾小球和皮质小动脉痉挛，使肾血管阻力增加，肾血流量减少，导致肾小球滤过率下降，还可刺激转化生长因子转录，分泌活跃，促进肾间质纤维化从而引起慢性移植物肾病。③诱发糖尿病：因胰岛细胞上存在FK506结合蛋白，FK506可与其结合引起胰岛素分泌减少。④胃肠道反应：常见为腹泻、恶心、呕吐。⑤感染及肿瘤：发生率增加。⑥其他不良反应：包括心肌病、过敏反应、贫血等。

西罗莫司　又名雷帕霉素，是1975年从采自复活节岛上土壤中的吸水链霉素中分离获得的大环内酯类化合物。在移植领域的应用日益广泛。经口服后被迅速吸收，生物利用度为14%，在血中绝大部分（>92%）与血浆白蛋白结合，是小肠和肝脏P450系统的底物，被代谢成多种代谢产物，主要经肠道排出。主要与FK506结合蛋白结合，形成抑制性复合物，从而抑制钙依赖性和非依赖性的白介素（interlukin，IL）-2受体后的信号转导，包括多种细胞因子，阻止T细胞从G_1期向S期进展。其他作用机制有：可通过抑制哺乳动物西罗莫司靶点干扰细胞周期蛋白产物的表达和细胞周期依赖性激酶的活性影响细胞增殖；可抑制T细胞中由CD28共刺激传导通路所介导的IL-2的转录增加；可通过阻断B细胞增殖，抑制成熟浆细胞产生抗体；抑制自然杀伤细胞、淋巴因子激活的杀伤细胞的活性。西罗莫司半衰期长，采用每天1次的给药方式，根据血药浓度调整药物剂量。西罗莫司的优点在于无肾毒性及不增加肿瘤发生概率，在已发生肿瘤的移植受者，可将环孢素或FK506切换为西罗莫司，发挥其抗肿瘤的作用。主要不良反应包括高脂血症/高胆固醇血症、高血压、腹泻、贫血、泌尿系感染、关节疼痛、痤疮、血小板减少、伤口愈合障碍、淋巴囊肿、肝功能异常、感染、电解质紊乱、溶血尿毒症综合征、皮疹等。

多克隆抗T淋巴细胞抗体　包括抗淋巴细胞免疫球蛋白和抗胸腺细胞免疫球蛋白，是淋巴细胞选择性免疫抑制剂，可干扰由细胞介导的免疫反应。可特异性结合T细胞表面的共有抗原分子，在肝脏调理素和补体（C1~C4）参与下，通过两条途径清除循环T细胞：①通过补体协助的抗体依赖性细胞介导的细胞毒性作用。②通过由存在于脾、肝、肺等的淋巴网状系统的单核-巨噬细胞依赖性的吞噬作用清除T细胞。多克隆抗体还可低水平地抑制抗体生成。一般用于肾移植术后围术期诱导治疗及激素耐受的难治性排斥反应。使用禁忌证包括：严重感染和既往使用同类制剂发生严重的全身性过敏反应。毒副作用包括注射后出现高热、寒战、血小板减少、皮疹、白细胞减少、全身感染及血尿、肌肉关节疼痛、恶心呕吐、腹泻及血清病样综合征，另外使用多克隆抗体可使巨细胞病毒感染及移植后淋巴细胞增殖病的发生率增高。使用前应预先注射地塞米松或甲泼尼龙，防止高热和过敏反应的发生。

单克隆抗体　由杂交瘤细胞所产生的只针对某一特定的抗原决定簇的抗体。具有纯度极高、性质均一、特异性高的特点。包括抗T细胞的单克隆抗体如OKT3和抗IL-2受体的单克隆抗体及其他新型免疫抑制剂。

抗T细胞的单克隆抗体　如OKT3，是抗人淋巴细胞及其表面抗原决定簇（T细胞受体和CD3分子复合物）的单克隆抗体。进入体内后可与T细胞的CD3表面标记结合，并对其调理。注射OKT3后，$CD3^+$T细胞从血液中消失，并使其丧失对抗原的识别能力。应用于对激素耐受的难治性排斥反应，还可作为AR的初始治疗和肾移植术后围术期诱导治疗，推迟环孢素或FK506的使用，避免移植肾在缺血损害的基础上又发生环孢素或FK506的肾毒性作用。最主要的不良反应为细胞因子释放综合征，多发生于首次或最初1~3次用药后，也被称为首剂反应。发生于用药后40~60分钟，主要临床表现为寒战、高热、肌肉关节疼痛、胸闷、哮喘、腹泻，还可引发急性肺水肿，最严重者可出现猝死。发生机制主要与OKT3导致活化T细胞裂解破坏，引起细胞因子的大量释放导致全身血管扩张，毛细血管通透性增加，平滑肌收缩等改变。使用前应预先注射地塞米松或甲泼尼龙或肌内注射苯海拉明、口服对乙酰氨基酚等防止高热和过敏反应的发生。

抗IL-2受体的单克隆抗体　包括人源化的鼠单克隆抗体（达利珠单抗）和人/鼠嵌合型单抗（巴利昔单抗）。作用机制为高亲和力特异性作用于IL-2受体，竞争性封闭抑制该受体，阻断IL-2受体依赖的T细胞增殖过程。不良反应较少见。研究未显示可增加感染和肿瘤等严重并发症的发生率。

中药制剂　如雷公藤总苷和冬虫夏草等。中药制剂是从中医学宝库中挖掘出的用途广且有良好发展前景的药物。被广泛应用于肾移植领域的有雷公藤总苷和冬虫夏草发酵菌粉，常作为肾移植术后的辅助调节免疫治疗。

雷公藤　卫茅科雷公藤属植物，根、茎、叶均有毒性，药用部分为去二层皮的根木质部。临床应用的雷公藤总苷为雷公藤的粗提取物，含有雷公藤二萜内酯和生物碱成分，既保留了疗效，又减少了不良反应。雷公藤总苷不仅可抑制T细胞增殖，促进活化T细胞凋亡，抑制巨噬细胞、树突细胞等抗原呈递细胞的活化，抑制IL-2、肿瘤坏死因子等的产生，抑制细胞免疫的功能；还可有效抑制体液免疫，抑制胸腺依赖抗原诱导的体液免疫应答，抑制抗体的产生。主要不良反应：对性腺的抑制作用；肝功能损害；消化道反应和骨髓抑制。

冬虫夏草　为中国传统名贵中药，含有多种化学成分，如氨基酸、核苷类、类固醇类、多糖及维生素、无机元素等。与传统的免疫抑制剂不同，它能调节免疫功能，降低循环免疫复合物水平，改善肾小管间质功能，减少呼吸道感染的发生率。已研发出人工的冬虫夏草发酵菌粉胶囊代替冬虫夏草作为肾移植患者的辅助用药。

（陈江华）

shènyízhí shùqián chǔlǐ

肾移植术前处理（pretransplant management of kidney transplantation recipient）　评估肾移植术前相关情况，处理不利于肾移植的问题。旨在改善受者的全身状况，纠正水电解质紊乱及酸碱平衡失调，控制和治疗全身各系统并发症，使患者在较好的内环境基础上顺利渡过围术期。肾移植术前受者的准备和处理工作关系到整个肾移植的成败，直接影响移植肾的长期存活，因此必须高度重视。首先需要认真评估肾移植受者术前情况，根据患者的原发疾病、既往疾病和现状、经济状况等全面权衡肾移植、血液透析和腹膜透析何种治疗更适合患者，何种治疗方法可更好地改善患者的生活质量和预后，预测每种治疗方法可能会发生的并发症和对患者可能产生的不利影响，分析患者进行肾移植手术的不利因素，积极预防术后并发症。同时在术前需改善患者的一般情况，尽快纠正贫血、高血压，改善心脏功能，积极治疗合并的疾病包括消化性溃疡、肝炎等，同时对高敏患者术前进行预处理以提高移植成功率。肾移植术前处理一般包括术前透析、纠正贫血、控制感染、治疗消化性溃疡及高敏患者的预处理等。

（陈江华）

shènyízhí shùqián tòuxī

肾移植术前透析（dialytic management before kidney transplantation）　对部分拟行肾移植患者实

施透析，以维持其内环境相对稳定，为手术创造理想条件。需对患者体内潴留的毒素及合并症如营养不良、贫血、酸中毒、容量负荷过重、心功能不全、电解质紊乱等采用透析治疗予以纠正。肾移植术前透析充分的目标：干体重达标，无水钠潴留；无酸中毒和电解质紊乱；贫血基本纠正；血浆白蛋白水平基本在正常范围；血压控制在 150/90mmHg 以下；心肺功能正常。

透析种类可根据患者情况进行选择，不论是*血液透析*还是*腹膜透析*均可顺利过渡到肾移植，透析方式并不影响肾移植术后存活率。①术前血液透析频率为每周 3 次，每次透析 4~5 小时。常规透析患者，若手术当天距离末次透析时间较长，可在移植术前 24 小时内增加透析 1 次，便于术中和术后补液等治疗。②腹膜透析患者，持续透析至术前，保证机体内环境稳定及术中、术后病情稳定，并可明显减少伤口渗血及感染的机会。手术前应对腹膜透析液进行常规检测，必要时进行细菌学检查，防止亚临床腹水感染的存在。并在术前完全排空腹膜透析液。

透析并非是肾移植受者术前的必经阶段。只要患者一般状况良好，且有合适的供肾，可完全不经过透析治疗直接行肾移植手术。已有研究表明，透析时间超过 2 年者的长期存活率低于透析时间短于 2 年者，因此不主张肾移植术前透析时间过长。

（陈江华）

shènyízhí shùqián pínxuè chǔlǐ

肾移植术前贫血处理

肾移植术前贫血处理（management of anemia before kidney transplantation） 对拟行肾移植的贫血患者用重组人促红细胞生成素治疗并补充铁剂。*肾性贫血*是终末期肾病患者的常见并发症。以往认为术前输血可提高移植肾的存活率，减少排斥反应的发生，但由于免疫抑制剂的使用，急性排斥反应的发生率较前明显下降；同时输血可致患者致敏产生抗人类白细胞抗原抗体，增加巨细胞病毒感染、病毒性肝炎、疟疾、获得性免疫缺陷综合征等传染性疾病的感染机会及发生血清病等并发症，应尽量避免术前输血，特别是二次移植和经产妇对输血作用的致敏性显著高于其他人。自从重组人促红细胞生成素（recombinant human erythropoietin，rHuEPO）问世以来，透析患者的贫血纠正已经不再依赖于输血。药物治疗纠正贫血的方法包括皮下注射促红细胞生成素（erythropoietin，EPO），口服或静脉补充铁剂、口服叶酸及维生素 B_{12} 等。若药物治疗后贫血仍严重，血红蛋白浓度在 60g/L 以下者，可考虑输血以纠正贫血，但必须输注去除白细胞的洗涤红细胞悬液。

治疗目标 血红蛋白为110~120g/L（血细胞比容为 33%~36%）。若间隔 2 周或以上连续 2 次血红蛋白均<110g/L，应开始治疗。

治疗方法 给予 rHuEPO 及铁剂。

rHuEPO 治疗 使用 rHuEPO 之前，应检测患者的铁代谢情况，计算所需 rHuEPO 的剂量。血红蛋白<70g/L 者应适当增加初始剂量，对于血压偏高、糖尿病及并发严重心血管事件者应从最小剂量开始使用。rHuEPO 治疗期间应定期监测血红蛋白浓度变化，诱导治疗阶段每 2~4 周检测 1 次，维持治疗阶段每 1~2 个月检测 1 次，根据血红蛋白增长速度调整 rHuEPO 用量，初始治疗阶段血红蛋白增长速度应控制在每个月 10~20g/L，4 个月达到靶目标值。若每个月血红蛋白增长速度<10g/L，除外其他贫血原因后应增加 25% 使用剂量；若每个月血红蛋白增长速度>20g/L，应减少25%~50% 使用剂量。维持治疗阶段使用剂量约为诱导治疗期的 2/3。若维持治疗期血红蛋白水平每个月改变>10g/L，应酌情增加或减少 25% 剂量。

影响 rHuEPO 疗效的因素：主要是体内铁缺乏及 rHuEPO 剂量不足、合并其他类型贫血、合并感染、合并失血性疾病、骨髓造血功能障碍、铝中毒等。移植术前应用 rHuEPO 是否会导致术后继发性红细胞增多症尚无定论。

rHuEPO 的主要不良反应是高血压。因终末期肾病患者多数合并高血压，使用 EPO 时更需注意血压变化。此外，贫血纠正后血液中红细胞数量增多，透析后容量降低，血液相对浓缩易导致血栓形成，使用过程中注意防治。长期大剂量应用后贫血仍无法纠正者，应检测血中 rHuEPO 抗体水平，一旦确诊应及时更换种类。

补充铁剂 补充 EPO 的同时，必须补充铁剂。血清铁蛋白水平<100μg/L 者为绝对铁缺乏，每天应至少给予 200mg 铁剂，保证转铁蛋白饱和度维持在 35%以上，促进 rHuEPO 的纠正贫血作用。可先口服铁剂补铁，如硫酸亚铁、富马酸亚铁、葡萄糖酸亚铁；合并胃肠道疾病的尿毒症患者对口服铁剂吸收很差，静脉补铁是最佳补铁途径。其中蔗糖铁是最安全的静脉补铁制剂，其次是葡萄糖酸亚铁，右旋糖酐铁有引起急性过敏反应的风险。

（陈江华）

shènyízhí shùqián bìngdúxìng gānyán zhìliáo

肾移植术前病毒性肝炎治疗（treatment of viral hepatitis before kidney transplantation） 对拟行肾移植的病毒性肝炎患者实施抗病毒和保肝治疗。尿毒症患者，尤其是维持性血液透析患者的肝炎病毒感染率高于一般人群，乙型肝炎病毒（hepatitis B virus，HBV）和丙型肝炎病毒（hepatitis B virus，HCV）的感染最多见。中国透析人群中的HBV和HCV患病率约10%或更高。虽然由于输血的减少、消毒隔离措施的完善和乙肝疫苗的应用，肝炎发病率有逐年下降的趋势，但是肾移植后应用大剂量免疫抑制剂和长期应用糖皮质激素，患者对病毒的抵抗力下降，导致肝炎病毒活动、复制增加；同时抗排斥药物的使用加重肝脏负担。由此导致的肝功能损害、肝硬化、肝衰竭将显著影响肾移植受者的长期存活，是导致移植肾失功和患者死亡的重要原因。

肝炎状况的评估 所有等待肾移植的尿毒症患者，均应定期检查病毒血清学状况和肝功能情况。①对于HBV表面抗体（HBsAb）阴性者，应在术前接种乙肝疫苗，有利于增强患者肾移植术后对HBV的抵抗力，且应在接种后监测乙肝抗体的效价，以了解接种效果，必要时可复种。②对于HBsAg或抗-HCV抗体阳性者，在等待移植期间，应定期检查病毒复制情况和肝功能，必要时可进行肝组织活检，以评估肝硬化的程度和进展。③HBV DNA阳性，或HBV的e抗原（HBeAg）阳性，伴肝功能异常，提示存在病毒复制活跃，传染性较强，近期移植应禁忌。应在术前进行抗病毒治疗，待病毒复制控制并肝功能稳定后再择期肾移植。④HCV RNA阳性伴肝功能异常者，术前亦应抗病毒治疗，待HCV RNA转阴后再考虑择期肾移植手术。⑤对于有明确临床或放射学证据存在门静脉高压，或经肝活检证实有肝硬化者，估计不能耐受移植手术或术后药物治疗者，可考虑采取肝肾联合移植。

治疗方法 包括抗病毒治疗、保肝及支持治疗。

对于存在病毒复制，且伴肝功能异常者应在移植前进行抗病毒治疗。①对慢性活动性乙型肝炎者可用拉米夫定抑制HBV转录酶活性，需长期服用，停药常会反跳，且单独使用易引起病毒变异。联合应用优于单一治疗。较新的抗乙肝药物有阿德福韦、恩替卡韦等，联合用药可减轻肾毒性，并相对减少病毒株的变异概率。在HBV DNA转阴和肝功能等活动指标稳定3~6个月后，再考虑行肾移植手术。②HCV活动性感染者可选用干扰素、聚乙二醇干扰素，或与利巴韦林联合治疗。单用干扰素效果差，约50%在治疗停止后1~3个月复发。聚乙二醇干扰素联合利巴韦林是最佳选择，可有效降低复发率，提高应答率，延长复发时间。利巴韦林经肾脏代谢，尿毒症患者易造成蓄积和中毒，故应根据清除率严格计算后使用。一般认为抗病毒治疗应持续至HCV RNA转阴，肝功能稳定3~6个月，方可停药。并在停用干扰素至少1周，最好6个月后，再行肾移植手术。干扰素治疗影响机体免疫功能，可能诱发移植肾排斥反应。因此移植后的抗HCV治疗需慎重，尽量避免，尽可能在移植前控制病毒的复制和活动状态。

发生肝损害者，可用还原型谷胱甘肽、必需磷脂、维生素C等药物抗氧化、稳定细胞膜，或应用甘草酸单铵、水飞蓟宾、水飞蓟宾葡甲胺等降酶治疗。同时注意休息、合理营养。对于乙肝患者在肾移植术后早期可应用乙肝免疫球蛋白治疗，以减低HBV的负荷，减少移植后乙肝的复发或加重。

（陈江华）

shènyízhí shùqián gǎnrǎn kòngzhì

肾移植术前感染控制（management of infection before kidney transplantation） 对拟行肾移植的易感染或感染患者实施预防和（或）控制措施。感染是肾移植受者最常见的内科并发症和主要死亡原因，有些移植中心报道肾移植受者移植后1年内各种感染累积发生率为50%~70%，死亡率为3%~10%，患病率和死亡率明显高于一般人群。

主要易感因素：原发病的长期慢性消耗，受者存在营养不良，一般情况差；尿毒症患者的贫血、低蛋白血症、代谢性酸中毒、凝血障碍和重要器官功能受损，导致免疫功能减退；供肾摘取过程中的污染及供者的感染性疾病通过移植物带入受者体内；尿毒症患者接受大血管和泌尿系统手术，抵抗力下降，术后易发生伤口积血、积液、尿漏等；抗生素的广泛使用，菌群失调，造成机会性感染；免疫抑制剂的使用，患者处于免疫抑制状态，抵抗力下降；抑制细胞代谢周期的免疫抑制药物，发生粒细胞减少，严重可导致骨髓抑制，明显增加感染尤其是机会性感染的危险；移植术前后的有创性诊疗措施，如各种导管、穿刺管的留置、血液透析等，增加感染机会。

术前感染控制：①针对原发病的治疗：充分透析，改善营养不良和心血管并发症，纠正贫血、低蛋白血症、代谢性酸中毒和凝血障碍，稳定机体内环境，治疗其他重要脏器功能病变。②术前检查：肾移植受者术前应借助咽拭子、痰、中段尿、腹膜透析液细菌、真菌培养并加药物敏感试验；低热患者应拍X线胸片或肺部CT扫描排除结核可能；心脏超声排除感染性心内膜炎可能；加强病原学的实验室检测手段，包括细菌、真菌、病毒感染检测。通过术前各项指标的严格诊断性筛查，确认病因并治愈后方可考虑行肾移植术。③病肾切除：对于合并恶性高血压，长期反复尿路感染，伴肾肿瘤及肾增大明显影响肾移植手术者应切除原病肾，减少术后并发症，改善肾移植效果。病肾切除绝对指征：反复发作的肾盂肾炎伴梗阻、反流和结石；巨大多囊肾伴反复肾囊肿出血或感染。病肾切除相对适应证：双肾静脉血栓形成或严重蛋白尿。肾脏结核患者除切除病肾外，应联合抗结核药物治疗1年以上方可移植。④术前解除尿路梗阻：尿道瓣膜、前列腺增生和尿道狭窄等患者，术前必须先予以纠正后再考虑肾移植。对于存在尿路结石者，尽可能通过体外冲击波碎石或泌尿外科腔镜下激光碎石或取石，减少移植术后泌尿系统感染的机会。

（陈江华）

shènyízhí shùqián xiāohuàxìng kuìyáng zhìliáo

肾移植术前消化性溃疡治疗

（treatment of gastrointestinal ulcer before kidney transplantation） 对拟行肾移植的消化性溃疡患者实施对症治疗和对因治疗。消化性溃疡已不再是肾移植手术的禁忌证，但由于移植术后需应用大剂量的免疫抑制剂，尤其是糖皮质激素，可致3%～10%的患者发生应激性溃疡。因此，术前应详细了解肾移植受者有无消化性溃疡及消化道出血病史，必要时行消化道造影和内镜检查，同时检测是否存在幽门螺杆菌（*Helicobacter pylori*，*H. pylori*）感染。研究发现，*H.pylori* 导致的消化性溃疡患病率高达80%。*H.pylori* 感染还是胃癌发生的高危因素，肾移植受者同时也是肿瘤高发人群，因此在肾移植术前治疗 *H.pylori* 感染对受者有重要意义。

对症治疗 包括改善消化道症状和止血、抑酸、促进溃疡愈合，以利于术后应用免疫抑制剂。停用或禁用非甾体类抗炎药，保持良好生活习惯，避免过度劳累和精神紧张，定时进餐，避免食用辛辣、过咸食物和浓茶、咖啡等饮料，戒除烟、酒嗜好。药物治疗包括抑制胃酸、H_2-受体阻断剂、质子泵抑制剂及胃黏膜保护剂。①质子泵抑制剂：抑制胃酸分泌的作用更强且持续时间更久。十二指肠溃疡一般疗程为4～6周，胃溃疡一般疗程为6～8周。②胃黏膜保护剂：硫糖铝主要作用机制为黏附覆盖在溃疡面上阻止胃酸、胃蛋白酶腐蚀溃疡面及促进内源性前列腺素合成，常用于胃溃疡的治疗，主要不良反应是便秘；胶体次枸橼酸铋除与硫糖铝有类似的作用机制外，还有较强的抗 *H.pylori* 的作用，短期服用可用于根除 *H. pylori* 联合治疗，不良反应为舌发黑，不宜连续长期服用；米索前列醇可增加胃及十二指肠黏膜碳酸氢盐的分泌，增加黏膜血流，起抑制胃酸分泌的作用，主要用于非甾体类抗炎药相关性溃疡的预防，主要不良反应为腹泻，孕妇忌服。

对因治疗 主要是指根除 *H. pylori* 的治疗。①对于 *H.pylori* 检测阳性者，不论溃疡处于静止期还是活动期、初发还是复发、有无并发症，均应进行根除 *H.pylori* 治疗。②采用联合用药方案，避免治疗不彻底造成细菌耐药和复发，影响移植疗效。最有效也是最常用的三联方案：以质子泵抑制剂（如奥美拉唑）为基础用药再加两种抗生素组成三联疗法，其中克拉霉素和阿莫西林或甲硝唑最常用。初次治疗失败者，可试用四联疗法，即质子泵抑制剂、胶体次枸橼酸铋合并两种抗生素。

溃疡病已治愈的肾移植受者在等待手术前直至术后仍应继续接受支持治疗和定期复查，术后常规接受预防性抑酸药物。患有消化性溃疡的肾移植受者，待粪便隐血试验多次为阴性，消化道内镜检查证实溃疡已治愈，*H.pylori* 检测已转阴且复查无复发，溃疡病变已完全稳定半年以上再考虑行肾移植术。对于溃疡病严重患者可先手术治疗，然后再行肾移植。

（陈江华）

shènyízhí shùqián gāomǐn huànzhě chǔlǐ

肾移植术前高敏患者处理

（management of high-sensitive recipient before kidney transplantation） 对拟行肾移植高敏患者实施中和致敏抗体以减少急性体液性排斥反应的预处理。临床常用手段主要有免疫吸附、血浆置换、注射大剂量静脉用免疫球蛋白（intravenous immunoglobulin, IVIg）、抗CD20单克隆抗体、抗体诱导、预先口服免疫抑制剂等。

免疫吸附 利用葡萄球菌蛋白A吸附柱相对选择性吸附受者体内供者特异性抗体，可高效清除高敏受者体内的多数抗体，主要为IgG型。术前高敏受者经过3~5次免疫吸附后，多数群体反应性抗体（panel reaction antibody，PRA）可明显降低，术后体液性排斥发生率减少，但是免疫吸附只是直接清除体内抗体，不能抑制抗体产生，易出现PRA反弹。因此免疫吸附后需免疫抑制剂维持治疗。免疫吸附清除大量球蛋白，受者体液免疫能力明显降低，因此在免疫吸附1个疗程结束后应补充丙种球蛋白以提高患者抵抗力，同时可中和体内残留的致敏抗体。

血浆置换 通过先进的血细胞和血浆成分分离技术，将全血中的血细胞和血浆分离，然后将分离出来的血浆用新鲜血浆替换（一次分离）或通过高选择性的膜再一次根据不同的分子量分离血浆的不同成分（二次分离）。PRA属IgG型抗体，分子量较大并游离于血浆中，决定了它可通过血浆置换（二次分离）获得清除，但不能抑制新抗体的产生，且清除后易发生抗体水平的反弹，临床可补充免疫球蛋白中和剩余抗体，同时口服吗替麦考酚酯和他克莫司进一步抑制新抗体的产生。

大剂量丙种球蛋白 丙种球蛋白作为免疫球蛋白，若较大剂量应用，可发挥中和、封闭PRA的作用；因提高了血中免疫球蛋白的浓度，可发挥反馈抑制淋巴细胞产生新PRA的作用，是一种较为安全有效的治疗方法。高敏受者肾移植术前应用IVIg尚无统一方案。有文献报道：先予以大剂量IVIg（不超过140g），每个月1次，同时监测抗人类白细胞抗原（human leucocyte antigen，HLA）抗体的变化，至抗体水平降至理想范围内，但是主张连续应用不超过4次。若交叉配型良好，即可移植，移植后第1个月可继续给予1次IVIg。治疗反应较差的受者，可联合血浆置换或抗CD20单克隆抗体。

抗CD20单克隆抗体 针对B细胞上特有CD20抗原的高亲和力的单克隆抗体（如利妥昔单抗），可通过多种途径清除B细胞，治疗抗体介导的排斥反应、移植后淋巴细胞增生性疾病、高致敏移植受者和ABO血型不符的器官移植。利妥昔单抗作用持久，与血浆置换、免疫球蛋白治疗联合，已成为高致敏受者预处理的重要手段。已有应用利妥昔单抗治疗后供者特异性抗体效价下降，成功接受肾移植的报道；还有报道血浆置换、免疫球蛋白联合利妥昔单抗治疗后成功实施ABO血型不相容的肾移植。尚缺乏大样本前瞻性临床研究结果。

肾移植手术前后的诱导治疗 诱导治疗是在移植前和术后早期应用单克隆或多克隆抗体，主要有抗胸腺细胞免疫球蛋白、抗人T细胞免疫球蛋白、抗人T细胞CD3鼠单抗、达利珠单抗、巴利昔单抗等，以达到清除患者体内的淋巴细胞和封闭一些关键受体，抑制淋巴细胞的激活，从而减少排斥反应的发生。

处理方案的选择策略 临床上具体采用何种预处理方案或几种预处理方案联合使用，需要医师根据高敏患者的具体情况进行综合分析后决定，需要考虑的因素主要有：PRA值的高低、可能的等待时间、身体状况、经济条件和对各种治疗措施的反应等。国际上主张采用以血浆置换或免疫吸附为基础的联合治疗方案。

组织配型过程同时还需考虑的策略：①减少引起致敏的高危因素和风险：尽量避免移植术前输血，减少接触同种异体抗原。②注重组织配型：由于PRA检测技术及HLA配型手段不断更新，配型过程尽量避开PRA阳性位点。若条件允许，可做抗人球蛋白强化的淋巴细胞毒交叉配型试验、流式细胞仪交叉配型试验等敏感性更高的配型检查，以避免超急性、加速性和急性排斥反应的发生。③术后选择较强的免疫抑制方案：减少急性排斥反应的发生。④术后定期监测PRA：若出现进行性升高，应积极行去抗体处理，以改善预后。

（陈江华）

shènyízhí shùzhōng zhùyì shìxiàng

肾移植术中注意事项（surgical aspects of renal transplantation）

肾移植手术过程中与供肾修整、麻醉、切口、吻合、恢复移植肾血流、放置引流管及缝合切口等有关的注意事项。

手术过程 肾移植手术主要是三个管腔的吻合：动脉、静脉和输尿管。供肾动脉通常与受者髂内动脉或髂外动脉吻合，供肾静脉通常与受者髂外静脉吻合，供肾输尿管通常与膀胱黏膜吻合，最后用膀胱肌层包埋。

供肾修整 进行肾移植术前，需先修整移植肾。修整肾动脉、肾静脉，保留紧贴输尿管、携带输尿管血供的组织。修整完成后放入用纱布做成的“肾袋”内，夹层内填入冰块，保持移植肾温度在2℃~4℃。

术中麻醉 患者进入手术室后可开始诱导麻醉，麻醉方式可

根据麻醉师评估选择静脉麻醉或持续性硬膜外麻醉，以无痛、肌肉松弛、过程平稳及无并发症为原则。麻醉期间必须监测血压、心电活动、呼吸和血氧饱和度，监测中心静脉压，术中行血气分析和电解质测定等。血压宜维持在正常高值水平，特别在恢复移植肾血流前，务必使移植肾有足够的灌注压。若术前血压较高，其下降的允许限度不超过原有水平的25%；若血压偏低，可适当增加补液量，必要时可使用多巴胺升高血压。术中注意监测血钾水平，若血钾水平升高，应予以处理，包括静脉给予钙剂。术后应尽量持续镇痛以减少并发症。

切口 行左下腹或右下腹L形切口，上端起自髂嵴内上方3cm，斜向下腹，下达耻骨联合上缘。根据供肾是否存在内径较小副肾动脉可选择保留或离断腹壁下动脉。游离髂血管，对髂血管不必做过多分离，只要能达到血管吻合的目的即可。一定要仔细结扎周围的淋巴管，防止术后出现淋巴囊肿或淋巴漏。

肾静脉和髂外静脉吻合 髂外静脉的切开部位应选在静脉的前外侧，避开静脉瓣，先用静脉夹阻断血流，然后根据供肾静脉的口径，在髂外静脉上相应地做一开口。用肝素生理盐水冲洗切口。用5-0无损伤血管缝线在供肾静脉上下端与髂外静脉切口的上下端分别做外翻缝合，随后连续缝合内、外侧壁。在近肾门处，用静脉夹暂时阻断肾静脉，然后开放髂静脉的静脉夹，恢复髂静脉的血流，检查吻合口和深静脉壁有无出血。较短的右肾静脉可利用腔静脉壁加以延长。

肾动脉和髂外动脉吻合 先用动脉夹阻断髂外动脉，离断后用5-0无损伤血管缝线在供肾动脉上下端与髂外动脉切口的上下端分别做外翻缝合，随后连续缝合内、外侧壁。完成动脉吻合后，应先检查动脉吻合口。在肾动脉近肾门处用血管夹完全阻断，然后试开放髂外动脉血流，仔细检查吻合口和肾动脉有无出血，若有渗血，可先用纱布压迫止血，针眼渗血通常能自行停止，对于较大出血可予补针缝合。吻合血管的针距力求均匀，减少渗血。

恢复移植肾血流 肾脏恢复灌注前，可给予白蛋白扩容，甘露醇和呋塞米促进再灌注后利尿。同时开放移植肾动脉、肾静脉，移植肾立刻恢复血液循环，色泽立即转为红润，呈饱满状态并有明显的血管搏动感。恢复血流后数秒钟，可见输尿管蠕动，随后可见有尿液排出。

输尿管膀胱吻合 肾脏获得再灌注并完成止血后，进行输尿管和膀胱吻合。裁剪输尿管适当长度，保留输尿管血供，彻底止血。输尿管残端的后唇向上剪开0.3~0.5cm使其成马蹄形状，扩大其口径，以便与膀胱吻合。膀胱充盈后在其顶部纵行切开膀胱浆肌层，使膀胱黏膜膨出，切开黏膜，排空膀胱，用5-0可吸收肠线间断吻合输尿管全层与膀胱黏膜肌层。然后用丝线间断吻合膀胱浆肌层包埋输尿管。输尿管和膀胱缝合过程中需放置双“J”管引流尿液，术后2周内拔除。输尿管与膀胱的吻合必须细致，尽量减少吻合口狭窄和尿漏。黏膜的吻合应细致，肌层的包埋要可靠。

供者输尿管与自体输尿管吻合 若供肾输尿管太短可采用此种方法。找到自体输尿管于髂血管水平部位离断，结扎近心端，向下稍做游离，注意保护输尿管的血供，用5-0可吸收肠线间断、全层吻合输尿管前后壁，输尿管内放置双“J”管，术后约1个月拔除。

放置引流管及缝合切口 关闭切口前应再次检查移植肾动、静脉吻合口的情况，若无活动性出血，留置创口引流管，放置移植肾于髂窝，使动脉、静脉和输尿管无扭曲，关闭肌层和皮肤。

特殊供肾的处理 供肾多支动脉的处理：人类肾血管变异很多，多支肾动脉发生率占20%~30%，临床处理时应综合考虑供肾有几支动脉、动脉的粗细、各开口的距离、是否带有Carrel片，也应考虑受者髂血管的粗细、髂内血管的分支、髂血管内壁有无粥样斑块等，综合判断后灵活采用合适的血管整形和吻合方法。肾移植过程中使用的特殊吻合方法有下列几种。①Carrel片法：将几支开口接近的肾动脉保留其开口处的主动脉片（Carrel片），再与髂外动脉行端侧吻合。②减少开口法：将细支动脉与粗支动脉行端侧吻合，主干再与髂内动脉或髂外动脉吻合；或将两支内径相仿的供肾动脉末端行侧侧吻合，合并为一个开口，再与髂内动脉吻合。③分别吻合法：将各支动脉分别与髂内动脉及髂外动脉吻合，或分别与髂内动脉主干和分支端端吻合，甚至在髂外动脉上做两个切口，将两支肾动脉与髂外动脉分别端侧吻合。若变异动脉直径较细（2~5mm）又不带Carrel片，则利用腹壁下动脉端端吻合。④细小动脉结扎法：细支的副肾动脉直径<2mm，且不带Carrel片，估计供血不到1/10的肾表面面积，可考虑结扎。

（陈江华）

shènyízhí shòuzhě shùhòu chǔlǐ

肾移植受者术后处理（post-transplantation management of kidney transplantation recipient）

肾移植术后提高移植物存活率及患者生存率的措施。肾移植是尿毒症患者的首选治疗方法。肾移植可显著提高尿毒症患者的长期生存率。活体肾移植的移植物5年生存率约为80%，尸体肾移植的移植物5年生存率约为66%。

肾移植术后早期治疗是否成功与移植肾功能的顺利恢复有很大关联，并对移植肾长期的存活有一定影响。肾移植术后的早期治疗与一般外科手术的治疗存在很大的区别：①患者体内长期处于尿毒症状态，尽管术前可能经历了充分的透析治疗，但仍然存在不同程度的心脏损害、高血压、贫血、电解质紊乱及酸碱平衡失调等问题。②供肾经历热缺血、冷缺血的过程，造成缺血-再灌注损伤，易造成移植肾小管坏死。③术后应用大量免疫抑制剂，可能造成骨髓抑制、药物性肝肾功能损害、继发性感染、高血压、糖尿病等并发症。因此，应高度重视肾移植术后处理。术后处理包括：常规处理、常规监测、外科并发症处理、水电解质平衡处理及专科护理。

（陈江华）

shènyízhí shùhòu zǎoqī chángguī chǔlǐ

肾移植术后早期常规处理

（early routine management after kidney transplantation） 肾移植术后1周应对手术创伤及预防感染的措施。包括术后一般处理、生命体征的观察、导管处理及药物应用。

一般处理 尿毒症患者肾移植术后常规安置于层流监护病房，严密监护。

生命体征的观察 肾移植术后早期由于麻醉恢复、移植肾新建血液循环、水电解质紊乱、酸碱平衡失调、多尿或少尿等因素，患者生命体征不稳定，需严密监测其变化并详细记录，以做到及早发现问题并及时处理。①术后6小时内，麻醉尚未完全平稳，术中及术后可能有出血、肾动脉痉挛、尿量偏少等因素，患者生命体征不稳定，需每1小时监测血压、脉搏、呼吸、体温及氧饱和度。②术后6~24小时，生命体征渐趋平稳，改每2小时监测生命体征1次。术后第2天患者生命体征逐渐稳定，改每4小时监测生命体征1次。③术后第3天可改每天2次监测生命体征。

液体管理 患者肾移植术后尿量变化较大，多者每天10 000ml以上，少者无尿，每个患者一日之内变化也很大，因此，需准确记录24小时总出入量。①入量准确记录：肾移植术后早期尿量一般较多，需加强循环补液，根据尿量情况、量出为入的原则进行补液，注意血压及中心静脉压的变化。②出量准确记录：准确记录伤口引流液、尿量及根据病房环境估计不显性失水，特别是尿量，术后第一天应每小时记录尿量，并计算24小时总尿量。同时观察尿液性状（包括颜色、透明程度、有无沉淀物）。根据尿量变化及时调整补液量。

体重 肾移植术后免疫抑制剂的初始用量根据体重计算，体重随尿量多少及补液量的多少变化很大，可反映患者体内容量情况，患者术后第3天停循环补液及拔除导尿管后应每天晨起相同情况下监测体重1次。根据体重变化调整补液量。

移植肾区观察 术后1周内应每天观察移植肾区伤口渗血、渗液、局部情况，触诊移植肾体积、质地，听诊局部血管杂音。若移植肾区隆起明显、胀痛、质地变硬常是出血或排斥反应的表现；若移植肾区剧烈疼痛，排尿时加重常是尿漏的表现。

饮食 肾移植术后早期需加强营养摄入，促进身体一般情况恢复，促进伤口愈合。肛门排气前予静脉营养，术后第2天开始开放肠内营养，按流质饮食、半流质饮食、普食逐渐过渡。早期应予高蛋白、高热量饮食，但应避免高脂肪饮食。

导管处理 包括伤口引流管、导尿管和输尿管支架的处理。

伤口引流管 肾移植术后常规移植肾区放置引流管1根，术后接负压引流袋引流，以便观察引流液量和性质。引流液每天少于20ml者可拔除引流管。术后3~5天，引流量仍较多者，应注意伤口是否有出血、尿漏、淋巴漏或感染等情况，明确病因后予相应处理。

导尿管 术后常规留置导尿管，引流尿液和观察尿量情况。导尿管接精密集尿器精确计算尿量，根据尿量调节循环补液量；观察尿液颜色了解有无出血等情况；导尿管放置3天，若出现尿漏，需延长导尿管留置时间。

输尿管支架 肾移植手术常规放置输尿管支架，以防止尿漏、吻合口狭窄和输尿管梗阻，术后10~14天拔除。若输尿管过细、输尿管与自体输尿管吻合及有尿漏等情况，需适当延长输尿管支架留置时间。

药物应用 选择肾移植免疫抑制剂。其他药物使用：①抗感染：术后常规予第三代头孢菌素预防抗感染治疗5~6天，根据痰、尿液、肾脏保存液培养结果调整药物。于血肌酐水平下降至150μmol/L以下开始使用更昔洛韦预防巨细胞病毒感染，血肌酐在正常范围内开始口服复方磺胺甲噁唑预防肺孢子菌感染。②保护胃肠道药物：术后大剂量应用糖皮质激素对患者的胃肠道影响较大，常规予质子泵抑制剂、胃黏膜保护剂预防应激性溃疡。

（陈江华）

shènyízhí shùhòu wàikē bìngfāzhèng chǔlǐ

肾移植术后外科并发症处理

（management of surgical complications after kidney transplantation） 肾移植术后损伤肾血管、输尿管、淋巴管可能并发的外科性症状和体征。肾移植术后外科并发症的发生率较低，为5%～10%，但某些外科并发症一旦发生，后果较为严重，甚至导致患者死亡，故及时诊断和处理十分重要。

出血 不常见，很少需手术探查，因通过内科处理多数出血可自行停止。然而，患者需持续输血、血流动力学不稳定、血肿压迫移植肾影响肾功能均是再次手术探查的指征。出血的诊断常基于临床表现和血红蛋白变化，超声和CT等影像学检查对诊断出血有重要价值。

肾动脉血栓形成 常发生于移植早期，不常见，发生率<1%，一旦发生常致移植肾失功能。血管内膜剥离、血管弯折和扭曲是常见原因。危险因素包括低血压、多支肾血管吻合等，其他病因包括超急性排斥反应、急性排斥反应和高凝状态。肾动脉血栓形成后表现为尿量迅速减少，结合超声检查易诊断。一旦发生肾动脉栓塞并发症，多数移植肾不能被挽救需切除。若只有一支段动脉血栓形成，或多支肾动脉吻合后其中某支血栓形成，常致节段性肾梗死，可能引起肾功能不全、血压升高；若移植肾下极分支栓塞，可能导致输尿管缺血坏死并发症。

肾动脉狭窄 发生较迟，发生率远高于肾动脉血栓形成。狭窄常位于吻合口，危险因素包括受者动脉粥样硬化、不恰当的吻合技术和供者血管损伤。发生率为1%～10%，多数发生于移植后前几年，患者可表现为难以控制的高血压、移植肾功能不全和周围水肿。超声检查对其有较高的敏感性（87.5%）和特异性（100%），磁共振血管造影或CT血管造影可确诊。一线治疗是应用介入技术行血管成形术，视具体情况决定是否放置支架。血管成形术潜在的并发症有血管破裂和血管内血栓形成，可能致移植肾失功能。介入手术不成功可考虑行手术治疗，包括血管重建术、修补血管成形术、外科旁路手术等。手术治疗的成功率较高，但因移植肾周围广泛粘连手术难度较大。

肾静脉血栓形成 与肾动脉血栓形成一样，常致移植肾失功能。病因包括静脉成角或扭曲、血肿或淋巴囊肿压迫、吻合口狭窄、潜在的深静脉血栓的延长和高凝状态。多数在术后10天内发生。患者表现为移植肾肿胀和血尿。超声检查能确诊。一旦确诊需手术治疗，取栓保肾成功率很低，常需切除移植肾。

静脉栓塞 术后受体深静脉血栓和肺栓塞的发生率并不低，深静脉血栓的发生率接近5%，肺栓塞的发生率为1%。发生静脉栓塞有两个高峰：①术后早期，可能与手术相关。②术后约4周，可能与血细胞比容升高相关。危险因素包括受者年龄>40岁、糖尿病、纤维蛋白溶解障碍和深静脉血栓病史。对于存在此类危险因素者，可使用小剂量肝素抗凝预防。

动脉瘤和动静脉瘘 术后发生的动脉瘤大多是假性动脉瘤，常源于吻合口处动脉部分的破裂。常在行常规超声检查时发现。动脉瘤破裂时，患者表现为低血压和腹痛。超声诊断很有价值，动脉瘤发生破裂必须行急诊手术。手术方式取决于是否存在感染和破裂程度。若存在感染或发生大出血，需切除移植肾；若未发生感染和裂开较小，修补动脉瘤后可挽救移植肾。动静脉瘘可能发生于肾穿刺活检后，易被超声检查发现。无症状的动静脉瘘需观察处理。

尿漏 多发生于术后早期，常位于输尿管-膀胱吻合口。除输尿管缺血，其他原因包括输尿管太短造成张力过大和输尿管直接损害（取肾过程中）。移植后前5周内发生，患者可表现为发热、疼痛、移植肾区肿胀、血肌酐升高、尿量减少和皮肤泌尿。多数可通过引流尿液解决。

输尿管梗阻 发生可早可晚，早期梗阻可由水肿、血凝块、血肿和输尿管扭曲造成；晚期梗阻主要源于输尿管缺血致纤维化。超声检查和磁共振成像可确诊。已证实最初的经皮穿刺扩张后植入内支架或外支架是治疗梗阻的有效方法。若上述治疗失败，需行手术干预。远端的梗阻可行移植肾输尿管膀胱再植术，若狭窄的位置较高，可行移植肾输尿管与自体输尿管再植术。

淋巴囊肿 发生率为0.6%～18.0%，在分离髂血管时仔细结扎淋巴管有助于减少淋巴囊肿的发生。淋巴囊肿常在术后2周后发生，患者症状与囊肿大小和压迫周围组织（输尿管、髂血管）相关。超声检查发现移植肾周积液，但应与尿漏、血肿和脓肿等鉴别，通过穿刺抽液检查明确积液性质。淋巴囊肿直径<3cm，且经长时间积聚而成者，不需治疗。较大的淋巴囊肿可先经皮穿刺后置入引流管引流积液，再通过引流管注入硬化剂；若淋巴囊肿持续存在或复发，再考虑行腹腔镜或开放手术腹膜开窗引流。

（陈江华）

shènyízhí shùhòu chánggui jiāncè xiàngmù

肾移植术后常规监测项目

(routine monitoring items after kidney transplantation) 肾移植术后患者血压、尿量、体温、创口引流物、血与尿常规、肝与肾功能的观察与监护。

血压 术后每小时测量血压1次，平稳后第2天改为每4小时1次，第3天改为每天2~3次。肾移植术后患者血压应维持在130/80mmHg左右。多数肾移植受者术前有高血压，需了解患者术前血压情况，应根据术前基础血压确定术后的血压水平，不高于术前血压，同时也不能下降过多，以确保移植肾的有效血液灌注。①血压过高：易引起心脑血管意外、血管吻合口漏血、伤口内渗血等。此时应使用口服降压药；口服药不能有效控制血压者，可改用静脉降压药以达到降压的目的。②血压过低：应首先排除出血原因，并注意容量平衡，在此基础上适当补液和使用多巴胺升压，否则血压偏低可能诱发血栓形成或肾功能恢复延迟。③血压急剧波动：应考虑心血管意外和伤口大出血可能，必须急行外科处理。

尿量 术后观察移植肾功能的主要指标，应监测每小时尿量，并及时了解尿量变化情况。术后第1天内，尿量最好维持在300ml/h以上。多数患者因尿毒症体内水钠潴留，术后早期会出现多尿现象，少数患者甚至可达2000ml/h。①尿量<100ml/h者，首先评估容量状态，是否存在容量不足，在无容量不足的情况下可适当给予呋塞米利尿，若无明显利尿反应，需查明原因予以相应处理。②若两个小时之间的尿量突然下降一半，应注意检查导尿管是否通畅、有无血块堵塞、液体进出是否平衡、血压是否稳定、有无心力衰竭及肺水肿发生等。③少尿伴移植肾区肿胀、疼痛，应及时排除出血或尿漏并发症，B超检查可鉴别。

体温 肾移植受者与一般手术患者相比具有一定特殊性：机体抵抗力弱、术后早期大剂量应用免疫抑制剂等。因此应特别注意监测体温，并根据情况适当加强预防性抗生素的使用。

创口引流物观察 放置引流管有利于及时了解术后创口的变化，以便及时处理，引流管接负压器引流，术后应根据引流液的量、颜色等判断创口出血情况。

实验室监测 ①1周内每天检测肝肾功能、电解质、血常规、尿常规，1周后可改为每周2次，若检查结果稳定可酌情减少检测次数。②环孢素、他克莫司或吗替麦考酚酯血尿浓度测定每周2次，血药浓度稳定后酌情检测，住院期间检测血药浓度-时间曲线下面积1次。③细菌、真菌培养（痰、咽拭子、中段尿）每周1次。④移植肾彩超术后约10天可常规检测1次。

其他临床观察 ①术后使用大剂量甲泼尼龙冲击后少数患者会出现明显的精神症状，应停用甲泼尼龙，应用氯丙嗪等镇静治疗并加强护理以免发生意外。②需观察胃肠功能的恢复情况，常规使用制酸药等预防溃疡病发生。吗替麦考酚酯可引起胃肠道反应如腹痛、腹泻，出现上述症状时可减量或暂停使用。③注意监测肝功能和血常规，若出现丙氨酸转氨酶和胆红素升高、骨髓抑制现象，则应考虑减少或停用某些免疫抑制药物，如环孢素、他克莫司和吗替麦考酚酯。

（陈江华）

shènyízhí shùhòu shuǐ-diànjiězhì pínghéng chǔlǐ

肾移植术后水电解质平衡处理

(fluid and electrolyte management after kidney transplantation) 预防或纠正肾移植术后早期患者水电解质紊乱，维持内环境稳定的措施。肾移植术后早期移植肾功能处于恢复期，尚未完全恢复对水电解质调节的平衡能力。肾移植术后早期，根据患者体内容量负荷情况和血流动力学监测数据，制订个体化的治疗方案，是保证肾移植患者体内容量平衡、移植肾血流灌注良好的重要方法。术前患者有不同程度的水钠潴留，血清肌酐、尿素氮持续增高导致渗透性利尿，移植肾受到热缺血、冷缺血损伤后肾小管浓缩功能下降等因素，术后早期多数患者表现为多尿，尿量多在5 000~10 000ml/d，有时可达1 000ml/h以上。尿中钠、钾排出增多，处理不当可引起低钠血症、低钾血症、严重脱水等表现。术后早期对水电解质的平衡处理不当可影响内环境的稳定、肾功能的恢复，严重者可能危及生命。

多尿补液方法 计算补液量，选用不同的补液配方。

补液量的计算 补液量包括静脉补充的液体和口服补充的液体。每日补液量根据下列部分计算：①每小时尿量。②不显性失水（30~60ml/h）。③各种引流液及其他显性液体丧失。④患者由于存在“第三间隙”作用，体内液体不足延后到术后12~24小时表现。⑤术后第1天尚需考虑手术过程中血液丢失及液体补充情况。

补液配方 根据“量出而入”的原则循环补液，液体配方可采用Port配方。第一组：生理盐水1000ml加10%氯化钙10ml；第二组：生理盐水1000ml加50%硫酸镁1.6ml；第三组：生理盐水1000ml；第四组：5%葡萄糖1000ml加5%碳酸氢钠150ml。总量4.16L。其中含Na^+147mmol/L，Cl^- 115mmol/L，HCO_3^- 36mmol/L，Ca^{2+}2.4mmol/L，Mg^{2+}0.7mmol/L，葡萄糖200mg/L。此配方Na^+含量偏高，需要时可将1000ml生理盐水换成0.45%盐水，降低Na^+浓度19mmol/L。

少尿和无尿的处理 肾移植后尿量<400ml/d者为少尿，<100ml/d为无尿。对尿量偏少者，应做如下处理：①检查导尿管引流是否通畅，观察有无导尿管滑出，若滑出重新置入。②若有血块堵塞导尿管，可予生理盐水抽吸冲洗膀胱以清除血块并更换大号导尿管。③排除导尿管因素，若存在血容量过多表现（水肿、X线胸片提示肺血增加、中心静脉压偏高），应予静脉注射呋塞米或托拉塞米等利尿药；若血容量不足，可快速补液250~500ml，观察补液反应；若血容量正常，可快速补液后加用利尿药观察利尿反应，也可适当补充白蛋白后予利尿药治疗。④血压偏低者，可予多巴胺提升血压增加肾脏血流灌注。经上述处理后尿量仍不增加，需进一步完善相关检查，如移植肾多普勒超声、放射性核素扫描等检查以明确病因，若少尿和无尿仍一时不能恢复，需停止循环补液，严格限制液体量，必要时予血液净化治疗调节液体平衡。

常见电解质代谢紊乱 主要叙述钾、磷、钙、镁代谢紊乱。

高钾血症 较常见。免疫抑制剂的不良反应和肾功能不全恢复是术后早期最常见的原因。代谢性酸中毒及钾的跨细胞转移也是一个因素。治疗包括控制饮食中钾摄入、停用或减少引起高钾药物及应用排钾利尿药。

低钾血症 常见原因：存在显著多尿，尿钾丢失较多；术后食欲缺乏，进食少；术后存在呕吐、腹泻等情况。易纠正，可予加强饮食补钾、口服钾盐，必要时静脉补充氯化钾等处理。

高磷血症 常见于移植后早期，远期较少见。患者尿毒症状态时间较长，存在严重的钙磷代谢紊乱，高磷血症长期未纠正，术后不需特殊处理，1周内可恢复正常。移植后远期有高磷血症时，应考虑是否存在甲状旁腺功能亢进症，需监测甲状旁腺激素（parathyroid hormone，PTH）水平。治疗可采用饮食限磷、口服磷结合剂、活性维生素D治疗。存在甲状旁腺腺瘤，经内科处理治疗无效者可行甲状旁腺切除术。

低钙血症 常见原因：①低镁血症（<0.4mmol/L）可导致PTH所致的骨钙释放受损，减少PTH分泌。②严重的高镁血症可抑制PTH分泌，引起低钙血症。给予大剂量维生素D和补充钙可缓解持续的低钙血症。

低镁血症 常见。其中肾脏镁丢失是最主要原因，他克莫司与环孢素可使尿镁丢失增加致低镁血症。易发生室性心律失常。减少他克莫司或环孢素用量可改善低镁血症，有时需静脉或口服补充镁制剂。

（陈江华）

yízhíshèn gōngnéng huīfù yánchí

移植肾功能恢复延迟（delayed graft function，DGF）

肾移植术后1周内血肌酐未恢复正常，至少需进行1次肾脏替代治疗的状态。肾移植是个系统工程，多种因素影响移植肾功能的恢复，造成DGF。尸体肾移植术后DGF的发生率为10%~50%，活体亲属肾移植约为6%。

病因及发病机制 ①供者因素：包括性别、年龄，原有基础疾病如高血压、糖尿病等。由于供者器官的短缺，将有越来越多的边缘供肾者提供肾源。②供肾因素：供肾摘取前低血压、低灌注，供肾缺血-再灌注损伤，供肾热缺血和冷缺血时间较长，供肾原有慢性肾病基础等。③受者因素：围术期血容量不足、低血压致移植肾灌注不足，术前受者群体反应性抗体（panel reaction antibody，PRA）效价较高，术后急性肾小管坏死、肾移植排斥反应、感染、药物毒性反应、肾血管血栓性病变、移植肾肾小球病，术后尿漏、尿路梗阻等。

DGF的病理改变主要表现为移植肾小管上皮的损伤或坏死，肾小管上皮细胞刷状缘消失，细胞核消失，较为严重的可见肾小管上皮细胞明显的水样变性，形成空泡，细胞核完全消失，更严重者可见肾小管上皮全层坏死，大量脱离肾小管腔内，坏死的小管上皮细胞核消失。

临床表现 术后少尿或无尿，或早期尿量较多，而后尿量突然减少，血肌酐水平逐渐升高，可伴低血压或高血压、水肿、胸闷等容量过多症状。除外排斥反应等其他因素，数天至数周，长者可达数月恢复功能。

诊断与鉴别诊断 诊断依据临床表现和影像学检查。彩色多普勒超声可见移植肾肿胀、肾皮质髓质界面模糊、髓质锥体明显低回声和阻力指数增高。CT 及磁共振成像对移植肾和肾周的情况判断有一定帮助。经皮移植肾穿刺活组织病理检查是诊断 DGF 和鉴别诊断的金标准。DGF 需与术后早期加速性排斥或急性排斥反应、药物性肾毒性、移植肾动静脉血栓形成、肾小球肾炎复发、输尿管梗阻等鉴别。

治疗 包括常规治疗和针对 DGF 的原因治疗。常规治疗：①透析治疗：移植肾发生 DGF 后出现少尿或无尿，需记录 24 小时出入量，量出为入，行血液净化过渡治疗。维持患者体内水电解质和酸碱平衡，清除体内的炎症介质，减轻水钠潴留，防止心力衰竭，促进移植肾小管的再生与功能的恢复。注意维持血压稳定，避免脱水过度，若有出血倾向，血液透析时应减少抗凝剂剂量或无肝素透析。②免疫抑制剂的调整：透析过渡期间，免疫抑制剂需做调整，可使用糖皮质激素、吗替麦考酚酯，钙调磷酸酶抑制剂可选择应用小剂量的他克莫司，预防急性排斥反应采用抗人 T 细胞免疫球蛋白、抗胸腺细胞免疫球蛋白或抗人 T 细胞 CD3 鼠单抗等抗体诱导治疗。③预防感染及支持治疗：此时患者尿毒症状态未纠正，加之肾移植后免疫抑制剂的使用，抵抗力较差，感染机会增加，需预防感染。

预防 预防比治疗更重要。主要针对可能存在的危险因素加强预防，减少 DGF 的发生。尽量避免应用高龄供者，减少边缘供肾机会。摘取供肾时应注意保持适当的灌注压、灌注量和灌注时间。灌注压过低易造成供肾灌注不充分，压力过高可造成供肾灌注损伤。灌注时应尽快将整个肾脏的温度降低至4℃以下。尽量缩短热缺血和冷缺血时间，在冷缺血时供肾温度应保持在 0℃～4℃，温度过低、过高均可损伤供肾。肾移植前尽量使受者的身体状况得到充分改善，对于 PRA 较高的致敏患者，应预先进行脱敏治疗，PRA 降至 20%以下或转阴后再行肾移植，人类白细胞抗原配型需避开致敏位点。

尿毒症患者均有肾实质性高血压，术中开放移植肾血供前应保持血压在正常血压高值，中心静脉压保持在 $12cmH_2O$，并在术后早期继续维持血压，以保证移植肾的血流灌注。此外合理有效的免疫抑制剂方案可有效减少急性排斥反应的发生。

（陈江华）

shènyízhí shùhòu hùlǐ

肾移植术后护理（care after renal transplantation）

肾移植供者、受者的术后护理及出院后健康指导。活体肾移植供者为健康人，取肾手术对供者是伤害性手术，故术前对活体供者进行充分的宣教对术后身体和心理的恢复显得尤为重要。

术前准备 包括活体肾移植供者手术前准备和肾移植受者手术前准备。

活体肾移植供者术前准备 一般准备：捐肾前应通过对医师和护士的咨询充分了解捐肾手术的风险，术后对自身有何影响，应有充足的时间经过独立和成熟的思考，并征得家人的同意和支持，再确定捐肾决心，然后在移植医师指导下进入捐肾术前准备程序。特殊准备：①药物过敏试验。②皮肤准备：术前 1 天沐浴，除去义齿、眼镜、饰物。③肠道准备：手术前晚上 8 点后禁食水，清洁灌肠，手术日早晨排空尿、便后更换清洁衣裤。

肾移植受者术前准备 一般准备：①心理准备：详细了解手术风险和可能发生的并发症，对可能出现的困难有充分的准备，与家人沟通，获得家人的支持。积极调整身体状况，以良好的身体和心理状态等待手术。②术前体液管理：准确记录液体出入量，若有高血压、心功能不全和水肿应限制水分摄入量，每天入水量应控制在前 1 天的排出量（包括尿、呕吐物、粪便等）+500ml。③高血压用药管理：合理使用降压药物并定期测定血压，及时调整降压药物。④自身防护：做好个人卫生，避免受寒、感冒和接触已有病毒或其他病原体感染者。

特殊准备：①药物过敏试验。②皮肤准备：术前清洁皮肤，除去义齿、眼镜、饰物。③肠道准备：术前禁食水 8～12 小时，清洁灌肠，排空尿、便后更换清洁衣裤。④透析者准备：血液透析患者若有颈内临时导管或颈内长期导管，则在术前以 0.2%肝素封管；腹膜透析患者于术前放出腹腔内腹透液。⑤术前用药：给予口服或静脉输注免疫抑制剂（如抗胸腺细胞免疫球蛋白、CD20 单克隆抗体等）。⑥特殊物品和药品准备：有条件者手术前入住层流无菌病房，病室墙壁、床头柜、地面以1∶100施康消毒液擦拭。层流设备于患者入住前4小时打开。准备好血制品如白蛋白、利尿药、血管活性剂如多巴胺、免疫抑制剂等药品。监护仪、氧气、吸引器、中心静脉压测定仪器等处于备用状态。⑦准备隔离衣、隔离裤、消毒或清洁的拖鞋、一次性帽和口罩等。

术后护理 包括活体肾移植供者和肾移植受者术后护理。

供者护理 ①监测体温、脉搏、血压、经皮血氧饱和度、尿量的变化并记录。②观察腹部伤口敷料有无渗血、渗液。③保持伤口引流管、导尿管通畅，并妥善固定。④体位与活动：术后6小时内平卧，6小时后可半卧位，24小时后床上适当活动四肢，术后2～3天鼓励下床活动。⑤饮食：肠蠕动恢复后，按医嘱进食，给予高热量、高维生素、易消化的软食，体重稳定者鼓励多饮水，保持排便通畅。

受者护理 ①监测体温、脉搏、血压、经皮血氧饱和度的变化并记录。②液体出入量的管理：术后24小时内每小时记录尿量，每2小时总结出入量，24小时后每2小时记录尿量，每4小时总结出入量。③体位与活动：术后卧床3天，移植侧肢体可屈曲15°～25°，术后第2天行床上活动。移植侧肢体禁止做静脉注射。④饮食护理：肠蠕动恢复后，按医嘱进食，给予高热量、高维生素、易消化的软食，鼓励患者多饮水，保持大便通畅。⑤做好各种管道护理：包括引流管、导尿管、血液透析导管、腹膜透析导管等。⑥做好皮肤、口腔护理。⑦观察患者精神状态变化并及时给予心理疏导，必要时遵医嘱应用镇静剂和抗焦虑药物。⑧并发症的护理：术后出现各种并发症的患者进行相应的护理宣教，取得患者合作，促进康复。

健康指导 包括活体肾移植供者和肾移植受者的健康指导。

肾移植供者健康指导 ①自我监测：注意观察血压、尿量变化，若有不适及时就诊。②饮食指导：饮食与正常人无异，但应注意戒除不良饮食习惯，做到均衡饮食。③休息与活动：忌剧烈运动，可做游泳、散步、打太极拳等轻柔的体育运动。④用药指导：尽量避免使用肾毒性药物，有需要及时咨询医师。⑤定期随访：定期检查血尿常规、肝肾功能，每1～2年应进行全身健康体检。

肾移植受者健康指导 ①自我监测：注意观察体重、尿量、血压、体温变化，若有异常及时就诊。②饮食指导：给予低盐、低糖、适量优质蛋白、高维生素、低脂饮食，戒烟酒，荤素均衡，少食煎、炸、干硬、辛辣刺激性食物；不饮浓茶、咖啡；饮食宜新鲜、洁净；禁用各类补品和有肾毒性的药物。③休息与活动：注意个人卫生，勤换衣、勤沐浴，避免去人群密集处，避免接触花草，不要饲养家禽和宠物，以避免受到病毒、细菌、真菌等病原体感染；避免剧烈的体育运动和过度劳累，保证充分休息，可做游泳、散步、打太极拳等轻柔的体育运动。④用药指导：抗排斥药物应遵嘱定时服用，不私自调整或停用药物。⑤消毒：保持室内空气新鲜、流通。⑥心理护理：保持精神愉快，避免精神紧张、悲观等不良情绪。⑦定期复诊：定期监测血尿常规、肝肾功能、血脂等指标，及时治疗各种并发症，并根据血药浓度调整药物剂量；术后定期复查时间为：术后3个月内每周复查1次，术后3～6个月内每2周复查1次，术后6个月～1年每个月复查1次，以后每2～3个月复查1次。

（陈江华）

shènyízhí páichì fǎnyìng

肾移植排斥反应

肾移植排斥反应（renal transplantation rejection） 植入肾与受者产生免疫病理反应所致病症。供者、受者遗传背景的差异，在不使用免疫抑制剂的情况下移植肾可能受到体内淋巴细胞为主的免疫活性细胞和抗体的“攻击”而出现排斥反应。是影响移植肾早期存活的主要原因。根据排斥反应发生的时间，通常分为超急性排斥反应、加速性排斥反应、急性排斥反应和慢性排斥反应；根据排斥反应发生的机制不同，分为细胞性排斥反应和体液性排斥反应；根据移植肾病理形态的不同，可分为小管间质性排斥反应和血管性排斥反应。各种排斥反应的治疗方法及预后大不相同。诊断移植肾排斥反应主要参考Banff标准（表）。

超急性排斥反应 抗体介导的急性排斥反应的特殊类型。多发生在肾移植手术血管开放后即刻至24小时内，也有延迟到48～72小时发生的报道。发生率为1%～3%。随着术前免疫学检查和配型技术的不断完善，其发生率已明显下降。

受者体内预先存在针对供者的特异性抗体，包括ABO血型抗体、人类白细胞抗原（human leucocyte antigen，HLA）相关抗体及抗供者血管内皮抗体等，直接攻击移植肾及补体系统的活化损伤移植肾。

供肾血供恢复后数分钟内移

表　Banff 2007 移植肾病理诊断标准

1. 正常的移植肾病理改变（无明确病变）
2. 抗体介导的改变
    - 受者体内存在供者特异性抗体，病理 C4d 阳性，有组织学改变
        - C4d 阳性，但无活动性排斥反应的形态学依据
        - C4d 阳性，体内存在供者特异性抗体，无急性或慢性 T 细胞介导的或抗体介导的排斥反应
        - 不明确是否同时存在临界改变或急性肾小管坏死
    - 急性抗体介导的排斥反应
        - C4d 阳性，体内存在供者特异性抗体，有急性组织损伤的形态学依据
            - Ⅰ型：急性肾小管坏死样改变伴轻度炎症细胞浸润
            - Ⅱ型：管周毛细血管或肾小管毛细血管伴炎症细胞浸润和（或）血栓
            - Ⅲ型：动脉病变
    - 慢性活动性抗体介导的排斥反应
        - C4d 阳性，体内存在供者特异性抗体，慢性组织损伤的形态学依据，如肾小球基膜双轨和（或）管周毛细血管基膜多层和（或）间质纤维化/肾小管萎缩和（或）动脉纤维性内膜增厚
3. 临界改变
    - 类似急性 T 细胞介导的排斥反应，无动脉内膜炎，但可见灶性肾小管炎伴少量间质性炎症细胞浸润，或间质性炎症细胞浸润伴轻度肾小管炎
4. T 细胞介导的排斥反应
    - 急性 T 细胞介导的排斥反应
        - ⅠA 级：肾间质明显细胞浸润（肾实质受累>25%），灶性中度肾小管炎
        - ⅠB 级：肾间质明显细胞浸润（肾实质受累>25%），灶性重度肾小管炎
        - ⅡA 级：轻到中度动脉内膜炎
        - ⅡB 级：重度动脉内膜炎，挤压管腔>25%
        - Ⅲ级：透壁性动脉炎和（或）动脉纤维素样变性，中膜平滑肌细胞坏死，伴淋巴细胞浸润
    - 慢性活动性 T 细胞介导的排斥反应
        - 慢性移植物动脉病变（动脉内膜纤维化，纤维化区伴单核细胞浸润、新生内膜形成）
5. 间质纤维化和肾小管萎缩（无其他特异性病因依据）
    - 可见非特异性血管和肾小球硬化，按肾小管-间质改变进行分类
        - Ⅰ级：轻度间质纤维化和肾小管萎缩（<25%肾皮质区）
        - Ⅱ级：中度间质纤维化和肾小管萎缩（25%～50%肾皮质区）
        - Ⅲ级：重度间质纤维化和肾小管萎缩/肾小管消失（>50%肾皮质区）
6. 其他类型
    - 与急性、慢性排斥反应无关的改变

植肾从开始充盈饱满、色泽红润、输尿管间歇性蠕动不久即出现移植肾张力降低、变软，呈暗红色至紫色，颜色逐渐加深，并出现花斑，肾动脉搏动减弱甚至完全消失，肾表面可见细小血栓形成，输尿管蠕动消失，尿液呈明显血尿且分泌减少直到停止。

病理表现为肾内大量中性粒细胞弥漫性浸润，肾小球毛细血管和微小动脉血栓形成，肾小球及间质血管坏死，随后发生广泛肾皮质坏死，最终供肾动脉、静脉均有血栓形成；免疫组化可见管周毛细血管 C4d 染色阳性；电子显微镜（简称电镜）下可见肾小球毛细血管内皮细胞脱落，血栓形成。上述病理改变可见于同一个肾脏中，不同活检区域其病变程度也不尽相同。

根据术后早期突发血尿、少尿或无尿，移植肾彩色多普勒超声显示皮质血流无灌注伴明显肿胀，在除外移植肾急性肾小管坏死、移植肾动脉静脉栓塞及输尿管梗阻外，肾活体组织检查（简称肾活检）显示典型改变者可确诊。治疗方面尚无有效方法，一旦发生多数患者均不可逆转，确诊后应行移植肾切除术。预防是关键。移植术前应对供者、受者进行严密的组织配型，包括 ABO 血型、HLA 配型、淋巴细胞毒试验、淋巴细胞交叉配型及群体反应性抗体的检测，评估受者体内 HLA 抗体是否存在和致敏程度，最大程度地避免超急性排斥反应（hyperacute rejection，HAR）的发生。一般认为群体反应性抗体>20%是高敏受者，术前和术后均需预处理以预防 HAR 发生。避免术前反复大量输血、多次妊娠、长期的血液透析及微生物的感染等，也是预防抗体产生的有效手段。

加速性排斥反应　常发生在移植术后 1～7 天，反应剧烈，进展快，移植肾功能常迅速丧失，其发生机制和病理改变与 HAR 相似。

加速性排斥反应（accelerated

rejection，ACR）多源于体内预存较低水平的HLA抗体或预先有致敏因素存在，抗体与移植肾抗原结合引起细胞浸润，导致T细胞介导的相同抗原再次刺激引起的再次免疫应答，诱导新的抗体产生并攻击血管内皮细胞，表现为小血管炎症和纤维素样坏死。因此除体液因素外，细胞因素在ACR也起重要作用。

肾移植术后患者尿量突然减少，肾功能迅速丧失，移植肾肿胀、压痛，常伴发热、血压升高，以及恶心、腹胀等消化道症状。彩色多普勒超声检查可出现血管阻力指数系数增高，肾体积增大。

病理表现以肾小球和间质小动脉的血管病变为主，表现为坏死性血管炎，淋巴细胞直接浸润至血管内膜下，导致血栓形成，重者可发生血管壁纤维素样坏死，间质出血有肾皮质坏死；免疫组化可发现肾小管周围毛细血管C4d沉积；电子显微镜下可见小动脉膜有纤维蛋白及电子致密物的沉积。依据临床表现，移植肾活体组织检查（简称肾活检）有助于确诊。需与急性肾小管坏死、肾动脉栓塞、肾静脉血栓形成等鉴别。

总体疗效较差。临床常用的治疗方法：①尽早使用抗胸腺细胞免疫球蛋白（antithymic globulin，ATG）、抗人T细胞免疫球蛋白（antilymphocyte globulin，ALG）或抗人T细胞CD3鼠单克隆抗体（OKT3）等。②大剂量丙种球蛋白。③血浆置换或免疫吸附直接去除致敏抗体。若上述治疗无效，应尽早切除移植肾，恢复透析状态，以避免其他并发症。ACR发生时间越早，预后越差。

急性排斥反应 临床最常见的排斥反应，发生率为10%～30%，可发生在移植后任何阶段，但多发生在肾移植术后1～3个月。随着移植时间延长，其发生率逐渐下降，但晚期发生的急性排斥反应（acute rejection，AR）治疗效果较差，是影响移植肾长期存活的主要原因。随着新型免疫抑制剂的大量应用，典型的排斥反应已不多见。

根据AR的发病机制，可分为细胞介导的AR（急性细胞性排斥反应）和抗体介导的AR（急性体液性排斥反应），大部分AR是急性细胞性排斥反应，有时体液因素也参与。①供者因素：供者年龄大，热缺血或冷缺血时间较长，HLA位点不匹配等。②受者因素：青少年、致敏患者易发生。③移植肾功能恢复延迟。④免疫抑制剂的选择：新型免疫抑制剂他克莫司+吗替麦考酚酯+糖皮质激素的联合治疗更有利于预防排斥反应的发生。

患者尿量减少，体重增加，轻、中度发热，血压升高，可伴移植肾肿胀，并有移植肾压痛，还可伴乏力、腹部不适、食欲减退等。患者血肌酐水平显著上升，可出现蛋白尿和（或）血尿，彩色多普勒超声常提示移植肾胀大，皮质、髓质交界不清，阻力系数升高等。血常规检查有时可见中性粒细胞增多、贫血及血小板减少。

病理表现为间质和肾小管上皮细胞、单核细胞浸润（小管炎）。较严重的急性血管性排斥反应中亦可见单核细胞在血管内皮细胞浸润（血管内膜炎），伴间质水肿等。

抗体介导的AR其组织病理以急性血管炎、内皮细胞损害为主要特征，免疫组化肾小管周围毛细血管C4d沉积及血液中抗供者特异性抗体阳性。必须同时符合上述4条标准才可诊断抗体介导的急性排斥反应，若只具备前3条，仅能诊断疑似抗体介导的AR。尚需排除急性肾小管坏死、肾后性梗阻、肾动脉狭窄、肾静脉栓塞、钙调磷酸酶抑制剂的肾毒性、多瘤病毒感染、移植肾肾盂肾炎等情况，移植肾活检有助于鉴别诊断。

治疗关键在于及时处理。①甲泼尼龙冲击治疗：是治疗细胞介导AR首选和最常用的方法，75%～80%的患者有效，应注意胃肠道副作用和后期严重感染的发生。②抗体治疗：对于甲泼尼龙冲击治疗无效的AR，称为耐激素的AR，占20%～40%，这类排斥反应通常有抗体因素参与，需联合清除或中和抗体的治疗方法。常用的有ATG、ALG或OKT3等。③抗体介导的AR需同时进行血浆置换或免疫吸附去除抗体，也可联合大剂量丙种球蛋白中和抗体，一般治疗7～10天；新进有针对B淋巴细胞的CD20单克隆抗体成功治疗抗体介导AR的报道。④注意预防强化治疗的并发症，包括多克隆或单克隆抗体可能产生的过敏反应及强化治疗后易发生感染并发症等。

慢性排斥反应 多发生在移植术后3个月以后。据报道慢性排斥反应（chronic rejection，CR）以每年3%～5%的速度增加，肾移植术后10年约有半数患者发生CR，是影响移植肾长期存活的主要因素。

CR主要由体液免疫和细胞免疫共同介导的慢性进行性免疫损伤，有时也是AR未有效逆转的后续反应。其病因包括免疫因素和非免疫因素，如供者受者HLA匹配不佳、免疫抑制剂不足、供肾缺血-再灌注损伤、急性排斥反应的程度和次数、病毒感染、高血压、高脂血症等。

患者主要表现为蛋白尿、高血压、移植肾功能逐渐减退及贫血等。病理表现间质广泛纤维化、肾小管萎缩、肾小球基膜增厚硬化并逐渐透明样变，最终肾小球硬化，伴小动脉内膜增厚、狭窄直至闭塞。诊断CR主要通过肾活体组织病理检查技术。彩色多普勒超声检查可表现为移植肾皮质回声增强，皮质、髓质分界不清，阻力指数增高等。应排除AR、免疫抑制剂药物的肾毒性、肾动脉狭窄及移植肾复发或新发肾小球肾炎。

尚无特别有效的治疗方法，处理原则为早期预防CR及保护残存肾功能。①预防：应尽量减少肾脏缺血时间、减少HLA错配、减少边缘供肾的利用、避免免疫抑制剂中毒发生、积极预防巨细胞病毒感染等。②保护残存肾功能：应积极对症处理高血压、高脂血症及蛋白尿，使用血管紧张素转换酶抑制剂或血管紧张素Ⅱ受体阻断剂、他汀类药物等。

（陈江华）

shènyízhí shùhòu yuǎnqī bìngfāzhèng

肾移植术后远期并发症（long-term complications after renal transplantation） 肾移植术后早期并发症已明显下降，术后短期存活率明显提高，但美国器官移植共享网络的数据显示，肾移植术后长期人/肾存活尤其是10年以上的长期存活并无明显提高。其中肾移植术后远期内科并发症也可影响移植肾长期存活，尤其是肾移植术后并发的心血管疾病、感染、肿瘤。

肾移植术后远期并发症包括感染、心血管疾病、慢性移植肾肾病、复发性/新发移植肾肾小球肾炎、胃肠道并发症、尿路并发症、内分泌异常、肿瘤及骨质疏松等。部分发生于围术期，大部分在肾移植术后远期发生，临床医师需警惕并在早期预防其出现并及时干预治疗。对于术后并发症的防治，随访观察及定期监测相应指标、保持稳定的免疫抑制剂血药浓度是极为重要的环节。针对各种不同的并发症，诊治方案需全面细致，并注意考虑到肾移植术后特殊免疫抑制状态，合理用药，适时调整方案，延缓移植肾功能的恶化进展，改善并延长患者的长期存活。

（陈江华）

shènyízhí shùhòu dànbáiniào

肾移植术后蛋白尿（proteinuria after renal transplantation） 肾移植后并发的以蛋白尿为主要表现的肾病。肾移植受者术后蛋白尿常见，蛋白尿的正常范围一般参照普通人群的标准。其中临床显性蛋白尿的定义为：尿蛋白量>300mg/d或尿蛋白/肌酐比值>200mg/g。蛋白尿发生率7.5%~45.0%，明显高于普通人群蛋白尿的发生率，尿蛋白少至中等量。约15%表现为肾病综合征。

病因及发病机制 肾移植术后发生蛋白尿的危险因素，包括供者的年龄和心血管系统情况、冷缺血或热缺血时间、移植肾功能恢复延迟、术后是否发生排斥反应及发生次数、排斥反应治疗是否有效、较高的血压水平和增高的血肌酐水平等。最常见的病因有复发性/新发移植肾肾小球肾炎、排斥反应相关的蛋白尿、移植肾肾小球病及药物相关性蛋白尿等。

复发/新发移植肾肾小球肾病 移植后复发性肾小球肾病是指肾移植术后出现的与原肾病理类型相同的移植肾肾小球肾病。移植后新发肾小球肾病是指肾移植术后出现的与原肾病理类型不同的移植肾肾小球肾病。

原发性肾脏疾病复发 肾移植术后10%~20%的患者中存在原有肾病复发现象。肾脏病的复发率受多种因素影响，其中最主要的是原发肾脏病的类型。原发肾病进展迅速、发病年龄轻、血清致病因子水平较高及供肾来源于基因背景相近的亲属等情况易造成原发肾病复发。①局灶性节段性肾小球硬化（focal segmental glomerulosclerosis，FSGS）：患者首次肾移植后复发率为15%~50%。第二次移植后复发率可达80%。其典型临床表现为术后数天至1个月出现蛋白尿，少数患者（特别是儿童）可于肾移植术后数天内即发生，其中约50%可逐渐丧失移植肾的功能。常规剂量的环孢素对预防FSGS复发无效。血浆置换可降低FSGS复发率及复发后的尿蛋白水平。②膜性肾病：复发率为3%~10%。典型临床表现为肾病综合征水平的蛋白尿，移植肾功能丧失30%。常规剂量环孢素及大剂量糖皮质激素治疗复发膜性肾病的效果均不明显。第二次肾移植的再复发率低于FSGS患者。③IgA肾病：中国最常见的肾病类型，复发率为30%~60%。复发的IgA肾病也可表现为进展迅速的系膜增生性肾小球肾炎，甚至表现为新月体肾小球肾炎，引起移植肾功能丧失。复发的IgA肾病尚无治疗良策。④膜增生性肾小球肾炎（membranoproliferative glomerulonephritis，MPGN）：Ⅰ型复发率为15%~30%，其中有1/3移植肾功能丧失。常见临床表现为重度蛋白尿和显微镜下血尿，部分可伴冷球蛋白血症、低补体血症和类风湿因子阳性等，增大免疫抑制剂用量及应用环磷酰胺治疗可能有效，应用阿司匹林及双嘧达莫等药可延缓进展。Ⅱ型复发率高达80%，其中约60%表现为蛋白尿及移植肾功能逐渐恶化，另40%无明显临床症状。⑤抗肾小球基膜抗体性肾小球肾炎：复发率约55%，其中约1/4有血尿、蛋白尿，极少数引起移植肾功能丧失。保持低水平血清抗肾小球基膜抗体6个月以上再进行肾移植有助于减少移植后复发率。

继发性肾脏疾病复发 ①糖尿病肾病（diabetic nephropathy，DN）：患者移植后几乎100%复发，但复发DN进展需要一个较长的过程，真正因DN复发引起移植肾功能丧失罕见。控制血糖、血压及应用血管紧张素转换酶抑制剂（ACEI）、血管紧张素Ⅱ受体阻断剂（ARB）可延缓复发DN的进展。②系统性红斑狼疮（systemic lupus erythematosus，SLE）：移植后复发率仅为2%～10%，SLE复发致移植肾失功能的病例罕见。加大免疫抑制剂用量可控制SLE复发。③抗中性粒细胞胞质抗体相关小血管炎：移植后4年内复发率为25%，其中大部分为肾外组织发现复发病灶，真正累及肾脏的复发病例少见。用糖皮质激素、环孢素、硫唑嘌呤（或环磷酰胺）三联治疗的患者复发率低于仅服用糖皮质激素、环孢素治疗者。对复发患者，甲泼尼龙冲击治疗或静脉使用环磷酰胺治疗复发有效。④过敏性紫癜肾炎：移植后5年内复发率为35%，引起移植肾失功率为11%。对因此病而发展为慢性肾衰竭的等待肾移植者，应待其病情稳定后再手术。⑤溶血尿毒症综合征（hemolytic uremic syndrome，HUS）：术后复发率为10%～40%。术后较小剂量环孢素或他克莫司替代环孢素可能减少复发率，但大剂量环孢素可诱发微动脉栓塞。⑥AL和AA型淀粉样变性（见肾淀粉样变性）：移植术后1年内肾组织内的复发率为8%～26%，其临床表现为蛋白尿或肾病综合征，移植肾功能缓慢丧失。尚无治疗方法。⑦原发性高草酸尿症：是常染色体隐性遗传病，临床表现为高草酸尿症和反复尿路结石。肾移植术后患者仍然存在草酸代谢障碍。肝肾联合移植对高草酸尿症有一定疗效。⑧轻链沉积病：移植术后复发率约为50%，可严重损害移植肾功能，但部分患者可无临床表现。

新发肾病 与移植肾缺血、排斥损伤、免疫抑制剂的毒副作用、病毒感染等多种因素有关。移植后新发肾病需与原有肾病复发及慢性移植肾肾病相区别。新发肾病通常发生较晚，进展较慢，但在许多情况下新发肾病难与慢性移植肾肾病区别，FSGS、膜性肾病等移植后新发肾病有时即为慢性移植肾肾病的表现形式。①新发FSGS：与急性和慢性排斥反应、肾缺血、环孢素毒性等因素有关，临床主要表现为蛋白尿，病理表现为表层皮质肾单位为主的阻塞性血管病变，这与原发、复发FSGS表现为近髓肾单位为主的毛细血管硬化性病变不同。②新发膜性肾病：是移植后大量蛋白尿的常见原因。其发生率随移植肾存活时间的延长而增加。其发生与血管性排斥、环孢素血管损伤、丙型肝炎病毒感染等因素有关。尚无有效疗法。③新发Ⅰ型MPGN：临床表现为蛋白尿、镜下血尿等，光学显微镜（简称光镜）下与移植肾肾病表现类似，但电子显微镜（简称电镜）检查可发现Ⅰ型MPGN患者内皮下电子致密物沉积，而移植肾肾病则无此表现。④新发HUS：与环孢素毒性及人类免疫缺陷病毒等病毒感染有关，他克莫司替代环孢素治疗可减少HUS发生率。⑤新发新月体肾小球肾炎：少见，多发生于奥尔波特综合征（Alport syndrome）患者。环磷酰胺、血浆置换、糖皮质激素及双嘧达莫等联合治疗可取得较好效果。

排斥反应相关的蛋白尿 不论是何种排斥反应，临床出现典型排斥反应表现之前即可出现免疫损伤导致的蛋白尿。肾移植受者术后3个月时的尿蛋白水平随着发生急性排斥反应次数的增加而增加，提示急性排斥反应和蛋白尿之间有相关性。慢性排斥反应引起蛋白尿的机制较明确，有移植肾肾小管细胞萎缩、间质纤维化、肾小球内皮细胞肿胀等病理改变，肾小球滤过屏障及肾小管的结构和功能发生异常，从而使蛋白滤过增加、重吸收降低，最终导致蛋白尿的产生。

移植肾肾小球疾病 是具有特殊发病机制和特殊病理形态学特征且与体液免疫关系密切的疾病，移植后1年发病率约4%，5年发病率约20%，诊断后3年的移植肾存活率也仅为50%。主要临床表现为蛋白尿、高血压和肾功能进行性减退。光镜下表现为毛细血管壁增厚和“双轨征”，肾小球系膜细胞和系膜基质增多，内皮细胞和系膜细胞肿胀，毛细血管腔缩小；电镜下可见肾小球基膜分层、增生等重建现象，增宽的内皮下区域可见增生的系膜/

内皮细胞胞质。

药物相关性蛋白尿 ①钙调磷酸酶抑制剂（calcineurin inhibitor，CNI）的肾毒性：CNI类免疫抑制剂包括他克莫司和环孢素。其肾毒性分急性和慢性两种，通过多种途径介导移植物损伤，导致蛋白尿。主要临床表现为蛋白尿伴血肌酐水平上升。长期使用CNI类免疫抑制剂导致的慢性肾毒性发生率很高，术后5年时为50%～60%，10年以上发生率几乎达100%。②西罗莫司相关性蛋白尿：最早是从CNI切换西罗莫司的肾移植受者中观察到。不论切换前基线尿蛋白量为何值，切换后大部分患者的尿蛋白量均有显著增加，甚至达到肾病综合征的程度。其机制尚不清楚。有学者认为：①缺血-再灌注损伤：此过程可激活机体免疫系统从而介导一系列损伤。随损伤后肾小管再生修复而尿蛋白量逐渐减少。②肾单位不足假说：布伦纳（Brenner）等最早提出，即肾移植术后肾小球数量的相对不足使移植肾更易受多种致病因素影响，包括蛋白尿、高血压和逐渐进展的肾脏疾病。具体机制可能与发挥作用的肾单位负担较重有关，属于不可逆因素。

临床表现 起病多缓慢、隐匿，仅在尿液检查时发现。术后早期因缺血-再灌注损伤，可出现一过性蛋白尿，术后3个月内转阴；肾功能正常伴血压升高者多表现为微量白蛋白尿，但在多种免疫因素和非免疫因素的综合作用下，部分肾移植受者出现较多的蛋白尿、高血压和缓慢进展的肾功能不全。早期患者可有乏力、疲倦、腰背疼痛、食欲缺乏，有的患者可无临床症状；肾病综合征范畴蛋白尿量患者的突出症状为水肿；伴严重高血压者可出现眼底出血、渗血、视盘水肿等，若未及时治疗，多数患者肾功能呈进行性损害。并发症包括感染、血栓和栓塞、急性肾损伤和蛋白质及脂肪代谢紊乱等。

诊断与鉴别诊断 诊断分两步：先确认蛋白尿源于原肾还是移植肾，后确定移植肾病类型。原肾性蛋白尿在成功的肾移植术后会快速消退。因此，对于大部分移植后肾功能稳定的受者，若出现下列情况需考虑移植肾源性蛋白尿：①术后3周尿蛋白量仍>3.0g/d。②手术1年后尿蛋白量仍>1.5g/d或3周至1年间尿蛋白量增加超过0.5g/d。肾移植术后蛋白尿需鉴别的常见病因包括复发性/新发肾小球肾炎、移植性肾小球疾病和排斥反应相关的蛋白尿等。主要根据病史、蛋白尿出现和持续的时间、尿蛋白量、用药史、免疫抑制剂方案及切换方式等综合诊断。

治疗 包括非药物治疗和药物治疗，旨在缓解症状（如水肿），预防并发症（如高脂血症、深静脉血栓），达到延缓移植肾功能衰退的目标。

非药物治疗 适当限制蛋白摄入，以减少尿蛋白的排泄；保持良好的情绪、规律的生活、避免过度劳累、减肥、限盐、戒烟、限酒及适当的体育锻炼。

药物治疗 ①ACEI和ARB：ACEI类药物通过降压及非血压依赖性效应发挥肾脏保护作用，但需注意贫血、高血钾和加重肾功能不全等副作用。②调整免疫抑制剂方案：对伴急性排斥反应的蛋白尿患者，应及时逆转排斥，并在维持治疗中增加免疫抑制剂强度；对慢性CNI肾毒性患者，减少CNI剂量或转化为完全撤用CNI的免疫抑制剂方案有助于减缓病变进程；西罗莫司相关性蛋白尿者必要时可停用西罗莫司，切换为环孢素或他克莫司。③雷公藤总苷：对肾移植术后各种免疫因素及复发性/新发肾小球肾炎引起的蛋白尿有一定效果，但应注意肝损害、血常规改变等严重副作用。④钙通道阻滞药：对合并高血压的肾移植患者更适用，联用ACEI类药物效果更好。

（陈江华）

shènyízhí shùhòu gāoxuèyā

肾移植术后高血压（hypertension after renal transplantation）

肾移植术后并发血压升高超过正常值范围的病症。肾移植术后收缩压≥140mmHg和（或）舒张压≥90mmHg，需服用降压药治疗，是肾移植术后较常见的并发症。术后血压升高对于移植肾功能的维护、肾外并发症的发生（如动脉粥样硬化、心脑血管并发症）、肾移植的远期成功率（人/肾存活率）均有重要影响。

病因及发病机制 病因包括多方面，最常见因素：①与移植肾相关的因素：如急性或慢性排斥反应，复发性或新发肾病，慢性移植肾肾病，肾动脉狭窄及尿路梗阻等。②并存的原发性或继发性高血压。③免疫抑制剂如糖皮质激素、钙调磷酸酶抑制剂等的副作用：其机制主要在于移植后应用糖皮质激素可通过盐皮质激素效应引起容量潴留，加强血管收缩物质如去甲肾上腺素等对血管平滑肌细胞的效应及使体重增加，导致血压升高；钙调磷酸酶抑制剂则通过影响内皮细胞功能、兴奋交感神经系统及肾素-血管紧张素-醛固酮系统影响血压。④其他：如原肾肾素和（或）血管紧张素浓度过高、红细胞增多症等，而家族性高血压、移植前左心室肥大、肥胖、饮酒、供者-受者体型相差大、移植肾缺血-再灌注损伤等均是移植后高血压的相关危险因素。在这些发病因素中，以移植肾功能受损和移植肾动脉狭窄最为重要，两者均造成肾小球滤过率下降、水钠潴留和肾小球缺血而导致高血压的出现。

诊断与鉴别诊断 包括病因学诊断、病理生理学诊断与移植肾功能诊断。24 小时动态血压监测以确定高血压及其严重程度有重要意义，明确病因，排除急性或慢性肾移植排斥反应引起的高血压尤为重要，结合肾功能、移植肾超声及病理组织学检查及发热、疼痛等临床症状可明确。肾移植后较晚时期发生高血压，特别是先前病情稳定者，突然出现严重高血压或稳定高血压的恶化，需注意移植肾动脉狭窄的可能。①卡托普利试验可鉴别移植肾动脉狭窄、肾脏疾病及钙调磷酸酶抑制剂引起的高血压，但其敏感性低，已不再推荐。②多普勒超声可检测移植肾动脉狭窄，敏感性和特异性均>90%。③CT或磁共振成像移植肾动脉三维重建可进一步了解狭窄的严重程度和范围，但对移植肾功能不全者需注意预防造影剂肾病。④数字减影血管造影是确诊移植肾动脉狭窄的金标准，并可实现介入下支架植入治疗。肾脏疾病的诊断需根据尿液分析、肾功能及移植肾组织学检查，包括血清肌酐、肾小球滤过率、24 小时尿蛋白定量、免疫抑制剂血药浓度等。若移植肾功能受损，在排除移植肾动脉狭窄及尿路梗阻后宜施行移植肾活体组织检查，以鉴别肾病复发、新发肾病或排斥反应。

治疗 移植后积极监测及控制血压，保持血压平稳。引起肾移植后高血压的病因不同，降压治疗应依据不同受者并存的危险因素和具体情况，针对性选择药物类型和治疗手段，方案需个体化。应根据患者危险分层（表）进行不同层次和阶段的治疗，并注意考虑其肾功能状态。原则上肾移植受者发现高血压后均应给予药物治疗，而极高危和高危患者的治疗原则是必须立即开始有效的药物治疗。术后肾功能正常患者的治疗目标是 130/80mmHg 以下，伴移植肾功能减退、蛋白尿、糖尿病和其他靶器官损伤患者的治疗目标是 125/75mmHg 以下。

非药物疗法 ①外科治疗：主要针对血管性因素和原肾高血压进行。前者主要指肾动脉狭窄，可经皮腔内血管扩张或外科手术（如血管旁路移植术）；对复发性狭窄者，推荐采用血管扩张+支架植入术，而后者在排除其他病因后可采取双侧原肾切除术。②其他辅助措施：改变不良生活方式和习惯，如戒烟、适当体力活动、限制脂肪和钠盐摄入、节制饮酒和保持心理健康；肥胖和超重者需减肥，保持血脂和体重在正常范围；免疫抑制剂相关的高血压，需要权衡利弊后必要时切换免疫抑制剂等。

药物治疗 应用降压药治疗的基本原则，是根据不同病因与移植患者特殊病理生理特点用药，以保护移植肾功能为前提。初始可予以低剂量、单品种药物治疗，疗效欠佳时逐步增加剂量和用药频率。对于移植肾功能不全患者，需按肌酐清除率计算所选药物剂量。提倡联合用药，用药需注意保持血压平稳，降压不宜过强、过快，应分次、均匀给药，并注意各类药物药代动力学特点和相互间包括对免疫抑制剂血药浓度的影响，结合各自优缺点选择最适药物及搭配。常用药物有：钙通道阻滞药（CCB）、血管紧张素转化酶抑制剂（ACEI）、血管紧张素Ⅱ受体阻断剂（ARB）、β-受体阻断剂、α-受体阻断剂和利尿药。CCB、ACEI 和 ARB 常被作为一线药物使用。①CCB 不仅可有效降压，部分药物可通过对肝细胞色素 P450 系统的作用影响钙调磷酸酶抑制剂的代谢，联合用药可减少该免疫抑制剂的用量并减轻其肾毒性。②ACEI和 ARB 则推荐使用于出现慢性移植肾肾病的早期征象、存在蛋白尿、移植后红细胞增多症或合并心力衰竭者，且其对有高危动脉粥样硬化风险的患者也有利。该类药物可减少蛋白尿的发生，这是移植肾长期存活的有力预测依据，但用药前需注意排除移植肾动脉狭窄。③合并冠心病者推荐使用 β-受体

表 肾移植患者的高血压危险分层

其他危险因素和病史	危险分层（mmHg）		
	1 级：收缩压 140～159 或舒张压 90～99	2 级：收缩压 160～179 或舒张压 100～109	3 级：收缩压≥180 或舒张压≥110
Ⅰ 无其他危险因素	低危	中危	高危
Ⅱ 1～2 个危险因素	中危	中危	极高危
Ⅲ ≥3 个危险因素或靶器官损害或糖尿病	高危	高危	极高危
Ⅳ 并存的临床情况	极高危	极高危	极高危

阻断剂。④利尿药主要用于有钠潴留和体液负荷过度者。⑤α-受体阻断剂在联合用药方案中使用同样安全和有效。

（陈江华）

shènyízhí shùhòu gǎnrǎn

肾移植术后感染（infection after renal transplantation） 肾移植后并发的感染性疾病。由于诸多因素的影响，肾移植术后康复期易发生各种感染，直接威胁到移植肾的存活和受者生活质量甚至生命安全，是迫切需要解决的重要课题。中国患者医院感染率约为10%，而肾移植受者医院感染率为16%~50%。肾移植术后1年约有70%的患者至少发生1次以上不同程度和类型的感染。主要感染部位为泌尿道、呼吸道，其他有胃肠道和手术切口感染等。抗排斥反应的诱导治疗多使用各种多克隆抗T淋巴细胞抗体（如抗人T细胞免疫球蛋白、抗胸腺细胞免疫球蛋白）或单克隆抗体（如CD3、CD20），使病毒和机会性感染明显增多。感染微生物来源：①受者自身菌群和自身存在的潜在性或隐匿性感染病灶。②供肾的感染或污染。③医院或社区的交叉感染。

病原菌 感染病原谱较广泛，有细菌、真菌、病毒等，以细菌为主，结核病的发生率有上升的趋势。

细菌 肾移植术后早期，以细菌感染为主，一般在1个月内，感染发生率高。感染的常见部位包括肺部、尿路和伤口。常见病原菌有克雷伯菌、大肠埃希菌、铜绿假单胞菌和葡萄球菌，常为混合感染。临床药敏试验结果显示，病原菌对临床常用的抗菌药有较高的耐药性，特别是头孢菌素类和喹诺酮类。预防性使用抗菌药建议选择窄谱、小量、短疗程药物。对于感染患者根据细菌培养和药敏试验结果选择适当的抗菌药，未确定病原前根据感染部位、易感菌选择抗菌药，同时可适当减少免疫抑制剂剂量。

病毒 肾移植患者发生病毒感染有两类，一类是健康人群中潜伏的病毒在移植后被激活而导致的严重感染；另一类是一些自限性病毒引起的感染。病毒感染的严重程度通常与机体免疫的抑制程度相关。主要致病作用表现：①潜伏性：一旦感染此类病毒，患者将终身携带病毒，并在一定条件下可被激活。②主要与细胞免疫有关：患者接受抗排斥反应治疗，反映受者主要抗炎症反应能力的细胞毒性T细胞（主要组织相容性复合体限制性的、病毒特异性的细胞毒性T细胞）的防御能力明显受到抑制。③潜在的致癌作用：最常见的致病病毒包括巨细胞病毒（cytomegalovirus，CMV）、单纯疱疹病毒（herpes simplex virus，HSV），水痘-带状疱疹病毒、微小病毒B19、人类免疫缺陷病毒（human immunodeficiency virus，HIV）、EB病毒。其中以CMV感染最常累及肺部，表现为间质性肺炎，也可累及其他器官，造成CMV肝炎、胃肠道病变、CMV脑炎、视网膜炎等。乙型肝炎患者接受肾移植术后由于免疫抑制剂的应用，有可能使原先处于潜伏状态的乙型肝炎病毒（hepatic B virus，HBV）激活，建议长期服用核苷类抗病毒药物，并定期监测HBV DNA活动度和变异。

真菌 较常见，感染率为3%~10%。其中深部真菌感染病死率高于细菌感染。真菌的来源有两个方面：一是播散性原发性感染或复活性感染，有地区性流行，常导致严重的深部真菌感染；二是体内正常菌群，如白假丝酵母菌，应用免疫抑制剂的情况下可成为条件致病菌。常见的类别：①白假丝酵母菌：常见的感染部位是口腔黏膜，也可引起皮肤、内脏感染。②曲菌：常见的感染部位为肺部、中枢神经系统，常引起败血症，病死率极高。③隐球菌：属于条件致病菌，主要侵犯肺部、中枢神经系统、骨骼等。④毛霉菌：常由供者器官污染引起，较少见，但病死率极高，临床表现分为4种类型：鼻脑型、肺型、胃肠型、播散型。⑤其他：包括组织胞质菌、球孢子菌、类球孢子菌、芽生菌、热带假丝酵母菌等。

预防措施：去除易感因素，合理使用免疫抑制剂和抗生素，适当预防性应用抗真菌药物。药物治疗：①两性霉素B：抗菌谱广，对绝大多数真菌都有较强的抗菌作用，但毒副作用较大。②氟康唑：抗菌谱广，对酵母菌、双相真菌有效，对白假丝酵母菌和新型隐球菌效果最好，对曲菌无效。③伊曲康唑：抗菌谱广，对白假丝酵母菌、新型隐球菌、青霉菌和曲菌均有效。

其他特殊病原菌 结核菌感染发病率在全球有明显上升趋势，肾移植受者结核感染的发病率高于一般人群，且有明显的地域分布差异。美国加州大学统计肾移植后结核感染发病率为0.65%~1.70%，而在结核流行地区如印度高达9.5%，中国报道在1.6%~5.1%。此外，军团菌肺炎也有发生，中国自1982年确诊首例军团菌肺炎以来，病例日渐增多。支原体及衣原体为多种疾病的致病病原体，其中肺炎支原体对肾移

植术后肺部感染较重要。

肾移植术后重要感染 常见的有下列几种。

巨细胞病毒肺炎 CMV是肾移植术后肺部感染的主要机会性致病病原微生物，CMV肺炎是肾移植受者早期的主要感染合并症和死亡原因之一，术后2~6个月内好发，发生率明显高于正常人群。常表现为肺部重症特异性感染，特点是起病急、进展快、早期发热，关节肌肉痛，乏力，干咳，食欲下降，严重者即可出现低氧血症，有胸闷、气急、呼吸困难及缺氧表现，迅速进展至急性呼吸窘迫综合征。CMV传播有3种模式：①原发性感染：血清学阳性供者潜伏的感染细胞传给血清学阴性受者时，60%发病。②复发性感染：移植后血清学阳性个体内源性潜伏病毒复发，10%~20%发病。③重复感染：移植物供者和受者血清学均阳性，供者来源的病毒复发，20%~40%发病。轻者可无任何体征或仅表现呼吸音增粗或减低，干、湿啰音少见。实验室检查：外周血白细胞计数正常或减少，一般不升高；血气分析：PaO_2降低，$PaCO_2$升高；血CMV IgG、IgM、PP65阳性。胸部X线片：间质性肺炎改变，一般为双肺纹理紊乱，增粗、增重，重者为双下肺间质性浸润或渗出改变。

治疗原则：调整免疫抑制治疗方案，去除病因，对症支持，抗病毒治疗。治疗方案：①适当减少免疫抑制剂用量。②休息，雾化吸入，对症支持，吸氧，出现呼吸困难、缺氧表现时应用呼吸机辅助呼吸。③一线用药更昔洛韦，疗程为2周；直至CMV检测阴性（PP65、CMV DNA）后1周，必要时可再用1个疗程。④一旦怀疑此病，需立即停用免疫抑制剂，改用甲泼尼龙控制体温和肺部炎症反应，可加用大剂量丙种球蛋白治疗。

肺孢子菌肺炎 为机会性感染，病原体寄生在肺泡内，成簇黏附于肺泡上皮，在健康宿主体内并不引起症状，肾移植受者因免疫功能低下可引起肺孢子菌肺炎。术后2~6个月好发，临床表现与CMV肺炎相似，起病急，以发热、干咳、呼吸困难为特征，常伴心动过速，发绀，呼吸音增粗或减低。外周血白细胞计数和中性粒细胞计数增加；血气分析：PaO_2降低，$PaCO_2$升高。胸部X线及CT扫描：典型表现为双肺弥漫性条索状或颗粒状阴影，自肺门向外周扩散，融合成结节或云雾状。痰、咽拭子，穿刺肺组织可查到真菌包囊；支气管镜冲洗吸出液银染涂片检查阳性。早期行纤维支气管镜检，或肺泡组织活检，既可了解肺部病变，又可提高病原体的检出率，在患者可耐受纤维支气管镜检的情况下可为首选诊断手段。特效治疗：复方磺胺甲噁唑大剂量静脉滴注，病情稳定后改口服维持10~14天。给药期间注意碱化尿液。一旦怀疑此病，需立即停用免疫抑制剂，改用甲泼尼龙控制体温和肺部炎症反应，可加用大剂量丙种球蛋白治疗。美国巴蒂尤克（Batiuk）等建议对高危及低危肾移植受者应用更昔洛韦和复方磺胺甲噁唑进行预防性治疗，已经广泛被世界各国采用，世界卫生组织和联合国艾滋病规划署也已将其作为对HIV感染者和器官移植患者标准医疗服务的一部分向全球推荐。

皮肤黏膜感染 所有疱疹病毒均有潜伏性，一旦染上将终身感染。不同病毒潜伏期长短不同，均与细胞免疫有关，而且均被认为有潜在的致癌性，EB病毒已明确与癌的形成有关。

单纯疱疹病毒感染 多发生于术后1~2个月内，临床表现通常为皮肤和黏膜及口腔、面部及生殖器疱疹，持续1~2周。也有关节炎、角膜炎及角膜溃疡等表现。涉及内脏器官的播散性感染较罕见，其中急性重型肝炎可导致弥散性血管内凝血及肝衰竭，诊断较困难，病死率极高。有效的早期治疗可控制感染的再激活。最常用、最有效的药物是阿昔洛韦，口服制剂适用于多数患者，病情较重者可适当延长疗程。皮肤、黏膜损害可表面敷用5%阿昔洛韦霜剂。

水痘-带状疱疹病毒感染 发生率约为3%，10倍于正常人，常发生于移植后前6个月内。一般为自限性，但偶尔也有播散性感染发生。肾移植患者感染较正常人严重，皮疹呈球状、相互融合，呈带状分布，甚至出血、坏疽，躯干部位多见。一旦发生，患者精神萎靡、软弱、疼痛难忍，严重者病毒可沿神经进入脑内，发生脑炎。首选阿昔洛韦治疗，应尽早用药，疗程应长于普通患者5天，对于体内缺乏水痘-带状疱疹病毒抗体的患者，疗程应长达14天。带状疱疹影响到三叉神经眼支时，除常规抗病毒治疗外，还应使用抗病毒滴眼液。皮疹可应用5%阿昔洛韦霜剂等外用药物，疼痛明显时可适量应用镇痛药。

颅内感染 早期诊断困难，影响及时治疗，预后较差。临床表现为头痛、发热、意识障碍、局部神经系统症状及癫痫发作；诊断主要依据脑部CT或磁共振成像等影像学检查及脑部活检病理

检查和脑脊液细胞学检查，必要时可反复进行。

新型隐球菌感染　出现于移植6个月后，临床上主要表现为无痛性的慢性淋巴细胞性脑炎。头痛、发热是主要症状，但程度较轻，很少出现局部神经系统症状及意识障碍。脑脊液压力一般升高，淋巴细胞数量可达$500×10^6/L$，葡萄糖浓度较低。脑脊液培养早期阳性率较低，免疫检测方法检测脑脊液中是否存在新型隐球菌抗原可靠、准确、迅速。抗真菌感染治疗一般采用静脉注射两性霉素B和（或）氟康唑，疗效较好，多数患者可治愈。

曲菌感染　出现在移植术后前几个月内，多数患者出现局部神经系统症状或癫痫发作，伴发热，同时合并肺部感染。脑CT扫描可发现局部病变，脑脊液检查淋巴细胞增加，但葡萄糖浓度一般正常，确诊需要对肺部或脑部病变进行活检。若同时脑卒中发作，说明感染已侵犯脑血管，导致远端血管栓塞。病情发展迅速，预后差，多数患者死亡。

李斯特菌感染　主要引起脑膜炎，也可引起脑膜脑炎或脑局部感染。可在移植术后任何时间发病，但很少出现在移植术后第1个月内。临床表现主要是发热、头痛、局部神经系统症状、意识不清，约50%的患者可出现脑膜炎的临床表现。感染时脑脊液中白细胞计数明显增多，但也有的患者脑脊液中白细胞数量仅约为$10×10^6/L$，主要是中性粒细胞及淋巴细胞。脑脊液中葡萄糖浓度减少一半。临床出现脑膜炎的症状时，血培养或脑脊液培养的阳性率极高，诊断较易；若仅有局部神经系统表现，则诊断较难。若有脑干异常的临床表现，且脑脊液细胞学检查异常，应高度疑诊。

放线菌感染　常导致脑部脓肿，一般是肺部感染扩散至脑部。病变常侵犯大脑半球，导致失语症、偏瘫、视野消失及意识丧失等，合并发热及头痛，也有出现脑干或脊髓病变的可能。若有相应的皮肤病变，则易在皮肤病变部位进行穿刺活检检查。诊断方法主要是抽取脑脓肿液进行培养，CT或磁共振成像可发现神经系统异常改变。治疗一般采用大剂量磺胺药物联合治疗。

微小病毒B19感染　表现为单纯红细胞再生障碍性贫血。微小病毒B19 DNA阳性诊断明确后需立即停用吗替麦考酚酯，环孢素改为低剂量，增加泼尼松用量，并以大剂量丙种球蛋白冲击治疗7~10天直至病毒转阴。

预防　对每一例新入院的肾移植受者，进行院内感染的宣传教育，使患者对自己属易感人群这一事实有充分的认识，增强自我保护意识，自觉保持病室和环境卫生；病室应定时通风换气，空气应每天紫外线消毒2次，每次30分钟，地面每日擦洗消毒2次，病室应定期做空气细菌培养；缩短住院时间；应及时出院，门诊定期随访。

呼吸系统感染的预防　注意口腔卫生，术后第1天开始，即用5%碳酸氢钠溶液漱口，每天2~3次，开始进食后，每天早、晚刷牙1次；卧床期间进行深呼吸和吹气泡等呼吸功能锻炼，及时有效地排痰，保持呼吸道通畅，常规行超声雾化吸入每天2次。

泌尿系统感染的预防　肾移植术后，留置尿管期间，每天用1%苯扎溴铵溶液擦洗尿道外口2次，尿管拔出后，每天清洗会阴部2次。

伤口感染的预防　保持伤口敷料的清洁、干燥，敷料渗湿时及时告知医、护人员，以便及时更换。

解除隔离后的预防　预防感染仍是第一位，继续进行呼吸功能锻炼，注意个人卫生，房间定时通风，但不要因害怕感染而长时间戴口罩，需戴时最好选用纱布制作的口罩。

加强全身支持　肾移植受者均存在不同程度的营养、代谢紊乱，抗感染能力低下。应及时予以纠正贫血和低白蛋白血症；糖尿病者应控制饮食，给予口服降糖药物或胰岛素治疗，适当减少糖皮质激素（如泼尼松）或其他免疫抑制剂的剂量。

合理使用抗生素　抗生素可能会破坏人体的正常菌群，造成菌群失调、促使耐药菌株生长。及时送检病原学标本，应尽可能根据药敏试验结果合理选用抗生素，尽量利用其协同疗效，避免不足剂量使用抗生素或长时间大剂量应用广谱抗生素。

合理使用免疫抑制剂　肾移植受者在术前已有免疫功能受损，机体免疫力低下，并接受免疫抑制剂治疗，且常过分强调对排斥反应的治疗，而使患者处于过度免疫抑制状态。免疫抑制剂药物浓度过高，可造成中毒、过度抑制免疫功能和损害肝肾功能。排斥反应、免疫抑制剂中毒、肝功能损害均容易造成肾移植受者的感染。

预防性应用抗感染药物　更昔洛韦，术后2~3周开始应用，可使用1~3个月；同时口服复方磺胺甲噁唑预防肺孢子菌肺炎，术后2~3周开始应用。

（陈江华）

shènyízhí shùhòu bìngdúxìng gānyán

肾移植术后病毒性肝炎（viral hepatitis after renal transplantation）肾移植后并发的病毒性肝炎。主要包括乙型病毒性肝炎和丙型病毒性肝炎，是肾移植术后的常见疾病，由此导致的肝损害、肝硬化、肝衰竭是影响肾移植患者预后，导致移植肾失功和患者死亡的重要原因。

病因及发病机制 尿毒症患者和肾移植患者免疫力较低，又有较多的机会交叉接触感染，发生病毒性肝炎的机会高于正常人群。导致肾移植后肝炎的原因：输血及血制品、长期血液透析、免疫抑制剂治疗、移植前携带肝炎病毒、供者器官传播等。肾移植受者中的乙型肝炎病毒（hepatitis B virus，HBV）表面抗原阳性率为10.7%，HBV DNA阳性率为6.7%，移植肾供者的感染率为8.6%。肾移植患者中丙型肝炎病毒（hepatitis C virus，HCV）抗体阳性率为27.7%，HCV RNA阳性率为18.7%。肾移植受者接受乙肝表面抗原（HBsAg）阳性的供肾，术后部分患者可发生急性乙型肝炎，少部分患者尤其是乙肝表面抗体（HBsAb）阴性的患者可转为慢性。有学者认为HBsAb阳性的患者或HBsAg阳性的患者接受HBsAg阳性的供肾比较安全。抗-HCV抗体阴性患者，接受抗-HCV抗体阳性供肾，至少1/3患者抗-HCV抗体或HCV RNA转为阳性。抗-HCV抗体阳性供肾移植给抗-HCV抗体阳性的患者，也被认为是可接受的。

临床表现 携带者和慢性感染的稳定期可无任何症状，急性肝炎和慢性活动性肝炎早期可仅有腹胀，随着病情进展和加重，可出现食欲减退、乏力、恶心呕吐、胀痛腹泻、便秘、皮肤瘙痒。可有肝大、压痛、叩痛，重者可出现皮肤色素沉着、蜘蛛痣、肝掌等。血常规提示外周血白细胞计数正常或偏低，淋巴细胞相对增多，严重者血小板减少。肝功能早期仅有肝酶增高，随病情进展常有胆红素增高，严重者血清白蛋白降低，球蛋白增高，白/球比例倒置。

病毒血清学检查：①乙型病毒性肝炎：HBsAg、乙肝核心抗体（HBcAb）、乙肝e抗原（HBeAg）阳性（又称“大三阳”）或HBV DNA阳性，提示病毒复制活跃，传染性强；HBsAg、HBcAb、乙肝e抗体（HBeAb）阳性（又称“小三阳”），提示病毒复制弱，传染性弱，大多是肝炎在好转恢复，或慢性稳定期。部分患者HBsAg阴性，但是HBeAb阳性，也提示有极弱的传染性，只有单纯HBsAb阳性者才被认为是感染后痊愈，且不易再次感染。②丙型病毒性肝炎：HCV IgG阳性是感染或既往感染的血清标志物，但并非具有传染性的指标。另外由于移植患者免疫力低下，HCV IgG阴性也不能排除丙型病毒性肝炎。HCV RNA阳性则提示病毒复制，病情活动，且具有较强传染性。丙型病毒性肝炎尚缺乏稳定且准确的病毒血清学指标，需结合临床综合判断。

诊断与鉴别诊断 根据病毒血清学表现，结合临床症状体征和肝功能等其他实验室指标，可诊断肾移植术后病毒性肝炎。药物性肝病和病毒性肝炎是造成肾移植后肝功能异常的两大主要原因，而多种免疫抑制剂易导致肝损伤，因此需注意鉴别。

治疗 调整免疫抑制剂方案，抗病毒治疗，护肝及支持治疗。①对发生肝损伤的患者，可适当降低有肝毒性的免疫抑制剂剂量，如环孢素、他克莫司、硫唑嘌呤等。重度肝损伤者甚至可停用，并改用吗替麦考酚酯等肝毒性较小的免疫抑制剂；可采用还原型谷胱甘肽、必需磷脂等药物抗氧化、稳定细胞膜，或应用甘草酸单铵、复方水飞蓟宾、水飞蓟宾葡甲胺等降酶治疗。同时注意休息、合理营养。②HBV活动性感染时可选用拉米夫定或阿德福韦，一般需长期服用，停药后病毒复制指标易反跳。拉米夫定易引起病毒变异，阿德福韦有所改善。其他如核苷类似物的新药已进行临床试验，有望减少副作用。③HCV活动性感染时可选用干扰素、聚乙二醇干扰素，或与利巴韦林联合治疗。聚乙二醇干扰素联合利巴韦林是最佳选择，但药物剂量、疗程和治疗时机选择等尚无共识。干扰素治疗影响机体免疫功能，可能诱发移植肾排斥，因此移植后的抗HCV治疗需慎重，尽量避免，尽可能在移植前控制病毒的复制和活动状态。移植后的抗HCV治疗尚无安全有效的方法。

预后 研究已证明，病毒性肝炎指标阳性的肾移植患者，与维持透析患者比较，其近期存活率并无明显差别，而移植的远期存活率高于透析患者。①HBV急性感染尤其感染前HBsAb阳性者，常可痊愈，部分患者转为慢性感染，少数可进展为肝硬化。有研究发现，HCV感染并不影响肾移植的短期生存率，但10年存活率却明显下降，可能与HCV感染肝硬化发生率高有关。②肝炎病毒阳性的肾移植患者易诱发肝炎相关性肾病，病理常表现为膜性肾病，以肾病综合征表现为主，尤其是合并HCV感染者治疗较困难。

预防 根据导致肾移植后肝炎的原因应尽量避输血和血制品，加强透析消毒管理，减少交叉感染；合理应用免疫抑制剂，注意低剂量给药。移植前对于病毒复制活跃者可进行抗病毒治疗，维持肝功能稳定；对于乙肝抗体全阴性的尿毒症患者，可接种乙肝疫苗。肾移植后，应动态监测肝功能及病毒学指标。

（陈江华）

shènyízhí shùhòu èxìng zhǒngliú

肾移植术后恶性肿瘤（malignancy after renal transplantation）

肾移植术后并发恶性肿瘤。肾移植受者长期处于免疫抑制状态，是肿瘤的高发人群。随着新型强效免疫抑制剂的应用，肾移植术后急性排斥反应的发生率已明显下降，但新发肿瘤风险增加，并逐渐成为移植受者死亡的重要病因。移植后肿瘤包括移植后新发肿瘤、先前肿瘤复发和来自供者的肿瘤。

发生率和高危因素 肾移植受者的肿瘤发生率是一般人群的3~5倍。移植后肿瘤已成为移植受者第三大死因，仅次于心血管疾病和感染。2004年美国肾移植受者中肿瘤占所有死因的7%，移植后5~10年死亡的受者14%源于肿瘤，移植后10年以上受者中该比率增加至26%。美国肾脏数据系统资料显示，肾移植后结肠癌、肺癌、前列腺癌、乳腺癌、卵巢癌和胃癌的发生率约是一般人群的2倍，睾丸癌、皮肤黑色素瘤、白血病、肝脏和妇科肿瘤是一般人群的3~5倍，移植后肾脏肿瘤的发病率则上升至15倍左右，与病毒感染相关的肿瘤如卡波西肉瘤、淋巴瘤和皮肤癌的发病率则上升至20倍以上。

导致移植后肿瘤发生率增高的因素，包括常规的高危因素和移植人群特有的高危因素。除了可能存在的基因、免疫、环境和病毒感染等致癌因素外，免疫抑制剂的使用是移植受者新的致癌因素。长期的免疫抑制状态减弱了移植人群对肿瘤的监视和抗病毒活性，使其容易发生致肿瘤性病毒感染而诱发肿瘤，如EB病毒感染后发生移植后淋巴增殖性疾病，乙型肝炎病毒和丙型肝炎病毒感染导致肝细胞癌，人乳头瘤病毒感染与生殖器肿瘤、鲍恩病（Bowen disease）及非黑色素瘤皮肤癌相关，人疱疹病毒8型与卡波西肉瘤和淋巴瘤相关。

免疫抑制剂的作用 许多研究提示免疫抑制剂是移植后肿瘤发生的诱因之一。减少免疫抑制剂的用量可使移植后淋巴增殖性疾病、卡波西肉瘤等移植后肿瘤部分或完全缓解。钙调磷酸酶抑制剂如环孢素、他克莫司等可增加移植后肿瘤的发生风险。抗代谢类药物如硫唑嘌呤、吗替麦考酚酯等也会增加移植后肿瘤的发生风险，特别是迟发性非黑色素瘤皮肤癌，但也有动物体内和体外实验表明吗替麦考酚酯对白血病和淋巴瘤细胞具有抗增殖作用。哺乳动物西罗莫司靶蛋白抑制剂如西罗莫司、依维莫司等也是移植后常用的免疫抑制剂，并具有较强的抗增殖作用，许多证据表明该类药物可以通过若干作用机制抑制肿瘤发生，并已在临床中被广泛应用于移植后肿瘤受者或肿瘤高危受者。

移植后实体肿瘤 肾移植后实体肿瘤的发生率不一。美国肾脏数据系统的2003年度报告显示6%~12%的肾移植受者在移植后出现消化系统肿瘤、乳腺癌或肺癌。①移植后恶性肿瘤中，皮肤癌占50%以上，其高危因素包括紫外线照射和人乳头瘤病毒感染等，较浅表的肿瘤可用冷冻、电灼和刮除术等疗法，对病损较厚的肿瘤可行手术切除。②泌尿系肿瘤在移植后实体肿瘤中的发生率仅次于皮肤癌，美国肾移植人群中发生率约为6%，以肾细胞癌最多见，可以新发，也可能通过供者传播。移植肾肾细胞癌的侵袭性较小，可行移植肾部分或全部切除。③卡波西肉瘤在移植受者中的发生率为0.4%~0.6%，其中局限于皮肤者占55%~65%，内脏受累者占25%~45%，可广泛转移，但很少累及移植肾。影像学检查表现为多发、边界清楚的肿物或弥散性浸润。可通过皮肤活体组织检查确诊。治疗上首先是减少免疫抑制剂用量，孤立病例可用切除或冷冻疗法。④非黑色素皮肤癌发生率在移植后逐年增加，术后10年为10%~15%。

移植后淋巴增生性疾病 在移植受者中的发生率为1.0%~2.4%。许多危险因素导致移植后淋巴增生性疾病，包括EB病毒血清反应阴性的受者（特别是当供者的EB病毒血清反应为阳性时）、首次EB病毒感染、免疫抑制水平较高、出现巨细胞病毒相关疾病和受者年龄较小等。临床表现为发热、体重减轻、淋巴结病或移植肾功能减退等非特异性表现。移植肾是移植后淋巴增生性疾病最常累及的部位，但任何实体器官均可被单一或多发病灶所累及。组织病理活检可帮助确诊。治疗上，首先是减少免疫抑制剂用量，其他可采取抗病毒、细胞因子疗法和化学疗法等综合治疗手段。

（陈江华）

索　引

条目标题汉字笔画索引

说　明

一、本索引供读者按条目标题的汉字笔画查检条目。

二、条目标题按第一字的笔画由少到多的顺序排列，按画数和起笔笔形横（一）、竖（丨）、撇（丿）、点（丶）、折（乛，包括丁乚く等）的顺序排列。笔画数和起笔笔形相同的字，按字形结构排列，先左右形字，再上下形字，后整体字。第一字相同的，依次按后面各字的笔画数和起笔笔形顺序排列。

三、以拉丁字母、希腊字母和阿拉伯数字、罗马数字开头的条目标题，依次排在汉字条目标题的后面。

一　画

二　画

三　画

四　画

五　画

六　画

七　画

八　画

九 画

十 画

十一 画

十二 画

十三 画

十四 画

十五 画

十六 画

二十一 画

二十二 画

拉丁字母

条目外文标题索引

A

B

C

D

E

F

G

H

I

J

K

L

M

N

O

P

R

S

T

U

V

W

内 容 索 引

说 明

一、本索引是本卷条目和条目内容的主题分析索引。索引款目按汉语拼音字母顺序并辅以汉字笔画、起笔笔形顺序排列。同音时，按汉字笔画由少到多的顺序排列，笔画数相同的按起笔笔形横（一）、竖（丨）、撇（丿）、点（、）、折（乛，包括亅乚く等）的顺序排列。第一字相同时，按第二字，余类推。索引标目中夹有拉丁字母、希腊字母、阿拉伯数字和罗马数字的，依次排在相应的汉字索引款目之后。标点符号不作为排序单元。

二、设有条目的款目用黑体字，未设条目的款目用宋体字。

三、不同概念（含人物）具有同一标目名称时，分别设置索引款目；未设条目的同名索引标目后括注简单说明或所属类别，以利检索。

四、索引标目之后的阿拉伯数字是标目内容所在的页码，数字之后的小写拉丁字母表示索引内容所在的版面区域。本书正文的版面区域划分如右图。

a	c	e
b	d	f

E

F

G

H

J

K

L

M

P

Q

Y

拉丁字母

希腊字母

阿拉伯数字

罗马数字

本卷主要编辑、出版人员

执行总编　谢　阳

编　　审　彭南燕　陈永生

责任编辑　沈冰冰　戴申倩

文字编辑　王　霞

索引编辑　张　安

名词术语编辑　陈　佩

汉语拼音编辑　聂沛沛

外文编辑　顾良军

参见编辑　傅保娣

美术编辑　张浩然

责任校对　李爱平

责任印制　姜文祥

装帧设计　雅昌设计中心·北京